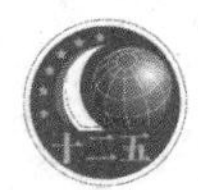

国家卫生和计划生育委员会“十二五”规划教材
全国高等医药教材建设研究会“十二五”规划教材
专科医师核心能力提升导引丛书
供临床型研究生及专科医师用

麻 醉 学

Anesthesiology

主 编 刘 进

副主编 熊利泽 黄宇光

编 者（以姓氏笔画为序）

于布为（上海交通大学医学院附属瑞金医院）
马 虹（中国医科大学附属第一医院）
王天龙（首都医科大学宣武医院）
王国林（天津医科大学总医院）
王祥瑞（上海交通大学医学院附属仁济医院）
方向明（浙江大学医学院附属第一医院）
邓小明（第二军医大学第一附属医院）
左云霞（四川大学华西医院）
田 鸣（首都医科大学附属北京友谊医院）
朱 涛（四川大学华西医院）
刘 进（四川大学华西医院）
李文志（哈尔滨医科大学附属第二医院）
杨拔贤（北京大学人民医院）
吴超然（四川大学华西医院）
林财珠（福建医科大学附属第一医院）
郑 宏（新疆医科大学第一附属医院）
姚尚龙（华中科技大学同济医学院附属协和医院）
郭曲练（中南大学湘雅医院）
黄文起（中山大学附属第一医院）
黄宇光（中国医学科学院北京协和医院）
彭云水（《中华麻醉学杂志》编辑部）
熊利泽（第四军医大学西京医院）
薛张纲（复旦大学附属中山医院）
薛富善（中国医学科学院整形外科医院）

教学秘书 吴超然（四川大学华西医院）

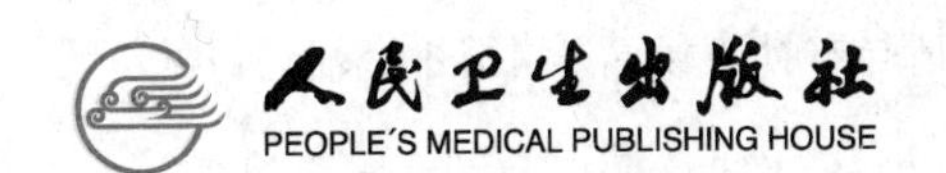

图书在版编目（CIP）数据

麻醉学/刘进主编.—北京:人民卫生出版社,2014
ISBN 978-7-117-19569-0

Ⅰ.①麻… Ⅱ.①刘… Ⅲ.①麻醉学-医学院校-教材 Ⅳ.①R614

中国版本图书馆 CIP 数据核字(2014)第 179663 号

人卫社官网	www. pmph. com	出版物查询，在线购书
人卫医学网	www. ipmph. com	医学考试辅导，医学数据库服务，医学教育资源，大众健康资讯

麻 醉 学

主　　编：刘　进
出版发行：人民卫生出版社（中继线 010-59780011）
地　　址：北京市朝阳区潘家园南里 19 号
邮　　编：100021
E - mail：pmph @ pmph. com
购书热线：010-59787592　010-59787584　010-65264830
印　　刷：潮河印业有限公司
经　　销：新华书店
开　　本：850×1168　1/16　　印张：37　　插页：2
字　　数：1119 千字
版　　次：2014 年 10 月第 1 版　2014 年 10 月第 1 版第 1 次印刷
标准书号：ISBN 978-7-117-19569-0/R · 19570
定　　价：119. 00 元
打击盗版举报电话：010-59787491　E -mail：WQ @ pmph. com
（凡属印装质量问题请与本社市场营销中心联系退换）

参加编写人员 (以姓氏笔画为序)

于布为 上海交通大学医学院附属瑞金医院
于泳浩 天津医科大学总医院
马 虹 中国医科大学附属第一医院
王 云 首都医科大学附属北京朝阳医院
王 强 第四军医大学西京医院
王天龙 首都医科大学宣武医院
王英伟 上海交通大学医学院附属新华医院
王国林 天津医科大学总医院
王祥瑞 上海交通大学医学院附属仁济医院
仓 静 复旦大学附属中山医院
方向明 浙江大学医学院附属第一医院
邓小明 第二军医大学第一附属医院
左云霞 四川大学华西医院
叶 菱 四川大学华西医院
田 鸣 首都医科大学附属北京友谊医院
冯 艺 北京大学人民医院
朱 涛 四川大学华西医院
刘 进 四川大学华西医院
刘克玄 中山大学附属第一医院
安 珂 中山大学附属第一医院
杜 磊 四川大学华西医院
李 军 温州医科大学附属第二医院
李天佐 首都医科大学附属北京同仁医院
李文志 哈尔滨医科大学附属第二医院
李惠萍 四川大学华西医院
杨立群 上海交通大学医学院附属仁济医院
杨拔贤 北京大学人民医院
肖昭扬 大连医科大学附属第二医院
吴 越 大连医科大学附属第一医院
吴剑波 山东大学齐鲁医院
吴超然 四川大学华西医院
余 海 四川大学华西医院
张 野 安徽医科大学第二附属医院
张文胜 四川大学华西医院
张丽娜 中南大学湘雅医院
张秀华 中国医学科学院北京协和医院
张诗海 华中科技大学同济医学院附属协和医院
陈 杰 上海交通大学医学院附属仁济医院
陈向东 华中科技大学同济医学院附属协和医院
武庆平 华中科技大学同济医学院附属协和医院
林财珠 福建医科大学附属第一医院
郑 宏 新疆医科大学第一附属医院
赵 欣 中国医学科学院北京协和医院
赵 磊 首都医科大学宣武医院
赵建力 山西医科大学第一医院
俞 敏 南京医科大学第一附属医院
姜春玲 四川大学华西医院
姚尚龙 华中科技大学同济医学院附属协和医院
顾小萍 南京大学医学院附属鼓楼医院
郭曲练 中南大学湘雅医院
黄文起 中山大学附属第一医院
黄宇光 中国医学科学院北京协和医院
梅 伟 华中科技大学同济医学院附属同济医院
曹君利 徐州医学院附属医院
崔 湧 中国医科大学附属第一医院
彭云水 《中华麻醉学杂志》编辑部

董海龙　第四军医大学西京医院
韩　非　哈尔滨医科大学附属第三医院
韩如泉　首都医科大学附属北京天坛医院
程宝莉　浙江大学医学院附属第一医院
廖　刃　四川大学华西医院
谭文斐　中国医科大学附属第一医院
熊利泽　第四军医大学西京医院
熊君宇　大连医科大学附属第二医院
薛张纲　复旦大学附属中山医院
薛欣盛　四川大学华西医院
薛富善　中国医学科学院整形外科医院
薄玉龙　哈尔滨医科大学附属第二医院
戴茹萍　中南大学湘雅二医院
魏新川　四川大学华西医院

主编简介

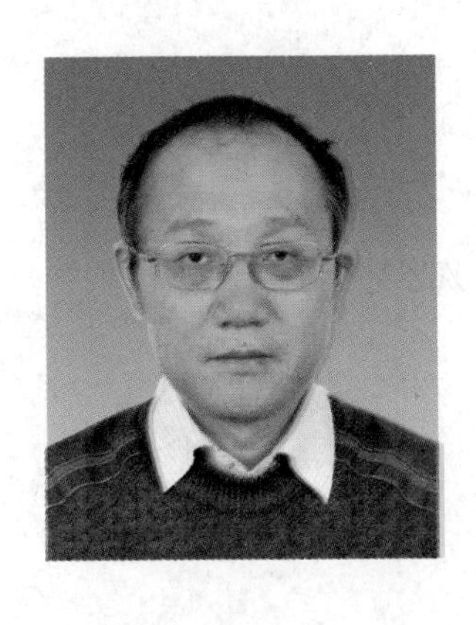

刘　进　麻醉学教授，博士生导师。四川大学华西医院麻醉科主任、麻醉与重症医学教研室主任、转化神经科学中心主任。中华医学会麻醉学分会主任委员，国家自然科学基金杰出青年基金获得者，教育部“长江学者特聘教授”。我国麻醉学科住院医师规范化培训的倡导者和实践者。主要从事新型麻醉药的研发，吸入麻醉和血液保护的研究。已培养毕业博士后9名，博士65名和硕士60名。发表SCI论文130余篇，被引用1300余次。主持的1.1类新药——磷丙泊酚钠水合物和2类新药——异氟烷注射液完成Ⅰ期和Ⅱ期临床研究。吸入麻醉的研究以第一完成人获国家科技进步二等奖；围术期血液保护的研究以第一完成人获四川省科技进步一等奖。

全国高等学校医学研究生规划教材
第二轮修订说明

为了推动医学研究生教育的改革与发展，加强创新人材培养，自2001年8月全国高等医药教材建设研究会和原卫生部教材办公室启动医学研究生教材的组织编写工作开始，在多次大规模的调研、论证的前提下，人民卫生出版社先后于2002年和2008年分两批完成了第一轮五十余种医学研究生规划教材的编写与出版工作。

为了进一步贯彻落实第二次全国高等医学教育改革工作会议精神，推动“5+3”为主体的临床医学教育综合改革，培养研究型、创新性、高素质的卓越医学人才，全国高等医药教材建设研究会、人民卫生出版社在全面调研、系统分析第一轮研究生教材的基础上，再次对这套教材进行了系统的规划，进一步确立了以“解决研究生科研和临床中实际遇到的问题”为立足点，以“回顾、现状、展望”为线索，以“培养和启发研究生创新思维”为中心的教材创新修订原则。

修订后的第二轮教材共包括5个系列：①科研公共学科系列：主要围绕研究生科研中所需要的基本理论知识，以及从最初的科研设计到最终的论文发表的各个环节可能遇到的问题展开；②常用统计软件与技术介绍了SAS统计软件、SPSS统计软件、分子生物学实验技术、免疫学实验技术等常用的统计软件以及实验技术；③基础前沿与进展：主要包括了基础学科中进展相对活跃的学科；④临床基础与辅助学科：包括了临床型研究生所需要进一步加强的相关学科内容；⑤临床专业学科：通过对疾病诊疗历史变迁的点评、当前诊疗中困惑、局限与不足的剖析，以及研究热点与发展趋势探讨，启发和培养临床诊疗中的创新。从而构建了适应新时期研究型、创新性、高素质、卓越医学人才培养的教材体系。

该套教材中的科研公共学科、常用统计软件与技术学科适用于医学院校各专业的研究生及相应的科研工作者，基础前沿与进展主要适用于基础医学和临床医学的研究生及相应的科研工作者；临床基础与辅助学科和临床专业学科主要适用于临床型研究生及相应学科的专科医师。

全国高等学校第二轮医学研究生规划教材目录

1	医学哲学	主　编	柯　杨　张大庆
		副主编	赵明杰　段志光　罗长坤　刘　虹
2	医学科研方法学(第2版)	主　编	刘　民
		副主编	陈　峰
3	医学统计学(第4版)	主　编	孙振球　徐勇勇
4	医学实验动物学(第2版)	主　编	秦　川
		副主编	谭　毅　张连峰
5	实验室生物安全(第2版)	主　审	余新炳
		主　编	叶冬青
6	医学科研课题设计、申报与实施(第2版)	主　审	龚非力
		主　编	李卓娅
		副主编	李宗芳
7	医学信息搜集与利用(第2版)	主　编	代　涛
		副主编	赵文龙　张云秋
8	医学实验技术原理与选择(第2版)	主　编	魏于全
		副主编	向　荣　郭亚军　胡　汛　徐宁志
9	统计方法在医学科研中的应用	主　编	李晓松
		副主编	李　康
10	医学科研论文撰写与发表(第2版)	主　编	张学军
		副主编	王征爱　吴忠均
11	IBM SPSS 统计软件应用(第3版)	主　编	陈平雁　黄浙明
		副主编	安胜利　欧春泉　陈莉雅
12	SAS 统计软件应用(第3版)	主　编	贺　佳
		副主编	尹　平

29	断层影像解剖学	主　编　刘树伟 副主编　张绍祥　赵　斌
30	临床应用解剖学	主　编　王海杰 副主编　陈　尧　杨桂姣
31	临床信息管理	主　编　崔　雷 副主编　曹高芳　张　晓　郑西川
32	临床心理学	主　审　张亚林 主　编　李占江 副主编　王建平　赵旭东　张海音
33	医患沟通	主　编　周　晋 副主编　尹　梅
34	实验诊断学	主　编　王兰兰　尚　红 副主编　尹一兵　樊绮诗
35	核医学(第2版)	主　编　张永学 副主编　李亚明　王　铁
36	放射诊断学	主　编　郭启勇 副主编　王晓明　刘士远
37	超声影像学	主　审　张　运　王新房 主　编　谢明星　唐　杰 副主编　何怡华　田家玮　周晓东
38	呼吸病学(第2版)	主　审　钟南山 主　编　王　辰　陈荣昌 副主编　代华平　陈宝元
39	消化内科学(第2版)	主　审　樊代明　胡品津　刘新光 主　编　钱家鸣 副主编　厉有名　林菊生
40	心血管内科学(第2版)	主　编　胡大一　马长生 副主编　雷　寒　韩雅玲　黄　峻
41	血液内科学(第2版)	主　编　黄晓军　黄　河 副主编　邵宗鸿　胡　豫
42	肾内科学(第2版)	主　编　谌贻璞 副主编　余学清
43	内分泌内科学(第2版)	主　编　宁　光　周智广 副主编　王卫庆　邢小平

全国高等学校第二轮医学研究生规划教材
评审委员会名单

前　言

随着麻醉学研究生教育及麻醉学相关科研的开展，当前亟需一本面向麻醉学专业研究生的教材以适应临床麻醉工作的变革，麻醉科学研究的进展以及麻醉新技术、新药物的开发。恰逢此时，全国高等医药教材建设研究会及人民卫生出版社制定了《麻醉学》研究生教材的编写规划。接到这本教材的编写任务时，作为主编单位我们感受到了麻醉界和出版界的信任，也深知任务的艰巨及责任的重大。

本教材邀请了国内40余所医学院校的70余名麻醉学专家加入编写团队。各位编委都是经过审慎选聘，对各自编写的章节既有丰富的实践经验、深厚的理论基础，又有着扎实的科研背景。我们在四川大学华西医院召开了多次编写会议。按照求真、务实、临床与科研紧密结合的原则确定了编写思路、编写计划及大纲。各位编委和审稿专家积极与主编单位及出版社沟通，根据任务分工及编写要求，历时一年时间及时、负责、认真地完成了初稿、修改稿、互审及定稿等各项工作。

本教材主要为麻醉学专业学位研究生和科学学位研究生所编写。教材内容包括麻醉学基础、临床麻醉、麻醉学科研总论、麻醉学基础科研、麻醉学临床科研共五个部分，形成了从基础理论到临床实践，再延伸到科学研究的统一整体。本书力求传承经典和与时俱进，为研究生们将来开展创新性工作打下基础。本教材将科研的思维和方法贯穿于全书，着重于麻醉学临床与科研紧密结合，介绍本专业新技术、新方法，通过临床工作启发科学研究，又用科研结果反馈临床、指导临床。使研究生具备发现问题、分析问题及解决问题能力，以培养临床与科研兼修的科研型临床麻醉科医生。

由于本书是第一版，编写和校对较为匆忙，难免会有一些偏差或错误，请广大读者见谅。我们衷心欢迎广大读者就阅读过程中发现的错误和争议与各章节的编者沟通并反馈给本教材的编写者，以期再版时加以完善。最后特别感谢为本教材编写做出重要贡献的各位编委和人民卫生出版社。期望《麻醉学》研究生教材能为麻醉学教学、临床和科研做出较大的贡献。

刘　进

2014年6月，成都

目　　录

第一篇　麻醉学基础

第二篇 临床麻醉

第三篇 麻醉学科研总论

第四篇 麻醉学基础科研

第五篇 麻醉学临床科研

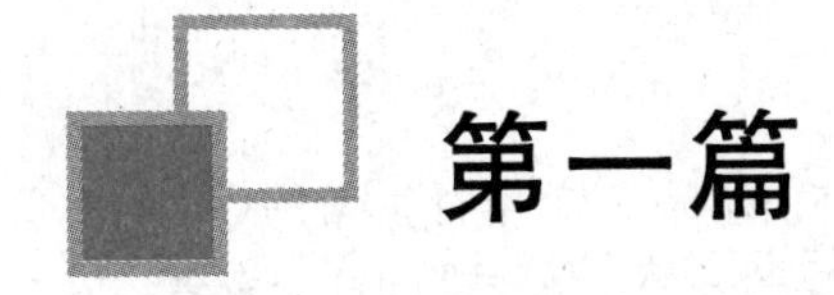

第一篇

麻醉学基础

第一章　麻醉学概论
第二章　手术室管理
第三章　麻醉科临床信息管理
第四章　临床麻醉用药
第五章　常用麻醉技术
第六章　体液平衡
第七章　液体治疗与输血
第八章　围术期监测
第九章　呼吸衰竭
第十章　休克
第十一章　多器官功能障碍综合征
第十二章　心肺脑复苏
第十三章　重症医学

第一章 麻醉学概论

人类在和疾病抗争的历史过程中，不断发现和积累了消除和缓解手术疼痛的药物和技术，这些药物和技术有些已经消失、有些即使现在仍然在临床上使用。当我们今天使用各种现代麻醉技术和药物为患者解除疼痛的困扰，有必要去回顾历史，了解麻醉学的发展历程。

第一节 中医中药麻醉

准确地说，此处的中医中药更应理解为“传统医学中的中国部分”。我国很久以前就有关于手术麻醉的记载，1596 年李时珍在《本草纲目》中，介绍了曼陀罗花的麻醉作用。

《后汉书》中记载了有关东汉时期我国著名的医学家华佗进行腹腔外科手术的描述：让患者先用酒冲服麻沸散，等到患者犹如酒醉而失去痛觉时，切开腹腔或背部，把积聚（类似肿瘤）切除。如果病在肠胃，那就要把肠胃切断，除去积聚和疾秽的东西，清洗干净，然后把切断的肠胃缝合，在缝合处敷上药膏，四、五天创口就愈合，一个月可以恢复正常。华佗在 1700 年前所以能成功地进行腹腔外科手术，是和他已经掌握了麻醉术分不开的。华佗的麻醉术，继承了先秦用酒作为止痛药的经验和应用“毒酒”进行麻醉的传统，创造性地用酒冲服麻沸散。可惜麻沸散的药物组成早已失传。据现代人研究，它可能和宋代窦材、元代危亦林（1277—1347 年）、明代李时珍所记载的睡圣散、草乌散、蒙汗药相类似。窦材的《扁鹊心书》（1146 年）记有用睡圣散作为灸治前的麻醉剂，它的主要药物是山前花（曼陀罗花）。危亦林的正骨手术麻药草乌散，是以洋金花（也是曼陀罗花）为主配成的。日本外科学家华冈青州于公元 1805 年用曼陀罗花为主的药物作为手术麻醉剂，被誉为世界外科学麻醉史上的首创，实际上晚于我国几百年。

应用针灸方法消除或减轻各类疼痛在中国已有两千多年历史，现存最早的春秋战国时期的《足臂十一脉灸经》和《阴阳十一脉灸经》就记载了灸法治疗各类痛症。215—282 年晋皇甫的《针灸甲乙经》是我国最早的一部比较完整的针灸专著。应用针刺麻醉进行手术最迟也可追溯到唐代。唐代文学家薛用弱在其所撰《集异记》中，就曾记载有我国第一例针刺麻醉手术：唐初政治家狄仁杰，善医术，尤长针刺。显庆年间，狄氏应制入关途中，遇一豪富家孩子，鼻端生一拳头大肿瘤，痛难忍。狄氏随即给患儿针刺脑后穴位，顺利摘除鼻端肿瘤。这是我国最早应用针刺麻醉进行手术的病例。针麻是根据手术部位、病种，按照循经取穴、辨证取穴和局部取穴原则进行针刺，在得到麻醉效果后而患者清醒状态下施行外科手术的麻醉方法。具有使用安全、生理干扰少、术后恢复快、并发症少、术后伤口疼痛轻等优点。我国针刺麻醉工作者进行了长达近几十年的探索，完成了包括一百多个病种共二百余万例手术，希望通过对穴位的筛选、处方和刺激参数的规范，能用针刺代替药物进行麻醉。然而，无数的临床实践证明，无论应用何种穴位组方、刺激方式或参数，虽可在一定程度上提高痛阈，但怎样也不能达到如药物麻醉那样的无痛，始终解决不了镇痛不全、肌肉不松和难以消除内脏牵拉反应三大难题。在各种各样越来越易控制的麻药出现后，针刺麻醉却越来越走向低谷。目前，临床麻醉中单用一种麻醉药或一种麻醉方法的情况已不多见，更常用的是多种药物和方法相配合的复合麻醉。针刺作为一种有效的镇痛方法完全可以成为复合麻醉中的一个部分。这样的认识是符合现代麻醉学的发展规律及潮流的，它并没有否定针麻的价值，而是使其成为现代麻醉的有机组成部分，有利于临床的推广和应用。

第二节 现代医学中的麻醉学

一、全身麻醉

（一）吸入麻醉

18 世纪中叶，Pristley 发现氧化亚氮（N_2O，笑气),1884 年 Wells 使用它顺利完成了历史上的第一例无痛拔牙手术。遗憾的是,Wells 没能成功地在麻省总医院的观众面前展示 N_2O 用于外科麻醉。1818 年 Faraday 发现乙醚,1846 年乡村医生 Long 施行乙醚麻醉成功,但当时未为世界所知。同年 10 月 16 日,Morton 施行乙醚麻醉,由美国外科协会理事 John. C. Warren 主刀,对 Edward 进行了颈部包块的切除手术。乙醚麻醉的成功,可视为近代麻醉学的开端。乙醚是相对稳定的吸入麻醉药,但同时也有一些缺点,包括:易燃,长时间的诱导会延迟麻醉的苏醒以及恶心呕吐的高发生率。1847 年 Simpson 第一次使用氯仿于分娩镇痛成功。以后相继有许多吸入麻醉药的出现同时也因为种种原因从临床上消失。目前在临床上使用广泛的吸入麻醉药为七氟烷,它是 1968 年首次合成成功,1981 年完成人体试验,1990 年首先在日本上市。

由于目前临床上使用的吸入麻醉药,除了氧化亚氮外,其余在常温下都为液态,为了能更有效使用这些挥发性的麻醉药,精细地控制吸入气体的浓度就显得十分重要。为解决这个问题,Lulen Morris 发明了铜质的挥发罐来蒸发液体麻醉药。它的优点在于当麻醉药蒸发时,液态麻醉药温度几乎没有变化。假如麻醉医师知道麻醉药的蒸发压和吸入气体的流动速率,铜质的挥发罐就可用来蒸发各种麻醉药。但如果没有加入氧化亚氮、氧气等稀释气体,此铜罐可能会输出足以致命浓度的蒸发气体。目前使用的挥发罐采用金属合金片,它可以随温度的降低而卷曲,以允许更多的新鲜气体进入蒸发室。目前临床上使用的挥发罐都是针对不同的吸入麻醉药而定制的,也就是说不同的吸入麻醉药的挥发罐之间是不可以互换的。现代麻醉设备还具备净化系统,可将外漏的吸入麻醉药降至最低。

(二) 静脉麻醉

静脉麻醉的历史可以追溯到 1656 年,德国医生 Johann Sigmund 静脉注射鸦片,产生意识消失。1853 年首次使用注射器进行静脉麻醉。相对于吸入麻醉,虽然静脉麻醉同样具有悠久的历史,但一直处于配角的地位,主要是由于可控性较差,反复使用静脉麻醉药物会蓄积在体内,难以迅速消除。另外使用全凭静脉麻醉的顾虑之一是麻醉深度难以判断,担心会发生术中知晓。全凭静脉麻醉的成熟得益于静脉超短效药物的开发和基于药动学和药效学研发的静脉给药技术:靶控输注技术。

1. 靶控输注技术 早在 20 世纪 70 年代药动学的研究已经十分成熟,任何药物在机体内的处置过程,都可以用数学公式描述。这也有力地促进了药效学研究的发展,使得临床医师对血药浓度和药物效应的关系有了详尽的了解。据此计算首次负荷剂量,用药间隔时间或需要持续给药的速率,预期经过多长时间才能达到稳态血药浓度等。但是复杂的数学运算妨碍了药动学的临床应用。这种局面在电脑普及的 80 年代有了根本的改变,尤其是电脑微芯片日益普及,使具有复杂实时计算能力的注射泵问世了,将具有某些特定药物的药动学参数程序写在电脑芯片中,就产生了能够进行具体药物靶控输注的专用注射泵。

靶控输注的特点和优点请参见第六章。

2. 时量相关半衰期(context-sensitive half-time) 是指连续静脉输注药物一段时间后停止输注,血药浓度(血浆的药物浓度)下降 50% 所需的时间。它不是定值,而是随输注剂量、时间的变化而变化。其意义是可以预测停药后的血药浓度。采用时量相关半衰期较短的药物才能达到诱导、恢复都十分迅速的目的,有利于在麻醉过程中根据需要迅速调节麻醉深度,真正体现出靶控输注的特点。

3. 静脉麻醉药 静脉麻醉药的历史是一个推陈出新,优胜劣汰的历史。许多药物在发展中被淘汰,如 1955 年的羟孕二酮(hydroxydione),1956 年的丙泮尼地(propanidid),1971 年的阿法多龙(alphadolone)等,有一些药物一直使用至今,如 1903 年合成的具有催眠镇静作用的巴比妥类药物。1934 年硫喷妥钠应用于临床,成为现代静脉麻醉的主要药物。1957 年 Stoelting 首先应用美索比妥。进入 20 世纪 60 年代,全凭静脉麻醉的实施和研究有了长足的进步,特别是具有中国特色的静脉普鲁卡因麻醉在麻醉史中具有非凡的意义。如今全凭静脉麻醉已经可以像吸入麻醉一样能用于任何手术麻醉,可控性也可以与之媲美,成为麻醉中的主要方法之一。目前临床上常用的镇静催眠药是丙泊酚、咪达唑仑、依托咪酯。丙泊酚的优点是长时间使用无明显蓄积效应,清醒仍十分迅速,可控性好而且清醒质量较高,是目前最常用药物。依托咪酯的诱导和苏醒速度和丙泊酚没有本质的差别,但最大的优点是对呼吸系统和循环系统的抑制轻,特别适合运用于老年人、休克以及心血管手术的患者。

4. 肌松药 肌肉松弛药的出现和应用,进一步改善了全身麻醉的效果。肌肉松弛药用于临床麻醉以前,为了满足外科手术肌肉松弛的需要,是靠深麻醉,也就是使用乙醚麻醉时的 3 期 3 级的麻醉深度。这样的麻醉深度，对循环系统、呼吸系统和机体的代谢将产生显著的抑制。老年患者、危重患者无法耐受这种深麻醉，自然也就成为临床麻醉的禁忌患者。能够承受深麻醉的患者，手术结束后，也必然会有相当长的苏醒时间。肌松药的临床应用，结束了深麻醉的时代，开始了现代麻醉学的新纪元，即肌松加浅麻醉的时代。

1935 年 King 从箭毒中分离出右旋筒箭毒碱，1942 年加拿大的两位麻醉医师 Griffith 和 Jonhson 将筒箭毒碱应用于外科手术。1948 年合成琥珀胆碱，1952 年 Foldes 将琥珀胆碱用于临床麻醉。尽管琥珀胆碱存在诸多的问题，但是它的起效时间最短，作用时间不长，能够提供最为满意的气管内插管条件，至今仍然是困难插管和紧急插管时，目前唯一被选用的肌松药。

为了克服琥珀胆碱在产生肌肉松弛的同时引起多种不良反应，药物学家们一直在致力于开发起效快、作用时间短的非去极化肌松药，以替代琥珀胆碱。1988 年研制出咪伐氯铵（mivacurium），1992 年被正式用于临床麻醉，主要依赖于血浆中假性胆碱酯酶水解，作用时间与琥珀胆碱近似，但是其起效时间明显长于琥珀胆碱。1989 年研制出罗库溴铵，1994 年正式用于临床麻醉。起效快，60～90 秒和琥珀胆碱类似，且心血管副作用小，水溶液稳定，但其作用时间为 30～40 分钟，无法替代琥珀胆碱用于困难插管。1999 年研制出蜡哌库铵（rapacuronium），起效时间和作用时间与琥珀胆碱极为相似，但从蜡哌库铵用于临床麻醉至 2001 年，共出现了严重支气管痉挛的病例 21 例，其中 8 例患者死亡。2001 年 3 月 19 日蜡哌库铵停止临床应用。近年来研制出一个超短效的苄异喹啉类非去极化肌松药 gantacuronium，起效时间与琥珀胆碱相似，为 60～90 秒，作用的维持时间为 15 分钟。给予胆碱酯酶抑制剂依酚氯铵（腾喜隆）后，能够使作用时间缩短三分之一。gantacuronium 是在血浆经化学水解和与半胱氨酸结合后作用终止。给药后任何时间里，静注半胱氨酸 1～2 分钟后，就能够逆转其引起的肌松作用。是否 gantacuronium 最终能够替代琥珀胆碱，仍需要进一步的临床验证。

1967 年 Baird 和 Reid 首次将泮库溴铵用于临床。泮库溴铵的肌松作用很强，没有神经节阻滞作用，不引起组胺释放，不但不会像箭毒那样引起低血压，而且还能够使血压一定程度上升高，很快泮库溴铵就替代了箭毒，成为临床麻醉中主要使用的肌松药。泮库溴铵在临床麻醉中使用不久，外科手术患者的疾病谱发生了很大变化，接受手术患者患有冠状动脉硬化性心脏病的比例迅速增加，冠脉旁路手术替代了瓣膜置换手术，成为心脏外科的主要手术。心动过速和血压升高对冠心病是极为不利的，这就要求尽快研制出对心血管无任何影响的肌松药。1980 年维库溴铵和哌库溴铵研制成功并用于临床，1991 年杜什库铵（doxacurium）研制成功用于临床，维库溴铵、哌库溴铵和杜什库铵是对突触后烟碱样胆碱能受体作用高度专一的肌松药，在产生肌肉松弛的同时，不引起心血管系统功能的改变，因此，维库溴铵和哌库溴铵很快就成为临床麻醉中主要使用的肌松药，特别是冠心病患者全麻手术时，它们是首选的肌松药。杜什库铵是目前作用时间最长的肌松药。

1982 年研制出阿曲库铵，其独特的霍夫曼降解方式，大大减少了术后残留的肌松作用，显著地提高了使用肌松药的安全性。阿曲库铵是一个同分异构体的混合物，研究证实，仅其中的顺式阿曲库铵不引起组胺释放，1994 年研制出顺式阿曲库铵，1996 年正式用于临床麻醉，进一步提高了中作用时间肌松药临床应用的安全性。

5. 肌松拮抗　肌松药在临床麻醉使用后，由于对肌松药使用后必须进行辅助呼吸或控制呼吸等呼吸支持的认识不足，对手术结束后残留肌松作用了解、重视不够，不知道拮抗残留肌松作用的重要性，出现了因肌松药使用带来的问题。1954 年 Beecher 和 Todd 的调查发现：使用肌松药后手术患者的死亡率比未给予肌松药的患者高出 6 倍。文章发表后，也引发了麻醉学界正确使用肌松药、认真监测肌松药的作用并及时拮抗残留肌松作用，重视使用肌松药后的呼吸管理。五十多年来，我们一直使用胆碱酯酶抑制剂来拮抗非去极化肌松药的残留作用，但是，胆碱酯酶抑制剂对肌松药的深度阻滞是无效的，当肌松药作用已经消退或胆碱酯酶抑制剂剂量明显过大时，胆碱酯酶抑制剂本身可以引起神经肌肉结合部烟碱样胆碱能受体脱敏感和离子通道的阻塞作用，导致神经肌肉传导阻滞。给予胆碱酯酶抑制剂术后会增加患者恶心呕吐的发生率。因此，在使用胆碱酯酶抑制剂拮抗非去极化肌松药时，必须同时给予毒蕈碱样胆碱能受体阻断药，才能够保证安全地拮抗残留肌松作用。

1997 年，英国的药理学家 Bom 开始研究将环糊精衍生物制成氨基甾类肌松药的特异性拮抗药 sugammadex。sugammadex 的出现对于临床药理学来说具有里程碑的意义。它改变了传统的依赖受体寻找或开发拮抗剂的理念，sugammadex 在血浆中螯合游离型罗库溴铵分子，使血浆游离型罗库溴铵浓度急剧下降，在效应室（神经肌肉接头处）和中央室（血浆）之间形成一个浓度梯度，从而使处于效应室的罗库溴铵分子顺着浓度差迅速转运到中央室，这使得效应室的罗库溴铵浓度迅速下降，与神经肌肉接头处的烟碱样乙酰胆碱受体结合的罗库溴铵迅速游离出来，因而逆转了罗库溴铵的肌松作用。sugammadex 对肌松药的拮抗是具有高度选择性的。由于其内腔同罗库溴铵分子具有互补性，因此选择性地拮抗甾体类肌松药罗库溴铵，对同类药物维库溴铵也有良好的拮抗作用，而对苄异喹啉类非去极化肌松药（如阿曲库铵等）及去极化肌松药（琥珀胆碱）无拮抗作用。初步的结果显示，无论是刚刚给予罗库溴铵，还是大剂量、长时间给予罗库溴铵，静脉注射 sugammadex 后，都能够在 3 分钟完全拮抗罗库溴铵的肌松作用，并且没有观察到 sugammadex 引起明显的不良反应，对心率和血压无明显影响。这也将为我们更加安全、有效地使用肌松药提供重要的保证，也会大大地改变临床麻醉的现状，肌松药作用能够及时终止，就能够真正地实现快通道麻醉。目前，sugammadex 已获 50 多个国家批准运用于临床。

6. 阿片类药物　阿片类物质（opioid）广义是指与鸦片有关的所有化合物。“鸦片”一词来源于“opos”，希腊语中的“汁”的意思，意指从罂粟的汁中提取出的药物。阿片制剂包括天然产物、半合成药物以及合成药物。

公元前 3 世纪在 Theophrastus 的论著中第一次明确提到了鸦片。在中世纪，鸦片的应用备受关注。鸦片中含有二十多种独特的生物碱。1806 年 Sertumer 从鸦片中分离出吗啡。1925 年由 Gulland 和 Robison 确定其化学结构。1939 年 Eisleb 和 Schauman 成功合成了哌替啶使之成为第一个合成的麻醉性镇痛药。1942 年合成的烯丙吗啡，首次发现有拮抗吗啡的作用。

20 世纪 60 年代面市的短效阿片类麻醉药为麻醉领域带来了深远的影响。在 60 年代之前，哌替啶被广泛应用在氧化亚氮-氧气麻醉中，作为镇痛的辅助药物，哌替啶和吗啡是相对长效的药物，尤其副作用明显，这些副作用是如今使用的短效静脉麻醉药（如：芬太尼，苏芬太尼，阿芬太尼，瑞芬太尼）所没有的。

阿片类的药物除了显著临床优点外，其毒副作用以及潜在的成瘾性，几个世纪以来一直是人们所关注的。人们一直在努力地开发一种无副作用的人工合成阿片类药物。随着对新型阿片受体激动剂的不断探索，已经合成了许多阿片类受体拮抗剂及具有阿片受体激动/拮抗双重特性的化合物，这不但扩大了治疗上的选择范围，并为进一步研究阿片类药物的作用机制提供了重要工具。此外，还发展了阿片类药物的新型给药方式，包括患者自控镇痛（patient-controlled analgesia，PCA）和以计算机为基础的靶控输注技术。

7. 平衡麻醉　1926 年，John 在 Mayo 诊所引入了平衡麻醉的概念，使用多种不同的麻醉药物产生无意识状态和用于消失伤害性知觉，产生骨骼肌松弛和消除反射。没有一种单一的麻醉药品能够同时具备上述几种理想的麻醉效果，但是联合使用不同的静脉镇痛药，神经肌肉阻滞药和催眠药，可以实现平衡麻醉。不同药物之间具有协同作用，因此，每种药物可以使用较小的剂量。

二、局部麻醉及神经阻滞的应用进展

在应用乙醚、氯仿等全身麻醉的阶段，由于使用方法简陋，经验不足，患者不够安全。这期间出现了注射器，1860 年 Nieman 发现了可卡因，1884 年 Koller 将其用于眼局部手术。次年 Halstead 开始将可卡因用于下颌神经阻滞，同年 James 将可卡因 120mg 注射到一位 45 岁男性受试者的 $T_{11} \sim T_{12}$ 棘突间隙，发现其腿部和会阴区域的感觉丧失。因此，Corning 认为可卡因可作用于脊髓，并建议将其用于因脊髓病变所导致的痉挛状态及泌尿生殖系统手术。1898 年 8 月 15 日，Bier 将可卡因注射到蛛网膜下腔，为 6 例下肢手术进行腰麻，获得了满意的结果。他们的报道成为医学史上经典的临床文献。但可卡因具有高毒、成瘾、短效的特点。区域麻醉技术的不断成功部分要归功于药物的进步，不断有毒性更低、更长效的麻醉药问世。普鲁卡因由 Alfred Einhorn 于 1905 年合成，到 1932 年仍是最广泛使用的麻醉药。之后长效的局麻药丁卡因问世了。利多卡因则于 1948 年应用，因该药有许多优点，如毒性低、作用时间中等，今天仍在广泛使用。别的局麻药物还包括氯普鲁卡因（1952）、甲哌卡因（1957）以及布比卡因（1963）。对治疗量布比卡因心血管毒性的关注导致了罗哌卡因（1996）和左旋布比卡因的问世。罗哌卡因是单一对映结构体（S 形）长效酰胺类局麻药，其作用机制与其他局麻药相同，通过抑制神经细胞钠离子通道，阻断神经兴奋与传导。对运动神经的阻滞作用与药物浓度有关,浓度为0.2%对感觉神经阻滞较好,但几乎无运动神经阻滞作用;0.75%则产生较好的运动神经阻滞作用。

三、特殊麻醉方法的进展

在19世纪初,施行全身麻醉时,是将乙醚、氯仿简单地倒在手巾上进行吸入麻醉,以后创造出简单的氧化亚氮装置。1923年Waters设计来回式CO_2吸收装置,以后又出现循环式紧闭吸入麻醉装置。麻醉机从最初简单的瓶子和管子,发展成为精密复杂的各种类型的麻醉机(如工作站)。流量计,呼吸仪以及呼吸机被附在麻醉机上,能够在术中准确给予指定浓度和体积的挥发性麻醉药。

将用于通气的装置插入气管的技术在19世纪之前就已被应用,一般用于对溺水者的抢救。100年之后,耳鼻喉科医生将此技术完善。Chevalier Jackson医生经常遇到患者有气道异物的情况,基于此,Jackson喉镜应运而生。有趣的是,麻醉医生迅速改良了这款喉镜,使之成为气管插管的工具。1543年Vesalius曾给动物施行气管内插管,1792年Curry首次在人体进行气管内插管。Arthur等指出,气管导管能够为患者提供气道的保护,控制肺部的正压通气,便于头颈外科医生实施头部和颈部的手术。

虽然气管插管在经静脉或面罩的麻醉诱导过程中有显著的优点,但是对于困难气道而言,气管插管却是有害的。为此,一些特殊的设计,包括声门上方气管插管装置,光索引导气管插管,光纤支气管镜以及可视喉镜等相继出现。一种新型的气道管理概念:喉罩(laryngeal mask airway,LMA)在1983年问世。该喉罩可安放在声门附近,常用于维持特定外科手术中的通气或者用于气管内插管困难的病例。

关于低温的应用,早在1797年有人开始试行全身降温法。1862年Walta,1902年Simpson将乙醚麻醉动物降温到25℃,不继续施用麻醉也可以进行手术。1905年Swan进行体表全身降温,阻断循环,进行心脏手术。控制性降压的应用,给某些外科手术创造了良好的手术野,并节约了输血量。其实施方法从40年代动脉切开放血发展到50年代以后应用各种降压药。

经食管超声法在1979年被首次提出,在1982年被应用到麻醉领域。使得在术中持续监测心脏运动和瓣膜功能成为现实,因此,食管超声被指定用于心脏外科手术。

今天随着超声技术的普及,超声在麻醉领域的运用将越来越广,现在很多的有创操作都可以在超声引导下完成,大大提高了安全性和准确性。

四、复苏学及危重医学的发展

对于各种原因引起的呼吸或循环停止,很久以来即试图用各种方法急救复苏。19世纪早期采用手法进行人工呼吸,随着麻醉技术的进展,将气管内插管及麻醉机械应用于复苏,进一步出现各种机械的人工呼吸器。从50年代到60年代国内外提出了胸外心脏挤压法,进行心肺复苏,进一步发展为心肺脑复苏。1955年中国天津医学院的王源昶教授对两例硬膜外麻醉后心脏骤停的患者实施了胸外心脏按压,并抢救成功。该举措被认为是世界上最早对心脏骤停患者实施胸外心脏按压治疗的,其成果发表在1957年的《中华外科学杂志》上。1958年Safar开始建立危重症监护病房(intensive care unit,ICU),以后在很多国家推广应用。

五、麻醉专业组织的发展

随着麻醉和麻醉学的发展,麻醉专业人员逐渐增多,最初在英国(1893年)成立了伦敦麻醉医师会,1905年以后在美国成立了麻醉学会,1936年正式称为美国麻醉学会(ASA)。1941年第一部"麻醉"专著出版。关于麻醉专业杂志,最早于1922年美国麻醉学会主编出版了《麻醉与止痛杂志》,1923年出版了《英国麻醉学杂志》。

六、我国现代麻醉的发展

20世纪早期,西方医学开始传入中国,与此同时现代麻醉学技术也开始逐渐被临床医师所采用。当时,麻醉主要由护士及外科医师来实施。而专门实施麻醉的医师只有少数几位麻醉学教授。1949年中华人民共和国成立以后,一些医学先驱相继从美国和欧洲回到中国,成为中国麻醉学发展的奠基人。到20世纪50年代,中国国内仍然只有一些简单的麻醉方法,如乙醚开放式点滴、气管插管吸入麻醉,以及单纯普鲁卡因腰麻。之后周围神经阻滞和连续硬膜外麻醉也被逐渐引入中国。从美国引入的西方医学对中国现代医学的发展起了很大的推动作用。其中1917年由洛克菲勒基金会建立的北京协和医院就是一个很好的例子。1979年8月22日,中华医学会麻醉学分会正式成立,尚德延教授任首任主任委员。1981年创刊并出版了《中华麻醉学杂志》,1985年创刊并出版了《临床麻醉学杂志》。

七、麻醉学的发展趋势

随着麻醉学的迅猛发展，以及临床各科对麻醉需求的增加，麻醉学科的工作内容已经不再仅仅局限于手术患者以及手术室内，麻醉科医师将发挥自己在基本生命功能调控方面的优势，为更广泛的患者提供无痛苦化的服务，越来越多的麻醉科医师将走出手术室，为各色各样的诊疗患者提供舒适化的服务和安全的保障，麻醉科将成为建设无痛医院的主力军和平台科室。

（朱涛　刘进）

参考文献

1. 郭曲练，姚尚龙. 临床麻醉学. 第3版. 北京：人民卫生出版社，2011
2. Greene NM. A consideration of factors in the discovery of anesthesia and their effects on its development. Anesthesiology，1971，35：515-521
3. Greene NM. Anesthesia and the development of surgery (1846-1896). Anesth Analg，1979，58：5-12
4. Burkle CM，Zepeda FA，Bacon DR，et al. A historical perspective on use of the laryngoscope as a tool in anesthesiology. Anesthesiology，2004，100：1003-1007
5. Brain AIJ. The laryngeal mask：A new concept in airway management. Br JAnaesth，1983，55：801-805
6. Baird WL，Reid AM. The neuromuscular blocking properties of a new steroid compound，pancuronium bromide. A pilot study in man. Br JAnaesth，1967，39：775-780
7. Stenlake JB，Waigh RD，Dewar GH，et al. Biodegradable neuromuscular blocking agents. Part 4：Atracurium besylate and related polyalklyenedi-esters. Eur J Med Chem，1981，16：515-524

第二章　手术室管理

第一节　安全制度

患者的安全是临床医疗永恒的主题。而作为高风险的麻醉专业，更是容不得半点差错。但是人就有可能犯错误，在这一高风险行业中，制定完善的安全规章制度，并严格执行是减少医疗差错发生的重要手段。本节主要介绍麻醉安全会议制度、麻醉药品安全管理制度、清单核对制度、术后恢复室管理制度、不良事件上报制度和紧急事件预案制度，从而最大限度地保障患者安全。

一、安全会议制度

为解决临床工作中遇到的安全问题，提高医护人员的安全意识，减少安全隐患，有效预防安全事故，促进临床安全，在科室管理中应坚持安全会议制度。

1. 安全会议主要内容　传达上级医疗部门有关医疗安全的文件信息，学习典型案例的经验教训；检查上阶段的安全工作，对发生的安全事故作出处理和决定，表彰和奖励优秀人员及事迹；提出目前存在的问题及安全隐患并制定相应的处理措施；部署下阶段的医疗安全工作。

2. 安全会议时间及参加人员　手术室负责人每月组织召开一次安全会议，参加人员为手术室全体护士及后勤保障人员；麻醉科负责人每月组织召开一次安全会议，参加人员为麻醉科主治以上医生、住院总医师、药品护士及技术保障人员；手术室和麻醉科每季度联合召开一次全手术室安全会议；安全会议实行签到制；安全会议要有专人记录，每次会议举行后，将会议内容记录到相应会议记录本上。

二、麻醉药品安全管理制度

为加强麻醉药品和精神药品的管理，保证麻醉药品和精神药品的合法、安全、合理使用，防止流入非法渠道，2005 年国务院第 100 次常务会议通过了《麻醉药品和精神药品管理条例》，指导麻醉药品和精神药品的管理与使用。麻醉医生和护士必须熟练掌握麻醉药品使用和管理的各项规定，并参加国家或医院组织的执业培训和考试方能上岗。

麻醉常用药品包括管制药品、贵重药品和普通药品，其中管制药品主要有麻醉药品和精神类药品，普通药品包括急救药品和常规药品。管制药品主要包括：哌替啶、吗啡、芬太尼、瑞芬太尼、舒芬太尼、氯胺酮、麻黄碱等。

麻醉药品和Ⅰ类精神药品保存在专用保险柜中，按照《麻醉药品管理办法》中的有关规定，实行“五专”（专人负责，专柜加锁，专用账册，专册登记，专用处方）管理，定期清点。

为患者实施麻醉时，通常会同时使用多种药品，为了防止用药错误，建议使用药物标签，并以不同颜色区分，横贴于注射器针筒最底端。每台手术前麻醉医生按规定将所用药物以固定规格的注射器抽取，以便最大限度防止用药错误的发生。

三、清单核对制度

清单核对（checklist）制度起源于航空业，是减少人为失误、提高临床麻醉安全的有效手段。美国医学科学院（Institute of Medicine，IOM）1999 年发布的报告 *To Err Is Human* 指出，采用有效手段减少人为失误是安全的关键。特别对于连续在高强度、高精神压力下工作的麻醉医师们，借助检查清单比依靠自己更为安全。检查清单涉及患者、手术、器械、药品、设备等各个方面，应严格按照检查清单进行核对，确保安全。美国、加拿大、英国、西班牙等国家的麻醉实践指南都明确提出要按照检查清单进行麻醉前核查。现在西方国家广泛推行的手术管理改进计划也集中于检查清单的不断完善。

1. 手术安全核查　手术安全核查清单最早由世界卫生组织制定。在麻醉前、手术开始前、患者出室前均应依照清单进行安全核查。该核查应由手术医师、手术室护士、麻醉医师共同进行。清单内容可参考表2-1。通过这三次核查，可避免手术种类、部位错误，忽略患者重要病史信息，忽略患者重要检查资料等人为失误；同时可促进手术室人员的协作，共同提升安全质量。

表2-1 手术安全核查清单（第四军医大学西京医院2012年版本）

麻醉开始前	手术开始前	患者出室前
患者姓名、性别、年龄	患者姓名、性别、年龄	患者姓名、性别、年龄
手术方式	手术方式	实际手术方式
手术部位与标识	手术部位与标识	手术用药和输血
术野准备	预计手术时间	手术用物清点
手术知情同意	预计失血量	手术标本确认
麻醉知情同意	手术医师关注点	皮肤是否完整
麻醉方式	麻醉医师关注点	各种管路
麻醉设备安全检查	麻醉医师应对方案	患者去向
过敏史	物品灭菌是否合格	特殊情况
抗生素皮试结果	仪器设备是否完好	
备血情况	术前术中特殊用药	
假体	影像学资料	
植入物		
影像学资料		

2. **仪器设备检查清单** 仪器设备特别是麻醉机的安全检查至关重要。清单可参考表2-2。

3. **其他检查清单** 除了常用的手术安全核查清单和仪器检查清单，还有很多针对麻醉和手术不同方面的清单，如美国区域麻醉和疼痛医学学会制定的局麻药中毒处理检查清单等。这些清单都为降低麻醉相关并发症发生率和死亡率，促进安全做出了贡献。

四、术后恢复室与麻醉安全

随着危重、疑难患者手术比例的增加，我国全身麻醉手术比例逐年递增，并且手术节奏明显加快。而术后数小时内，全麻药物，包括镇静、肌松和镇痛药物的作用尚未完全消失，麻醉导致的循环、呼吸、代谢功能紊乱尚未彻底纠正，保护性反射亦未完全恢复，易发生呼吸道梗阻、通气不足、恶心呕吐、误吸或循环功能不稳等各种并发症，严重的甚至导致意外死亡。据统计，术后24小时内出现死亡的病例，若通过严密监测，有50%可以避免。

麻醉术后恢复室（postanesthesia care unit，PACU）对全身麻醉患者和部分神经阻滞患者进行监测，在术后的恢复、麻醉并发症的防治，加快手术节奏，提高手术室使用率等方面发挥着重要作用，是现代麻醉的重要组成部分。符合入室条件的患者均需送入麻醉恢复室进行观察监测、治疗。PACU由麻醉医师主持日常工作，护士在麻醉医师指导下进行恢复室护理和治疗工作，麻醉医师负责制定该患者的监测和治疗计划，并把握PACU的转入和转出。

1. **PACU入室标准**

（1）所有患者应由麻醉医生以及恢复室医生判断是否收入PACU。原则上全麻患者拔除气管导管后，均应送至PACU观察。

（2）在特殊情况下，麻醉后患者未清醒，自主呼吸部分恢复或肌张力稍差或因某些原因气管导管暂时不能拔除，估计短期内可恢复者，也可收入PACU。

（3）术前合并心肺疾病，术中血流动力学不平稳，估计术后短期观察可能恢复平稳的患者，均应收入PACU。

（4）手术结束时麻醉药作用尚未完全消失，或因手术、麻醉因素引起循环、呼吸功能不稳定，估计短期观察循环、呼吸功能可能恢复的患者。

表2-2 麻醉设备检查清单(大不列颠爱尔兰麻醉医师协会1997年版本)

品牌和型号 检查日期,开始时间 结束时间: 手术间	F. 挥发罐 1. 挥发罐是否安装,安装是否稳妥,是否锁定 2. 挥发罐内药物是否充足 3. 加药口盖子是否拧紧 4. 刻度旋钮是否灵活 仅在锁定装置有压力释放活瓣保护时方可进行如下检查 O_2 流量5L/min,堵塞通用气体出口
A. 麻醉机 检查机器上的标签和产品信息 转换至电动	5. 流量计浮标是否下降 依次打开各个挥发罐,短暂堵塞通用气体出口 6. 挥发罐加药口是否有泄漏 关闭所有挥发罐
B. 氧分析 打开开关 1. 分析探头是否校准 2. 分析功能是否正常 连接至通用气体出口	G. 呼吸系统 1. 呼吸系统安装是否正确,接头是否紧密 2. 系统加压时是否有泄漏 3. 溢气阀是否灵活拧至最大和最小 4. 紧闭回路中,单向活瓣是否灵活
C. 医疗气体供应 确认气体管道连接准确 1. 是否连接氧气 打开备用氧气罐 2. 罐内气体是否充足 3. 是否连接 N_2O 4. 备用 N_2O 罐是否足量 5. 是否连接压缩空气 6. 备用压缩空气罐是否足量 7. 是否连接二氧化碳罐 8. 若是,请移除,是否已移除 9. 防尘帽是否配套	H. 呼吸机部分 1. 呼吸器安装是否正确,接头是否紧密 打开呼吸器 2. 吸气相是否产生充足的气道压力 3. 将患者侧堵塞时,溢气设备是否有效 4. 断开时报警是否正常 5. 有无备用通气设备 I. 废气清除系统 1. 清除系统是否正确安装,功能正常
D. 流量计 1. 流量计浮标是否灵活 2. O_2 流量为5L/min时 O_2 分析探头能否到达100% 关闭所有流量计	J. 辅助设备 确认所需气道辅助设备是否准备、型号是否合适、功能是否正常 1. 喉镜是否正常 2. 吸引设备是否安装、负压是否充足 3. 手术床是否头低位
E. 紧急氧气旁路控制 1. 采用旁路控制 O_2 时,氧流量是否能维持管道压力不显著下降 2. O_2 分析探头能否到达100% 3. 停止旁路时,气流是否停止	K. 监测设备 检查监测设备是否准备、连接是否正确、是否校准 将报警设于合理范围

(5)病情危重,术后需要长期呼吸机辅助的患者,原则上不收入PACU。

2. PACU工作流程

(1)患者由手术室转往PACU的过程中,由主管医师和麻醉医师推入PACU共同交接,责任麻醉医师负责维持患者呼吸及循环功能的稳定。

(2)护士将患者安置稳定或将患者妥善固定,以免摔伤或擅自拔除各种导管。立即建立常规监测及治疗。包括ECG、BP、RR、SPO_2,保持呼吸道通畅、吸氧、输液或输血。

(3)接收复苏患者时,PACU麻醉医师或护士与手术医师交接各种管道(各种道外露长度及引流液的性质、颜色、量),输液速度及病历、患者衣物等。应向责任麻醉医师充分了解病情及术中术后特殊情况,并做好记录。

(4)恢复室患者管理内容:

1)所有患者必须监测ECG、BP、RR、SPO_2,特殊患者监测体温。

2)观察患者意识状态。

3)观察患者呼吸、颜面与口唇颜色,保持呼吸道通畅。

4）保持各种留置管道妥善固定，引流通畅。

5）保持伤口敷料完好，观察患者的伤口情况和腹部体征。

6）对烦躁患者用约束带约束。

（5）护士接收患者后，及时观察病情变化，了解患者伤口疼痛恢复及各种引流管引流情况，准确记录伤病员的所有监护结果，详细记录患者进、出麻醉恢复室的时间。发现异常情况，应及时向麻醉医师或手术医师汇报，以便采取有效措施。

（6）PACU 麻醉医师要密切观察伤病员情况，发现异常，及时告知手术医师，必要时报告上级医师。

（7）观察、治疗一定时间后，如达到出室标准，由主管医师和责任麻醉医师共同护送患者回病房。如病情特殊，需要送往外科重症监护病房（surgery intensive care unit，SICU）者，麻醉医师开具医嘱，办理相关出室手续。送出前应再次观察并记录患者的各项生命体征和与外科手术有关的相关指标，将各项记录归入病历，并整理好各种管道、输液通道和引流管。

（8）患者的转运：转运途中必须携带急救设备，应由主管医师和责任麻醉医师共同护送患者返回病房或 SICU，向病房值班医师或护士详细交代病情，并移交病历，包括监护与治疗记录，并向患者或家属讲解术后注意事项及术后镇痛泵的使用及相关事宜。

3. PACU 出室标准

（1）全麻患者神志清楚，定向能力恢复，平卧时抬头>10s。能辨认时间地点，能完成指令性动作。肌肉张力恢复正常，无急性麻醉或手术并发症，如呼吸道水肿、神经损伤、恶心呕吐等。

（2）椎管内麻醉（特指蛛网膜下腔阻滞）患者麻醉平面低于 T_6，且平面稳定。局部阻滞麻醉意外患者生命体征平稳。无急性麻醉或手术并发症，如呼吸道水肿、神经损伤、活动性出血等。

（3）血压、心率改变不超过术前静息值20%，且维持稳定30分钟以上。心电图正常，无明显的心律失常和 ST-T 改变。

（4）呼吸道通畅，保护性吞咽、咳嗽反射恢复，不需要口咽或鼻咽通气道，通气功能正常，呼吸频率在12～30次/分，能自行咳嗽，排除呼吸道分泌物，$PaCO_2$ 能保持在手术前正常范围内。面罩吸氧 SpO_2 不低于95%或术前基础值。

（5）凡术后在恢复室用过镇静、镇痛药的患者，用药后至少观察30分钟以上，方可转出恢复室。

五、不良事件上报制度

为维护患者安全，最大限度减少医疗差错及事故，科学管理医疗风险，建立长效安全保障机制，应坚持不良事件上报制度。

1. 概念

（1）医疗差错：指在临床诊疗活动以及医院运行过程中，医务人员确有诊疗、护理过失，未造成或已造成患者一定不良后果。

（2）医疗不良事件：指在临床诊疗活动以及医院运行过程中，任何可能影响患者的诊疗结果，增加患者痛苦和负担，并可能引发医疗纠纷或医疗事故，以及影响医疗工作的正常运行，影响医务人员人身安全的因素和事件。

2. 麻醉科及手术室不良事件报告范围

（1）麻醉机、监护仪、吸引器、中心供气等故障。

（2）非治疗意外跌倒、坠床、自杀、自残、猝死等以及治安事件。

（3）医患沟通不良、医患语言冲突、医患行为冲突等。

（4）医疗不作为或推诿事件。

（5）手术输血过程中医嘱开立、备血、传送不当及输血反应引起的相关不良事件。

（6）严重的药物不良反应及毒副作用。

（7）重大用药错误，违反医疗原则，使用配伍禁忌药物，给药剂量或途径错误等。

（8）麻醉中、深度镇静过程中的不良事件和不良事件趋势等。

（9）环境和设施、设备不良事件等。

3. 报告形式

（1）主动报告：医护人员可从医生工作站帮助平台下载“医疗差错与不良事件工作人员报告表”，填写完成后，以纸质报告方式上报质量管理科，或在电子病历平台进行网络直报。

（2）主动收集：质量管理科工作人员定期到门诊、病房向工作人员及患者发放满意度调查表，以获取不良事件信息。

4. 报告原则

（1）自愿性：提供报告是报告人自愿、主张行为。

（2）保密性：医院对报告人及报告中涉及的信息保密。

（3）非处罚性：医院接到的主动报告经调查证据确凿，情况属实，未对患者造成不良后果的，可不作为医疗安全处罚的依据。

（4）严重不良事件漏报者，科室将进行调查处理。

5. 组织机构及职责

（1）医疗差错与不良事件报告领导小组指导紧急、重大医疗不良事件的处理和指导系统改进方案。

（2）医院相关部门负责不良事件信息的接受、调查、分流、分析、汇总及上报工作。

（3）科室质量控制小组负责科室不良事件的预警、报告和率先组织现场处置工作，积极配合相关职能部门做好善后工作。

六、紧急事件预案制度

手术进行中若发生突然停电、火灾及泛水等紧急事件，为确保患者生命安全，需提前做好相关预案，有序地应对相关紧急事件。

1. 停电和突然停电的应急预案

（1）应急预案：

1）通知停电后，立即做好停电准备，备好应急灯、手电等；如有患者使用动力电器时，准备好蓄电池供电的麻醉机和监护仪。

2）突然停电后，连接蓄电池供电的麻醉机和监护仪，全麻患者必要时改用手控呼吸维持，维持抢救工作，开启应急灯或照明灯，同时调动有效人力资源进行协助。

3）与维修保障机构联系，查询停电原因，尽早排除故障，或开启应急发电系统。

4）加强巡视手术室，安抚非全麻患者，同时注意防火、防盗。

（2）程序：

接到停电通知→备好应急灯→准备动力电器的应急方案。

突然停电后→采取措施保证抢救仪器的运转→开启应急灯→与电工班联系→加强巡视病房→安抚患者→防火、防盗。

2. 消防紧急疏散患者应急预案及程序

（1）应急预案：

1）做好安全管理工作，经常检查仓库、电源及线路，发现隐患及时通知有关科室，消除隐患。

2）发生火灾时，所有工作人员应遵循“高层先撤、患者先撤、重患者和老人先撤、医务人员最后撤”的原则，“避开火源，就近疏散，统一组织，有条不紊”，紧急疏散患者。

3）立即改用非直流电供应的监护设备及呼吸支持设备，迅速转移患者至安全区域，不得在楼道内拥挤、围观，并立即通知保卫科或总值班，紧急报警。

4）所有人员立即用湿毛巾、湿口罩或湿纱布罩住口鼻，防止窒息。

5）集中现有的灭火器材和人员积极扑救，尽量消灭或控制火势扩大。

6）在保证人员安全撤离的条件下，应尽快撤出易燃易爆物品，积极抢救贵重物品、设备和科研资料。

7）发现某一房间发生火灾，室内有易燃易爆物品，要立即搬出，如已不可能搬出，要以最快速度疏散邻近人员。

8）如室内无人，也无易燃易爆物品，不要急于开门，以免火势扩大、蔓延。要迅速集中现有的灭火器材，做好充分准备，打开房门，积极灭火。

9）关闭邻近房间的门窗，断开燃火部位的电闸（由消防中心或电工室人员操作）。

10）发现火情无法扑救，要立即拨打报警电话，并告知准确方位。

（2）程序：做好安全管理→消除隐患→紧急疏散患者→立即通知医院相关部门→积极扑救→尽快撤出易燃易爆物品→积极抢救贵重物品、设备和科研资料→火情无法扑救立即拨打报警电话→告知准确方位。

第二节　感染控制规范

一、对麻醉医生的要求

1. 有任何传染性疾病症状如发热、皮疹、引流性损伤等的人员皆不能接触患者。

2. 进入手术室要求穿无菌手术衣、戴帽子口罩，换鞋等。

3. 接触患者前后都要洗手。

二、麻醉实施及操作过程中的规范

1. 进行各种技术操作时的规范

(1) 气管插管全麻：避免用手直接接触喉镜或气管导管等的前端。

(2) 椎管内麻醉和区域阻滞麻醉：严格无菌操作，操作前常规使用免洗消毒液消毒双手，穿刺时消毒要规范，避免长时间、反复穿刺，增加感染风险。

(3) 动静脉穿刺：严格无菌操作，麻醉医生用免洗消毒液消毒双手，对于存在解剖学变异，穿刺困难者可选择超声引导下穿刺，以缩短操作时间，降低穿刺点感染的发生率。

(4) 调制及使用药品、吸痰、拔出各种导管时均要严格执行无菌操作规范。

2. 对确诊感染的患者

(1) 非必需的器材取出室外。

(2) 穿戴手术衣及手套。

(3) 对严密隔离，接触隔离，肠道/呼吸道隔离或者结核、乙/丙肝、艾滋病等隔离的患者应在患者气道和螺纹管Y型接头之间使用过滤器以减少感染机会，使用过的麻醉器材应进行消毒：①拆开通风机，更换通风管及风箱；②一次性耗材分类归入感染性医疗废物袋，非一次性器材皆用双袋法送往供应室消毒或灭菌。

(4) 对严密隔离，接触隔离，肠道/呼吸道隔离或者结核、乙/丙肝、艾滋病等隔离的患者应送入专用的麻醉后隔离恢复室。

三、用药规范

1. 尽量使用一次剂量的瓶装药物，打开或剩余的药物在当天手术结束后及时清理，抽吸于注射器内的药物应在24小时(丙泊酚超过6小时就应丢弃)内丢弃，此为首要原则，除非经药物制造商或医院药剂科确认可继续使用的。禁止使用过期变质药物。

2. 每种药物对应一个无菌注射器，每个无菌注射器对应一个患者，注射器不可重复使用。

3. 给药时严格注意无菌操作。

四、器材管理规范

1. 一次性耗材使用后按要求分类丢弃，如麻醉呼吸回路、口咽通气道、牙垫、气管导管、喉罩、吸痰管，针头及注射器、全麻包、联合包、动静脉穿刺包等。

2. 非一次性器材每次使用后应尽快将其表面黏附的血液、分泌物冲洗干净，除去污染，之后进行灭菌或高水平消毒，如喉镜片、口咽和鼻咽通气道、面罩、人工呼吸囊、食管、鼻和直肠温度传感器、纤维支气管镜等。

3. 麻醉相关设备的消毒 ①回路吸收器——钠石灰要每天检查，变色则应更换；②呼吸回路管道中的冷凝液应定时引流、丢弃；③塑料鼓及橡皮瓣膜每周拆卸一次清洗消毒；④通风机每周拆开一次，更换其中一次性的带细菌过滤器的管道；⑤清除麻醉机、监护仪、微量注射泵等设备外表的血渍污渍等，并对各种连接导线进行擦拭彻底清洁；⑥手术后卸下螺纹管打开活瓣封盖清除积水，卸下可拆卸的传感器部件风干，每月对麻醉机监护仪进行一次全面保养；⑦单向阀门和二氧化碳吸收剂贮存罐应定期清洁并消毒；⑧麻醉通气机管道和风箱应定期清洁、消毒。

第三节 病例汇报与讨论制度

病例汇报与讨论制度是确保医疗质量和医疗安全的核心制度，是麻醉质量管理和麻醉学教学的重要组成部分，更是保证各级医师持续质量改进的重要制度之一。包括术前特殊病例讨论和术后疑难病例分享两个部分。

病例汇报与讨论的具体实施方法不应拘泥于形式，应具体问题具体分析。交流和讨论范围可全科范围举行，也可小组内部开展；可一科举行，必要时也可组织多科联合举行；在紧急情况下，甚至可以由手术室内各学科各级别的医师组织临时展开，联合讨论。

一、特殊病例汇报制度

特殊病例汇报的目的在于对将进行手术的特殊患者进行麻醉方案的探讨和选择，对术中可能发生的突发情况进行预判。麻醉术前汇报讨论制度是为保障手术及患者安全，一切需以患者为中心，安全为前提。

1. 术前讨论内容及程序

(1) 特殊病例范围：住院医师术前一日访视患

者，确定第二日手术患者中是否存在危重、疑难患者等特殊病例：如婴幼儿、高龄合并高血压、糖尿病、冠心病、肝肾功能不全、呼吸系统疾病等ASA分级2级或者以上患者，重大手术麻醉如心脏手术、大血管手术、食管癌根治术、肺叶切除术等，手术创伤较大，出血较多，对患者生命体征影响较大的手术，新开展手术的麻醉等。具体包括：

1）新开展手术麻醉的患者，或医院新业务、新技术对麻醉有特殊要求的患者。

2）手术科室申请会诊且有特殊病情或有全体麻醉医师应该重视的麻醉相关问题的患者。

3）有重大麻醉风险或困难的患者，重大抢救患者。

4）麻醉用药或麻醉技术对提高全体麻醉医生素质或涉及麻醉安全有教育和指导意义的患者。

5）既往有麻醉并发症或涉及麻醉安全的合并症患者。

6）特殊患者或危重疑难疾病的患者。

7）有国内外麻醉界普遍关注的问题的患者。

（2）汇报程序：主管医师详细汇报患者的年龄、身高、体重，手术方式，影像学检查、生化检查等情况，提出问题和顾虑以供讨论，包括麻醉方式的选择，术中及术后注意事项等。

（3）讨论与登记：

1）科主任主持，全体人员参与讨论，麻醉方案的选择说明理由及术中注意事项。最终根据患者及手术情况对麻醉方式做出最终的选择，提示麻醉及手术过程中可能出现的情况以及相应的措施，确保手术安全。

2）术前与患者或手术医生沟通出现自己所不能解决问题时在手术前或手术当日汇报科主任，由指示或科主任帮助解决。

3）如手术麻醉超过麻醉医师执业能力或超过所授权范围，术前汇报科主任或者上级医生。科主任可及时更换麻醉医师或指派有授权力的麻醉医生作为上级医生指导手术麻醉。

4）术前讨论内容需详细登记在交班本或疑难危重病例讨论本中。

二、疑难病例交流与讨论制度

疑难病例交流与讨论制度的目的在于针对疑难病例麻醉过程中发现的各类问题进行交流和讨论，力争明确问题原因，商讨最佳诊疗方案，从而提高与会医师诊疗水平，进而提高整体医疗质量，确保医疗安全。同时提高各级医师临床麻醉过程中遇到各种（很多时候常常是紧急而严重的）问题时的诊断率、治愈率和抢救成功率，提升各级医师诊疗水平。疑难病例交流与讨论时，讨论组织者如能结合PBL教学理论应能发挥更重要作用，让各级麻醉医师实现以实践为基础的学习和提高。大多数情况下，疑难病例的交流与讨论应包括以下几点要素：

1. 疑难病例交流和讨论的范畴　疑难、危重病例可以是住院患者入院7日未确定诊断而被实施手术者、涉及多脏器严重病理生理异常者、涉及重大手术治疗者、或者病情复杂涉及多个学科的手术患者、死亡病例等。对于麻醉医师而言，疑难危重病例还可包括术前评估存在困难气道或者麻醉中突然发现患者为困难气道的病例、术中大量失血、内环境严重紊乱患者、术中术后发生重大问题、麻醉意外或严重并发症病例等。

2. 疑难病例交流和讨论的时机　麻醉实施过程中遇到疑难病例应充分收集病例、病情相关资料（包括麻醉时各项生命体征等数据的收集，以及病史、影像学资料、实验室检查结果等），病例讨论应尽早实施，一般不超过两周。

3. 疑难病例交流和讨论的方式

1）疑难病例交流和讨论前应充分做好准备工作。应由经管住院医师或负责主治医师的治疗小组应尽可能收集材料，组织讨论。提前将有关病例资料整理成书面摘要，提交给参加讨论的人员。

2）疑难病例交流和讨论由科室主任或副主任医师以上主持，有关人员参加。参加人员认真阅读材料，查阅文献，做好发言准备。

3）疑难病例交流和讨论时，由经管医师简明介绍病情及诊疗经过，主治医师详细分析病情变化及当时实施诊疗方案，并提出本次讨论的主要目的、关键的难点疑点及需要重点讨论的问题等。组织讨论的医生可参考PBL理论方法，分阶段（或问题）引导讨论的开展。

4）参加疑难病例讨论的人员针对该病例的病情进行分析，充分发表意见和建议，应用国内外学术理论、专业新进展和相关基础或临床研究，针对病情提出可行的诊疗建议。

5）在交流和讨论结束时，主持人应进行总结，尽可能明确诊断，确定进一步的诊疗方案。

4. 疑难病例交流和讨论应有记录

1）建立专用《疑难病例讨论记录本》，在进行疑难病例讨论时，指定人员按要求进行记录。

2）《疑难病例讨论记录本》应指定专人保管。

3）记录包括：时间、地点、参加人员、主持人、汇报组织人、患者一般资料、麻醉中存在问题、考虑诊断和治疗方案、今后应当做哪些工作、有哪些经验教训、其他注意事项等，将讨论记录的全部或部分内容整理后另附页抄写，科主任或主持人签字后，存档记载在科室《疑难病例讨论记录本》中。

5. 院级疑难危重病例讨论由麻醉科主任向医院医务科提出申请，将有关材料加以整理，做出书面摘要，提交医务科，由医务科根据具体情况组织相关科室人员参加病历讨论，必要时分管院长参加，亦可请院外专家参加。

（董海龙　熊利泽）

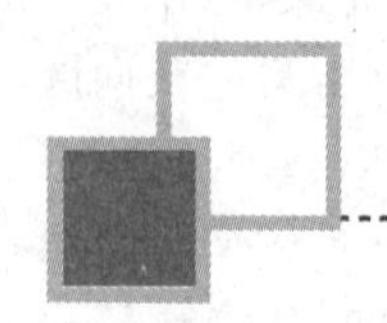

第三章　麻醉科临床信息管理

第一节　回顾——不断的探索

一、计算机及信息技术的发展对临床信息系统的巨大推动

这是一个以信息技术为核心的知识经济时代。信息化是继工业化之后世界经济的又一场巨大的革命，是世界经济和社会发展的大趋势。伴随着信息化的浪潮，计算机和信息技术在医学领域也得到了广泛的应用。随着医疗卫生的巨大进步，临床医师面临大量的信息流。研究表明，临床医师花费大量时间管理各种信息，因此，在卫生医疗领域中引入信息技术势在必行。1890 年，当们还在使用打孔卡片来收集这些数据时，美国人口调查第一次尝试着在医学信息中引进了计算机的方法。20 世纪 60 年代，利兹大学（University of Leeds）建立了早期的决策支持系统，帮助实现了急性腹部疼痛的诊断。20 世纪 70 年代，计算机进入了各个部门的电脑系统，软件工具如 UNIX 实现了各个部门特有的实践功能。20 世纪 80 年代开始了个人电脑的时代。20 世纪 70 年代末期医学信息学（medical informatics）走进前台，成为现代医学中一个新的边缘科学，目的在于创建和运行利于收集目标数据和知识的结构与程序，让数据和知识可随时应用于临床决策，内容包罗万象，包括临床信息学、护理信息学、影像信息学等。医院信息系统（hospital information system，HIS）是医学信息学的关键。医院信息系统可分为管理信息系统（management information system，MIS）和临床信息系统（clinical information system，CIS）。其中按照 Gartner Group 的五代医疗信息系统理论，发达国家的医院已完成了管理信息系统的阶段，正在朝着 CIS 方向普及和深入，从第二代（电子病历和基本临床决策支持）向第三代（把临床决策支持系统整合到整个工作中，使用标准的医学词汇来规范医学概念）迈进。国内医院目前还处于管理信息系统的建设和普及阶段，CIS 的建设只在少数医院刚刚起步，还处于普及第一代（收集数据，创建数据库），逐步向第二代转变的过程中。

二、医院信息系统的巨大发展

白宫在 2006 年度联邦政府预算中为实施电子病历设立了 1.25 亿美元的专款。其他的工业化国家也有类似的举动，如英国政府已经拨了相当于 60 亿美元款项用于建立全国统一的电子病历网络系统。在瑞典，约 85% 的医生已经开始使用电子病历。我国医疗信息化的发展仅短短二十来年。1996 年卫生部开始建立第一个正规的 HIS 试点，医务电子化开始在中国兴起。1997 年卫生部制定卫生系统信息化九五规划，要求 50% 以上的三甲医院在 2000 年之前建成 HIS 系统。这一规划进一步推动了医务电子化的进程。卫生部已于 2002 年 4 月重新制定和发布了《医院信息系统基本功能规范》，新规范强调了标准化、法制化建设，突出了以患者为中心的 CIS，对医院自身的信息化建设起到了明确的指导作用。香港医院管理局 CIS 的重点是建立电子病历系统。经过多年的发展，信息技术的应用使临床工作发生了革命性的变化，随着 HIS 的迅速发展，临床医师应用这些信息和知识进行疾病的诊断和干预措施，使医疗信息得到最佳的应用，减少医疗差错。

三、麻醉科信息管理系统

临床麻醉实践中，麻醉医师每天面临着巨大的信息流。按照信息流的发生顺序可分为麻醉前信息，如患者术前状态和病史，麻醉评估和麻醉计划；麻醉中信息，如麻醉过程中的各种生理数据、麻醉中用药和临床事件等；麻醉后信息，包括麻醉后恢复的评估，麻醉总结等；还包括麻醉科人员的人事资料，工作量、科研教学档案、人员时间及空间安排、麻醉中设备使用和药品物质消耗等。随着麻醉学科的迅速发展，麻醉科的信息流急剧增加，但记录和处理信息的手段却依然是手写记录。手写记录费时费力，容易丢失或被错误理解，不利于临床和科研管理。我们需要利用信息技术把大量的信息流组成连续的动态的信息画面，为麻醉医疗决策提供参考，进一步把视野扩大到对整个围术期医疗事件的理解，实现麻醉科临床更高层次的信息管理，为提高麻醉质量和科研教学服务，实现改善患者的长期转归的最终使命。

麻醉科的临床信息管理系统（anesthesia information management system，AIMS）作为医院信息管理系统的重要组成部分，也在蓬勃发展中。尽管AIMS起步较晚，但是人们已经越来越认识到它的重要性。70年代末期，已经有麻醉中心开始建立麻醉信息系统。随着临床信息系统的发展，越来越多的麻醉科开始建立AIMS。AIMS在欧美国家已经使用了30多年，大量研究表明AIMS是麻醉临床管理中的有效工具和技术，也是预防法律纠纷的有力手段。国内的麻醉学科开发和应用麻醉管理软件起步较晚，90年代末期，才有少数麻醉学科开始起步，但绝大多数软件还不能实现真正意义上的联机整合的麻醉信息系统。

第二节　现状——蓬勃的发展

一、建立以电子病历为核心的麻醉信息管理，覆盖围术期完整业务流程的麻醉临床信息管理系统

AIMS的核心是电子病历，但不仅仅是电子病历，而是覆盖整个围术期的决策支持系统，位于HIS内，与检验、财务、药房及各个临床科室等的信息系统共享数据。AIMS让麻醉医师和麻醉科能更加完善的承担日益繁重的临床、法律、安全、共享的围术期临床信息流。AIMS包括自动麻醉记录（automated anesthesia record，AAR）和围术期数据库（perioperative database，PD）。

麻醉科的信息化管理滞后于其他科室，尤其是患者的生命体征、麻醉用药、输血、输液等数据一直沿用“手记笔描”的工作方法，麻醉医生要花很大的精力在麻醉单的描画和记录上，工作量大、烦琐，且记录粗糙、不够准确，更难以保证数据的完整性，降低麻醉管理质量。数据记录不够准确，容易产生平滑数据，难以实时记录麻醉中事件；发生紧急情况时，麻醉医师无法同时记录生命体征和管理患者，必然造成数据回忆偏倚，记录不准确。由于手工操作，手术过程中发生的一切数据均无法与其他系统共享，术后必须重复抄写、追记。进行临床统计时，需要查阅手动记录，很难做到大样本研究；很多记录书写不清楚或者难以辨识；手写记录可能丢失；记录不完整导致漏费；医疗纠纷时的可靠性差。这种传统的记录方法，在很大程度上限制和阻碍了麻醉学科的发展。大量研究表明，与手写记录相比，AIMS能提高麻醉管理质量和安全性，提高临床质量，降低麻醉风险，同时由于麻醉记录质量的提高，也为医疗纠纷发生时提供可靠的依据，具有多方面的优点：

①改善科室管理：提高整个科室的管理效率、人事安排和工作量管理，进行有效的质控管理，可记录每个麻醉医师和每次麻醉的情况。

②提高财务管理效能：改进成本控制，提高记账效率，减少漏费，增加收入，能根据科室需要定制记账表单，避免漏记错记，降低记账时间；系统允许直接从电子病历中提取需要记账的药物和耗材名称及用量，降低人工录入的错误几率；便于管理药物和耗材物资。

③提高临床管理质量：提高麻醉记录质量，提高临床管理安全性，提高临床决策能力，可全程跟踪手术室和麻醉进程，利于临床医师之间的交流，同时警惕可能发生的医疗纠纷。

④改进科研环境：利于病历的收集、存储和查询，改善文档质量，利于数据提取，为实现大样本多中心的临床研究奠定物质基础。最明显的益处在于改善了临床管理质量，系统自动记录生命体征，麻醉医师更专注于管理患者，尤其是非常繁忙的诱导和苏醒阶段或者紧急情况下，医师来不及实时记录，或者不能记录每一分钟发生的事件。

毫无疑问，临床决策支持功能有利于提高整个临床管理质量，降低成本，改善临床预后。可以通过AIMS提高麻醉科临床管理决策支持吗？答案是肯定的。医师在临床工作中，往往缺乏对临床指南的知识整合，包括对报警的数据“熟视无睹”，既往临床实践操作的惯性，缺乏对结果的预期，对指南缺乏了解。这些障碍都可以通过AIMS来解决。但是首先必须完善AIMS的软件设计和维护升级，需要软件设计者对麻醉科临床工作的全面深刻理解，把广泛应用的临床指南整合到决策支持的工作流程中，必须根据捕捉的数据，实时、正确、准确地进行决策支持或警示。AIMS对临床决策支持的功能在各个软件设计不一样，最基本的临床支持是为临床医生提供多方面的指导，如麻醉中根据患者体重、年龄或者肾功能情况进行药物用量的计算；根据患者的病史和用药史查询药物的相互作用；查询

患者可能的药物过敏等。系统在医生给予药物时给予提示和警示，如提示药物过量或者过敏，缺乏必要的监护数据（如医生忘记测量血压），提示应给糖尿病患者测试血糖等。

完整的AIMS应该能实现：①所有麻醉科临床信息均可以通过键盘、触摸屏、视频、扫描仪、条码识别器等输入、存储数据，建立临床信息数据库；②采用开放式软件和数据接口，具有广泛的通用性，界面干净简洁互动，满足不同层面用户的要求；③可通过服务器连接到internet，并成为医院或全球信息管理系统的一部分，及时调用他科信息；④统一资源定位器，统一医学术语，实现异种医学数据库的数据转换的通用格式（health level 7，HL7）的应用，使AIMS能与所有数据接口的监护设备和医学信息系统实现联机交互，实现资源共享。

AIMS应该包括的主要功能包括麻醉前、麻醉中、麻醉后数据管理，手术安排与工作量统计，麻醉收费与药品物资管理等。

1. 麻醉前功能 包括麻醉手术患者的术前评估，相关病史采集，麻醉耐受评估，麻醉计划等。AIMS与手术室信息数据库以及HIS系统的交互查询，极大地方便了麻醉的信息交流，可预先查询手术时间，对麻醉作出合理的时间和空间安排。患者的基本信息，通过HIS，采用集成接口的方式自动获取，麻醉医师可直接调阅病历和术前检查等信息，然后到病房对患者做术前访视，并记录访视结果。根据术前信息，AIMS对患者各项指标自动评估，成为麻醉医师制订麻醉方案的重要依据，麻醉医师据此制订全套麻醉方案。典型患者进行相关专科访视记录，并进行分类标注，便于以后的病历查询检索、分类统计，对临床科研具有重要意义。系统的界面应该简洁友好，用户使用自己的账号和密码登录，获得相应的权限，使用IE浏览器，填写相应内容并确认提交术前访视等工作数据。

2. 麻醉中记录 麻醉中的信息流巨大，计算机可以详细、完整、诚实地记录全部信息，收集、记录数据，并进行麻醉总结。AIMS可由临床设备（麻醉机、监护仪等仪器）的数字接口中自动采集患者生理体征的参数，实时传送和存储在人机交互界面中；同时，麻醉中发生的各种事件如使用的各种药物、治疗手段、麻醉中检验结果、麻醉总结等，均可采用自动或人工交互的方式记录，同时允许在一定的权限约束下做人为的调整，但后台对调整要进行实时记录。用户可以随时根据需要整理报告，打印并签字确认。尤其重要的是，当网络或服务器中断，AIMS能脱机运行，客户端能对临床数据正常采集和显示。当网络或服务器恢复后，故障期间的数据能自动上传。

3. 麻醉后功能 患者出手术室后，对患者进行麻醉后随访数据的收集和记录，匪类查找和检索病历，对围术期各项指标分类统计，自动生成报表。医师可通过预先设置的各种模板，完成患者的相关麻醉文档，方便快捷的录入，形成总结记录单，根据术中用药和耗材情况自动生成患者的麻醉收费单等。麻醉医师可以随访各个科室对术后患者，并记录随访信息，生成随访单。可随时根据患者的基本信息、诊断、用药信息等，任意组合实行病历的分类查询。手术过程中保存的数据可以实时回放，便于麻醉总结和评价，并可进行床旁教学。

4. 科室管理 术后系统能自动生成围术期工作统计报表，包括麻醉科人员的工作量统计，麻醉分类统计，药品及耗材分类统计，费用统计。统计结果可自动生成报表或导出成应用格式。可以完成科室排班、人员调配等事务性管理。

二、建立以麻醉信息管理为核心的科研系统

AIMS能实时、准确、详尽收集数据，而且可以通过医院信息系统的交互查询，建立围术期患者治疗和预后的大型数据库，极大地方便了数据存储和查询，为多中心、大样本随机分组研究围麻醉期并发症的防治，制定临床麻醉指南等奠定坚实的技术及物质基础。AIMS存储丰富数据，易于提取、保存、查询和共享。如密歇根大学建立了多中心的围术期预后研究组就集中了多个机构的AIMS数据，创建了强大的研究数据库。美国麻醉医师协会也在致力于从AIMS中导入数据，建立麻醉质量研究所（Anesthesia Quality Institute，AQI）。目前科研经费越来越有限，循证医学的发展使得临床研究机构喜欢组织多中心的研究，AIMS提供精确、完整的数据，便于查询和提取，如果还采用手工记录或者人工查询，大型的临床研究则很难实施。但是由于AIMS“事无巨细”，详细记录每个数据，也造成了分析数据的负担。有时候AIMS记录下了“虚假”的数据，如无创血压测量时，由于仪器的原因导致数据较正常偏高，实际上患者的血压正常，这种情况下，需要当事麻醉医师给予数据进行注解，系统也需要对数据进行质控。因此AIMS同时需要开发一套系统来验证和质控数据。

第三节 展望——可持续发展的阻力

一、AIMS 面临的技术问题

虽然传统的笔和纸好像快要被历史的车轮抛之脑后，AIMS 的优点（方便的信息采集手段，灵活的信息表现形式，先进的医疗管理模式，智能化的知识库）也显而易见，但是信息系统在麻醉科的全面开花却比预想的缓慢很多。麻醉前涉及科室广泛，涉及临床医护人员广泛，电脑使用水平参差不齐。麻醉中产生大量数据流，对系统实时传输数据和刷新的要求比较高；系统模块功能集中，需要严格设置用户对数据维护的权限，保证系统的安全性，同时需要有脱机使用需求。麻醉后，由于患者人群地点分布广泛，能保证随访信息随时可在临床科室终端录入，可随时随地查询患者相关资料，系统对患者的查询和统计的工作量会日趋巨大；系统能及时向 HIS 传输患者的相关信息和统计数据，并对查询统计方式和报表格式等有定制化的需求。

二、投资与回报的差距，成本及效益的困惑

资金缺乏，投资却不见回报。临床信息系统投资大，见效慢。资金问题成为我国医院信息化建设的突出问题。我国的医院在信息化上的投入也明显不足，我国医院目前每年的投入不到医院收入的千分之五，而美国医院在信息系统的投资上大约占其收入的3%左右。医院管理层在购买 AIMS 时可能会考虑到系统的安装成本、安全、有效以及系统是否可以可 HIS 对接等问题。信息系统没有明确的收费标准，目前麻醉信息系统的使用还处在“无费可收”的阶段。

三、对信息化认识不够

许多医院决策者和科室决策者还对信息化缺乏深入认识，还有很大一方面的阻力来自医生自身。信息化的实施必然会导致医生工作方式的改变。因此，不少医生和部门必须放弃原先的工作流程，人们很难一下子抛弃长久以来的习惯，开始学习和接受一种新的工作方式，他们不可避免会出现抵制情绪，甚至认为“我没有时间来学习这套新的系统”。也有科室对掌握新技术的恐惧，焦虑透明的信息管理带来更多的医疗纠纷。而且电子病历在我国还未取得合法的法律地位。尽管阻力重重，但随着国家政策的大力扶持，以及医院信息化意识的逐渐加强，我们依然有理由相信，我国医院信息化必将跨越重重阻力，迎来“柳暗花明”的前景。

四、系统设计缺陷

要充分体现 AIMS 的好处，推广该系统，还需要解决系统的缺陷问题。生产 AIMS 的厂家对麻醉科临床认识不同，设计标准各异，因此设计不同。例如，术前评估的数据应该和各个临床科室和检验科室共享，录入应该简洁明了，如果麻醉医师需要花大量的时间来完成术前评估录入，则会造成麻醉医师对系统的抵触。大多数设计者缺乏对麻醉科临床工作的理解。使用者的接受和经验往往决定了系统的成功与否。系统中引入一些新的功能，如多点触控界面，即时响应的软件，直观的设计，功能强大而简单易学的搜索引擎，都能很快提高用户的使用经验和接受度。

五、具有医学背景的计算机专业人才的缺乏与培养

AIMS 的广泛应用还需要可持续的软件支持、不断升级的硬件，用户界面的维护，不断根据临床需要改建软件功能。必须有一批具有医学背景的计算机专业人才来参与 AIMS 的管理和应用。AIMS 目前广泛推广的一个重要障碍也在于缺乏交叉学科的人才来全面改进系统功能，满足临床的需要。科室应该由这类人才参与 AIMS 的购买和安装及实施。这群人不仅要熟悉麻醉科临床工作的流程，而且能建立 AIMS 的用户界面，维护 AIMS 软件和数据库，根据临床工作需要不断改进用户界面和软件功能及决策支持。他们也必须深刻理解 AIMS 的功能和缺陷，指导临床工作。最好是经过信息系统培训的麻醉医师，如果能在住院医师培训中加入这一项培训，相信 AIMS 的应用会更加广泛。科室设置全职的这种交叉学科人才。因为麻醉科临床工作复杂，成功的 AIMS 需要熟悉信息系统，能维护和解决系统故障，解决系统与术中监护仪器等各种设备链接问题，如果系统广泛应用，这群专职人员需要建立工作站，随时监视各个手术间的系统运转情况。

六、麻醉信息系统的缺陷及法律的空白

尽管 AIMS 已经发展了 30 多年，但是由于财政

和法律的空白,还没有完全广泛地实施。AIMS 能实时记录整个围麻醉期的各项数据和事件及并发症等,完整、详尽、客观、准确地生成电子麻醉记录单,对麻醉科在医疗纠纷案件中的法律学意义十分重要。但是很多麻醉医师认为因为 AIMS 太"实时"的记录可能使得麻醉医师在医疗纠纷的辩护中处于不利地位,例如术中偶尔的高血压或者低氧饱和度可能对患者的预后没有影响,但是却被"真实"地记录下来,麻醉医师担心这样的数据可能造成医疗纠纷中的不利。也有研究表明由于软件设置的原因,用户录入界面的过于复杂等,导致电子记录的文本不完整,电子记录系统对于防止遗漏和不一致的逻辑设置的问题,需要进一步完善系统。

七、数据的保密性和安全性

信息系统用于收集、存储和交换患者信息,可能导致数据泄露,因此患者数据的保密性和安全性非常重要。临床医师有责任保护患者信息,不能违反信息的保密性原则。如果因为特定的目的需要患者的信息则需得到授权,必须由患者本人或监护人签署授权文件,且必须指定到期日期或终止授权事件。为了保证 AIMS 数据传输的安全性,目前有多种安全措施和技术。用户查询和患者数据在网络传输前需要加密,到达目的地后解密。同时从外部讲,AIMS 需要使用防火墙扫描访问者,防止数据的不正当闯入;从内部讲,目前几乎所有的系统都能在 HIS 中的 internet 操作,用户查看信息需要输入用户名及密码,且不同层面的用户有不同的数据使用权限,因此系统显示数据的程度和范围不同。

八、麻醉医师的接受

麻醉医师一直是使用新技术的先锋,尝试各种新技术来提高患者管理质量。手写记录已经使用了近百年,是否立即全面改革为 AIMS,人们在意识层面上还需要时间的沉淀。虽然麻醉科已经意识到爆炸性增长的临床信息流,但是 AIMS 对改善围术期患者预后的效果似乎并不显著,因此目前对 AIMS 的接受依然是缓慢的。同时麻醉科认为购置这套系统很昂贵,而且没有相应的收费项目。虽然不同的 AIMS 设计公司尝试改进系统功能,但是仍然很难达到麻醉医师的全部愿望。但随着医院信息系统的广泛使用,麻醉医师越来越发现信息系统的益处,也感受到临床信息的繁重负担。目前也有很多研究发现越来越多的麻醉医师开始接受这一新鲜事物,尽管有调查发现目前的 AIMS 有很多不足,但使用过 AIMS 的麻醉医师已经不愿意再回到纸笔时代!有很多学术性单位如大学附属医院麻醉科在部分手术室使用 AIMS,或者打算近期安装信息系统。这是一个振奋人心的好消息,意味着目前开始已经进入了麻醉医师逐渐接受 AIMS 的新阶段。AIMS 的广泛应用还需要可持续的软件支持、不断升级的硬件,用户界面的维护,不断根据临床需要改建软件功能,还需要医院和麻醉科的财政支持。

第四节 发展前景

AIMS 已经得到越来越多麻醉医生的接受,功能越来越完善。AIMS 影响了麻醉临床各个角落。随着 AIMS 的不断改进和功能的日趋完善强大,今后的挑战在于建立更加强大的决策支持系统:自动根据授权医师的需要定制打印报告;根据患者已知的危险因素自动给患者危险分层,并建立警示系统;自动质控检查和报告;手动录入的信息根据用户需要进行字体、颜色等修改;易于授权医师进行基于 web 的数据查询;动态调整界面;AIMS 更好地和 HIS 共享数据;实时远程监控;实时定位系统追踪患者、医师和系统;基于 web 的术前访问申请等。

国家加大了医疗信息事业的投入。卫生行政部门出台若干文件以进一步规范、引导医院信息化。其中,提高各级领导人的信息化意识和水平是一项重要内容。此外还要分期分批培养人才。医院加大了信息系统的投资力度。医院决策层的观念在转变,软件等 IT 技术的高速发展使 AIMS 有了现实可能;已经成功实施的医院成为其他医院效仿的对象,如天坛医院、福州总医院等已经顺利实施了基本的医院信息系统和临床信息系统,华西医院已经建立了完整的医院管理信息系统和部分麻醉信息系统,并将进一步推动 AIMS 在麻醉科的全面使用。已经有更多的医院对此类临床信息系统表示了浓厚的兴趣,带动了临床信息系统产业的发展和市场。正在形成 IT 产业的新领域,市场前景十分广阔。医疗服务总消费 40 亿 ~60 亿元,年增长 13% ~20%。麻醉信息系统和重症监护临床信息系统也在不断推广中。正在形成一批专业化队伍。越来越多既热心于信息技术,业务又精湛的医护人员投身到临床信息系统的开发中来,他们在其中起到重要的桥梁作用,加强了工程技术人员和临床的沟通和交流,扫除了系统开发过程中最大的障碍,同时也是推广 CIS 的先锋。

一、AIMS朝着标准化方向发展

目前国内AIMS的建设标准不统一是不争的现实。这种良莠不齐的状况不但增加了信息管理系统的建设成本,同时还为各个科室之间的合作带来了障碍。迫于现实情况的需要,今后信息管理系统建设会朝着标准化方向发展,在考虑各个临床信息系统差异的基础上尽可能地将建设成能够实现无缝对接的模式,同时还可以实现不同类型医院之间的有效对接。这样不但可以降低信息管理系统的研发和维护成本,同时还可以为医院之间资源共享和技术合作提供相应的支持与保障。

二、信息管理系统朝着覆盖全面工作方向发展

鉴于计算机信息管理系统的巨大优势,借助计算机信息管理来提高麻醉科临床管理水平是推进这项工作的必由之路。科室管理工作涵盖的内容非常多,这就需要信息管理系统建设朝着多元化和全面化的方向发展。

三、信息管理系统朝着决策支持方向发展

信息是决策的依据。信息对决策的影响存在如下几个方面:首先,信息收集必须全面。片面的信息容易造成决策的失误。其次,大部分信息有必要经过加工和处理。原始信息虽然更真实,但没有加工和处理过的信息无法为决策提供直接的参考和依据,容易降低决策效率。第三,信息的传递必须迅速。滞后的信息只能让决策者"望而兴叹"。建设高水平的信息管理系统能够尽可能地将各种工作通过信息管理系统整合起来,将科室管理所需的各种信息收集起来。通过信息管理系统的加工和处理,可以将原始信息变为可以为决策提供直接参考意义的有效信息。通过计算机网络技术可以随时从医院中央存储器上调取所需要的相关信息,为管理层的决策工作提供相应的支持。

四、信息管理系统朝着效能化方向发展

提高工作效能是各行各业共同追求的目标。计算机信息管理系统的主要目标就是尽可能地提高科室的工作效率,提高服务质量。但目前由于各个信息系统的标准不统一,并且国内外也没有一整套完整的计算机管理信息系统来覆盖麻醉科临床管理的所有需求,所以造成了很多科室信息管理系统的前期投入巨大、后续维护费用过高等局面。这在一定程度上造成科室成本负担,因此很多科室负责人不愿意投入这笔费用。今后信息管理系统通过标准化建设,实现系统与HIS和临床各个信息系统的对接,不但提高了医院管理和服务的效率,还降低了医院和科室的运行成本。

毫无意外,AIMS已经极大地影响了麻醉科临床管理的方方面面,具有广阔的应用前景和市场。虽然由于系统和法律等缺陷暂时影响了系统的广泛推广,但是已经有越来越多的医院和麻醉医师认识到AIMS的重要性,并逐渐完善系统的设计,完善AIMS与HIS的内在交互查询,提供更加有效和多方面的实时临床决策支持。显而易见,AIMS给麻醉科临床管理带来了革命性的改变,虽然AIMS还没有广泛应用于每个手术间,但是我们有理由相信,实现AIMS是现代医学发展中不可避免的世界性浪潮,是历史的趋势,谁先掌握这套技术,谁就能提升核心竞争力,也就能在现代医学的发展中占据先导地位。麻醉患者安全性基金会(Anesthesia Patient Safety Foundation,APSF)主席曾经明确表示麻醉科应该接受并倡导使用信息管理系统来进行麻醉科的围术期管理及数据检索、数据分析,以提高患者的安全。

(叶菱　朱涛)

参考文献

1. Wyatt JC. Knowledge for the clinician. Intranets. J R Soc Med,2000,93:530-534
2. Hibble A,Kanka D,Pencheon D,et al. Guidelines in general practice:the new Tower of Babel? Bmj,1998,317:862-863
3. Dawes M,Sampson U. Knowledge management in clinical practice:a systematic review of information seeking behavior in physicians. Int J Med Inform,2003,71:9-15
4. de Lusignan S,Pritchard K,Chan T. A knowledge-management model for clinical practice. J Postgrad Med,2002,48:297-303
5. Gray JA. Where's the chief knowledge officer? To manage the most precious resource of all. Bmj,1998,317:832
6. Hall A,Walton G. Information overload within the health

care system: a literature review. Health Info Libr J, 2004, 21: 102-108

7. DeVos CB, Abel MD, Abenstein JP. An evaluation of an automated anesthesia record keeping system. Biomed Sci Instrum, 1991, 27: 219-225
8. Karliczek GF, de Geus AF, Wiersma G, et al. Carola, a computer system for automatic documentation in anesthesia. Int J Clin Monit Comput, 1987, 4: 211-221
9. Osswald PM, Winter D, Hartung HJ, et al. NAPROS: a semiautomatic user-friendly anaesthetic record system. Int J Clin Monit Comput, 1987, 4: 231-236
10. Cook RI, McDonald JS, Nunziata E. Differences between handwritten and automatic blood pressure records. Anesthesiology, 1989, 71: 385-390
11. Benson M, Junger A, Fuchs C, et al. Using an anesthesia information management system to prove a deficit in voluntary reporting of adverse events in a quality assurance program. J Clin Monit Comput, 2000, 16: 211-217
12. Uchida O, Okumura F, Ohsumi H, et al. A computerized anesthesia record system: four years' experience. Masui, 1992, 41: 682-687
13. Blumenthal D. The future of quality measurement and management in a transforming health care system. JAMA, 1997, 278: 1622-1625
14. Thrush DN. Are automated anesthesia records better? J Clin Anesth, 1992, 4: 386-389
15. Sandberg WS, Sandberg EH, Seim AR, et al. Real-time checking of electronic anesthesia records for documentation errors and automatically text messaging clinicians improves quality of documentation. Anesth Analg, 2008, 106: 192-201
16. Reich DL, Wood Jr., Mattar R, et al. Arterial blood pressure and heart rate discrepancies between handwritten and computerized anesthesia records. Anesth Analg, 2000, 91: 612-616
17. Lerou JG, Dirksen R, van Daele M, et al. Automated charting of physiological variables in anesthesia: a quantitative comparison of automated versus handwritten anesthesia records. J Clin Monit, 1988, 4: 37-47
18. Kheterpal S. Perioperative comparative effectiveness research: an opportunity calling. Anesthesiology, 2009, 111: 1180-1182
19. Ramachandran SK, Kheterpal S. Outcomes research using quality improvement databases: evolving opportunities and challenges. Anesthesiol Clin, 2011, 29: 71-81
20. Wilbanks BA, Moss JA, Berner ES. An Observational Study of the Accuracy and Completeness of an Anesthesia Information Management System: Recommendations for Documentation System Changes. Comput Inform Nurs, 2013, 31: 359-367
21. Egger CB, Epstein RH, Macario A, et al. Adoption of anesthesia information management systems by academic departments in the United States. Anesth Analg, 2008, 107: 1323-1329
22. Sinclair DR. Gaining acceptance for anesthesia information management systems among anesthesiologists. Can J Anaesth, 2013, 60: 730-732
23. Jin HS, Kim MH, Lee SY, et al. A survey of user acceptance of electronic patient anesthesia records. Korean J Anesthesiol, 2012, 62: 350-357
24. Quinzio L, Junger A, Gottwald B, et al. User acceptance of an anaesthesia information management system. Eur J Anaesthesiol, 2003, 20: 967-972
25. Anesthesia Patient Safety Foundation Newsletter. 2001, 16: 49

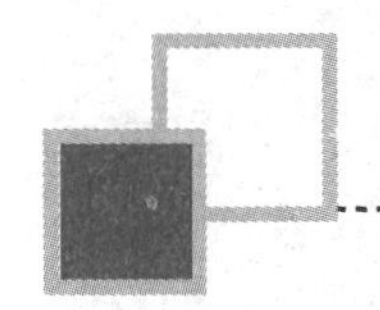

第四章　临床麻醉用药

第一节　局部麻醉药

一、概述

（一）局部麻醉药的作用和分类

局部麻醉药（local anesthetics），以下简称局麻药，是通过阻滞神经轴突的动作电位传导，使其不能达到阈电位，从而引起神经阻滞作用。根据中间链的不同，局麻药可分为两大类——脂类和酰胺类。

1. 脂类局麻药　包括普鲁卡因、氯普鲁卡因、丁卡因等。

2. 酰胺类局麻药　包括利多卡因、布比卡因、罗哌卡因等。

3. 临床上还经常根据局麻药作用持续时间的长短进行分类。短效局麻药有普鲁卡因、氯普鲁卡因等；中效局麻药有利多卡因、丙胺卡因等；长效局麻药有丁卡因、布比卡因、罗哌卡因及依替卡因等。

（二）神经纤维的差异性阻滞

1. 传统上细周围神经纤维比粗神经纤维更易阻滞。有髓鞘的神经纤维可能更容易被阻滞。

2. 对于痛觉、温度觉及运动功能可能发生差异性阻滞，是由于不同神经纤对局麻药的敏感性不同所致。

3. 通常周围神经阻滞按如下次序：交感神经阻滞，引起外周血管扩张和皮温上升；痛觉和温度觉丧失；触压觉丧失；运动麻痹；本体感觉丧失。

（三）局麻药的毒性和不良反应

1. 高敏反应　指患者接受小量（最大剂量的1/3～2/3）局麻药，可突然发生晕厥、呼吸抑制甚至循环衰竭等毒性反应的先兆。高敏反应一般归因于个体差异。但即使是同一患者，处于不同的病理生理状况及受周围环境的影响，亦可出现。

2. 特异质反应　指患者接受极小剂量的局麻药即可引起严重毒性反应。特异质反应极其罕见，可能与遗传因素有关。但与变态反应不同，没有一个致敏的过程。

3. 变态反应　又称过敏反应，属抗原抗体反应。轻者仅见皮肤斑疹或血管性水肿，重者表现为呼吸道黏膜水肿、支气管痉挛、呼吸困难，甚至发生肺水肿及循环衰竭，可危及生命。

4. 神经毒性　脊髓或外周神经直接接触局麻药的浓度过高或时间过长均可能诱发神经损害。

5. 全身毒性反应　局麻药经局部血管吸收入血液，或是不慎被直接误注入血管，引起血中局麻药浓度升高，超过一定阈值时就会出现不同程度的全身毒性反应，临床主要表现为中枢神经系统和心血管系统毒性。

（1）常见原因：局麻药物过量；注入血管内；血供丰富的部位注射；患者处于高热、恶病质、休克等状态，对局麻药的耐受力降低。

（2）临床表现：局麻药的中枢神经系统毒性反应多表现为先兴奋后抑制。初期为舌或唇麻木、头痛、眩晕、耳鸣、多语、视力模糊、烦躁不安，进一步发展为眼球震颤、语无伦次、肌肉震颤、神志不清及全身抽搐，最后转入昏迷、呼吸停止。需要指出的是，当局麻药短时间大量进入血液时，中枢神经系统直接表现为抑制状态。局麻药引起的惊厥为全身性强直或阵挛性惊厥。

局麻药中毒初期血压上升及心率加快是中枢兴奋的结果，以后表现为心率减慢、血压下降、传导阻滞直至心搏停止。局麻药心脏毒性大小的排序为：丁卡因>依替卡因>右旋布比卡因>布比卡因>左旋布比卡因>罗哌卡因>甲哌卡因>利多卡因>普鲁卡因。

（3）处理：立即停药，吸氧；抗惊厥，应给予咪达唑仑或硫喷妥钠抗惊厥治疗；必要时气管插管；发生心血管毒性时，应用血管活性药物支持循环，给予正性肌力药物；胺碘酮可用于治疗布比卡因误入血管发生的室性心律失常。

二、局麻药物的临床应用

局麻药的选择必须考虑手术时间、麻醉方法、手术要求、局麻药在局部或全身的毒性及代谢等因素。

(一) 普鲁卡因(procaine)

为短效局麻药。其盐酸盐水溶液不稳定,受热、光照或久贮后氧化呈淡黄色。普鲁卡因在体内代谢速度很快,消除半衰期很短,约10分钟,代谢产物多由肾脏排泄。普鲁卡因局麻作用稳定、毒性小,作用时间45~60分钟。普鲁卡因的扩散与穿透能力差,故不适用于表面麻醉。静脉注射小剂量普鲁卡因〔<0.2mg/(kg·min)〕有镇静和镇痛的作用,可用于全身麻醉和急性疼痛,可与静脉全麻药、吸入全麻药或镇痛药合用,施行普鲁卡因复合麻醉。此外,还用于神经阻滞、硬膜外阻滞、脊髓麻醉等。偶见普鲁卡因导致过敏性休克,使用前应做皮试。

(二) 丁卡因(tetracaine)

又名地卡因(dicaine),为长效局麻药。麻醉效价为普鲁卡因的10倍,毒性为普鲁卡因的10~12倍。毒性反应率比普鲁卡因高。起效时间10~15分钟。脂溶性高,穿透性较强,与神经组织结合快而牢固,表面麻醉效果较好。主要由血浆假性胆碱酯酶水解,但大部分都先须经过氨基脱羟,代谢速度慢。代谢产物由肾脏排泄,仅极小量以原型随尿排出。

用于表面麻醉、神经阻滞、硬膜外阻滞和脊髓麻醉,一般不单独用于浸润麻醉。丁卡因毒性大,麻醉指数小,应严格掌握剂量。只要无禁忌,均应加入肾上腺素以延缓药物的吸收。

(三) 利多卡因(lidocaine)

为中效局麻药。具有起效快、穿透性强、弥散广、无明显扩张血管作用的特点。局麻效力比普鲁卡因大,无局部刺激性。吸收后对中枢神经系统抑制明显,并有抗心律失常作用。静脉全麻作用比普鲁卡因强,但消除慢,容易蓄积,引起的惊厥较严重,故临床上少用。过敏反应极少。

利多卡因用药后1小时内可有80%~90%进入血液循环,与血浆蛋白结合。进入体内的利多卡因约72%在肝内转化和降解,代谢产物经肾脏排出。仅有3%~5%左右以原型从尿排出。还可有3%左右由胆汁排泄。肝功能不全患者慎用。

利多卡因适用于各种局部麻醉,也用于抗心律失常。

1. 表面麻醉　口咽及气管内表麻可用4%溶液(幼儿用2%溶液),成人一次用量不超过200mg,起效时间为5分钟,时效为15~30分钟。

2. 局部浸润麻醉　0.5%~1.0%溶液,一次用量不超过500mg,时效为60~120分钟,依其是否加用肾上腺素而定。

3. 神经阻滞　1%~1.5%溶液,一次用量不超过400mg,起效约为10~20分钟,时效为120~240分钟。

4. 硬膜外和骶管阻滞　1%~2%溶液,成人一次用量不超过400mg,加用肾上腺素时极量可达500mg。出现镇痛作用约需5分钟,达到完善的节段扩散约需16分钟,时效为90~120分钟。

5. 蛛网膜下腔阻滞　2%~5%溶液,一次用量限于40~100mg,时效为60~90分钟。由于阻滞的范围不易调节,临床上并不常用。

(四) 布比卡因(bupivacaine)

又名丁吡卡因(marcaine)。正常消除半衰期约为8小时,新生儿达9小时。布比卡因的麻醉作用时间比利多卡因长2~3倍,比丁卡因长25%。临床常用浓度为0.25%~0.75%的溶液,成人安全剂量为150mg,极量为225mg。不易通过胎盘,对产妇的应用较为安全,对新生儿无明显抑制。布比卡因毒性与利多卡因相似,但对心脏毒性更为突出且复苏困难。用量过大或误入血管可产生严重的毒性反应。布比卡因适用于神经阻滞、硬膜外阻滞和脊麻。

(五) 罗哌卡因(ropivacaine)

化学结构与布比卡因相似。脂溶性大于利多卡因而小于布比卡因,神经阻滞效能大于利多卡因小于布比卡因,但罗哌卡因对Aδ和C神经纤维的阻滞较布比卡因更为广泛,对感觉纤维的阻滞优于运动纤维,术后运动阻滞迅速消失。对心脏兴奋和传导的抑制均弱于布比卡因。罗哌卡因对心脏毒性较布比卡因低,引起心律失常的阈值高,心脏复苏的成功率高。此外,其对中枢神经的毒性较布比卡因低,致惊厥的阈值较高。

0.5%~1.0%溶液适用于神经阻滞和硬膜外阻滞,0.125%~0.25%溶液适用于急性疼痛,如分娩及术后镇痛等,可避免运动神经的阻滞。起效时间5~15分钟,感觉时间阻滞可大于4~6小时。加用肾上腺素不能延长运动神经阻滞时效。

第二节　静脉麻醉药

将麻醉药直接经静脉注入血液循环,作用于中枢神经系统,产生全身麻醉,为静脉麻醉(intravenous anesthesia)。经静脉注入体内产生麻醉的药物为静脉麻醉药(intravenous anesthetics)。根据化学结构,分为巴比妥类(硫喷妥钠、美索比妥、美西妥拉等)和非巴比妥类(丙泊酚、氯胺酮、依托咪酯、羟丁酸钠等)两大类。

理想的静脉麻醉药应具有催眠、遗忘作用,且无循环和呼吸抑制等不良反应;在体内无蓄积,代谢不依赖肝功能;代谢产物无药理活性;作用快、强、短,诱导平稳,苏醒迅速;安全范围大,不良反应少而轻;麻醉深度易于调控;有特异性拮抗药。目前还没有一种理想的静脉麻醉药。

一、硫喷妥钠(thiopental sodium)

微黄带有硫臭的粉末,易溶于水,溶液呈强碱性(pH 10),不能与其他药物混合。静脉注射后,首先到达血管丰富的脑组织,15~30 秒患者神志消失,持续约 15~20 分钟,醒后继续睡眠 1~2 小时。

硫喷妥钠经静脉注射后,很容易通过血-脑屏障,使脑血管阻力增加,脑血流减少,颅内压下降,可以减少脑氧耗量。硫喷妥钠对呼吸中枢有明显的抑制作用,同时有抑制交感神经而兴奋副交感神经的作用,使喉头、支气管平滑肌处于敏感状态,易诱发喉痉挛或支气管痉挛。硫喷妥钠对交感神经中枢和心肌有抑制作用,致心搏出量减少,外周血管扩张,血压下降。

硫喷妥钠仅适用于全身麻醉诱导,常用浓度为 2.5%,用量 4~6mg/kg,低血容量和心功能不全的患者应严格控制给药的速度和剂量。硫喷妥钠还适用于一些短小手术,如脓肿切开引流、关节脱臼复位、烧伤换药等,静脉注射剂量为 2.5% 溶液 6~10ml。

二、丙泊酚(propofol)

乳白色、无臭液体。丙泊酚是起效迅速的超短效静脉麻醉药,其起效时间是 30 秒,90 秒达峰效应,作用维持时间 7 分钟左右。丙泊酚主要通过抑制 γ-氨基丁酸(γ-aminobutyric acid,GABA)的摄取和加强 GABA 的作用,影响 $GABA_A$ 受体,产生中枢神经系统的抑制作用。

丙泊酚能使颅内压降低,脑灌注压轻度减少,脑氧代谢率降低;注药速度过快时,心血管及呼吸系统的抑制特别明显;丙泊酚可作为自由基清除剂对重要器官具有保护作用;长时间输注后,不改变肝肾功能,不影响皮质醇的合成和肾上腺皮质激素的释放。不过脂肪乳剂本身可减少血小板的积聚。

丙泊酚主要用于麻醉诱导和维持,长时间持续给药停药后,患者很快就可以苏醒,并且清醒的质量高,很少出现恶心或呕吐,特别适用于短小手术。丙泊酚无镇痛作用,应与麻醉性镇痛药合用。也可以并用于局部麻醉或阻滞麻醉,以及在重症治疗病房中维持患者深镇静或浅麻醉状态。

丙泊酚麻醉诱导剂量为 1.0~2.5mg/kg,必须缓慢的注射,麻醉维持剂量为 50~150μg/(kg·min),持续输注;持续镇静的剂量为 25~75μg/(kg·min)。上述剂量在老年人、危重患者或与其他麻醉药合用时应减量。对有药物过敏史、大豆、鸡蛋清过敏者应慎用。

三、氯胺酮(ketamine)

是苯环己哌啶衍生物,为无色透明液体,pH 值为 3.5~5.5,室温下稳定。氯胺酮在肝内代谢,经肾排出体外。氯胺酮是目前唯一一个同时具有镇痛和麻醉作用的静脉麻醉药。非竞争性拮抗 N-甲基-D-天冬氨酸受体(N-methyl-*D*-aspartic acid receptor,NMDA)受体是氯胺酮产生全麻作用的主要机制。氯胺酮的其他作用机制包括激活阿片受体(主要是 μ 受体);与毒蕈碱样受体相互作用,产生抗胆碱能症状(心动过速、支气管扩张等)。

氯胺酮单独注射后表现为意识消失但眼睛睁开凝视,眼球震颤,对光反射、咳嗽反射、吞咽反射存在,肌张力增加,少数患者出现牙关紧闭和四肢不自主活动,这种现象曾被称为"分离麻醉(dissociative anesthesis)"。

氯胺酮麻醉时,患者一般都能保持呼吸道通畅,但患者唾液分泌显著增多,故麻醉前抗胆碱能药物不能省略。氯胺酮的交感兴奋作用以及气管平滑肌直接松弛作用,可使支气管扩张,肺顺应性改善,特别适用于呼吸道应激性较高患者的麻醉诱导和维持。氯胺酮兴奋交感神经系统,常出现心率增快,血压升高,使肺动脉压增加;同时氯胺酮对心肌有直接抑制作用,可引起血压下降,甚至心跳停止。因此不宜用于冠心病、高血压、肺动脉高压的患者。氯胺酮可增加脑血流量、脑氧代谢率和颅内压;可使眼外肌张力增加,眼压升高。因此,颅内压增高的患者、眼开放性外伤和青光眼患者,不宜应用此药。

氯胺酮静脉注射 1~2mg/kg,可维持麻醉 10~15 分钟,必要时追加半量。也可以使用 0.1% 氯胺酮溶液,2mg/(kg·h)持续点滴。肌注 5mg/kg,维持时间 30 分钟左右。氯胺酮苏醒初期,患者常常出现愉快或不愉快的梦幻、恐惧、视觉紊乱、漂浮感以及情绪改变,注射氯胺酮前给予苯二氮草类药物,能有效地减少氯胺酮的不良心理反应。儿童给予氯胺酮后较少出现精神反应,对儿童血流动力学无显著影响,更适合于儿童麻醉的诱导和维持,还特别适合小儿的镇静和镇痛。

四、依托咪酯(etomidate)

咪唑的衍生物,临床使用的是其硫酸盐,溶剂为磷酸盐缓冲液。依托咪酯主要在肝内代谢,代谢产物经85%经肾排出,13%通过胆汁排出,2%以原型从尿中排出。其起效迅速,静脉注射后,几秒钟内患者便入睡,作用时间可维持3~5分钟。依托咪酯可降低颅内压,并维持脑电图爆发抑制状态,但并不影响平均动脉压,对缺氧性脑损害具有保护作用。依托咪酯的突出优点是对循环系统几乎无不良影响,很少引起血压和心率的变化,心排血量和心搏出量也无显著改变。对呼吸系统无明显抑制。因此,依托咪酯特别适用于重症心脏病患者、病危、休克和老年患者的麻醉诱,诱导剂量为0.2~0.6mg/kg。依托咪酯注射后部分患者可出现肌震颤。因此,麻醉诱导时,应和麻醉镇痛药及肌松药同时使用。有研究认为依托咪酯可抑制氢化可的松的释放,不宜长期应用于ICU镇静。

第三节 吸入麻醉药

麻醉药经呼吸道吸入进到体内,产生全身麻醉作用,称为吸入麻醉(inhalation anesthesia)。用于吸入麻醉的药物为吸入麻醉药(inhalation anesthetics)。吸入麻醉药物具有作用全面,兼有镇静、镇痛及肌松弛的作用;麻醉深度易于控制;心肌保护的优点。但同时吸入麻醉也具有诸多缺点,如污染环境、术后躁动及恶心呕吐发生率较高等。目前常用的吸入麻醉药物有氧化亚氮、氟烷、恩氟烷、异氟烷、七氟烷、地氟烷等。

一、氧化亚氮(nitrous oxide)

又称笑气,无色、无刺激性的气体,不燃烧,不爆炸,沸点为89℃,分子量44D,结构式为N_2O。

吸入浓度大于60%时,可保证术中患者无知晓。氧化亚氮镇痛效能比较弱,须与其他的麻醉药复合使用。氧化亚氮在短时间内使用,是毒性较小的吸入麻醉药,对心肌有一定的抑制作用。氧化亚氮对呼吸道无刺激性,对肝肾功能亦无影响。氧化亚氮须与氧同时使用,氧浓度应在30%以上才安全,特别是对于肺功能障碍的患者。由于氧化亚氮血/气分配系数低,吸入后易弥散至含有空气的体腔或可能发生气栓的气泡内,因此,对于张力性气胸、肠梗阻、腔镜手术等患者,不宜使用。氧化亚氮可影响维生素B_{12}的合成,同时干扰叶酸代谢,抑制DNA合成和细胞发育,长时间高浓度吸入氧化亚氮,可引起贫血、白细胞和血小板减少。对吸入氧化亚氮浓度大于60%、时间长于6小时者,应补充维生素B_{12}。

在终止氧化亚氮麻醉时,如让患者立即吸入空气,体腔内和血液中的氧化亚氮将迅速进入肺泡,使肺泡内氧分压急剧下降,导致严重的低氧血症,成为弥散性缺氧。因此,麻醉终止时,应先停止吸入氧化亚氮,并以高流量纯氧吸入十余分钟,以避免弥散性缺氧的发生。

二、氟烷(fluothane)

化学名是三氯溴乙烷,分子量197.39D,沸点为50.2℃,为无色透明液体,带有苹果香味,不燃烧、不爆炸。

氟烷的麻醉性能较强,其最小肺泡浓度(minimum alveolar concentration,MAC)为0.75%,麻醉诱导迅速。氟烷具有显著的血管扩张作用,且能直接抑制心肌并阻滞交感神经节,故麻醉稍深,血压即下降,同时可发生心动过缓。氟烷使心肌对外源性儿茶酚胺的敏感性增加,故应用氟烷麻醉期间,禁用肾上腺素和去甲肾上腺素,防止出现严重的心律失常,甚至心室纤颤。氟烷对呼吸道无刺激,并有舒张支气管平滑肌的作用,且对呼吸道无刺激,因此主要用于小儿麻醉的诱导以及支气管平滑肌张力较高(如哮喘患者)的麻醉维持。氟烷的代谢产物对肝细胞有损害作用,肝功能异常患者不宜使用氟烷麻醉,且接受氟烷麻醉的患者在3~6个月内不应重复使用氟烷。

三、恩氟烷(enflurane)

又称安氟醚,化学名是二氟乙基甲醚,分子量184.5D,沸点为56.5℃,为无色透明液体,性能稳定,与钠石灰接触不会分解、不燃烧、不爆炸。

恩氟烷麻醉效能较强,其MAC为1.7%,麻醉诱导比较迅速,苏醒较快且平稳,恩氟烷能扩张外周血管,抑制心肌。深麻醉时,血压下降,致反射性心率增快,不易引起心律失常。恩氟烷能显著提高呼吸中枢对CO_2的反应阈值,产生明显的呼吸抑制。恩氟烷有明显的肌松作用,并能增强非去极化肌松药的效果。恩氟烷深麻醉时,可诱发癫痫样异常脑电活动,故不宜用于癫痫患者。

四、异氟烷(isoflurane)

又称异氟醚,是恩氟烷的同分异构体,分子量184.5D,沸点45.5℃,无色透明液体,有一定刺激性气味,性能稳定,不燃烧、不爆炸。其MAC为1.15%。

异氟烷对中枢神经系统的抑制作用与吸入浓度相关。即使麻醉很深不会出现惊厥型脑电活动和肢体抽搐,故可用于癫痫患者。

异氟烷可因抑制呼吸使 $PaCO_2$ 增高而引起脑血管扩张,从而增加脑血流量,增高颅内压。但程度比氟烷、恩氟烷轻。此外,异氟烷增高颅内压短暂而轻微,兼之采用过度通气即容易控制,对颅内压增高者可谨慎使用。

异氟烷可明显增强非去极化肌松药的神经肌肉阻滞作用,因此异氟烷麻醉时,非去极化肌松药通常仅需常用量的1/3。同时它可增加肌血流量,可加快肌松药的消除,而异氟烷本身消除很快,这就使术后呼吸肌麻痹、通气不足的危险性大为减少,因此异氟烷适用于重症肌无力及肝、肾功能不全而使肌松药消除缓慢的患者。

异氟烷对循环功能有抑制作用,但弱于氟烷和恩氟烷。异氟烷降低冠状动脉阻力,不减少甚至增加冠状血流量,降低心肌耗氧量。与氟烷不同,异氟烷不诱发心律失常,具有很大的心血管安全性,临床异氟烷亦可用于控制性降压。异氟烷对呼吸的抑制作用比恩氟烷轻,在2 MAC时,反应消失,呼吸停止;对缺氧反应的抑制更甚,1 MAC时反应消失。异氟烷使收缩的支气管扩张,故有利于慢性阻塞性肺病和支气管哮喘的处理。异氟烷对肝、肾无明显损害。异氟烷降低或不改变儿童的眼内压,但可降低成人的眼内压,程度稍弱于恩氟烷。异氟烷不升高血糖,故可用于糖尿病患者。

目前尚未发现异氟烷有肯定的禁忌证。仅在使用氟化吸入麻醉药后出现肝损害的患者不宜使用异氟烷。异氟烷的毒性很低,不良反应少而轻,但过量仍可引起呼吸、循环衰竭。对呼吸道有刺激性,诱导期可出现咳嗽、屏气,故一般不用于麻醉诱导。苏醒期偶可出现肢体活动或寒战。深麻醉时可使产科手术出血增多。少数人出现恶心、呕吐、流涎、喉痉挛。

五、七氟烷(sevoflurane)

又称七氟醚,化学名称为氟甲基六氟基异丙基醚,分子量200.1D,沸点58.6℃,血/气分配系数0.65,为无色透明液体,具有特殊的芳香气味,无刺激性,在空气中无可燃性。麻醉性能较强,MAC在成年人1.71%,在儿童增至2.49%左右,在老年人降至1.48%左右。七氟烷的诱导、苏醒作用均很迅速,诱导过程平稳,很少有兴奋现象,苏醒期亦平稳,麻醉深度容易调节。

七氟烷浅麻醉时脑电图呈现高幅慢波,深麻醉时波幅更高、更慢,有时出现类似巴比妥类引起的棘状波群,其诱发癫痫型脑电活动的可能性较小。七氟烷增加脑血流、增高颅内压、降低脑耗氧量的作用与异氟烷相似,但比氟烷弱。七氟烷有一定肌松作用,能增强并延长非去极化肌松药的作用,故可减少合用肌松药的剂量和给药次数。七氟烷对循环系统有剂量依赖性的抑制作用,临床观察也显示七氟烷很少引起心律失常。七氟烷可扩张冠状血管、降低冠状动脉阻力,强度与异氟烷相近。七氟烷对呼吸道无刺激性,呼吸道分泌物不增加,诱导时很少引起咳嗽。1.1 MAC时,七氟烷和氟烷对通气抑制程度相似;1.4 MAC时,七氟烷的每分通气量和呼吸频率均低于氟烷。但七氟烷抑制呼吸的作用在停药后消失较快。七氟烷无肝肾毒性。七氟烷麻醉后,偶有少尿、多尿、蛋白尿、血尿出现,但发生率低于1%。

目前适用于各种年龄、各部位的大、小手术。由于诱导迅速、无刺激性、苏醒快,尤其适用于小儿和门诊手术。支气管哮喘、嗜铬细胞瘤及需合用肾上腺素者亦可使用。下列情况应慎用:使用卤化麻醉药后出现原因不明的黄疸和发热者;患者本人和家属对卤化麻醉药有过敏史或有恶性高热史者;患有肝、胆、肾疾病者。据统计,七氟烷麻醉不良反应的总发生率为13%左右,其中以恶心、呕吐、心律失常和低血压较为多见。与其他挥发性麻醉药一样,过量可抑制呼吸和循环。

六、地氟烷(desflurane)

又称地氟醚,沸点23.5℃,在室温下的蒸汽压接近101kPa(1个大气压),故与其他的吸入麻醉药不同,不能使用标准的麻醉药挥发器,必须使用电加温的挥发器,使挥发器温度保持在23~25℃。地氟烷的血/气分配系数(0.45)比氧化亚氮(0.47)低,在体内溶解度低。地氟烷麻醉性能较弱,MAC高达6%。对心肌收缩力无明显抑制,对心率和血压影响较轻,并不增加心肌对外源性儿茶酚胺的敏感性;但在吸入浓度迅速增加时,可兴奋交感神经系统，引起血压升高和心率增快。对呼吸有抑制作用。与非去极化肌松药之间有明确的协同作用。此药几乎全部由肺排出，对肝肾无毒性，但有较强的呼吸道刺激作用，不宜用于全身麻醉的诱导。地氟烷是现在临床使用吸入麻醉药中血/气分配系数最低的，使用地氟烷维持麻醉后，患者苏醒快，苏醒后恶心和呕吐发生率较低，因此，特别适用于短小手术和不住院患者的手术。

第四节 肌肉松弛药

肌肉松弛药(muscle relaxants)简称肌松药。这种药物选择性地作用于骨骼肌神经肌肉接头，使骨骼肌暂时失去张力而松弛，有利于外科手术的操作。在临床用量范围内，肌松药对心肌和平滑肌无明显影响。

一、肌松药的作用原理和分类

根据肌松药对神经肌肉结合部位的神经冲动干扰方式的不同，将肌松药分为去极化肌松药和非去极化肌松药。

(一) 去极化肌松药

去极化肌松药的分子结构与乙酰胆碱相似，它能够与运动终板胆碱能受体结合，引起运动终板去极化，使运动终板暂时丧失对乙酰胆碱的正常反应，肌肉处于松弛状态。

这类肌松药阻滞的特点是：首次静脉注射在肌松出现前一般有肌纤维成串收缩(肌颤)；对强直刺激或四个成串刺激肌颤搐不出现衰减，即 $T_4:T_1>0.9$；无强直后增强现象；其肌松作用可为非去极化肌松药削弱但被抗胆碱酯酶药增强；反复间断静脉注射或持续静脉输注后，其阻滞性质逐渐由去极化阻滞(Ⅰ相阻滞)发展成带有非去极化阻滞特点的Ⅱ相阻滞；有快速耐受性。目前临床上应用的去极化肌松药只有琥珀胆碱。

(二) 非去极化肌松药

非去极化肌松药与运动终板胆碱能受体结合后，不改变运动终板的膜电位，而是妨碍乙酰胆碱与其受体的结合，使肌松弛。非去极化肌松药多为甾类或苄异喹啉类化合物，有短效的米库氯铵，中效的维库溴铵、阿曲库铵、顺式阿曲库铵和罗库溴铵等，长效的泮库溴铵、哌库溴铵等。

非去极化肌松药的特点是：在出现肌松前没有肌纤维成束收缩；给予强直刺激和四个成串刺激，肌颤搐出现衰减；对强直刺激后单刺激肌颤搐出现易化；其肌松作用能为抗胆碱酯酶药拮抗。

二、常用肌松药

(一) 琥珀胆碱(succinylcholine)

琥珀胆碱(司可林)是起效迅速的短效肌松药，静脉注射后被血浆胆碱酯酶水解，代谢产物经尿排出。长时间静脉滴注或反复静脉注射容易发生Ⅱ相阻滞。重症肌无力、电解质紊乱和血浆胆碱酯酶异常等患者容易发生。琥珀胆碱不引起组胺释放，可兴奋心肌毒蕈碱样受体，引起心动过缓或心律不齐，特别是在重复大剂量使用时。琥珀胆碱应用后可使血清钾升高，高血钾患者(严重创伤、烧伤)禁用。上运动神经元损伤(例如截瘫)和骨骼肌病变的患者使用琥珀胆碱时，更易产生血清钾急剧上升，甚至因高血钾引起心脏停搏，亦应禁用。琥珀胆碱可使眼内压升高，有穿透性眼损伤及青光眼的患者应慎用。琥珀胆碱引起肌颤搐可致患者术后肌痛，预先用小量非去极化肌松药(维库溴铵0.5~1mg)，可以防止琥珀胆碱引起肌颤搐的发生。

临床主要用于全身麻醉和抢救患者的气管内插管，特别是气管内插管困难的患者。琥珀胆碱的95%有效药物剂量(effective dose，ED_{95})为0.5mg/kg，气管插管时静注1~1.5mg/kg，20秒内出现肌颤搐，30~60秒显效，作用持续8~10分钟。

(二) 泮库溴铵(pancuronium)

是肌松作用强的长效肌松药，能阻断心脏毒蕈碱样受体，引起心率增快，甚至出现心动过速，可抑制去甲肾上腺素的再摄取，引起血压升高，因此，心动过速和高血压患者慎用。泮库溴铵不引起组胺释放。部分经肝代谢，代谢产物及原型主要经肾排出，部分经胆汁排泄。临床麻醉中主要用于手术时间长，或术后需要进行机械通气治疗患者的气管内插管和维持术中的肌松弛。泮库溴铵 ED_{95} 为0.07mg/kg，首次剂量为0.12~0.20mg/kg，90秒后可以进行气管内插管，1~1.5小时后追加2~4mg。手术后要拔除气管内导管的患者，必须给予胆碱酯酶抑制剂，拮抗其残留的肌松作用。

(三) 维库溴铵(vecuronium，万可松)

维库溴铵是中效甾类单季铵非去极化肌松药，它是泮库溴铵的衍生物，不同的是它仅保留甾体D环上的季铵基，而在A环的季铵基上经去甲基成为叔胺基，这一改变使其起效增快、药效增强、肝的摄取与消除也增加，并失去泮库溴铵所具有的抗迷走神经作用，加上不促进组胺释放，故对心血管的影响极小，这是其突出优点。该药主要在肝脏代谢和排泄，其代谢产物中3位羟基维库溴铵的肌松作用最强，为维库溴铵的60%。维库溴铵15%~25%经肾排泄，肾衰竭时可通过肝消除来代偿，因此可安全地应用于肾衰竭患者。维库溴铵不释放组胺，适用于心肌缺血和其他心脏病患者。其作用强度与泮库溴铵相当，但起效快，时效短。其ED_{95}为0.05mg/kg，起效时间4~6分钟，增加药量可缩短起效时间。静脉注射0.07~0.1mg/kg，2~3分钟后，完成气管插管，45分钟后可追加2~4mg。手术结束时，给予胆碱酯酶抑制剂拮抗其残留的肌松作用。

（四）阿曲库铵（atracurium）

为中效苯肼异喹啉类化合物，肌松效能为维库溴铵的1/5~1/4，ED_{95}为0.2mg/kg。对心血管系统影响较轻。静注后约82%与白蛋白结合，主要经霍夫曼（Hofmann）降解和非特异性酯酶水解，不需要生物酶参与，代谢产物主要由尿和胆汁排出。能引起一定程度的组胺释放，导致皮肤发红、出现荨麻疹及短暂的低血压，亦可出现支气管痉挛及类过敏反应，故不适合用于支气管哮喘患者。大剂量使用后，主要代谢产物甲基四氢罂粟碱达一定浓度时，对中枢神经系统有兴奋作用。

临床用于全身麻醉时气管插管和维持术中肌松弛，尤其适用于肝、肾功能不全的患者，静注0.5~0.6mg/kg，2~3分钟后完成气管内插管，35分钟后追加15~25mg。若长时间、大剂量使用该药，在手术结束拔除气管内导管前，应给予胆碱酯酶抑制剂拮抗其残留作用。

（五）顺式阿曲库铵（cisatracurium）

是阿曲库铵10个异构物中的一个，其强度为阿曲库铵的4倍。顺式阿曲库铵与阿曲库铵一样均是中时效肌松药，ED_{95}为0.05mg/kg，完全阻滞的起效时间为7.5分钟，比阿曲库铵长2分钟，时效45分钟。顺式阿曲库铵的量增至0.2mg/kg，起效时间为2.7分钟。顺式阿曲库铵的恢复指数不受给药总量及方式的影响，其清除率约为5ml/(kg·min)，消除半衰期约为24分钟，其消除主要通过霍夫曼消除，而在体内酯酶水解的作用有限，其主要代谢产物N-甲四氢罂粟碱，主要经肾排泄。

由于顺式阿曲库铵作用较阿曲库铵强，用量少及代谢产生的N-甲四氢罂粟碱也少，因此N-甲四氢罂粟碱所致的不良反应减少，顺式阿曲库铵的药效与药动学与阿曲库铵相似，不受肝、肾功能及年龄影响，而在肝功能不全时其起效时间可见缩短。顺式阿曲库铵与阿曲库铵不同的是不释放组胺。

（六）哌库溴铵（pipecuronium）

是季铵甾类化合物，为长效非去极化肌松药，ED_{95}为0.05mg/kg。很少有组胺释放和迷走神经阻滞作用，对心血管系统无明显的影响。静注后64%以原型从尿中排出，少部分以原型从胆汁排出。在肝中经去酰化代谢，代谢产物从胆汁排出。临床上用于全身麻醉气管插管和术中维持肌松弛。特别适用于高血压、缺血性心脏病、心动过速和心血管功能不全需长时间手术的患者，以及术后需要呼吸机治疗的患者。静脉注射0.08~0.1mg/kg，2~4分钟后完成气管插管，60~100分钟后追加2~4mg维持肌松，手术结束拔除气管内导管前，应给予胆碱酯酶抑制剂拮抗其残留的肌松作用。

（七）罗库溴铵（rocuronium，爱可松）

罗库溴铵是单季铵甾类化合物，分子结构与维库溴铵相似，是目前起效最快的非去极化肌松药，ED_{95}为0.3mg/kg。罗库溴铵不引起组胺释放，对心率和血压无明显影响。主要经肝代谢，主要代谢产物是17-羟罗库溴铵，经胆道排出，部分以原型经胆道排出。经肝胆机制排出的量占注射量的76%，仅少量以原型经肾排出。临床上用于全身麻醉诱导和维持术中肌松弛。插管剂量为0.6mg/kg，静脉注射后50~90秒起效，可行气管内插管，作用时间为45分钟。用量增至1.0mg/kg，60秒可气管插管。维持剂量为0.1~0.2mg/kg。手术结束拔除气管内导管前，应给予胆碱酯酶抑制剂拮抗其残留的肌松作用。

第五节　阿片类镇痛药及其拮抗药

阿片类镇痛药（opiate）主要包括激动阿片受体的镇痛药及具有镇痛作用的其他药。本类药物多数反复应用易致成瘾性和耐受性，故又称为成瘾性镇痛药或麻醉性镇痛药（narcotic analgesics or narcotics）。

阿片类主要的受体包括μ受体、κ受体、δ受体、σ受体。不同阿片受体在体内分布不同，因此受体激动后产生的作用也不同。根据阿片类化合物与其受体的相互作用，阿片类药物可分为激动剂（吗啡、哌替啶、美沙酮、芬太尼及其衍生物等）、激动-拮抗剂（喷他佐辛、丁丙诺啡、布托啡诺、纳布啡等）和拮抗剂（纳洛酮、纳曲酮、纳美芬等）、非阿片类中枢镇痛药（曲马多、罗通定、氟吡汀等）。

一、阿片受体激动药

（一）吗啡(morphine)

1. 药动学特性　吗啡为 μ_1 和 μ_2 受体激动剂。吗啡的 pKa(8.0)比生理 pH 值高,具有亲水性,脂溶性相对较低。吗啡的主要代谢产物有很小或者几乎没有镇痛作用。由于吗啡的肝脏摄取率高,因而其口服给药的生物利用度(20%～30%)显著低于肌内或皮下注射。

2. 临床作用　吗啡镇痛的特点为高选择性、高效、范围广、作用较持久,同时伴有镇静作用;抑制呼吸、镇咳作用;抑制心血管:扩张阻力血管及容量血管,引起体位性低血压;兴奋平滑肌:使胃肠道、胆道、支气管、输尿管、膀胱等多种平滑肌收缩,产生止泻和致便秘、胆内压增高、支气管痉挛、尿潴留等作用。

3. 临床应用　镇痛对各种疼痛有效,但易成瘾,短期用于其他镇痛药无效的急性剧痛及晚期癌症患者的三阶梯止痛;治疗心源性哮喘;止泻;手术前辅助麻醉用药,静脉注射可用于全身麻醉。

4. 不良反应　眩晕、恶心、呕吐、呼吸抑制、便秘、排尿困难、嗜睡、心动过缓、直立性低血压等;连用3～5天即产生耐受性,1周以上可成瘾;过量可引起急性中毒,主要表现为昏迷、呼吸深度抑制、瞳孔极度缩小或呈针尖样大、血压下降甚至休克。急性中毒的解救措施包括人工呼吸、给氧等,静脉注射阿片受体阻断药纳洛酮有显著对抗效果。

5. 禁忌证　呼吸衰竭、颅内压增高和颅脑损伤患者、支气管哮喘,肺源性心脏病代偿失调、严重肝功能障碍患者,哺乳妇、待产妇、婴儿禁用。

（二）芬太尼及其衍生物

1. 芬太尼(fentanyl)　主要通过激活 μ 受体起效。其脂溶性很高,起效迅速,静脉注射1分钟出现作用,4分钟达到高峰,镇痛作用维持30～60分钟。芬太尼在肝脏代谢,经肾脏排泄。

芬太尼为短效镇痛药。作用与吗啡相似。镇痛强度为吗啡的80～100倍;不释放组胺,对心血管功能影响小,对呼吸抑制作用弱于吗啡。此外,有微弱的拟胆碱作用。

芬太尼主要用于全身麻醉的诱导及维持。对于成年患者,芬太尼与静脉全麻药、镇静药和肌肉松弛药复合,进行麻醉诱导后气管内插管,是目前临床上最常用的全身麻醉诱导方法。常用剂量为0.1～0.2mg,可有效抑制气管内插管时的应激反应,如以芬太尼为主来抑制气管内插管时的心血管反应,其剂量需达6μg/kg左右。全身麻醉维持时,一般在手术开始前及手术过程中每30～60分钟追加给予0.05～0.1mg,或在进行刺激性较强的手术操作前根据具体情况追加,以抑制机体过高的应激反应。

大剂量芬太尼复合麻醉是目前临床上心脏和大血管手术的主要麻醉方法。其对循环功能抑制轻微,有利于术后患者循环功能恢复。一般用芬太尼20μg/kg缓慢静脉注射行麻醉诱导,配合使用肌松药完成气管内插管操作。术中间断静脉注射芬太尼维持麻醉,芬太尼总用量可达50～100μg/kg。对心脏功能不全的患者施行非心脏手术时,为避免或减轻其他麻醉药物对心脏的不良影响,也可采用大剂量芬太尼复合麻醉。

此外芬太尼还可用于手术刺激小,维持时间短的门诊手术,如人工流产、脓肿切开引流术等。体重正常的成年人芬太尼用量为0.1mg左右,并复合应用丙泊酚或咪达唑仑。

不良反应有眩晕、恶心、呕吐、胆道括约肌痉挛,偶见肌抽搐或肌肉强直。静脉注射速度过快或大剂量易抑制呼吸。反复用药能产生依赖性。

2. 舒芬太尼(sulfentanyl)　是镇痛效应最强的阿片类药物,其镇痛强度是芬太尼的5～10倍。与芬太尼相比,舒芬太尼的消除半衰期较短,但其镇痛作用持续时间却较长,为芬太尼的2倍。原因是舒芬太尼亲脂性更高,易于透过血-脑屏障,且其与阿片受体的亲和力强,而且代谢产物去甲舒芬太尼也有镇痛效应,强度与芬太尼相当。注射后在肝中代谢,代谢产物从肾排泄。

舒芬太尼在临床麻醉中也主要用作复合全麻药的组成部分。且具有镇痛作用最强,心血管状态更稳定的特点,因此它更适合于心血管手术和老年患者的麻醉。大剂量(8～50μg/kg)用于心胸外科、神经外科等复杂大手术的麻醉;中等剂量(2～8μg/kg)用于较复杂普通外科手术的麻醉;低剂量(0.1～2μg/kg)用于全身麻醉诱导或门诊小手术的麻醉。舒芬太尼快速滴注可引起胸壁和腹壁肌肉僵硬而导致影响通气,可用非极化型神经肌肉阻断药或阿片受体拮抗药处理;舒芬太尼反复注射或大剂量注射后,可在用药后3～4小时出现呼吸抑制,应在手术结束前45分钟停药;肝、肾功能不全者慎用;不用于分娩过程。

3. 瑞芬太尼(remifentanyl)　是新型超短时效阿片类镇痛药,消除半衰期约为9分钟。它是纯粹的 μ 阿片受体激动剂,镇痛强度与芬太尼相当。

不论静脉输注时间多长，其血药浓度减半的时间始终为4分钟以内。这种特殊的代谢方式是其作用时间短、恢复迅速、无蓄积的原因。

瑞芬太尼的药效学和药动学特性使其用于临床具有下列优点：①可以精确调整剂量，麻醉平稳，并易于逆转；②副作用较其他阿片类药物减少；③不依赖肝肾功能；④重复应用或持续输注无蓄积。

瑞芬太尼临床上主要用于全身麻醉的诱导和维持。麻醉诱导时，先给予丙泊酚和维库溴铵，然后静脉注射瑞芬太尼2～4μg/kg行气管内插管，可有效抑制插管反应。在全身麻醉的维持过程中，与静脉或吸入全麻药合用时剂量为0.25～2μg/(kg·min)。由于瑞芬太尼作用时间短，术后苏醒迅速的特点，特别适应于门诊短小手术的麻醉。

瑞芬太尼也可出现其他阿片类药物的副作用。如恶心、呕吐、呼吸抑制、心动过缓、低血压和肌肉僵直等，但停药或降低输注速度后几分钟内、即可消失。

二、阿片受体激动-拮抗药

（一）喷他佐辛(pentazocine)

喷他佐辛又名镇痛新。其镇痛作用主要与刺激κ受体有关。此药皮下注射、肌内注射均易吸收，口服有明显首关消除，1小时后产生作用。体内过程个体差异大。经肝脏代谢，口服药的8%～24%以原型随尿排出。喷他佐辛镇痛效力为吗啡的1/4～1/2，呼吸抑制为吗啡的1/2，成瘾性小，属非麻醉性镇痛药。对心血管作用与吗啡不同，引起血压升高和心率加快，肺动脉压升高，增加心脏负荷，因此不用于心绞痛患者。临床上喷他佐辛适用于慢性中度疼痛和麻醉前给药。本品可致恶心、呕吐、眩晕、便秘、尿潴留等。大剂量可引起呼吸抑制、血压上升及心率加速。肌内注射时可有注射区疼痛，严重者可组织坏死。

（二）布托啡诺(butorphanol)

布托啡诺作用类似喷他佐辛。是κ受体激动剂，其对μ受体有拮抗或部分激动作用。镇痛强度为吗啡的5～8倍、哌替啶的30～40倍、喷他佐辛的20倍，仅供肠道外使用。肌内注射后10分钟起效，1小时达高峰，维持3～4小时。大部分随胆汁排出。虽然布托啡诺的呼吸抑制作用与相同剂量的吗啡一样，但更大剂量用药时出现封顶效应。布托啡诺用于中度至重度疼痛，如术后、外伤、癌症、肾或胆绞痛等的止痛。也可用作麻醉前用药。常见副作用为嗜睡、出汗、恶心和中枢神经系统刺激症状。布托啡诺无明显心血管作用，但在心脏病患者中应用布托啡诺能引起心脏指数、左室舒张末压及肺动脉压的显著升高，因而不能用于心肌梗死的疼痛。

三、阿片受体拮抗药

（一）纳洛酮(naloxone)

纳洛酮为纯粹的阿片受体竞争性拮抗剂，虽然对μ受体、κ受体、δ受体均有作用，但与μ受体亲和力最高。静脉注射起效快，2～3分钟即可产生最大效应，但作用持续时间短，仅为45分钟；肌内注射后10分钟产生最大效应，作用持续时间为2.5～3小时。该药在肝脏代谢。

纳洛酮临床上主要用于：拮抗麻醉性镇痛药的残余作用（静脉注射0.3～0.4mg或5μg/kg，15分钟后再肌注0.6mg或10μg/kg）；娩出的新生儿因受其母体中麻醉性镇痛药影响而致呼吸抑制，可用此药拮抗；此外还可用于激发戒断症状、解救酒精急性中毒、原因不明昏迷的催醒和严重的呼吸抑制以及对休克的救治。

纳洛酮的不良反应主要包括：反跳现象，应用后由于痛觉突然恢复，可产生交感神经系统兴奋现象，少数患者可出现血压升高、心率增快、肺水肿、房性和室性心律失常，甚至室颤或心搏骤停；“再次麻醉”现象，单次注射后，因其半衰期短，一旦作用消失，可再次陷入昏睡和呼吸抑制，应再次给药；拮抗后可产生戒断症状。

（二）纳美芬(nalmefene)

纳美芬对μ受体的亲和力较对κ受体和δ受体强。纳美芬和纳洛酮的作用强度相同。用于术后阿片类药物的呼吸抑制和阿片类药物过量中毒解救。不良反应主要为眩晕、嗜睡、疲劳感和恶心。

四、非阿片类中枢镇痛药

包括曲马多，罗通定，氟吡汀等药物。

曲马多(tramadol)是一种具有双重作用机制的人工合成的可待因4-苯基-哌啶类似物。曲马多刺激μ受体，对κ受体和δ受体的作用较弱；曲马多也通过减少去甲肾上腺素和5-羟色胺的再摄取来激活脊髓水平的疼痛抑制作用。

曲马多口服与肌内注射等效。口服后吸收迅速完全，20～30分钟出现作用，2小时达到高峰，作用维持4～6小时。在肝内代谢，通过肾脏排出。可通过胎盘，进入乳汁。常用量50～100mg。镇痛作用为可待因的1/2。镇咳作用强度约为可待因的50%。

临床应用上长期应用可导致依赖性，故不用于一般性疼痛。用于手术后、创伤、晚期癌症引起的疼痛；对呼吸和心血管系统影响较少，故对老年人和患有呼吸道疾病者镇痛较适用。临床镇痛效果个体差异较大。曲马多对吗啡的戒断症状无效，不能作为吗啡类药物的代用品用于脱毒治疗，也不为纳洛酮所催瘾。

不良反应偶见头晕、出汗、恶心、呕吐、排尿困难等。少数患者可见皮疹、低血压等过敏反应。剂量过大抑制呼吸，久用可成瘾。静脉注射太快可出现面红、出汗，短暂心动过速。

禁与单胺氧化酶抑制药合用，孕妇及哺乳妇不宜使用。

（武庆平 姚尚龙）

参考文献

1. Ronald D. Miller，著. 邓小明，曾因明，译. 米勒麻醉. 第7版. 北京：北京大学医学出版社，2011
2. 郭曲练，姚尚龙. 临床麻醉学. 第3版. 北京：人民卫生出版社，2012
3. 戴体俊，喻田. 麻醉药理学. 第3版. 北京：人民卫生出版社，2012
4. Bräu ME，Vogel W，Hempelmann G. Fundamental properties of local anesthetics：half-maximal blocking concentrations for tonic block of Na^+ and K^+ channels in peripheral nerve. Anesth Analg，1998，87(4)：885-889
5. Camorcia M，Capogna G，Columb MO. Minimum local analgesic Doses of ropivacaine，levobupivacaine，and bupivacaine for intrathecal labor analgesia. Anesthesiology，2005，102(3)：646-650
6. Kurita T，Kazama T，Morita K，et al. Influence of fluid infusion associated with high-volume blood loss on plasma propofol concentrations. Anesthesiology，2004，100(4)：871-878
7. Komatsu R，You J，Mascha EJ，et al. Anesthetic induction with etomidate，rather than propofol，is associated with increased 30-day mortality and cardiovascular morbidity after noncardiac surgery. Anesth Analg，2013，117(6)：1329-1337
8. Arnold JH，Truog RD，Rice SA. Prolonged administration of isoflurane to pediatric patients during mechanical ventilation. Anesth Analg，1993，76(3)：520-526
9. Kharasch ED，Frink EJ Jr，Artru A，et al. Long-duration low-flow sevoflurane and isoflurane effects on postoperative renal and hepatic function. Anesth Analg，2001，93(6)：1511-1520
10. Yang CI，Fine GF，Jooste EH，et al. The effect of cisatracurium and rocuronium on lung function in anesthetized children. Anesth Analg，2013，117(6)：1393-1400
11. Oh AY，Cho SJ，Seo KS，et al. Dose of rocuronium for rapid tracheal intubation following remifentanil $2\mu g \cdot kg^{-1}$ and propofol $2mg \cdot kg^{-1}$. Eur J Anaesthesiol，2013，30(9)：550-555
12. Demirbilek S，Togal T，Cicek M，et al. Effects of fentanyl on the incidence of emergence agitation in children receiving desflurane or sevoflurane anaesthesia. Eur J Anaesthesiol，2004，21(7)：538-542

第五章　常用麻醉技术

麻醉学的发展史实质上是麻醉药物和麻醉技术的发展史。由于麻醉技术涉及面过广，限于篇幅，本章将只讨论吸入麻醉、静脉麻醉和硬膜外神经阻滞（epidural nerve block）技术。其他麻醉技术，如气管内插管和气道管理见第十五章，控制性低温见第十八章，外周神经阻滞见第二十一章，监护下的麻醉见第二十八章。

第一节　吸入麻醉技术

吸入麻醉是指利用一定的设备和装置，使麻醉气体通过肺泡进入血液循环，最终作用于中枢神经系统而产生全身麻醉的一种麻醉方法。实施吸入麻醉需要相应的设备、装置及技术。熟练掌握吸入麻醉的基本概念和操作技术是安全有效地应用吸入麻醉的基本要求。

一、肺泡最低有效浓度

（一）肺泡最低有效浓度的定义

肺泡最低有效浓度（MAC）是指在25℃和一个大气压的情况下，50%的患者对外科切皮引起的伤害性刺激不产生体动或逃避反应时肺泡内麻醉药物浓度。不同吸入麻醉药物的MAC各不相同（表5-1）。

表5-1　常用吸入麻醉药物的MAC

吸入麻醉药物	MAC
氧化亚氮	105
氟烷	0.75
恩氟烷	1.7
异氟烷	1.15
七氟烷	2.0
地氟烷	6.0
氙气	71

（二）MAC的临床意义

MAC在某种意义上等同于量-效曲线的ED_{50}。因此一般情况下，吸入麻醉药物MAC的大小与其麻醉效能密切相关。从表5-1中可以看出，氟烷的麻醉效能最高，而氧化亚氮的麻醉效能最低。既然MAC以“浓度”表示，而“浓度”不可能超过100%，为什么表5-1中氧化亚氮的MAC为105？问题的答案在于，吸入麻醉药物为气体，气体的“浓度”可以用“分压”表示。氧化亚氮的MAC为105，说明氧化亚氮在1.05个大气压的情况使50%的患者切皮时无体动。

（三）MAC具有相加性

如同时吸入0.5MAC的七氟烷和0.5MAC的氧化亚氮，则麻醉效能（或麻醉深度）相对于1.0MAC。临床上复合应用两种吸入麻醉药物的情况较多，可以减少各自的副作用，因此掌握吸入麻醉药物MAC的相加性十分必要。

在临床麻醉中，一般需要MAC达到1.3~1.5方可满足外科手术的需要。

二、吸入麻醉药物的摄取及其影响因素

（一）吸入麻醉药物的摄取率

在临床麻醉中，麻醉医师需要迅速提高脑内麻醉药物浓度，并维持在一定的水平，以满足外科手术的需要。吸入气和肺泡气中的麻醉药物浓度是影响脑内麻醉药物浓度升高的重要因素。肺泡内麻醉药物浓度（或分压）决定了全身组织中麻醉药物浓度，随着时间的延长，全身组织中的麻醉药物浓度逐渐接近于肺泡麻醉药物浓度。肺泡气麻醉药物浓度（alveolar anesthetic concentration，F_A）的升高依赖于吸入气中麻醉药物浓度（inhalation anesthetic gas concentration，F_I）。使F_A迅速升高主要取决于两个因素：吸入气中麻醉药物浓度和有效肺泡通气量（effective alveolar ventilation）。有效肺泡通气量对F_A的升高影响巨大。加大有效肺泡通气量，可使F_A/F_I比值迅速接近于1。但在实际临床麻醉中，F_A/F_I接近于1的可能性极小。这是由于吸入麻醉药物迅速进入血液中，随后被组织所吸收，导

致F_A下降。F_A/F_I比值可以反映机体对吸入麻醉药物的摄取率(uptake rate)。影响吸入麻醉药物摄取率的因素包括:溶解度,即血/气分配系数(λ)、心排血量(Q)和肺泡-静脉分压差(P_A-P_V)。当三个因素中任何一个因素接近于零时,麻醉药物的摄取就接近于零,通气后F_A/F_I将迅速达到1.0。在心搏骤停时,F_A/F_I接近于1.0。在长时间麻醉中,由于肺泡-静脉分压差(P_A-P_V)变小,F_A/F_I接近于1.0。

(二) 负反馈作用

吸入麻醉药物对其肺泡浓度具有负反馈(negative feedback)作用。在自主呼吸的情况下,现代吸入麻醉药物,如七氟烷、异氟烷和地氟烷对呼吸具有明显的抑制作用。由于F_A的升高依赖于有效肺泡通气量,在呼吸抑制的情况下,有效肺泡通气量降低,导致F_A升高缓慢、不升高甚至降低(取决于机体对吸入麻醉药物的摄取率)。此时F_I的升高对F_A升高的影响甚微。吸入麻醉药物的这种作用称为吸入麻醉药物对其肺泡浓度的负反馈作用。负反馈作用的存在通过限制肺泡内的最高浓度而增加自主呼吸的安全性。

(三) 正反馈作用

吸入麻醉药物对心肌具有抑制作用,导致心排血量下降。由于吸入麻醉药物的摄取依赖于心排血量,因此,心排血量的下降将导致F_A的升高,称为正反馈(positive feedback)作用。在某些情况下,吸入麻醉药物对心肌的抑制作用可使F_A上升至危险的高度。

(四) 负反馈与正反馈相互作用

由于呼吸抑制主要由F_I引起;心肌抑制主要由F_A引起,因此吸入麻醉药物的负反馈作用主要取决于F_I,而正反馈作用主要取决于F_A。在自主呼吸的情况下,常常只能见到吸入麻醉药物的负反馈作用,因为F_I导致肺泡有效通气量降低,F_A升高缓慢,因而对心肌抑制作用不强。但在控制呼吸的情况下,由于负反馈作用消失,F_A可迅速升高,心肌受抑,表现为吸入麻醉药物的正反馈作用。

三、吸入麻醉的准备

(一) 药品的准备

吸入麻醉的准备包括氧气、氧化亚氮、空气气源和吸入麻醉药品的检查和准备。目前常用的吸入麻醉药物为七氟烷、地氟烷和异氟烷。恩氟烷已少用。在应用吸入麻醉前,应对各种麻醉药物的药理学、药效学有充分的认识。氧气和氧化亚氮有管道和瓶装两种气源。在正常情况下,麻醉机默认优先使用管道气源。当管道气源无法使用时,备用的瓶装气源开始被使用。在正常情况下,氧气和氧化亚氮气源的接口不同,防止被误接。但是,从世界上麻醉安全事故的事例来看,氧化亚氮被误接为氧气而使用的情况时有发生,给患者造成缺氧性损害甚至死亡。一旦发现或怀疑氧化亚氮被误接时,应该立即拔出管道气源上的氧气和氧化亚氮的接头,使备用的瓶装气源启动。在管道气源没有被切断的情况下,瓶装气源不被启动,将延误抢救患者的时间。现代麻醉机均具有吸入气和呼出气氧浓度监测。氧浓度监测能够提示氧源被误接。但氧电池寿命有限,在没有及时更换的情况下,有可能导致患者出现缺氧性损害。

吸入麻醉药物装在挥发罐中。为保证吸入麻醉药物输出浓度准确,应做到两点:①专罐专用;②吸入麻醉药物装载量在最低线和最高线之间。

(二) 设备准备

准备好麻醉机和监护仪,并保证麻醉机和监护仪工作状况良好。保证废气清除系统工作正常。检查和定期更换二氧化碳吸收剂。

四、吸入麻醉的实施

吸入麻醉的实施分为麻醉诱导、麻醉维持和麻醉苏醒三个阶段。

(一) 吸入麻醉的诱导

1. 浓度递增法

(1) 操作方法:①麻醉机处于自主呼吸模式,APL阀处于开放状态;②氧流量调节至6~8L/min,患者吸纯氧去氮3分钟;③嘱患者平静呼吸,打开挥发罐,起始刻度为0.5%,患者每3次呼吸后,增加刻度0.5%,直到患者达到需要的镇静或麻醉深度为止;④当患者意识消失后,应注意保持患者呼吸道通畅,必要时应辅助通气。

(2) 适应证:本方法适合于氟烷的麻醉诱导,不适合于七氟烷。氟烷在某些国家仍在使用。此方法对于支气管镜检的麻醉被认为是一种较安全的麻醉方法。由于氟烷麻醉后苏醒期长,通过此方法患者被麻醉后,有足够的时间完成支气管镜检的操作。

(3) 不足之处:诱导时间长。患者可能出现躁动、呛咳、喉痉挛和呼吸道梗阻等。

2. 潮气量法

(1) 操作方法:①用于七氟烷的麻醉诱导;②麻醉机环路内预先充满8%的七氟烷;③氧流量调节至6~8L/min,挥发罐的起始刻度调节到最大,即8%；④面罩紧闭吸入，患者平静呼吸或深呼吸，患者意识消失后可手控呼吸；⑤当麻醉深度足够时，调低氧流量和挥发罐刻度，防止麻醉过深；⑥对于难以离开父母怀抱的患儿（图5-1），可以在父母的怀抱内采用此法对患儿进行麻醉诱导。

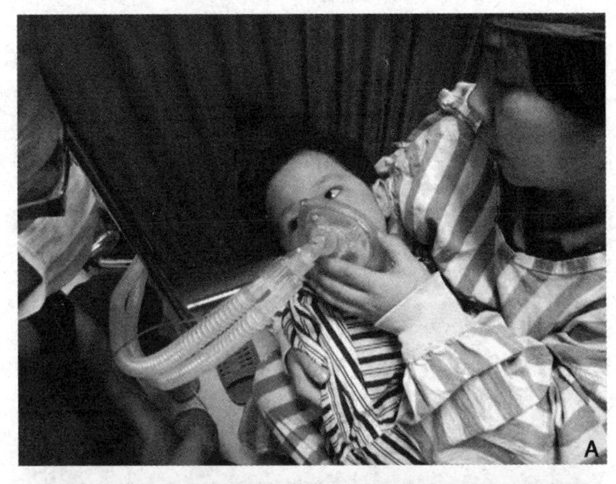

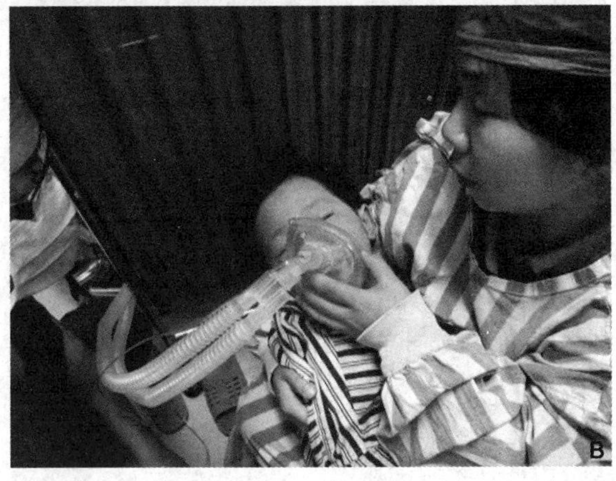

图5-1

A. 患儿在母亲的臂弯内吸入七氟烷；

B. 患儿在母亲的臂弯内入睡

（2）适应证：难以配合静脉穿刺的小儿；短小手术。

（3）优点：为七氟烷最常用的麻醉诱导方法。麻醉诱导迅速，一般在45秒内患儿即处于麻醉状态。

（4）缺点：由于七氟烷的兴奋性，在诱导的过程中患儿体动明显，需要制动。

（5）注意事项：①麻醉前选用带有水果香味的面罩给患儿试用，让患儿选择自己喜欢的面罩，克服患儿对面罩的恐惧感（图5-2）；②鼓励患儿对着面罩吹气，如吹气球、吹飞机等。

3. 肺活量法

（1）操作：①麻醉机环路内预充8%的七氟烷；②氧流量调节至6～8L/min，挥发罐刻度调节至8%，患者尽力呼出肺内残气后，面罩紧罩患者口鼻，患者尽力吸气并屏气；③患者意识一般在20～30秒消失，随后降低挥发罐刻度，控制呼吸，在使用阿片类药物和肌松剂后行气管内插管。

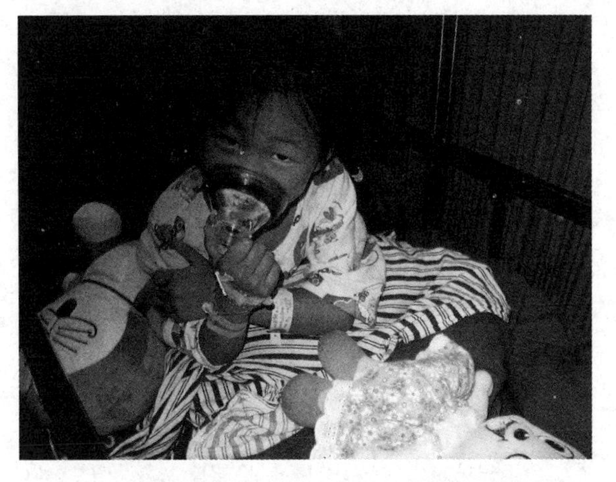

图5-2　患儿在挑选自己喜欢气味的面罩

（2）适应证：能够配合的较大的患儿，一般年龄在6岁以上。

（3）优点：诱导最为迅速的吸入麻醉诱导方式，一般诱导较平稳。

4. 吸入麻醉诱导中的注意事项

（1）吸入麻醉诱导一般用于小儿，较少用于成人。这是因为小儿的功能残气量小，诱导时间短。此外，麻醉前建立静脉通道是麻醉安全的保障。成人可耐受建立静脉通道的操作，因此多选用静脉麻醉诱导。吸入麻醉诱导多用于不能配合建立静脉通道的小儿。

（2）吸入麻醉诱导多选用七氟烷。现在常用的其他吸入麻醉药物如异氟烷、地氟烷不能用于麻醉诱导。

（3）吸入麻醉药物具有兴奋性。因此在麻醉诱导过程中患儿可出现兴奋症状，如躁动、分泌物增多、心率增快等，严重者出现喉痉挛甚至支气管痉挛。

（4）吸入麻醉药物对呼吸具有抑制作用，对F_A具有负反馈调节作用。因此，为缩短吸入麻醉的诱导时间，可适当给予手控通气。

（5）对于颅内高压和眼内压升高的患者、饱胃的患者和怀疑恶性高热的患者禁用吸入麻醉诱导。

（二）吸入麻醉的维持

麻醉维持是指从气管内插管后至手术结束这段时间。从麻醉安全性角度来看，麻醉维持阶段相较于麻醉诱导和苏醒期而言相对安全。

麻醉维持期间药物的选择具有灵活性。可选用全屏静脉麻醉、吸入麻醉、静吸复合麻醉、或吸入麻醉复合神经阻滞等。在此主要讲述吸入麻醉。

机体对吸入麻醉的摄取随着麻醉时间的不同而不同。机体对吸入麻醉药物的摄取率是一条曲线,随着麻醉时间的延长而曲线降低。因此,为满足机体对吸入麻醉药物的消耗并维持一定的麻醉深度,吸入麻醉药物的供给量必须随时调整。吸入麻醉药物供给量的调整可通过两种途径实现:调节挥发罐的刻度和调节新鲜气氧流量。正确的输出吸入麻醉药物的方式应该是,挥发罐的刻度开到最大,通过调节新鲜气的流量来调节麻醉深度。在麻醉维持的起始阶段(多数麻醉诱导为静脉麻醉),挥发罐开到最大,新鲜气氧流量6L/min,2~3分钟后缓慢减小新鲜气氧流量,直至新鲜气氧流量不能再减小为止(新鲜气氧流量等于氧耗量),这时常为麻醉时间1.5小时以后。这时才开始调节挥发罐。此时的麻醉相当于紧闭麻醉。

与调节挥发罐相比,通过调节新鲜气流量来调节麻醉的供给量使加深麻醉快、麻醉药物作为废气排出少,因而节约麻醉费用。

通过调节挥发罐刻度来调节麻醉深度是临床麻醉医师常有的陋习之一。另一种陋习是长时间保持新鲜气流量和挥发罐的刻度不变。这样做常导致吸入麻醉深度过深。在有麻醉气体浓度监测的情况下,我们易于通过维持呼气末麻醉气体MAC值的稳定性来改变我们的陋习。

吸入麻醉深度常常需要根据患者的情况和手术种类而定。一般而言,呼气末吸入麻醉气体应维持在1.3~1.5MAC左右。由于临床上较少单纯应用吸入麻醉药物完成麻醉,常需要合用阿片类药物、静脉麻醉药物等,使麻醉深度的判断出现困难。在有脑电双频指数(bispectral idex,BIS)监测的情况下,BIS值维持在40~60之间被认为是一种较满意的麻醉。但我们应该认识到BIS监测的局限性。氧化亚氮和氯胺酮可使BIS值升高。因此,吸入麻醉深度的判断常依赖于麻醉医师的经验。

麻醉的三要素为镇痛、镇静和肌松。吸入麻醉药物能够产生良好的镇静作用,一定的镇痛作用和协同肌松作用。但在临床麻醉中,需要给予麻醉性镇痛药物和肌松剂以加强吸入麻醉药物的镇痛和肌松作用。短小手术可以在单纯的吸入麻醉下完成,常需要较高的麻醉药物浓度。多数手术需要在充分给予麻醉性镇痛药物和肌松剂的情况下完成。在这种情况下,吸入麻醉药物的浓度需要根据手术类型、患者的情况和麻醉时间进行调整。以中流量的吸入麻醉为例,吸入麻醉药物浓度在1.3~1.5MAC之间。复合静脉麻醉或神经阻滞的情况下,吸入麻醉药物浓度可降低,一般在0.6~1.0MAC之间即可,满足镇静的需要。紧闭麻醉没有麻醉气体作为废气排放于大气中,曾被认为是一种较好的麻醉方式。但紧闭麻醉需要给予患者氧耗量的新鲜气氧流量,有导致患者缺氧的可能。且目前的高级麻醉机和麻醉工作站已使我们不能观察风箱的位置。因此,紧闭麻醉已不适合现代麻醉的需要。计算机控制紧闭回路麻醉是一种闭合环路的麻醉(closed-loop control of anesthesia),是吸入麻醉技术与计算机技术的结合,代表了吸入全身麻醉的一个发展方向。目前Dräger Zeus型麻醉机具有这一功能。近年来,采用吸入麻醉药物直喷技术把吸入麻醉药物直接喷射于环路内的麻醉机已在临床上应用,这种麻醉机取消了挥发罐。

吸入麻醉维持中的注意事项:

(1)虽然较长时间的麻醉后,所有吸入麻醉药物的苏醒时间几无差别,但地氟烷和七氟烷这些血液溶解度低的麻醉药物仍被认为苏醒较快。因此,对于老年患者、肥胖患者和长时间手术患者应选择地氟烷和七氟烷。虽然小儿麻醉在诱导时选用七氟烷,麻醉维持选用异氟烷可节约麻醉费用,但在实际操作中并不可取,因为现代麻醉机常只有一个挥发罐的接口,挥发罐的更换不仅烦琐且可能出现问题。

(2)地氟烷因具有体内代谢少,麻醉苏醒快的特点而被麻醉医师所接受。但地氟烷具有呼吸道刺激作用,且有交感兴奋作用,因此在给予地氟烷时,吸入浓度不宜快速增加。

(3)在合用氧化亚氮时,氧流量与氧化亚氮流量的比值为2∶3。对于肠梗阻、气胸、颅脑积气、空气栓塞的患者,以及中耳和眼科手术禁用氧化亚氮。新生儿和维生素B_{12}缺乏的患者也应禁止使用氧化亚氮。

(三)麻醉苏醒

在吸入麻醉的苏醒过程中,需要使体内的麻醉药物从肺内排出。这种排出过程也称为洗出(wash out)。一般认为,当呼气末吸入麻醉药物浓度降低至0.4MAC以下时患者即可苏醒。但是在实际工作中,由于患者的情况、手术种类和使用镇痛药物的不同,患者苏醒的时间有长有短。从吸入麻醉药物排出的角度考虑,吸入麻醉的苏醒方式分为浓度递减(decreasing the concentration)和流量递减(decreasing traffic）洗出两种方法。

1. 浓度递减洗出法（decreasing the concentration of wash-out）　在手术结束前30分钟给予阿片类镇痛药物，同时降低呼气末吸入麻醉药物浓度，维持在0.5MAC。手术结束时停用吸入麻醉药物，同时新鲜气氧流量增加至5～10L/min，直至患者苏醒。此方法适用于所有吸入麻醉药物的恢复，是临床上常用的吸入麻醉苏醒方法。在操作的过程中应避免过度通气。

2. 流量递减洗出法（diminishing flow wash-out）　在手术结束前30分钟给予阿片类镇痛药物，同时关闭挥发罐，新鲜气氧流量降低至0.3～0.5L/min。当外科缝皮时新鲜气氧流量方增加至5L/min。此方法一般用于血液溶解度较高的吸入麻醉药物如异氟烷。

（四）吸入麻醉相关的不良反应

1. 麻醉后躁动（restlessness）　吸入麻醉后躁动较为普遍，躁动有导致伤口裂开和坠床的危险。吸入麻醉后躁动的原因不明，一般认为与吸入麻醉药物没有完全从体内排出以及疼痛有关。还有一种理论认为，在吸入麻醉药物的清除过程中，脊髓部位的神经元的功能首先恢复，而此时大脑皮层的神经元尚处于抑制状态，因此患者出现躁动。小儿在七氟烷麻醉后，80%以上均出现躁动。目前对于躁动的治疗常给予阿片类药物，效果好，但需要观察患者呼吸，且观察时间较长。小儿也可静脉给予0.2mg/kg的氯胺酮，效果良好但维持时间过短。

2. 术后恶心呕吐　吸入麻醉后恶心呕吐的发生率在60%以上，与患者、手术种类和阿片类使用情况有关。一般给予抗呕吐药物如托烷司琼治疗。联合应用丙泊酚麻醉术后恶心呕吐发生率低。

3. 恶性高热　为吸入麻醉的严重和危险不良反应，应引起高度重视。

第二节　静脉麻醉技术

静脉麻醉种类很多。本节只就丙泊酚全凭静脉麻醉进行讨论。

从目前我们掌握的资料来看，尚无一本真正意义上的静脉麻醉专著。由于吸入麻醉的统治地位，我们所学的麻醉知识均来自于吸入麻醉。即使我们使用的是静脉麻醉技术，但我们脑海里根深蒂固的吸入麻醉知识仍左右着我们的行为，使我们习惯于用吸入麻醉的知识指导静脉麻醉。有人把靶控用的微量泵（micropump）称为"静脉挥发罐"就是一个典型的例子。用吸入麻醉知识武装起来的麻醉医师常常做不好静脉麻醉，这也是"静-吸麻醉之争"的根源。华中科技大学同济医学院附属协和医院的全凭静脉麻醉（total intravenous anesthesia，TIVA）或靶控输注（target controlled infusion，TCI）的使用率占所有麻醉的90%以上。在此将就我们的使用经验与大家共同进行讨论。

一、基础知识

（一）静脉麻醉容易掌握

与前面讲述的吸入麻醉技术不同，静脉麻醉技术麻醉医师更容易掌握。吸入麻醉到目前为止尚无一个准确的房室模型。有人认为吸入麻醉是7房室模型，有人认为是11房室模型。不管是7房室模型还是11房室模型都太复杂，麻醉医师难以掌握。事实上，吸入麻醉不可能做到精确麻醉。静脉麻醉则不同。丙泊酚和瑞米芬太尼均为3房室模型（3-compartment model）（不是完全意义上的3房室模型，因为引入了效应室的概念），与我们在大学里所学的药理学知识基本一致，简单而易于掌握。在欧洲所进行的一项大规模的临床研究发现，90%的麻醉医师认为全凭静脉麻醉易于学习和掌握，83%的麻醉医师认为TCI和TIVA技术相差无几，86%的麻醉医师表示他们将在今后的麻醉中使用全凭静脉麻醉。这项研究充分说明，全凭静脉麻醉技术易于学习和掌握。

（二）模型

目前用于全凭静脉麻醉的模型很多，但都不能做到完全模拟机体内静脉麻醉药物的消除。且这些模型均为群体模型，在实际的临床麻醉中我们需要做到个体化。群体模型与个体化之间的差别是显而易见的。实际上，在临床麻醉中，模型之间的差别是很小的，都可满足临床麻醉的需要，因为个体化的操作消除了模型间的差异。刻意追求模型的精确性没有意义，因为TIVA需要手动调节，TCI需要根据患者的情况调整血浆或效应室（effects of room）的靶控浓度，既然需要调整，模型的精确性即失去意义。

（三）靶控目标

以血浆浓度为靶控目标还是以效应室浓度为靶控目标尚无定论。效应室浓度是计算出来的，不能直接测定。目前大多数TCI泵只提供血浆浓度TCI。我们认为，在临床麻醉中二者并无显著差别。

（四）TIVA还是TCI

TCI由TCI泵根据输入的患者参数如年龄、体重和靶控浓度自动给药，方便而准确。TIVA多数根据10-8-6方案给药。从欧洲大规模的临床研究结果来看，TCI给药的麻醉满意度优于TIVA，但相差不大。TCI的靶控浓度需要根据实际情况调整。既然需要调整，与TIVA相比优势不大。TIVA按10-8-6方案给药时，丙泊酚的血浆浓度在3.5～4μg/ml之间。目前，不是所有医院装备的泵都为TCI泵，普通微量泵完全可以完成全凭静脉麻醉。

（五）靶控药物配比

目前，多数微量泵提供很多药物的TCI靶控，其实在临床上并不实用。临床上真正适合于靶控的药物为丙泊酚和瑞米芬太尼。这两种药物消除半衰期短，无论麻醉时间多长，二者在体内基本上无蓄积，因此可以很好地控制血浆浓度，即适宜于靶控输注（图5-3）。其他药物如芬太尼、苏芬太尼、阿芬太尼和咪哒唑仑不适宜用于靶控输注，是因为这些药物的半衰期长，随着麻醉时间的延长，药物在体内蓄积，使血浆浓度难以预测。

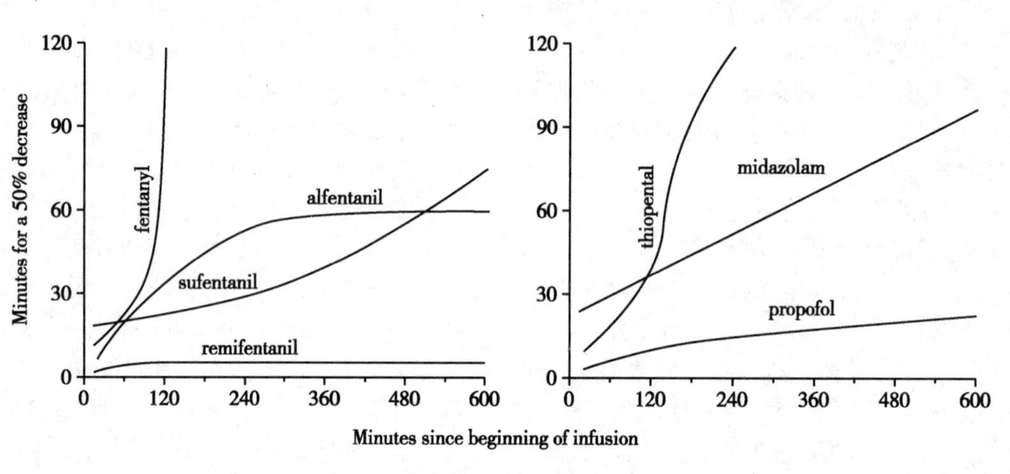

图5-3 瑞米芬太尼和丙泊酚的消除

在临床静脉麻醉中，丙泊酚配伍瑞米芬太尼是一种最佳配伍。丙泊酚镇静效果好，但无镇痛作用；瑞米芬太尼具有良好的麻醉镇痛作用。二者配伍可提供良好的镇静和镇痛作用，即麻醉作用。就满足外科手术需要的全凭静脉麻醉而言，丙泊酚与瑞米芬太尼缺一不可。

（六）靶控浓度

从众多资料和专家讨论的结果来看，国人丙泊酚的血浆靶控浓度在3～6μg/ml之间，瑞米芬太尼的血浆靶控具有争议，我们认为浓度应该在3～6ng/ml之间。由于丙泊酚与瑞米芬太尼合用，产生良好的镇痛和镇静作用，可以产生良好的心血管稳定性，即血压和心率稳定。这种稳定有好的一面也有不好的一面。好的一面是麻醉平稳。不好的一面是，当患者出现术中知晓（intraoperative awareness）时我们可能尚不知道。我们在很多情况下判断麻醉深度还是依赖于患者的心血管反应。在吸入麻醉下，这种判断可能有效。但在全凭静脉麻醉下，这种判断有可能不准确。某些患者在心率不增快和（或）血压不升高的情况下即可出现术中知晓。这种情况常与麻醉医师利用吸入麻醉知识指导静脉麻醉有关，即在心率不快或血压不高的情况下降低了丙泊酚的输注速度，使血浆中丙泊酚的浓度过低，从而患者术中知晓。事实上，丙泊酚和瑞米芬太尼有天花板效应（ceiling effect）和地板效应（floor effect）。当某患者的血压升高或心率增快时，我们可以提高丙泊酚或瑞米芬太尼的靶控浓度，但丙泊酚的靶控浓度一般不超过6μg/ml。如果此时患者的血压仍高或心率仍快时，我们可以适当给予血管活性药物，或吸入低浓度的吸入麻醉药物，浓度一般为0.5MAC。另一种情况是血压低或心率慢。同样，我们可以降低丙泊酚或瑞米芬太尼的靶控浓度，但丙泊酚的靶控浓度不可低于3μg/ml。低于此浓度患者有术中知晓的可能，虽然此时患者的血压仍不高或心率仍不快。此时我们应适当应用血管活性药物，或找出低血压的原因，如果血容量不足时应加强补液。

（七）是否合用咪哒唑仑

很多麻醉医师在全凭静脉麻醉中合用咪哒唑仑，目的是防止术中知晓。但咪哒唑仑的使用使患者苏醒时间延长，苏醒质量差，术后躁动率升高。咪哒唑仑与丙泊酚同属于麻醉镇静药。一种药能够达到目的就不应使用两种药。只要我们记住全凭静脉麻醉中的天花板效应和地板效应，在靶控浓度适当的情况下，丙泊酚与瑞米芬太尼靶控麻醉的患者中无术中知晓。

（八）术中知晓

通过心率和血压等指标在判断吸入麻醉深度时有用，但在判断静脉麻醉深度时不一定适用。静脉麻醉苏醒快而完全，当患者心率增快或血压升高时患者可能已清醒，这时加快输注速度已来不及，造成术中知晓。防止术中知晓的首要措施是维持血浆丙泊酚的浓度在最低值以上，即3μg/ml以上。

（九）术前用药

虽然《米勒麻醉》第7版已明确指出，术前用药已无必要，除非特殊情况外，但在吸入麻醉中，麻醉医师习惯于术前给予抗胆碱药以减少呼吸道的分泌。吸入麻醉药物对呼吸道具有刺激作用，呼吸道分泌物增多，给予术前用药似乎必要。但在全凭静脉麻醉中，麻醉药物对呼吸道没有刺激作用，因而术前用药没有必要。术前用药降低了患者的舒适性，对患者的术后恢复也有影响。但特殊情况除外。

二、静脉麻醉与吸入麻醉的区别

吸入麻醉知识在很大程度上不适合于全凭静脉麻醉。具体体现在以下几方面。

（一）肌松剂使用量

在麻醉维持期间，吸入麻醉一般需要使用较大的肌松剂使用量，否则患者术中可能出现体动。全凭静脉麻醉由于具有良好的镇静和镇痛作用，在麻醉维持过程中可以不需追加肌松剂，前提条件是靶控浓度必须适当，过低的靶控浓度有导致术中知晓和患者突然体动的可能。在需要完善肌松的腹部手术，追加肌松剂是必要的。减少肌松剂的用量意味着在苏醒期不需要使用肌松拮抗剂，避免了肌松拮抗剂的副作用。

（二）气管内吸痰

在吸入麻醉的苏醒期间，由于吸入麻醉药物对呼吸道的刺激作用，气道内分泌物增多，因此苏醒期气管内吸痰十分必要。全凭静脉麻醉对呼吸道没有刺激作用，不增加呼吸道分泌物，因而气管内吸痰没有必要，除非患者有呼吸系统疾病。由于患者术中没有追加肌松剂，在气管内吸痰的强刺激下，患者可出现突然的呛咳。

（三）苏醒期培养呼吸

吸入麻醉的苏醒期常需要手控呼吸以培养患者的自主呼吸，甚至需要通过增加血液中二氧化碳的浓度以刺激呼吸中枢。但在全凭静脉麻醉中没有必要。全凭静脉麻醉由于具有良好的镇痛和镇静作用，即使在没有使用肌松剂的情况下，患者也没有自主呼吸。与患者的苏醒是一种“全或无”的现象一样，患者呼吸的恢复也是一种“全或无”现象。一旦出现自主呼吸必须立刻拔出气管导管，因为出现自主呼吸即表示患者已清醒。

（四）苏醒指标的判断

吸入麻醉苏醒指标包括患者遵照麻醉医师的语言刺激做出反应，如睁眼、举手等。全凭静脉麻醉的苏醒不需要这些指标。全凭静脉麻醉的清醒是一种“全或无”现象，患者表现为突然清醒，而且清醒完全和彻底。在手术结束时，停用静脉麻醉药物。由于没有外科刺激，患者的血压会逐渐降低，心率逐渐减慢，但会稳定在某一水平。随后血压开始逐渐升高，心率逐渐增快。我们看重心率的变化。一旦心率增快到一定的水平，即使患者无自主呼吸，我们也应立刻进行口腔内吸痰，快速拔出气管导管。还有一种情况是，患者的心率没有明显增快但患者出现呛咳，也应立刻拔出气管导管。全凭静脉麻醉苏醒期拔出气管导管的这两种情况的前提条件是，不能对患者做任何刺激性操作，如活动气管导管、吸痰等。这种不进行任何刺激的清醒我们称之为“自然清醒”。全凭静脉麻醉的患者，在停用静脉麻醉药物输注后，气管内吸痰或其他刺激可导致患者呛咳而不得不拔出气管导管，此时患者的清醒质量不好。

三、全凭静脉麻醉的实施

全凭静脉麻醉包括TCI和TIVA两种方式。

（一）TCI的实施

TCI的麻醉诱导十分简单。在TCI泵上输入患者的体重、年龄和血浆或效应室靶控浓度即可开始麻醉诱导。靶控浓度的设定需要临床经验。在麻醉诱导前，应给予芬太尼这样的长效阿片类药物，防止插管时的心血管反应和苏醒期的爆发性疼痛。在设定丙泊酚的靶控浓度（如血浆浓度4μg/ml）和瑞米芬太尼的靶控浓度（如血浆浓度3ng/ml）后，按下开始键，TCI即自动完成诱导剂量的麻醉药物的输注和随后的维持。一般在患者的意识消失后即可静脉给药肌松剂。完成气管插管后，根据患者的心血管反应或BIS值的变化调整靶控浓度。除非腹部手术需要完善肌松外，根据术中情况可以追加肌松剂，也可不追加肌松剂。不追加肌松剂意味着麻醉苏醒时不需要给予新斯的明拮抗肌松效果，避免了新斯的明的副作用和再箭毒化的可能。麻醉维持阶段根据需要调整靶控浓度。手术结束前根据情况逐渐降低靶控浓度。一般情况下，在缝皮开始时降低1/3的靶控浓度，缝皮完成一半时再降低1/3，缝皮结束时停用靶控输注。尽量避免突然停止靶控输注。手术结束后，立刻撕开固定气管导管的胶布，准备拔管。这时不要给患者任何刺激，进行手控或机控呼吸。停药5～10分钟左右甚至更短，当患者心率开始增快，或患者出现呛咳时，立刻口腔吸痰（不超过10秒），随即拔出气管导管。此时嘱患者睁眼，患者即睁开眼睛惊讶地看着你。你应该立刻告诉患者"手术做完了"。患者常会反问"完了？"。当你回答"完了"的时候，患者的回答常常是"谢谢你"。如果你回答"不用谢"时，患者常常会没完没了地谢谢你，因为患者处于兴奋期。

TCI麻醉的优点是微量泵自动完成，微量泵自动显示血浆或效应室麻醉药物浓度，操作简单方便，麻醉平稳。缺点是诱导时间较长，TCI泵较贵。

（二）TIVA的实施

TIVA的基础是10-8-6给药方案。10-8-6给药方案可使丙泊酚的血浆浓度维持在3.5～4.0μg/ml之间，满足临床麻醉的需要。给予芬太尼以后，成人按2.0～2.5mg/kg，小儿按3.0mg/kg推注丙泊酚，随后给予肌松剂，也可预先给予小量的肌松剂。完成气管插管后5min开始按10mg/（kg·h）输注丙泊酚，30min后改为8mg/（kg·h），1h后改为6mg/（kg·h）并维持此输注速度至手术结束。瑞米芬太尼1mg溶于50ml注射器中，气管插管完成后开始输注，成人按50ml/h输注，直至手术结束。丙泊酚与瑞米芬太尼的输注速度应根据术中的情况进行调整。特别需要注意的是，当我们调高丙泊酚的输注速度时，丙泊酚的血浆浓度的升高速度很缓慢，这一点与TCI不同，TCI在提高靶控浓度后，很快就达到所需的血浆浓度。在TIVA中，我们应该快速输注一定量的丙泊酚，使丙泊酚的血浆浓度快速升高，避免血浆浓度升高的爬坡期过长。麻醉苏醒期的操作与TCI没有区别。

TIVA的优点是，麻醉诱导与我们常用的吸入麻醉无异，麻醉医师容易接受。微量泵便宜。缺点是，微量泵不能显示血浆或效应室麻醉药物浓度，血浆浓度不易精确控制。

四、全凭静脉麻醉的适用范围

全凭静脉麻醉适用于几乎所有的患者，对于对脂类或瑞米芬太尼过敏的患者则应禁用。在此将就全凭静脉麻醉在心脏直视手术中的应用作为例子进行简单介绍。

心脏直视手术存在两大问题：术中知晓和术后麻醉恢复期过长。术中知晓给患者造成痛苦；苏醒期过长造成患者在恢复室留观时间长，外科医生不满意。这是相互矛盾的两个问题。体外循环期间不能应用吸入麻醉药物，因为吸入麻醉药物将与二氧化碳一起从氧合器中排出到手术室中，污染手术室空气。体外循环期间停止呼吸也使吸入麻醉无法进行。虽然有把吸入麻醉药物的挥发罐连接在氧合器上的尝试，但并不实用。体外循环的塑料管道和各种塑料膜对很多药物具有吸附作用，这种吸附作用使麻醉药物或麻醉镇痛药物的血浆浓度降低。吸附的结果导致麻醉深度不够，患者术中知晓。各种管道和膜对地西泮吸附少。为防止术中知晓，常给予大剂量的地西泮，成人每30分钟给予10mg，结果导致患者苏醒时间长，苏醒质量差，在术后恢复室留观很长时间。为解决这一对矛盾，我们在体外循环期间给予丙泊酚靶控输注。我们输注的血浆靶控浓度为3μg/ml。我们观察发现，术中患者知晓现象消失，术后患者拔出气管导管的时间缩短。我们测定了血浆丙泊酚浓度，发现血浆中丙泊酚的浓度与我们设定的靶控浓度基本一致，说明丙泊酚没有被吸附或吸附量很小。由于体外循环中患者出现胰岛素抵抗，导致血糖升高，而丙泊酚是一种乳剂，是否进一步升高血糖？我们观察发现，丙泊酚靶控输注组患者的血糖与地西泮组相比差异无显著意义，血糖数值甚至有所降低。本研究说明，丙泊酚靶控输注适合用于心脏直视手术患者体外循环期间的麻醉。

五、全凭静脉麻醉的优点

（一）易于掌握

吸入麻醉涉及复杂的药理学和药效学知识，在临床麻醉中，影响吸入麻醉的因素众多，因此做好吸入麻醉不容易。静脉麻醉要求的药理学和药效学知识少，麻醉医师易于掌握。

（二）麻醉易于控制

在调整吸入浓度后，吸入麻醉达到需要的麻醉深度常在10～15分钟以后，时间长，使调整麻醉变得困难，麻醉深度难以与外科操作同步。静脉麻醉则不同。丙泊酚一个臂-舌时间即起效，只需要约25秒。瑞米芬太尼的起效时间为1～1.5分钟。丙泊酚和瑞米芬太尼超快的起效时间和超短的半衰期使调整麻醉深度变得容易，麻醉的可控性强。

（三）清醒质量高

吸入麻醉患者苏醒后有宿夜现象。我们以为清醒非常好的患者，其实苏醒后记起的第一件事是病房的天花板，而不是我们的语言刺激。静脉麻醉的患者苏醒完全而彻底，这样就保证了麻醉的安全性。

（四）术后躁动少

吸入麻醉术后躁动是其固有的缺点，难以克服。静脉麻醉的患者术后几无躁动。少数患儿可能会出现躁动，与患儿没有完全清醒和约束过紧有关。患儿没有完全清醒与我们刺激患儿如过早吸痰有关。如果我们不刺激患儿，待患儿完全清醒后再拔管，将大大降低患儿躁动率。由于阿片类药物的应用，患儿常觉得鼻和口周瘙痒。患儿清醒后的第一个动作是揉口鼻。如果我们约束患儿过紧，患儿不能揉口鼻，则患儿出现躁动。我们的做法是，在手术结束后松开患儿所有的约束带，等待患儿清醒。拔出气管导管后，让患儿的手自由活动，搓揉口鼻。

（五）术后恶心呕吐少

吸入麻醉术后恶心呕吐率高达60%。由于丙泊酚本身具有镇吐作用，全凭静脉麻醉后恶心呕吐的发生率很低。

（六）无恶性高热

吸入麻醉药物可能导致恶性高热。全凭静脉麻醉没有这种可能性。

六、不足之处

（一）爆发性疼痛

由于瑞米芬太尼的消除半衰期短，在停用瑞米芬太尼后，瑞米芬太尼的血浆浓度迅速消失，导致患者出现爆发性疼痛（breakthrough pain）。防止爆发性疼痛的措施有两点：①预先给予长效阿片类药物，术后镇痛完善；②避免使瑞米芬太尼从很快的输注速度突然停止，应逐渐停药。

（二）个体差异大

吸入麻醉的一个优点是个体差异较小，可能与吸入麻醉可以使脑电波成等电位线有关。静脉麻醉，无论输注速度多快，脑电波都存在，不可能成为等电位线。脑电波的存在可能是静脉麻醉个体差异大的原因。个体差异大意味着我们必须个体化用药。在个体化用药的过程中，麻醉医生应该牢记静脉麻醉药物的天花板效应和地板效应，防止药物过量和术中知晓。在麻醉深度适当的情况下，可以应用血管活性药物或吸入低浓度的吸入麻醉药物以维持麻醉稳定。

（三）闭环麻醉尚不成熟

前面讨论的均为开环麻醉（open-loop anesthesia），需要麻醉医师的干预。闭环麻醉（close-loop anesthesia）是指计算机根据麻醉深度（主要是BIS值）自动调整静脉麻醉药物的输注速度，不需麻醉医师的干预的一种全凭静脉麻醉方式。但目前闭环麻醉尚有很多问题。从本科室临床试验看来，闭环麻醉常导致静脉麻醉药物血浆浓度过低，患者血压高，心率快。

第三节　椎管内神经阻滞技术

椎管内神经阻滞（spinal nerve block）技术，如硬膜外穿刺和蛛网膜下腔（subarachnoid wear）穿刺技术，近年来无重大进展。且本书作为研究生的参考书，介绍如何进行椎管内穿刺或蛛网膜下腔穿刺已无必要。为此，本节只就临床椎管内神经阻滞中容易忽视的几个问题进行简要说明。

一、黄韧带的解剖结构

黄韧带（yellow ligament）是在进行硬膜外穿刺过程中重要的解剖标志，穿刺成功与否与黄韧带的突破感有重要关系。但是，黄韧带不是完整的一块，而是左右两片在脊柱中线融合而成一块。某些患者的两片黄韧带可能存在融合不全，导致在进行硬膜外穿刺时没有黄韧带的坚韧感和突破感，因而极易穿破硬脊膜。对于反复穿刺而感觉不到黄韧带坚韧感的患者，应该放弃穿刺，改换其他的麻醉方式，以避免反复穿破硬脊膜。

二、避免使用空气压缩试验

注射器内带3ml生理盐水和2ml空气以进行空气压缩试验（air compression test）和观察气泡反流曾是进行硬膜外穿刺的标准做法，但这种做法较危险。研究表明，注入硬膜外间隙的空气可沿着硬膜外间隙向上扩散，聚集在枕骨大空周围，严重时压迫脊髓，导致严重的神经系统并发症。也有出现空气栓塞的可能。随着超声技术在麻醉临床上的应用，可以直观地看到注入硬膜外间隙的空气沿着硬膜外间隙快速地向上扩散。这些室温下的空气，在体内被加温，导致空气的体积增加，从而可能导致脊髓压迫。为此，中华医学会麻醉学分会已明确禁止这种操作。正规的操作是，注射器中不带空气,尤其注意避免反复向硬膜外腔注气。

三、蛛网膜下腔穿刺点应选在$L_3 \sim L_4$或以下

两侧髂嵴最高点的连线与脊柱相交处为L_4棘突或$L_3 \sim L_4$棘突间隙曾是我们的标准做法,但此法的准确率有限。研究表明,男性的正确率为60%,女性的正确率只有40%。而脊髓圆锥终止于$L_2 \sim L_3$约为1%,终止于L_3水平约为1.5‰。因此,我们所谓的标准定点法有可能是$L_2 \sim L_3$间隙,而脊髓圆锥可能就在这个间隙,因而有误伤脊髓圆锥的可能。在进行蛛网膜下腔穿刺穿刺时,穿刺点应尽可能的向下,避免损伤脊髓圆锥。对于肥胖患者,应在B超辅助下进行定位和穿刺。

四、局麻的神经药物毒性

局麻药物的神经毒性(neurotoxicity)被认为是椎管内神经阻滞后神经功能障碍的一个重要原因。研究表明,常用局麻药物的神经毒性大小为,利多卡因>布比卡因>地卡因>罗哌卡因。因此,在临床硬膜外神经阻滞中,应尽可能地选用罗哌卡因,合用的利多卡因的浓度应降低。特别强调的是,在神经损伤的情况下,局麻药物的神经毒性作用增加强烈。因此,在穿刺或置管的过程中患者出现异感,应慎重给予局麻药物,局麻药物的浓度不宜过高,容量不宜过大。在给予了允许剂量的局麻药物后,如果神经阻滞效果不确切,不应再追加局麻药物,而应改换其他麻醉方式,如全身麻醉。

五、椎管内神经阻滞后神经系统并发症

研究表明,椎管内神经阻滞后神经系统并发症有直接证据证明由麻醉操作引起的只占总发生率的30%以下。这些直接证据包括穿刺或置管时的异感、硬膜外血肿、硬膜外脓肿和用药错误等。大多数神经系统的并发症与患者的本身因素或外科操作有关。患者的本身因素包括椎间盘突出、椎管狭窄、黄韧带肥厚和椎管内肿瘤等。外科因素包括截石位、产钳使用、第二产程过长等。因此,在进行椎管内神经阻滞时,我们除进行正确的操作外,操作前仔细询问病史极其重要。很多患者术前有腰腿痛,但病历中不一定有记载。对于由顺产改为剖宫产的孕妇,更应仔细询问有无腰腿痛或麻木的情况。

六、术后镇痛

对于在椎管内穿刺和置管的过程中出现异感和凝血功能异常的患者,应避免使用术后镇痛,以便尽早发现可能出现的神经损伤和硬膜外血肿,便于尽早治疗。

七、拔管后出血

研究表明,硬膜外血肿有50%是在拔出硬膜外导管的过程中形成。拔管后出血的原因尚不明确,可能与患者凝血功能障碍或在拔管的过程中撕裂硬膜外静脉丛有关。如果患者在硬膜外导管拔出后诉双下肢无力、麻木,我们应高度重视。应尽早进行MRI检查,一旦确诊立刻手术。

第四节 结论与争论

一、静-吸之争

静-吸之争由来已久。从麻醉学发展史来看,麻醉由吸入麻醉开始。吸入麻醉曾一统天下,被认为是一种正宗的麻醉方式。但随着丙泊酚和瑞米芬太尼进入临床,全凭静脉麻醉发展势头迅猛。欧洲国家全凭静脉麻醉的普及度较高。美国由于FDA尚未批准全凭静脉麻醉应用于临床,全凭静脉麻醉在美国的普及率较低。在我国,全凭静脉麻醉占有相当大的比率。从患者的麻醉安全性方面考虑,静-吸之争没有必要。麻醉医师应该选用自己最熟悉的麻醉方式为患者服务,才能最大限度地保证患者的安全。吸入麻醉个体差异小是其优点,但患者清醒质量不高、术后恶心呕吐和躁动发生率高是其固有的缺点。静脉麻醉存在个体差异大、爆发性疼痛的缺点,优点包括清醒完全和彻底、术后恶心呕吐和躁动发生率低。

二、硬膜外神经阻滞后神经系统并发症

硬膜外神经阻滞后神经系统并发症的顾虑是麻醉医师不愿选择硬膜外神经阻滞的一个重要原因。硬膜外神经阻滞后神经系统并发症由麻醉医师操作引起的不到30%,大部分由患者本身的疾病或外科医师的操作引起。一旦出现并发症,责任常常由麻醉医师承担,因为麻醉医师常难以鉴别哪些并发症由患者本身疾病引起,哪些并发症由外科操作引起。术前仔细访视是避免患者自身疾病可能

导致硬膜外神经阻滞后神经系统并发症的一个重要措施。对于外科操作可能引起神经系统并发症的手术,麻醉医师可以选择全身麻醉。

三、硬膜外神经阻滞复合全身麻醉

硬膜外神经阻滞复合全身麻醉具有全身麻醉药物用量小、患者拔管早和术后镇痛效果好等优点。在硬膜外神经阻滞完善的情况下,只需要给予镇静剂量的全麻药物。由于硬膜外操作需要较长的时间,在接台手术时可以在麻醉准备间进行。术中可能出现低血压,应注意容量的补充。

(张诗海　杨拔贤)

参考文献

1. Ronald D. Miller,著. 邓小明,曾因明,译. 米勒麻醉. 第7版. 北京:北京大学医学出版社,2011
2. Wietasch JK, Scholz M, Zinserling J, et al. The performance of a target-controlled infusion of propofol in combination with remifentanil: a clinical investigation with two propofol formulations. Anesth Analg, 2006, 102:430-437
3. Sepulveda P, Cortinez LI, Saez C, et al. Performance evaluation of paediatric propofol pharmacokinetic models in healthy young children. Br J Anaesth, 2011, 107:593-600
4. Djian MC, et al. Comparison of the time to extubation after use of remifentanil or sufentanil in combination with propofol as anesthesia in adults undergoing nonemergency intracranial surgery: a prospective, randomized, double-blind trial. Clin Ther, 2008, 28:560-568
5. Russell D, Wilkes MP, Hunter SC, et al. Manual compared with target-controlled infusion of propofol. Br J Anaesth, 1995, 75:562-566

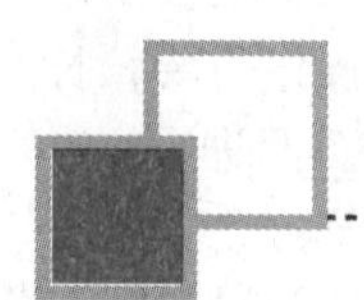

第六章 体液平衡

第一节 概 述

体液(body fluid)的主要成分是水、电解质、低分子有机化合物和蛋白质等，广泛分布于细胞内外，具有相对稳定的酸碱度，其稳定状态是人体正常新陈代谢所必需。体液平衡包括体液的组成、分布、渗透压和 pH 正常以及电解质的分布和组成平衡。

一、体液组成和分布

成年男性的体液总量平均约占体重的60%。体液占体重的百分比与年龄、性别及体脂含量有关。随着年龄增长，体液量占体重的比例下降。另外，体液量随脂肪组织含量增加而减少，肌肉含水量高，脂肪组织含水量低。细胞外液(extracellular fluid,ECF)约占体重的20%，细胞内液(intracellular fluid,ICF)约占体重的40%。男性和年轻人的细胞外液量大于女性和老年人。细胞外液中约1/4为血浆，其余3/4则分布在细胞间隙，称为组织间液，尚有极少部分位于一些密闭的腔隙(如颅腔、胸腔、关节囊)中，称第三间隙液。由于这一部分是由上皮细胞分泌产生的，又称为跨细胞液或穿细胞液。细胞内液与细胞的代谢和生理功能密切相关，而细胞外液是沟通组织细胞之间和机体与外环境之间的媒介。

二、渗透压

血浆渗透压的正常范围是 280～310mmol/L。血浆渗透压主要由晶体渗透压构成，主要作用是维持细胞内外的水平衡。血浆和组织间液的渗透压90%～95%来源于 Na^+、Cl^-、HCO_3^-，其余由其他离子、葡萄糖、氨基酸、尿素及蛋白质所决定。血浆蛋白所产生的胶体渗透压仅占血浆总渗透压的0.5%，但因其不能自由透过毛细血管壁，故对维持血管内外液体的交换和血容量的稳定具有十分重要的作用。细胞内液的渗透压主要取决于 K^+，其次是 HPO_4^{2-}。

三、电解质分布和平衡

细胞内液和细胞外液的电解质分布有很大差别。细胞内液中 K^+ 是主要的阳离子，其次是 Mg^{2+}、Na^+、Ca^{2+}。主要的阴离子为 HPO_4^{2-} 和蛋白质，其次是 HCO_3^-、Cl^-、SO_4^{2-} 等。细胞外液中的血浆和组织间液在电解质的性质、数量和功能上均很相似，其主要阳离子是 Na^+，其次是 K^+、Ca^{2+}、Mg^{2+} 等；主要阴离子是 Cl^-，其次是 HCO_3^-、HPO_4^{2-}、SO_4^{2-} 及有机酸和蛋白质。各部分体液中所含阴、阳离子总数是相等的，并保持电中性，细胞内外液总渗透压也是相等的。无机电解质的主要功能有：①维持体液的渗透压稳定和酸碱平衡；②维持神经、肌肉和心肌细胞的静息电位，并参与动作电位的形成；③维持新陈代谢和生理功能。

四、pH

pH 是 H^+ 浓度的负自然对数。pH 是细胞外液重要的理化特性，机体主要通过缓冲体系、肺肾调节和离子交换维持 pH 的恒定。在正常情况下，尽管机体不断生成或从体外摄入一些酸性或碱性物质，但是通过机体各种缓冲系统和肺、肾的调节，可使体液保持适宜的酸碱度，动脉血 pH 为 7.35～7.45。这种在生理情况下维持体液酸碱度相对稳定性的过程称为酸碱平衡(acid base balance)。

第二节 水、电解质平衡

一、水平衡

(一) 水平衡的调节

1. 口渴中枢调节水的摄入 各种原因造成细胞外液渗透压升高时，通过下丘脑口渴中枢产生口渴感，增加水的摄入。

2. 内分泌调节肾脏对水的排出 当机体的渗透压有1%～2%的变动时，可刺激视上核和室旁核释放抗利尿激素（antidiuretic hormone，ADH），减少肾脏对水的排出，从而维持机体的渗透压。非渗透性刺激如血容量和血压的变化，可通过左心房和胸腔大静脉处的容量感受器以及颈动脉窦、主动脉弓的压力感受器而影响ADH的释放，从而调节肾脏的浓缩和稀释功能。

机体通过摄入和排出两条途径调节水的平衡（图6-1）。

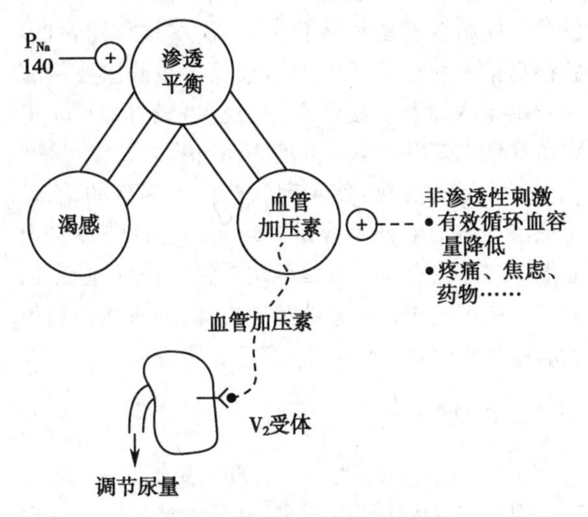

图6-1　水代谢调节示意图

（二）水平衡紊乱

1. 脱水　体液容量明显减少（超过体重的2%）并出现一系列功能和代谢变化的病理过程称为脱水（dehydration）。

（1）常见原因：围术期常见的体液丢失途径包括：①呕吐、腹泻、胃肠减压等丧失大量消化液；②大汗；③大面积烧伤；④长期连续使用呋塞米、氢氯噻嗪（双氢克尿塞）等利尿剂；⑤急性肾衰竭多尿期等。如大量丢失各种体液后补液只补充水分（或葡萄糖溶液）而不补钠盐，可引起低渗性脱水。

（2）临床表现：主要表现为不同程度的外周循环衰竭。患者往往有口渴、眼窝凹陷（小儿可出现囟门凹陷）、皮肤弹性减退、静脉塌陷、动脉压降低、直立性眩晕、脉搏细速、四肢厥冷、尿量减少和氮质血症等表现。如为低渗性脱水则口渴感不明显。

（3）治疗原则：防治原发疾病，使用等渗氯化钠溶液及时补充细胞外液容量。

2. 水中毒　血浆钠离子浓度下降，机体总钠量正常或增多，水潴留导致体液量增多称为水中毒。

（1）常见原因：

①ADH分泌过多：继发于肺燕麦细胞癌、胰腺癌、淋巴肉瘤等恶性肿瘤以及脑出血、脑血栓形成等中枢神经系统疾病引起的ADH分泌异常增多综合征。围术期各种应激因素如休克、失血、感染等可导致交感神经兴奋，ADH分泌增多。

②肾上腺皮质功能低下：肾上腺皮质激素可抑制下丘脑释放ADH，肾上腺皮质功能低下时可出现ADH释放增加。

③肾衰竭、心功能不全或肝硬化等导致肾脏排水功能降低。

（2）临床表现：主要表现为细胞和组织间隙水肿。胃肠道黏膜水肿可出现厌食、恶心、呕吐以及腹泻等症状。脑细胞水肿可出现不同程度的颅内压增高表现。

（3）治疗原则：轻症可通过限制水摄入得到缓解。重症可使用甘露醇、呋塞米等利尿剂。

二、钠平衡

（一）钠的生理功能和代谢的调节

钠是细胞外液主要的阳离子，对调节细胞内外的渗透压具有重要作用。钠离子的生理功能还包括维持神经、肌肉、心肌等可兴奋细胞的兴奋性，参与动作电位快速除极相的形成。正常血钠浓度是135～145mmol/L。体内总的钠含量与细胞外液容量呈正相关。因此机体对钠平衡的调节与容量调节密不可分。调节机体钠平衡的主要信号是有效循环血容量的变化。血管内容量的显著降低可兴奋颈动脉窦和肾小球入球小动脉的压力感受器，前者通过兴奋交感神经以及增加ADH的分泌，后者则通过肾素-血管紧张素-醛固酮系统增加肾小管对钠和水的重吸收，增加细胞外液的容量。血管内容量的增加可以通过心房内的牵张感受器，刺激心房肌细胞合成释放心房利钠肽（atrial natriuretic peptide，ANP）。心房利钠肽释放入血后，可减少肾素分泌，对抗血管紧张素的缩血管作用，抑制醛固酮分泌，对抗醛固酮的滞钠离子作用。

（二）钠平衡紊乱

1. 低钠血症　定义为血浆Na^+浓度即P_{Na}<135mmol/L，伴有或不伴有细胞外液容量改变的病理过程。

（1）常见原因：可见于大量出汗、呕吐、腹泻以及烧伤和利尿剂导致的钠丢失增加，但最常见的原因是水潴留导致的稀释性低钠血症，通常与ADH异常释放和肾脏稀释功能降低有关。

（2）临床表现：清醒患者可表现为恶心、呕吐、视物模糊、意识模糊、谵妄、抽搐、昏迷、肌阵挛等。

全身麻醉可掩盖上述征象。P_{Na}低于123mmol/L时出现脑水肿，而低于100mmol/L时出现循环衰竭表现。稀释性低钠血症则会出现容量过多的表现包括肺水肿、高血压和心功能不全等。

（3）对麻醉的影响：低钠血症的患者对挥发性麻醉药、巴比妥类药的心肌抑制和扩血管作用敏感，对吗啡、哌替啶、阿曲库铵和筒箭毒碱的组胺释放作用敏感。细胞外液容量增加的低钠血症可导致肺间质水肿、肺泡水肿，影响肺的气体交换功能。

（4）治疗原则：低钠血症的病因诊断是关键。按容量状态分类，围术期常见低钠血症的原因见表6-1。

表6-1 围术期低钠血症常见病因

按ECF容量分类的低钠血症	常见病因
低容量性	出血 烧伤 腹膜炎 脑耗盐综合征
高容量性	充血性心力衰竭 肾病综合征 肝硬化 TURP综合征
正常容量性	抗利尿激素异常释放综合征（SIADH） 假性低钠血症

1）停止输注低张液体，对由于容量过多导致的稀释性低钠血症应严格限制水的摄入。

2）使用袢利尿剂排除多余水分。

3）对于出现神经系统并发症的严重低钠血症，给予高渗氯化钠。使用下列公式计算氯化钠的需要量：

$$氯化钠需要量(mEq)=体重(kg)\times[140-Na^+(mEq/L)]\times0.6$$

每小时监测一次血钠浓度，低钠血症纠正的速率为0.6～1mmol/L/h，Na^+浓度达到125mmol/L后适当减慢。纠正过快可能导致脑桥脱髓鞘、脑水肿等并发症。

2. 高钠血症　是指P_{Na}>150mmol/L，伴有或不伴有细胞外液容量改变的病理过程。

（1）围术期常见的高钠血症原因包括：

1）水摄入不足：①禁食和禁水；②中枢神经系统病变影响口渴中枢。

2）水丢失过多：①肾外原因失水：烧伤、创伤、高热等导致皮肤或呼吸道大量失水；②肾脏失水过多：垂体性尿崩症，ADH分泌不足；③肾性尿崩症，肾脏对ADH反应不足。

3）医源性输入过量含钠溶液（例如碳酸氢钠或高渗氯化钠溶液）。

（2）临床表现：对口渴中枢功能正常的患者，突出表现为口渴。口渴中枢病变的患者症状不典型，包括嗜睡、意识状态改变，严重可出现昏迷、惊厥等。应结合病史和实验室检查，尽早作出诊断。急性高钠血症可由于脑细胞皱缩导致脑膜受牵张而发生颅内血肿。慢性高钠血症可较好耐受。高钠血症增加挥发性麻醉药的MAC值。

（3）治疗原则：使用利尿药去除多余的钠，使用低渗晶体溶液恢复容量。纠正的速度与高钠血症发生的速度有关。机体可耐受慢性高钠血症，因此不必纠正过快。对急性高钠血症，建议纠正速度不超过每小时0.7mmol/L。

三、钾平衡

（一）钾的生理功能和代谢的调节

钾是细胞内主要的阳离子，是维持细胞膜静息电位和动作电位复极的物质基础。体内钾稳态的维持，对于维持细胞的正常代谢和功能乃至机体生命活动极为重要。钾稳态的调节因素中，快速调节因素（几分钟）包括胰岛素、pH、β受体激动剂和碳酸氢根的浓度。缓慢调节的因素包括肾脏的分泌、重吸收和醛固酮的浓度。机体主要通过两个方面维持钾稳态。

1. 肾脏对钾排泄的调节　根据机体的钾平衡状态，机体主要依靠调节远曲小管和集合管对钾的分泌以及集合管对钾的重吸收来调节钾的排泄。影响排钾的因素包括：

①醛固酮的浓度：低血钠、高血钾时肾上腺皮质球状带分泌醛固酮增加，促进肾小管排泌钾。

②细胞外液的钾浓度：细胞外液钾浓度升高，可明显增加远曲小管和集合小管的泌钾速率。

③远端肾单位内小管液流速：利尿药产生的渗透性利尿效应，使远端肾单位的小管液流速及流量迅速增加，其冲刷作用导致管腔内钾浓度降低，故钾分泌增加。

④酸碱平衡状态：肾脏排钾还受体液酸碱度的影响。在远曲小管和集合管，K^+-Na^+交换与H^+-Na^+交换呈竞争现象。因此，急性酸中毒时肾排钾减少；碱中毒时则排钾增多。但慢性酸中毒患者却常

显示尿钾增多,其原因系慢性酸中毒可使近曲小管的水、钠重吸收受抑制,从而使远曲小管的原尿流速增大,该作用可超过 H^+ 对远曲小管、集合小管主细胞 Na^+-K^+泵的抑制作用。

2. 钾离子的跨细胞转移 影响细胞内外 K^+分布的主要因素有:

①儿茶酚胺和胰岛素:儿茶酚胺对 K^+分布的影响因受体不同而异。兴奋 α 受体可降低细胞对 K^+的摄取。刺激β受体则促进细胞摄取 K^+。胰岛素则通过促进糖原合成以及激活细胞膜上的钠泵降低血钾。

②血浆钾浓度:血浆 K^+浓度升高可刺激 Na^+-K^+-ATP 酶,促进细胞摄取 K^+。低钾血症时钾从细胞内移出。

③酸碱平衡状态:酸中毒时,细胞外液 H^+进入细胞内,同时交换出细胞内等量的 K^+以维持电中性,出现血钾增高;碱中毒时,情况恰相反,血钾降低。

④细胞代谢状态:组织修复等合成代谢增强时钾进入细胞内,而当组织破坏、溶血、肿瘤细胞坏死、挤压综合征时,钾可从细胞内释出,使血钾浓度升高。

⑤渗透压:细胞外液渗透压的急性升高促进 K^+从细胞内移出。

(二) 钾平衡紊乱

1. 低钾血症 血清 K^+浓度低于 3. 5mmol/L 称为低钾血症(hypokalemia)。

(1) 常见原因:

1) 钾摄入不足:由于长时间禁食、消化道梗阻等原因导致钾摄入不足。

2) 钾丢失过多:①经胃肠道丢失:呕吐、腹泻、胃肠减压以及肠瘘等导致含钾消化液大量丢失,是小儿低钾血症最常见原因;②经肾脏丢失:是成年人低钾血症的最常见的原因,多见于长期或大量使用利尿药;肾小管性酸中毒;原发或继发于充血性心力衰竭、肝硬化等的醛固酮增多症;长期使用糖皮质激素或肾上腺皮质功能亢进;低镁血症导致肾小管上皮细胞重吸收钾发生障碍,导致低钾血症;碱中毒,尿排钾增多。

3) 钾向细胞内转移:①大剂量胰岛素治疗;②急性碱中毒,或使用碳酸氢钠纠正酸中毒可使钾离子进入细胞内;③$β_2$受体激动剂可激活细胞膜上的 Na^+-K^+-ATP 酶,促进钾离子进入细胞内;④低钾性周期性麻痹;⑤甲状腺功能亢进。

(2) 临床表现:除原发病的临床表现外,血清钾低至 2 ~ 2. 5mmol/L,可出现肌肉无力,心电图可出现心律失常,常见房颤或室性早搏。ST 段下移,T 波低平以及 U 波。研究显示,血钾即使低至 2. 6mmol/L,麻醉的并发症发病率和死亡率并不增加。

(3) 治疗原则:治疗引起低钾血症的原发疾病。严重的低钾血症(2. 5 ~ 3. 0mmol/L)或有心律失常表现时,需要补充氯化钾。口服氯化钾比较安全。不能口服则静脉补充氯化钾,速度不宜过快,推荐为 0. 5mmol/(kg · h),应监测心电图,及时复查血钾变化。低钾血症往往伴有低镁血症,如补钾后心律失常持续,应考虑补充镁剂。

2. 高钾血症 血清钾浓度高于 5. 5mmol/L 称为高钾血症(hyperkalemia)。

(1) 常见原因:

1) 摄入过多:摄入过多导致的高钾血症少见,多为医源性,如输入大量库存血等。

2) 肾脏排钾减少:为高钾血症的主要原因,多见于下述情况:①肾衰竭导致的少尿;②各种原因导致肾小管泌钾功能受损;③醛固酮缺乏;④药物作用,例如保钾利尿药螺内酯、血管紧张素转化酶抑制剂或血管紧张素受体阻断剂、琥珀酰胆碱等药物可引起高钾血症。

3) 钾离子跨细胞膜转移:①酸中毒;②组织缺血、缺氧,细胞坏死导致钾离子释放;③血管内溶血;④严重创伤,细胞损伤使细胞内钾释放。

(2) 临床表现:肌肉无力、麻痹,心脏传导功能异常,急性高钾血症机体通常难以耐受,严重者可快速出现心脏停搏。慢性高钾血症可良好耐受,血钾轻度增高(6 ~ 7mmol/L)可出现 T 波高尖;达到 10 ~ 12mmol/L 出现 P-R 间期延长,QRS 波群增宽,室颤直至舒张期停搏。

(3) 治疗原则:降低血钾的措施可分为:①生理性拮抗剂:即钙盐,拮抗高钾对心脏的抑制作用,可静脉缓慢注射 0. 5g 氯化钙(10 分钟)或 1g 葡萄糖酸钙(3 ~ 5 分钟);②促进钾向细胞内转移:葡萄糖加胰岛素(每 3 ~ 4g 葡萄糖加 1U 胰岛素)、过度通气、静脉滴注碳酸氢钠等可使钾离子向细胞内转移;③促进血钾排出:利尿药、阳离子交换树脂以及透析。

四、钙平衡

(一) 钙的生理功能和代谢的调节

钙是人体含量最丰富的无机离子,除了提供身体结构性支持外,几乎所有的生理功能都与钙有关。钙是肌肉收缩的主要调节因素,是维持内分泌、神经内分泌系统正常功能、细胞生长、凝血以及液体和电解质转运等必不可少的元素。钙主要从食物中摄取，经粪便和尿液排出，肾脏是调节钙代谢的主要器官，经肾小球滤过的钙多数在近端肾小管、髓袢升支粗段和远端肾小管重吸收。体内99%的钙储存于骨骼和牙齿中。循环的钙以三种形式存在：与血浆蛋白（主要是白蛋白）结合（40%）；具备生物活性的离子钙（约50%）以及与磷酸、硫酸和枸橼酸螯合的钙（10%）。血浆钙浓度正常值为2.1～2.6mmol/L。血浆pH变化影响离子钙的浓度，pH每降低0.1，离子钙浓度增加约0.04mmol/L。影响血浆离子钙浓度的激素主要有三种：甲状旁腺素（parathyroid hormone，PTH）、维生素D和降钙素。PTH主要通过：①动员骨钙；②促进远端肾小管对钙的重吸收；③间接增加肠道对钙的重吸收三个方面调节血钙。维生素D可以增强肠道对钙的重吸收，增强PTH对骨的作用，以及增加远端肾小管对钙的重吸收发挥作用。降钙素抑制骨的重吸收，增加尿液对钙的排出。

（二）钙平衡紊乱

1. 低钙血症　一般指离子钙浓度低于正常值。血清蛋白浓度正常时，血钙浓度低于2.2mmol/L，血清游离钙浓度低于1.1mmol/L，称为低钙血症（hypocalcemia）。

（1）常见原因：①甲状旁腺功能低下：包括医源性损伤，例如甲状腺手术误伤所致；继发于其他内分泌疾病，常见的是肾上腺功能不全可导致甲状旁腺功能低下；②低镁血症，可使PTH分泌减少；③维生素D缺乏；④慢性肾功能不全；⑤钙沉积过多，例如急性胰腺炎、横纹肌溶解等疾病可出现低钙血症；⑥大量输血或白蛋白导致体内钙被螯合。

（2）临床表现：低钙血症的临床表现与发生的速度有关，急性低钙血症的症状比较明显，包括：①神经肌肉兴奋性增强，出现手足抽搐、肠痉挛、喉鸣、惊厥，严重者可致癫痫发作；②骨钙化障碍；③心肌收缩力下降，可出现低血压，心电图表现为QT间期延长、ST段延长、T波平坦或倒置。低钙血症可增强巴比妥类药物和挥发性麻醉药的负性肌力作用。

（3）治疗原则：有症状的低钙血症需要立即处理。静脉注射10%氯化钙（3～5ml）或10%葡萄糖酸钙（10～20ml）。避免与碳酸氢钠或含磷酸的溶液一起输注，以免发生沉积。严密监测血清钙离子浓度。必要时可持续输注1～2mg/（kg·h）（10ml 10%氯化钙含钙离子272mg，10ml 10%葡萄糖酸钙含钙离子93mg）。应避免碱中毒。

2. 高钙血症　血清蛋白浓度正常时，血钙浓度高于2.6mmol/L，血清游离钙浓度高于1.3mmol/L，称为高钙血症（hypercalcemia）。

（1）常见原因：①甲状旁腺功能亢进，原发性甲状旁腺功能亢进常见于甲状旁腺腺瘤和甲状旁腺增生，少数为甲状旁腺癌，是高钙血症最常见的病因。继发性甲状旁腺功能亢进见于维生素D缺乏或慢性肾衰竭等所致的长期低血钙，刺激甲状旁腺代偿性增生。②恶性肿瘤：如乳腺癌、骨肿瘤、卵巢癌、多发性骨髓瘤等由于转移所致骨质破坏或PTH类似物质释放可导致高钙血症。③维生素D摄入过量等。

（2）临床表现：

①神经肌肉兴奋性降低，肌肉松弛，肌张力减低，腱反射减退。

②心肌兴奋性、传导性均降低，表现为心动过缓，易出现心律失常，心电图表现为房室传导阻滞，QT间期缩短，但严重者QT间期延长、T波变宽。由于钙离子可增加外周血管阻力，增加心排血量，患者可表现为高血压。

③肾脏损害，长期高钙血症可损伤肾小管，早期表现为浓缩功能减退，多尿、夜尿，晚期可出现肾衰竭。血钙超过4.5mmol/L可发生高血钙危象，表现为多饮、多尿、严重脱水、高热、心律失常、意识不清等，若抢救不力，患者易死于肾衰竭及循环衰竭。

（3）治疗：有症状的高钙血症需立即处理。首先静脉输注生理盐水充分水化后应用袢利尿剂，增加钙的排出。严重的高钙血症可以使用二磷酸盐（帕米磷酸钠60～90mg静推）或降钙素（2～8U/kg皮下注射）。术前应治疗高钙血症，水化和利尿治疗可在术中进行，但是应避免低血容量，同时严密监测血钾和血镁的浓度，避免因利尿导致低钾和低镁血症。

五、磷代谢紊乱

（一）磷的生理功能和代谢的调节

磷是细胞内重要的阴离子，是细胞膜的重要组成部分，是合成ATP、DNA、RNA以及红细胞内2,3-二磷酸甘油酸（2,3-DPG）的重要底物。人体内85%的磷储存于骨骼中，15%在细胞内，只有0.1%在细胞外液中。摄入的磷主要在小肠被吸收，体内多余的磷自肾脏排出。维生素D可以促进小肠吸收磷，PTH可抑制肾小管对磷的重吸收，促进磷的排出，但同时可以促进骨的溶解，增加血磷浓度。

（二）磷代谢紊乱

1. 低磷血症　血清磷浓度低于0.8mmol/L，称低磷血症（hypophosphatemia）。由于正常血清磷浓度波动较大，血清磷浓度并不是一个能够灵敏而特异地反映机体磷平衡的指标。

（1）常见原因：①摄入减少：食物中含磷丰富，摄入减少所致低磷血症主要见于长时间禁食、腹泻、剧烈呕吐和过量应用可结合磷的抗酸药等；②排出过多：急性乙醇中毒、甲状旁腺功能亢进症、维生素D抵抗性维生素D缺乏病、代谢性酸中毒、糖尿病、糖皮质激素和利尿剂等抑制近曲小管对磷的重吸收可引起低磷血症；③磷向细胞内转移：应用促进合成代谢的胰岛素、雄激素和糖类（静脉注射葡萄糖、果糖、甘油）以及呼吸性碱中毒等是引起低磷血症最常见的原因。

（2）临床表现：轻症无特异性临床表现，严重低磷血症因2,3-DPG合成减少可使氧离曲线左移，影响组织供氧；红细胞不足以维持膜的正常结构可出现溶血；还可出现严重的呼吸衰竭、心功能衰竭。术后严重的低磷血症并非少见，此类患者常表现为呼吸机依赖，需大量的正性肌力药支持治疗。

（3）治疗原则：推荐口服磷酸盐治疗，可避免高磷血症引起的低钙血症和转移性钙化。对无法口服的患者，可静脉注射磷酸钾或磷酸钠。剂量不超过0.25mmol/kg，4～6小时缓慢静注。

2. 高磷血症　成年人血清磷浓度高于1.6mmol/L，儿童血清磷浓度高于1.9mmol/L，称为高磷血症（hyperphosphatemia）。

（1）常见病因：①肾衰竭，是高磷血症最常见的原因；②大量细胞死亡，导致细胞内磷释放，多见于淋巴瘤或白血病行化疗之后；③磷酸盐使用过量所致医源性高磷血症。

（2）临床表现：高磷血症可抑制肾脏1α羟化酶和钙的重吸收，导致低钙血症，同时产生大量磷酸钙导致转移性钙化，累及肾、心肌普肯耶纤维、肺泡膜、皮下组织、胃肠道和小动脉及静脉等，可导致心律失常、心力衰竭、低血压、休克、肾衰竭、急性多发性关节痛、肢端坏死等。

（3）治疗原则：可口服氢氧化铝、枸橼酸钙或碳酸钙等减少肠道对磷的吸收，对肾衰竭患者可行透析治疗。

六、镁代谢紊乱

（一）镁的生理功能和代谢的调节

镁是细胞内重要的阳离子，是多种酶的辅酶，对其发挥正常生理活性至关重要。体内的镁67%储存在骨骼内，31%存在细胞内，只有1%～2%存在于细胞外液中。镁代谢平衡主要由消化道吸收和肾脏排泄两个环节来完成。镁摄入量少，食物含钙量少、含蛋白质多，可使肠道吸收镁增加；反之，则吸收减少。影响肾小管镁重吸收的因素很多，其中血镁浓度影响最大。低镁血症时，刺激甲状旁腺激素的分泌，促进肠道对镁的吸收和肾小管对镁的重吸收；高镁血症时，重吸收明显减低。

（二）镁代谢紊乱

1. 低镁血症　血清镁浓度低于0.8mmol/L，称为低镁血症（hypomagnesemia）。

（1）常见原因：①摄入不足：见于长期营养不良、禁食、厌食或长期胃肠外营养治疗未注意镁的补充者；②吸收障碍：见于营养不良综合征、小肠瘘或胆瘘、长时间胃肠减压或腹泻者；③肾脏丢失增加：见于利尿治疗、糖尿病酮症酸中毒、甲状旁腺功能亢进、醛固酮增多症、低磷血症等；④其他因素：见于慢性酒精中毒、甲状腺功能亢进、胰腺炎以及烧伤等情况。

（2）临床表现：低镁血症是在临床上尤其是重症患者易被忽视的疾病，常与细胞内低钾、低磷同时存在：①神经肌肉和中枢神经系统应激性增高，表现为肌肉震颤、手足抽搐、反射亢进、共济失调，有时听觉过敏、幻觉，严重时出现癫痫发作、谵妄、精神错乱、定向力失常，甚至惊厥、昏迷等，平滑肌兴奋性增强出现恶心、呕吐；②心肌应激性和兴奋性增强，易出现心律失常，低镁血症会引发血管痉挛，包括冠状动脉，可能出现心肌梗死；③可引起低钙血症和低钾血症。

（3）治疗原则：除积极防治原发病外，轻症者可口服或肌内注射补镁；严重低镁血症有抽搐、癫痫和心律失常等表现者，应及时静脉补镁。静脉补镁应谨慎，不仅要防止镁对肾功能的损害，同时要注意镁使外周小动脉扩张，而导致血压降低。肾功能受损者更要小心，防止因补镁过快而转变为高镁血症。

2. 高镁血症　血清镁浓度高于1.2mmol/L，称为高镁血症（hypermagnesemia）。

（1）常见原因：

①肾脏排镁减少：肾功能不全是高镁血症最常见的原因。甲状腺功能减退或艾迪生病，因甲状腺素或醛固酮对肾小管重吸收镁的抑制作用减弱导致排镁减少也可出现高镁血症。

②细胞内镁大量移出：见于严重糖尿病酮症酸

中毒、烧伤、创伤和横纹肌溶解等各种原因导致细胞严重损伤或分解代谢亢进，在发生高钾血症的同时，出现高镁血症。

③医源性高镁血症：使用镁剂治疗时过多过快。

（2）临床表现：镁能抑制神经肌肉接头处的兴奋传递和中枢神经系统的突触传递。高镁血症的症状和心电图表现与血清镁浓度相关。血清镁浓度2.0～4.0mmol/L时出现呕吐、QRS波群增宽、P-R间期延长；8～14mmol/L时出现镇静、低通气、深腱反射消失、肌无力；10～20mmol/L时出现低血压、心动过缓和广泛的血管扩张；血清镁达到20～30mmol/L时出现反射消失、昏迷、呼吸肌麻痹。因此临床使用镁剂治疗时应严密监测，防止镁中毒。

（3）治疗原则：对症状明显的高镁血症，使用钙剂对抗镁的作用。可在液体治疗后予利尿剂。严重高镁血症需行透析治疗。

第三节 酸碱平衡

一、酸碱平衡的调节

维持生理浓度的 H^+ 即pH恒定对体内各种生理活动的正常进行至关重要。术中通气的变化、器官灌注情况以及输注的各种液体对体内酸碱平衡都有较大影响，因此麻醉医生应了解酸碱平衡的相关知识。在正常情况下，尽管机体不断地生成或从体外摄入一些酸性或碱性物质，但是通过机体各种缓冲系统和肺、肾的调节，可使体液保持适宜的酸碱度，动脉血pH为7.35～7.45，平均值为7.40。总体来讲，进入机体的强酸与缓冲碱发生反应，生成弱酸（H_2CO_3），再由肺脏排出；强碱进入机体后，与缓冲酸发生反应，生成水和弱碱（$NaHCO_3$），再经肾脏排出。

（一）血液的缓冲作用

血液中的缓冲系统包括：

1. 碳酸氢盐缓冲系统　由 HCO_3^- 和 H_2CO_3 构成，可缓冲所有的固定酸和碱，不能缓冲挥发酸。该缓冲系统的缓冲能力最强，可通过肺和肾对 HCO_3^- 和 H_2CO_3 的调节来增加缓冲能力。

2. 磷酸盐缓冲系统　由 $HPO_4^{2-}/H_2PO_4^-$ 组成，主要在细胞内发挥作用。

3. 蛋白质缓冲系统　由 Pr^-/HPr 构成，平时作用不大，只有其他缓冲系统全部调动后才显示作用。

4. 血红蛋白和氧合血红蛋白缓冲系统　在缓冲挥发性酸中发挥主要作用。

（二）肺的调节作用

肺通过改变 CO_2 排出量来调节血浆碳酸浓度，使血浆中 HCO_3^-/H_2CO_3 比值接近正常，以保持pH相对恒定。CO_2 为脂溶性，可透过血-脑屏障，使脑脊液的 H^+ 浓度增加而兴奋呼吸中枢。当 PaO_2 降低、pH降低或 $PaCO_2$ 升高时，可刺激主动脉体和颈动脉体的外周化学感受器，从而兴奋呼吸中枢，增加 CO_2 排出。肺的调节发生迅速，数分钟内起作用，30分钟即可达高峰。

（三）肾的调节作用

肾对酸碱平衡的调节主要是通过肾小管细胞的活动来实现的。肾小管上皮细胞在不断分泌 H^+ 的同时，将肾小球滤过的 $NaHCO_3$ 重吸收入血。如仍不足以维持细胞外液 $NaHCO_3$ 浓度时，则通过磷酸盐的酸化和分泌 NH_4^+ 生成新的 $NaHCO_3$ 以补充机体的消耗，从而维持血液 HCO_3^- 的相对恒定。如果体内 HCO_3^- 含量过高，肾脏可减少 $NaHCO_3$ 的生成和重吸收，使血浆 $NaHCO_3$ 浓度降低。血液pH、血 K^+、血 Cl^- 和有效循环血量降低、醛固酮升高及碳酸酐酶活性增强时，肾小管泌 H^+ 和重吸收 HCO_3^- 增多。肾脏的调节作用起效较慢，需12～24小时发挥作用，但效率高，作用持久。

（四）组织、细胞的调节作用

组织细胞通过离子交换发挥缓冲作用。当细胞外液 H^+ 过多时，H^+ 弥散入细胞内，K^+ 转移到细胞外；细胞外液 H^+ 过少时，则发生相反方向的离子交换。组织细胞缓冲能力较强，但可导致高钾血症。

二、酸碱平衡紊乱的指标及意义

（一）pH

正常人的动脉血pH为7.35～7.45，血液pH的变化反映了酸碱平衡紊乱的性质及严重程度。pH低于正常值下限为失代偿性酸中毒，高于正常值上限为失代偿性碱中毒。但动脉血pH本身不能区分酸碱平衡紊乱的类型，不能判定是代谢性的还是呼吸性的酸碱平衡紊乱。pH正常也可能是代偿性的酸碱平衡紊乱，或程度近似的混合性酸碱平衡紊乱。

（二）动脉血 CO_2 分压（$PaCO_2$）

$PaCO_2$ 是血浆中呈物理溶解状态的 CO_2 分子所产生的张力，是反映呼吸性酸碱平衡紊乱的重要指标。正常值为35～45mmHg，平均值为40mmHg。$PaCO_2$ <35mmHg，表示肺通气过度，CO_2 排出过多，见于呼吸性碱中毒或代偿后的代谢性酸中毒；

$PaCO_2$>45mmHg,表示肺通气不足,CO_2 潴留,见于呼吸性酸中毒或代偿后代谢性碱中毒。

(三)标准碳酸氢盐和实际碳酸氢盐

标准碳酸氢盐(standard bicarbonate,SB)是指全血在标准条件下(即 $PaCO_2$ 为 40mmHg,温度38℃,血氧饱和度为100%)所测得的血浆中 HCO_3^- 的量。标准碳酸氢盐不受呼吸因素的影响,所以是判断代谢因素的指标。正常范围为 22 ~ 27mmol/L,在代谢性酸中毒时降低,代谢性碱中毒时升高。但在呼吸性酸中毒或碱中毒时,由于肾脏的代偿作用,也可以继发性增高或降低。实际碳酸氢盐(actual bicarbonate,AB)是指在隔绝空气的条件下,在实际 $PaCO_2$、体温和血氧饱和度条件下测得的血浆 HCO_3^- 的浓度,因而受呼吸和代谢两方面的影响。正常人 AB=SB。两者均低,为代谢性酸中毒;两者均高,为代谢性碱中毒。AB 与 SB 的差值反映了呼吸因素对酸碱平衡的影响。若 SB 正常,且 AB>SB,提示为呼吸性酸中毒;反之 AB<SB,则见于呼吸性碱中毒。

(四)缓冲碱

缓冲碱(buffer base,BB)是血液中一切具有缓冲作用的负离子碱的总称,正常值为 45 ~ 52mmol/L,是反映代谢性酸碱平衡紊乱的指标,代谢性酸中毒时降低,代谢性碱中毒时升高。

(五)碱剩余

碱剩余(base excess,BE)或碱缺失(base deficit,BD)是指标准条件下,用酸或碱滴定全血标本至 pH 7.40 时所需的酸或碱的量(mmol/L)。正常值为(-3 ~ +3)mmol/L。代谢性酸中毒时 BE 负值增加,代谢性碱中毒时 BE 正值增加。

(六)阴离子隙

阴离子隙(anion gap,AG)指血浆中未测定的阴离子与未测定的阳离子的差值,是反映血浆中固定酸含量的指标。根据电中性的原理,可以用可测定的离子计算 AG,计算公式为

$AG=Na^+ + K^+ - ([Cl^-]+[HCO_3^-]) = 12 \pm 2mmol/L$。临床上,AG 增高的意义较大,多以 AG>16mmol/L,作为判断是否有 AG 增高代谢性酸中毒的界限。

三、酸碱平衡紊乱

(一)代谢性酸中毒

代谢性酸中毒(metabolic acidosis)是指细胞外液 H^+ 增加和(或)HCO_3^- 丢失而引起以血浆 HCO_3^- 原发性减少、pH 呈降低趋势为特征的病理过程,为临床上最常见的酸碱平衡紊乱。特点是:HCO_3^- 降低,反映代谢的指标包括 AB、SB、BB 均降低,BE 负值增大,通过呼吸性代偿,$PaCO_2$ 继发性下降,如失代偿,则 pH<7.35。

1. 常见原因 根据 AG 的变化,可分为:

①AG 增高型代谢性酸中毒:特点为 AG 增高,血氯正常。见于体内固定酸增多的情况,HCO_3^- 因中和 H^+ 而消耗,如肝功能衰竭或心排血量降低导致的乳酸性酸中毒;糖尿病、严重饥饿等所致酮症酸中毒;阿司匹林所致的水杨酸中毒以及尿毒症患者肾脏排出固定酸功能降低等情况。

②AG 正常型代谢性酸中毒:特点为 AG 正常,血氯增高。HCO_3^- 直接丢失过多或肾小管泌 H^+、重吸 HCO_3^- 异常(肾小管性酸中毒)。常见原因包括腹泻、肠瘘等导致碱性消化液大量丢失;肾功能不全导致的肾小管性酸中毒;大量使用乙酰唑胺等碳酸酐酶抑制剂使 H_2CO_3 生成减少,泌 H^+ 和重吸收 HCO_3^- 减少。临床上还常见输入大量不含 HCO_3^- 的液体,例如生理盐水导致的稀释性代谢性酸中毒,以及高钾血症 H^+-K^+ 交换增加导致 H^+ 移出细胞外导致的酸中毒。这种情况下由于细胞内呈现碱中毒,因此远曲小管上皮泌 H^+ 减少,尿液呈碱性。

2. 对机体的影响

(1) 心血管系统:①可降低外周血管阻力和心肌对儿茶酚胺的反应,使回心血量减少,血压下降,严重可导致休克;②酸中毒可损伤血管内皮细胞,激活内源性凝血系统,还可以使组织细胞受损,激活外源性凝血系统,长时间可导致消耗性低凝状态,发生 DIC;③酸中毒可使心肌收缩和舒张功能受损,降低心排血量;④酸中毒可导致高钾血症,严重可致传导阻滞和心室颤动。

(2) 中枢神经系统:主要表现为中枢抑制,严重可出现意识障碍、嗜睡甚至昏迷。

(3) 呼吸系统:主要是机体代偿性增加通气,出现呼吸加深、加快。

(4) 水、电解质平衡:可导致血钾升高,血钙升高。

(5) 慢性酸中毒可影响骨骼发育,出现小儿生长迟缓或成人的骨软化症、骨质疏松。

(6) 对麻醉的影响:代谢性酸中毒可增加挥发性麻醉药和巴比妥类药物的心肌抑制和中枢神经系统抑制作用;酸中毒伴随高钾血症的患者避免使用琥珀酰胆碱。

3. 治疗

(1) 明确病因,治疗原发病。

(2) 应用碱性药物:首选 $NaHCO_3$,根据 BE 值

计算，将 BE 纠正到 0 的 $NaHCO_3$ 的剂量为：剂量（mEq）= 0.3×体重（kg）×BE（mEq/L）。临床上补充 $NaHCO_3$ 宜少不宜多，一般根据上述公式给予半量，然后根据血气分析结果决定进一步治疗。原因是 $NaHCO_3$ 进入体内后中和 H^+ 产生 CO_2，CO_2 快速弥散进入细胞内可导致细胞内出现酸中毒，此外全量补充与机体代偿作用叠加可导致较难纠正的代谢性碱中毒。

（二）呼吸性酸中毒

呼吸性酸中毒（respiratory acidosis）是指 CO_2 排出障碍或产生过多引起的以原发性 $PaCO_2$ 升高而导致 pH 呈下降趋势为特征的病理过程。其酸碱平衡指标的变化特点是：$PaCO_2$ 原发性增高，pH 降低；通过肾等代偿后，代谢性指标继发性升高，AB、SB、BB 值均升高，AB>SB，BE 正值加大。

1. 常见原因　呼吸性酸中毒产生的原因主要包括 CO_2 排出减少和产生过多两个方面。

（1）低通气导致 CO_2 蓄积：①呼吸中枢抑制：药物、肥胖低通气综合征（pickwickian syndrome）、脑缺血、脑外伤等；②各种神经肌肉疾患导致呼吸肌无力；③胸壁疾病：多发肋骨骨折、脊柱侧弯等；④胸膜、肺疾患如气胸、胸腔积液、肺间质病变等；⑤各种原因导致的气道梗阻。

（2）CO_2 生成增加：①恶性高热；②严重寒战；③甲状腺危象等。

2. 对机体的影响　按照起病原因、酸中毒维持的时间分为急性呼吸性酸中毒和慢性呼吸性酸中毒。

（1）急性呼吸性酸中毒：多见于气道阻塞、急性心源性肺水肿、呼吸中枢或呼吸肌麻痹导致的急性 $PaCO_2$ 升高，机体主要通过细胞内外离子交换和血红蛋白系统缓冲，缓冲能力有限，$PaCO_2$ 在 40mmHg 以上时每升高 10mmHg，血浆 HCO_3^- 仅增高 0.7～1mmol/L，因此急性呼吸性酸中毒多呈失代偿性。

（2）慢性呼吸性酸中毒：多见于气道及慢性肺部疾患以及神经肌肉疾患导致 $PaCO_2$ 升高超过 24 小时以上。机体主要依靠肾脏代偿性增加排 H^+ 和 HCO_3^- 的重吸收，使血浆 HCO_3^- 增多。慢性呼吸性酸中毒，肾脏的代偿充分，一般 $PaCO_2$ 在 40mmHg 以上时每升高 10mmHg，血浆 HCO_3^- 增加 3.5～4mmol/L，故慢性呼吸性酸中毒多呈代偿性。呼吸性酸中毒尤其是急性呼吸性酸中毒对机体的影响以中枢神经系统为主，CO_2 可直接扩张脑血管，使颅内压增高，另一方面 CO_2 可迅速通过血-脑屏障，使脑脊液 pH 降低。患者表现出头痛、恶心、呕吐和视神经盘水肿等，严重可出现嗜睡、昏迷，称为“CO_2 麻醉”。

3. 治疗　①去除原发病，包括解除气道梗阻，使用呼吸中枢兴奋药或人工通气等；②改善肺通气；③慎用碱性药物，错误使用 $NaHCO_3$ 可使 HCO_3^- 进一步增高，加重高碳酸血症。

（三）代谢性碱中毒

代谢性碱中毒（metabolic alkalosis）是一种因细胞外液获碱或丢失不挥发酸（H^+）而引起的以血浆 HCO_3^- 原发性增多、血浆 pH 有升高趋势的病理过程。其酸碱平衡指标的变化特点是：pH 升高，AB、SB 及 BB 均原发性升高，AB>SB，BE 正值加大。机体的代偿调节包括血液的缓冲作用，升高的 OH^- 可被血液中的弱酸中和；肺的呼吸调节：通过呼吸中枢抑制，肺泡通气量减小导致 $PaCO_2$ 继发性增高，pH 值降低，肺的代偿作用有限；细胞内外离子移动，K^+ 进入细胞内，H^+ 进入细胞外；肾的调节作用：泌 H^+ 和泌 NH_4^+ 减少，HCO_3^- 重吸收减少，肾的代偿作用较强，但发挥作用较慢，在急性代谢性碱中毒代偿中不起主要作用。

1. 常见原因

（1）酸性物质丢失过多：①频繁呕吐或胃液引流引起酸性胃液丢失；②袢利尿剂或噻嗪类利尿剂大量应用可使远曲小管和集合管泌 H^+ 和重吸收 HCO_3^- 增加；③醛固酮增多症：过量的醛固酮可以刺激集合管泌氢细胞的 H^+-ATP 酶泵，促进 H^+ 排泌；也可通过保 Na^+ 排 K^+ 促进 H^+ 排泌，而造成代谢性碱中毒和低钾性碱中毒。

（2）过量输入 HCO_3^-：常为医源性。由于肾脏具有较强的排出 HCO_3^- 的功能，一般见于肾功能受损时大量输入碱性药物。

（3）低钾血症时 H^+ 向细胞内移动，导致肾脏排 H^+ 增加，重吸收 HCO_3^- 增加，造成低血钾性碱中毒。

2. 对机体的影响

（1）碱中毒使氧离曲线左移，血红蛋白和氧的亲和力增加，组织供氧减少。

（2）K^+ 进入细胞内，H^+ 进入细胞外，导致低钾血症。

（3）增加 Ca^{2+} 和血浆蛋白的结合，降低游离 Ca^{2+} 的浓度，导致神经肌肉兴奋性增强和心肌抑制。

（4）对麻醉的影响：延长阿片类药物的呼吸抑制时间；合并低血容量和低钾血症可引起心律失常；合并低钾血症可延长非去极化肌松药作用时间。

3. 治疗

(1) 治疗原发病。

(2) 盐水反应性碱中毒:多见于脱水、利尿剂使用、胃液丢失等情况下,由于肾小管重吸收 Na^+ 增强,由于小管液中没有充足的 Cl^- 伴随 Na^+ 重吸收,为维持电中性,泌 H^+ 和排 K^+ 增强,导致代谢性碱中毒和低钾血症。治疗可输注生理盐水(NaCl)和氯化钾(KCl)。对胃液丢失过多导致的代谢性碱中毒可给予 H_2-受体阻断药。

(3) 盐水抵抗性碱中毒:常见于盐皮质激素过多的情况,可予醛固酮受体拮抗剂螺内酯或碳酸酐酶抑制剂乙酰唑胺治疗。

(4) 对严重的碱中毒(pH>7.6)者给予含氯酸性药物如 HCl、精氨酸治疗。

(四) 呼吸性碱中毒

呼吸性碱中毒(respiratory alkalosis)是指肺通气增强引起的血浆 H_2CO_3 浓度原发性减少、血液 pH 有升高趋势为特征的病理过程。其酸碱平衡指标的变化特点是:pH 升高,$PaCO_2$ 原发性降低,AB<SB,代谢性指标(AB、SB 及 BB)均继发性降低,BE 负值加大。机体通过以下方式进行代偿:细胞内外离子交换及细胞内缓冲,是急性呼吸性碱中毒主要代偿方式,急性呼吸性碱中毒时,一般 $PaCO_2$ 在 40mmHg 以下时,每下降 10mmHg,血浆 HCO_3^- 浓度就降低 2mmol/L;肾的调节作用:慢性呼吸性碱中毒主要的代偿方式,慢性呼吸性碱中毒时,$PaCO_2$ 每降低 10mmHg,血浆 HCO_3^- 浓度就下降 2~5mmol/L。

1. 常见原因 呼吸性碱中毒的基本机制是肺通气过度:①中枢刺激引起过度通气:疼痛、焦虑、发热、脑卒中、中枢神经系统感染以及水杨酸制剂、黄体酮和多沙普仑等药物可以刺激呼吸中枢,导致呼吸性碱中毒;②外周刺激引起过度通气:低氧血症、高海拔地区、严重贫血以及各种肺疾患可引起过度通气;③医源性:呼吸机设置不当。

2. 对机体的影响 呼吸性碱中毒除与代谢性碱中毒类似的影响外,对中枢神经系统的影响比代谢性碱中毒更为明显。可减少脑血流,增加外周血管阻力,可引起冠状动脉痉挛,支气管痉挛。

3. 治疗 主要是病因治疗。对严重碱中毒,可考虑使用酸性药物。

四、酸碱平衡紊乱的简化判断流程

第一步:pH

①<7.35→酸中毒

②7.35~7.45→正常或代偿性酸中毒

③>7.45→碱中毒

第二步:看呼吸性指标($PaCO_2$)

①<35mmHg→呼吸性碱中毒或代偿性代谢性酸中毒(BD>-5)

②35~45mmHg→正常

③>45mmHg→呼吸性酸中毒(pH<7.35 通常为急性酸中毒;pH 正常而 BE>+5 为慢性酸中毒)

第三步:看代谢性指标(碱剩余或碱缺失)

①BD>-5→代谢性酸中毒

②BE-5~+5→正常

③BE>+5 代谢性碱中毒

五、酸碱平衡紊乱判读方法的进展

上述的酸碱平衡紊乱的判读方法在临床中仍广泛使用,但是上述方法过度强调了 H^+ 和 HCO_3^- 浓度的变化,无法解释围术期常见的酸碱平衡紊乱,例如稀释性酸中毒、高氯性酸中毒的确切机制。近年来发展起来一些新的方法。其核心是血浆 H^+ 浓度取决于 $PaCO_2$ 以及强离子隙(strong ion gap,SIG)、总弱酸浓度(A_{TOT}),有利于更精确解释临床所见的复杂酸碱平衡紊乱的发病机制。

(一) 基本概念

1. 强离子差(strong ion difference,SID) 按照 Steward 的理论,强离子(包括 Na^+、K^+、Ca^{2+}、Mg^{2+}、Cl^- 和乳酸)在水溶液中几乎完全溶解。即便不考虑弱酸的影响,血浆中强离子(阳离子和阴离子)的电荷差也并不等于零,这便产生了强离子差。$SID=(Na^++Mg^{2+}+Ca^{2+}+K^+)-(Cl^-+A^-)$。正常细胞外液的 SID 值约为 40~44mmol/L,为使血浆中离子电荷的差值等于零(保持电化学中性),H^+ 浓度会随 SID 的升高而降低。如果大量输注生理盐水,使血浆中 Cl^- 增加,则 SID 减少,导致 H^+ 浓度上升而致酸中毒。用碳酸氢钠治疗可增加 Na^+ 浓度,使 SID 趋于正常,从而纠正酸中毒。

2. 总弱酸浓度(A_{TOT}) 水的解离还受非挥发性弱酸所带电荷的影响。弱酸在水中部分溶解,溶解度受温度和 pH 影响,体内的弱酸主要是白蛋白和磷酸。

(二) 判读方法

1. 二氧化碳-碳酸氢盐判断(Boston)法 Schwartz 等根据 Henderson-Hasselbalch 方程推算出 $PaCO_2$ 和 HCO_3^- 浓度之间的数学关系图。适用于已稳定代偿的酸碱平衡紊乱的判读(图 6-2)。

该法的缺点是对代谢性酸碱平衡紊乱的判读不够准确。

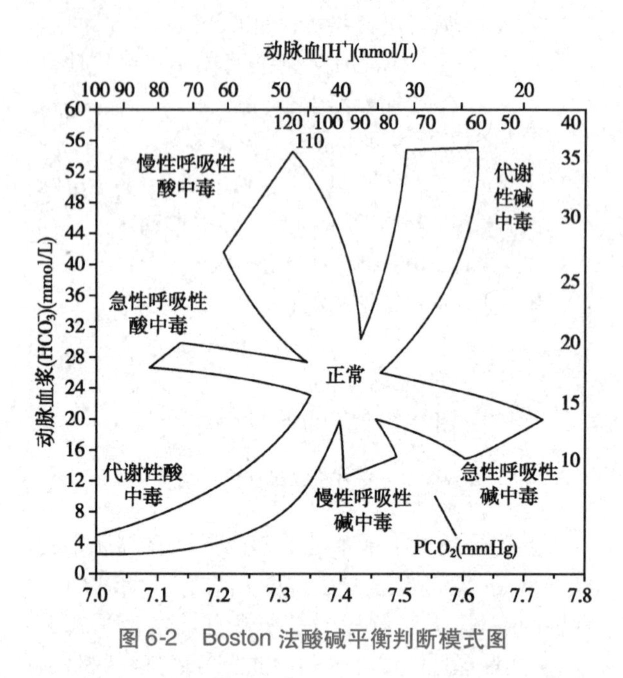

图 6-2 Boston 法酸碱平衡判断模式图

2. 碱缺失/剩余(Copenhagen)法 该方法最早由 Singer and Hastings 在 1948 年发明，几经改进，对代谢性酸碱平衡紊乱的判读较有价值。目前采用下述公式计算标准碱剩余(standardized base excess，SBE)：SBE = 0.9287 × [HCO_3^- - 24.4 + (pH - 7.4)]。具体的判断方法见表 6-2。

表 6-2 不同类型酸碱平衡紊乱 SBE 和 $PaCO_2$ 的变化

酸碱平衡紊乱类型	ΔSBE 和 $\Delta PaCO_2$
急性呼吸性酸中毒	ΔSBE=0
急性呼吸性碱中毒	ΔSBE=0
慢性呼吸性酸中毒	ΔSBE=0.4 $\Delta PaCO_2$
代谢性酸中毒	$\Delta PaCO_2$ =ΔSBE
代谢性碱中毒	$\Delta PaCO_2$ =0.6 ΔSBE

ΔSBE：SBE 的变化值；$\Delta PaCO_2$：$PaCO_2$ 的变化值

3. 阴离子隙法 可用于判断代谢性酸中毒的类型，然而临床上很多重症患者存在低白蛋白血症或低磷血症，对这类患者，即使体内未测定的阴离子浓度增加，AG 仍可以为正常。Figge 等人提出了“校正阴离子隙”的概念，适用于此类患者。

校正阴离子隙(白蛋白)= 计算的 AG+2.5 ×(正常白蛋白 g/dL -测定的白蛋白 g/dL)

4. Stewart-Fencl 法 如图 6-3 所示，血浆中存在 SID，其中：

表观 SID(apparent SID)= [(Na^++Mg^{2+} +Ca^{2+}+K^+) -Cl^-]

有效 SID(effective SID)= [HCO_3^-]+白蛋白所带电荷+磷酸根所带电荷(mmol/L)白蛋白和磷酸的解离常数固定，其所带电荷分别可用下列公式计算：

白蛋白所带电荷=[白蛋白浓度 g/L] ×(0.123×pH-0.631)

磷酸所带电荷=磷酸浓度/10×pH-0.47

强离子隙 SIG=apparent SID-effective SID，代表体内未测定的阴离子。正常值为(8±2)mEq/L。SIG 与 AG 相比，更准确反映了体内未测定的酸性物质的存在，对重症患者的代谢性酸中毒诊断更为准确。但是需要测定的指标较多，操作比较困难。

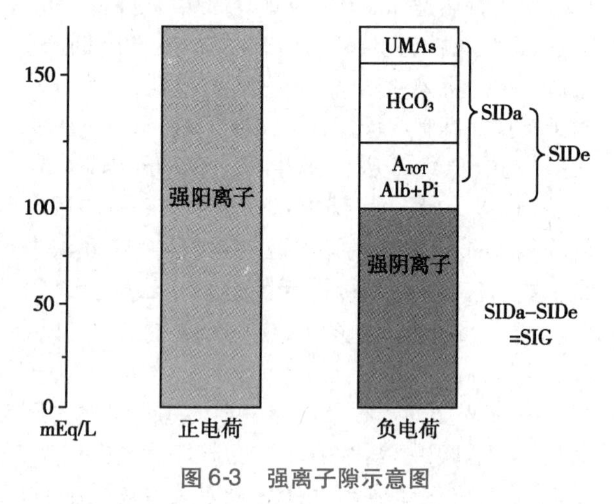

图 6-3 强离子隙示意图

六、急诊手术患者常见的酸碱平衡紊乱

急诊手术患者常见的酸碱平衡紊乱包括呼吸性酸中毒、呼吸性碱中毒和代谢性酸中毒，代谢性碱中毒少见。急性呼吸性酸中毒的常见原因是创伤尤其是颅脑损伤、胸部外伤等原因导致的肺通气不足。急性呼吸性碱中毒常见于疼痛、高热或代偿代谢性酸中毒所导致的过度通气。急性代谢性酸中毒在急诊手术的患者中最为常见。对存在创伤、绞窄性肠梗阻、低血容量、感染性休克等情况的患者应高度怀疑代谢性酸中毒，尽早行动脉血气分析，并检查血乳酸水平。对合并糖尿病者应检查酮体水平，怀疑肾功能不全导致固定酸堆积的要注意

检查血尿素氮和肌酐水平。

七、围术期常见的酸碱平衡紊乱

围术期呼吸性酸中毒的常见原因是呼吸机设置不当、阿片类药物或肌肉松弛药残余；呼吸性碱中毒常见原因是疼痛、焦虑或呼吸机设置不当。高氯性代谢性酸中毒在围术期常见，多见于输入大量生理盐水。生理盐水的 SID 为 0，Na^+和 Cl^-的浓度为 154mmol/L，大量的 Cl^-输入后可导致 SID 降低。5%白蛋白溶液和6%羟乙基淀粉都以生理盐水为基质，因此大量输入也会导致高氯性酸中毒。稀释性酸中毒常见原因是输入大量低张溶液例如5%右旋糖酐或0.45%氯化钠溶液。围术期应激导致抗利尿激素异常释放导致自由水排出障碍也可导致稀释性酸中毒。

（仓静　薛张纲）

参考文献

1. 金惠铭. 病理生理学. 上海：复旦大学出版社，2008
2. 石汉平. 围术期病理生理与临床. 北京：人民卫生出版社，2010
3. 王岚，尤琳浩，常彦忠. 人体维持酸碱平衡的机制. 生物学通报，2013，48(2)：1-3
4. Cross HS, Debiec H, Peterlik M. Mechanism and regulation of intestinal phosphate reabsorption. Miner Electrolyte Metab, 1990, 16(2-3):115-124
5. Davids MR, Edoute Y, Jungas RL, et al. Facilitating an understanding of integrative physiology: emphasis on the composition of body fluid compartments. Can J Physiol Pharmacol, 2002, 80(9):835-850
6. Fencl V, Leith DE. Stewart's quantitative acid-base chemistry: Applications in biology and medicine. Respir Physiol, 1993, 91(1):1-16
7. Fribourg S. Intravenous potassium chloride therapy. JAMA, 1982, 247(3):304-303
8. G Edward Morgan, Jr., Maged S Mikhail, Michael J Murray. Clinical Anesthesiology. 4th Edition. New York: McGraw-Hill, 2005
9. Gravenstein D. Transurethral resection of prostate (TURP) syndrome: A review of the pathology and management. Anesth Analg, 1997, 84(2):438-446
10. James MFM. Clinical use of magnesium infusions in anesthesia. Anesth Analg, 1992, 74(1):129-136
11. Kaplan LJ, Kellum JA. Initial pH, base deficit, lactate, anion gap, strong ion difference, and strong ion gap predict outcome from major vascular injury. Crit Care Med, 2004, 32(5):1120-1124
12. Kaplan LJ, Kellum JA. Comparison of acid base models for prediction of hospital mortality following trauma. Shock, 2007, 29(6):662-666
13. Oh MS, Carroll HJ. Disorders of sodium metabolism: Hypernatremia and hyponatremia. Crit Care Med, 1992, 20(1):94-103
14. Ronald D Miller, Lars I Eriksson, Lee A Fleisher, et al, William L. Young Miller's Anesthesia. 7th Edition. London: Churchill Livingstone, 2009
15. Sarnaik AP, Meert K, Hackbarth R, et al. Management of hyponatremic seizures in children with hypertonic saline: A safe and effective strategy. Crit Care Med, 1991, 19(6):758-762
16. Scheingraber S, Rehm M, Sehmisch C, et al. Rapid saline infusion produces hyperchloremic acidosis in patients undergoing gynecologic surgery. Anesthesiology, 1999, 90(5):1265-1270
17. Severinghaus JW. Acid-base balance nomogram-a Boston-Copenhagen detente. Anesthesiology, 1976, 45(5):539-541
18. Sirker AA, Rhodes A, Grounds RM, et al. Acid-base physiology: The "traditional" and the "modern" approaches. Anaesthesia, 2002, 57(4):348-356
19. Story DA, Poustie S, Bellomo R. Quantitative physical chemistry analysis of acid-base disorders in critically ill patients. Anaesthesia, 2001, 56(6):530-533
20. Mitchell L Halperin, Kamel S Kamel, Marc B Goldstein. Fluid, electrolyte, and acid-base physiology: a problem-based approach. Philadelphia: Elsevier Inc., 2010

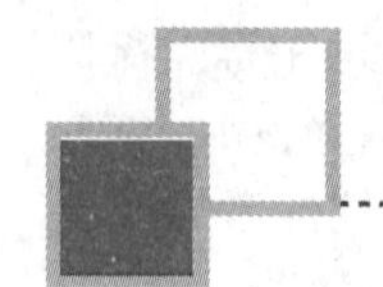

第七章 液体治疗与输血

第一节 液体治疗

术中维持正常的血管内容量，对于患者围术期的良好预后是极其重要的。因此麻醉医生必须准确衡量和评估血管内容量，并能及时补充已经丢失的液体和电解质。在补液和输血中出现的任何错误都可能导致相当严重的病情，甚至是死亡。

一、体液状态评估

术前访视是了解患者的重要步骤，通过询问病史，仔细体检和查询实验室检查结果，可对手术患者的体液状态进行初步评估，为制订术前、术中液体治疗方案提供参考依据。

（一）病史

患者的年龄、性别、体重、此次手术治疗的疾病和并存的内科疾病的情况、手术的方式、术前禁食时间等均会影响水、电解质平衡。禁食时间越长，机体缺水症状越明显。有报道，成人禁食12小时以上，失水量可达8～10ml/kg。小儿基础代谢率高于成人，水分丢失每小时可达1.5～2.0ml/kg。夏季和患者体温上升尚需注意经皮肤失水量的增加。术前肠道准备将会加重水和电解质紊乱。高血压患者长期服用抗高血压药物及疾病本身对水、电解质平衡将产生影响。术前因内科疾病或外科情况，已引起严重的水和电解质紊乱者，应予以治疗处理。应详细了解患者饮食、摄水量、尿量、失血量和出汗量、有无呕吐、腹泻病史及口渴感等。急诊危重患者，应在手术抢救生命的同时，积极纠正其水、电解质紊乱。

（二）体检

须注意因水、电解质紊乱对中枢神经系统、循环系统、消化系统、肾脏和外周灌注的影响。

1. 神志　反映了脑血流灌注和脑细胞功能情况。严重脱水时，患者嗜睡，表情淡漠，意识丧失。脑水肿时，患者可出现头痛，昏迷，呕吐，抽搐。

2. 皮肤　可反映外周组织灌注情况。脱水时皮肤干燥，无光泽，弹性差。皮肤四肢厥冷，反映了末梢循环差。皮肤凹陷性水肿，如发生在卧位的患者骶骨前或者门诊患者胫骨前凹陷性水肿提示有水钠潴留。

3. 颈静脉充盈情况　颈静脉塌陷提示血容量不足；钠水潴留时颈静脉怒张并伴眼球结膜水肿。

4. 心率和血压　在血容量相对不足时，机体交感神经兴奋，引起外周血管收缩，心肌收缩力加强和心率加快，一般可能无明显低血压。只有血容量减少超过体重的30%时，血压才明显下降。仅以心率和血压尚不足以明确判断是否存在低血容量，还应结合病史、体位试验来加以判断。若患者从仰卧位改为直立体位时，每分钟心率增加了10次，或收缩压降低超过20mmHg，则说明体位试验阳性，提示患者存在血容量不足，体液缺失量约占体重的6%～8%。

5. 尿量　减少或无尿，提示机体缺水或容量不足、肾血流量及灌注压降低。

（三）实验室检查

1. 血清钠　如前所述，水、钠代谢密切相关。血清钠<135mmol/L，提示低钠血症伴低渗性状态。血清钠>145mmol/L，提示高钠血症，水分丢失多于钠丢失，处于高渗性状态。

2. 尿生化检查　尿量、尿钠浓度及渗透量监测是常用的监测体液紊乱的指标。对于一个拥有正常心、肝、肾功能的患者而言，尿量增多是血容量过多的体现。除尿量反映了容量和组织灌注情况外，尿渗透量、电解质浓度和pH有助于鉴别诊断体液紊乱的病因。发生脱水时，上述指标的变化有：高血细胞比容、渐进性的代谢性酸中毒、尿比重大于1.010、尿钠低于10mEq/L、尿渗透压大于450mOsm/kg、高钠血症、尿素氮/肌酐大于10∶1。

3. 血液成分　容量不足、机体缺水时，Hct、Hb、BUN均上升，提示血液浓缩；反之，水相对过剩，血液被稀释。

但是上述指标仅是血容量的间接指标，它们经常在围术期受到其他变量的影响，而且所反映的数值还会有所延迟，所以临床并不能完全依赖它们。

二、液体的种类与选择

常用输液制剂分为晶体液（crystalloid solution）与胶体液（colloids solution）二大类。全血制品及常用输液制剂的成分与渗透量见表7-1。

表7-1　常用输注溶液的成分（mmol/L）与渗透量（mOsm/L）

溶液名称		Na^+ (mmol/L)	K^+ (mmol/L)	葡萄糖	渗透压 (mOsml/L)	pH	其　他
库存全血		168~156	3.9~2.1	—	—	7.2~6.84	Hct=35%~40%
	42天	117	?~49	—	—	6.6	Hct=59%
浓缩红细胞	35天	169~111	5.1~78.5	—	—	7.55~6.71	Hct=65%~80%
	21天	—	?~95	—	—	6.6	Hct=77%
新鲜血浆		154	—	—	—	—	—
5%白蛋白		145±15	<2.5	0	330	7.4	COP=32~35mmHg
2.5%白蛋白		145±15	<2.0	0	330	—	—
血小板		145±15	<2.0	—	—	7.4	COP=20mmHg
10%右旋糖酐		0	0	50	255	4.0	—
羟乙基淀粉		154	0	0	308	5.9	—
生理盐水		154	0	0	286	6.0	—
乳酸林格氏液		130	4.0	0	273	6.5	乳酸盐=28mmol/L
5%葡萄糖		0	0	50	77.8	4.5	
明胶		154	<0.4	0	274	7.4	
勃脉力A (Plasma-Lyte)		140	5	0	294	7.4	醋酸根=27mmol/L；糖酸根=23±3mmol/L

Hct：血细胞比容；COP：胶体渗透压

（一）晶体溶液

晶体液是含有水和电解质的液体，可分为平衡盐溶液、低渗液和高渗液。晶体液用于维持水、电解质平衡和扩充血管内液体。晶体液替代的量需要3倍或4倍于失血量，因为晶体液在体内如同细胞外液一样按1∶4分布，其中约3L在血管内（血浆），约12L在血管外（即约20%保留在血管腔内）。平衡盐溶液（balanced salt solutions）与细胞外液的电解质成分相似（如乳酸林格液、复方醋酸电解质溶液）。虽含有Na^+，但平衡盐溶液是低渗的，HCO_3^-起缓冲作用，与H^+结合后形成碳酸，后者产生CO_2从溶液中释放。与生理盐水比较，这些液体提供少量的其他电解质，但并不能满足每日需要量。

1. 乳酸复方氯化钠注射液（乳酸林格液）（lactated ringer's solution）　乳酸林格液的电解质浓度与细胞外液（ECF）相似。钠离子浓度低于生理盐水，故它们所形成的渗透量比生理盐水低。该溶液增加了乳酸钠28mmol/L，经肝脏代谢后变为等当量的HCO_3^-，有缓冲酸性物质作用。术前、术中使用乳酸林格液具有降低血液黏稠度，稀释血液，有利于微循环灌注，扩容，保护肾功能和纠正酸中毒的功能。

2. 勃脉力（plasmalyte）　也属于平衡盐溶液，除不含Ca^{2+}外，其组成成分与ECF更近似。其pH值与血浆相同，故不易引起静脉炎，与碱性药物合用时不会产生浑浊沉淀。其所含Cl^-浓度为98mmol/L，低于生理盐水与乳酸林格液，大量应用不会引起高氯性酸中毒。以醋酸根和葡萄糖酸根作为抗酸的缓冲物质，可避免肝肾功能不好时，大量使用乳酸林格液所引起的血浆乳酸根浓度增高（乳酸酸中毒）。适用于术中液体治疗，失血性休克的液体复苏及代谢性酸中毒的防治。

3. 生理盐水(normal saline,NS) 0.9% NaCl即生理盐水,等渗等张液,但 Cl^- 含量超过 ECF,大量使用会产生高氯血症(即阴离子间隙正常型代谢性酸中毒)。因不含缓冲剂和其他电解质,在颅脑外伤、代谢性碱中毒或低钠血症的患者,应用它比乳酸林格液优越。因不含 K^+,更适合于高血钾患者(如肾衰竭需反复行血管造瘘者),主要用于补充ECF丢失和扩容。当大量输注生理盐水时,可因血钠浓度及血氯浓度过高而引起稀释性、高氯性代谢性酸中毒,血氯浓度升高还可以引起血碳酸氢盐浓度的降低。生理盐水是高渗性代谢性碱中毒的首选液体,并且在进行输血治疗时,其先常常先于浓缩红细胞输注。

4. 高张盐溶液(hypertonic salt solutions) 其钠浓度达250~1200mmol/L,平时在临床上应用较少。其特点为用较小的容量可获得较好的复苏效果。钠浓度越高,复苏所需的溶液量就越少。近年来,在创伤(包括战伤)中的应用价值受到人们重视。其原理在于利用高张盐溶液的渗透力使水从相对低渗的细胞内转移到血管内间隙,因此不仅输注的水容量少,而且能减轻组织水肿。这对于易发生水肿的患者至关重要(如长时间肠管手术、烧伤、脑外伤等)。使用量通常不能超过(7.5%)4ml/kg,过量使用会因高渗透性引起溶血。临床已证实,中度高张盐溶液(Na^+=250mmol/L)与乳酸林格液相比,更能降低肌间隙的压力。此外,虽然肺血流短路的分流量虽无明显不同,但肠功能恢复较早。

动物实验表明,应用高张盐溶液可降低颅内压。高张盐溶液在血管内的半衰期不比相同钠负荷的等张盐溶液长。研究表明,只有合用胶体时,用高张盐溶液才可以长时间维持扩容。然而,注射高张盐溶液时因其渗透量高而可能引起输入局部溶血。在平时抢救患者及手术中,此溶液还未被广泛应用,目前仅用于低钠血症的治疗。常用制剂有3%、5%、7.5%氯化钠和高张复方乳酸钠溶液。

5. 5%葡萄糖溶液(5% dextrose) 为临床常用不含电解质的晶体液。因为糖将被代谢,所以5%葡萄糖的功能就如无电解质水一样。静注单纯水会使红细胞溶解,但5%葡萄糖溶液是等渗溶液,输注时不会发生溶血。成人糖的基础消耗量每小时约240~300mg/kg,输注5%葡萄糖液240ml/h左右即可予以补充。手术创伤的刺激将引起儿茶酚胺、皮质醇、生长激素的释放增加,导致胰岛素分泌的相对不足,葡萄糖利用率下降,结果形成高血糖,故一般不用其作为术中补液之用,主要用于纠正高钠血症和因胰岛素治疗而致糖尿病患者血糖偏低的情况。

(二)胶体溶液和血浆替代品

胶体液的高分子物质所产生的渗透压对于维持血管内容量有很大的作用。晶体液的血浆浓度半衰期是20~30分钟,而胶体液的半衰期是3~6小时。胶体溶液因初始分布容积等同于相应的血容量,故常用于补充等量的血液丢失量。白蛋白的半衰期一般是16小时,但在病理状态下可以变为2~3小时,如果存在感染的情况,合成胶体、白蛋白制剂及蛋白片断的半衰期更短。血浆替代品对于暂时性扩容很有效,常作为进一步治疗的基础;并具有价廉、能长期保存和减少病毒性疾病传播的优点。

1. 5%白蛋白溶液(5% albumin) 是一种从健康人血液中分离而得出的天然胶体溶液,该溶液为等渗,其渗透压为20mmHg(接近生理胶体渗透压),有250ml与500ml两种包装。若晶体液不能有效维持血容量时可用5%白蛋白来扩容,尤其适用于血浆白蛋白丧失的患者(如大面积烧伤)。另有25%白蛋白制剂为高渗溶液,使用时可用生理盐水稀释至5%,共有20ml、50ml和100ml三种包装。

2. 6%右旋糖酐液(6% dextran) 右旋糖酐溶液根据分子量的大小分为D40和D70两种。D40的平均分子量40 000,为低分子右旋糖酐。而D70的分子量为70 000,属中分子右旋糖酐。国内还有分子量为20 000的D20,属小分子溶液。右旋糖酐由蔗糖分解而来,最终都可被酶分解为葡萄糖。6%的D70与5%白蛋白的适应证相同。它所产生的胶体渗透压高于白蛋白溶液和血浆,适合用于扩充血容量,作用可持续4小时。D40在血中停留时间短,扩容作用只持续1.5小时,故很少用于扩容,和D20一样,常用于改善微循环和血管手术后预防栓塞。右旋糖酐可引起血小板的黏附力下降,当输入量达到每天20ml/kg时,出血时间相应延长。副作用主要是过敏,发生率约为1/3300,偶尔会发生心源性肺水肿。

3. 羟乙基淀粉(hydroxyethyl starch,HES) 是从玉米淀粉合成的高分子量支链淀粉。由于支链淀粉会迅速被α-淀粉酶降解,为减少这种降解,在其C2、C3和C6位置上以羟乙基基团取代原葡萄糖基。因此羟乙基淀粉的分类主要参考其两个数值:平均分子量(MW)和取代程度。以平均分子量划分:MW小于100 000称为低分子羟乙基淀粉;在

100 000～300 000之间为中分子羟乙基淀粉；大于300 000为高分子羟乙基淀粉；以取代程度（用平均克分子取代级MS表示）：MS 0.3～0.5为低取代级，MS 0.6为中取代级，MS≥0.7为高取代级。早期使用的706羧甲基淀粉为低分子量高取代级羟乙基淀粉（MS 0.91，20 000）。因低分子量扩容时间过短，而高取代级使其不易被清除，蓄积后易引起出、凝血障碍，故706羧甲基淀粉已弃用。目前国内使用的是万汶（Voluven）。

现认为在改善休克和低血容量患者的血流动力学效能方面，万汶是国内羧甲基淀粉中作用最强、扩容时间最长和较平稳的一种，以国内最常用的万汶为例，其血浆增量效力（即实际血浆增加量/输入量×100%）为100%，以后维持4小时，8小时后仍有72%，可用于血液稀释和扩容，在血浆白蛋白>3g/dl时，可替代白蛋白，维持胶体渗透压，过敏反应少，在临床应用广泛。为避免干扰凝血机制，建议日剂量在2500ml以内。

4. 明胶溶液（gelatin）　是人造胶体溶液，临床用于补充血浆容量。目前常用制剂为改良液体明胶——琥珀酸明胶多肽，商品名佳乐施（Gelofusine，血定安）分子量为35 000，浓度为4%，血管内停滞时间为2～3小时，低于中分子右旋糖酐和羟乙基淀粉。可反复使用，对凝血系统无明显影响。有报道抢救患者中24小时内用量高达10～15L。适用于低血容量时的扩容、血液稀释、人工心肺机的预充液。国内临床尚有尿素桥联明胶多肽在使用，商品名海脉素（Haemacall，血代），分子量为35 000，浓度3.5%。输注明胶制剂后，偶可出现一过性变态反应，如荨麻疹、低血压、呼吸困难等。

（三）晶体液与胶体液的比较

晶体液和胶体液两类输液制剂有各自的优缺点，表7-2对此进行了比较，供液体治疗时参考。

表7-2　胶体液与晶体液的比较

制剂	优　点	缺　点
胶体液	较少的输入量起到较好扩容效果； 扩容维持时间长； 很少引起外周组织水肿	费用高； 影响凝血功能（右旋糖酐>羟乙基淀粉）； 肺水肿（肺毛细血管渗漏）； 降低肾小球滤过率
晶体液	费用低； 增加尿量； 补充组织间液	短暂地改善血流动力学； 外周水肿（蛋白稀释）； 肺水肿（蛋白稀释及肺动脉嵌压升高）

三、术中常规补液方案

术中补液的主要目的是维持充分的氧运输、正常电解质浓度和血糖。一般而言，术中所需输入液体总量的计算公式如下：输入液体总量＝CVE＋生理需要量＋累计缺失量＋继续损失量＋第三间隙缺失量。以下分别予以简述。

（一）补偿性扩容（compensatory intravascular volume expansion，CVE）

由于麻醉本身可引起一定范围或某一程度上的血管扩张和心功能抑制，故在麻醉前应进行适当的CVE，以弥补麻醉导致的相对性容量不足。一般在麻醉前或诱导的同时就必须输注5～7ml/kg的平衡盐液来实施CVE。

由于液体治疗以保证氧的运输，满足组织氧需要为目的。而组织氧供与血红蛋白浓度、血氧分压、组织器官灌注压和血管阻力有关。组织灌注压则取决于体循环动脉压、静脉压或组织压。已知动脉压与心排血量和血管阻力有关。心排血量取决于每搏输出量和心率，每搏输出量又与前负荷、心肌收缩力、后负荷有关。大部分全麻药、局麻药均使动静脉扩张，血管内容量增大，外周静脉压降低，从而使回心血量减少及心排血量下降，因此必须在诱导前和诱导时实施CVE以弥补这一相对不足部分。全麻药物抑制心脏收缩力，根据Starling机制，输注相应液体后，将增加心脏前负荷，从而增加每搏输出量，使心排血量达到合适的范围。手术后随着麻醉效应的终止，前述静脉扩张和心肌抑制即行消退。因此在心脏或肾脏受损的患者将有急性血容量过多的危险。

（二）生理需要量

根据4-2-1法则（表7-3），可算出机体每天对水的基本需求量。以70kg患者为例，生理需要量包括水110ml/h，能量110kcal/h，即每天需水2640ml和能量2640kcal。成人所需的钠量每天约为1.5mmol/kg；所需钾量为1.0～1.5mmol/kg，即约为钾100mmol,稀释在每日所需的2640ml水中。钾的浓度为100mmol/2.64L=42mmol/L。若从周围静脉输注含钾溶液,钾浓度太高会产生化学性刺激引起局部血管壁疼痛,故要严格限制钾的浓度(氯化钾不宜超过6g/L,即80.4mmol/L)和输入量(每小时不超过13~20mmol)。大脑和红细胞消耗的葡萄糖量每分钟为2~4mg/kg。葡萄糖的热卡值为4.0kcal/g,果糖则为3.41kcal/g。故产生相同的能量,所需的果糖比葡萄糖多17%。如果碳水化合物提供不足,机体将加速蛋白质分解,经糖原分解和糖异生途径提供所需的葡萄糖。因此,提供必要的生理需要量的碳水化合物可减少蛋白质的分解。

表7-3 4-2-1法则

体重(kg)	水比例(ml/kg)	体重(kg)	液量(ml/h)
0~10	4	10	40
11~20	2	10	20
>20	1	5	5
总计		25	65

注:假设患者体重25kg,结果每小时需水量为65ml,即第一个10kg的液体量以4ml/kg计算,第二个10kg的液体量以2ml/kg计算,其余公斤体重所需液体以1ml/kg计算

如果当日尚有额外丧失量(如胃肠引流等),必须同时补充已丧失的水与钠。若胃引流0.5L/d将丢失30~50mmol的Na^+和50~60mmol的Cl^-,将这些额外丧失的水和盐加入到每日维持量中时,使其浓度近似于0.45%的NaCl。这样配制的溶液适用于术后胃肠引流患者维持生理需要量和额外缺失量。

(三)累计缺失量

累计缺失量=生理需要量×禁食时间+术前额外缺失量+第三间隙丢失(the third-space losses)量。

术前若因疾病、外伤引起额外缺失和向第三间隙丢失,造成有效血容量不足,此时体液丢失量和失血量往往难以估计,一般根据对循环系统的影响来估计。因此麻醉诱导前最好输注充足的液体量以恢复血压、心率,使灌注压接近正常。理论上麻醉手术前的体液丢失量都应在麻醉前或麻醉开始初期给予补充,并采用与丢失的体液成分相近的液体,故主要选择晶体液。若时间允许,最好也使尿量恢复到正常水平〔>0.5ml/(kg·h)〕。如果临床出现低血容量症状,但颈静脉怒张,CVP或肺动脉压升高,不应快速大量输注液体,须严密监测血流动力学指标。对于情况尚可的患者,输注速率可以是一般维持速度的3~4倍,直至所计算的缺失量得到纠正。

在外科急诊情况时,常需要麻醉医师评估并纠正与外科情况直接有关的水、电解质紊乱,处理并存的内科疾病或调整有关的治疗(有关的原则可参见本章节其他部分)。麻醉诱导、应用机械通气和外科创伤引起的应激反应能引起水、蛋白质和电解质的再分布。最常见和需予关注的有Na^+、K^+、Ca^{2+}、Mg^{2+}等电解质的异常。累计缺失量应在入院后8~12小时内补充。对于择期手术且无额外液体丧失的患者,可在麻醉中补充,在手术期间补完。

(四)继续损失量

术中额外损失的量(如血、腹水)等应得到相应的补充,以维持正常的血容量和ECF组成。液体治疗时失血量与晶体液容积比例为1∶3,而胶体液则为1∶1,即丢失1ml血就必须以3ml平衡盐液或生理盐水来替代,而胶体液只需1ml即可维持血压、心率和灌注压。若失血2ml,则可输1ml浓缩红细胞,再输1ml的晶体液或平衡液。若血容量正常,心功能无异常但交感兴奋,伴静脉血氧饱和度下降,心电图有心肌缺血表现时就必须补充红细胞。浓缩红细胞的血细胞压积为60%。计算公式为:

$$浓缩\ RBC=(所需要\ Hct-实测\ Hct)\times 55\times 体重\div 0.6$$

腹水和胸膜腔渗出液在手术中引流速度较快,其电解质组成与ECF相似,蛋白含量是血浆的30%~100%。很适合用平衡盐溶液来补充。若患者的胶体渗透压(COP)低于15~17mmHg时,就需用胶体液补充,否则晶体液的再分布容积将会明显增加。

经胃肠道丢失的体液的电解质含量,根据消化道部位不同而有所不同(表7-4)。手术部位经蒸发丢失的完全是水分。蒸发的数量与环境温度、暴露面积成正比,与环境相对湿度成反比。利尿药使用、尿糖或糖尿病性多尿应根据尿电解质的测定而补充。通常状况下尿Na^+为50~100mmol/L,尿K^+为20~60mmol/L。

(五)再分布

再分布又称为第三间隙丢失,主要由于组织水肿或跨细胞液体转移所致,功能上这部分液体不能被动员参与维持血容量。胶体液进入损伤组织的速度虽比进入正常组织时要快,但比晶体液慢得多,所以肠壁水肿用胶体液治疗比用晶体液治疗效

果要好。第三间隙液的组成与ECF相似，适合用平衡盐溶液来补充。再分布量的补充与手术部位和方式有关。较小的手术，如腹腔镜下手术、一些整形手术和扁桃体摘除术，每小时约需2～3ml/kg；而中等程度手术，如疝修补术、阑尾切除术、开胸手术则需4～6ml/kg；有较大暴露创面的手术如肠梗阻行肠切除术、全子宫切除术、腹主动脉瘤切除术，则需7～10ml/kg。

表7-4 唾液和胃肠液的容积(ml)和组成(mmol/L)

	24h容积	Na^+	K^+	Cl^-	HCO_3^-
唾液	500～2000	2～10	20～30	8～18	30
胃液	1000～2000	60～100	10～20	100～130	0
胰液	300～500	135～145	5～10	70～90	95～120
胆汁	300～600	135～145	5～10	70～90	95～120
空肠	2000～6000	120～140	5～10	90～140	30～40
回肠	1000～2000	80～150	2～8	45～140	30
结肠	—	60	30	40	—

（六）成人术中输液方案的制订

术中输液计划参照表7-5所示。

表7-5 制订术中输液计划

1. 术前评估患者生理状态，计算已缺失量
2. 计算每小时生理需要量
3. 计算禁食所造成的缺失量
4. 评估麻醉方式将引起的相对容量不足，所需补偿性扩容量
5. 评估手术中的出血量
6. 评估手术方式所将引起的第三间隙丢失量

举例说明常规的术中液体治疗方案如下：

70kg体重男性患者拟行胃切除术，该患者术前Hb 15g/L，禁食10小时。试制订液体治疗方案：

1. 术前访视　该患者行择期手术，术前无明显的额外损失量。

2. 计算每小时生理需要量　依据4-2-1法则（表7-3）：

第1个10kg体重：10kg×4ml=40ml

第2个10kg体重：10kg×2ml=20ml

其余的公斤体重：50kg×1ml=50ml

总计：每小时生理需要量110ml。

3. 计算禁食所造成的缺失总量　累计缺失总量等于生理需要量乘以禁食时间，即：110ml/h×10h=1100ml。

一般将此量的1/2在手术第一小时之内输完，余量在后继的2～3小时内补完。

4. 计算补偿性扩容量（CVE）　此例患者以5ml/kg计算，即：5ml×70kg=350ml。

在麻醉诱导前15～20分钟，输入CVE 350ml、累计缺失量220ml，生理需要量110ml，总计680ml。诱导至手术进腹腔约1小时左右再输入累计缺失量200ml和生理需要量110ml，计330ml。

5. 术中出血量　手术开始后第1和第2小时各失血100ml。以平衡盐溶液3∶1（即300ml）来补充。第3小时失血量减少一半，故以150ml补充。第4小时不再失血，故停止补充此部分缺失量。

6. 评估第三间隙丢失量　由于胃肠手术属中等程度手术，故第三间隙丢失量每小时为4～6ml/kg，因此每小时为350ml。第4小时开始关腹，第三间隙转移量减少，故从350ml减少至200ml。

表7-6总结了该患者术中补液的方案，实际补液可分为两步进行。①扩容阶段：首先补充术前体液累计缺失量和麻醉诱导后的CVE；②维持阶段：补充术中继续缺失量、生理需要量、第三间隙丢失量。

在此液体实施计划下，术中尿量50～80ml/h，血压、心率正常，CVP6～9mmHg。

当然，术中补液应根据每个患者的实际情况并结合上述指标来调整。CVP或尿量一旦增加，即可放慢补液速率。反之，若仍存在心动过速和少尿等，则应考虑加快补液。

（七）小儿术中输液方案的制订

儿科患者的液体治疗与成年人相比，有一些需要注意的地方。新生儿肾的浓缩及稀释功能尚未完善且有较高的液体需求，因此新生儿禁饮时间不能超过3～4小时，否则会出现明显的脱水。麻醉诱导前6～8小时应予以禁食,麻醉前4小时可给予含糖的清液。清液定义为透明的不含颗粒性物质及蛋白质,不会与胃内的酸性介质反应而凝固的液体。与成人补充维持量的原则相同,新生儿需要输注含钾的0.3%的氯化钠。葡萄糖的输注速度不能超过5mg/(kg·min),通常输注2.5%的含糖可以满足患儿对糖的需求。手术范围广、手术时间长的患儿应进行血糖监测并根据监测调整含糖液的输注速度。在其他方面,如液体的选择与补液量与成人相似。

表7-6 术中补液方案

时间	补偿性扩容量(ml)	累积缺失量(ml)	生理需要量(ml)	补充失血量(ml)	补充第三间隙量(ml)	每小时输液量(ml)	输液累计(ml)
诱导前	350	220	110	0	0	680	680
诱导至手术进腹(约1小时)		220	110	0	0	330	1010
第1小时		220	110	300	350	980	1990
第2小时		220	110	300	350	980	2970
第3小时		220	110	150	350	830	3800
第4小时		0	110	0	200	330	4130

儿童静脉输液治疗必须考虑其高代谢率及体表面积和体重的高比例。儿童每日所需液体量与代谢直接相关,具体而言,每消耗100cal的能量需100ml的水。儿童体重在10kg以内时所需液体量为4ml/(kg·h);体重在10～20kg时额外增加液体量2ml/(kg·h);20kg以上体重再额外增加液体量1ml/(kg·h)。这种计算方法不包括液体丢失量、第三间隙丢失量以及因低温、发热或异常代谢需求所致的改变。一般情况下,限食、限水导致的液体丢失量可将限制饮食的时间乘以每小时液体维持量获得;第1个小时补充总量的50%,随后2小时各补充25%。第三间隙丢失量根据手术不同而不同,小手术第三间隙丢失量仅1ml/(kg·h),腹部大手术第三间隙丢失量高达15ml/(kg·h)。

儿童静脉补液的成分同样需要关注。因为血糖水平高的动物,低氧性脑损害较重,很多专家不推荐在短小手术中使用含糖液。然而,因担心患儿出现未发生的低血糖而促进了含糖液常规用于儿童,尤其是那些禁食时间较长而糖原储备不足的患儿。因为动物实验数据与人体的相关性尚不清楚,而且不同年龄患儿禁食后低血糖的发生率也是个未知数,所以目前实验证据尚不足以证明应完全取消糖的应用。

虽然资料有限,但平衡盐溶液可用于所有水分丢失和第三间隙液体丢失的补液。如果考虑患儿存在低血糖风险,以维持速度输注5%葡萄糖0.45%的NaCl。

四、术中输液的监测

目前临床上尚无直接、准确的容量监测的方法,因此需对手术患者进行综合监测及评估,以做出正确的判断。

(一)无创循环监测指标

1. 心率(heart rate,HR) 麻醉手术期间患者心率突然或逐渐加快,可能是低血容量的早期表现,但需与手术刺激、麻醉偏浅、血管活性药物作用和心脏功能异常等其他原因进行鉴别。

2. 无创血压(noninvasive blood pressure,NIBP) 血压监测通常采用无创袖带血压,一般维持术中收缩压大于90mmHg或平均动脉血压(MAP)大于60mmHg。

3. 尿量、颈静脉充盈度、四肢皮肤色泽和温度 尿量是反映肾灌注和微循环灌注状况的有效指标。术中尿量应维持在1.0ml/(kg·h)以上,但麻醉手术期间抗利尿激素分泌增加,可影响机体排尿,故尿量并不能及时反映血容量的变化。颈静脉充盈度、四肢皮肤色泽和温度也是术中判断血容量的有效指标。

4. 脉搏血氧饱和度(SpO_2) 是围术期的重要监测项目,在组织血流灌注良好的情况下,SpO_2波形描记随呼吸变化则提示患者血容量不足。

5. 超声心动图 如经食道超声(transesophageal echocardiography,TEE)已逐步成为术中常用的监测项目,可有效评估心脏充盈的程度。

（二）有创血流动力学监测指标

1. 中心静脉压（central venous pressure，CVP） 是术中判断与心血管功能匹配的血管内容量的常用监测指标，重症患者和复杂手术中应建立连续CVP监测。通常平卧位时压力传感器需放置在右第四肋间、腋中线水平，侧卧位时则应放置于右第四肋间，胸骨右缘水平，并在呼气末（无论自主呼吸或正压通气）记录。应重视CVP的动态变化，必要时可进行液体负荷试验。

2. 有创动脉血压（invasive arterial blood pressure，IABP） 是可靠的循环监测指标。连续动脉血压波型与呼吸运动的相关变化可有效指导输液，若动脉血压与呼吸运动相关的压力变化>13%，或收缩压下降≥5mmHg，则高度提示血容量不足。

3. 肺动脉楔压（pulmonary arterial wedge pressure，PAWP） 是反映左心功能和左心容量的有效指标，PAWP升高是左心室功能失调的表现之一。

4. 心室舒张末期容量（EDV） 是目前临床判断心脏容量的有效指标，EDV=每搏量（SV）/射血分数（EF），左心EDV测定采用超声心动图，右心EDV测定采用漂浮导管。肺动脉漂浮导管还可间断或连续监测心排血量（cardiac output，CO）。

5. FloTrac 是目前临床监测血容量的有效方法，每搏量随正压通气而变化的幅度（即每搏量变异度）可以作为预测循环系统对输液治疗反应的一项有效指标。

6. 食管多普勒超声 也可以监测心排血量或每搏量对右室容量的反应。

（三）相关实验室检测指标

可以通过动脉血气、电解质、血糖、胃黏膜pH（pHi）及血乳酸等相关测定结果评估循环容量状态。

在循环血容量和组织灌注不足时需及时进行动脉血气监测。pH对于维持细胞生存的内环境稳定具有重要意义；二氧化碳分压（PCO_2）是反映呼吸性酸碱平衡的重要指标，标准碳酸氢盐（SB）和实际碳酸氢盐（AB）是反映代谢性酸碱平衡的指标，两者的差值可反映呼吸对HCO_3^-的影响程度。

电解质、血糖和肾功能指标如尿素氮（Bun）、肌酐（Cr）等的变化也需进行及时的监测。血乳酸和胃黏膜CO_2（pHi与$PgCO_2$）监测是评估全身以及内脏组织灌注的有效指标，对麻醉手术患者的液体治疗具有重要的指导作用。

麻醉和手术期间的液体治疗虽然历经50多年的发展，取得了很多一致的意见；但是在诸如"开放性输液或限制性输液策略"、"胶体液或晶体液"等方面仍然存在较大的分歧。对于重症感染患者，进行容量复苏已经是重要的治疗措施，而羟乙基淀粉较晶体液不宜用于此类患者已得到众多循证医学证据的支持，主要体现在引起肾损伤、出血风险及病死率的增加；对于肝脏切除术的患者，应用低中心静脉压技术，有利于减少术中出血和输血，同时对于肝肾功能没有显著不良影响。对于一侧全肺切除术的患者，由于考虑肺水肿的风险，不要求尿量大于1ml/（kg·h）。

另外，对于合并心脏疾病拟行大手术的患者，目标导向性液体治疗也是当前研究的热点，具体做法是通过有创动脉监测每搏量的基础值和其动态变化，预先给予200~250ml的液体，记录每搏量的变化，如果变化大于基础值的10%~15%，再给予一次负荷量，如果变化小于基础值的10%~15%，新产生的每搏量值作为新的基础值，这样通过每搏量的变化趋势来决定液体的输注。

总之，临床实施液体治疗方案过程中，切忌机械地实施液体治疗计划，须加强监测工作，及时了解手术和患者情况的变化，依据血流动力学和组织氧合等指标所提供的反馈信息，相应地调整输液量、种类和补液速度及有关电解质的补充，从而达到维持手术患者循环稳定，组织灌注良好的目的。

第二节　异体输血

一、成分输血

成分输血（component blood transfusion）是指应用科学方法把血液中各种有效成分进行分离、提纯，分别制成高纯度、高浓度、小容量的制剂，依据患者病情的实际需要，分别输入有关血液成分。临床上常用的血液成分有：全血、红细胞、新鲜冰冻血浆、冷沉淀物、浓缩血小板，以及在此基础上进一步提纯的血液制品（包括白蛋白、球蛋白、凝血酶原复合物、纤维蛋白原、Ⅷ因子等）。

成分输血的特点包括：

①高效：高纯度、高浓度、容量小、针对性强、疗效显著。

②安全：首先，每种血液成分都有多种抗原性，限制不必要的血液成分输入，有利于降低输血免疫反应的发生；其次，全血中的病毒通常不均匀地分

布在各种不同血液成分中,成分输血可减少病毒传播。同时,成分输血为进行各种血液成分的病毒灭活创造条件,可根据各血液成分的各自特性研究不同的病毒灭活方法。

③便于保存:4℃只适于红细胞的保存,血小板在4℃全血中只能保存24小时,而浓缩血小板在22℃振荡下能保存5天。不稳定的凝血因子如Ⅷ因子在4℃保存3天就完全失去活性,而在-30℃下可保存1年。因此,将血液成分分开保存可延长其保存时间。

④节约血液资源:每份全血可制备成多种血液成分,根据实际情况用于不同受血者,使宝贵的血液资源发挥更有效的作用。

目前临床应用的血液成分制剂有多种,每种都有自己的适应指征,需要根据患者的具体临床需要采用某种成分输注或多种成分输注。

二、输血的适应证

增加血液携氧能力是输血(红细胞)唯一的适应证,但目前尚无公认有效的评价血液携氧能力的方法。并且,不同个体对于血液携氧能力的需求存在很大不同,例如,心肺功能正常的年轻患者可以很容易地代偿贫血,而有心脏疾患的老年人对贫血的耐受则较差。因此,在决定患者是否需要输注红细胞时更强调综合的医疗判断(包括心血管状况、年龄、预期血液丢失、动脉氧合、混合静脉血氧饱和度、心排血量及血容量等因素),而非某一特定的实验检测数值。

各国以及各协会分别制定了自己的输血指南(transfusion guidelines),以美国为例:2006年美国麻醉医师学会(ASA)发布了《围术期输血和辅助治疗指南》,指南中规定:当Hb<60g/L,尤其在急性失血情况下应进行输血治疗,而Hb>100g/L时则不必输注;Hb介于60~100g/L之间时应根据器官缺血的速度和程度、患者的血容量、氧合不足时发生的并发症情况、低心肺储备及高氧耗等危险因素来决定是否给予输血治疗。

2012年美国血库协会(AABB)临床输血专家组发布的《红细胞输注临床实践指南》推荐遵循限制性输血策略,主要包括以下几点:①对于血流动力学稳定的住院患者,当Hb<70~80g/L时才进行输血治疗;②对于具有潜在心血管疾病风险的住院患者,当出现贫血症状或Hb<80g/L时才进行输血治疗;③对于血流动力学不稳定的急性冠脉综合征患者执行限制性或宽松的输血策略,应根据Hb水平及贫血症状进行综合评估后决定是否输血。

虽然以上几项输血指南中指出的输血阈值不完全相同,但是当Hb<60~70g/L时进行输血治疗,以及对于Hb>100g/L的患者不进行输血治疗已达成共识。同时,各指南也存在类似问题,首先,对于60~100g/L之间的患者是否输血的评估方法仍不够客观,容易受临床医生主观影响;其次,对于Hb达到什么水平后停止输注并未明确说明,可能会造成过度输血情况的发生。因此需要大规模的临床研究以进一步澄清以上问题。

三、配血试验及血液保存

配血试验(cross matching test)包括:ABO-Rh血型、交叉配血及抗体筛查。这些试验主要是在体外证明抗原抗体相互作用的有害性,以避免体内作用的出现。所有供血者及受血者必须检查ABO和Rh血型并筛选意外抗体。此后,正确选择供血还需检查受者血和供者血间的相容性,即为交叉配血试验。经过单纯ABO-Rh血型检测后,相容性输血率为99.8%,增加抗体筛出将提高到99.94%,交叉配血后增加到99.95%。

浓缩红细胞在1~6℃可储存42天。越来越多的研究认为,由于氧离曲线左移,给予危重患者储存时间长的血液没有新鲜血有效。心脏病患者术后肺炎发病率增加与使用陈旧血有关。

四、输血相关并发症

(一)溶血性输血反应(hemolytic transfusion reactions)

2003年,输血相关死亡的3个最常见原因是溶血性输血反应、脓毒症性输血、输血相关急性肺损伤。导致溶血性输血反应的最常见原因是ABO不相容RBC输入,当受血者的抗体和补体对输入的供血者细胞进行直接攻击时,输入10ml不相容血即可发生血管内溶血。涉及血管外RBC破坏的溶血性输血反应通常没有血管内变化引起的溶血性输血反应严重。麻醉状态下溶血性输血反应的典型症状和体征,如寒战、发热、胸腹痛和恶心等被掩盖。全麻下,唯一的体征可能是血红蛋白尿、出血倾向或者低血压。如怀疑发生溶血性输血反应,血、尿样本应即送实验室检查。血库应检查所有资料以确保输入的血液成分是否正确。虽然血管内溶血存在几种后果,但主要影响肾功能和凝血系统功能,治疗重点应该是大量的静脉输液和使用利尿剂是尿量维持在75ml/h以上。

在一些病例，输入的供血者细胞最初可很好存活，但2～21天后可发生迟发性溶血性输血反应。这种反应主要发生在因曾经输血或妊娠而被红细胞抗原致敏的受血者，通常只表现为输血后血红细胞比容下降，也可出现黄疸和血红蛋白血症，并导致肾功能损伤，但很少危及生命。因红细胞比容下降可能由出血导致，并成为是否需要再次手术的标准，外科医生需注意迟发性溶血性输血反应的鉴别诊断。

（二）非溶血性输血反应（nonhemolytic transfusion reactions）

此类输血反应通常不严重，主要与输入血中存在外源性蛋白质导致的过敏反应有关，发生率约为3%。最常见的是荨麻疹，偶尔出现面部肿胀，当不伴随发热或其他提示严重溶血反应的症状时，不需要停止输血，可给予抗组胺药减轻过敏反应。偶尔会出现严重变态反应，伴随呼吸困难、低血压、喉头水肿、胸痛和休克等症状，需停止输血并对症处理。

（三）经血传播疾病（blood transmission disease）

核酸检测技术缩短了肝炎及AIDS的感染窗口期（即从感染到出现阳性检查结果的时间），其大大减低了经血传播疾病发生率。同时，更好的供血者筛查和更严格的供血者合格条件也有助于减少经血传播疾病的发生。近年来，一些新发现的传染病，如西尼罗病毒、Chagas病、疟疾及变异型克雅氏病（疯牛病）等，则引起更多关注。

（四）输血相关移植物抗宿主病（transfusion associated graft versus host disease）

来自血制品的供血者淋巴细胞进入受血者时，启动对抗宿主组织的免疫反应，发生输血相关移植物抗宿主病。可出现全身皮疹、白细胞及血小板减少，常导致脓毒症和死亡。血液经紫外线照射可预防此疾病发生。

（五）输血相关急性肺损伤（transfusion-related acute lung injury）

输血相关急性肺损伤死亡率为5%～10%，居于输血相关死亡原因的第二或第三位。表现为输血几小时后非心源性肺水肿，临床上症状和体征出现在输血后1～2小时，并在6小时内达高峰，大多数患者在96小时内恢复。常出现发热、呼吸困难、气管插管内分泌物、严重低氧血症，麻醉期间血氧饱和度持续下降是首发体征。所有血液成分均为致病因素。除停止输血、制定危重护理支持措施外没有特殊治疗手段。

（六）输血相关免疫调节（transfusion-associated immunomodulation）

输注异体血导致的非特异性免疫抑制可促使肿瘤复发、术后感染及病毒活跃等。祛除异体血中白细胞可能减少此并发症。

第三节 自体输血及血液管理

血液属于人类稀缺资源，不得滥用，更不应浪费和随意摒弃。临床医生应综合采取多种措施减少患者出血，并对其血液加以保护。

一、自体输血

（一）自体输血（autologous transfusion）**的概念**

自体输血是指采集患者体内血或回收手术或创伤失血，经处理后再回输给同一患者，即献血者与受血者为同一个体。最早的自体输血开始于1818年，该技术的实施可部分缓解血液供不应求的状态，避免或减少异体输血给患者带来的潜在危害；但其对于患者也并非全无损害，存在有溶血、影响凝血功能及自体血被肿瘤细胞、细菌或其他不适合输入体内物质污染的可能，也有发生与异体输血同样的核对错误等人为差错的可能。

自体输血的类型包括：①储存式自体输血，即术前自体采血储备技术；②稀释式自体输血，即血液稀释；③围术期回收式自体输血，即术中及术后术区血液回收技术。以上几种自体输血技术可单独使用，也可联合应用。

（二）术前自体采血储备技术（preoperative autologous blood reserves technology）

术前自体采血储备技术是指术前有计划地采集患者的全血和（或）血液成分并作相应保存，在术中或术后患者需要时，再将预先储存的血液及血液成分进行回输。分为全血储存式自体输血和血液成分式自体输血，后者包括：①红细胞储存式自体输血；②血浆储存式自体输血；③血小板储存式自体输血；④外周血造血干细胞储存式自体输血。

术前多次自体采血可刺激骨髓造血干细胞分化，令红细胞生成增加。储备的自体血可减少患者对异体血的需求，从而间接增加了血液供应，特别是为稀有血型或因输血产生多种抗体且配血困难的患者提供了及时的手术用血。该技术不存在经血传播疾病的风险，同时也避免了同种异体免疫作用所致的溶血、发热、过敏反应及移植物抗宿主病，亦不会因配血失误引起溶血性输血反应。但采用该技术也存在着血液浪费、储存时发生细菌污染、人为输注失误、循环容量超负荷及增加患者输血几率等风险。同时，由于该技术所需费用较高，因此存在成本-效益比低的问题。

只有病情稳定、术中有可能输血的患者才需要施行术前自体血储备。适应证：患者一般情况良好，血红蛋白>110g/L 或血细胞比容>0.33；前估计术中出血量超过自身循环血容量的20%且输血可能性大；稀有血型配血困难；对输异体血产生免疫抗体；拒绝同种异体输血。禁忌证：全身性感染；凝血功能异常、溶血性疾病、红细胞形态或功能异常、造血功能异常，冠心病、严重主动脉瓣狭窄等心脑血管疾病及重症患者慎用。此外，操作中还应注意：最后一次采血要在手术前3天完成；每次采血量200～400ml（或不超过自体血容量的10%），两次采血间隔不少于3天；在采血前后可给患者铁剂、维生素C、叶酸、重组人促红细胞生成素等药物治疗；自体血贮存也有引起贫血、细菌感染等不良后果的可能，应予注意。

（三）稀释式自体输血（hemodilution autohemotransfusion）

稀释式自体输血主要是指急性等容量血液稀释，是指在麻醉诱导前或诱导后，发生大量失血前，采集全血，同时补充等效容量的晶体或胶体液，使血液稀释，同时又得到相当数量的自体血，在大量失血结束后或有输血指征时再将采得的自体血回输。此方法可以同时减少红细胞、血浆中的凝血因子以及血小板的丢失，以达到不输异体血或少输异体血的目的。

血液稀释时机体的病理生理改变包括：①血流动力学变化：血液稀释可使血液黏度下降，外周血管阻力降低，心脏后负荷减轻，静脉回流增加，从而使每搏量增加，心排血量（CO）增加，器官血流量增加；②组织氧供影响：Hb浓度降低，机体通过心排血量的增加、微循环的改善、组织氧摄取量的增加和Hb氧亲和力降低等机理共同调节以代偿血氧含量的降低，维持组织氧供，加上RBC的聚集倾向减弱使其很容易通过毛细血管，这样有助于周围组织的均一灌注和减少组织细胞的无氧代谢；③对凝血功能的影响：血液稀释可使血小板总数降低，各种凝血因子稀释，对血栓形成的防治起积极作用，但过度血液稀释则可造成凝血功能障碍；④对血管与组织间质间体液平衡的影响：血液稀释时，血浆蛋白虽有不同程度的降低，但跨毛细血管胶体渗透压梯度变化不大，在过度血液稀释情况下，血浆蛋白浓度进一步降低，可导致组织水肿。

与术前自体采血储备技术相比，此技术采血和回输费用较低，避免了血液浪费，并最大限度减少了管理不当和医务人员失误导致的ABO血型不匹配输血，以及长期保存血液导致的细菌污染可能。

适应证：患者一般情况良好，血红蛋白≥110g/L（血细胞比容≥0.33），估计术中失血量超过800ml或全身血容量的20%；稀有血型配血困难；手术需降低血液黏稠度，改善微循环灌流时；对输异体血产生免疫抗体；拒绝同种异体输血。禁忌证：低蛋白血症、凝血功能障碍、肾功能不全、静脉输液通路不畅及不具备监护条件的；合并心脑血管疾病及重症患者慎用。操作注意事项；在采血袋上要进行正确的标记（姓名、病案号、科别、血型、采血人、采血时间等），血液回输前应详细核对，采集的血液不得转让给其他患者使用；采血后在室温下贮存一般不超过6小时；血液稀释程度，一般使血细胞比容不低于0.25；术中必须密切监测血压、心率、脉搏血氧饱和度、血细胞比容和尿量的变化，必要时应监测中心静脉压，回输的顺序按照先使用后采集的血液，后使用先采集的血液进行。

（四）回收式自体输血技术（intraoperative and postoperative blood salvage）

术中及术后术区血液回收技术是指使用特殊设备，采用双腔吸引管道将混有抗凝剂（肝素）的术区血回收至储血罐，并经过初步过滤，当回收血量达到一定量时，则输入离心罐中离心，分离出红细胞，同时接入生理盐水进行洗涤，洗涤后的红细胞再输入收集血袋中保存。此时红细胞的压积为60%左右，根据手术需要将红细胞回输给同一患者。

回收洗涤的红细胞，寿命及携氧能力与异体血相当。洗涤的红细胞悬液为弱碱性，钠、钾含量正常，90%的游离血红蛋白可以通过洗涤去除，另外回收血中的肿瘤坏死因子-α，弹性蛋白酶和脂肪颗粒也可以通过洗涤去除，从而大大减弱了回收血输注的不良反应。洗涤的红细胞悬液内含有残留的血小板和白细胞，但其功能并不确定，而绝大多数的血浆蛋白，包括凝血因子也都在洗涤中被清除，故大量输注时仍应考虑补充凝血因子和血小板。

适应证：预期出血量>800ml或>20%估计血容量；稀有血型配血困难；对输异体血产生免疫抗体；拒绝同种异体输血。禁忌证：血液流出血管外超过6小时；怀疑流出的血液被细菌、粪便、羊水或消毒液污染;怀疑流出的血液含有恶性肿瘤细胞;流出的血液中含有难以清除的物质(表面止血剂、骨水泥等);血液系统疾病,如镰状红细胞性贫血、珠蛋白生成障碍性贫血等。对于污染手术的回收血,洗涤过程可以去除大部分细菌,但不能全部清除;肿瘤细胞及羊水中的部分物质也不能通过洗涤完全去除,因此考虑是否输注此类自体血时需非常谨慎,一般在严重失血性休克的紧急情况下,必须及时回输此类自体血才能挽救患者生命时,才根据风险/效益因素确定是否使用。

此外,回收血液的操作应严格执行无菌操作规范。在采血袋上要进行正确的标记(姓名、病案号、科别、血型、采血人、采血时间等),回收处理的血液不得转让给其他患者使用。血袋在室温下保存一般不超过6小时,冷藏(2~6℃)时间不超过24小时。

(五)其他血液保护相关技术

1. 血液稀释(hemodilution) 是指通过补充血浆代用品或血液代用品,降低单位体积血液中的红细胞数量,使在等量的外科出血情况下,明显减少红细胞等有形成分的丢失数量。适度的血液稀释有利于重要器官的血供和氧供,对凝血功能影响不大,可以减少围术期异体输血,降低医疗费用,减少血源性疾病的传播。常用的血液稀释方法有:急性等容量血液稀释(见稀释式自体输血)及急性高容量血液稀释。

血液稀释的优点包括:①避免血液传播疾病;②避免红细胞凝聚反应;③增加重要器官血供;④减少输血不良反应。血液稀释的缺点包括:①存在细菌污染风险;②不能改变不同血型误输可能性;③导致围术期贫血和输血的可能性增加。

急性高容量血液稀释是指通过加深麻醉使血管容量得到一定的扩张,同时快速补液,使血液稀释,达到减少出血时红细胞等有形成分的丢失量的目的。此项技术可能存在以下问题:①与急性等容量血液稀释技术相比,其节约用血效力较差;②需要一定的麻醉深度,如掌控不良,可能造成循环负荷过重,产生心脏意外;③血液稀释效能有限,鉴于血管的固有容积,不可能作无限制的血液稀释,高容量补充液体使得毛细血管压增高,组织液生成有增多的趋势,保留在血管内的容量减少,影响稀释效果;④存在一个低血细胞比容的窗口期,因急性高容量血液稀释的实施过程是一个血细胞比容进行性下降的过程,到手术结束时达到谷值,术后可经机体调整,将多余的体液排出体外,血细胞比容得以上升,故患者存在一个低血细胞比容的窗口期,可能产生因氧供低而造成的不良反应。

2. 控制性降压(controlled hypotension) 是指采用药物或技术等方法,将收缩压降低至80~90mmHg或者将平均动脉血压减低至50~65mmHg左右,终止降压后血压可迅速恢复至正常水平,不致有重要器官的缺血缺氧性或永久性损害。

降低血压的主要目的:减少失血,改善术野的条件,使手术期的安全性增加。近来,由于有更好的药物、更严密的监测和更先进的技术应用于控制性降压,其禁忌证已较前大为放宽。但仍要考虑许多相对的禁忌证。如:重要脏器实质性病变者,脑血管病,心、肝、肾功能不全,器官灌注不良、低血容量或严重贫血。而对于有长期严重高血压的患者进行控制性降压也应慎重。

降低血压的注意事项:血压下降的数值应以维持心、脑、肾等重要脏器的充分灌注为限度;还需根据患者的不同情况酌情分别对待,结合手术的具体要求,并参考体温、心电图、心率、动脉血氧饱和度和中心静脉压等指标以及患者对低血压的耐受情况,随时调整降压速度、持续时间和程度;临床上进行控制性降压时,麻醉者术前应全面了解患者的体格状态、手术种类和手术时间,严格掌握适应证,确定降压药的种类;进行控制性降压前,应做到麻醉平顺,血压稳定,静脉输液通路通畅,足够的血容量,充分供氧,避免缺氧和二氧化碳蓄积。

3. 抬高手术部位 控制手术部位的位置以减少失血量是临床上常用的方法。保持手术部位在较高水平线(高于心脏水平),使得手术部位的动脉血压(平均压)保持在50~65mmHg之间,可以减少失血量,保持术野的清晰。此外可以通过改变患者的体位和呼吸通气情况以影响静脉回流,从而降低失血量。

4. 维持正常体温 手术患者常发生体温低下,原因包括体腔暴露于冷环境、输注冷的液体及镇静剂影响体温调节等。研究显示,低体温可通过多种机制影响凝血功能。低体温可降低凝血因子酶活性,体温每降低1℃,凝血因子活性降低10%。低体温对血小板的激活和功能也有严重干扰。因此低温下手术失血量相对增加,维持正常体温有利于对患者血液的保护。

5. 术前纠正贫血及凝血功能障碍的相关背景知识 术前贫血的发生率随年龄的增加而增长,60岁以上老年人术前贫血发生率>10%,特别是肿瘤患者,术前贫血的发生率可高达30%~90%。文献报道，术前通过补充铁剂、叶酸及维生素 B_{12} 等营养物质，适当应用促红细胞生成素等方法可迅速纠正贫血，并大大减少患者围术期输血的可能性及输血量。

择期手术术前应停止应用影响凝血功能及血小板功能的药物7～10天。如手术不能推迟，则可以根据所使用的影响凝血功能的药物选择使用：抗纤溶药、维生素K、凝血酶原复合物或重组活化的Ⅶ因子。

二、血液管理

血液管理（blood management）是指采用多种技术及管理措施以减少患者自身血液丢失，最终以改进患者预后为目标。其最早出于为军事医学及某些宗教信仰患者服务的目的，随着新技术的不断改进和应用，以及医务人员和患者观念的不断更新，逐渐形成了规范化管理制度，并深入人心。

（张秀华　黄宇光）

参考文献

1. Alam HB, Rhee P. New developments in fluid resuscitation. Surg Clin North Am, 2007, 87:55
2. Schakford SR, Fortlage DA, et al. Serum osmolar and electrolyte changes associated with large infusions of hypertonic sodium lactate for intravascular volume expansion of patients undergoing aortic reconstruction. Surg Gynecol Obset, 1987, 164:127
3. Cartotto R, Callum J. A review of the use of human albumin in burn patients. J Burn Care Res, 2012:702-717
4. Mangar D, Gerson JI, Constantine RM, et al. Pulmonary edema and coagulopathy due to hyskon (32% dextran-70) administration. Anesth Analg, 1989, 68:686
5. Kozek-Langenecker SA. Effects of hydroxyethyl starch solutions on hemostasis. Anesthesiology, 2005, 103:654
6. Perel P, Roberts I, Ker K. Colloids versus crystalloids for fluid resuscitation in critically ill patients. Cochrane Database Syst Rev, 2013, 28
7. Moss GS, Gould SA. Plasma expanders: An update. Am JSurg, 1988, 155:425
8. Paut O, Lacroix F. Recent developments in the perioperative fluid management for the paediatric patient. Curr Opin Anaesthesiol, 2006, 19:268
9. Finfer S. Clinical controversies in the management of critically ill patients with severe sepsis: Resuscitation fluids and glucose control, Virulence, 2013:4(8)
10. Serpa NA, Fluid resuscitation with hydroxyethyl starches in patients with sepsis is associated with an increased incidence of acute kidney injury and use of renal replacement therapy: A systematic review and meta-analysis of the literature. J Crit Care, 2014, 29(1):185-187
11. Bagshaw SM, LS Chawla. Hydroxyethyl starch for fluid resuscitation in critically ill patients. Can J Anaesth, 2013, 60(7):709-713
12. Li Z. Controlled low central venous pressure reduces blood loss and transfusion requirements in hepatectomy. World J Gastroenterol, 2014, 20(1):303-309
13. Bundgaard-Nielsen M, Holte K. Monitoring of peri-operative fluid administration by individualized goal-directed therapy. Acta Anaesthesial Scand, 2009, 53:331
14. ASA Task Force. Practice guidelines for blood component therapy. Anesthesiology, 1996, 84:32
15. Royal College of Physicians of Edinburgh. Consensus statement on red cell transfusion. Br J Anaesth, 1994, 73:857
16. Practice guidelines for perioperative blood transfusion and adjuvant therapies. An updated report by the American Society of Anesthesiologists task force on perioperative blood transfusion and adjuvant therapies. Anesthesiology, 2006, 105:198-208
17. Red blood cell transfusion: a clinical practice guideline from the AABB. Ann Intern Med, 2012, 157:49-58
18. Walker RH. What is a clinically significant antibody? In-Polesky HF, Walker RH (des): Safety and transfusion practices. Skokie, II., College of Americal Pathologists, 1982, 79
19. Leal-Noval SR, Jara-Lopez I, Garcia-Garmendia JL., et al. Influence of erythrocyte concentrate storage time on postsurgical morbidity in cardiac surgery patients. Anesthesilogy, 2003, 98(4):815-822
20. Vamvakas EC, Carven JH. Transfusion and postoperative pneumonia in coronary artery bypass surgery: effect of the length of storage of transfused red cells. Transfusion, 1999, 39(7):701-710
21. Kopko PM, Holland PV. Mechanism of severe transfusion reactions. Transfusion Clin Biol, 2001, 8(3):278-281
22. Seyfried H, Walewska I. Immune hemolytic transfusion reactions. World J Surg, 1987, 11(1):25-29
23. Solanki D, McCurdy PR. Delayed hemolytic transfusion reactions: An often-missed entity. JAMA, 1978, 239(8):729-731
24. Hewitt PE, Macintyre EA, Devenish A, et al. A prospective study of the incidence of delayed haemolytic transfu-

sion reactions following perioperative blood transfusion. Br J Haematol,1988,69:541-544

25. Kopko PM, Marshall CS, Mackenzie MR, et al. Transfusion related acute lung injury. JAMA,2002,287:1968-1971
26. Landers DF, Hill GE, Wong KC, et al. Blood transfusion-induced immunomodulation. Anesth Analg, 1996, 82: 187-204
27. Hebert PC, Fergusson DA, Blajchman MA, et al. Clinical outcomes following institution of the Canadian Universal leukoreduction program for red blood cell transfusions. JAMA,2003,289:1941-1949
28. Blundell J. Some account of a case of obstinate vomiting in which an attempt was made toproblong life by the injection of blood into the veins. Med Chir Trans, 1819, 10:296
29. Gunter Singbartl. Pre-operative autologous blood donation: clinical parameters and efficacy. Blood Transfus, 2011,9:10-18
30. Minta PD, Nordine RB, Henry JB, et al. Expected hemotherapy in elective surgery. N Y State J Med,1976,76: 532-537
31. Petry AF, Jost T, Sievers H. Reduction of homologous blood requirements by blood pooling at the onset of cardiopulmonary bypass. J Thorac Cardiovasc Surg, 1994, 107(5):1210-1214
32. Shander A. Acute normovolemic hemodilution. In Spence RK (ed): Problems in general surgery. Philadelphia, Lippincott Willisms & Wilkins,2000:17-24
33. Monk TG, Goodnough LT, Brecher ME, et al. Acute normovolemic hemodilution can replace preoperative autologous blood procurement in radical prostatectomy. Anesth Analg,1997,85(5):953-958
34. Williamson KR, Taswell HF. Intraoperative blood salvage: A review. Transfusion,1998,38(3):296-300

第八章 围术期监测

围术期监测是麻醉管理的重要部分。在麻醉学中，监测可以解释为利用麻醉医生的各种感觉和电子设备对麻醉患者的各种生理参数进行反复或持续地测量。由于监测设备可以提供患者生命体征的相关客观数据，因此麻醉医生可以通过监测手段了解患者的围术期各项生命体征，快速准确地预判可能出现的问题，从而避免严重的意外和并发症。随着科技和社会的进步，监测设备和方法越来越先进，但是监测仪器仍然替代不了麻醉医生对患者的观察和对其病情分析与判断，手术室最重要的监测仪是麻醉医生。

美国麻醉医师协会制定了麻醉监测的基本标准。标准中要求在实施麻醉的整个过程中，具有相关资格的麻醉医师必须在场，同时要求在所有麻醉中，应对患者的动脉氧合、通气、循环情况以及体温进行持续监测。

根据对皮肤组织有无侵入性，可将围术期监测分为无创和有创两大类。麻醉医生可根据患者病情及手术的情况选择有创监测，在选择应用有创监测时应注意其并发症。

第一节 循环系统监测

一、心电图

心电图监测的目的是发现围术期高危患者的心律失常和心肌缺血。美国麻醉医师协会要求对所有接受麻醉的患者，从麻醉开始到准备离开麻醉实施地点期间都必须进行心电图监测。尽管心电图不能提供心脏机械功能方面的信息，但是它可监测心脏异常电活动，而这种异常电活动对心脏机械功能具有显著的影响。

（一）正常心电图

正常心电图由 P 波、PR 间期、QRS 综合波、ST 段、T 波以及其后可能出现的 U 波组成（图 8-1）。心电图的各个波段对应相应的心电活动（表 8-1）。

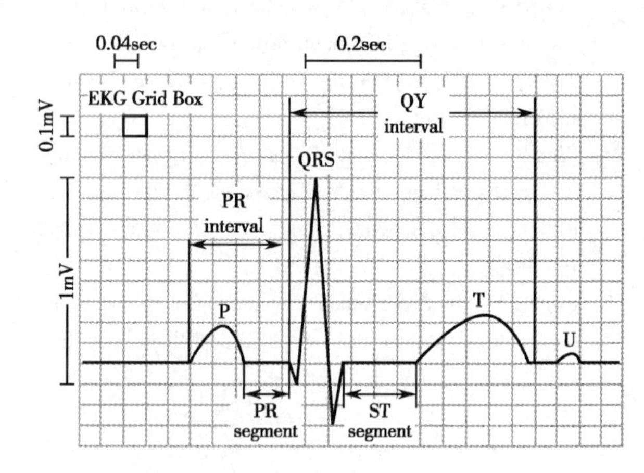

图 8-1 正常心电图

表 8-1 心电图组成及对应心电活动

心电图波段	心电活动
P 波	心房除极
PR 间期	房室传导时间
QRS 波群	心室除极
ST 段	心室复极的缓慢期
T 波	心室复极的快速期

（二）导联系统

导联系统包括标准的肢体导联和胸前导联。由于手术操作限制了十二导联在术中的应用，临床常选用改良的双极肢体导联。改良后的双极肢体导联可增加 P 波的振幅更便于诊断房性心律失常，同时提高了对心肌前壁缺血诊断的敏感性。以下介绍两种常用的改良肢体导联。中心锁骨下导联（CS5）将右上肢电极放置在右锁骨下，左上肢电极放在 V5 的位置，左下肢作为接地电极，尤其适合监测心肌前壁缺血。CS5 双极导联是替代 V5 导联监测心肌缺血最简单最好的方法。中心背部导联（CB5）将右上肢电极放置在右侧的肩胛骨，左上肢电极放在 V5 的位置，左下肢作为接地电极，此导联可以很好地监测心肌缺血和室上性心动过速，尤其适用于开胸的患者。

（三）导联选择

合理应用所选择的导联组合能准确地诊断出术中大多数心律失常和心肌缺血。术中心电图监测常选择改良双极肢体导联。由于Ⅱ导联电轴与心脏电轴平行，更易于观察P波，而且标准Ⅱ导联可以提供清楚的Q波和QRS波，便于发现心律失常，所以Ⅱ导联是最常监测的导联。研究表明：在40~60岁男性患者中，V5导联可以发现75%的心肌缺血，同时由于大部分左室心肌在V5导联下，所以V5导联多用于监测有心肌缺血倾向的患者。五导联系统可以同时监测标准Ⅱ导联和V5导联，可以检出高达96%的心肌缺血，用于监测严重心脏病的患者。

（四）干扰因素

心电图因各种因素的干扰易产生“假性”心律失常，其干扰因素有以下几点：①电极松动或导联断裂引起导联连接不良；②患者身体震颤，如围术期寒战；③其他电器的干扰，如高频电刀、体外心肺机、体感诱发电位监测等；④与他人接触的干扰。

二、脉搏监测

脉搏监测是最简单创伤最小的心功能监测。麻醉医生可通过触摸桡动脉、颞浅动脉、颈动脉、股动脉等表浅动脉，了解动脉搏动的频率、强度、节律，初步了解心血管的基本功能。脉搏强度在一定程度上与动脉血压相关，脉搏有力提示血容量充足、心肌收缩有力，脉搏弱则提示患者可能存在血容量不足、血压偏低的可能。此外，大部分监护仪也可显示心率和脉率，前者来自心电图，后者来自于脉搏氧饱和度监测。当脉率少于心率时，出现短绌脉。短绌脉主要见于房颤，此时RR间期缩短影响心室充盈，心肌搏出量降低，因此触摸不到脉搏波动。麻醉医生可通过观察监护仪上脉搏血氧饱和度波形初步判断监测手指部位的末梢血容量及推测全身血容量。

三、动脉压监测

（一）无创监测

常用的无创监测方法为听声测压法，即放置一个可充气的袖带环绕肢体，袖带充气至远端脉搏消失，然后放气直到脉搏重新出现，此数值为患者的收缩压，继续进一步放气，脉搏声音消失所对应的袖带压力认定为舒张压（表8-2）。利用此原理测压的方法有：Korotkoff法、示波法、Dinamap法、手指血压计法。

表8-2 无创血压监测设备使用注意事项

注意事项
袖带包裹不易太紧
袖带应宽度适中，应为臂围的40%左右
不能将袖带绑在跨关节部位以及表浅神经区域
长时间应用时需定期检查袖带的位置
测量时袖带放气不宜过快

随着科技发展，近年来出现连续无创血压监测。该装置通过带有感应器的双指套囊，对患者的两个手指进行交替测量，舒适安全，并且精确度与有创动脉测量一致，可以使临床医生实现对血压的精确监测，把无创血压升级为真正的每搏连续监测，能够快速应用于各种临床环境，确保医疗安全。

（二）有创监测

1. 适应证　有创动脉监测是在外周动脉内放置导管，导管与传感系统和显示器连接，通过压力转换器将动脉搏动产生的机械能转换为电能，随后电信号再经过放大和加工被输送到显示设备，从而可以持续对血压进行监测。其适应证有：各类危重患者；预计血压波动较大者；体外循环期间；需要精确反复测量血压者；需要反复测量血气者。

2. 穿刺方法

（1）穿刺动脉的选择见表8-3。

表8-3 有创动脉监测穿刺动脉选择

穿刺动脉	临床考虑
桡动脉	最常选择的部位，表浅相对固定且侧支循环丰富，术前需要做ALLEN试验，评价尺侧循环
尺动脉	手掌血液供应的主要来源
肱动脉	内侧为正中神经
股动脉	血流量较低时选用，有局部血肿和腹膜后血肿的危险
足背动脉	测量值偏高

（2）穿刺方法：①动脉选择：左侧桡动脉；②套管针：成人18G或20G（小儿22G或24G）；③患者要求：仰卧，臂外展，手掌朝上，腕部垫高使腕背伸，拇指保持外展，消毒铺巾，保持无菌技术；④穿刺步骤：穿刺者右手示、中指与拇指持针，于腕横线桡骨茎突旁桡动脉搏动最清楚处进针。在左手摸清桡动脉搏动行踪的引导下向着动脉进针，一般针干与皮肤呈30°~45°，针尖抵达动脉表面略带冲击的力

量将针尖刺入动脉，此时有鲜红的血液喷射至针蒂，表明内针已进入动脉。再进针约2mm，使外套管也进入动脉内，此时一手固定内针，另一手捻转并推进外套管，在无阻力的情况下将外套管送入动脉腔内。拔除内针，有搏动性血流自导管喷出，证实导管位置良好，即可连接测压装置。若外套管推进遇有阻力，常表示导管未进入动脉管腔。穿刺时有突破感，且有少量血液入针蒂，但血流不畅，此时穿刺针可能偏向一侧或已穿透动脉血管后壁。遇此可拔除内针，接上注射器并缓慢拔退外套管，当见有血液喷出时，保持导管与血管平行方向一致，捻转推进导管，血流通畅后连接测压装置，固定穿刺针及测压管。

3. 测量技术 换能器是监测压力的必备硬件。换能器将血压（流体力学的物理量）变换成在数量上与它一致的电信号，经放大后即可显示和记录。由于生理压力的测量与大气压力关系密切，换能器必须依照大气压进行调零以消除其对读数的影响。多数麻醉医生将换能器放在与心脏中心一致的水平，一旦换能器与大气隔离开后，其产生的压力被视为生理压力。目前临床测压时常用的是高频效应的换能器，此换能器常与硬质连接管进行连接，连接管一般内径为2.0～3.0mm、长约60cm至多不应超过120cm，并保证测压系统内不能有气泡。硬质连接管需要用连续冲洗装置在300mmHg压力下以3～5ml/h速度进行冲洗以防止血凝块形成从而影响测量结果。

4. 波形分析

（1）动脉脉搏波形的组成见图8-2所示。

（2）异常动脉压波形见表8-4。

5. 并发症 动脉插管的主要并发症是由于血栓形成或栓塞引起血管阻塞。至于阻塞的远端是否出现缺血或坏死，则取决于侧支循环和阻塞后的再通率。其他并发症包括缺血、血栓、出血、感染瘘等。

（1）动脉供血区的缺血：在做桡动脉穿刺前，需要明确桡动脉阻断后尺动脉的供血功能，常需要做ALLEN试验。

（2）血栓：多由于导管的存在而引起。导管越粗，与动脉血管内径相比越大，越容易损伤血管内膜，越容易阻碍导管周围的血流而形成血栓，因此用20G导管作桡动脉插管可降低血栓形成。

（3）血肿：穿刺时损伤、出血可引起血肿，一般加压包扎均可止血。

（4）感染：导管留置时间越长，感染机会越多。一般希望导管留置不要超过3～4日。

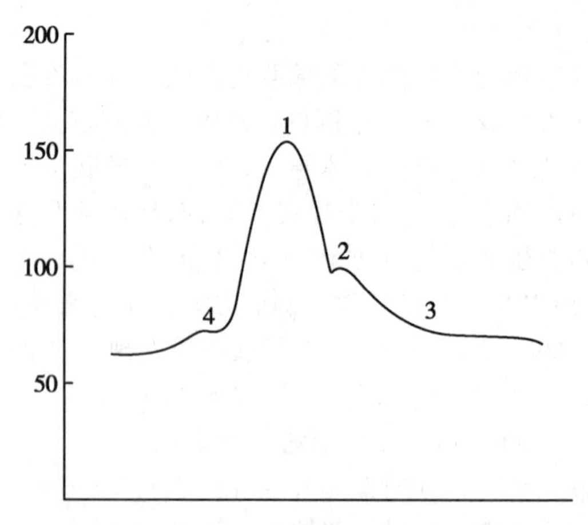

图8-2 动脉波形图

1. 收缩压波峰：也叫上升支，最高点为收缩压。始于主动脉瓣开放，反映左室最大收缩压；2. 重搏切迹：始于主动脉瓣关闭，标志收缩期结束、舒张期开始；3. 舒张压：也称为下降支，最低点为舒张压。与大血管回缩和动脉系统血管收缩有关；4. 搏前切迹：在心室收缩的第一阶段即等容收缩期，可以出现一个收缩期前的上升波。搏前切迹出现在主动脉瓣开放之前

表8-4 异常动脉压波形及临床意义

异常动脉压波形	临床意义
收缩压抬高	高血压、动脉硬化、主动脉瓣关闭不全
收缩压下降	主动脉狭窄、心衰、低血容量
脉压变宽	高血压、主动脉关闭不全
脉压变窄	心包填塞、主动脉狭窄、充血性心衰、心源性休克
双波脉	主动脉瓣关闭不全、梗阻型肥厚性心肌病
奇脉	心包填塞、慢性阻塞型气道疾病、肺栓塞
交替脉	充血性心衰、心肌病

四、中心静脉压监测

中心静脉压（central venous pressure，CVP）监测可以评估右心功能，其高低与血容量、右心功能、静脉张力有关。当右心功能和左心功能相关时可间接反映左心功能，但不能完全反映左心功能及整个循环功能的情况。

（一）中心静脉压监测临床适应证

1. 严重创伤、休克以及急性循环功能衰竭等危重患者。

2. 需长期输液或静脉抗生素治疗。

3. 全胃肠外营养治疗。

4. 需接受大量、快速、输血、补液的患者，利用中心静脉压的测定可随时调节输入量和速度。

5. 心血管代偿功能不全的患者，进行危险性较大的手术或手术本身会引起血流动力学显著的变化，如嗜铬细胞瘤、大动脉瘤和心内直视手术等。

6. 研究麻醉药或治疗用药对循环系统的作用时收集有关资料。

7. 经导管安置心脏临时起搏器。

（二）临床应用（表 8-5）

表 8-5　中心静脉压导管放置的位置选择及临床注意事项

穿刺部位	优　点	缺　点
右颈内静脉	易于定位 解剖位置明确 近手术床头端易于管理	容易刺破动脉 臂丛损伤
左颈内静脉	同上	同上 损伤胸导管 刺破胸膜顶，引起气胸
锁骨下静脉	位置相对固定 穿刺不受循环低血容量影响 患者携带方便，较颈内舒适 易固定和护理	气胸 损伤动脉时，不易压迫止血
颈外静脉	表浅	导管不易放入中心循环
肘前静脉	安全，并发症少	导管不易放入中心循环

（三）波形分析（表 8-6）

测量中心静脉压应以右心房平面为校准零点，体表标志（图 8-3）是在腋中线或胸壁前后径中点，仰卧位时在第四胸骨右缘，其对应的心电活动如图 8-4 所示。

表 8-6　中心静脉压监测波形组成及分析

波形组成	波形	如何产生	临床常见异常波形
3 个正向波	a 波	右心房收缩	a 波抬高：右心衰、三尖瓣狭窄和反流、心脏压塞、缩窄性心包炎、肺动脉高压、容量负载等
	c 波	三尖瓣膨出	
	v 波	右心房充盈	v 波抬高：三尖瓣反流、缩窄性心包炎等
2 个负向斜坡	x 降支	心房舒张	
	y 降支	三尖瓣开放 右心房排空	

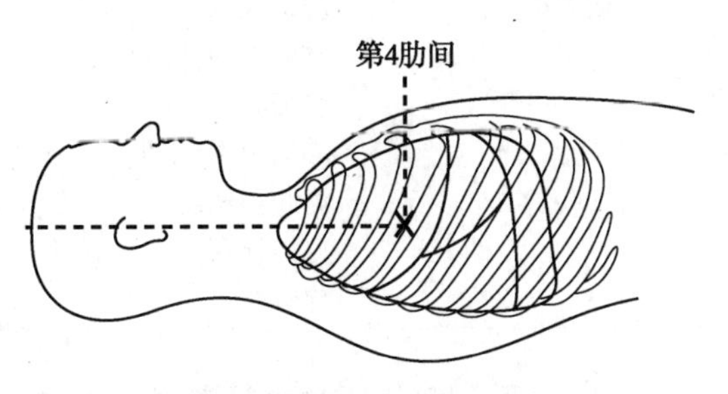

图 8-3　校准零点体表标

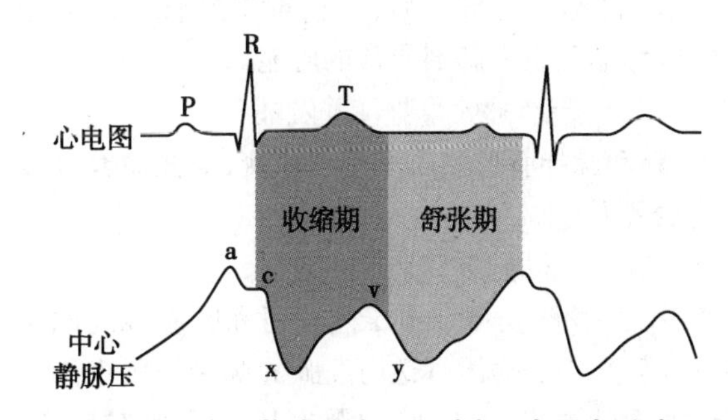

图 8-4　中心静脉压波形及对应心电图电活动

五、肺动脉导管

1970年，Swan和Ganz首次将肺动脉导管(pulmonary artery catheter，PAC)引入临床，评价危重患者的血流动力学情况。肺动脉导管是一根长110cm的塑料管，每10cm标有刻度，导管尖端有一个容积为1.5ml的远端球囊。导管内有4个不同的腔：一个腔开口在尖端，监测肺动脉压(pulmonary artery pressure，PAP)；另一个腔距导管尖端30cm外侧开口，监测中心静脉压(CVP)并输注药物和液体；第三个腔与导管尖端远端球囊相通；第四个腔内含有导丝与气囊旁的温度热敏电阻相连，监测肺动脉血温。肺动脉导管经皮穿刺后，导管经上腔或下腔静脉到右房、右室，再进入肺动脉及其分支，用来监测心排血量、混合静脉血氧分压、肺动脉压和右心房压。

(一) 临床适应证

1. 左心功能差，其射血分数<0.4，心指数<2L/(min·m^2)。
2. 评估循环血量。
3. 指导补液和评估血管活性药物的用药反应。
4. 心脏瓣膜病。
5. 近期心肌梗死。
6. 成人呼吸窘迫综合征。
7. 严重创伤(休克、出血)。
8. 心脏大血管手术。

(二) 临床禁忌证

肺动脉导管无绝对禁忌证，对于三尖瓣或肺动脉瓣狭窄、右心房或右心室内肿瘤、法洛四联症等病例一般不宜使用。

(三) 肺动脉导管置管技术

任何可以进行中心静脉穿刺的位置，都可以置入肺动脉导管，但以右侧颈内静脉最为常用。操作过程同中心静脉穿刺置管。肺动脉导管经皮穿刺后，导管经上腔或下腔静脉到右房、右室，再进入肺动脉及其分支，可根据导管末端的波形判断尖端在循环系统的位置(图8-5)。

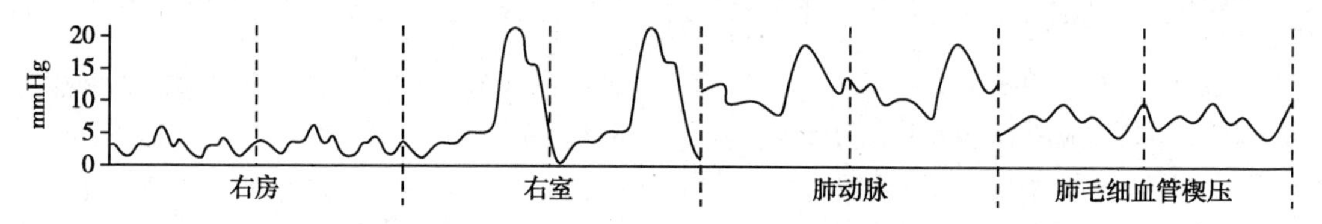

图8-5 导管末端依次经过右心房、右心室及肺动脉及分支的波形变化

置管需要注意以下几点：

1. 套囊内注射气体而不是液体。充气套囊随血流漂过右心，引导导管到达肺动脉合适位置。
2. 整个监测过程必须密切监测PAC波形，以确保导管位置正确。
3. PAC从右侧颈内静脉穿刺点插入，到达右心房应为20~25cm，到达右心室应为30~35cm，到达肺动脉应为40~45cm，到达楔入位置应为45~55cm，长度只是参考值，准确定位要靠波形和胸片。
4. 静脉置管成功后，若很难将导管置入右心室，要考虑到患者解剖异常的可能。

(四) 肺动脉导管监测并发症

肺动脉导管监测属于有创监测，应注意其并发症(表8-7)。

(五) 肺动脉导管监测生理学

1. 肺动脉楔压　由于左心房和肺静脉之间不存在瓣膜，左心房压可逆向经肺静脉传至肺毛细血管，如无肺血管病变，肺动脉楔压可反映左房压。如无二尖瓣病变，舒张期二尖瓣开放，左心房和左心室压力相等，肺动脉楔压可间接反映左心室舒张末期压力(LVEDP)，用于判定左心室的前负荷，其正常值范围8~12mmHg。当压力为14~18mmHg时心排血量增加，高于20mmHg时液体会进入肺泡，高于30mmHg时表明有明显的肺水肿。

表8-7 肺动脉导管监测并发症

时　期	并 发 症
导管置入过程	心率失常，室颤 右束支传导阻滞
导管留置期间	肺动脉撕裂 肺动脉假性动脉瘤 肺梗死 心内膜炎，感染 瓣膜损伤 血栓栓塞 导管打结

2. 心排血量测定　通过热量守恒定律(校正的Stewart-Hamilton公式)计算注入液体与肺动脉

血之间的温度差，其变化与肺动脉血流（心排量）成正比，从而监测心排血量。

3. 混合静脉血氧分压测定　肺动脉导管可测定混合静脉血氧分压。混合静脉血氧分压是衡量机体氧供需平衡的综合指标，不仅反映呼吸系统的氧合功能，也反映循环功能和代谢的变化，但不反映局部器官的氧合状态。其正常值范围为70%～75%。混合静脉血氧分压降低可能是由于氧运输的减少和氧耗的增加引起的。

六、心排血量监测

（一）有创心排血量测定

1. Fick心排量测定法　即某个器官对一物质的摄取或释放是由流经这个器官的血流量和动静脉血中此物质的差值的乘积决定的，心排血量=氧耗量/动静脉血氧含量的差值。通过测量吸入和呼出氧浓度和呼吸频率来得出氧耗量，从而计算出心排血量。此种方法适用于循环稳定的患者，对于循环不稳定的患者，监测心排血量是有局限性的。另外的缺点是要控制吸入氧浓度，测量呼出气氧浓度，并进行动静脉血采样。

2. 热稀释法心排血量监测　在20世纪50年代Fegler最先提出用热稀释法测量心排血量。运用染料/指示剂稀释原理，利用温度变化作为指示剂，将一定量的已知温度的液体，通过导管快速注入右心房，冰冷的液体与心内血液混合，使其温度降低，由内置在导管里的热敏电阻感知到这种温度的下降，得到一条相似的"时间-温度曲线"。热稀释法心排血量监测最基本的物理基础是Steward-Hamilton公式。通过对形成曲线进行积分计算得出心排血量。医生在分析热稀释法测量心排血量时，必须考虑以下几点影响因素：①心脏内的血液分流（室间隔缺损和房间隔缺损）；②严重的三尖瓣或肺动脉瓣反流，心肺转流后；③中心静脉注射部位位于导入外鞘内；④热指示剂计量不足；⑤呼吸周期的影响。

3. 连续热稀释法心排血量监测　应用热作为指示剂，使得肺动脉导管可以进行连续心排血量（continuous cardiac output，CCO）监测。这项技术主要是在PAC导管距顶端15～25cm处的右心室部分融合一段长10cm的加热丝，加热丝可不断释放小部分热量入血，通过分析来自导管顶端热敏电阻的热信号数值，并随机识别发放的能量曲线与血温变化波形之间存在相关解码关系，由此获得冲刷波形——稀释曲线，依据热量守恒的定律（改良Stewart-Hamilton公式）连续测量出心排血量。常规心排血量的显示值每隔30～60秒在屏幕就会自动更新，该数值反映的是3～6分钟之前的信息，该方法被称为时间平均法，它反映了在一定时间以内的心排血量状况。

在多中心研究中发现CCO监测所得心排血量与标准的热稀释法测得的心排血量数值基本吻合，且以PAC为基础的CCO监测精确性更高。更加先进的监测CCO肺动脉导管和标准的肺动脉导管一样安全，而且消除了任何与BOLUS技术有关的潜在感染因素，排除了和BOLUS技术相关的一些不准确性，提高了信号噪音比，测定的心排血量比单次热稀释法更加准确，由于不需要医务人员手动注射，减少了患者液体负荷，节约了医务人员的时间，提高了患者的管理绩效。

混合静脉氧饱和度（SvO_2）可以通过间断抽取肺动脉血进行血气分析测得，但是一种特殊的PAC导管（图8-6）可以连续监测混合静脉氧饱和度。纤维光速与PAC合二为一，以反射式血氧计测量法为理论基础，使用两个或三个波长系统进行肺动脉内混合静脉氧饱和度的测定。一个特殊的计算机与PAC导管相连，连续地显示混合静脉氧饱和度值。此外，这种PAC导管可以进行标准的热稀释法心排血量监测，甚至可以与加热法测定CCO合二为一，提供连续心排血量、连续混合静脉氧饱和度以及连续心室舒张末期容量（CEDV）监测（图8-7）。

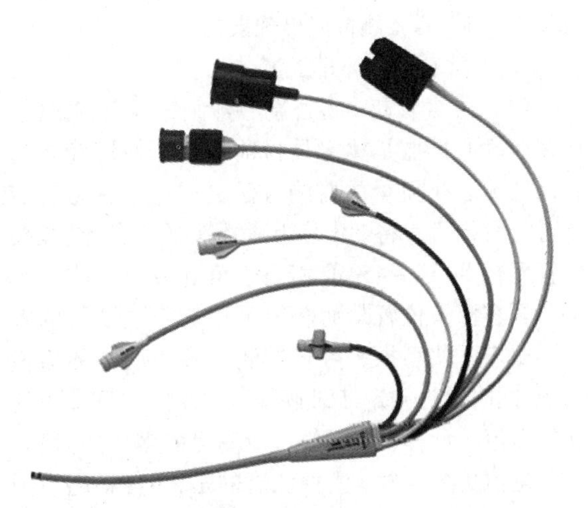

图8-6　PAC导管

（二）无创心排血量测定

1. 心阻抗图（impedance cardiogram，ICG）　生物阻抗心排血量监测技术最早由Kubicek提出。此技术理论基础是当心脏收缩射血时胸腔电阻抗

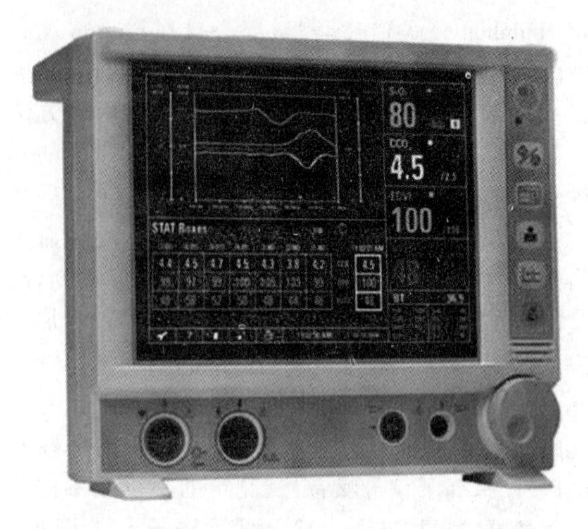

图 8-7 连续心室舒张末期容量(CEDV)监测

发生变化。采用胸腔阻抗的方法,可以连续无创监测血流动力学的变化。由于每个心动周期胸部电阻抗的变化与心脏大血管的容积密切相关,通过 Kubicek 公式可以计算出心排血量。随后,Sramek 改良 Kubiceck 公式,应用四对标准皮肤电极,将电极贴在患者的颈部两侧和胸腔下部侧面的皮肤上,通过释放连续微小的横穿胸腔的电流来测得电阻。同时需要将患者的身高、体重、性别输入到监测仪中计算患者的胸腔容积。通过测量心动周期胸部电阻的变化来测定左心收缩时间和计算每搏量,通过微处理机,自动计算心排血量。此法测出的心排血量与热稀释法测出的排血量相关性很好。但是当心率高于 120 次/分,以及患者伴有脓毒血症和血液稀释时,两者测量值出现误差。

2. 多普勒法测心排血量

(1) 经食管超声多普勒心排血量测定:食管超声多普勒心排血量测定是目前临床上使用较多的微创监测心排血量的监测方法之一。监测患者需要行气管插管。将超声多普勒探头插入食管,探头位置距门齿 35～45cm,相当于第五或第六胸椎水平。调整探头位置从而获得最佳的降主动脉的多普勒回声。M 型探头可直接测量降主动脉的横截面积,同时通过测定红细胞移动的速度推算降主动脉的血流。计算机通过修正所测得的多普勒频移,使测量值更为准确。需要注意的是,多普勒超声测定的是降主动脉的血流,仅为总的心排血量的一部分,常常需要测定升主动脉血流进行校准。测量升主动脉血流常采用胸骨上多普勒心排量测定。假定血流量分布关系恒定,按照降主动脉的血流为心排量的 70% 来推算心排血量。但是此方法忽略了脑血管自主调节对血流分布的影响,容易造成误差。同时一些学者将此方法与热稀释法相比较,其差异较大。

近年来由于食管超声多普勒心排血量测定具有对血流状态评估的优势而渐渐受到重视。此方法用于心脏患者的围术期血流动力学监测,除了测定心排血量外,还可以计算和显示一些附加的血流动力学参数,包括血流峰速度、血流加速度和心率校正流动时间等。这些测量提供了左室前负荷和左室收缩性等左心功能信息,而这些信息对于重症患者而言,比心排量测量更有意义。

(2) 经气管超声多普勒心排血量测定:通过测定主动脉横截面积和平均血流速度计算出心排血量。由于气管与主动脉比较接近,解剖位置固定,可以直接测定的升主动脉血流与实际心排血量更为接近。探头放置在气管隆嵴上,是升主动脉血流速度最大处,可获得最佳多普勒信号。缺点是仅适合气管插管患者,超声束与主动脉夹角对测定影响较大。

3. 二氧化碳无创性心排血量测定 利用二氧化碳弥散能力强的特点作为指示剂,根据 Fick 原理来测定心排血量。通过对患者进行气管插管,测量二氧化碳生成量和呼气末二氧化碳浓度的改变,将以上测量值代入以二氧化碳为参数的 Fick 方程中,可计算出心排血量。该方法的优点是无创,缺点是由于二氧化碳解离曲线受二氧化碳分压及多种因素影响,误差较大。同时由于临床上选用二氧化碳重复吸入法的病例较少,仅局限于如冠脉搭桥患者等部分特殊患者群体。目前,该技术主要用于短期的术中监测。

4. 超声心动图 随着科技的发展,超声诊断技术已成为无创诊断心血管疾病的重要手段。超声心动图可实时观察心脏结构和监测心功能的变化。超声心动图是通过压电晶体(一类非对称性晶体物质,自身可充当声波的发射器和接收器)发出超声波渗透组织,声强达到不同组织表面,被反射回晶体,根据能量衰减、延迟、和频率的改变进行分析,提供速度、距离和相关密度的信息。

(1) M 型超声心动图:提供心肌的一维成像。声束朝向被检查的心脏部分,反应组织密度和速度,胸壁不动声波信号被记录为平行线,心脏壁与瓣膜因为活动其声波信号被记录为波浪线。

(2) B 型超声心动图:显示心肌的二维成像。它以超声束扇扫心脏,显示心脏呈切割的横断面成像。B 型超声心动图可以显示心脏和大血管的结构,评估心脏运动的协调性。

第二节　呼吸系统监测

呼吸功能是人体重要的生命功能之一，是给全身组织输送氧气和排出二氧化碳的过程。包括两大部分，首先是外呼吸，即肺和胸腔的运动将氧气直接输入血液及二氧化碳经血液弥散排出的过程。其次是内呼吸，即组织利用氧气和排出二氧化碳的细胞内交换过程。呼吸功能监测包括外呼吸和内呼吸功能的监测。大部分麻醉药物在快速应用后都有呼吸抑制的风险，麻醉医生除了凭经验观察患者胸腹部呼吸动作幅度外，还应掌握各种呼吸功能监测方法。呼吸功能的监测项目非常繁多，包括从最为简单的物理观察到复杂的肺功能测定，本章主要介绍以下几种呼吸功能监测方法。

一、呼吸功能的临床观察

手术室最重要的监测仪是麻醉医生。通过麻醉医生对患者的望触叩听，可以进行基本呼吸功能监测。

（1）望诊：对于未进行气管插管患者，麻醉医生需要直接观察患者呼吸运动的类型（胸式呼吸、腹式呼吸），呼吸的频率、节奏、幅度以判断呼吸活动是否正常。对于气管插管的全麻患者，麻醉医生可通过观察呼吸囊和呼吸机风箱来了解患者的呼吸运动。在手术过程中患者需处于良好的照明状态，充分暴露，以便观察患者口唇和血液的颜色来了解其氧合情况，患者出现的发绀一般认为是缺氧表现。

（2）呼吸音的监测：听诊的时候要注意呼吸音强度、音调、时相、性质改变，并且要观察患者的呼吸状态，上呼吸道梗阻的患者易出现：三凹征（吸气相出现胸骨上窝、锁骨上窝、肋间隙向内凹陷），而下呼吸道梗阻的患者呼出气流不畅，呼气用力，呼气时间延长。若患者与麻醉机接通时，可通过气管内导管、回路中的螺纹管、呼吸囊等进行监听。

二、氧的相关监测

（一）吸入气体氧浓度的监测

对行机械通气的患者应监测吸入气和呼出气中氧气的浓度，在使用麻醉气体和 N_2O 时，监测更应该密切。现代呼吸器和麻醉机均应配有这些监测设备，需注意的是启用前需要校正，长期使用注意维修，氧浓度监测应设立低限报警。

（二）动脉血氧分压监测

动脉血氧分压（arterial partial pressure of oxygen，PaO_2）监测是分析动脉血氧合状态的重要指标，正常值为 80～100mmHg。确定 PaO_2 最直接的办法是抽取动脉血进行血气分析。测量仪器采用 CLark 电极，常规的 CLark 电极由铂电极及相对应电极构成，由于电流产生量与氧分压成正比，所以根据电流量来测得 PaO_2。现代血气分析仪在测量氧气分压的同时，结合光学吸收技术同时测量 PCO_2 和 pH 值。在进行血气张力测定时，需要注意血气的温度校准，以及减少各种人为因素对测定结果的影响。

（三）经皮氧分压测定

经皮氧分压测定是一种监测氧张力的无创技术，此监测技术特别适用于婴儿。其监测原理是表皮局部血液供应超过局部氧耗时，毛细血管的 PO_2 与 PaO_2 大致接近。这类仪器通常有一个加热的电极与皮肤紧密相连，局部皮肤加热后，毛细血管内的氧气通过皮肤弥散至 CLark 电极，从而测得 PO_2。该监测方法受多种因素影响，如外周血管的收缩、皮肤增厚、皮温降低、心排量减少。此外，该监测方法测量时间较长，不能及时发现氧分压的突然降低，长时间使用可造成皮肤灼伤。

（四）混合静脉血氧饱和度的监测

混合静脉血氧饱和度（mixed venous oxygen saturation，SVO_2）是肺动脉血的血氧饱和度，它是来自全身灌注血管床的混合静脉血氧饱和度的平均值，它不仅反映呼吸功能、氧合状态，同时也反映循环变化和组织氧耗量，是组织氧利用的综合指标。需要说明的是 SVO_2 并不反映某一器官的灌注状态，它是反应全身氧供和氧耗的综合指标，可判断组织灌注和氧合情况。随着监测方法的不断改进，SVO_2 对于心脏术后监测以及心力衰竭、呼吸衰竭、败血症休克中氧平衡的监测有着重要临床意义。

混合静脉血氧饱和度与一系列因素相关，根据公式所得 $SVO_2=SaO_2-VO_2/(13.9\times Hb\times CO)$。$SaO_2$ 是动脉血氧饱和度，VO_2 是氧耗量，13.9 是一个常数，表明氧气与血红蛋白的结合能力，Hb 是血红蛋白浓度，CO 是心排血量。SVO_2 降低（通常指小于 60%）表明 SaO_2、Hb、CO 中一个或多个因素受损或氧耗增加。但是另一些因素也可造成 SVO_2 升高的假象，包括导管楔入、二尖瓣反流、败血症以及心内或外周的左向右分流等。监测 SVO_2 可间断从肺动脉导管内抽取血样进行血气分析，也可通过配有纤维光束的肺动脉导管连续监测。这种连续监测系统包括三个部分：纤维光导肺动脉导管、光学部分和监护仪。导管插入肺动脉后可传输一定波长的光线，可反映红细胞的氧合状态，应用微处理机，通过光谱分析计算出血红蛋白的氧饱和度。

（五）脉搏氧饱和度监测

脉搏氧饱和度（pulse oxygen saturation，SpO_2）监测是手术麻醉过程中必须监测的项目，所有麻醉患者均需要监测 SpO_2。此方法是利用不同类型血红蛋白（主要是血红蛋白 Hb 和氧合血红蛋白 HbO_2）吸收光谱不同这一原理来进行监测的。该监测仪器是用两种波长的光（660nm 波长的红光和 940nm 波长的红外光）照射组织，从而测出氧合血红蛋白占全部血红蛋白的百分比，即脉搏血氧饱和度（SpO_2）。成人正常值≥95%，小于 90% 为低氧血症。

测量误差　由于脉搏氧饱和度的测量值是由 Hb 和 HbO_2 光吸收能力决定的，因此吸收同一波长光的其他介质都将会导致测量误差。影响 SpO_2 测定的因素有以下几点：①肢体末梢循环血量：灌注不良时可引起测量误差；②患者体动，寒战；③血红蛋白异常：碳氧血红蛋白（COHb）和 HbO_2 对红光的吸收率较为相似，一氧化碳中毒时 SpO_2 测量值偏高；④高铁血红蛋白（MetHb）对 940nm 波长的红外光吸收率大于 Hb 和 HbO_2，因此在动脉血氧分压低时，测量值偏高；⑤染料指示剂：亚甲蓝使测量值降低。

三、呼出气体分析

（一）质谱分析法

该方法根据气体的分子量测定其浓度。气体样品通过电离器时，受到电子束撞击，气体样品被离子化，被电离的混合气通过磁场时被加速，电离的分子按各自的分子质量以不同的角度转向，探测仪根据电荷-质量比进行检测。相同分子量的气体可通过分析分子的碎片来区别。

（二）Raman 气体分析仪

当某种光源（通常为氩激光）发射的光子碰到一个气体分子时，它会被再次发射而不损失能量称为 Rayleigh 散射。光源发射的分子与气体分子碰撞后光子的能量降低，以更长的波长发射称为 Raman 散射。在 Raman 散射中，分子从光子吸收的能量取决于气体的分子质量和分子结构，通过分析散射光便可以测出混合气体中不同气体的浓度。

（三）红外线吸收法

红外线吸收法是将红外线投射入气体样品中，由于不同气体对红外线的吸收率不同，投射出的光束强度也不同，通过测量透射光的强度来监测不同气体的含量。CO_2 与其他空气分子如 N_2O、CO、水蒸气的特征吸收高峰相接近，这些气体分子会干扰 CO_2 的测量。在实际应用中，固定形态的气体样品管、狭窄带的红外光源以及补偿电子回路能自动纠正其他气体的干扰。在手术室内，大部分呼出气体监测已使用红外线吸收技术。

（四）其他监测方法

其他监测呼出气体方法还有 CO_2 比色法、极谱分析法、顺磁性监测法、一氧化氮分析法。CO_2 比色法是利用 CO_2 遇水成为酸性溶液的原理，可以对 CO_2 进行半定量的分析，并能确定气管导管是否准确插入气管内。顺磁性监测常用于临床监测呼出氧浓度。一氧化氮分析法是通过化合光分析仪持续监测呼出气 NO 的浓度。

四、呼吸末二氧化碳分压

呼气末二氧化碳分压（partial pressure of carbon dioxide in endexpiratory gas，$PETCO_2$）是指呼气终末期呼出的混合肺泡中二氧化碳分压，正常值为 35～45mmHg。二氧化碳描记图（图 8-8）已成为近年来一项常规的监测项目，通过此技术可对肺功能进行无创监测，评估动脉血二氧化碳分压、判断气管导管位置、通气是否充分以及发现病理情况（恶性高热、肺栓塞等）。$PETCO_2$ 曲线监测直观快捷，不仅是肺通气效率的指标，亦可为循环功能和两者间的关系提供参考。已成为麻醉手术患者和重症患者重要监测指标之一。虽然有许多可以监测 CO_2 的技术，如质谱分析和 Raman 分析法，但大部分二氧化碳测定仪仍使用红外线吸收原理。根据气体采样技术，红外线二氧化碳监测仪分为两类：旁流监测和主流监测。旁流监测是从呼吸回路连续采集气体样本到测量模块，主流监测是将监测仪直接连接呼吸回路和气管内导管或面罩之间的记录模块来进行监测。

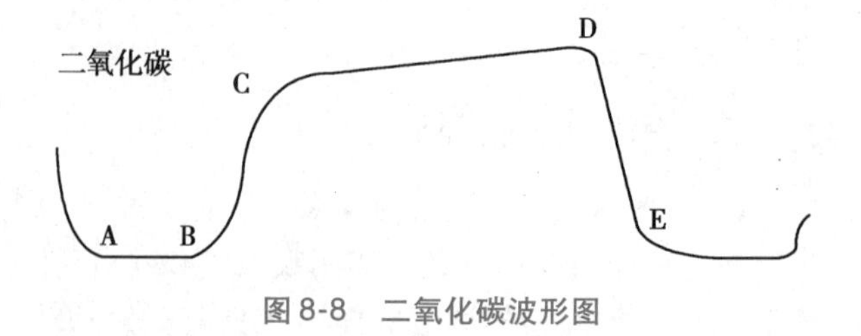

图 8-8　二氧化碳波形图

图 8-8 是呼吸过程中将测得的二氧化碳浓度与相应时间一一对应描图，即可得到所谓的二氧化

碳曲线，标准曲线分为四部分(表8-8)。

表8-8 二氧化碳波形组成

波形		临床意义
A～B	基线	通常无二氧化碳
B～C	上升支	由呼气终末和肺泡排空决定
C～D	肺泡平台	肺泡呼出
D	最高点	代表呼气末二氧化碳浓度
D～E	下降支	吸气开始，二氧化碳浓度降低

临床中，如果气管导管误入食管，$PETCO_2$ 很快降低到零。正常情况下，如果基线未接近零，有可能是重复吸入了二氧化碳。现将临床中呼气末二氧化碳浓度变化归纳如下见表8-9。

表8-9 呼气末二氧化碳浓度变化

增加	减少
通气不足	过度通气
恶性高热	低温
败血症	低心排血量
重复吸入二氧化碳	肺栓塞
应用碳酸氢盐	气管导管脱出或气道连接装置处断开
腹腔镜期间二氧化碳的弥散	心脏停搏

五、机械通气呼吸参数的监测

1. 气道压力　其变化可以反映气道阻力的变化，当通气道和呼吸道任一环节气道阻力变大时(导管扭曲、通气管道内残留大量水蒸气、气道阻塞、支气管痉挛)，气道压力也随之变大。通过监测气道压力，可及时发现气道是否通畅。气道压力正常值为10～20cmH_2O。

2. 呼吸容量、潮气量、呼吸频率　测定呼吸频率最简单的方法就是观察患者胸廓的运动。在麻醉中，呼吸频率多是监测潮气量氧浓度或监测 $PETCO_2$ 时利用这些信号的脉冲频率经译码电路显示，或通过观察胸廓的运动测定。

潮气量正常值为8～12ml/kg。通过监测呼吸容量、潮气量、呼吸频率，麻醉医师可以判断患者的呼吸储备功能，来指导麻醉是否需要拔除气管导管。

第三节　麻醉深度监测

麻醉深度监测是麻醉学发展的重要部分。麻醉深度的定义一直存在分歧，麻醉医师提出多种方法来量化麻醉状态，但是意见并不一致。从19世纪40年代第一次演示临床麻醉以来，随着临床麻醉药物的不断发展，该定义也在不断变化。麻醉状态首先要患者无意识，麻醉深度监测的主要困难是不能直接测量无意识状态，所能测量的是对刺激的反应。麻醉深度是对镇静水平、镇痛水平、刺激反应程度等指标的综合反映，而这些指标反映的中枢部位各不相同，所以麻醉深度监测应该是多指标多方法的综合监测。其监测内容包括对患者意识、肌肉松弛程度、伤害性刺激的反应以及交感内分泌反应的监测。通过对麻醉深度监测，麻醉医生可降低药物过量引起的不良反应，且能有效消除术中知晓，合理使用麻醉药物，缩短患者麻醉苏醒时间，提高麻醉质量。麻醉深度监测常用方法见表8-10，主要介绍以下几种监测方法。

表8-10 麻醉深度监测方法

非脑电图监测方法	脑电图监测方法
传统的临床体征观察	数量化脑电图(EEG)
食管下段收缩性	脑电双频指数(BIS)
心率变异性	诱发电位
	熵指数
	Narcotrend 监测(NT)

一、麻醉深度的临床判断

尽管近年来麻醉深度监测仪发展迅速，但临床体征的观察仍是判断麻醉深度的基本方法。判断麻醉深度的临床体征是机体对外科手术伤害性刺激的反应和麻醉药物对反应抑制效应的综合结果。常用于麻醉深度判断的体征主要包括：①心血管系统：血压和心率；②眼征：瞳孔对光反应、眼球运动及流泪；③呼吸系统：呼吸量、呼吸形式和节律；④骨骼肌反应：体动反应；⑤皮肤体征：颜色、温度和排汗；⑥消化道体征：吞咽运动、唾液分泌、肠鸣音和食管运动；Evans 综合了几项临床体征，提出PRST(P=血压，R=心率，S=出汗，T=流泪)记分系统，用于肌松下麻醉深度的监测。总分5～8为麻醉过浅，2～4为浅麻醉但仍适当，0～1分为麻醉适当或过深。此方法有一定局限性。此方法以血流动力学变化为主要内容，因此术中大失血、休克、控制性降压时，评分和麻醉深度相差较大，在实际应用时，要排除其他因素对循环的影响。

二、食管下段收缩性

1984 年 Evans 提出食管下段收缩性(lower esophageal contractility,LEC)可用于麻醉深度监测。LEC 主要受迷走神经支配。其控制中心在脑干的迷走神经背核。在清醒状态,食管下段肌肉产生自主性收缩。麻醉状态下,自主性收缩消失,即使对它进行刺激,诱发产生波形的振幅也减弱消失。有研究表明 LEC 与手术刺激强度密切相关。刺激越强 LEC 就越大、越多。临床测定时,将带有测压电极的导管插入食管,测定食管收缩产生的压力和波形振幅,根据波形振幅来判断麻醉深浅。其缺点是测定的个体差异较大。

三、心率变异性分析

心率变异性(heart rate variability,HRV)指逐次心跳间期的微小变异,它部分反映自主神经系统对心血管的调节。心率变异性是正常心血管系统稳定调节的重要机制,反映交感神经和副交感神经对心脏的影响,可把心率变异性看成是了解人体自主神经系统功能状态的一个窗口。心率变异的分析方法主要有时域分析法和频域分析法。由于 HRV 反映自主神经系统的张力和均衡性,麻醉药可通过对自主神经系统的影响改变 HRV。因此可通过监测 HRV 来评估麻醉深度变化。在麻醉状态下,心率变异减少或消失,在浅麻醉或麻醉恢复期,心率变异增加,实际上心率变异性反映的仍然是全身麻醉下由于疼痛或其他刺激造成自主神经兴奋的变化。全身麻醉状态下,随麻醉加深,低频(lower frequency power,LF)与高频的比值(LF/HF 值)下降。目前认为 HRV 可以作为全身麻醉期间反映患者疼痛状况的指标。

四、脑电图

在麻醉期间,可通过测定脑电图来监测麻醉深度。脑电图是大脑兴奋性和抑制性突触后活动累加而产生的皮层电活动,并由皮层下丘脑核控制和协调。脑电图与脑血流及脑代谢率有关。麻醉药物通过改变生理状态从而对脑电图波形产生影响。清醒时脑电活动以 β 波为主(电活动范围是每秒 13~30Hz),睡眠以 α 波为主电活动范围是每秒 8~12Hz)。麻醉诱导后,出现快波 γ 波(频率为 30Hz 以上),随着麻醉加深,脑电活动的频率逐渐减慢。麻醉过浅时,外周伤害性刺激通过神经传入系统经脑干网状上行激活系统到达大脑,通过调整大脑皮质功能,引起脑电图的变化。脑电图可以反映麻醉深度,但由于麻醉药物对其影响较大,同时没有标准方法选择最佳的脑电图参数进行比较,所以其临床应用具有一定的限制。

五、脑电双频指数

脑电双频指数(BIS)是将脑电图的功率和频率经双频分析得到的混合信息拟合为一个数字,用 0~100 表示,来反应镇静深度和大脑清醒程度。数字减少时表示大脑皮层抑制加深。BIS 值为 100,患者完全清醒;BIS 值 70~80,患者意识倾向于消失;BIS 值为 60,表示清醒可能性低下;BIS 值 40~60,患者对语言指令无反应,反映全身麻醉深度睡眠,并能迅速恢复到清醒状态。对于相对健康的患者,在接受全麻和手术时,建议 BIS 值为 40~60。

(一)临床应用

BIS 指数是主要检测催眠药对脑电图的影响。它可以较好地反映镇静药的作用程度和意识恢复程度,可以指导术中麻醉镇静药物的应用,减少术中知晓的发生率,同时可以通过减少麻醉药用量,来达到较浅镇静,从而达到麻醉后的快速苏醒。

临床应用 BIS 监测涉及麻醉方案的两个组成部分:催眠与镇痛。通常调整催眠药的剂量使 BIS 值在 40~60 之间的较低水平。应用催眠药也可以应用小剂量的镇痛药。麻醉医生常评估手术过程中临床与 BIS 的反应。手术刺激强烈时,如果 BIS 指数上升同时患者出现血流动力学反应及体动反应,麻醉医生应增加催眠药使 BIS 维持在 40~60 之间,如果患者仍有体动反应及血流动力学反应,则可以增加镇痛成分,直到控制体动和血流动力学反应。麻醉即将结束时,可减少催眠药成分,使 BIS 值增加。

临床应用需要注意的是:在大剂量阿片药与催眠药可产生明显的协同作用,大剂量阿片药的应用使催眠药剂量减少,结果使催眠药对脑电图的影响下降,所以应用大剂量阿片药时 BIS 反应的可靠性下降。

(二)缺点

BIS 监护不能很好地反映伴有神经系统损伤的患者的真实神志清醒程度。由于自主神经运动对脑电图的干扰,临床中许多患者所测得的 BIS 值高于临床评估程度。同时低温以及肌电图对脑电信号的干扰也限制了 BIS 的应用。

六、诱发电位

诱发电位是指在神经系统某特定部位给予适宜的刺激在中枢或周围神经系统的相应部位检出

与刺激有锁时关系的特定位相电位变化。其分为两大类：感觉诱发电位（sensory evoked potential，SEP）和运动诱发电位（motion evoked potential，MEP）。感觉诱发电位又分为体感诱发电位（somatosensory evoked potential，SSEP）视觉诱发电位（VEP）听觉诱发电位（AEP）。诱发电位通常用潜伏期、振幅和刺激部位来描述。潜伏期是指刺激开始到随后产生电位之间的时间。振幅是从基线到波峰的垂直距离。在麻醉监测中应用较广的有体感诱发电位和脑干听觉诱发电位。

（一）体感诱发电位（SSEP）

刺激点一般为手臂正中神经、尺神经以及腿后部的胫神经。刺激后可通过头皮或近脊髓部位采集脑电图信号进行处理形成体感诱发电位。低位腰段的体感诱发电位常在脊柱或脊髓手术中监测脊髓的功能，当体感诱发电位显示潜伏期延长及振幅减小时，提示可能发生神经损伤。挥发性麻醉药呈计量相关性引起体感诱发电位的振幅减小和潜伏期的延长，监测时可以根据振幅和潜伏期的变化来判断麻醉深度。

（二）脑干听觉诱发电位（brain stem auditory evoked potential，BAEP）

脑干听觉诱发电位是指给予声音刺激，在头皮上所记录到由耳蜗至脑干听觉神经通路所产生的电位。通过听觉诱发电位指数使其数字化，数值为0～100，60～100为清醒，40～60为睡眠状态，30～40为浅麻醉，30以下为临床麻醉状态，10以下为深麻醉状态。此外，脑干听觉诱发电位用于后颅窝手术中监测脑干和听神经功能。

七、Narcotrend监测（NT）

Narcotrend监测（NT）是一种新型麻醉深度检测仪，它是以脑电数据为基础，采用多变量的统计方法，将脑电图分为A（清醒）到F（最深程度麻醉）6级14个亚级，Narcotrend监测较BIS更能精确反映麻醉深度的变化，合理指导用药，NT监测可采用标准的心电电极，较BIS更加舒适无创，且运行成本较低，一般有两种配置一般版本用于麻醉的脑电监护，另一种可以比较两个大脑半球的功能，用于大脑半球及颈动脉的手术等。

第四节　凝血功能监测

手术和外伤引起的大出血常常伴有凝血功能障碍，加以大量输注库存血使术中凝血情况更为复杂，麻醉医生需要快捷准确地监测患者的凝血功能，指导临床输血治疗。

一、常规实验室检查项目

常规实验室检查可提示凝血功能异常，但是无法动态监测凝血功能及评价血小板功能。传统实验室检测包括血小板计、纤维蛋白原浓度、凝血时间（TT）、凝血酶原时间（PT）、部分凝血活酶时间（APTT）。PT、APTT、TT都是通过检验分离血浆在凝血激活物的作用下，在体外形成纤维蛋白的时间来评价凝血因子的状况。其中PT和APTT是目前常用评价围术期凝血功能测试指标。PT主要反映外源性凝血系统功能，APTT主要反映内源性凝血系统中凝血因子功能。PT或APTT延长超过正常参考值的1.5倍，提示患者发生凝血功能障碍的风险性较大。但是，由于PT、PTT和TT仅仅是对分离的血浆进行监测，只能提供一部分凝血信息，评价凝血功能必须考虑血小板的功能和血小板与凝血级联反应的相互作用。因此，更快速有效的凝血监测仪器如血栓弹性描记仪和Sonoclot分析仪有必要引入麻醉科在临床发挥作用。

二、血栓弹性描记仪

血栓弹性描记仪（thrombelastography instrument，TEG）（图8-9）是通过测定运动的探针在逐渐凝固的血块中受到的外力的变化来评价凝血功能，可以针对某一全血标本的凝血功能做全面的检查，动态分析血块形成和纤维蛋白溶解的全过程。其原理是一根螺旋丝悬挂的针浸泡在盛有血液且以4°45′角度旋转的小杯中，随着凝血过程的进行，针与血凝块产生的旋转切应力通过传感器放大描记出血栓弹性图（图8-10）。

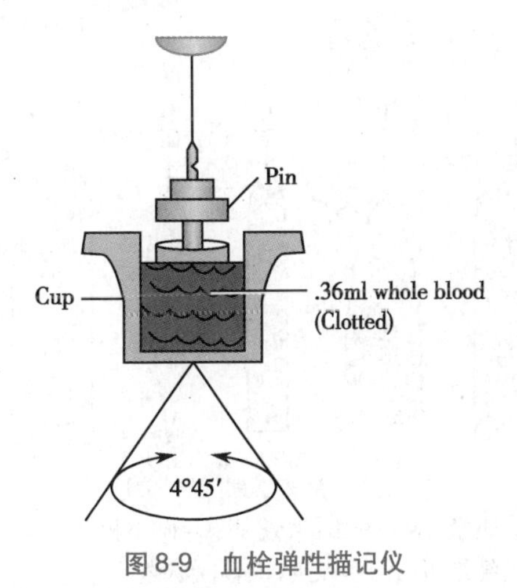

图8-9　血栓弹性描记仪

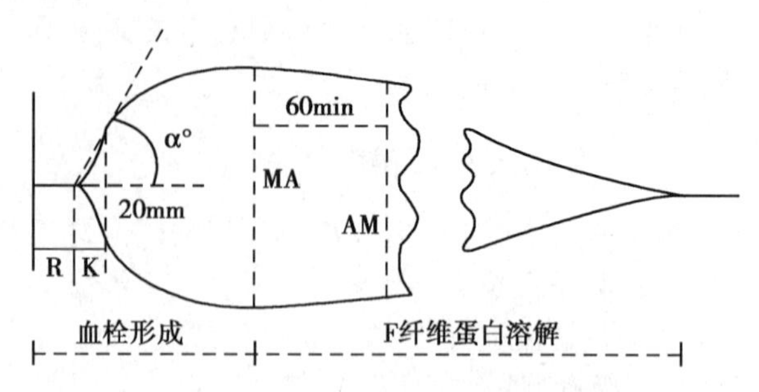

图 8-10 TEG 及各个基本参数

（一）TEG 基本参数(表 8-11)

表 8-11 TEG 基本参数及临床意义

参数	临床意义	正常值
凝血反应时间(R)	样本置入小杯的时间至 TEG 曲线宽度达 2mm 的时间，表示纤维蛋白开始生成的速度，和血浆凝血因子及循环抑制物活力的功能状态有关	4~8min
凝血形成时间(K)	从 R 的终点至 TEG 宽度达 20mm 的时间，反映纤维蛋白交联的情况，取决于内源性凝血因子、纤维蛋白原和血小板的活力	1~4min
凝血形成速率(α 角)	从 R 时间终点向 K 时间在 TEG 曲线上的对应点所引直线形成的角度，它反映了整体血块形成的速率。与纤维蛋白原浓度及血小板功能状态有关	47~74
凝血最终强度(MA)	TEG 曲线最大宽度数值，反映了血块的最大强度，纤维蛋白及血小板的状态对其数值影响最大	55~73
凝血综合指数(CI)	反映整个凝血的高凝与低凝状态	-3~3
纤溶指数(LY30)	MA 出现后 30min 的扫描区域，反应纤维蛋白溶解情况，即血凝块的稳定性	0~8%

（二）图形分析(图 8-11)

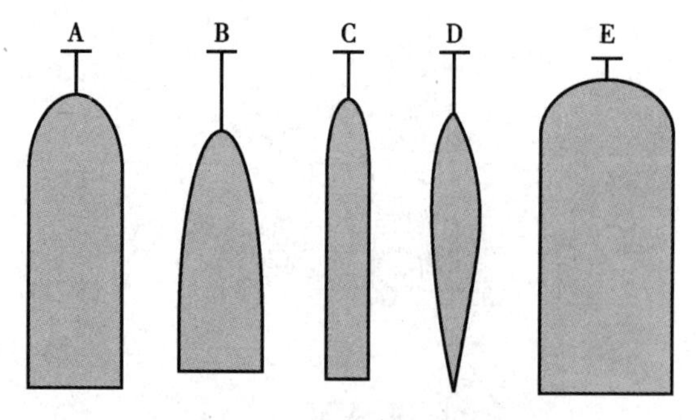

图 8-11 凝血功能异常的 TEG

A：正常 TEG 图；B：血友病；C：血小板减少症；D：纤维蛋白溶解亢进；E：高凝状态

三、Sonoclot 分析仪

Sonoclot 分析仪（图 8-12）是一种监测全面凝血功能变化的分析仪，广泛应用于肝移植、指导成分输血及抗凝治疗。该仪器是将超声频率振动的细小探针置于正在形成的血块中，记录探针运动阻力的变化。纵坐标是标准化单位—凝血信号，横坐标为时间，制成 Sonoclot 曲线图（图 8-13）。曲线图分为液态期、凝胶形成期、血块收缩期，有时可出现纤溶亢进期。

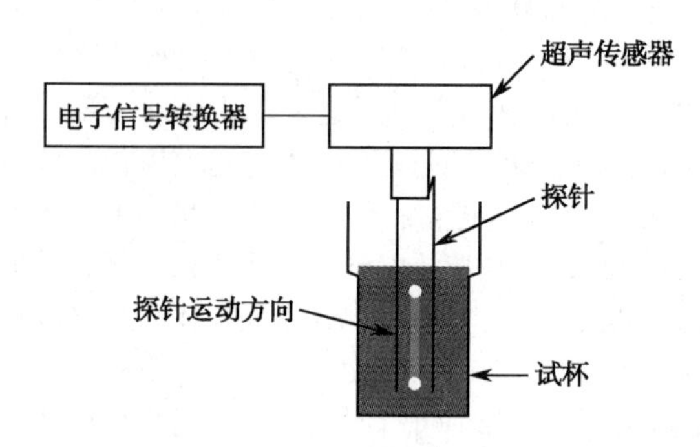

图 8-12 Sonoclot 分析仪

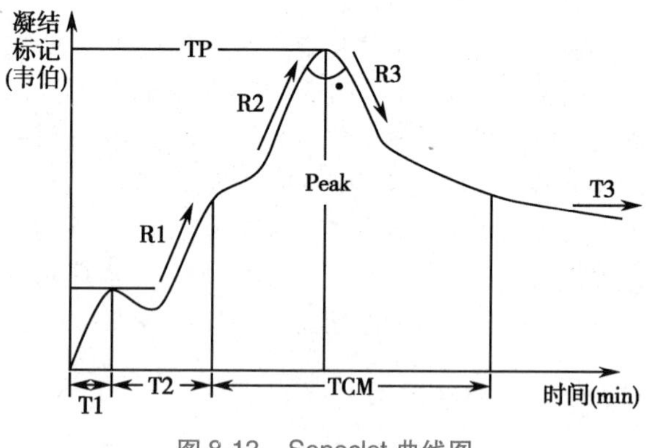

图 8-13 Sonoclot 曲线图

Sonoclot 曲线图参数有以下几种：①T1：激活凝血时间（activate clot time，ACT），反映纤维蛋白初期形成之前血浆中发生的级联反应，包括内源性途径，外源性途径和共同途径，此时血浆还是液态；②R1：纤维蛋白原到纤维蛋白形成的过程；③R1 到 R2 的肩部：血小板作用致使纤维蛋白丝缩短的开始；④R2：纤维蛋白继续形成，并且聚合铰链及其血小板作用；⑤PEAK：纤维蛋白原的浓度；⑥TP：全部纤维蛋白原转变为纤维蛋白的速率；⑦R3：血小板诱导的完整血块的进一步收缩和因血清被挤出血块而导致的血块重量减小，血小板的可用数量和质量就决定了 R3。

第五节 其 他 监 测

一、体温监测

手术过程中患者身体长时间的暴露、全麻药物的应用以及大量补液抑制了体温调节中枢,因此温度紊乱在外科手术过程中经常发生。小儿体表面积和体重比值大,更容易发生体温波动。体温的恒定是维持机体各项生理功能的基本保证,对体温的有效监测和调节是保证手术麻醉成功且降低术后并发症的重要措施之一。

低温可使机体处于不良状态,可直接抑制窦房结功能,增加外周血管阻力,使外周循环灌注量降低。低温使药物代谢缓慢,苏醒延迟。寒战可以增加患者的氧耗量,易使老年患者和体质弱的患者发生心肌缺血和心率失常,同时低温也会影响凝血时间及伤口的愈合。

体温调节中枢通过接受腹腔脏器、胸内组织、脑、骨髓以及表皮等部位的输入信号来调节体温,而不能以某一部位的体温作为体温测量标准。中心温度的监测一般选择鼓膜、鼻咽部、肺动脉和食管等部位。温度监测可用体温计或热敏电阻温度计测定。热敏电阻测量法的原理为热点效应,可连续以数字形式直接显示出体温,便于术中使用。中心体温的正常值范围是36～37.5℃,低于36℃称为体温降低。各部分测量温度值各有差异。鼻咽部紧邻颈内动脉,可反映脑部温度,探头置入深度一般外耳道到同侧鼻孔距离为参考。食管温度近似中心温度,反映心脏大血管的血温变化,探头置于食管中下三分之一交界处,一般距鼻腔45cm,鼓膜也紧邻颈内动脉,可反映脑部温度,将特殊的探头置于鼓膜附近,适用于深低温体外循环期间体温监测。最佳的中心温度监测是通过肺动脉导管对肺动脉温度进行监测。

二、尿量监测

尿量监测是膀胱内放置导尿管,测定每小时的尿量,并可测定尿比重和尿pH值。尿量监测是危重患者多种监测指标中的一项重要内容,是反映肾脏血流灌注水平的最直接最敏感的生理指标,同时可以间接反映其他内脏器官的灌注情况,常用于心血管手术、颅脑手术、危重患者和长时间手术患者的监测。一般是正常每小时尿量不得少于0.5ml/kg,对于无尿或少尿的患者,可进行输液利尿试验,静脉输注甘露醇或呋塞米,尿量增加到400ml/h以上,考虑肾功能良好。

三、神经肌肉传递功能监测

肌松药作用于神经肌肉接头,阻滞神经肌肉兴奋的传递。监测神经肌肉兴奋传递功能,其目的是指导我们在围术期科学地合理地使用肌松药,减少肌松药的不良反应和术后及时正确地使用肌松药的拮抗药,逆转残余肌松作用等。临床工作中,麻醉医生常常通过临床标准来评价神经肌肉阻滞程度,但由于不同个体对肌松药的反应差异很大,所以常规临床评价不能排除一些明显的残余肌松作用,目前最好最客观的方法是使用神经刺激器。下面从以下几个方面介绍神经肌肉传递功能监测。

(一)评价神经肌肉传递功能的临床观察

对于清醒可以合作的患者,麻醉医生可直接测定随意肌的肌力(如抬头、握力、睁眼、伸舌)以及通过间接测定呼吸运动(通过感觉麻醉气囊间接监测肺顺应性、测定潮气量、吸气产生的最大负压)来评价神经肌肉传递功能。缺点是此类患者需要清醒或可以合作,此监测方法受麻醉医生主观性和其他多种非肌松因素影响,如中枢神经抑制药以及全麻深浅的影响,不能精确定性定量地评价肌松药的作用。

(二)神经刺激器

目前监测神经肌肉传递功能最好的方法是使用神经刺激器,即用超强的电刺激刺激外周运动神经,诱发该神经支配肌群的肌收缩,根据肌收缩效应评定肌松药作用的强度、时效及阻滞性质。

1. **神经刺激器介绍** 神经刺激器是一个脉冲发生器,其基本波形是单相的矩形波,其波宽为0.2～0.3毫秒,如果脉冲波为双相波则可引起爆发性的神经动作电位,增加刺激的反应。波宽过长其持续时间超过肌纤维的不应期可能激发肌纤维的重复收缩,波宽超过0.5ms,可直接兴奋肌肉而引起收缩。刺激器分两种:电刺激和磁刺激。临床常用电刺激。电脉冲通过表面或针电极的方式从刺激器传送到神经,临床常用表面电极。当表面电极不能到达超强反应时,将针电极置于皮下(不可在神经内)进行刺激。原则上可以刺激任何位于表浅的外周运动神经。一般在腕部电刺激尺神经记录手指收缩反应,也可在跟腱和内踝刺激胫神经观察足底肌肉反应,或刺激面神经,观察眼轮匝肌反应。

2. **神经刺激器原理** 单根肌纤维对一个刺激的反应遵循全或无模式,肌肉的收缩效应取决于被刺激所兴奋的肌纤维数目。给予肌松药后,部分肌纤维被阻滞,其反应降低程度与被阻滞的肌纤维数目成正比。在给予稳定强度刺激时,反应降低的程度代表了肌肉阻滞的程度。

3. 神经刺激的模式 刺激神经的矩形波以不同频率与方式组合就构成不同的刺激种类。临床上应用的刺激种类有单次刺激(single-twitch stimulation,SS),4个成串刺激(train-of-four stimulation,TOF),强直刺激(tetanic stimulation,TS),强直刺激后单刺激肌颤搐计数(post-tetanic count stimulation,PTC)和双短强直刺激(double-burst stimulation,DBS)。不同的刺激种类各有其特性和优缺点,在临床上有其不同的适应范围,因此在监测神经肌肉兴奋传递功能时要根据临床上要求,选择合适的神经刺激方式。

(1)单次刺激(SS):引起一次肌颤搐,其肌收缩效应与所用刺激的频率有关,常用的刺激频率是0.1~1.0Hz,频率超过0.15Hz,肌收缩效应逐渐降低并维持在一个较低水平,临床常用0.1Hz。当非去极化阻滞终板胆碱能受体达到75%~80%,颤搐反应才开始逐渐降低,阻滞达到90%时,颤搐反应才完全消失。去极化阻滞时,颤搐反应幅度减低,但不逐渐减弱。

(2)强直刺激(TS):是由刺激频率都高于20Hz的电刺激组成,临床最常用的模式是给5秒的50Hz的刺激。在正常的神经肌肉传递及去极化阻滞期间,强直刺激肌肉反应维持不变;部分非去极化阻滞及琥珀胆碱应用后的双向阻滞期间,强直收缩的肌力不能维持,出现衰减。临床上强直刺激引起的衰减与其后的易化可用于鉴别肌松药阻滞性质和判断阻滞程度。

衰减的机制是作用在接头前膜,持续的高频刺激使在神经末梢内的乙酰胆碱大量释放而耗竭,随后乙酰胆碱释放量减少,此时出现衰减,其后,乙酰胆碱释放量维持在乙酰胆碱合成量与动用量之间取得新的平衡水平。正常神经肌肉传递,不论是否平衡,肌肉反应不变。但当非去极化肌松药阻滞时,接头后膜游离的乙酰胆碱受体减少,因此当乙酰胆碱释放量减少致部分肌纤维不能收缩时,就出现衰减。此外,非去极化肌松药阻滞还可能影响神经末梢内乙酰胆碱的动用,这也有助于衰减的发生。需要注意的是在非去极化阻滞期间,对强直刺激的反应有衰减,且强直后传递易化,而在去极化阻滞期间强直反应维持不变,且不发生强直后传递易化。

(3)4个成串刺激(TOF):是由一串有4个频率为2Hz,波宽为0.2~0.3毫秒的矩形波组成的成串刺激,连续刺激时其串间距为10~12秒,4个成串刺激引起4个肌颤搐,分别为T1、T2、T3和T4。用TOF刺激可以观察肌颤搐的收缩强度和各次肌颤搐之间是否依次出现衰减,观察衰减可以确定肌松药阻滞特性及评定肌松作用。衰减的大小以第4个肌颤搐与第1个肌颤搐的比值(TOFR)来表示,即TOFR=T4/T1。神经肌肉兴奋传递功能正常时4个肌颤搐的幅度应相等。即T4/T1接近1.0。在非去极化阻滞期间TOF刺激的优势最大,在部分非去极化阻滞期间TOF比值降低且与阻滞程度成反比。在部分去极化阻滞期间,TOF不发生衰减。若应用琥珀胆碱后,TOF发生衰减表明出现Ⅱ相阻滞。

(4)强直刺激后计数:测定是先以1Hz单次颤搐刺激1分钟,再用50Hz强直刺激5秒,待3秒后用1Hz单次颤搐刺激16次,同时记录反应次数,即为强直刺激后计数,可判断非去极化肌松药的阻滞深度和恢复时间。根据结果调节非去极化肌松药的输注速度。

(5)双短强直刺激:双短强直刺激由间隔750毫秒的两个50Hz的强直刺激短串组成。在短脉冲串中的每个方波脉冲的持续时间是0.2毫秒。在未松弛的肌肉中,对双短强直刺激的反应是两个等力的短时肌肉收缩。在部分松弛的肌肉中,第二个反应比第一个反应弱,即发生反应衰减。双短强直刺激可在临床中通过手感察觉轻度残余肌松阻滞。

4. 临床应用见表8-12。

表8-12 围术期各类刺激的应用

刺激种类	围术期应用
单刺激	确定超强刺激(1.0Hz) 气管插管时肌松程度监测(0.1Hz)
4个成串刺激	气管插管时肌松程度监测 手术期维持外科肌松和肌松恢复期监测 术后恢复室肌松消退监测
强直刺激后单刺激肌颤搐计数	肌松无效应期维持深度肌松 预测单刺激和四个成串刺激肌颤搐出现时间
双短强直刺激	术后测定肌松消退及在恢复室判断残余肌松

四、血红蛋白监测

输血是临床外科手术中常见的治疗方法,随着外科手术的发展，临床用血需求迅速增长，严格掌握输血指征，减少不合理的血液输注是一个务必密切关注的临床问题。传统血红蛋白监测是通过抽取患者的血样，将血样送至实验室进行化验检查，此过程需要花费一定时间，而且是一种有创的监测手段。无创脉搏血红蛋白值可以实现血红蛋白的无创、实时、连续监测。无论对住院或者门诊患者，这种检测方法可以让更多的患者得到更加密切和方便的监测，也有利于医生更早、更好地得出临床结论，尤其对于重症监护、外科和创伤等失血情况较普遍的患者更为有利。

总之，麻醉监测是麻醉管理的重要部分。目前，并不是所有的生理指标都有监测手段，例如疼痛就没有明确的相关监测方法。再先进的监测设备也替代不了麻醉医生对患者病情的观察和分析。监测设备仅仅是工具，只有经过良好训练的医生才能更好地分析和解读监测结果。随着科技发展，监测仪器的种类日益增多，连续无创监测是围术期监测的发展趋势。如何合理选用各种监测方法，减少有创监测的并发症，保证患者安全，提高麻醉质量，仍是麻醉医生的重要工作。

（吴越　吴超然）

参考文献

1. 曾因明，邓小明，译. 米勒麻醉. 第6版. 北京：北京大学医学出版社，2006：1251-1612
2. 盛卓人，王俊科. 实用临床麻醉学. 第4版. 北京：科学出版社，2009：266-286
3. Robert Stoelting，Roanld D Miller，著. 朱涛，左云霞，译. 麻醉学基础. 第5版. 北京：人民卫生出版社，2011：218-235
4. 庄心良，曾因明，陈伯銮. 现代麻醉学. 第3版. 北京：人民卫生出版社，2003：1867-2046
5. Viby-Mogensen J，Chraemmer-Jorgensen B，Ording H. Residual curarization in the recovery room. Anesthesiology，1979，50：539
6. Baillard C，Gehan G，Reboul-Marty，et al. Residual curarization in the recovery room after vecuronium. Br J Anaesth，2000，84：394
7. Hayes AH，Mirakhur RK，Breslin DS，et al. Postoperative residual block after intermediate-acting neuromuscular blocking drugs. Anaesthesia，2001，56：312
8. Griffin RM，Kaplan JA. Comparison of ECG V，CS，CB，and Ⅱ by computerized ST segment analysis [abstract]. Anesth Analg，1986，65（Suppl2）：S1
9. Mark JB. Pulmonary artery pressure. In mark JB（ed）：Atlas of cardiovascular monitoring. New York：Churchill livingstone，1998：27-37
10. Catiou A，Monchi M，Dhainaut J-F. Continuous cardiac out-put and mixed venous oxygen saturation monitoring. J Crit Care，1998，13：198-213
11. Kopman AF. Measurement and monitoring of neuromuscular blockade. Curr Opin Anaesthesiol，2002，15：415
12. Chauhan S，Saxena N，Mehrotra S，et al. Femoral artery pressures are more reliable than radial artery pressures on initiation of cardiopulmonary bypass. J Cardiothorac Vasc Anesth，2000，14：274-276
13. Yelderman M，Quinn MD，Mckown RC. Continuous thermodilution cardiac output measurement in the sheep. J Thorac Cardiovasc Surg，1992，104：315-320
14. Saitoh Y，Masuda A，Toyooka H，et al. Effect of titanic stimulation on subsequent train-of-four responses at various levels of vecuronium-induced neuromuscular block. BrJ Anaesth，1994，73：416
15. Hemmerling TM，Donati F. Neuromuscular blockade at the larynx，the diaphragm and the corrugators supercilii muscle：a review. Can J Anesth，2003，50：779
16. Jansen JRC，Johnson RW，Yan JY，et al. Near continuous cardiac output by thermodilution. J Clin Monit，1997，13：233-239
17. Siegel LC，Hennessy MM，Peral RG. Delayed time response of the continuous cardiac output pulmonary artery catheter. Anesth Analg，1996，83：1173-1177

第九章　呼吸衰竭

呼吸系统的作用是维持正常的动脉血氧分压（PaO_2）和二氧化碳分压（$PaCO_2$）以及酸碱度（pH值）。如果不能维持正常的气体交换，满足机体的需要即是呼吸衰竭。麻醉期间呼吸功能可受多种因素的影响，发生缺氧和二氧化碳蓄积，呼吸衰竭进而会累及循环功能，甚至危及生命。

呼吸衰竭不是一种疾病，而是一种功能障碍状态，是机体在缺氧或二氧化碳潴留时产生的一系列生理功能紊乱及代谢障碍的临床综合征。可由肺、心脏、胸壁、呼吸中枢、呼吸肌肉和神经支配等的功能障碍引起。此外心功能、肺循环和体循环功能、血液携氧能力、全身毛细血管的功能障碍也对呼吸衰竭有很大影响。

第一节　定　义

一般认为，当患者静息状态吸入空气（吸入氧浓度为0.21）时，PaO_2 低于60mmHg，$PaCO_2$ 高于50mmHg，即为呼吸衰竭。

按照呼吸衰竭的发病机制分类可分为肺衰竭（lung failure）和泵衰竭（pump failure）。

一、肺衰竭

肺衰竭的主要表现是低氧血症，故也称为Ⅰ型呼吸衰竭或换气性呼吸衰竭。是否伴有高碳酸血症取决于疾病的类型及其严重程度。常见病因包括急性呼吸窘迫综合征（acute respiratory distress syndrome，ARDS）、肺炎、胃内容物误吸、肺栓塞、间质性肺疾病等。

低氧血症型呼吸衰竭者的 PaO_2 明显低于正常，而 $PaCO_2$ 正常或降低。除外特殊环境导致的大气中氧含量严重下降（如高海拔或是氧气被其他气体代替），低氧血症的出现常提示原发疾病影响到肺实质或肺循环。

低氧血症需要与组织缺氧进行区别。低氧血症指动脉血中氧分压下降，而组织缺氧是各种原因导致的组织得不到充足的氧供，可以由严重低氧血症引起，也可因低心排血量、贫血、感染性休克或一氧化碳中毒等引起，而这些情况下动脉血氧分压正常甚至可升高。因此低氧血症一定有组织缺氧，但是组织缺氧不一定伴随低氧血症。

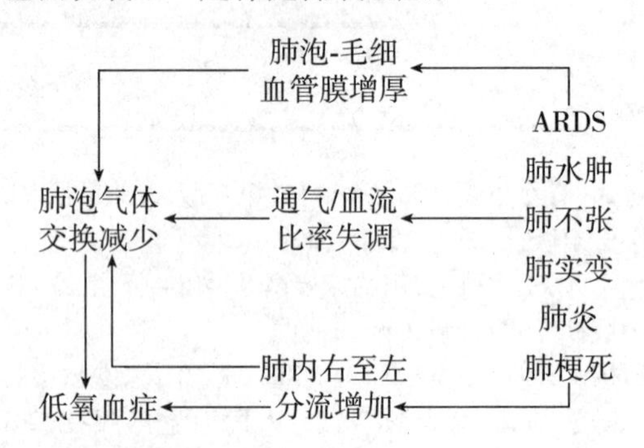

二、泵衰竭

泵衰竭是指呼吸泵的功能障碍。呼吸泵包括驱动或制约呼吸运动的中枢神经系统、呼吸肌肉的神经支配、神经肌肉结构（包括神经肌肉接头和呼吸肌）以及胸廓。

泵衰竭导致的呼吸衰竭常表现为二氧化碳潴留导致的高碳酸血症合并低氧血症，故也称为Ⅱ型呼吸衰竭或通气性呼吸衰竭。常见于麻醉药物过量引起呼吸中枢抑制或麻醉机机械失误，其他常见病因还包括影响呼吸中枢的神经系统病变、引起呼吸肌肉无力的疾病等，严重的气道阻塞性疾病影响通气功能也可造成通气性呼吸衰竭。这些原发疾病主要影响呼吸系统的肺外结构，例如脑干和呼吸肌，而肺部本身可能不受病变累及，可仅产生高碳酸血症。另一方面，肺部本身疾病如慢性阻塞性肺疾病（chronic obstructive pulmonary disease，COPD）往往表现为高碳酸血症，严重肺衰竭疾病如严重哮喘、肺间质纤维化终末期、严重 ARDS 也可出现高碳酸血症。

在高碳酸血症的呼吸衰竭患者中，肺换气功能可能是正常的。如果存在与高碳酸血症不相符的低氧血症时，表明出现肺部疾病。例如重症肌无力时神经肌肉功能下降，患者无法有效清除气道分泌物，继发肺炎，就会出现与高碳酸血症不相符的低氧血症。

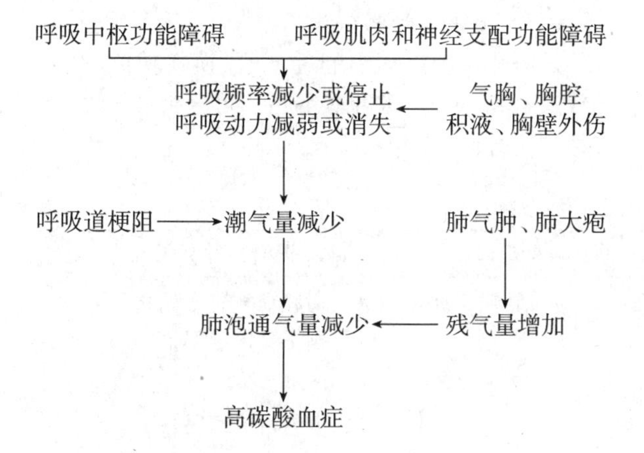

第二节　呼吸衰竭临床表现

一、高碳酸血症

急性高碳酸血症主要影响中枢神经系统，在 $PaCO_2$ 急性升高时，CO_2 可以迅速弥散至脑脊液（CSF）中，导致 CSF 的 pH 迅速下降，从而引起中枢神经功能抑制，出现意识状态改变：初期症状是头痛、言语不清、疲乏无力，进一步加重则患者表现精神错乱、谵妄、扑翼样震颤或是嗜睡、昏睡直至昏迷。

而慢性高碳酸血症 $PaCO_2$ 上升缓慢，允许血浆与 CSF 中的碳酸氢盐升高以代偿慢性呼吸性酸中毒，即使是 $PaCO_2$ 升高到较高水平，但 CSF 的 pH 下降不多。因此，与绝对 $PaCO_2$ 水平升高相比，pH 的下降更易引起高碳酸血症患者意识改变和其他临床症状。

高碳酸血症型呼吸衰竭可以表现为呼吸困难、呼吸急促和呼吸深快，但也可能表现为呼吸过慢和呼吸浅慢。这些症状可与低氧血症的某些症状重叠。此外，由于引起呼吸衰竭的原因不同，高碳酸血症患者的每分钟通气量可能增加也可能下降。

高碳酸血症呼吸衰竭的患者主要需鉴别病因是肺源性疾病（肺衰竭）还是肺外疾病（泵衰竭）。肺源性疾病往往存在与高碳酸血症不成比例的低氧血症，可以通过肺泡动脉血氧分压差来评估。但肺外疾病的患者也可出现继发性低氧血症。例如由于神经肌肉无力而导致的肺不张或吸入性肺炎。其次，肺源性疾病高碳酸血症常伴有无效腔通气增加、分钟通气量增加、呼吸急促等表现。另外需注意的是，高碳酸血症和低氧血症的临床表现可能掩盖神经系统病变、镇静剂过量或颅脑创伤等病变的表现。

二、低氧血症

低氧血症型呼吸衰竭的临床表现是动脉低氧血症和组织缺氧共同作用的结果。

动脉低氧血症可以通过刺激颈动脉体化学感受器导致通气增加，引起呼吸困难、呼吸急促、呼吸深快等，常常伴有过度通气。通气增加的程度取决于机体感受低氧血症的能力以及呼吸系统的反应能力。严重肺部疾病或通气受限的低氧血症患者通气量几乎没有或仅少许增加，并不会出现过度通气。颈动脉体功能感受缺乏的患者对低氧血症没有反应，出现发绀表现，尤其以肢端、黏膜、嘴唇明显，发绀的程度还取决于血红蛋白浓度及血流灌注状态。

神经与心肌组织对缺氧均十分敏感，低氧血症时常出现中枢神经系统和心血管系统功能异常的临床征象。如早期轻度的组织缺氧可导致烦躁不安、判断力障碍、运动功能失常、特别影响完成复杂任务的能力以及抽象思维能力。严重的组织缺氧可导致意识状态改变，包括谵妄、嗜睡、癫痫样抽搐、甚至昏迷和死亡。交感神经系统活性增强，导致心率增快、出汗、全身血管收缩出现血压升高。缺氧严重时则可出现各种类型的心律失常，进而心率变缓，周围循环衰竭，四肢厥冷，甚至心脏停搏。

低氧血症型呼吸衰竭的临床表现在组织氧输送下降时更为明显。轻度低氧血症合并心排血量下降、贫血或循环功能障碍导致组织氧输送降低时，可出现明显的全身或局部的组织缺氧表现。例如合并有冠状动脉粥样硬化的低氧血症患者更易发生心肌缺血，或合并有低血容量性休克的患者，轻度低氧血症即可出现乳酸酸中毒的表现。

第三节　呼吸衰竭诊断

诊断主要依据是有无呼吸困难、意识改变和发绀，结合血气分析的结果。鉴别诊断须排除心内解剖分流和原发于心排血量降低等情况。

一、呼吸困难

呼吸困难，美国胸科协会定义为一种“患者自己易觉察的包括呼吸频率和深浅度出现不同程度改变的呼吸不适的症状”。呼吸困难表现在频率、节律、幅度、呼吸类型、呼气相和吸气相比例等有不同程度改变。如中枢性损害呈现潮式或间歇抽泣样呼吸;COPD可由慢而较深的呼吸转为浅快呼吸,辅助呼吸肌活动加强,呈点头提肩呼吸。药物中毒表现为呼吸浅慢;呼吸深大则常见于尿毒症、糖尿病酮症酸中毒。

根据临床症状及发生机制,可将呼吸困难分为以下几种类型:

(一) 肺源性呼吸困难

是呼吸系统疾病引起的通气、换气功能障碍,导致缺氧和(或)二氧化碳潴留。可分为吸气性、呼气性和混合性(表9-1)。

表9-1 肺源性呼吸困难分类

	吸气性呼吸困难	呼气性呼吸困难	混合性呼吸困难
特点	吸气显著费力,吸气时间延长,严重者呈三凹征(胸骨上窝、锁骨上窝和肋间隙)	呼气费力,呼气时间明显延长且缓慢	吸气期和呼气期均费力 呼吸频率增快、深度变浅
伴随	高调吸气性喉鸣音、干咳	呼气期哮鸣音	呼吸音异常或病理性呼吸音
病因	气道梗阻	肺泡弹性减弱和(或)小支气管痉挛或炎症导致阻塞	肺或胸膜病变使肺呼吸面积减少导致换气功能障碍
疾病	喉部、气管、大支气管狭窄与阻塞如急性喉炎、喉头水肿、喉痉挛气管肿瘤、气管异物或气管受压(甲状腺肿大、淋巴结肿大或主动脉瘤压迫)等	喘息型支气管炎、支气管哮喘慢性阻塞性肺病	重症肺炎、重症肺结核、大面积肺梗死、肺不张、弥漫性肺间质疾病、大量胸腔积液、气胸、广泛性胸膜增厚

(二) 心源性呼吸困难

主要由左心和(或)右心衰引起,两者发生机制不同,左心衰竭所导致的呼吸困难较为严重。

1. 左心衰所致呼吸困难的特点 活动时出现或加重,休息时减轻或缓解,仰卧加重,坐位减轻。因坐位时下半身回心血量减少,减轻肺淤血的程度;同时坐位时膈位置降低,运动加强,肺活量可增加10%~30%,因此病情较重患者,常被迫采取端坐呼吸体位。发生机制为:①肺淤血使气体弥散功能降低;②肺泡张力增高,刺激牵张感受器,通过迷走神经反射兴奋呼吸中枢;③肺泡弹性减退,扩张与收缩能力降低,肺活量减少;④肺循环压力升高对呼吸中枢的反射性刺激。

急性左心衰时,常出现阵发性夜间呼吸困难。其发生机制为:①睡眠时迷走神经兴奋性增高,冠状动脉收缩,心肌供血减少,降低心功能;②仰卧位时肺活量减少,下半身静脉回心血量增多,致肺淤血加重。发作时,患者突感胸闷气急而惊醒,被迫坐起,惊恐不安。轻者数分钟至数十分钟后症状逐渐消失,重者气喘、发绀、出汗,有哮鸣音,咳粉红色泡沫样痰,两肺底部有湿性啰音,心率加快。此种呼吸困难又称为心源性哮喘,常见于高血压性心脏病、冠心病、风湿性心脏瓣膜病、心肌炎、心肌病等。

2. 右心衰所致呼吸困难发生机制

(1) 右心房与上腔静脉压升高,刺激压力感受器反射地兴奋呼吸中枢。

(2) 血氧含量减少,酸性代谢产物增多,刺激呼吸中枢。

(3) 淤血性肝肿大、腹水和胸水,使呼吸运动受限。主要见于慢性肺源性心脏病。

(三) 中毒性呼吸困难

在尿毒症、糖尿病酮症酸中毒和肾小管性酸中毒时,血中酸性代谢产物增多,强烈刺激呼吸中枢,出现深而规则的呼吸,可伴有鼾声,称为深大呼吸(Kussmaul呼吸)。急性感染和急性传染病时,体温升高及毒性代谢产物的影响,刺激呼吸中枢,可使呼吸频率增加。某些药物和化学物质如吗啡类、巴比妥类药物、有机磷等中毒时,呼吸中枢受抑制,致呼吸频率变慢,可表现呼吸节律异常如Cheyne-Stokes呼吸或Biots呼吸。

(四) 血源性呼吸困难

重度贫血、高铁血红蛋白血症或硫化血红蛋白血症等,因红细胞携氧量减少,血氧含量降低,致呼吸变快,同时心率加速。大出血或休克时,因缺血与血压下降,刺激呼吸中枢,也可使呼吸加快。

(五) 神经精神性呼吸困难

重症颅脑疾患如颅脑外伤、脑出血、脑炎、脑膜炎、脑脓肿及脑肿瘤等，呼吸中枢因受颅内压增高和供血减少的刺激，使呼吸变慢而深，并常伴有呼吸节律的异常，如呼吸抑制、双吸气等。癔病患者由于精神心理因素的影响可有呼吸困难发作，其特点是呼吸表浅而频数，每分钟可达60～100次，并常因通气过度而发生呼吸性碱中毒，出现口周、肢体麻木和手足抽搐。

二、意识改变

急性缺氧的神经精神症状较慢性为明显，可出现精神错乱、狂躁、昏迷、抽搐症状。慢性缺氧多表现为智力定向功能障碍。

缺氧早期引起脑血管自主调节，使脑血管扩张、脑血流（cerebral blood flow，CBF）增加，颅内压（intracranial pressure，ICP）升高，出现头痛、注意力不集中、智力减退等。随着缺氧的加重，引起胶质细胞、神经细胞、内皮细胞等细胞内水肿，ICP进一步升高出现神志恍惚、谵妄、面肌抽搐等。缺氧进一步加重，脑血管通透性增加，血-脑屏障破坏，毛细血管内皮受损脱落，阻塞血流，脑间质水肿加重，ICP继续升高，直至出现脑疝、昏迷、瞳孔散大、抽搐、呼吸停止等。

肺性脑病又称二氧化碳麻醉，是因各种慢性肺、胸疾病伴发呼吸功能衰竭、导致高碳酸血症伴或不伴低氧血症出现的各种神经精神症状的一种临床综合征。慢性支气管炎并发肺气肿、肺源性心脏病及肺功能衰竭常引起这种脑组织损害及脑循环障碍。肺性脑病的早期可表现为头痛，头昏，记忆力减退，精神不振，工作能力降低等症状，继之可出现不同程度的意识障碍，轻者呈嗜睡，昏睡状态，重则昏迷，主要系高碳酸血症引起的脑脊液pH值下降导致的症状，此外还可有颅内压升高，视神经盘水肿和扑击性震颤，肌阵挛，全身强直-阵挛样发作等各种运动障碍，精神症状可表现为兴奋，不安，言语增多，幻觉，妄想等。

三、发绀

发绀也称紫绀，是指血液中还原血红蛋白增多所致皮肤黏膜呈青紫的现象。通常毛细血管血液中还原血红蛋白超过50g/L就可形成发绀。全身性发绀伴有呼吸困难是缺氧的突出表现，严重程度和动脉血氧饱和度（SaO_2）水平相关。

SaO_2是单位血红蛋白的含氧百分数，正常值为97%。健康人PaO_2随年龄的增长逐渐降低，并受体位等生理影响。根据氧分压与血氧饱和度的关系，氧合血红蛋白解离曲线呈S形态，当$PaO_2>60mmHg$时，曲线处平坦段，血氧饱和度在90%以上，在PaO_2改变时血氧饱和度变化很少；当$PaO_2<60mmHg$，血红蛋白氧解离曲线处于陡直段时，血氧饱和度才能反映缺氧状态，故在严重呼吸衰竭抢救时，可用脉搏血氧饱和度测定仪来辅助评价缺氧程度，调整吸氧浓度使患者SaO_2达90%以上，以减少创伤性的动脉血气分析，对合理氧疗和评估疗效起积极作用。

发绀和低氧血症有一定的相关，但并不可靠。这是因为：①在正常血红蛋白水平时，轻度低氧血症发绀不明显；②发绀的程度取决于血中还原血红蛋白的浓度。若还原Hb>50g/L，即使SaO_2正常，也可出现发绀；③伴有严重贫血时，因血红蛋白不足，即使有严重缺氧，但还原血红蛋白<50g/L，发绀也不明显；④皮肤黏膜的色素、光线等都可影响对发绀程度的判断；⑤休克时，因皮下血管收缩，氧含量很少，皮肤黏膜呈苍白色，直至严重缺氧、组织坏死，也可不出现发绀；⑥氰化物、一氧化碳中毒时，血液呈鲜红色，却发生严重的组织缺氧；⑦肺源性心脏病或高原地区居民，因长期低氧，继发血红蛋白增多，较多表现发绀；⑧因寒冷或神经血管因素，毛细血管血流速度缓慢，局部停留时间长，氧被多量地消耗，局部可出现发绀。

四、动脉血气分析

动脉血气分析是诊断呼吸衰竭的主要依据。存在呼吸衰竭病因的患者出现失眠、兴奋、头痛、烦躁等症状，或睡眠规律改变（表现为夜间烦躁兴奋，白天嗜睡昏睡）时，可能为呼吸衰竭的先兆，要及时做动脉血气分析测定，以明确诊断。

解读血气分析时，应注意以下几种情况：

（1）如无呼吸系统原发疾病，PaO_2在短时间内下降到60mmHg以下，或$PaCO_2$升高到50mmHg以上，则可诊断为急性呼吸衰竭。

（2）如有呼吸系统原发疾病，仅在PaO_2低于50mmHg或出现代偿不完全或失代偿性的呼吸性酸中毒，才能诊断为急性呼吸衰竭。并且某些严重慢性阻塞性肺病的患者，虽然PaO_2较长时间低于50mmHg，机体并没有失代偿的表现，则仍属于慢性呼吸衰竭。

（3）如果$PaCO_2$在短时间内从正常范围升高到50mmHg以上，则可诊断急性通气衰竭。

（4）无论何种原因，病程呈慢性过程，PaO_2逐渐下降到60mmHg以下，或$PaCO_2$上升到50mmHg

以上,都可诊断为慢性呼吸衰竭。

第四节 急性呼吸衰竭的治疗

呼吸衰竭的治疗包括对呼吸系统基础疾病的病因治疗和改善氧合及通气等支持性治疗。不同类型呼吸功能障碍,其支持治疗的原则基本相同。包括处理引起病情加重的诱发因素,如感染、电解质紊乱等;逆转引起病情加重的病理生理学机制,如肺顺应性下降或气道阻力增加等;给予氧疗,改善低氧血症,维持氧供;消除引起氧耗增加的因素,如发热、呼吸过快、严重感染等;同时避免医源性并发症,如过度通气、肺气压伤、氧中毒等。

一、呼吸衰竭治疗基本原则

(一) 高碳酸血症型呼吸衰竭

高碳酸血症由肺泡通气不足引起,因此支持治疗需恢复正常的肺泡通气,直至基础疾病的病理生理紊乱得以纠正。

肺泡通气可以通过有效的气道管理如引流分泌物、刺激咳嗽、体位引流或胸部叩击排痰,或通过气管插管、气管切开建立人工气道而改善。在原发病得到纠正前,需要机械通气辅助维持所需的肺泡通气量。理论上机械通气可提供任何所需的通气量,但在纠正慢性高碳酸血症时须慎重,因为这些患者血浆中 HCO_3^- 呈现代偿性升高,如果快速将二氧化碳分压纠正至正常水平会导致严重的、致命的碱中毒。

高碳酸血症患者常合并低氧血症,尤其是有基础肺部疾病的患者,此时需要氧疗。然而对部分高碳酸血症的患者,不进行仔细的判断和监测就进行氧疗是危险的。慢性肺部疾病(阻塞性或限制性)和胸廓完整性破坏(脊柱后凸侧弯)的患者对高碳酸血症不敏感,刺激通气的途径往往是低氧血症,如果氧疗充足,低氧血症得到纠正,将会抑制患者的呼吸中枢,加重高碳酸血症。

(二) 低氧血症型呼吸衰竭

低氧性呼吸衰竭最主要的治疗措施是氧疗。严重者可能需要无创或有创机械通气支持。同时需要关注氧输送,积极纠正严重贫血并维持足够的心排血量。某些患者呼吸功的增加会导致呼吸肌肉疲劳,导致肺泡通气量减少,产生高碳酸血症,需注意监测和纠正。必须寻找和治疗导致低氧血症呼吸衰竭的基础疾病,尤其是肺部感染或其他原因的原发病,治疗包括利尿剂、抗生素、支气管扩张剂和其他治疗措施。

二、保持通畅气道

对于所有呼吸衰竭患者而言,建立有效的气道是维持通气、改善氧合的基础。如果患者仅仅存在上呼吸道梗阻,迅速恢复和保持通畅是纠正呼吸衰竭最根本的方法。如果分泌物较多或舌根后坠,除加强痰液引流外,必要时可短暂留置鼻咽或口咽通气道,甚至建立气管插管(表 9-2)或气管切开等人工气道。

表 9-2 气管插管的指征

生理指标
氧疗后低氧血症持续存在
$PaCO_2$>55mmHg,pH<7.25
肺活量<15ml/kg(神经肌肉疾病)
临床指标
意识改变伴气道保护能力减退
呼吸窘迫伴血流动力学不稳定
上呼吸道梗阻
气道大量分泌物无法自行清除,需要引流

如果预期气管插管留置时间较长,如超过 21 天,气管切开是最佳选择,可考虑早期(5~7 天以内)切开。

气管切开可避免气管插管带来的喉损伤,但无法防止气囊导致的气管损伤。气管插管和气管切开患者同样都要关注气囊压力和容量。气管切开的禁忌证包括患者存在凝血功能障碍、局部感染、颈部肿块。经皮气管切开可减少气管切开的并发症。研究提示需要气管切开长期机械通气的患者总体预后往往很差。因此对气管切开的指征和时机仍存在争议。

三、氧疗

合理的氧疗是纠正低氧血症的重要手段。低氧血症型呼吸衰竭者以纠正缺氧为主,可采用较高浓度吸氧,如有需要可采用高流量面罩等吸氧。对于高碳酸血症型呼吸衰竭者,由于高流量吸氧时,可削弱呼吸中枢驱动,以及加剧通气/血流比例失调,故应谨慎;一般选择低流量吸氧(FiO_2<0.3)。氧疗装置(表 9-3)设备的选择由所需吸入氧浓度、患者和医生的熟悉程度、不同吸入氧浓度潜在的副作用、患者的分钟通气量决定。因为高浓度氧会产生氧中毒和肺损伤,必须尽可能降低吸入氧浓度和缩短使用时间。

表 9-3 常用氧疗装置

设 备	氧流量 (L/min)	FiO_2	优点	缺点
低流量				
鼻导管	2~6	0.24~0.35	患者舒适	FiO_2 随分钟通气量改变而改变
简易氧气面罩	4~8	0.24~0.40	没有	FiO_2 随分钟通气量改变而改变
高流量				
文丘里面罩	2~12	0.25~0.50	FiO_2 稳定	在高 FiO_2 时流速不足
非重复呼吸面罩	6~15	0.70~0.90	FiO_2 高	不舒适、FiO_2 不可调
高流量氧混合器	6~20	0.50~0.90	流速大时 FiO_2 高	

四、无创通气

低氧血症在经过氧疗后仍难以纠正，或高碳酸血症在经过一定的药物治疗和氧疗后，仍有呼吸性酸中毒 pH<7.35 和 $PaCO_2$>45~60mmHg 或呼吸困难持续存在，可考虑尽早无创通气。无创通气(non-invasive ventilation，NIV)可减少呼吸功负荷和心脏后负荷、增加氧合以及促进二氧化碳的排出，适用的指征是患者意识清楚、血流动力学稳定，分泌物不多，有咳嗽反射及咳痰能力，有很好的依从性。在临床上应用较广泛的是采用正压方式的无创通气，即通过面罩或鼻罩与患者连接而进行的人工通气方式。

目前的应用经验表明，NIV 应用于Ⅱ型呼吸衰竭时较为有效，特别是 COPD 者，可以减少或避免气管插管的有创机械通气，减少相关并发症(如呼吸机相关性肺炎、肺损害等)的发生，缩短住院时间、减少死亡率；而且 COPD 机械通气治疗时间长，费用高，且缓解后复发率高，因此在使用机械通气，特别是有创通气前，务必应当根据基础肺功能评价的结果和病情的严重程度，尽可能对机械通气治疗过程中可能的并发症，成功停机的可能性以及病情的转归进行初步评估，充分考虑其经济承受能力，充分尊重患者和家属的意愿，维护患者尊严，最大限度的做出有利于患者的治疗选择。故目前认为，对于 COPD 无创通气应作为首选措施，一旦条件符合应尽快应用。

对于Ⅰ型呼吸衰竭者，NIV 的应用则存在较大争议。目前的临床观察发现 NIV 对心源性肺水肿所致呼吸衰竭的疗效是较为肯定；但对其他病因(如 ARDS)所引起者则疗效不佳，对预后的帮助不大，应用价值仍有待进一步研究。

如果患者存在气道分泌物多，排痰困难或因上消化道出血、呕吐、误吸风险加大，需要气管插管引流痰液或保护气道，或是持续昏迷，自主呼吸消失或很微弱或很不稳定，或是不能耐受鼻罩或鼻面罩导致严重漏气，人机协调性差，或是无创通气 2 小时后呼吸、心率和血气无改善甚至进行性恶化都应考虑尽早进行有创机械通气。

NIV 在撤机过程中的作用也存在争议，但目前认为在 COPD 患者中应该尽早序贯无创通气，有助于缩短有创机械通气时间、降低 VAP 发生率、提高撤机的成功率和减少再插管率。

五、有创机械通气

(一) 目的和应用指征

有创机械通气是纠正严重低氧血症或二氧化碳潴留的最有效措施。这里需要注意，机械通气仅应用于纠正严重呼吸衰竭，而对于原发病或其加重因素，一般无明显治疗效果，故在机械通气的同时，应加强原发病等治疗。机械通气的实施需建立可靠的人工气道，如经鼻或口的气管插管、气管切开等，人工气道的选择应根据患者病情及通气需求而定。

关于机械通气治疗的应用指征，目前仍没有广泛认可的指南，学者们提出了各种结合生命体征和呼吸动力学指标的应用指征，如呼吸频率、肺活量、$PaCO_2$、PaO_2、pH 值等，但临床上的应用均存在不同程度局限性，仍难以形成广泛认可的统一标准，因此仍仅作为参考的依据。目前应用机械通气的指征和时机的选择仍主要取决于临床医生的判断，医生根据患者的呼吸衰竭的程度、对重要器官的影响、预后的判断等决定是否进行机械通气，而严重慢性肺疾病、晚期肿瘤等是否选择机械通气更涉及医学伦理问题，难以统一标准。

(二) 机械通气的策略

机械通气对急性呼吸衰竭患者能起到强有力的支持作用，但必须清楚只有机械通气的正确使用才可改善患者的预后。机械通气时机、支持模式和参数的设定取决于呼吸衰竭的类型，而疾病的严重程度及其发病机制在某种程度上决定了机械通气的潜在并发症。呼吸机参数设置的改变不仅影响呼吸力学，还影响着血流动力学及其他器官系统功能，因此要加强对机械通气患者的监测，根据患者的临床表现和监测指标来决定机械通气支持的水平。

以往机械通气的目的是为了使动脉血气的结果恢复正常，近年来这种观点已遭到广泛质疑。从临床实践中逐渐认识到，对严重肺部疾病的患者，一味地增加潮气量和呼吸频率使 pH 和 $PaCO_2$ 维持正常水平，加用高 PEEP 使氧合改善，反而会造成肺气压伤等机械通气相关性损害。因此，已有越来越多的临床医生把机械通气优先考虑的目标从追求正常血气转移到维持一个可接受的血气水平，同时实施肺保护策略和增加组织氧输送（保护机体各重要脏器功能）（表 9-4）。

表 9-4 常见呼吸衰竭的机械通气策略

神经肌肉疾病或胸廓病变	防止肺不张和 PaO_2 恶化 减小对心排血量的影响 避免过度通气，气压伤	VT 为 6 ~ 8ml/kg；气道峰压<40cmH_2O HCO_3^- 升高时，调整 $PaCO_2$ 和 pH PEEP 为 3 ~ 5cmH_2O
COPD，哮喘	改善通气，避免肺泡过度充气 减少对心排血量的影响 降低呼吸功能	延长呼气时间；高吸气流速，低频率， VT 为 6 ~ 8ml/kg；允许性高碳酸血症？ 使用肌松剂；PEEP<内源性 PEEP
ARDS	改善动脉 PaO_2 满足通气需要 减少潜在的气压伤 减小对心排血量和氧输送的不利影响	PCV 或降低流速 VCV FiO_2<0.5 高吸气流速，高频率，小 VT(6 ~ 8ml/kg) 平台压<30cmH_2O PEEP<10cmH_2O

ARDS 不管是肺源性（如重症肺炎等）、还是肺外源性（如严重肺外感染、创伤等）病因造成的，由于肺毛细血管通透性增加，导致间质与肺泡肺水肿，肺顺应性降低，通气/血流比例严重失调。临床上以严重的、进行性顽固低氧血症为特征。

ARDS 的机械通气治疗效果不理想，死亡率居高不下。近年来肺保护通气策略的应用才使其预后渐有所改善。保护性肺通气策略是在维持适当气体交换和降低通气水平不能兼顾时，选择允许 $PaCO_2$ 适度升高和一定程度的酸中毒。一般主张潮气量为 6 ~ 8ml/kg，务求将吸气平台压控制在 30cmH_2O 以内，主要目的是尽量保持萎陷肺泡的开放通气，同时减少肺泡的过度扩张造成进一步损伤。特点：①是减轻肺损伤的一种策略；②操作者故意降低潮气量或通气压力使 $PaCO_2$ 升高，这与呼吸机本身条件或肺病变本身所限无法改善 $PaCO_2$ 是不同的；③有一定程度的酸中毒；带有一定的强制作用，常需一定的镇静剂和肌松剂；④增大通气水平可以使 $PaCO_2$ 下降和 pH 恢复正常。

对于肺顺应性严重下降、氧合功能极差患者，可在应用保护性肺通气策略基础上，结合应用肺复张策略（recruitment）和俯卧位通气（prone positioning）等的辅助方式，对改善严重的低氧血症有一定的帮助，但临床应用规范和应用时机的选择仍需作进一步的研究和探讨。

除传统的通气模式外，体外膜肺氧合（extracorporeal membrane oxygenation，ECMO）也是对 ARDS 治疗的新的方法，但研究结果不一致，且长时间应用时并发症明显，故目前并不被广泛接受。

（三）机械通气的参数设置

机械通气应根据不同的基础疾病和疾病的不同阶段、病情的程度（尤其是患者自主呼吸的能力和疾病是否为可逆性，呼吸支持需要的水平和目的）选择“个体化”的通气模式和参数（表 9-5）。

常用模式有完全呼吸支持模式（容量或压力控制/辅助）和部分呼吸支持模式（同步间隙指令通气、压力支持等）。

为保持良好的人机同步性，模式选择的基本原则是尽可能保留自主呼吸，不增加呼吸作功；减少胸内正压对血流动力学的影响；避免发生肺气压伤。保留自主呼吸的部分支持模式，是让呼吸机适应患者，而不是让患者去适应呼吸机。这样患者比较自然舒适，可降低气道峰压和胸内压，减少正压通气对血流动力学的影响。增加自主呼吸的效率和膈肌收缩的有效性，促使萎陷肺泡的复张，人机协调好，可减少或避免应用镇静剂或肌松剂，便于患者活动，主动咳嗽从而改善支气管分泌物的廓清，减低发生肺气压伤的危险，详见表 9-6 和表 9-7。

表 9-5 机械通气的参数设置

通气模式	每次呼吸应该怎样开始	监测变量
潮气量	呼吸机每次送气的容量是多少	潮气量不变情况下出现压力增高表示气道阻力增加或呼吸系统顺应性降低
呼吸频率	无自主呼吸时呼吸机应该给多少次呼吸	呼吸频率大于设定的频率显示患者存在一定程度的自主呼吸驱动
FiO_2	吸入气体中氧气浓度是多少	
吸气流速	吸气时气流速度是多少	
PEEP	需要多大的呼吸末正压	
气道峰压	吸气阶段应该在气道压什么水平停止	压力预设通气时,根据潮气量的变化评价患者的呼吸功能
I:E	吸呼比是多少	
流速波形	吸气流速是恒定还是减速或正弦波	

表9-6 容量与压力预设通气模式的比较

类型	压力预设	容量预设
预设(固定)	吸气压力	潮气量
变量(随肺顺应性)	潮气量	气道压力
吸气流速	减速可变、舒适	恒定不变
缺点	潮气量不足	气道压高导致肺气压伤

表 9-7 常见模式的比较

模式	定义	特点	缺点
VC-A/C	以预设容量、频率作为备用频率的辅助通气	确保潮气量	常可致通气过度,气道压变化大
PC-A/C	以预设的压力、吸气时间、频率作为备用频率的辅助通气 当自主呼吸不能触发或触发频率低于备用频率时启动备用频率取代	气道压力较低,利于不易充盈的肺泡充气,改善 V/Q 比例;可与其他模式合用。同步性较好	潮气量随肺顺应性和气道阻力而变化,须监测以免通气不足
SIMV	呼吸机按照指令间歇提供正压通气,间歇期间患者完全自主呼吸	指令和自主呼吸相结合,避免患者呼吸肌萎缩和对呼吸机依赖,利于撤机	自主呼吸时机器不提供通气辅助,需克服呼吸机回路阻力进行
PSV	患者吸气时,呼吸机提供一恒定的气道正压以帮助克服吸气阻力和扩张肺脏	配合患者吸气流速需要,减少呼吸肌用力,可增加潮气量,减慢呼吸频率	预置压力水平支持水平需恰当以保证通气量,自主呼吸或肺功能不稳定者不宜单独使用

(四) 机械通气的撤离

当呼吸衰竭的原发疾病得到有效治疗,病情改善和呼吸功能恢复时,应尽早逐渐减少呼吸支持的水平和时间,同时逐渐恢复患者的自主呼吸,直至患者完全脱离机械通气。

对于无基础疾病的机械通气患者,撤机较为简单且易于成功。而对于许多存在严重基础疾病(慢性阻塞性肺病、神经-肌肉病变、高龄、严重营养不良等)的患者,撤机是一个复杂的、易于反复、需长期依赖机械通气且不易成功撤机的过程。

撤机的时机应根据患者呼吸功能和其他因素的综合评估而定,但须满足一定的前提条件,包括肺部感染得到有效控制、气道分泌物较少、患者有较强的气道保护能力等。在患者病情改善后就应当每天对患者进行评估，评估的内容包括原发疾病的治疗、氧合功能、血流动力学稳定性、自主呼吸能力等。可参考一些评价指标，包括呼吸动力学等指标，如呼吸频率、分钟通气量、最大吸气负压、浅快呼吸指数等，但撤机参数只是一个参考标准，不能说明患者何时开始撤机；在休息状态下对自主呼吸及循环状况的评价，对患者心血管储备及自主呼吸运动负荷反映甚少；而且不同病种的撤机参数预测准确率也有明显个体化差异，因此，对指导撤机的帮助是有限的（表 9-8）。

表 9-8 预测撤机成功的变量

通气能力	每分通气量<10L/min 潮气量>5ml/kg；肺活量>10～15ml/kg 自主呼吸频率<25 次/分 最大吸气负压<$-25cmH_2O$
氧合状况	FiO_2<0.50 时，PaO_2>60mmHg
联合指标	呼吸浅快指数（f/Vt）<100 次/（min·L） 成功完成 30min 自主呼吸试验

评估符合撤机条件，则进行自主呼吸试验（spontaneous breath test，SBT），应用 T 管吸氧或在低水平的通气条件（压力支持水平在 5～$8cmH_2O$）下观察 30～120 分钟。若患者能成功耐受 SBT，可撤离呼吸机；否则重新进行机械通气，次日再重复进行 SBT。

（五）机械通气并发症

机械通气是治疗严重呼吸衰竭的有效措施，但其本身也可导致相关并发症（表 9-9）。在机械通气时，应谨慎设定通气参数，在满足通气要求的前提下，应尽量避免并发症的发生，同时应密切进行器官功能相关指标的监测。

表 9-9 机械通气的并发症

人工气道的并发症	正压通气的并发症
气管插管	气压伤（肺损伤）
口腔/鼻腔	气胸
咽喉	纵隔气肿
气管切开	心排血量降低
出血	颅内压升高
气胸	呼吸机相关性肺炎
纵隔气肿	呼吸机心理依赖
感染	

气压伤更准确的名称是"容积伤"，是因为肺损伤源自于过度的、反复的肺牵张而不是压力。肺僵硬或肺顺应性很低的患者可能需要高的压力进行通气，但因为肺没有被显著地牵张，所以气压伤并不常见。而肺顺应性非常好的患者，如大疱性肺气肿，只需要很小的压力就可以导致肺过度牵张，这样即使在低通气压力下也会因为大潮气量而有着很高的气压伤风险。因此建议在哮喘、COPD、ARDS 患者使用小潮气量通气，可以减少肺损伤的几率。

（六）麻醉机与呼吸机的异同

麻醉机从某种意义上来说也是呼吸机，同样可以帮助患者完成吸气，呼气的功（表 9-10）。

表 9-10 麻醉机与呼吸机的异同

	麻醉机	呼吸机
进行吸入麻醉	是	否
管道回路	密闭	由呼气阀直通大气
二氧化碳吸收装置	有	无
手控辅助呼吸	有	无
呼吸模式	少，基本	多，复杂
报警（无人值守）	完善，安全性强	简单，安全性弱

新一代的麻醉机具有更先进的电子化界面，更多报警装置，自动机器自检功能，以及与电脑连接进行数据收集管理功能，与呼吸机的差别越来越小。

小 结

麻醉期间的操作不当（如麻醉药物过量）或机械失误容易导致呼吸衰竭，可以是上呼吸道梗阻、降低中枢性呼吸驱动及抑制呼吸肌功能导致的二氧化碳潴留，也可以是因支气管痉挛、肺水肿和肺萎陷造成的严重低氧血症。

呼吸衰竭预防更重于治疗。恰当的呼吸管理（维持气道通畅，保持足够通气量）可有效避免呼吸衰竭的发生。如麻醉前患者存在慢性肺部疾病，进行胸部和上腹部手术时会增加呼吸管理的困难，且呼吸衰竭的发生率显著增高。应当通过术前充分的评估，给予适当药物治疗及胸部理疗准备以及细致的麻醉期间呼吸管理，降低围术期呼吸并发症的发生率及病死率。

（薛欣盛 于布为）

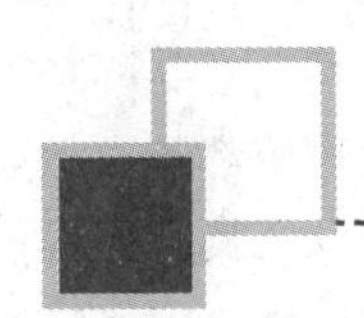

第十章　休克

第一节　概　　述

休克是英语 shock 的音译。该词源于希腊文，原意为打击、震荡。1737 年法国外科医生 Henri Francois Le Dran 在他的论文中创造了单词 choc，以描述严重的打击或震荡的后果。1743 年英国医生 Clarke 将 choc 翻译成 shock，意为严重创伤后患者病情的突然恶化。直到 1876 年，在 Edwin A. Morris 的论文 *A Practical Treatise on Shock after Operations and Injuries* 发表后，休克一词才得以广泛使用。

随着人们对休克认识的逐渐深入，休克的定义也随之改变。19 世纪晚期，shock 一词尚仅用来描述严重创伤后的即刻反应，而未涉及创伤后综合征的表现。1930 年，Blalock 将低血压作为休克的必要表现之一，定义为“血管床和血管内容量不匹配造成的外周循环功能衰竭”。1964 年 Simone 指出，休克时“心排血量不足以使血液充盈动脉血管，血压也不足以保证器官和组织的足够血流”。随着科技的进步，休克定义的重点逐渐落在了强调组织灌注及细胞功能上。

目前的观点是将休克看作一个序贯性的事件，是一个从亚临床阶段的组织灌注不足向多器官功能障碍综合征（multiple organ dysfunction syndrome，MODS）或多器官功能衰竭（multiple organ failure，MOF）发展的连续过程。本质指有效循环血量减少，组织灌注不足所导致的细胞缺氧、代谢紊乱和功能受损的一种综合病征。

第二节　休克的病因及分类

一、休克的病因

休克（shock）是一类由多种病因引起的，因循环衰竭而致外周器官供血供氧不足，继而出现难治性低血压等症状，最终导致一个或多个重要器官（如肾、肝、胃肠道、肺以及脑等）功能障碍的综合征。

休克的病因很多，但无论哪种病因导致的休克，均引起机体血容量减少和（或）血管床容量扩大和（或）心泵功能障碍，继而导致有效循环血量的锐减，组织细胞氧供氧耗失衡，最终发展为休克（图 10-1）。常见的病因包括失血与失液、感染、过敏、烧伤、创伤、神经刺激、心脏和大血管病变等。

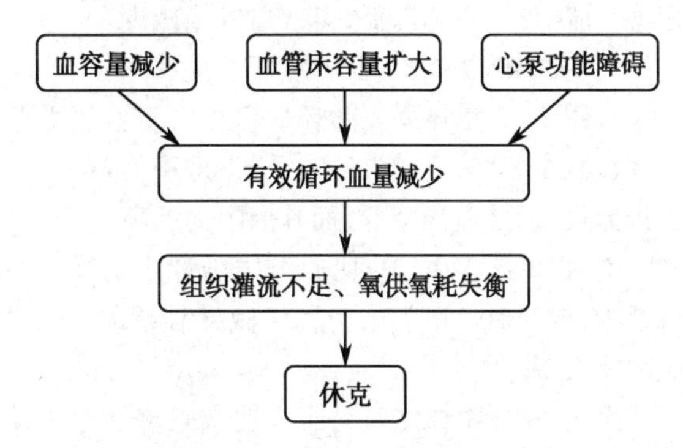

图 10-1　休克的病理生理本质

二、休克的分类

引起休克的原因很多，分类方法也有所不同。通常可根据休克的病因、病理生理以及血流动力学特点进行分类。

（一）根据病因分类

1. 失血性和失液性休克　创伤、大手术等发生大血管破裂、肝脾破裂或食管静脉曲张破裂等引起的大量出血，以及因肠梗阻或剧烈呕吐等引起的大量体液丢失，均可引起有效循环血量的急剧减少，发生休克。

2. 感染性休克　如革兰阴性细菌、革兰阳性细菌、立克次体和病毒等感染机体，导致全身炎症反应综合征，随病情恶化，引起难治性低血压，影响组织灌注机器官功能，也称之为脓毒性休克（septic shock）。

3. 心源性休克　大面积急性心肌梗死、室壁动脉瘤破裂或严重的心律失常（房颤或室颤）等均可引起心泵功能障碍，心排血量明显减少，有效循环血量和灌注量减少。

4. 心外阻塞性休克　心脏压塞、肺栓塞或张力性气胸等心外阻塞性病变可妨碍血液回流和心脏正常射血，引起回心血量锐减、心排血量减少。

5. 过敏性休克　过敏性体质的人在接受某些药物、疫苗或进食某些食物、接触某些物品后，通过机体免疫应答引起Ⅰ型变态反应，组胺（histamine，HA）和缓激肽（bradykinin，BK）大量释放进入循环，血管平滑肌舒张、血管床体积增大、毛细血管通透性增加，发生过敏性休克。

6. 烧伤性休克　大面积烧伤时常伴有大量的液体血管外渗出，可引起有效循环血量减少。

7. 神经源性休克　剧烈疼痛、高位脊髓麻醉、中枢镇静药过量或严重创伤等强烈神经刺激，引起血管运动中枢抑制，血管阻力调节功能严重障碍，血管扩张、外周阻力降低，有效血容量减少。

（二）根据病理生理分类

1. 低血容量休克　循环血量相对于血管总容量明显减少，并表现出"三低一高"即中心静脉压、心排血量、动脉血压降低，而外周阻力增高。

2. 心源性休克　心肌收缩力降低或功能性心肌减少，或心脏的解剖结构和机械异常导致心脏泵血功能衰竭。

3. 心外梗阻性休克　压力性或阻塞性原因使机体循环通路发生梗阻，继而引起心排血量减少、组织灌注不足，导致心外阻塞性休克的发生。

4. 分布异常性休克　感染性、过敏性和神经源性休克的患者绝对血容量并不减少，但血管床容积增大，有效循环血量相对不足，循环血量分布异常，导致组织灌注及回心血量减少，导致发生分布异常性休克。

（三）根据血流动力学特点分类

1. 高排-低阻型休克　血流动力学特点主要呈现为总外周阻力降低，心排血量增高，血压稍降低，脉压可增大。因皮肤血管扩张或动-静脉短路开放，皮肤温度升高，故又称为暖休克。常见于感染性休克的早期、过敏性休克。

2. 低排-高阻型休克　血流动力学特点主要呈现为总外周阻力增高，心排血量降低，脉压明显缩小。因皮肤血管收缩，血流量减少，皮肤温度降低，故又称为冷休克。见于低血容量性休克和心源性休克。

3. 低排-低阻型休克　血流动力学特点主要呈现为总外周阻力降低，心排血量也降低，是失代偿的表现。常见于各种类型休克的晚期阶段。

第三节　休克的病理生理机制

无论是哪一类型的休克，其中心环节都是有效循环血量减少及组织灌注不足，所涉及的病理生理过程包括微循环改变、代谢变化和内脏器官继发性损害、神经内分泌改变以及免疫改变等。

一、微循环的变化

微循环是组织摄氧和排出代谢产物的场所，它的变化在休克的发生发展过程中起重要作用。休克时总循环血量、血管张力和血压等发生了一系列变化，随之，微循环的状态也出现了明显变化，并伴有组织、器官功能障碍。

（一）微循环收缩期

休克早期，由于有效循环血量急剧减少，动脉血压降低，交感-肾上腺轴兴奋导致大量儿茶酚胺释放以及肾素-血管紧张素分泌增加，反馈性引起心跳加快、心排血量增加以维持循环相对稳定；另一方面，外周和内脏的小血管选择性收缩，循环血量重新分布，以保证心、脑等重要器官的有效灌注。此阶段，虽然临床表现可能不明显，患者仅出现心率加快、烦躁，然而，毛细血管前括约肌强烈收缩、后括约肌相对开放使组织液回收和血容量得到部分补偿的同时，微循环呈"只出不进"状态，动静脉间短路开放，组织器官呈现低灌注、高氧债状态。在此阶段，如能早期诊断、早期复苏、积极去除病因，休克仍可得到纠正。

（二）微循环扩张期

休克继续发展，微循环因动静脉短路和直捷通路的大量开放，组织灌注不足更加严重，细胞缺氧加重而处于无氧代谢状态，并伴有乳酸等酸性代谢产物蓄积，使毛细血管前括约肌舒张，而后括约肌因敏感性低仍处于收缩状态，微循环内"只进不出"，血液滞留、毛细血管网内静水压升高、通透性增强致血浆外渗、血液浓缩和血液黏稠度增加。回心血量进一步下降，心排血量锐减，重要脏器明显灌注不足，休克进入抑制期。这阶段患者呈现典型的休克临床表现，血压进行性下降、酸中毒、意识模糊。

（三）微循环衰竭期

病情继续发展，便进入不可逆休克。组织细胞将处于严重缺氧和缺乏能量的状态，细胞内溶酶体膜破裂，释放多种酸性水解酶，引起细胞自溶并损害周围其他的细胞。在酸性环境中，微循环内淤滞的血液黏稠度不断增加,红细胞和血小板易发生聚集并在血管内形成微血栓,甚至引起弥散性血管内凝血。最终引起大片的组织、整个器官甚至多个器官功能受损。

二、代谢变化

由于休克时组织细胞灌注不足,氧供氧耗失衡,体内的无氧糖酵解过程成为获得能量的主要途径,引起整体能量代谢的异常。随着无氧代谢的加重,乳酸盐堆积,发生代谢性酸中毒,加之微循环障碍,酸性代谢产物不能及时清除,肝对乳酸的代谢能力下降,使组织器官酸性代谢产物损伤组织器官功能,出现心率减慢、血管扩张和心排血量降低,呼吸加深、加快以及意识障碍等症状。此外,代谢性酸中毒和能量不足还影响细胞各种膜的屏障功能及其稳定和跨膜传导、运输,免疫细胞吞饮及吞噬等功能。

代谢组学是在后基因组学时代兴起的一门跨领域学科,是通过考察生物体系受刺激或扰动前后(如将某个特定的基因变异或环境变化后)代谢产物的多元动态变化。近年来,代谢组学研究的不断深入,高分辨质谱、超高效液相色谱/质谱、毛细管液相色谱/质谱、多维色谱质谱联用技术和多维磁共振技术等的使用,生物标记物的结构鉴定也不断得到完善。例如,应用氢氦磁共振谱对失血性休克的大鼠血浆代谢的变化进行检测,与正常大鼠相比,发现休克大鼠乳酸以及低密度脂蛋白,极低密度脂蛋白和不饱和脂肪酸都有着显著性变化,从而提示血浆脂类水平异常可能是失血性休克病程进展的重要标志之一,对脂类代谢进行干预可能是纠正或缓解失血性休克的有效措施之一。

三、内脏器官的继发性损害

(一) 心

冠状动脉血流灌注减少,导致缺血和酸中毒,从而损伤心肌,当心肌微循环内血栓形成,可引起心肌内的局灶性坏死。

(二) 肺

休克时缺氧可使肺毛细血管内皮细胞和肺泡上皮受损,严重时导致急性呼吸窘迫综合征(acute respiratory distress syndrome,ARDS)。

(三) 肾

休克时低血压、儿茶酚胺分泌增加使肾的入球血管痉挛和有效循环容量减少,肾滤过率明显下降而发生少尿。肾皮质缺血,肾小球坏死,可发生急性肾衰。

(四) 脑

脑灌注压和血流量的下降,导致脑部缺血缺氧、二氧化碳潴留和酸中毒,使脑细胞肿胀、血管通透性增加而导致脑水肿和颅内压升高,继而出现意识障碍,甚至脑疝、昏迷。

(五) 胃肠道

肠黏膜因灌注不足而遭受缺氧性损伤。此外,肠黏膜富含黄嘌呤氧化酶,易受缺血-再灌注损伤,引起胃应激性溃疡和肠道菌群移位感染,这是导致休克继发感染和造成多器官功能障碍综合征的重要原因。

(六) 肝

休克可导致肝缺血缺氧性损伤,影响肝的合成、代谢和解毒功能,从而加重已有的代谢紊乱和酸中毒。

四、免疫系统功能改变

(一) 淋巴细胞

烧伤、创伤和失血时,机体免疫功能尤其是T细胞免疫功能明显受到抑制,表现为T细胞增殖反应降低,其IL-2mRNA表达及产生和分泌IL-2减少,IL-2受体表达降低。失血性休克后,$CD8^+$细胞毒性增强,从而使淋巴细胞增殖反应受抑,葡聚糖刺激后浆细胞数目及其抗体产生减少;Th1对IL-2、IFNγ的释放受到抑制,而Th2对IL-4、IL-10的释放增加。而IL-10可通过巨噬细胞抑制Th1细胞产生IL-2抑制T、B细胞的功能。

(二) 巨噬细胞

巨噬细胞是体内主要的免疫调节细胞之一,其中抗原提呈和免疫活性因子的释放是巨噬细胞参与免疫调节的主要环节。单核/巨噬细胞、树突状细胞等抗原提呈细胞(antigen presentation cell,APC)的抗原提呈功能正常是启动特异性免疫应答的关键。休克时APC的抗原提呈能力明显下降。近年研究表明,巨噬细胞抗原提呈能力依赖于其表面MHC-Ⅱ类抗原(即Ia抗原,人为HLA-Ⅱ抗原)的表达。采用荧光素标记的抗Ia抗血清标记巨噬细胞,发现失血性休克后Ia阳性细胞百分率明显减少,提示巨噬细胞抗原提呈能力的降低可能与这些细胞Ia表达缺陷有关。Kupffer细胞(Kupffer cell,KC)是居留于肝血窦的巨噬细胞,占肝脏重量的30%。研究表明,休克后KC功能受损,表现为吞噬清除能力以及抗原提呈能力下降,Ia抗原表达减少并持续到休克后3天。与腹腔和脾巨噬细胞不同,失血性休克后KC分泌IL-1、IL-6、TNF-α增加,但脾脏和腹腔巨噬细胞分泌IL-1、IL-6、TNF-α减少。

(三)补体系统

补体活化过程中可释放组胺等血管活性物质,引起血管通透性增加,平滑肌收缩,加重低血压。补体活化与IL-1、IL-6、TNF等细胞因子释放相互促进,介导炎症反应。

第四节 休克的临床表现及诊断

一、休克的临床表现

根据休克的发病过程可分为两个阶段,休克代偿期和休克抑制期,或称为休克早期和休克期。

(一)休克代偿期

有效循环血量减少早期,机体有一定的代偿功能,患者的中枢神经系统兴奋性提高,交感-肾上腺轴兴奋,表现为精神紧张、兴奋或烦躁不安,周围血管的收缩导致的皮肤苍白、四肢厥冷以及心率加速、呼吸变快和尿量减少等。血压正常或稍高,但因小动脉收缩使舒张压升高,故脉压缩小。此阶段若及时作出诊断并积极治疗,休克多可较快的得到纠正。否则,病情继续发展,则进入休克抑制期。

(二)休克抑制期

随着病情进展,机体失代偿,患者精神转为淡漠、甚至意识模糊或昏迷;口唇肢端发绀湿冷,脉搏细速、血压进行性下降。严重时,全身皮肤、黏膜明显发绀,四肢厥冷,脉搏、血压无法测出,少尿甚至无尿。若皮肤黏膜出现瘀斑或消化道出血,提示已发生弥散性血管内凝血。若出现进行性呼吸困难、缺氧,给予氧疗后不能改善呼吸状态,则可能已并发生呼吸窘迫综合征。休克抑制期患者病情已经非常凶险,救治成功率大大下降。

二、诊断

无论何种病因导致的休克,都是危及生命的紧急状态。因此,早期及时的发现休克,将诊断、评估与治疗同时进行对于挽救生命,改善预后极其重要。否则,一旦出现明显的组织低灌注和器官功能受损,病死率将明显增加。

1982年2月全国"急性三衰"会议制定的休克诊断标准为:①有诱发休克的病因;②意识异常;③脉细数,<100次/分或不能触知;④末梢循环灌注不足:四肢湿冷,胸骨部位皮肤指压阳性(压后再充盈>2秒),皮肤花纹,黏膜苍白或发绀等;尿量<30ml/h或无尿;⑤收缩压<80mmHg;⑥脉压<20mmHg;⑦原有高血压者,收缩压较原水平下降30%。凡符合上述第①项,以及第②、③、④项中的两项和第⑤、⑥、⑦项中的一项者,可诊断为休克。

以上诊断指标主要是依据患者病史和临床表现,虽然简便易行,但随着近年来对休克本质的认识深入,各项监测技术也日新月异,目前休克的诊断常综合病史、临床表现、实验室指标及进一步的动态监测结果。

实验室指标是我们判断的有效佐证,如血常规中血细胞比容可以判断血液浓缩程度,血红蛋白和血小板计数判断失血情况;动脉血气,酸碱值结合二氧化碳分压、碱剩余等指标能够提示代谢性酸中毒,氧分压值协助判断是否并发呼吸功能障碍,混合静脉血氧饱和度则能够敏感反映周围组织灌注,乳酸值是近年来已经受到肯定的一项组织灌注指标并且能够指示复苏效果;凝血纤溶指标能够警示患者是否并发弥散性血管内凝血。

同时,利用PiCCO、深静脉导管等有创的手段,能够获得更为全面、详尽、动态的指标,不仅对诊断是支持,更是进一步复苏和治疗的标尺。下节将重点讲述。

第五节 休克的监护治疗

休克的纠正有赖于早期诊断和治疗,早期发现和消除休克的病因至关紧要。对休克患者的理想化处理是在休克的临床症状明显化之前,早期发现并及时给予恰当的治疗;至少在其尚未发展到难治性休克前给予有效治疗,终止病程进一步恶化,避免发生多器官功能衰竭。麻醉医生的首要任务是尽可通过结合病史、临床表现和客观指标,准确地判断病情,及时提供正确有效的治疗。

一、血流动力学监测

休克发病的中心环节是有效循环血量减少,对于任何原因的休克,循环容量及血流动力学的监测与评估是救治的首要环节。除大量可见性失血(>1000ml)导致休克外,多数临床表现对于判断患者低血容量状态敏感性较低,所以,单纯依据临床表现判断患者的容量状态会延误治疗,需要借助一系列客观指标。

（一）中心静脉压（central venous pressure，CVP）

由于CVP与心脏前负荷（即右室舒张末容积）呈正相关关系，故常用于反映右心室的前负荷。一般认为，CVP低于正常值下限提示循环容量不足；而CVP高于正常值上限则提示循环容量过多或者心泵功能障碍。患者的CVP动态监测，则适用于监测复苏效果的检测。早期目标导向复苏治疗（early goal directed therapy，EGDT）将CVP 8～12mmHg作为复苏成功的重要目标之一。目前常通过深静脉置管获得数值。

（二）心排血量和心脏指数（cardiac index，CI）

CO通常指每分钟心排血量（心室每分钟射出的血液量），成人CO正常值为4～6L/min，CI是指单位体表面积的每分心排血量，正常值为2.5～3.5L/（min·m^2），二者都是反映心泵功能的综合指标，在循环血量降低或心泵功能障碍时均会下降。有很多检测手段包括swan-ganz导管、超声、热稀释法等能检测CO和CI。近年来逐渐成熟的PiCCO技术为这两项重要指标的动态联系监测提供了设备支持，并且能够结合其他指标计算出一系列血流动力学指标（表10-1）。

表10-1 血流动力学监测指标的计算和正常值范围

	公 式	正常范围
每搏输出量（SV），ml	$\frac{1000\times CO(L/min)}{HR(次/分)}$	60～90ml
每搏输出量指数（SVI），ml/m^2	$\frac{SV(ml/次)}{BSA(m^2)}$	30～50ml/m^2
心脏指数（CI），L/（min·m^2）	$\frac{CO(L/min)}{BSA(m^2)}$	2.5～4.2L/（min·m^2）
体循环血管阻力（SVR），dyne·s/cm^5	$\frac{[MAP(mmHg)-CVP(mmHg)]\times 80}{CO(L/min)}$	900～1500dyne·s/cm^5
肺血管阻力（PVR），dyne·s/cm^5	$\frac{[MAP(mmHg)-PAWP(mmHg)]\times 80}{CO(L/min)}$	20～130dyne·s/cm^5

（三）肺动脉楔压，也称肺毛细血管楔压（PCWP）

反映左心功能及其前负荷的可靠指标，正常值为0.8～2kPa（6～15mmHg），失血性休克的患者，如果PCWP降低，则提示血容量不足（比CVP敏感）；心源性休克的患者，如果PCWP升高，提示肺循环阻力增高，提示左心衰竭或肺水肿。与CVP相比，PCWP反映的左心房压更为确切。通常采用放置Swan-Ganz气囊漂浮导管来获取数据，导管气囊经血流漂浮并楔嵌到肺小动脉部位，阻断该处的前向血流，此时导管头端所测得的压力即是肺动脉楔压（PCWP），然而近年来循证医学证据表明放置Swan-Ganz气囊漂浮导管医疗费用昂贵、操作风险大，却并不能提高危重病患者的生存率，因此，该项指标的临床应用也受到了一定程度的限制。

（四）有创动脉血压

血压是休克患者最直观的监测指标。由于无创血压的测定值受袖带宽度以及休克时外周血管收缩等因素的影响，其准确度降低，对于病情不稳定的患者，无创血压也不能对迅速变化的血流动力学状态进行持续的监测。因此，低血压和（或）休克的患者，推荐采用有创动脉血压监测，留置动脉导管还有助于快速留取动脉血气及其他实验室检查所需的血液样本。

二、组织灌注及氧代谢监测

休克的本质是组织灌注不足、氧供氧耗失衡造成的细胞损伤，因此，在对患者的循环状态进行评估时，了解其组织灌注及氧代谢情况至关重要。

（一）氧输送及氧耗

氧输送（oxygen delivery，DO_2），是指每分钟通过左心室向主动脉输出的氧量，由SaO_2、Hb和CO三者共同决定，计算公式如下：$DO_2=1.34\times Hb\times SaO_2\times CO+0.003\times PaO_2$（ml/min），在健康成人约1000ml/min；氧耗（oxygen consumption，VO_2）：是指每分钟机体实际消耗的氧量，由氧需求和氧输送两个因素所决定，逆Fick氏法的计算公式如下：$VO_2=(CaO_2-CvO_2)\times CO$（ml/min），正常成人约200～250ml/min。氧摄取率（oxygen extraction ratio，O_2ER）：是指机体从动脉血中摄取氧的百分比，计

算公式：$O_2ER = VO_2/DO_2$，正常值为22%～32%。正常情况下，氧输送有较充足的储备，远大于机体氧耗量，即使DO_2一定程度的下降，VO_2也维持不变，这种关系称VO_2对DO_2的不依赖关系；但是DO_2下降超过一定限度，通过调节氧供不能维持VO_2，则VO_2就会随DO_2的继续降低而下降，此时称为VO_2对DO_2的依赖关系，这个限度称为阈值。在休克等病理情况下时，氧输送不足、氧需求量也增加、氧摄取率增加。

（二）混合静脉血氧饱和度（SvO_2）及中心静脉氧饱和度（$ScvO_2$）的监测

SvO_2及$ScvO_2$均是将氧输送与氧耗结合的指标，能够动态反映全身组织的氧供需状态。SvO_2是指肺动脉端或右心房的血氧饱和度，主要反映全身氧化平衡和组织缺氧的变化，必须通过留置Swan-Gans肺动脉导管来监测，参考范围为65%～75%；$ScvO_2$主要反映脑和躯体上半部的氧供需关系，通过中心静脉导管从颈内静脉或锁骨下静脉取上腔静脉血检测，$ScVO_2$一般低于SVO_2约2%～3%（采样解剖位置见图10-2）。虽然二者具体数值不同，但变化趋势及反应组织灌注状态的效能相似，而由于前文所述，处于安全性及经济性考虑，Swan-Gans导管的临床应用存在争议，$ScVO_2$由于其创伤小、并发症少、费用低、可操作性强，临床实际应用也更广泛。

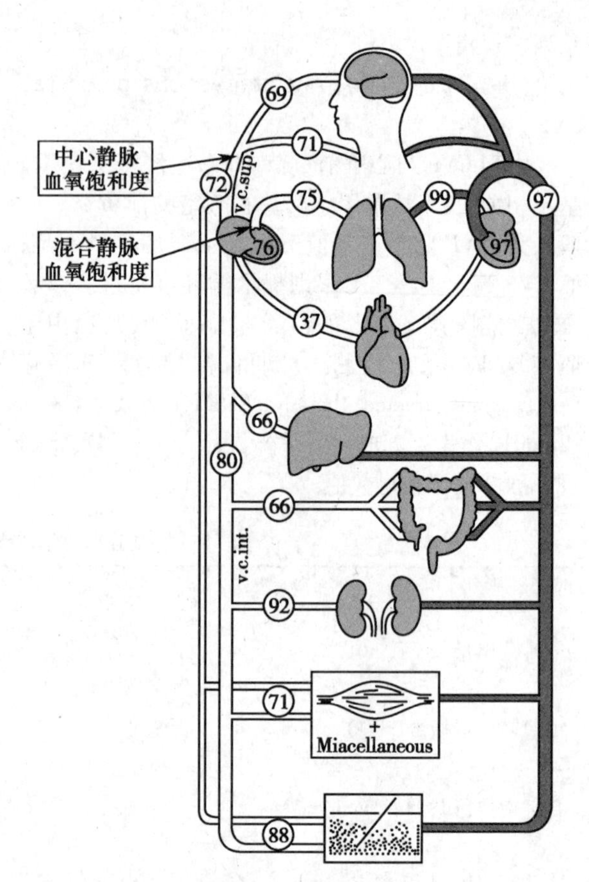

图10-2 混合静脉血氧饱和度及中心静脉血氧饱和度采样解剖位置

（三）动脉血乳酸监测

动脉血乳酸水平是休克早期诊断的敏感指标。乳酸是糖酵解的终末产物，当休克时组织灌注不足、缺血缺氧，糖的有氧氧化过程受限，三羧酸循环受阻，而无氧酵解的产能途径被激活，乳酸被大量合成，引起高乳酸血症，休克时间越长，动脉血乳酸浓度也越高，往往在常规血流动力学监测指标改变之前，已经存在乳酸堆积，因此监测其水平及动态变化是能够敏感的反应休克程度及复苏趋势。研究表明，乳酸浓度越高，病情越重，预后越差，血乳酸浓度正常水平≤2mmol/L，当其>4mmol/L时，通常已经存在严重的组织缺血及损伤，而若超8mmol/L，则患者存活率不到10%。但单纯监测某一时刻的血乳酸不能完全反映机体的状况与疾病的严重性，动态监测血乳酸浓度可较准确地反映组织器官组织的无氧代谢是否被有效纠正、复苏时组织器官的灌注是否充分。如果在24小时内使乳酸浓度恢复正常，患者救治存活率能达到100%，在24～48小时恢复正常，存活率降为78%。此外，机体对乳酸的清除率大小同样影响血乳酸水平，血乳酸清除率比单纯的血乳酸值能更好地反映患者的预后，乳酸清除率≥10%患者其血管活性药物用量明显低于清除率低患者，且病死率也明显降低，新近研究支持将乳酸清除率正常化作为患者休克复苏终点。

（四）尿量及比重的监测

尿量是临床上判断休克是否纠正、扩容是否充足以及肾功能状况的重要依据，它能够反应机体循环血容量、心功能及脏器微循环灌注。如尿量在30ml/h以下，说明组织灌注不足，并提示有肾衰竭的危险；而当尿量>30ml/h，则表示休克状态好转、微循环灌注恢复、肾脏的血供良好。尿比重是评估肾脏浓缩和稀释功能的指标，尿比重>1.02，提示肾灌注不足，考虑为灌注不足导致的肾前性肾衰竭。

（五）胃肠黏膜内pH（pHi）值及胃黏膜二氧化碳分压（$PgCO_2$）的监测

在休克早期，由于机体的代偿作用，血液重新分布，胃肠道黏膜毛细血管收缩，呈低灌注、缺血缺氧状态。因此，监测pHi及$PgCO_2$能够通过局部组织的灌注和供氧情况，早期判断全身组灌注和氧合状态，并可能发现隐匿性休克，对评估复苏效果和评价胃肠道黏膜屏障功能有一定的临床价值。

(六) Swan-Ganz 导管与 PiCCO

Swan-Ganz 导管,即肺动脉漂浮导管,1970 年由 Swan 和 Ganz 首先研制成顶端带有气囊的导管,应用于危重症患者的血流动力学监测。导管经静脉插入上腔静脉或下腔静脉,通过右心房、右心室、肺动脉主干、左或右肺动脉分支,直到肺小动脉。可以测定中心静脉压、右房压(right atrial pressure, RAP)、右室压(right ventricular pressure, RVP)、肺动脉收缩压(pulmonary arterial systolic pressure, PASP)、肺动脉舒张压(pulmonary artery diastolic pressure, PADP)、肺动脉平均压(mean pulmonary arterial pressure, PAP)及肺毛细血管楔压(PCWP)。此外,通过漂浮导管施行温度稀释法(thermodilution)测量心排血量,计算心指数、每搏量(SV)、每搏指数(SI),还可计算出肺循环血管阻力(PVR)和体循环血管阻力(SVR)。

PiCCO 监测仪是新一代的容量监测仪,由经肺热稀释技术和动脉脉搏轮廓分析技术组成,除具备了 CO 连续监测功能,还可提供胸内容量指数(intrathoracic volume index, ITBI)、全舒张末容积指数(the end diastolic volume index, GEDI)、血管外肺水指数(extravascular lung water index, ELWI)、肺血管通透性指数(pulmonary vascular permeability index, PVPI)等容量指标。使临床获得连续、动态、更为准确的血流动力学监测数据,更有效指导容量治疗。相对 Swan-Ganz 导管,其创伤小、并发症减少、操作简便,并且最长能够放置 10 天,相对医疗费用少。

三、其他监测指标

(一) 动脉血气分析

动脉血气是综合反映机体代谢及呼吸功能的实验室项目。pH 值可以鉴别体液酸碱紊乱性质;动脉血氧分压反映氧供应情况,PaO_2<60mmHg,吸入氧后仍无改善者,可能是并发 ARDS 的先兆;结合动脉血二氧化碳、碱缺失等能够反映是否发生代谢性酸中毒。

(二) 弥散性血管内凝血(disseminated inravascular coagulation, DIC)的监测

当临床上患者出现休克及微血管栓塞症状和出血倾向时,下列五项检查有三项以上异常,则可诊断为 DIC:①血小板计数<80×10^9/L;②凝血酶原时间比对照组延长 3 秒以上;③血浆纤维蛋白原<1.5g/L 或呈进行性降低;④3P(血浆鱼精蛋白副凝)试验阳性;⑤血涂片中破碎红细胞>2%。

(三) 此外

还需关注血常规、肝肾功能、血糖、电解质等常用生化指标,对了解病情变化及指导治疗也十分重要。

第六节 常见休克的各论

一、感染性休克(脓毒性休克)

感染性休克,也称脓毒性休克,是在外科中较为常见且治疗较为困难的一种休克类型。美国每年约有 20 万人罹患脓毒性休克,发生率在逐年上升,其住院病死率高达 50% 以上,是全世界临床及基础医学工作者面临的巨大挑战。1992 年美国胸科医师协会与危重病医学专业委员会联席会议,首次制定脓毒症及脓毒性休克相关的定义和诊断标准,2002 年西班牙巴塞罗那会议正式提出拯救脓毒症运动(surviving sepsis campaign, SSC),发出了全球向脓毒症及脓毒性休克宣战的宣言。2012 年全球脓毒症联盟(GSA)及其创办成员——WFSICCM, WFPICCS, WFCCN, ISF 和 SA 号召举办创建世界脓毒症日(WSD),首个 WSD 拟定为 2012 年 9 月 13 日。

(一) 病理生理机制

脓毒性休克时,细菌、真菌、病毒和寄生虫等病原微生物入侵机体后,机体非特异性固有免疫(innate immunity)首先被动员。在固有免疫中,机体通过模式识别受体(pattern recognition receptor, PRR)迅速识别不同的病原相关的分子模式(pathogen associated molecular pattern, PAMP)并作出应答。通过启动和活化机体的免疫系统包括固有免疫系统和适应性免疫系统,促进免疫细胞(单核吞噬细胞系统、中性粒细胞、树突状细胞、NK 细胞以及淋巴细胞等)活化,释放大量的免疫效应分子(经旁路途径或 MBL 途径激活补体、防御素、急性期蛋白、细胞因子等),诱发全身炎症反应综合征(systemic inflammatory response syndrome, SIRS),从而及时地消灭病原微生物,但这一过程的发生受到机体的精密的调控,一旦调控出现问题,病情继续进展,将导致全身炎症反应的失控、器官功能障碍,发生难治性低血压,并伴有低灌流状态(乳酸酸中毒、少尿或急性意识改变)或器官功能障碍,即发展为脓毒性休克。

(二) 诊断

1992 年由美国胸科医师学会(ACCP)、美国危重病医学会(SCCM)共识会议首次制定了脓毒症有

关的一系列术语、定义和诊断标准。这次会议定义脓毒症(sepsis)为感染引起的全身炎症反应,即感染伴发以下各项中的两项或两项以上:①体温>38℃或<36℃;②心率>90次/分;③呼吸频率>20次/分或动脉血二氧化碳分压($PaCO_2$)<4.27kPa(32mmHg);④外周血白细胞计数>12×10^9/L或<4×10^9/L或未成熟粒细胞>10%。当脓毒症病情进展,产生经足量液体复苏仍持续的低血压(收缩压<90mmHg或血压下降幅度超过40mmHg),并伴有低灌流状态(乳酸酸中毒、少尿或急性意识改变)或器官功能障碍,应用血管活性药物后收缩压不低,但仍存在低灌流和器官功能障碍,即应视为脓毒性休克。

但随着人们对脓毒症的进一步了解,脓毒症的定义也在不断更新,2001年由美国危重病医学会(SCCM)、欧洲加强治疗医学会(ESICM)、美国胸科医师学会(ACCP)、美国胸科学会(ATS)和外科感染学会(SIS)等五个学术团体共同组织,名为"国际脓毒症定义会议"的共识会议,制定了脓毒症新的诊断标准(表10-2)。脓毒症的诊断除了需要详细的临床病史外,还需要进行一些实验室的检查获得实验室诊断指标。

表10-2 脓毒症新的诊断标准

感染
已证明或疑似的感染,同时含有下列某些征象
发热(中心体温>38.3℃)
低温(中心体温<36.0℃)
心率>90次/分或大于不同年龄的正常心率的2个标准差
气促>30次/分
意识状态改变
明显水肿或液体正平衡>20ml/kg超过24h
高糖血症(血糖>110mg/dl或7.7mol/L)而无糖尿病史
炎症参数
白细胞增多症(白细胞计数>12×10^9/L)
白细胞减少症(白细胞计数<4×10^9/L)
白细胞计数正常,但不成熟白细胞>10%
C反应蛋白>正常2个标准差
前降钙素>正常2个标准差
血流动力学参数
低血压:收缩压<90mmHg(1mmHg=0.133kPa)
平均动脉压<70mmHg,或成人收缩压下降>40mmHg,或按年龄下降>2标准差
混合静脉血氧饱和度>70%
心排出指数>3.5L/(min·m^2)
器官功能障碍参数
低氧血症(PaO_2/FiO_2<300)
急性少尿[尿量<0.5ml/(kg·h)至少2h]
肌酐增加≥0.5mg/dl
凝血异常(INR>1.5或APTT>60s)
腹胀(无肠鸣音)
血小板减少症(血小板计数<100×10^9/L)
高胆红素血症(总胆红素>4mg/L,或70mmol/L)
组织灌注参数
高乳酸血症(>3mmol/L)
毛细血管再充盈时间延长或皮肤出现花斑

然而,这项诊断标准从颁布伊始就受到广大临床工作者的质疑,首先,新诊断标准中并未明确指出这些指标的具体使用方法,如此复杂的条目,可操作性差;其次,条目中虽然将器官损伤指标列入,脓毒症与重症脓毒症无法分辨,更重要的是低血压、少尿、组织灌注等参数列出,脓毒性休克的诊断难以划定。因此,2001年共识标准发布十多年来未能在临床得到普遍使用,很多机构仍沿用1992年的诊断标准。

(三)监护治疗

2004年,美国危重病医学会(SCCM)、欧洲危重病医学会(ESICM)以及国际全身性感染论坛(ISF)根据大规模临床试验的结果制定了拯救全身性感染行动指南(surviving sepsis campaign guideline),此后拯救脓毒症运动(SSC)会议分别于2008年和2012年通过参照最新的研究成果,并采用新的循证医学方法,对2004年制定的"拯救脓毒症和感染性休克治疗国际指南"进行了修订。

1. 复苏策略

(1)早期目标治疗(EGDT):对于全身性感染诱发的组织低灌注患者(表现为初始液体复苏治疗后仍持续低血压或血乳酸水平≥4mmol/L),推荐立即采用定量复苏方案进行治疗,6小时复苏治疗目标包括以下指标:

a. 维持中心静脉压(CVP)8~12mmHg

b. 平均动脉压(MAP)≥65mmHg

c. 尿量≥0.5ml/(kg·hr)

d. 中心静脉(上腔静脉)或混合静脉血氧饱和度分别≥70%或65%

同时,2004年、2008年直至2012年的指南不断强调以乳酸恢复正常为复苏目标的建议,并且支持乳酸清除率恢复也是救治成功的有力指标。

(2)复苏液体的选择:随着液体的种类和产品的更新换代,关于复苏液体的争论至今仍无定论,3版指南均从生存率、并发症、医疗经济因素出发,推荐乳酸林格液、0.9%生理盐水等晶体液作为休克早期复苏的首选液体，而由于多项多中心随机临床对照研究表明羟乙基淀粉（HES）相对晶体液，可能会增加死亡或急性肾脏损伤的风险，因此，2012年指南首次明确反对在严重全身性感染和感染性休克患者的液体复苏时使用羟乙基淀粉，如果的确需要胶体液，建议使用白蛋白。

（3）血管活性药物的选择：2004年指南明确反对以小剂量多巴胺作为扩张肾血管的药物，2008年指南虽然也提示去甲肾上腺素是更为理想的升压药，但仍将多巴胺作为首选升压药之一，2012年指南综合相关临床试验GRADEpro等，发现去甲肾上腺素比多巴胺更能有效纠正低血压，且多巴胺更容易导致心动过速，单独推荐去甲肾上腺素作为首选升压药物。而对于血管加压素的使用，目前指南仍保持非常保守的态度，并不推荐在脓毒性休克患者常规使用。

（4）糖皮质激素的使用：随着临床研究的深入，指南对于激素替代治疗的应用越来越谨慎。2004年的指南建议，对于已经给予足量液体但仍需要血管加压药治疗才能维持足够血压的感染性休克患者，不必等待ACTH刺激试验的结果即应立即给予皮质类固醇治疗（氢化可的松每日200～300mg，分3～4次静脉注射或持续静脉输注，连用7天）。随后的研究未证实皮质激素治疗能降低感染性休克患者的死亡率，相反，氢化可的松的应用增加了患者二重感染的风险。所以，2008年的指南建议静脉氢化可的松应限于对液体复苏和血管加压药治疗反应不好的严重感染性休克患者，每日剂量同样不应超过300mg。2012年指南中，成人脓毒性休克患者经过充分液体复苏和升压药物治疗后，若能恢复血流动力学稳定，建议不使用静脉氢化可的松，如果血流动力学仍不稳定，建议单独静脉应用氢化可的松200mg/d。

2. 感染控制　是脓毒性休克治疗的关键，因此，3版指南均重视早期经验性使用广谱抗生素争取尽可能覆盖可疑致病微生物，并针对近年来H1N1等病毒导致严重脓毒症的情况，建议疑诊或确诊H1N1、H7N9等感染的重症流感患者（如病情严重、复杂感染、病情迅速进展，或需要住院治疗）尽早使用抗病毒治疗；为了获得病原菌真实信息尽早降阶梯使用抗生素，应该在抗生素使用前，尽快全面筛查感染源，尽可能留取血液、体液等样本，2012年指南还特别指出要留意侵袭性真菌感染，对可疑感染进行1,3-β-*D*-葡聚糖（推荐级别2B）、甘露聚糖及甘露聚糖抗体检测。

3. 支持治疗

（1）呼吸支持：诊断标准，详见表10-3。

表10-3　ARDS诊断标准

2012年指南采用新的急性呼吸窘迫综合征（ARDS）柏林诊断标准	
发病时间	1周以内起病、或新发、或恶化的呼吸症状
胸部影像学	双肺模糊影，不能完全由渗出、肺塌陷或结节来解释
肺水肿起因	不能完全由心力衰竭或容量过负荷解释的呼吸衰竭，没有发现危险因素时可行超声心动图等检查排除血流源性肺水肿
氧合指数	
轻度	200mmHg<PaO_2/FiO_2≤300mmHg且呼气末正压（PEEP）≥5cmH_2O
中度	100mmHg<PaO_2/FiO_2≤200mmHg且呼气末正压（PEEP）≥5cmH_2O
重度	PaO_2/FiO_2≤100mmHg且呼气末正压（PEEP）≥5cmH_2O

对于脓毒症诱导急性呼吸窘迫综合征（ARDS）患者的机械通气，指南建议临床医师原则上采用6ml/kg（预测体重）的小潮气量通气，将患者的最初平台压高限设置为≤30cmH_2O，为避免呼气末肺泡塌陷导致肺剪切力的损伤，应用呼气末正压（PEEP）通气，严重难治性低氧血症患者，需采用手法进行肺复张防止肺泡塌陷。为了减少患者误吸风险，氧合指数（PaO_2/FiO_2）≤100mmHg的重症ARDS患者，将床头抬高30°～45°。对于俯卧位机械通气、高频正压通气等操作风险较高的策略，建议在有经验的单位采取。反对在无气道痉挛表现的患者，使用β2受体激动剂（如沙丁胺醇）治疗。

（2）肾脏支持：目前没有证据支持不合并肾衰竭的脓毒症患者使用血液滤过治疗。对于合并急性肾衰竭的严重全身性感染患者，持续肾脏替代治疗和间断血液透析是等效的。对血流动力学不稳定的脓毒症患者,持续肾脏替代治疗可以更方便地管理液体平衡。

(3) 血糖控制:强化胰岛素治疗在脓毒性休克治疗指南中也一直备受争议,主要集中在血糖控制的范围,2004 年及 2008 年血糖控制均为<150mg/dl,随着多项临床研究及 meta 分析发现强化治疗并不能使患者获益,甚至增加严重低血糖的风险,一些临床研究甚至因为过多低血糖发生而被迫终止,2012 年指南引用迄今最大规模的血糖控制临床试验——NICE-SUGAR 结果,建议血糖控制在<180mg/dl。同时提醒临床医生,在防止低血糖的同时要防止血糖的过度波动。

4. 重组人活化蛋白 C(recombinant human activated protein C,rhAPC) 是采用细胞和蛋白质工程人工合成的人活化蛋白 C,研究发现 rhAPC 能够通过调理脓毒症病理生理过程中凝血纤溶、炎症反应及内皮损伤等,治疗脓毒症,是第一个在大规模临床研究(PROWESS 研究)中被证明能减少严重感染患者死亡率,并在 2001 年被美国 FDA 批准用于临床治疗的药物。2004 年指南推荐:rhAPC 用于有高死亡风险(APACHE Ⅱ>25、感染导致多器官功能衰竭、感染性休克或感染导致急性呼吸窘迫综合征)且无与出血有关的绝对禁忌证或治疗风险超过可能益处的相对禁忌证的严重感染患者。然而,PROWESS 研究之后的临床研究却均未能发现明显的死亡率改善,并且最高高于 PROWESS 研究 3 倍的出血等严重并发症发生率,另临床使用者担忧。因此,2008 年指南中 rhAPC 的应用除了推荐严重患者使用外,明确不推荐死亡风险低的严重全身性感染的成年患者(多数 APACHE Ⅱ评分<20 或仅有一个器官功能衰竭)使用 rhAPC。之后,越来越多的研究在质疑 rhAPC 的疗效/风险/经济比,美国国立卫生研究院(NIH)的高级研究员 Eichacker、Danner 等在 *N Engl J Med* 上撰文披露 rhAPC 的生产商与指南制定组织的商业关系,更是引发轩然大波。目前重组活化蛋白 C 已从全球退市,2012 年指南中也不再提及。

5. 集束化治疗措施(bundle) 指南将众多的推荐意见精炼为集束化治疗措施(表 10-4)。

表 10-4 集束化治疗措施

2012 年版本的集束化治疗措施(bundle)
3 小时内完成
1. 测定乳酸水平
2. 应用抗生素前留取血培养
3. 应用广谱抗生素
4. 若出现低血压或乳酸>4mmol/L,应给予晶体液 30ml/kg
6 小时内完成
1. 若通过初始液体复苏治疗无法纠正低血压,应用升压药物维持平均动脉压(MAP)≥65mmHg
2. 若经过容量复苏治疗后仍持续低血压(感染性休克)或初始乳酸水平>4mmol/L(36mg/L):测定中心静脉压(CVP≥8mmHg);测定中心静脉血氧饱和度($ScvO_2$≥70%)
3. 如果初始乳酸水平升高,应重复测定乳酸(乳酸恢复正常)

二、低血容量性休克

低血容量休克是指各种原因引起的循环容量丢失而导致的有效循环血量与心排血量减少、组织灌注不足、细胞代谢紊乱和功能受损的病理生理过程。在外科休克中很常见,其临床病死率仍然较高,目前缺乏较全面的流行病学特征资料。2007 年,中华医学会重症医学分会在全面回顾和总结低血容量休克各方面(包括定义、病理生理、早期诊断、监测、治疗及复苏终点的判断)的共识性意见,根据相关证据提出推荐意见,制定了《低血容量休克复苏指南》,规范低血容量休克的诊治。

(一) 病因及病理生理机制

低血容量休克的循环容量丢失包括显性丢失和非显性丢失,显性丢失是指循环容量丢失至体外,失血是典型的显性丢失,如创伤、外科大手术的失血、消化道溃疡、食管静脉曲张破裂及产后大出血等。显性丢失也可以由呕吐、腹泻、脱水、利尿等原因所致。非显性容量丢失是指循环容量丢失到循环系统之外,主要为循环容量的血管外渗出或循环容量进入体腔内以及其他方式的不显性体外丢失。

以上各种病因导致循环容量丢失、有效循环血容量急剧减少,组织灌注不足、无氧代谢增加、乳酸堆积,在神经内分泌的机制下可引起外周血管收缩、血管阻力增加和心率加快，后期还会发生再灌注损伤以及肠道菌群易位，并发严重感染，造成多个组织器官功能不全和衰竭。

（二）诊断

传统的诊断主要依据为病史、症状、体征，包括精神状态改变、皮肤湿冷、收缩压下降（<90mmHg或较基础血压下降>40mmHg）或脉压减少（<20mmHg）、尿量<0.5ml/（kg·h）、心率>100次/分、中心静脉压（CVP）<5mmHg或肺动脉楔压（PAWP）<8mmHg等指标。近年来，随着对休克本质认识的深入，发现氧代谢与组织灌注指标对低血容量休克早期诊断有更重要价值。血乳酸水平受到重视，而混合静脉血氧饱和度（SVO_2）、氧输送（DO_2）、氧消耗（VO_2）、胃黏膜pH值等一系列代表组织灌注及氧代谢的指标也逐渐被引入失血性休克的诊断和治疗效果评估（详见本章第四节）。

（三）临床表现

典型临床表现：皮肤苍白、冰凉、湿冷（常有花斑），心动过速（或严重的心动过缓），呼吸急促，外周静脉不充盈，颈动脉搏动减弱，尿量减少，神志改变等。患者临床表现与其容量丢失的量和速度也有密切关系，以失血性休克为例，详见表10-5。

表10-5 失血的分级（以体重70kg为例）

分级	失血量（ml）	失血量占血容量比例（%）	心率（次/分）	血压	呼吸频率（次/分）	尿量（ml/h）	神经系统症状
Ⅰ	<750	<15	≤100	正常	14~20	>30	轻度焦虑
Ⅱ	750~1500	15~30	>100	下降	>20~30	>20~30	中度焦虑
Ⅲ	>1500~2000	>30~40	>120	下降	>30~40	5~20	萎靡
Ⅳ	>2000	>40	>140	下降	>40	无尿	昏睡

（四）治疗

低血容量休克的最终结局自始至终与组织灌注相关，因此，提高其救治成功率的关键在于尽早去除休克病因的同时，尽快恢复有效的组织灌注，以改善组织细胞的氧供，重建氧的供需平衡和恢复正常的细胞功能。

1. 病因治疗　休克所导致的组织器官损害的程度与容量丢失量和休克持续时间直接相关。如果休克持续存在，组织缺氧不能缓解，休克的病理生理状态将进一步加重。所以，尽快纠正引起容量丢失的病因是治疗低血容量休克的基本措施。对于出血部位明确、存在活动性失血的休克患者，应尽快进行手术或介入止血。对于出血部位不明确、存在活动性失血的患者，应迅速利用包括超声和CT等手段在内的各种必要方法检查与评估。

2. 复苏策略　液体复苏治疗时可以选择晶体溶液（如生理盐水和等张平衡盐溶液）和胶体溶液（如白蛋白和人工胶体液）。胶体溶液和晶体溶液的主要区别在于胶体溶液具有一定的胶体渗透压。目前，尚无足够证据表明晶体溶液与胶体溶液用于低血容量休克液体复苏的疗效和安全性有明显差异。

为保证液体复苏速度，必须尽快建立有效静脉通路，以迅速补充丢失液体，以改善组织灌注。但复苏的液体量却需谨慎，由于低血容量患者本身存在毛细血管渗漏，过量液体输注，可能加剧组织水肿缺氧，加剧炎症反应，形成恶性循环（图10-3）。因此目前认为应根据复苏目标如乳酸恢复正常的时间和血乳酸清除率、SVO_2/$ScvO_2$，适量补液。

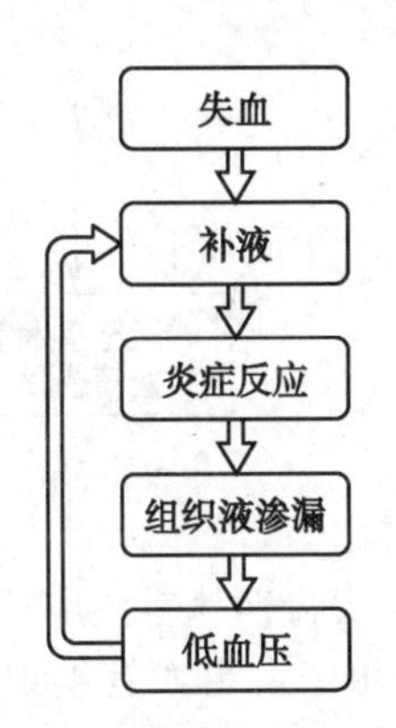

图10-3 液体复苏的恶性循环

对于血红蛋白<70g/L的失血性休克患者，可考虑输血治疗。急性失血量超过总量的30%时可输全血；大量失血时输注红细胞的同时应注意使用新鲜冰冻血浆以补充凝血因子。

低血容量休克一般不常规使用血管活性药，通常仅对于足够的液体复苏后仍存在低血压或者输液还未开始的严重低血压患者，才考虑应用。

3. 创伤性失血性休克复苏 创伤失血是发生低血容量休克最常见的原因。据国外资料统计,创伤导致的失血性休克死亡者占创伤总死亡例数的10% ~40%。创伤性失血性休克治疗与低血容量休克救治的原则一致,主要根本是尽快恢复有效的组织灌注,主要包括控制出血、液体复苏等(图 10-4)。

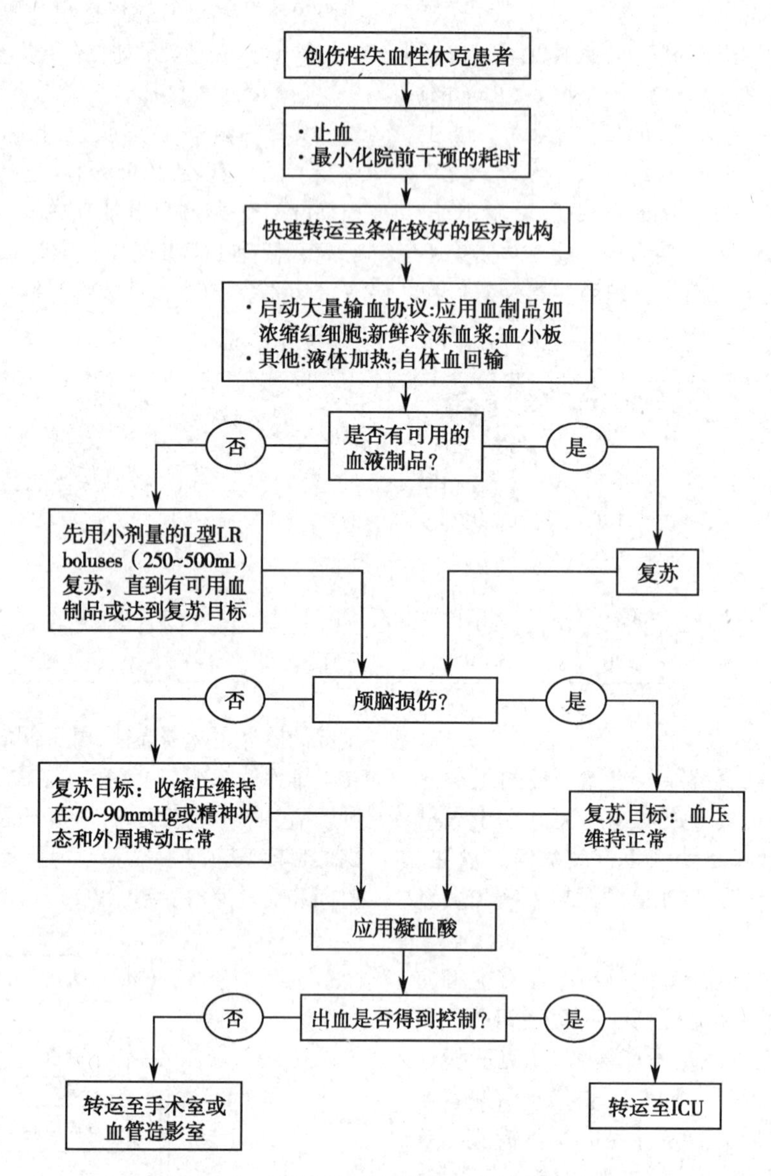

图 10-4 创伤性失血性休克复苏的临床路径

救治创伤性失血性休克还应该注意急性创伤性凝血病,是指由于大出血及组织损伤后激活凝血、纤溶、抗凝途径,在创伤早期出现的急性凝血功能紊乱,是创伤患者发病率较高的危险并发症,与预后密切相关。主要发病机制及救治如图 10-5 所示。

三、过敏性休克

过敏性休克(anaphylaxis,anaphylactic shock)是外界某些抗原性物质进入已致敏的机体后,通过免疫回忆应答机制在短时间内发生的累及多脏器的综合征。这种休克绝大多数属Ⅰ型变态反应,发病与 IgE 和抗原在肥大细胞表面结合,引起组胺(HA)和缓激肽(BK)大量释放入血,导致血管平滑肌舒张、血管床体积增大,毛细血管通透性增加有关(图 10-6)。

围术期由于抗生素、麻醉药物使用等,药物诱发的过敏反应发生率逐年增高,在澳大利亚和法国,麻醉中过敏反应的发生率分别为 1/10 000 和 1/20 000,过敏反应占麻醉相关死亡率的 3%。据英国医疗质量控制委员会报道,10% 的麻醉相关即刻高敏反应是致死性的。

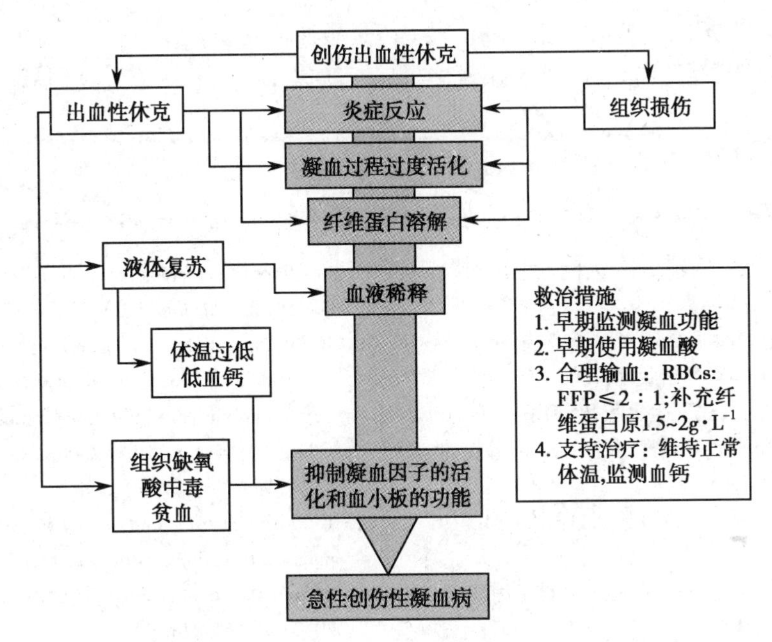

图 10-5　急性创伤性凝血病的主要病理生理机制以及救治策略

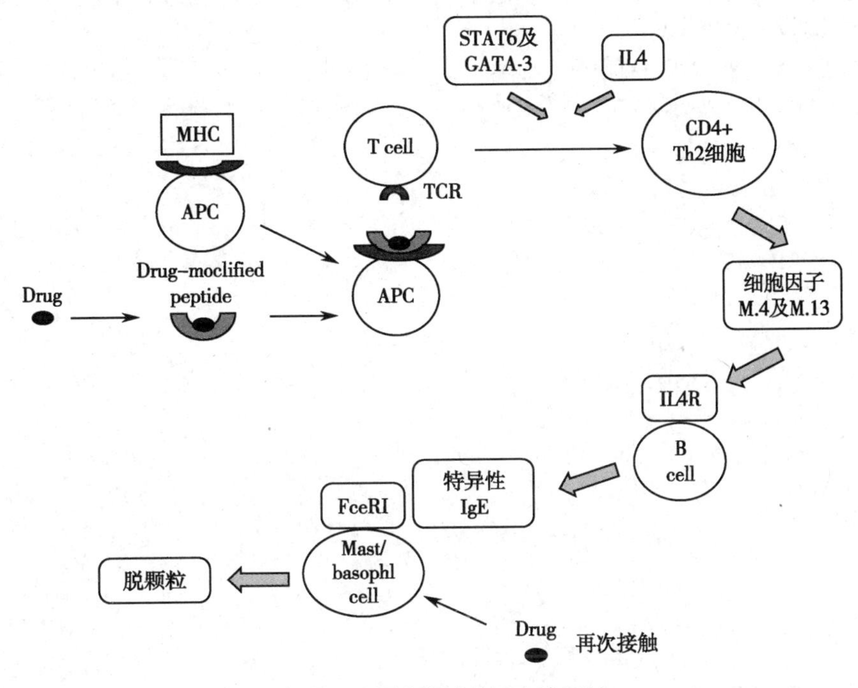

图 10-6　围术期过敏反应的机制

过敏性休克主要表现为休克和过敏两大类症状，一旦发现，应立即停止给予、并消除可疑的过敏原，停用抗生素、血制品等可疑的药物，保证气道通畅。首选药物为肾上腺素，其他药物均作为辅助治疗。肾上腺素的治疗窗相对窄(效应/危险比)，根据患者的基础血压、是否有脑血管病史以及当时的循环情况，静脉注射肾上腺素 50～200μg，必要时每 5～10 分钟重复给药。虽然病情凶险，若救治及时，抢救成功率较高。H_1 受体拮抗剂对过敏性休克的作用并不确切，所以一定不要延迟应用肾上腺素。苯海拉明或氯苯那敏是唯一能用于静脉途径的抗组胺药。同时，不应该把皮质激素作为严重过敏反应的一线治疗，因为激素起效不够快，尚未充分证实其能否降低迟发反应的危险。氢化可的松或甲泼尼龙通常用于静脉途径。过敏性休克的救治疗效很大程度依赖于早期诊断，临床麻醉中常忽视过敏性休克的诊断。当无论患者清醒或者麻醉状态，出现非容量丢失而导致的血压急剧下降等循环衰竭表现，伴有皮肤潮红、广泛的荨麻疹、喉和（或）支气管痉挛水肿等过敏表现，应首先排除过敏性休克。

（程宝莉 方向明）

参考文献

1. 庄心良. 现代麻醉学. 第3版. 北京：人民卫生出版社，2004
2. Ronald D. Miller，著. 曾因明，邓小明，译. 米勒麻醉学. 第6版. 北京：北京大学医学出版社，2006
3. 陈孝平. 外科学. 北京：人民卫生出版社，2002
4. 吴孟超，吴在德，吴阶平，等. 黄家驷外科学. 第7版. 北京：人民卫生出版社，2008
5. 王吉耀，廖二元，黄从新，等. 内科学. 北京：人民卫生出版社，2010
6. 邦咖德，著. 刘玉村，译. 现代重症监护诊断与治疗. 北京：人民卫生出版社，2011
7. 方向明. 分子麻醉学. 北京：科学出版社，2012
8. 刘大为，严静，邱海波，等. 低血容量休克复苏指南. 中国实用外科杂志，2007. 8：1005-2208
9. R Dellinger RP，et al. Surviving Sepsis Campaign Management Guidelines Committee. Surviving Sepsis Campaign guidelines for management of severe sepsis and septic shock. Crit Care Med. 2004；32（3）：858-73
10. R Dellinger RP，et al. Surviving Sepsis Campaign Management Guidelines Committee. Surviving Sepsis Campaign：international guidelines for management of severe sepsis and septic shock：2008. Crit Care Med. 2008；36（1）：296-327
11. R Phillip Dellinger，Mitchell M. Surviving Sepsis Campaign：International Guidelines for Management of Severe Sepsis and Septic Shock，2012. Intensive Care Med，2013，39：165-228
12. Cherkas D. Traumatic hemorrhagic shock：advances in fluid management. Emerg Med Pract. 2011；13（11）：1-19；quiz 19-20
13. Stahl，W.，et al.，Year in review 2009：Critical Care—shock. Crit Care，2010. 14（6）：p. 239. 31

第十一章　多器官功能障碍综合征

第一节　多器官功能障碍综合征的概述

多器官功能障碍综合征（MODS）是严重创伤、感染、脓毒症、大手术、大面积烧伤、长时间心肺复苏及病理产科等疾病发病24小时后，出现的两个或两个以上的器官先后或同时发生的功能障碍或衰竭，即急性损伤患者多个器官功能改变不能维持内环境稳定的临床综合征。受损器官包括肺、肾、肝、胃肠、心、脑、凝血及代谢功能等。器官直接损伤或者慢性疾病器官功能失代偿不能称为MODS。

MODS概念大约形成于20世纪70年代初期，1973年Tilney报告了一组病例：18例腹主动脉瘤破裂的患者被成功地实施了手术，虽然患者开始时似乎稳定，但不久却相继出现数个器官或系统的衰竭。尽管给予了全力治疗，但终未能挽回大部分患者的生命，该组病例死亡率高达90%。在此报告中，Tilney称此为“序贯性系统衰竭（sequential system failure）”。1977年Eiseman将其作为一个新的综合征命名为多器官衰竭（multiple organ failure，MOF），并在此后十几年间一直被广泛应用。但该命名主要描述临床过程的终结及程度上的不可逆，忽略了临床器官功能动态的变化特征，具有一定的局限性。1991年美国胸科医师学会和危重病急救医学学会（ACCP/SCCM）倡导用MODS替代MOF，指各种疾病导致机体内环境稳态的失衡，包括早期多器官功能不全到多器官功能衰竭的全过程，是一个范畴更广、对MOF认识更早的概念。MODS强调器官功能改变都是遵循从轻到重的连续病理生理发展过程，其变化具有双向性，存在恢复或者恶化两种可能，并强调对危重患者需早期诊断和早期防治。同时在此次会议上将感染和创伤引起的持续全身炎性反应失控的临床表现命名为“全身炎性反应综合征”，并提出SIRS是感染或非感染因素导致机体过度炎性反应的共同特征。MODS是SIRS进行性加重的结果，而MOF则是MODS继续发展的最严重结果。概念的提出，目的是纠正既往过于强调器官衰竭程度，而着眼于SIRS发展的全过程，重视器官衰竭前的早期预警和治疗，反映了人们对该综合征的认识更加深入。但是，尽管在理念认识和器官功能支持治疗上都有了较大进步，但MODS病死率仍未见明显降低。还需要更充分认识MODS病因及发病机制，早期诊断与治疗，及时阻断其发展，以提高临床救治水平。

一、多器官功能障碍综合征的病因

MODS是多因素诱发的临床综合征（常见危险因素见表11-1），但其基本诱因是严重的创伤和感

表11-1　诱发MODS的主要高危因素

感染
腹膜炎及腹腔内感染
肺炎
坏死性软组织感染
热带感染（如恶性疟疾、伤寒、登革热）
炎症
胰腺炎
缺血
主动脉瘤破裂
低血容量性休克
肠系膜缺血
免疫反应
自身免疫性疾病
抗磷脂抗体综合征
移植排斥
移植物与宿主疾病
医源性的因素
延迟或错误治疗
输血
机械通气损伤
治疗相关的腹腔内压提高
中毒
药物反应（如丙泊酚、胺碘酮、单克隆抗体）
砷中毒
药物中毒（可卡因、对乙酰氨基酚）
内分泌
肾上腺的危象
嗜铬细胞瘤
甲状腺危象
黏液水肿昏迷

染以及在此过程中出现的低血容量休克、再灌注损伤、过度炎症、蛋白-热卡缺乏和支持治疗本身引起的一些医源性因素。严重感染及其引起的脓毒症是MODS的主要原因，约70%的MODS由感染所致，但在临床上约半数的MODS患者未能发现明确的感染灶。外科大手术、严重创伤、休克在无感染存在的情况下也可发生MODS。在MODS发生过程中可有多个因素同时或相继发挥作用。

外科患者MODS原发病因主要有：①严重感染；②创伤、烧伤或大手术；③心肺复苏后；④各种原因的休克；⑤重症胰腺炎；⑥某些医源性因素如大量输液、输血、抗生素或皮质激素等药物使用不当、各种有创监测和呼吸机应用不当等。如果患者合并有慢性器官病变如慢性肾脏衰竭、肝功能不全、冠心病或者免疫功能低下如糖尿病、应用免疫抑制剂、营养不良，遭受上述急性损害后更容易发生MODS。

二、多器官功能障碍综合征的流行病学

由于干扰因素的复杂性及不同的器官功能障碍评分系统，导致MODS的发生率报道差异很大。在最近一项ICU成人创伤患者的研究中，发现在47%患者存在器官功能衰竭(定义为2个或更多器官衰竭，SOFA评分>3分)。一项在外科ICU患者中进行的长期调查发现大约54%患者发展到不同程度的MODS。MODS不仅发生率高，而且是公认的外科ICU最常见的死亡原因，MODS的严重度直接与死亡率和住院时间相关。2001年，安格斯大学出版了美国严重脓毒症的流行病学分析，发现发生1、2、3、4个以上器官系统功能不全的发病率分别是73.6%，20.7%，4.7%，和1%，相应的死亡率分别为21.2%，44.3%，64.5%和76.2%。一个最近完成的纳入了24个欧洲国家198家ICU的3147名患者的流行病学研究，发现70% ICU患者有显著的器官功能障碍，器官功能衰竭的数量与ICU死亡率有直接关系。ICU脓毒症患者发生MOF较ICU的其他患者更常见(75% vs 43%)。脓毒症患者发生2、3和大于4个器官功能衰竭的发生率也明显高于其他患者。那些伴有4个或更多器官功能衰竭的患者死亡率为65%。但近年来随着认识理念的提高和器官功能支持手段的进步，MODS的死亡率明显下降。一项关于损伤后MODS的12年前瞻性研究发现研究期间MODS的发生率和严重性在下降，MODS的死亡率下降，其预后结果的改善被归因于更好的器官支持治疗和血制品使用的减少。

三、多器官功能障碍综合征的发病过程与分型

(一) 多器官功能障碍综合征的发病过程

感染或非感染等致病因素作用于机体，刺激机体产生大量促炎介质，如细胞因子(cytokine，CK)、补体(complement，C)、凝集素(lectin)、缓激肽(bradykinin，BK)、血小板激活因子(platelet-activating factor，PAF)、一氧化氮(NO)和氧自由基(oxygen free radical，OFR)等，引起机体炎性反应。若炎性反应维持在适当水平，则有利于感染的消除和机体的恢复，若炎性介质过量释放或失控，形成瀑布样连锁反应，导致机体防御机制过度激活引起自身破坏，临床上称之为SIRS。1991年美国胸科医师学会和危重病急救医学学会(ACCP/SCCM)制定了SIRS的临床诊断标准：具有以下四项标准中的两项或两项以上即可诊断为SIRS：①体温>38℃或<36℃；②心率>90次/分；③呼吸频率>20次/分或$PaCO_2$<32mmHg(4.3kPa)；④白细胞计数>12 000/mm^3或<4000/mm^3或幼稚粒细胞>10%。危重患者SIRS发生率达68%～97.6%。其中感染导致的全身炎性反应称为脓毒症，当合并一个或一个以上器官功能障碍时称为重症脓毒症(severe sepsis)。SIRS也可由创伤、烧伤、休克、急性重症胰腺炎等非感染因素引起，进行性加重亦可导致MODS。因而，SIRS被认为是各种因素导致多器官功能衰竭的共同途径。

严重创伤、感染和休克等刺激导致SIRS逐级放大加重过程中，随着促炎介质释放的增多，体内开始产生内源性抗炎介质，如白介素-4、10、11、13(interleukin，IL-4、IL-10、IL-11、IL-13)、防御素(defensins)、可溶性肿瘤坏死因子受体(soluble tumor necrosis factor receptor，sTNFR)和生长因子(growth factor，GF)等。适当的抗炎介质有助于防止或减轻SIRS引起的自身组织损伤和内环境紊乱；抗炎介质释放过量，则可发展为特异性的免疫系统障碍，对感染的易感性增高，导致代偿性抗炎反应综合征(compensatory anti-inflammatory reaction syndrome，CARS)。CARS是导致机体在创伤或感染早期出现免疫功能受损的主要原因，其后果包括：①使细胞因子由保护性作用转为损伤性作用，炎症过程失控，局部组织及远隔脏器均遭损伤，形成包括急性肺损伤(acute lung injury，ALI)、急性呼吸窘迫综合征在内的MODS；②使机体的免疫功能严重受抑，

从而引发严重感染，进一步诱发或加重 ALI、ARDS 或 MODS。正常情况下，机体炎性反应和抗炎反应二者保持平衡，维持内环境稳定。多种致病因素可诱发机体全身炎性反应和抗炎反应，当机体炎性反应占优势时，表现为 SIRS；当机体抗炎反应占优势时，表现为 CARS。机体炎性反应和抗炎反应失平衡可最终导致 MODS。

（二）多器官功能障碍综合征的分型

MODS 分为原发型（单相速发型）和继发型（双相迟发型）两型。原发型 MODS 是指由原始病因直接导致的重要器官功能不全。在原发损伤的早期出现，全身炎性反应较轻，如低血容量性休克早期器官功能障碍，直接肺挫伤导致急性呼吸衰竭，横纹肌溶解导致肾衰竭等。患者在原始病因作用后，引起机体发生 SIRS，经治疗后病情可得到缓解并相对稳定；但如果在其后机体受到感染、输血、手术等二次“打击”，即可扩大或增强其反应进程，过度的炎性反应造成远隔部位多个器官功能障碍，即继发型 MODS。原发型 MODS 发展过程中，SIRS 没有继发型 MODS 严重，预后相对较好。继发型 MODS 与 SIRS 引起的自身性破坏关系密切，往往在原发损伤的较晚期才发生，易合并感染，一般预后较差。

第二节　MODS 的发病机制

MODS 的发病机制十分复杂，涉及神经体液、内分泌、免疫，甚至基因学方面，迄今未完全阐明。目前已提出多种关于 MODS 发病机制的学说。如缺血-再灌注损伤、细菌毒素、胃肠道菌群移位、二次打击和基因调控等学说。总的来说，MODS 不仅与感染、创伤等直接损伤有关，更与机体自身对感染、创伤的免疫炎性反应具有本质性的联系。机体遭受严重损害因子的打击，发生防御反应，起到保护自身的作用。如果反应过于剧烈，释放大量细胞因子、炎性介质及其他病理性产物，损伤细胞组织，导致 MODS。组织缺血-再灌注过程和（或）全身炎性反应是其共同的病理生理变化，二次打击所致的失控炎性反应被认为是 MODS 最重要的病理生理基础。

一、缺血-再灌注损伤与 MODS

缺血-再灌注损伤（ischemia-reperfusion injury）在许多临床疾病的发生发展中起着重要作用。严重创伤，如复合伤、大手术、大面积烧伤等，病程中常出现低血压，甚至低血容量性休克，严重感染患者虽然可能没有明显失血表现，但多存在低血容量过程，均可引起组织器官低灌流或灌流障碍，组织缺血缺氧，细胞能量代谢障碍。受累的器官（如肠道）血灌流障碍可进一步加重全身炎性反应，导致休克状态持续和不可逆性，终于引起 MODS 的发生。

恢复组织微循环灌注可诱发机体应激反应，释放大量血管活性物质如儿茶酚胺、血管加压素等，引起血管收缩和微循环障碍，组织氧输送减少和氧利用障碍，造成 ATP 利用殆尽，无氧代谢产生大量有毒代谢产物。而 ATP 殆尽造成细胞功能的失调，细胞膜 Na^+-K^+泵功能障碍，使钠、水在细胞内潴留，加上代谢物的堆积，造成细胞肿胀，细胞器失去功能，最终可导致细胞凋亡。

再灌注过程不仅对缺血器官，还将对全身造成更大的损伤。在再灌注的过程中，产生多种黏附分子，使中性粒细胞黏附在血管内皮上，导致内皮损伤和中性粒细胞游离至血管外造成炎症，引发对局部与全身组织一系列伤害性反应；有害代谢产物经由血流到达全身，对全身各脏器造成伤害，而首当其冲者就是接受组织静脉血流的肺脏。再灌注时期由于能量不足不能将胞质中过多的 Ca^{2+} 泵出或吸收入肌浆网，致使细胞内 Ca^{2+} 浓度增加，加上由细胞外来的 Ca^{2+} 使得细胞内 Ca^{2+} 超载，同时产生大量氧自由基，自由基与不饱和脂肪酸作用引发脂质过氧化（lipid peroxidation）反应。脂质过氧化物的形成使膜受体、膜蛋白酶和离子通道的脂质微环境改变，从而改变它们功能；由于脂质过氧化反应的增强，细胞膜内多价不饱和脂肪酸减少，生物膜不饱和脂肪酸/蛋白质比例失常，膜的液态性、流动性改变，通透性增强。自由基使蛋白质的交联将使其失去活性，结构改变，导致器官或组织缺血再灌注损伤，引起严重的功能障碍及结构改变。

二、全身炎性反应综合征与 MODS

炎性反应学说是 MODS 发病机制的基石。在严重感染、创伤、休克或者缺血-再灌注损伤等情况下，大量炎症刺激物（严重缺氧、内毒素、C3a、C5a）激活机体固有免疫系统，炎症细胞活化（单核-巨噬细胞、中性粒细胞、血管内皮细胞、血小板），产生大量炎症介质（TNF、IFN、IL-1、IL-6、IL-8、PAF、LTB4、TXA2、PF3-4、ADP、P 选择素、L 选择素等）、氧自由基、溶酶体酶、凝血物质和过表达的黏附分子（adhesion molecule，AM）等。这些炎症介质进一步反馈活化炎症细胞，使炎症出现自我放大反应和损伤；同时刺激大量内源性抗炎介质生成，启动CARS。炎性反应本质上是机体抵御外界致病因素侵袭的保护性反应，适度的炎性反应及适当的体液介质对于机体抵御损伤、促进修复具有积极的作用。但炎性反应本身亦具有一定的破坏性，当促炎和抗炎介质之间的平衡被打破时就会表现出对机体不利的一面。不当的全身促炎反应导致休克、组织液漏出和凝血障碍，而不当的全身代偿性抗炎反应导致免疫无反应性或免疫抑制。过度的促炎反应和抗炎反应最终会互相激化，使机体处于具有自身破坏性的免疫失调状态，导致MODS。

（一）SIRS和CARS失衡导致MODS的发展过程

（1）局限性炎性反应阶段：局部损伤再灌注或感染导致炎症介质在组织局部释放，诱导血液和组织中的炎症细胞活化，趋化并聚集在受损组织部位，杀死细菌，中和毒素，清除坏死细胞，促进组织修复。此时炎性介质的作用是抵抗病原体及清除异己抗原，对机体发挥保护性作用。在严重创伤和感染时，局部炎性反应是一种生理性的保护反应。同时机体启动了抗炎系统来保护自身，抗炎介质包括IL-4、IL-10、IL-11、可溶性肿瘤坏死因子受体、转化生长因子（TGF）、巨噬细胞移动抑制因子（MIF）及其他未知因子。抗炎细胞因子可改变巨噬细胞功能，减弱抗原提呈能力，降低炎性细胞因子的分泌，甚至可以直接杀灭入侵微生物来保护机体。由此可见，该阶段对促进机体康复具有重要意义。如果损伤或刺激较重或较持久，或遭受"二次打击"，则病程继续进展到有限性全身炎性反应阶段。

（2）有限性全身炎性反应阶段：如果原发性致病因素导致机体损伤较严重，炎性介质和抗炎介质便出现在全身循环中。在重度创伤患者，大量组织损伤和失血失液会刺激炎性介质的释放；在感染患者，病原或外来抗原可直接进入血液循环刺激产生炎性介质。在此时期，作为机体对创伤和感染的一种正常反应，循环中出现大量炎性介质如肿瘤坏死因子（TNF）-α、IL-1、IL-6等，可促进炎症细胞表面黏附因子表达与趋化因子的生成，使中性粒细胞向炎症部位游走、聚集。同时，炎性介质会刺激机体产生代偿性抗炎反应来抑制炎性反应，SIRS/CARS处于平衡状态，炎性反应仍属生理性，促炎稍占"上风"，故为"有限性"的全身炎症阶段，目的在于增强局部防御作用，不会出现严重的临床症状和表现，也不会发生MODS。当原发病持续存在或有新的损害因素存在，进一步活化处于敏感状态的炎症细胞，导致炎性反应放大，有限的早期全身炎性反应将会发展成为失控的全身炎性反应。

（3）SIRS和CARS失衡阶段：表现为两个极端，一个是大量炎症介质释放入循环，刺激炎症介质瀑布样释放，而内源性抗炎介质又不足以抵消其作用，导致SIRS；另一个极端是内源性抗炎介质释放过多而导致CARS。SIRS和CARS失衡的后果是炎性反应失控，使其有保护性作用转变为自身破坏性作用，不但损伤局部组织，同时打击远隔器官，导致MODS。

（二）全身炎性反应学说的产生机制

全身炎症反应产生的机制尚不完全明确，目前主要的学说有：

（1）二次打击学说：机体遭受第一次打击使炎细胞处于致敏状态，此时如果病情稳定，炎性反应可逐渐消退；相反，若机体遭受第二次打击，使致敏状态的炎症细胞反应性异常增强，导致致敏的炎症细胞突破自我限制作用，通过失控的自我持续放大反应，使促炎介质泛滥。

（2）细胞代谢障碍：细胞高代谢、能量代谢障碍和氧利用障碍，是MODS和MOF的最根本原因。

（3）基因表达特性：患者遗传和基因表达的特征是决定某些疾病发生发展和治疗效果个体间差异的内在原因。炎症表达的控制基因具有多态性，提示个体基因特征在全身炎性反应中发挥着重要作用。从基因的单核苷酸多态性（SNP）、微卫星多态性，到DNA拷贝数的多态性，众多研究显示白介素家族、防御素家族以及其他相关炎症介质的基因多态性与机体感染或创伤后炎性反应的发生、发展及转归密切相关。基因调控在炎性反应和MODS的发生发展中的作用研究也提供了诸多有意义的发现，其中核因子-κB（NF-κB）被证实在这一过程中具有关键性作用。但其他转录因子如活化蛋白-1（AP-1）也对炎性反应起着重要调节作用。

（三）失控的炎性反应的病理生理改变

（1）低血压与氧利用障碍：在过度炎症状态下，内源性扩血管物质前列环素 I_2（prostacycline，PGI_2）、一氧化氮（nitricoxide，NO）增加，导致全身炎性反应中循环阻力过低甚至休克，组织氧利用障碍。

（2）心肌抑制：TNF-α、PAF、白三烯（leukotrienes，LTs）等炎性介质均可抑制心肌收缩，降低冠状动脉血流量，导致心肌细胞损伤，心脏射血分数和作功指数均明显降低。心肌受损伤，是直接导致心功能衰竭的高危因素。

(3) 持续高代谢和营养不良:遭受严重全身炎性反应的机体代谢具有自噬性的特点,表现为代谢紊乱,短期内大量蛋白被消耗而使机体陷入重度营养不良,组织器官以及各种酶的结构和功能全面受损,且这种代谢紊乱难以被外源性的营养支持所纠正。

(4) 内皮细胞炎性反应及血管通透性增加,组织和器官水肿,氧弥散距离增加,加重组织细胞缺氧。

(5) 补体广泛激活:C3a 和 C4a 升高,激活白细胞,血管通透性增加;C5a 降低,C5a 的保护性反应受到抑制,免疫功能受到损害,对感染易感性增加。

(6) 血液高凝及微血栓形成:在重度全身炎性反应作用下,患者的血液系统处于高凝状态,血管内皮炎症和损伤使内膜下胶原裸露,极易导致微血栓形成,进一步加剧组织器官灌注障碍,严重患者可出现弥散性血管内凝血(DIC)。

三、肠道动力学说

肠道作为人体的消化器官,在维持机体正常营养中起着极其重要的作用,同时,肠道活跃地参与创伤、烧伤和感染后的各种应激反应,是 MODS 发生的动力器官。在脓毒症、多发创伤、休克等损伤后,肠道处于低灌注状态,加之长时间禁食等原因,导致黏膜屏障功能受到削弱或损伤,表现为肠黏膜萎缩、屏障功能受损,肠黏膜通透性增加,大量细菌和内毒素经肠系膜淋巴系统经门静脉侵入,造成细菌移位及肠源性感染。同时,肝脏 Kupffer 细胞、单核-巨噬细胞系统在受到细菌和内毒素过度刺激后,还可以通过释放大量炎性介质、细胞因子、花生四烯酸、氧自由基等,相互介导、相互激活,形成瀑布效应,导致 MODS。SIRS 的患者可无明显的感染灶,但其血培养中见到肠道细菌证明肠道可能是 MODS 患者菌血症的来源。因此,肠道是炎症细胞激活、炎症介质释放的重要场所之一,也是炎性反应失控的策源地之一。从这一点来看,肠道动力学说实际上是炎性反应学说的一部分。

第三节　MODS 的临床诊断及监测评估

一、MODS 的临床诊断

MODS 患者多有创伤、感染、大手术等病史,且有 SIRS 的临床表现;随着病情的发展,有关器官的临床表现亦趋恶化。对于 MODS 的诊断方法和诊断标准,目前尚未有完全的统一。1980 年 Fry 提出了第一个 MOF 的诊断标准,国内 MODS 诊断标准是参照 Fry 的 MODS 诊断标准制定的(表 11-2),诊断 MODS 的主要诊断依据:①创伤、感染、大手术、休克、延迟复苏等诱发 MODS 的病史;②存在全身炎性反应综合征、代偿性抗炎反应综合征的临床表现;③存在两个系统或器官功能障碍。早期准确地判断 SIRS 和器官功能障碍是 MODS 诊断的关键,近年来对于急性呼吸衰竭和急性肾衰竭有了更深的认识,在 2011 年柏林欧洲危重病学会年会上,提出了 ARDS 新定义,称 ARDS 柏林定义。在 2012 年,改善全球肾脏病预后组织(KDIGO)又推出了急性肾损伤诊疗指南(KDIGO 指南),将在下面分器官诊断中详细讨论。

表 11-2　国内多器官功能衰竭诊断标准

器官/系统	诊断标准
循环系统	收缩压<90mmHg,并持续 1h 以上,或循环需要药物支持方能维持稳定
呼吸系统	急性起病,$PaO_2/FiO_2 \leq 200$mmHg(已用或未用 PEEP),X 线胸片见双肺浸润,PCWP≤18mmHg,或无左房压升高的证据
肾脏	血清肌酐浓度>177μmol/L(2mg/dl)伴有少尿或多尿,或需要血液透析
肝脏	血清总胆红素>34.2μmol/L(2mg/dl),血清转氨酶在正常值上限的 2 倍以上,或有肝性脑病
胃肠道	上消化道出血,24h 出血量>400ml,或不能耐受食物,或消化道坏死或穿孔
血液系统	血小板计数<50×10^9/L 或减少 25%,或出现 DIC
代谢	不能为机体提供所需能量,糖耐量降低,需用胰岛素;或出现骨骼肌萎缩、无力
中枢神经系统	GCS 评分<7 分

二、MODS 的分器官诊断标准

（一）ARDS 的柏林诊断标准

关于 ARDS 的定义及诊断标准，在 1992 年的欧美联席会议（American-European Consensus Conference，AECC）上正式命名为急性呼吸窘迫综合征，并明确了诊断标准，且首次提出了急性肺损伤（acute lung injury，ALI）的概念。此后，这一概念沿用了数十年。直到 2011 年欧洲危重病学会在柏林召开的会议，在 ARDS 流行病学、病理生理学和临床研究基础上，提出了 ARDS 新定义，称 ARDS 柏林定义（表 11-3）。

表 11-3　2011 年 ARDS 的柏林定义

	轻度	中度	重度
发病时间	已知临床损伤后发生 1 周内		
低氧血症	PEEP/CPAP≥5 时 PaO_2/FiO_2：201～300	PEEP≥5 时 $PaO_2/FiO_2 \leq 200$	PEEP≥10 时 $PaO_2/FiO_2 \leq 100$
肺水肿原因	呼吸衰竭不能完全用心力衰竭或液体超负荷解释		
影像学异常	双侧致密影*	双侧致密影*	至少 3 个象限致密影*
其他生理紊乱	N/A	N/A	VEcorr★>10L/min 或 静态顺应性<40ml/cmH_2O

*致密影不能用胸腔积液，新生物包块、肺叶/肺塌陷充分稀释，需训练有素的放射医师

★VEcorr：校正分钟通气量＝VE×PaO_2/40

（二）急性肾损伤的诊断标准

在临床上常称为的急性肾衰竭（acute renal failure，ARF）是指在短时间（数日或数周）内肾小球滤过率（GFR）迅速下降，且伴有血内尿素和肌酐的蓄积。1951 年，Homer W Smith 首次提出了 ARF 的概念，此后五十余年 ARF 的概念得到广泛认可。但随着人们对于疾病认识的深入，ARF 这一命名的不足也凸显出来。近年来的研究表明，住院患者轻微的血肌酐改变就已经与严重不良预后相关。在致病因子作用下，有些患者虽已经发生不同程度的急性肾功能异常，但还未进入衰竭阶段，衰竭（failure）一词不如损伤（injury）更能体现早期的病理生理变化。2004 年，美国急性透析质量指导组（The Acute Dialysis Quality Initiative Work Group，AQDI）提出新的定义、分类系统和 RIFLE 分类标准，并将急性肾衰竭改为急性肾损伤（acute kidney injury，AKI）。2005 年，急性肾损伤网（Acute Kidney Injury Net，AKIN）正式建立，并将 RIFLE 标准修正为 AKIN 标准，并已被公认为诊断标准（表 11-4）。在 2012 年，改善全球肾脏病预后组织（KDIGO）又推出了急性肾损伤诊疗指南（KDIGO 指南），其中将 AKI 的定义为符合以下任一项者：48 小时以内血肌酐增加≥0.3mg/dl（≥26.5μmol/L）；或血肌酐增加达到基线值的 1.5 倍，已知或推测在之前的 7 天内发生；或尿量<0.5ml/（kg·h），持续超过 6 小时。

表 11-4　急性肾损伤的 RIFLE 和 AKIN 诊断标准

诊断标准	血肌酐	尿量
①RIFLE 标准		
危险（risk）	增加值≥基础值的 1.5 倍或 GFRF 下降≥25%	少于 0.5ml/（kg·h），至少 6h
损伤（injury）	增加值≥基础值的 2 倍或 GFRF 下降≥50%	少于 0.5ml/（kg·h），至少 12h
衰竭（failure）	增加值≥绝对值的 3 倍或 GFRF 下降≥75%，或血肌酐绝对值≥354μmol/L 且急性升高至少 44μmol/L	少于 0.3ml/（kg·h）至少 24h 或无尿至少 12h
丧失（loss）	肾衰竭持续 4 周以上	
终末（end）	肾衰竭持续 3 个月以上	
②AKIN 标准		
1 期	增加的绝对值≥26.4μmol/L，或增加值≥基础值的 1.5～1.9 倍	同上
2 期	增加值≥基础值的 2～2.9 倍	同上
3 期	增加值≥基础值的 3～3.9 倍或血肌酐绝对值≥354μmol/L 且急性升高至少 44μmol/L，或需要肾脏替代治疗	同上

三、MODS 的临床表现

MODS 患者临床表现差异很大，一般情况下，MODS 病程可分为 4 期，每个时期都有其相应的临床特征（表 11-5）。对 MODS 的分期是相对的；即使在同一发展阶段，各器官功能障碍的程度也非一致。例如在病程上，呼吸系统可以在短时间内很快达到衰竭程度（约 1.8±4.7 天），而肝功能衰竭的发展需要较长的时间（约 4.7±5.5 天）。

表 11-5 MODS 的临床分期和临床表现

项目	1 期	2 期	3 期	4 期
一般情况	正常或轻度烦躁	急性病态，烦躁	一般情况差	濒死
循环系统	需补充容量	容量依赖性高动力学	休克，心排血量↓，水肿	依赖血管活性药物维持血压，水肿，SvO_2↑
呼吸系统	轻度呼碱	呼吸急促，呼碱，低氧血症	ARDS，严重低氧血症	呼酸，气压伤，低氧血症
肾脏	少尿，利尿药效果差	肌酐清除率↓，轻度氮质血症	氮质血症，有血液透析指征	少尿，透析时血压不稳定
胃肠道	胃肠道胀气	不能耐受食物	应激性溃疡、肠梗阻	腹泻、缺血性肠炎
肝脏	正常或轻度胆汁淤积	高胆红素血症，PT 延长	临床黄疸	转氨酶↑，重度黄疸
代谢	高血糖，胰岛素需求↑	高分解代谢	代酸，高血糖	骨骼肌萎缩，乳酸酸中毒
中枢神经系统	意识模糊	嗜睡	昏迷	昏迷
血液系统	正常或轻度异常	血小板↓，白细胞增加或减少	凝血功能异常	不能纠正的凝血功能障碍

四、MODS 的临床监测与评估

（一）MODS 的严重程度评分系统

MODS 的临床病情评估较困难，计分法是目前定量、动态评价 MODS 病理生理动态变化的较理想的手段。其中以 Marshall 评分和 SOFA 评分最为常用。

1. Marshall 评分 1995 年加拿大学者 Marshall 和 Sibbald 等提出了 MODS 诊断评估的评分标准（表 11-6），该评分标准得到的 MODS 分数与病死率呈显著的正相关性，对于临床 MODS 的预后判断具有一定的指导作用。

表 11-6 MODS 严重程度的评分系统（Marshall，1995）

器官/系统	严重程度评分				
	0	1	2	3	4
呼吸（PaO_2/FiO_2）	>300	226～300	151～225	76～150	≤75
肾脏血肌酐（μmol/L）	≤100	101～200	201～350	351～500	>500
肝脏胆红素（μmol/L）	≤20	21～60	61～120	121～240	>240
心血管（PAR）*	≤10.0	10.1～15	15.1～20.0	20.1～30.0	>30
血液血小板计数（$\times10^9$/L）	>120	80～120	51～80	21～50	≤20
神经系统（Glasgow 计分）**	15	13～14	10～12	7～9	≤6

* PAR：压力校正心率=心率×右房压（或 CVP）/平均动脉压，以消除因应用变力药物产生的影响

** Glasgow 计分：如使用镇静剂或肌松剂，除非存在内在的神经障碍证据，否则应作正常计分

2. SOFA评分 1996年Vincent等提出了全身性感染相关性器官功能衰竭评分(SOFA),不但体现了器官和系统功能衰竭的病理生理过程和程度评价,也是对疾病(感染)特异性的MODS进行评估(表11-7)。

表11-7 全身性感染相关性器官功能衰竭评分标准(SOFA)

分值	1	2	3	4
呼吸系统 PaO_2/FiO_2	<400	<300	<200(机械通气)	<100(机械通气)
凝血系统血小板计数($\times10^9$/L)	<150	<100	<50	<20
肝脏胆红素(mg/dl)	1.2~1.9	2.0~5.9	6.0~11.9	>12.0
循环系统低血压	MAP<70mmg	Dopa≤5或Doba(不论剂量)	Dopa>5或Epi≤0.1或NE≤0.1	Dopa>15或Epi>0.1或NE>0.1
中枢神经系统GCS评分	13~14	10~12	6~9	<6
肾脏肌酐(mg/dl)或尿量(ml/d)	1.2~1.9	2.0~3.4	3.0~4.9或<500	>5.0或<200

Dopa:多巴胺 Doba:多巴酚丁胺 EP:肾上腺素 NE:去甲肾上腺素 血管活性药的剂量单位均为μg/(kg·min)

(二)MODS的临床监测要点

MODS患者的病情危重,可以在瞬间有显著的变化。现代的监测技术除了可以证实急性生理改变,还可以指导治疗,如监测全身和局部的组织灌注可用于指导循环休克的血流动力学复苏及预防MODS进展。因此对MODS患者应予以严密的观察与监测,目前常用的监测方式主要有以下几方面。

1. 基础监测 包括体温、脉搏、血压、血氧饱和度等。

2. 呼吸监测

(1)临床症状的观察:包括体位、呼吸肌的协调运动、呼吸频率、胸廓运动幅度、发绀等。

(2)呼吸功能及呼吸力学的监测:包括潮气量、分钟通气量、气道压力、最大吸气压力、肺顺应性等。

(3)床旁X线胸片检查,可每24~48小时复查一次。

(4)动脉血气分析,可依据病情的进展情况,每日可定时或多次复查。

(5)其他监测,如计算肺泡-动脉氧分压差有助于判断肺泡的弥散功能。必要时,还可进一步计算肺内的分流率(Qs/Q_T)。

3. 血流动力学监测 连续监测动脉压、中心静脉压。放置漂浮导管可了解右房压、肺动脉压和肺毛细血管楔压等,同时测定心排血量和混合静脉血的氧饱和度(S_VO_2),以了解氧输送(DO_2)与氧耗(VO_2)的失衡趋势。近年来Rivers等人研究证实在严重感染和感染性休克患者通过中心静脉导管监测上腔中心静脉血氧饱和度($ScvO_2$)可以用来替代混合静脉血氧饱和度(SvO_2),他们发现早期目标指导血流动力学复苏获得$ScvO_2$>70%,可以减少28天死亡率32%。脉搏指数连续心排血量(PiCCO)监测技术可快速获得每搏变异率(SVV)、心指数(CI)、周围血管阻力指数(SVRI)、胸内血容量指数(ITBVI)及血管外肺水容量指数(EVLWI)等功能性血流动力学参数,有助于重症患者的临床评价和治疗决策。床旁心脏超声技术可无创测定心功能参数,临床评价重症患者特别是脓毒症患者的心脏功能。

4. 区域灌注指标的监测 虽然MODS时心排血量是增加的,但是由于区域血流自动调节的差异导致其分布是不均匀。因此,尽管全身灌注指标良好,某些器官可能仍存在低灌注。在这方面,因为自身调节能力有限,内脏组织循环非常容易存在组织灌注不足。因此监测区域灌注指标可早期发现低灌注存在。例如胃黏膜张力测量可提供反映胃灌注的参数(例如:胃黏膜内phi和pCO_2);近红外光谱分析技术(NIRS),采用传感器应用于皮肤(通常在手掌、足底),红外线光穿透皮下组织,在传输过程中能够测量组织氧饱和度(StO_2)。正交极化频谱成像技术(OPSI),可以通过监控舌下区域毛细血管血流影像监测微循环。

5. 心电图监测 缺氧、低血压或电解质紊乱的情况下易发生心律失常,因此很有必要连续监测心电图。

6. 内环境监测 包括pH值、剩余碱、动脉血乳酸、电解质以及血浆渗透压等。

7. 肾功能检查

(1)尿量、尿比重及尿渗透压:不仅反映肾功能情况，且能为调节水、电解质平衡提供参考。

（2）血钾和血、尿肌酐和尿素氮测定。

8. 肝功能检查　除了胆红素外，还有肝脏酶谱如 sGOT、LDH、sGPT 等，以反映肝实质受损的程度。

9. 血功能检查　感染的患者血小板计数降低，甚至<10×10^9/L，故临床上应予注意。其他包括凝血酶时间，部分凝血酶时间、纤维蛋白原等。

10. 胃肠道功能监测　包括观察有无腹胀、腹泻、腹痛及肠鸣音变化情况，胃液颜色及隐血试验；胃黏膜 pH 值（pHi）可敏感地反映胃肠道微循环的情况。

11. Glasgow 昏迷量表　该表是临床上实用的监测患者意识的简单方法，其最高 15 分，最低 3 分，分数愈高意识状态愈好。脑电图和脑干听觉诱发电位监测亦用于患者中枢神经系统功能的监测。

12. 血清降钙素原（PCT）　是反映感染的敏感指标，且与感染的严重程度呈正相关。血清 C-反应蛋白的变化可反映机体应激水平的高低，可在一定程度上反映 MODS 的严重程度。

13. 其他监测指标　通过一系列腹内压（IAP）升高与随后可能出现的腹腔间隙综合征（ACS）的关系观察，推荐在危险患者中监测腹内压，包括经历腹腔内损伤后损伤控制外科手术的创伤患者、破裂腹主动脉瘤、腹膜后出血，腹壁烧伤和重症胰腺炎、大量腹水及肝移植。这些患者中常见的因素包括大量液体复苏，肠道水肿，被迫关闭的腹部。另外，危重疾病自主功能失调是常见的，有人建议在高危患者中监测自主功能可以早期诊断 MODS。最近的研究表明心率变异消失是进展到 MODS 风险增加和不良预后的标记。最常见的床旁监测自主神经功能的方法是 24 小时动态心电图记录，心率变异性可用商业软件程序计算。

第四节　MODS 的防治原则

一、MODS 的预防

MODS 不仅治疗复杂、困难，耗费甚大，死亡率很高，而且患者一旦发生 MODS，发生的器官功能损害虽经积极治疗仍将遗留部分功能障碍，如 ARDS 患者易出现呼吸功能低下，严重影响到患者的生活质量。因此 MODS 重在预防和早期发现，早期治疗，可以说预防是 MODS 的最好治疗。防治 MODS 的关键之一是识别高危患者。最佳治疗方法应该个性化，但是整体目标是减少进展到 MODS 的风险，可通过以下几方面实施：①循环和呼吸功能障碍的最佳支持治疗；②积极预防和控制感染；③提供早期的肠内营养。2004 年，全球脓毒症治疗指南的发表提供了严重脓毒症和脓毒症休克治疗的循证医学证据，也提供了有效的 MODS 治疗手段，并且导致临床预后改善。

1. 早期而充分的复苏，重视患者全身器官功能状态尤其是循环和呼吸功能的调控

（1）对于创伤、休克患者要尽早、充分、有效地实施复苏，争取在 6 小时内达到复苏目标，最大程度地保护器官功能，特别是对原有病损器官的保护是预防 MODS 的关键，积极的液体复苏可使患者器官损害的并发症明显减少，存活率明显增加。Rivers 提出脓毒性休克患者在早期复苏最初 6 小时内的复苏目标包括：①中心静脉压（CVP）8 ~ 12mmHg；②平均动脉压（MAP）≥65mmHg；③尿量≥0.5ml/（kg·h）；④中心静脉（上腔静脉）氧饱和度（$ScvO_2$）≥70%，混合静脉氧饱和度（SvO_2）≥65%。在严重脓毒症或脓毒性休克患者前 6 小时内 CVP 达标，而 $ScvO_2$ 或 SvO_2 未达到目标的要求时，应输入浓缩红细胞（RBC）使血细胞比容（Hct）≥30% 和（或）给予多巴酚丁胺〔不超过 20μg/（kg·min）〕以达到该治疗目标。

（2）早期加强肺的管理：MODS 首发器官常常是肺脏，应注意防治肺部并发症，加强通气管理，实施肺保护性通气策略。对严重低氧血症、ARDS 和急性肺损伤等患者，给以机械性通气的目的在于保持机体内稳态平衡，充分供氧和 CO_2 排出，缓解超负荷的呼吸做功，和避免扩大肺损伤或影响肺组织的修复。传统 ALI/ARDS 通气策略是采用较大水平的潮气量（10 ~ 15ml/kg）促进萎陷的肺泡复张，维持正常的动脉血气，以最小的 PEEP 达到足够的动脉氧合。近年的研究显示，传统的通气策略存在片面性，对机体有害，易导致肺泡过度膨胀，引起呼吸机相关性肺损伤（VALI），包括气压伤（barotrauma）、容积伤（volume trauma）和萎陷伤等。而 VALI 可进一步导致 MODS 的发生。肺保护性机械通气策略包括：小潮气量使平台压≤30cmH_2O，避免 VILI，PEEP 通过氧合指数指导设置在中等水平，维持 SaO_2 在 90%，允许性高碳酸血症等。

（3）尽早发现 SIRS 的临床征象，明确诱发病因，及时采取治疗措施，防止炎性反应的扩大。

2. 预防和控制感染

（1）对创伤和感染患者，应及时、彻底清除无

血流灌注和已坏死的组织,充分引流,给予有效的抗生素预防和控制感染扩散。

(2) 严格无菌操作,控制侵入性操作,减少感染危险。

(3) 选择性肠道去污染:使用对大部分潜在致病菌(主要指兼性或需氧的革兰阴性菌)敏感、对专性厌氧菌不敏感和口服不易吸收的抗生素。其目的是通过抑制肠道中的革兰阴性需氧致病菌和真菌,预防肠源性感染。

3. 胃肠道管理与营养支持

(1) 早期肠内营养:早期肠内营养可保护肠道屏障功能,减少细菌移位的发生,同时提供营养支持,满足机体高代谢的需要。

(2) 使用抗生素应注意对肠道厌氧菌的保护,避免破坏肠道厌氧菌构筑的抑制肠道需氧致病菌易位的生物学屏障。微生态制剂有益于恢复肠道微生态平衡。

(3) 防治应激性溃疡:使用制酸剂、质子泵抑制剂或 H_2 受体阻滞剂,不宜使胃内过度碱化,胃液 pH 控制在 4~5 之间为宜。

(4) 添加药理营养素如谷氨酰胺,具有免疫调理作用,有助于维持细胞正常功能,支持肠黏膜屏障结构与功能。

4. 改善全身情况,维持内环境稳定 如尽可能地维持机体水、电解质和酸碱平衡、营养状态处于正常状态,消除患者的紧张、焦虑或抑郁情绪等。

5. 加强系统或器官功能监测 其目的是早期发现和治疗患者器官功能紊乱及指导 MODS 的治疗。

二、治疗

由于对 SIRS 和 MODS 发病机制尚未完全阐明,因此其治疗策略仍然以支持治疗为主,支持治疗主要是纠正器官功能障碍已经造成的生理紊乱,防止器官功能进一步损害。

1. 控制原发病 针对原发病的治疗实质上也就是 MODS 治疗的开始。及时有效地处理原发病,减少或阻断有害的介质或毒素释放,防治休克和缺血再灌注损伤。如创伤患者应积极清创,并预防感染;严重感染的患者,必须清除身体各部位的感染灶、坏死组织、烧伤焦痂等,并应用有效的抗生素;胃肠道胀气的患者,要及时胃肠减压和恢复胃肠道功能;休克患者应快速和充分复苏,显性失代偿性休克和隐性代偿性休克均应该及早纠正,这对于维持胃肠道黏膜屏障功能具有重要意义。

2. 加强功能障碍器官的支持治疗 器官功能支持尤其是循环系统和呼吸系统功能的支持是治疗 MODS 最基本的方法。氧代谢障碍是 MODS 的重要特征之一,支持疗法中最重要的应该是维持循环和呼吸功能的稳定,改善氧利用障碍,纠正组织缺氧。目前支持组织氧利用的手段有限,治疗重点在增加氧输送和降低氧耗。氧输送(DO_2)反映循环、呼吸支持的总效果,主要与血红蛋白(Hb)、氧饱和度(SaO_2)和心排血量(CO)相关,$DO_2=1.38\times Hb\times SaO_2\times CO$,MODS 时最好维持 $DO_2>550ml/(min\cdot m^2)$。提高氧输送的方法有:①通过氧疗的支持或机械通气(高频低潮气量通气,必要时采用 PEEP)以维持 $SaO_2>90\%$,增加动脉血氧合;②维持有效的心排血量[$CI>2.5L/(min\cdot m^2)$]:适当地补充循环血容量,必要时应用正性肌力药物支持心血管功能;③增加血液携氧能力,维持适当的血红蛋白浓度是改善机体氧供的重要措施。一般认为,将血细胞比容维持在 30% 左右。降低氧耗的常用措施:①对于发热患者,及时使用物理方法和解热镇痛药等手段降温;②给予合并疼痛和烦躁不安的患者有效的镇静和镇痛;③对于惊厥患者,需及时控制惊厥;④呼吸困难患者,可采用呼吸支持的方法,减少呼吸做功。

3. 合理应用抗生素,预防和控制感染 尤其是肺部感染、院内感染及肠源性感染。脓毒症休克和严重脓毒症的最初 1 小时内,应该尽早输注抗生素;在使用抗生素前应该进行病原菌培养,但不能因此而延误抗生素的给药;初始的经验性抗生素治疗应该包括一种或多种药物,且对所有可能的病原体[细菌和(或)真菌]有效,而且能够在可能的感染部位达到足够的血药浓度。抗生素治疗应该每日进行再评估,以确保获得最佳的疗效,同时应防止耐药的发生、减少毒性并降低治疗费用。对已经或可能由假单孢菌感染引起的严重脓毒症患者应该联合使用抗生素;对伴有中心粒细胞减少的严重脓毒症的患者应该经验性地联合使用抗生素。严重脓毒症患者经验性使用抗生素的时间不宜超过 3~5 天,一旦获得药敏试验的结果,应该尽快降级治疗,改用最有效的单药治疗。抗生素治疗的疗程一般为 3~7 天。对于临床反应较慢、感染灶无法引流或免疫缺陷(包括中性粒细胞减少症)的患者可能需要延长疗程。如果证实目前的临床症状是由非感染因素引起,应该立即停止使用抗生素,以尽可能减少产生感染耐药病原体或发生药物相关副作用的可能性。

4. 急性肺损伤和ARDS的机械通气治疗 机械通气损伤可引起远隔器官功能不全，出现MODS。对这一现象的认识，导致减轻气道高压副作用的机械通气“肺保护策略”提出。ARDSnet的研究比较了应用了肺保护通气策略（潮气量6ml/kg，平台压≤30cmH$_2$O）与传统通气策略（潮气量12ml/kg，平台压≤50cmH$_2$O），发现应用肺保护性通气策略可使整体死亡率下降9%。在最近一项欧洲关于脓毒症ARDS患者的研究中发现应用潮气量大于ARDSnet所用是死亡独立危险因子。俯卧位通气在ARDS机械通气患者应用已被证实可以通过改善通气血流比改善氧供。然而，俯卧位通气与发病率和死亡率有无益处尚未被证实。

5. 代谢支持和调理 MODS患者处于高度应激状态，呈现高代谢、高分解为特征的代谢紊乱。需要按照高代谢的特点补充营养，并且对导致高代谢的各个环节进行干预。代谢支持和调理的要求如下：

（1）恰当的能量供给：随着对应激后代谢改变认识的深入，重症患者早期能量供给原则由“较高能量供给”的观念转变为“允许型低热卡”，以免造成过度喂养及加重对机体代谢及器官功能的不良影响。早期供给每天20～25kcal/kg的能量，是多数重症患者能够接受的营养供给目标。注意氮和非蛋白氮能量的比例，使热：氮比值保持在100：1左右，提高支链氨基酸的比例。蛋白质：脂肪：糖的能量供给比例一般要达到3：4：3，使用中、长链脂肪酸以提高脂肪的利用，并且尽可能地通过胃肠道摄入营养。

（2）早期实施肠内营养：早期肠内营养（例如住院24～48小时之内开始肠内营养）对有MODS风险的患者可能获益。潜在的获益机制包括通过激活肠道相关淋巴组织（gut-associated lymphoid tissue，GALT）保存黏膜免疫，维持抗氧化及减少饥饿相关的肠道细菌和上皮相互作用的炎症反应。一项休克患者早期肠内营养研究提示24小时后开始肠内营养患者较早期开始肠内营养的患者有更严重的肠道通透性改变和MODS发生率。最近回顾分析了一大批机械通气ICU患者，显示早期喂养（机械通气开始48小时内）降低ICU和医院死亡率。欧洲肠外与肠内营养（ESPEN）指南支持在血流动力学稳定和有胃肠道功能的危重病患者中使用早期肠内营养（<24小时，C级证据）。

（3）免疫营养调理：在20世纪70年代末，发现在外科患者补充精氨酸可预防淋巴细胞凋亡和改善伤口愈合。在80年代，免疫调理肠内营养应用于临床。这些营养包含不同的混合物，如精氨酸，omega-3脂肪酸、核苷酸、抗氧化剂、环氧酶抑制剂、谷氨酰胺和生长激素等。在过去25年，大量的随机对照临床试验对创伤、外科术后、危重疾病的免疫调理效果进行了调查，尽管在术后和外伤患者有降低感染和住院时间的积极结果，但一项关于在脓毒症重症患者应用免疫营养（包含精氨酸、谷氨酰胺，核苷酸和omega-3脂肪酸）的荟萃分析提示其可能是有害的。尽管确切的原因还不清楚，但可能与脓毒症精氨酸补充的不利影响相关。加拿大临床治疗指南提出关注精氨酸潜在毒性，精氨酸肠内营养产品不适用于成人机械通气危重患者。ESPEN指南推荐在外科和创伤患者使用精氨酸免疫营养产品，而不建议在严重脓毒症患者饮食中使用。Omega-3脂肪源自鱼油（如二十碳五烯酸和二十二碳六烯酸），某些omega-6脂肪酸来源于琉璃苣油（γ-亚麻酸），均已经被证明对急性肺损伤和ARDS患者是有益的。这个机制包含调节前炎症介质和细胞因子的产生，通过刺激谷胱甘肽产生减少氧化损伤以及增加抗炎症介质的产生（如resolvins）。同样被证实的还有omega-3脂肪酸具有肠道抗炎作用，能减少炎症介质从肠道移位到肠系膜淋巴液。Pontes-Arruda和他的同事们最近完成了一项关于165例脓毒症、严重脓毒症和脓毒性休克ARDS患者机械通气的前瞻性、随机对照试验，提示包含免疫二十碳五烯酸、γ-亚麻酸、抗氧化剂的免疫配方补充能减少28天死亡率，绝对值减少19.4%，相比等热量、等氮量的对照组患者，免疫配方患者有更好的氧合及短的机械通气时间和短的ICU停留时间。包含此项研究以及2个以前类似研究（411例患者）的荟萃分析结果发现28天死亡率减少49%。加拿大及ESPEN指南均支持使用丰富omega-3脂肪酸和抗氧化剂配方治疗ARDS患者。谷氨酰胺补充剂被证实对器官功能障碍是有益的。两个单中心研究证实在接受全静脉营养患者中补充静脉谷氨酰胺20～25g/d时有生存益处。ESPEN指南支持对烧伤和创伤患者补充谷氨酰胺。在危重外科患者中，抗氧化剂硒血浆水平降低已经被证实，这在器官功能衰竭患者中尤为明显。最近在严重全身炎症反应综合征、脓毒症及脓毒性休克患者中进行的一项随机试验中显示，静脉补充高剂量硒可减少患者死亡率。

（4）血糖控制：一般认为，维持重症患者血糖在80～110mg/dl可降低危重症患者的病死率。2008年SSC指南对于血糖控制目标的相对宽松，建议维持血糖≤150mg/dl。

6. 激素治疗 危重症患者常因应激状态下血清皮质醇水平不足被描述为“相对肾上腺皮质功能不全(RAI)”。RAI的病理生理机制尚不清楚,现有证据表明是由于细胞因子介导的促肾上腺皮质激素释放激素,肾上腺皮质激素、糖皮质激素的合成和释放减少,导致肾上腺轴抑制。脓毒性休克患者,尤其是对液体治疗和血管活性药物反应不好的患者应该考虑氢化可的松治疗(200mg/d,≥7天)。严重早期ARDS的患者推荐应用中等剂量的甲泼尼龙〔1mg/(kg·d),≥14天〕。

7. 免疫调理治疗 曾经使人们对改善脓毒症和MODS的预后寄予很大希望。Bone提出了著名的代偿性抗炎性反应综合征(CARS)假说,指出脓毒症和MODS的发生和发展是机体促炎与抗炎机制失衡所致,在两者交替制衡后,抗炎机制往往占优势,并导致免疫抑制。Bone的假说为研究脓毒症与免疫功能紊乱奠定了基础,但临床免疫治疗脓毒症和MODS的可行性还处于初级研究阶段。

8. 血液净化治疗 血液净化(blood purification)技术指各种连续或间断清除体内过多水分、溶质方法的总称,该技术是在肾脏替代治疗技术的基础上逐步发展而来。血液净化方法有肾脏替代治疗、血液灌流、免疫吸附、内毒素吸附和血浆置换等。目前应用最多的是连续肾脏替代疗法(continuous renal replacement therapy,CRRT)。20世纪70年代末,CRRT主要用于治疗重症急性肾衰竭患者。随着技术不断发展,近30年,CRRT已用于严重创伤、重症急性胰腺炎、脓毒症、中毒和MODS等危重症的救治。持续血液滤过能比较精确调控液体平衡,保持血流动力学稳定,对心血管功能影响小,机体内环境稳定,便于积极的营养和支持治疗;直接清除致病炎性介质及肺间质水肿,有利于通气功能的改善和肺部感染的控制,改善微循环和实体细胞摄氧能力,提高组织氧的利用。

9. 低温治疗 浅低温具有减轻炎性反应,减轻缺血后内皮细胞损害,减少活性氧生成,保护组织抗氧化能力等作用。浅低温能通过抑制过度炎性反应多个环节而产生有益效应。

10. 中医药治疗 运用中医的清热解毒、活血化瘀、扶正养阴等理论,采用大黄、当归、黄芪等中药组方,治疗MODS具有一定的临床效果。如中药大承气汤具有降低肠道毛细血管通透性,减少炎症渗出;保护肠黏膜的屏障作用,阻止肠道细菌及毒素移位;促进肠道运动,解除梗阻,加速肠道细菌及毒素排出体外等作用,可用来防治SIRS向MODS转化。中医药干预治疗尚需大量实验及临床观察。

11. 整体观念 针对MODS的治疗策略不仅仅是给予受损器官充分的支持和修复,更重要的是帮助机体重建已经紊乱的联系网络,恢复其正常的平衡。在针对原发病或损害治疗的同时还应积极对机体的神经内分泌、免疫、凝血、代谢等各方面进行适当的调节,促进整体内环境的正常。

第五节 问题与展望

经过多年的探索,我们对于SIRS以及MODS的发生发展机制有了更深层次的了解。针对这些机制,学者们研究了大量的针对MODS的防治方案:包括特异性制剂如内毒素单克隆抗体、TNF抗体等的使用,血液净化治疗的开展,抗氧化剂的应用;针对休克及微循环监测使用的各项措施,诸如胃黏膜pH值、乳酸清除率、中心静脉氧饱和度监测以及正交偏振光谱成像技术和侧流暗视野显微镜技术等。针对脓毒症、ARDS等治疗方案,我们制定了众多的指南,诸如:拯救脓毒症指南、早期目标导向治疗(EGDT)、ARDS治疗六步法等。遗憾的是,对于MODS的机制以及相应的治疗方法,我们仍然没有取得实质上的成功。

我们不断地在努力尝试和探索其机制和有效的治疗方法。以全身灌注为复苏目标终点的休克患者可能持续存在微循环血流异常,导致MODS。最近的研究证实继发于脓毒症的微循环血流紊乱可能被某种血管活性药物如硝酸甘油或选择性诱导型氧化亚氮合酶抑制剂所改善。以微循环为直接目标的治疗理念被提出,但还未在临床实施。同样,由于继发于线粒体功能障碍受损的氧化新陈代谢在MODS的病理生理机制中占有重要地位,所以理论上采用某种技术绕过缺陷的呼吸链组成可能成为新的治疗探索。在动物实验中,用药物阻断多聚ADP核糖聚合酶(poly ADP-ribose polymerase,PARP),通过减少线粒体氧化损伤来提高生物能已被证实,而这对患者可能也是有益的。电刺激迷走神经已经被证实可作为一种通过刺激类胆碱能抗炎症系统抑制炎症反应的手段,这项技术可能对抑制SIRS或MODS患者炎性反应有益处。同样,基因调控治疗也尚处于探索阶段,通过患者基因型来预测对特殊药物的代谢和药动学反应,从而获得契机;采用基因芯片技术来揭示危重病一定阶段的基因表达形式;依据来自结构染色体组分和生物信息形成的新原理，来合理设计药物以激发特殊的信号通路。基因治疗似乎可以预测 MODS 患者的预后，并通过基因调控达到降低死亡率的目的。未来，我们通过更全面的基因组方面的研究，从而更好地理解 MODS 的发生机制；还可以根据患者的基因型，对患者发生 MODS 的风险进行分层，对高危患者进行更早期的干预、更个体化的治疗，以提高 MODS 患者的生存率。

综上所述，科技进步使危重患者衰竭器官功能的支持更加容易，然而，也越来越清楚地认识到，支持疗法也有不利的影响，甚至会导致器官功能衰竭。用 John Marshall 的话来讲："危重疾病可以被定义为从多发创伤或出血性休克等威胁生命的重复的急性打击开始，然后在随后的一系列包括大量液体复苏、机械通气、血管活性药物治疗、院内感染以及广谱抗生素应用导致的生态紊乱中进展的过程。在过去的十几年里，MODS 发生率的减少反应了支持治疗的进步。但是，要强调的是支持治疗缺乏对最初病理生理机制的直接干预，并非是改善预后的一种有意义的方式，而这代表了我们未来的治疗目标。

（郭曲练　张丽娜）

参 考 文 献

1. Tilney NL, Bailey GL, Morgan AP, et al. Sequential system failure after rupture of abdominal aortic aneurysms: an unsolved in postoperative care. Ann Surg, 1973, 178: 117
2. Carrico CJ, Meakins JL, Marshall JC, et al. Multipleorgan-failure syndrome. Arch Surg, 1986, 121: 196
3. Fry DE, Pearlstein L, Fulton RL, et al. Multiple system organ failure. Surg Clin North Am, 1988, 68: 107
4. Ulvik A, Kvale R, Wentzel-Larsen T, et al. Multiple organ failure after trauma affects even long-term survival and functional status. Crit Care, 2007, 11: R95
5. Barie PS, Hydo LJ. Epidemiology of multiple organ dysfunction syndrome in critical surgical illness. Surg Infect, 2000, 1: 173-186
6. Janet V Diaz, Roy Brower, Michael A Matthay. Therapeutic strategies for severe acute lung injury. Crit Care Med, 2010, 38(8): 1644-1650
7. Van den Berghe G, Wouters P, Weekers F, et al. Intensive insulin therapy in critically ill patients. N Engl J Med, 2001, 345: 1359-1367
8. Dellinger RP, Levy M, Carlet J, et al. Surviving sepsis campaign: international guidelines for management of severe sepsis and septic shock: 2008. Intensive Care Med, 2008, 34: 17-60
9. Wiener RS, Wiener DC, Larson RJ. Benefits and risks of tight glucose control in critically ill adults: a meta-analysis. JAMA, 2008, 300: 933-944
10. Marshall gc, Cook Dg, Christou NV, et al. Multiple organ dysfunction score: A reliable descriptor of complex clinical outcome. Cirt Care Med, 1995, 23: 1638
11. Kellum J A. Acute kidney injury. Crit Care Med, 2008, 36(Suppl4): S141-S145
12. Rimmele T, Assadi A, Cattenoz M, et al. High-volume haemofiltration with a new haemofiltration membrane having enhanced adsorption properties in septic pigs. Nephorlogy Dialysis Transplantation, 2009, 24 (2): 421-427
13. Meade MO, Cook DJ. Ventilation strategy using low tidal volumes, recruitment maneuvers, and high positive end-expiratory pressure for acute lung injury and acute respiratory distress syndrome: A randomized controlled trial. JAMA, 2008, 299: 637-645

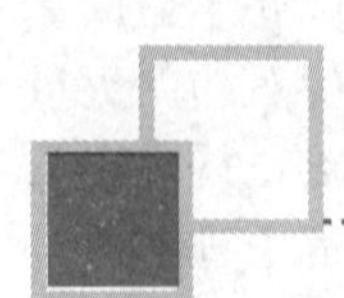

第十二章　心肺脑复苏

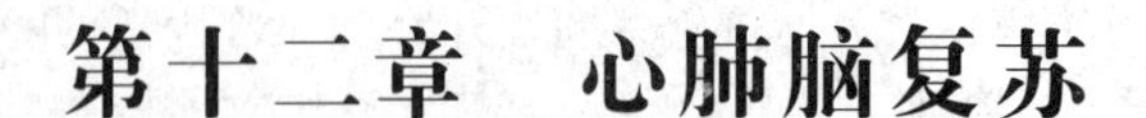

心搏骤停(sudden cardiac arrest,SCA)是公共卫生和临床医学领域中最危急的情况之一,表现为在未有预见情况下心脏机械活动突然停止,患者对刺激无反应,无脉搏,无自主呼吸或濒死叹息样呼吸,如不能得到及时有效的救治常致患者即刻死亡,即心脏性猝死(sudden cardiac death,SCD)。而因疾病发展至终末期出现的心力衰竭、心跳停止不属于此范畴。现代医学认为,因急性原因所致的心搏骤停在一定条件下是可以逆转的。使心跳、呼吸恢复的抢救措施称为心肺复苏(cardiopulmonary resuscitation,CPR)。CPR 是一系列旨在提高 SCA 后生存机会和质量的救治措施及方法,主要包括基础生命支持(basic life support,BLS)、高级生命支持(advanced life support,ALS)和复苏后治疗(post cardiac arrest care,PCAC)。40 多年来,人们逐渐意识到,复苏时除了要恢复心肺功能外,更要着眼于脑功能的恢复,因为只有脑功能的最终恢复才能称为完全复苏,故将逆转心搏骤停的全过程称为心肺脑复苏(cardiopulmonary cerebral resuscitation,CPCR)。逆转心肺功能只是 CPR 的初级目标,最终目标是尽量减少神经系统的损伤,提高出院生存率及自主生活的质量。但是,在 CPCR 全过程中,循环的恢复是前提,呼吸的恢复是必要条件,在此基础上才能有脑复苏的希望和可能。

美国疾病控制中心资料显示,院外心脏性猝死发生率为 36/10 万人至 128/10 万人。我国 SCD 的发生率为每年 41.84/10 万(0.04%),以 14 亿人口计算,我国每年 SCD 的发生 58.6 万例。随着冠心病等基础疾病发病率的上升,我国 SCD 的发病率还将有增加的势头。2003 年美国心脏病协会公布的统计资料显示,发生在院外的 SCD 患者中,95% 来不及到医院救治而死在院外,也就是说,即使在美国院外 SCD 抢救成活率仍小于 5%。我国心搏骤停患者复苏成功率较美国更低,尤其是生存率。有资料报道,我国院外心搏骤停的复苏成功率<2%,即使是院内发生,其复苏成功率也只有 12% ~ 24%。

CPR 是横跨众多不同专业和学科的一门技术,历经四十多年,已从最初一项技术发展为现在的一门学科——复苏学。循证医学的经验告诉我们,心肺复苏学不仅是研究心搏骤停使其复苏和脏器功能保护及恢复的临床经验性科学,而是涵盖了很多更为广泛的临床理论与实践。由此引发更多学科领域去深入探索以提高复苏质量,从而使心肺复苏质量向更高水平迈进。

第一节　心肺脑复苏的历史沿革

心肺复苏的历史和人类的发展史一样悠久,有明确记载者可追溯到 1800 年前的我国汉朝,名医张仲景在《金匮要略》详细记录了复苏细节;晋代名医葛洪在《肘后方》首次提到在抢救过程中用一种叫做“芦管”的人工气道,是现代口咽通气道最早的雏形。公元 651 年,唐朝名医孙思邈在《千金要方》中将“芦管”换成“竹筒”,以此加强通气用具的硬度;同时,复苏者也由一人增加至两人,以提高抢救效果(“使两人痛吹之,塞口傍无令气得出”)。在北宋时期,中国古代心肺复苏技术传入日本、朝鲜半岛以及东南亚一些国家,广为接受,影响深远。这些都体现了我国古人对急救复苏的贡献。

人工呼吸是心肺复苏中的核心技术之一。早在《圣经旧约》中就记录了以口对口人工呼吸成功抢救一名男孩的故事;1744 年 Tossach 医生通过口对口吹气法成功挽救一名窒息的矿工。1754 年英国外科医生 Benjamin Pugh 发明了第一根用于气管内插管的通气管;1815 年 James curry 首次发表经口气管插管的论文;1910 年 Kirstein 发明了喉镜,使在可视化条件下进行气管内插管成为可能。1929 年哈佛医学院的 Phillips Drinker 和 McK-hann 采用改良箱式呼吸器(“铁肺”)抢救呼吸功能障碍患者;1954 年 James Elam 等将面罩通气技术应用于复苏;1958 年 Peter Safar 临床证实口对口人工呼吸对复苏的效果。因此,口对口、经面罩和气管内插管进行人工呼吸，成为心肺复苏中重要的呼吸管理技术。

在心肺复苏中，心脏按压起到人工循环的作用。18世纪欧洲盛行的“滚木桶疗法”和“颠簸疗法”是较早的胸外按压；1874年，Moritz Schiff首次提出“心脏按压”的概念，并用于临床实践。1891年Maass首次公开临床应用胸外心脏按压；George Crile于1903年报告了首次在人体复苏时使用胸外心脏按压成功。1953年stephenson等报道1200例心搏骤停的患者实施开胸心脏按摩，约28%的患者被成功复苏。1957年我国王源昶教授首次应用胸外心脏按压术进行心脏复苏并获得成功(《中华外科杂志》,1957)。1960年，美国约翰霍普金斯大学的Kouwenhoven教授等观察到胸外心脏按压可维持生命所必需的血液循环，并发表论文阐述其原理。至此，心脏按压成为建立人工循环的主要技术。

室颤是引起心搏骤停的主要原因之一。1788年Charles Kite首次成功实施人类历史上第一例电除颤术；1899年Prevost和Battelli证实通过电除颤可终止室颤发作。1940年carl J. Wiggers教授通过动物实验证实了交流电除颤联合开胸心脏按压抢救心搏骤停很有效。1954年Kouwenhoven和Paul Zoll等研制了体外除颤器；1956年Paul Zoll证明电击除颤术可终止心律失常。电除颤术大大提升了CPR的临床效果，掀开了CPR史上崭新的一页。

人类经过几个世纪的探索，使得口对口人工呼吸、胸外心脏按压和胸外电击除颤构成了现代心肺复苏技术的三要素，建立了现代心肺复苏术。1961年，Peter Safar在总结前人经验的基础上比较系统的提出了现代心肺复苏的基本程序，即基础生命支持(basic life support, BLS)，高级生命支持(advanced life support, ALS)和后续生命支持(prolonged life support, PLS)。1985年全美复苏会议首次提出了脑复苏的临床预后问题，并阐述其重要性，从而诞生了心肺脑复苏概念。2000年第一部国际心肺复苏(CPR)和心血管急救(ECC)指南正式形成并在全球范围内发布，科学循证的评价使指南成为全世界医疗机构临床应用的支点。随着临床医学证据的不断充实和证明，指南更新也成为各相关学科领域的关注点。2005年CPR-ECC指南对技术指标作了较为重大修改，2010年再度更新，提出了一系列旨在提高生存率和改善神经系统功能的重要意见和建议。

第二节 心肺脑复苏的三阶段

尽管引起心搏骤停的原因很多，但复苏的基本策略大致相同。美国心脏病协会(AHA)在1992年提出了“尽早发现，尽早实施CPR，尽早胸外除颤，尽早开始高级生命支持”的“生存链(chain of survival)”理论。2000年国际复苏联合委员会(international liaison committee on resuscitation, ILCOR)对此进行了重要改动，强调要尽一切可能尽早进行CPR：①早期识别SCA，及时呼叫急救系统(EMS)求救；②尽快实施BLS；③及时进行胸外除颤；④保持呼吸道通畅和进行有效人工通气。并提倡现场施救人员参与实施除颤，一旦具备除颤设备(public access defibrillation, PAD)即可参考图文使用说明，将除颤步骤前移。2010年国际复苏联合会(ILCOR)和美国心脏学会(AHA)联合举办会议，对CPR指南从2005年到2010年期间有意义的实践研究做出科学的评价和总结，讨论并制定出2010年CPR指南。新指南将“生存链”由4环增加到5环(图12-1)。5环生存链包括：①立即识别SCA并启动急救系统；②尽早开始以胸外按压为主要措施的CPR；③快速除颤；④有效的高级生命支持；⑤综合的SCA后管理。第5环的重点是心搏骤停后的继续救治，强调多学科的综合评估与救治的重要性。生存链中每个环节的成功都有赖于前一环节的有效实施。表12-1列出了2000—2010年CPR-ECC指南的主要更新。

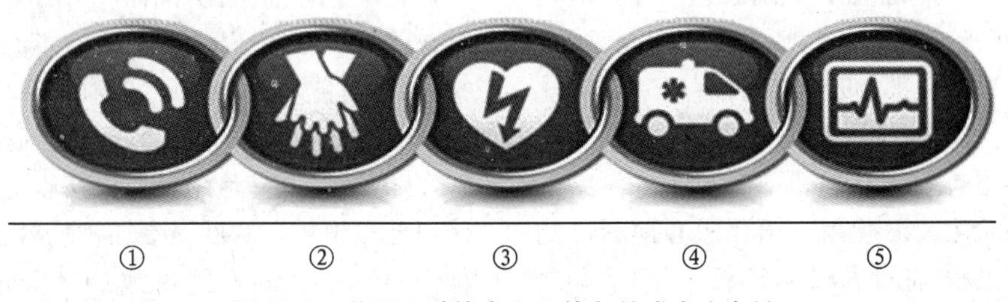

图12-1 美国心脏协会心血管急救成人生存链

表 12-1 2000—2010 年 CPR-ECC 主要内容延续与更新

CPR-ECC 指南推荐/年份	2000 年	2005 年	2010 年
成人 CPR 顺序	A-B-C	A-B-C	C-A-B
儿童 CPR 顺序	A-B-C	A-B-C	A-B-C
自然气道,按压/通气	15:2	30:2	30:2
人工气道,通气频率(bpm)	10~12	8~10	8~10
除颤间隔 CPR 持续时间(min)	1	2	2
电除颤标准	200J,300J,360J 递增除颤 传统 CPR,不愿意者可单纯 CPR	1 次除颤,双向波 200J 未培训者可做 CPR	1 次除颤,双向波 200J 强调未培训者只做 CPR
胸外按压频率(bpm)	大约 100	大约 100	至少 100
CPR 质量	未强调	按压深度 4~5cm 胸廓充分恢复 避免过度通气	按压深度至少 5cm 胸廓充分恢复 避免过度通气
除颤后是否检查心律	是	否,除颤后继续 CPR	否,除颤后继续 CPR
自主呼吸评估	通过"看,听,感受"	通过"看,听,感受"	不用"看,听,感受"
人工气道方式	球囊面罩通气 不能气管插管时用	球囊面罩通气 与插管效果相似 可用食管-气管联合导管	球囊面罩通气 与插管效果相似 可用食管-气管联合导管
血管加压素应用	3 次除颤无效后 可用 1 单位	1 次除颤无灌注心率后 可用 1 单位后	1 次除颤无灌注心率后 用 1 单位后继续 CPR
抗心律失常药	未明确	继续 CPR CPR 2min,除颤后室颤仍存在,胺碘酮 300mg	CPR 2min,除颤后室颤仍存在,胺碘酮 300mg
常规应用阿托品	推荐		
心脏骤停(SCA)纤溶治疗	未阐述	推荐用于缓慢心律 肺栓塞或疑似急性血栓所致 SCA,复苏成功后可考虑用	不推荐肺栓塞或疑似急性血栓所致 SCA,复苏成功后可考虑用
稳定性心动过速治疗	治疗流程复杂	腺苷限用于院前治疗稳定的窄 QRS 型和预防宽 QRS 型	腺苷限用于院前治疗稳定的窄 QRS 型和预防宽 QRS 型
心脏骤停(SCA)后低温治疗	未推荐	推荐院前 SCA 复苏后或院内 SCA 无意识成年人采用低温 32~34℃ 维持 12~24 小时	强调 SCA 复苏后无意识成年人尽早采用低温 32~34℃ 维持 12~24 小时

一、基础生命支持

生存链第一环就是"立即识别心搏骤停并启动急救系统"。新指南简化了心搏骤停的判断,强调发现心搏骤停者后立即启动 EMSS,对成人患者立即做胸外按压,无需过多关注呼吸问题,但儿童仍需传统 BLS 会更有效。

2010 指南最大的变化就是简化了心搏骤停的判断和 BLS 的流程,将过去成人 BLS 中 A-B-C 顺序更改为 C-A-B(胸外按压、开放气道、人工呼吸)。其重要意义是为缩短从心搏骤停到开始胸外按压的时间,降低各脏器因缺血时间过长而出现复苏失败或复苏后的功能障碍。研究认为,SCA 患者是否能有较高的存活率,关键在于有效的胸外按压和早期电除颤。新的证据表明,只有不间断有效地胸外按压,才可能使自主循环恢复(ROSC)。按压频率、深度及按压后胸廓充分回弹是保证有效人工循环建立的关键,也是生死存亡之所在。新指南鼓励未经急救知识培训的群众参加现场救治,强调只要求他们做胸外心脏按压(单纯 CPR,hands-only CPR),因为这样实施起来较容易,EMSS 调度员也可对施救者的操作进行电话指导。单纯 CPR 是指不采取人工呼吸的CPR,特别是对未经急救培训或不愿做口对口人工呼吸的施救者更有意义,提高其施救的主动性意愿。2010指南指出:经循证医学研究,院前心搏骤停现场施救者进行单纯CPR的实际预后与传统CPR没有差别,但儿童则以传统CPR更有效。

心搏骤停复苏是一个连续过程,新指南强调将胸外按压要前移,越快越好,其次是尽早胸外除颤,如附近有自动体外除颤仪(AED)时即可进行除颤,如无AED应连续胸外按压,直到急救人员到现场进行除颤和呼吸问题的处理。在ROSC后,马上转运到医疗机构进一步实施高级生命支持(ALS)及心搏骤停后的治疗。只有这样连续一环套一环、环环相扣,才能使心搏骤停患者的复苏有效,且明显提高存活率及存活质量。

BLS的基本内容包括:快速识别SCA、立即呼叫急救系统、尽快开始CPR、尽早除颤。施救者应尽早识别SCA并呼救外,快速进行胸外按压。单个施救者可先不细致识别判断呼吸情况,直接胸外按压;但如多个施救者,应同时进行各种抢救措施。具体步骤如下:

(一) 尽快识别SCA和呼叫急救系统

2010指南不再强调检查是否有大动脉搏动作为诊断心搏骤停的必要条件,也将"看、听、感"作为判断是否有呼吸存在的方法从传统的复苏指南中删除。对于非专业人员来说,如果发现有人突然神志消失或晕厥,可轻拍其肩部并大声呼叫,如无反应(无回答、无活动),没有呼吸或有不正常呼吸(如喘息性呼吸),就应该立即判断已发生心搏骤停,不需要检查是否有脉搏。非专业施救者判定脉搏非常困难,即使是医务人员检查脉搏也不要浪费太多时间,不应超过10秒,如10秒内无法感知脉搏,也应判定发生SCA。一旦判定患者发生SCA,马上呼叫120等急救系统,然后立即进行CPR或在120调度员电话指导下实施CPR。

(二) 尽早开始CPR

尽快开始以胸外心脏按压为主要措施的CPR非常重要,因为胸外按压可为重要脏器,特别是心脏和大脑提供一定量的血流灌注。成人SCA最主要原因是恶性心律失常,此时循环支持比呼吸支持更为重要。循证医学显示,院外旁观者对成人SCA及时进行胸外按压比等医务人员到场再施救,可以明显提高存活率和存活质量;对于未经培训的单个施救者来说,开放气道和口对口人工呼吸会浪费更多时间,更主要原因是口对口人工呼吸由于担心卫生及传染病问题,大大降低未经训练旁观者的自信心和积极性。因此,2010年CPR-ECC指南推荐CPR时应先进行胸外按压,再进行气道开放和人工呼吸(C-A-B)。未经培训的普通施救者可仅做胸外按压的CPR。

1. 成人胸外心脏按压(closed chest cardiac compression)技术　对于需要进行CPR的患者,首先应将患者置于平卧,后背垫硬板;头后仰、颈后伸和枕下薄枕(嗅物位)。胸外按压是指在胸骨中、下1/3处进行快速反复用力按压,通过胸泵和心泵机制而产生血流,缓解各脏器严重缺血的恶果。施救者位于患者旁侧,或跪或立;用一只手的掌跟放于患者胸骨中、下部,另一只手与其重叠,手指相互交叉不接触胸部;双肩垂直于按压的双手臂,双臂垂直,借上身的重力来协助按压。成人胸外按压频率至少100次/分,按压的深度至少为5cm,每一次按压后要使胸廓充分回弹。成人胸外按压与人工呼吸的比例为30:2。

施救者因胸外按压时间过长而疲劳会导致按压质量下降,现场有两名或以上施救者时,应及时轮换,最好每2分钟换一次,以保证按压的质量。尽量减少按压中断的时间,轮换最好控制在5秒内。施救者应该尽量减少中断时间来检查患者。非专业人员应持续CPR直至患者苏醒或医务人员接手CPR;医务人员尽量缩短开放气道或电除颤的时间。在环境条件允许下,患者苏醒前尽量不搬动,使胸外按压得以持续而不中断。BLS简化流程见图12-2。

2. 气道管理　保持气道通畅和有效的人工呼吸必须快速,尽量减少中断胸外按压时间。在昏迷等紧急情况下,患者仰卧位时,松弛的舌体和会厌可阻塞上呼吸道,这是急性呼吸道阻塞最常见的原因。一般只需及时将患者的下颌向前、向上托起(Jackson位,俗称"托下颌")就可立即解除阻塞。

(1) 非医务人员:经过CPR训练的非医务人员(警察和消防员等)可使用仰头抬颏法,通畅气道。未经训练的群众可以只进行胸外按压,无需气道处理。但应尽可能清除口腔内异物,包括呕吐物、脱落义齿等。如果怀疑胃内容物已经进入喉,应将患者的头部转向一侧,并迅速将床置于头低位,同时用吸引管清理喉部。

(2) 医务人员:排除患者头颈部创伤后,医务人员可使用仰头抬颏法保持气道通畅。如有颈椎损伤,可应用双下颌上提法。

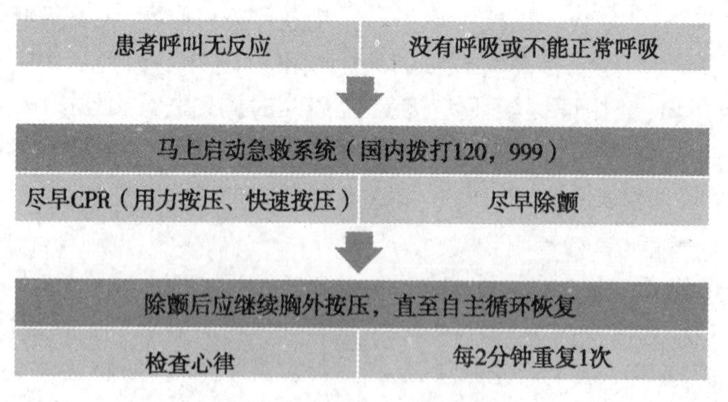

图 12-2 成人基础生命支持简化流程

3. 人工呼吸　经训练的施救者可以使用口对口或简易呼吸器进行有效的人工呼吸。

（1）口对口人工呼吸（mouth-to-mouth resuscitation）：先保持气道通畅，捏堵患者双鼻，口对口密闭后深吸一口气用力吹入；每次吹毕即将口移开并做深吸气，此时患者凭胸廓的弹性收缩被动地自行完成呼气；每次吹气时间应长于1秒，以降低气道压。

（2）通气屏蔽装置：通过口对口人工呼吸而传播疾病的危险性虽然很低，仍可影响现场旁观者参与施救。有条件者可使用通气屏蔽装置进行人工呼吸以避免直接的口对口接触。

（3）口对鼻通气：口对口人工呼吸有困难（如口腔不能打开或口对口很难密闭）时应进行口对鼻通气。

（4）对于发生于院内的SCA，应尽快使用简易呼吸器进行人工呼吸。如果仅靠托下颌和提颏法难以维持呼吸道通畅者，可放置口咽或鼻咽通气道来维持呼吸道通畅。在无上气道解剖梗阻情况下，简易呼吸器可达到较好的通气效果，能满足初期救治的要求。因无法防止反流误吸，若病情需要，应尽快实施气管内插管。单人操作简易呼吸器时，左手的第三、四、五指仅仅用于向前、上方上提下颌骨，拇指、食指用于下压面罩，上下要均匀用力至不漏气即可，右手适当挤压球囊。如果患者面部较肥胖，也可采用双手操作面罩的办法，由另一位医生挤压球囊。

4. 尽早电除颤（electric defibrillation）　室颤患者，如能在意识丧失的3～5分钟内立即实施CPR及除颤，可有较高的存活率和存活质量。启动急救系统后，如有除颤器应立即除颤，并立即进行胸外按压。电除颤能量标准：双向波建议120～200焦耳，第二次及以后除颤的能量应与第一次相当，效果差时，可考虑提高能量。

（三）不同施救者选择不同的CPR策略

启动急救系统后的，不同施救者应该选择不同CPR策略。

1. 未经训练的群众施救者　目前，未经训练的群众施救者进行现场施救的极少。2010年CRP-ECC指南鼓励未经训练的群众施救者对SCA患者在第一时间仅实施胸外按压的CPR，也可根据医务人员的电话指导进行操作。要持续进行胸外按压，直至医务人员的到来。

2. 经过训练的非医务人员　经过训练的非医务人员（如警察和消防员等）要施行胸外按压结合人工呼吸的CPR；持续做CPR，也可使用简易自动电除颤仪（AED），实施电除颤，直至医务人员接管患者。

3. 医务人员　所有的医务人员都应该经过BLS的培训，并且每2年重新培训一次，掌握新指南重大修改内容。能对SCA患者按C-A-B顺序进行CPR并正确使用除颤器。鼓励团队分工合作，争取做到复苏各环节无缝衔接。成人、儿童和婴儿BLS步骤总结（表12-2）。

二、高级生命支持（ALS）

ALS是指由专业救治、医护人员应用急救器材和药品所实施的一系列旨在提高复苏质量的复苏措施。建立在BLS和心搏骤停后治疗之间的桥梁性环节就是在自主循环恢复（ROSC）后及时地进行ALS，包括建立人工气道，有效、合理的机械通气，可靠的静脉通路、药物和液体治疗，针对性的电除颤，病情和疗效的评估，复苏后脏器功能的维持和评估，并及时转运到有条件的医疗机构。

（一）高级人工气道的建立和通气管理

1. 通气的目的　维持充足的氧合和充分排出CO_2。调解体内酸碱平衡。

表 12-2　成人、儿童和婴儿基础生命支持关键步骤对比

内容/不同推荐	成人	儿童	婴儿
识别	无反应，无呼吸或异常呼吸，医务人员10秒内未扪及脉搏	无反应，不呼吸或是喘息，医务人员10秒内未扪及脉搏	无反应，不呼吸或是喘息，医务人员10秒内未扪及脉搏
CPR顺序	C-A-B	A-B-C	A-B-C
胸外按压频率(bpm)	至少100	至少100	至少100
胸外按压幅度(cm)	至少5	至少1/3胸廓前后径约5	至少1/3胸廓前后径约4
胸廓回弹	胸廓充分恢复	胸廓充分恢复	胸廓充分恢复
胸外按压中断	尽量减少，最好控制10秒内	尽量减少，最好控制10秒内	尽量减少，最好控制10秒内
自然气道开放	仰头提颏法，疑有颈椎外伤，推荐托颌法	仰头提颏法，疑有颈椎外伤，推荐托颌法	仰头提颏法，疑有颈椎外伤，推荐托颌法
胸外按压/通气比率	培训者30:2 未培训只做按压	培训者单人施救30:2 2人以上施救15:2 未培训只做按压	培训者单人施救30:2 2人以上施救15:2 未培训只做按压

2. 建立人工气道的方法　包括口咽、鼻咽通气管，喉罩和气管插管等。根据患者实际情况选择合适的建立人工气道的方法。

(1) 口咽、鼻咽通气道：通气道的作用是使舌根与咽后壁分隔开，从而恢复呼吸道通畅无阻。选择适宜尺寸的通气管可使舌根完全恢复到正常解剖位置，其长度要足以向前推移舌根部而又不至将会厌推到喉入口。

(2) 喉罩(LMA)：因其对位简单，适合各种不同情况的声门上气道梗阻，现已广泛应用于临床。由于喉罩功能的独特，应用相对简单和严重并发症的发生率较低，确定了LMA在紧急气道管理中占有一席之地。有研究指出，与气管内插管相比，急救人员经过培训后更容易将LMA置入到正确位置。急救复苏时置入喉罩较简单，使用方便，效果可靠，能争取分秒的宝贵时间。据统计，在使用喉罩下施行心肺复苏术，86%患者可获得满意的通气效果。对颈椎不稳定患者施行气管内插管需移动头部有较大顾虑时，最适宜使用喉罩通气，因无需对头颈部施行任何移动操作。对插管困难的病例应用面罩-呼吸囊不能维持有效通气时，可用LMA作为紧急而有效的通气管使用。但因喉罩不能有效预防误吸，因此，患者情况允许时应及时更换成气管内插管。

(3) 气管内插管：紧急气管内插管的指征：①意识丧失且不能用其他通气设备提供充足通气者；②气道保护性反射完全丧失者；③需长期机械通气者。2010年指南推荐使用二氧化碳波形图定量分析和监测气管插管位置、通气情况和复苏期间氧合效果。在没有条件进行气管插管情况下，可用口、鼻咽气道或喉罩作为气道管理的替代。不再推荐通气时气管环状软骨压迫方法。

(二) 复苏后机械通气

自主循环恢复后，患者存在呼吸系统功能受损和障碍，有必要进行有效合理的机械通气和适当浓度的氧疗。治疗期间必须根据患者动脉血气结果、自主呼吸频率和呼吸做功的程度来调节呼吸机模式和吸入氧浓度(FiO_2)。同时应及时检查胸片和其他必要的临床检查，以防止并发症的发生。当自主呼吸逐渐好转后，逐步降低机械通气辅助通气的程度，并过渡到自主呼吸完全恢复，最终拔除气管导管。呼气末正压通气(PEEP)对改善肺氧合功能和急性左心衰患者可能有帮助，但需注意对血流动力学的影响。进行正压通气时，除了应监测呼吸频率外还应监测通气量和气道压力。由于正压通气可使胸内压增高，减少回心血量，降低心排血量，尤其是在低血容量、心肺复苏期间更为明显。同时，在复苏期间，心排血量都比较低，所需要的通气量也相应减少。因此，潮气量和呼吸频率都可适当降低，呼吸频率为8～10次/分，维持气道压低于30cmH_2O，避免过度通气。大量研究表明，持续性低碳酸血症(低$PaCO_2$)可能会引起脑血管收缩而

加重脑缺血。所以，在低温治疗基础上调节呼吸机参数使 $PaCO_2$ 接近正常为宜。

（三）静脉通路的建立

静脉通路是给予抢救药物的保障途径。初期复苏成功后，有条件最好建立中心静脉通路，提高药物起效时间和利用率，并能减少药物对外周血管刺激和其他不良反应。还能根据中心静脉压监测结果，较为科学的指导液体治疗和对心功能的初步评定。

（四）CPR 期间监测

应常规监测血压、ECG 和 SpO_2。有条件时可监测 CPP、$ScvO_2$ 和呼气末二氧化碳分压（$P_{ET}CO_2$）。

1. 血压和冠状动脉灌注压（coronary perfusion pressure，CPP）的监测 无创袖带血压是最简便的检测方法。有条件时可以选用动脉直接测压，可连续、实时地监测血压情况。CPP 为主动脉舒张压与右房舒张压之差，对于改善心肌血流灌注和自主心跳的恢复十分重要。临床观察表明，在 CPR 期间 CPP 低于 15mmHg，自主心跳是难以恢复的。因此，在 ALS 阶段监测直接动脉压对于评价 CPR 的有效性和自主心跳是否恢复的鉴别都有重要意义。

2. ECG 监测 可行三导联心电监测，有条件可行五导联或十二导联监测，这样更有利于医务人员及时发现心脏变化情况，如心率的波动、心肌缺血的变化及瞬间判断是否出现恶性心律失常，指导用药和及时电除颤治疗，进一步完善心肺复苏后续治疗。

3. 氧饱和度监测 监测脉搏氧饱和度（SpO_2）可较及时反映心肺复苏早期的复苏质量，SpO_2 的提升是自主循环恢复的有力证据。但由于复苏早期末梢循环功能差，SpO_2 并不能完全代替动脉血氧分压的意义。中心静脉血氧饱和度（central venous oxygen saturation，$ScvO_2$）与混合静脉血氧饱和度（S_VO_2）有很好的相关性，是反映组织氧平衡的重要参数，而且在临床上监测 $ScvO_2$ 更具可操作性。$ScvO_2$ 的正常值为 70%～80%。在心肺复苏过程中，$ScvO_2$ 一般为 5%～20%，如果复苏不能使 $ScvO_2$ 达 40%，即使可以间断测到血压，复苏成功率也很低。当 $ScvO_2$ 大于 40% 时，自主心跳有恢复可能；如 $ScvO_2$ 为 40%～72%，自主心跳恢复的几率增大；当 $ScvO_2$ 大于 72% 时，自主心跳可能已经恢复了。因此，在 CPR 期间持续监测 $ScvO_2$ 为判断心肌氧供是否充足，自主循环能否恢复提供了客观指标。

4. 心肺复苏质量监测 心肺复苏质量直接关系到心肺复苏成功率。高质量的复苏措施包括：胸外按压频率至少 100 次/分；按压深度至少为胸部前后径的 1/3 或至少 5cm，大多数婴儿约为 4cm，儿童约为 5cm；要求保证每次按压后胸部充分回弹；维持胸外按压的连续性，尽量避免或减少因人工呼吸或电除颤而使心脏按压中断。沈洪教授调查北京 6 家三甲级医院医务人员胸外按压质量情况，惊人地发现总合格率只有 32%。提示即使是医务人员也必须定期进行徒手心肺复苏的培训。

5. 呼气末二氧化碳分压（$P_{ET}CO_2$） 连续监测 $P_{ET}CO_2$ 可以判断胸外心脏按压的效果，指导进行高质量的 CPR。在 CPR 期间，体内 CO_2 的排出主要取决于心排血量和肺组织的灌注量而非通气量。当心排血量和肺灌注量很低时，肺泡无效腔量增大，$P_{ET}CO_2$ 则很低（<10mmHg）；当心排血量增加、肺灌注量改善时，$P_{ET}CO_2$ 则升高（>20mmHg），表明胸外心脏按压已使心排血量明显增加，组织灌注得到改善。当自主循环功能恢复时，最早的变化是 $P_{ET}CO_2$ 突然升高，可达 40mmHg 以上。可见，在肺泡通气比较稳定时，$P_{ET}CO_2$ 与心排血量具有很好的相关性。

（五）药物治疗

SCA 复苏后药物治疗的主要目的是恢复和维持自主心律、促进心功能的恢复。药物应用可提高自主循环恢复（ROSC），增加进一步将患者送至医疗机构进行后续治疗的机会和质量，但不再推荐常规使用阿托品。

1. 肾上腺素（epinephrine） 主要作用为激动 α、β-肾上腺素能受体，提高 CPR 期间的冠状动脉和脑灌注压。在 ALS 期间，至少在 2 分钟 CPR 和 1 次电除颤后每 3～5 分钟应经静脉或骨髓腔注射一次 1mg 肾上腺素（最好经中心静脉）。循证医学证明递增肾上腺素剂量的方法并不能提高心搏骤停患者的复苏成功率和存活率。

2. 血管加压素（vasopressin） 为一种抗利尿激素，用量超过正常量时可作用于血管平滑肌的 V1 受体，产生非肾上腺素样的血管收缩作用，使外周血管阻力增加。其半衰期为 10～20 分钟，比肾上腺素长。大量临床实践表明，与肾上腺素相比在复苏预后上无差异。可经静脉应用一次血管加压素 40U 替代第一或第二次剂量的肾上腺素。

3. 其他血管活性药 与肾上腺素相比，其他备选的血管活性药（去甲肾上腺素、去氧肾上腺素）并不能提高复苏成功率和存活率。

4. 胺碘酮（amiodarone）　可以用于CPR过程中室颤或室速患者，循证医学表明，胺碘酮能增加将患者送至医疗机构进一步抢救的机会和复苏成功率。心肺复苏2011中国专家指南推荐使用方法及剂量：首剂为300mg（或5mg/kg）静脉注射，用20ml的5%葡萄糖溶液稀释后快速推注，随后电除颤1次，如仍未转复，可于10～15分钟后再次应用150mg，如需要可以重复6～8次。在首个24小时内维持剂量，开始6小时内1mg/min，后18小时为0.5mg/min，总量不超过2.0～2.2g。

5. 利多卡因（lidocaine）　初始剂量为1～1.5mg/kg静脉注射，如果室颤或无脉性室速持续，每隔5～10分钟后可再用0.5～0.75mg/kg静脉注射，直到最大量为3mg/kg。

6. 碳酸氢钠和溶栓治疗　碳酸氢钠和溶栓治疗不能对SCA患者常规使用。SCA期间纠正酸碱平衡的主要方法是以高质量的胸外按压来提高心脏泵血功能和有效通气来提高血液氧含量，恢复组织灌注和代谢，尽快恢复自主循环。在CPR期间常规、盲目应用碳酸氢钠来纠正酸中毒是很不利的，对心肌和脑功能都有抑制作用，尤其是对缺血性心脏更为严重。有研究表明，溶栓治疗提示增加颅内出血风险，只有确定肺栓塞是导致SCA的主要原因时，才可考虑溶栓治疗。

7. 其他　中医学的形成和发展经历了悠久的历史，几千年来，我国劳动人民在不断与疾病作斗争的实践过程中，积累了丰富的经验和理论。“心搏骤停”属祖国传统医学的“厥证”之“阴阳离决”、“脱证”、“闭证”、“昏迷”等。针灸是中医中精华部分之一，在心搏骤停时，在进行CPR的同时，可试用下列方法进行急救：

①针刺“人中”、“十宣”、“十二井”穴或“百会”、“涌泉”二穴。也可用艾灸“神阙”、“气海”、“关元”穴。

②用力掐左手中指指沟的“中冲”穴，也可按压“足三里”穴，可帮助休克者尽快苏醒。

③先拳击心前区使促使心跳恢复。复跳后可针刺内关穴，针尖向近心端，努而刺之，轻轻捻转，治疗30分钟后再针刺哑门穴，不留针。可增强心肌的收缩功能，调整和恢复心律，防止再次发生心跳停搏。

（六）复苏期间心律失常的处理

复苏期间心律失常常见诱因包括原发心脏疾病（如心衰、心梗等）、心肺复苏过程中对心肌的损伤（如心肌缺血和缺血再灌注损伤、胸外按压及电除颤对心肌的损伤、复苏过程中酸碱失衡及电解质紊乱的影响、复苏过程中大量肾上腺素的不良影响、其他脏器衰竭等因素）。常见恶性心律失常为室颤和无脉性室速，除必要的电击除颤外，药物治疗仍是控制心律失常的重要手段，有条件时心内植入除颤电极是一种更为安全的策略。药物治疗一定根据心律失常类型选择合适的抗心律失常药。

1. 室颤或室速　抢救医生应立即进行电除颤，能量双相波为200J，单相波为360J。电击后立即开始胸外按压，继续进行CPR 2分钟，再检查心律，如需要可再次电击。如果电击后室颤终止，但稍后室颤又复发，可按前次能量再次电击。除颤间歇不能停止CPR。

首次除颤和CPR 2分钟后，可给予肾上腺素或血管加压素等血管活性药物，均无反应时，可考虑给予胺碘酮或利多卡因。

2. 电-机械分离（electro-mechanical separation）或心室停搏（ventricular asystole）　立即进行CPR 2分钟，检查心律，如无变化继续CPR。可给予肾上腺素等血管活性药物。

三、复苏后治疗

自主循环恢复后，系统的综合治疗能改善存活患者的生活质量。对减少复苏后早期由于循环不稳定导致的死亡及晚期多脏器衰竭、脑损伤致残有重要意义。自主循环恢复后再次发生心搏骤停可能原因：低血容量；张力性气胸；严重缺氧；心包填塞；严重酸中毒；毒素释放；低钾血症或高钾血症；肺动脉血栓形成；冠状动脉血栓形成；低温治疗副作用等。2010年CPR-ECC指南建议心搏骤停后治疗的目标为：①恢复自主循环后优化心肺功能和重要器官的灌注；②条件允许的情况下，将患者转移至有条件进行心搏骤停后系统治疗的医院或重症监测病房；③早期判断并治疗急性冠脉综合征以及可能再次引起心搏骤停发生的诱因；④有条件及早进行亚低温治疗以促进神经功能的恢复；⑤预测、治疗多脏器功能障碍，防止过度通气及氧中毒。

（一）加强呼吸管理

应加强呼吸监测和管理，包括动脉血气分析、SpO_2、$P_{ET}CO_2$、FiO_2、潮气量和气道压力等。临床研究表明，心搏骤停患者在心肺复苏期间和自主循环恢复后较长一段时间内，使用100%纯氧对尚存在缺血缺氧性损伤的神经细胞及神经元将产生进一步损伤，即氧中毒性损伤。所以要合理调整吸入氧浓度，指南推荐，能使SpO_2维持在94%～96%时的吸入氧浓度较为合理。机械通气时,既要避免过度通气引起的低碳酸血症,导致脑血管收缩而加重脑损伤,又要警惕通气不足所致低氧血症和高碳酸血症,进一步损伤脑组织。2010年AHA复苏指南推荐以维持正常通气功能为宜。机械通气时应避免高气道压和大潮气量的过度通气(适宜潮气量为6~8ml/kg),以免由此带来的肺损伤、脑缺血和对心功能的不利影响。以维持 PaO_2 为100mmHg左右,$PaCO_2$ 为40~45mmHg,或 $P_{ET}CO_2$ 为35~40mmHg为宜。

(二)保持血流动力学稳定

血流动力学稳定和脑损伤程度是影响心肺复苏后成活的两个决定性因素。自主循环恢复后,应加强对血流动力学的监测,以便指导治疗。一般来说,复苏后都应适当补充体液,人工胶体液对于维持血管内容量和血浆渗透压非常重要,应结合血管活性药物的应用以维持理想的血压、心排血量和组织灌注。一般认为,能维持平均动脉压≥65mmHg,$PcvO_2$≥70%较为理想。对于顽固性低血压或心律失常者,应考虑病因的治疗,如急性心肌梗死、急性冠脉综合征等,应采相应的治疗措施或介入治疗。

当ECG监测显示急性ST段抬高性心肌梗死时,应采用经皮冠状动脉介入治疗(PCI)。PCI比溶栓治疗更有利于增加冠脉灌注,稳定心功能,降低死亡率。对于非ST段抬高性冠脉综合征(ACS)可根据具体情况而定,也可不行PCI治疗。目前尚没有循证医学的证据,表明所有心搏骤停者均行PCI治疗能显著提升生存率。所有行PCI治疗的ACS患者应同时行亚低温治疗。研究表明,心搏骤停早期同时行亚低温和PCI治疗,可显著提升复苏后神经功能的康复,对提高存活质量意义重大。

(三)脑复苏

脑复苏(cerebral resuscitation)的任务在于改善脑缺血再灌注损伤和预防继发性脑损伤的发生。已经坏死的脑组织并不能再生,但脑损伤的过程及其演变并不只限于脑组织完全缺血阶段;周身循环恢复以后,脑内的病理过程还在继续演变;脑外的病理因素也可使脑组织的灌流紊乱,加剧脑水肿的发展。如低血压、低氧血症、高体温、惊厥等。目前对于原发的缺血缺氧性脑损伤还缺乏有效治疗方法,应加强对继发性脑损伤的防治。

1. 亚低温治疗　早在20世纪40年代,低温治疗就已经应用于心搏骤停中,然而在几经低温副作用与脑保护争论中停滞不前。直到2002年,《新英格兰杂志》发表两篇文章证实亚低温治疗(32~34℃)可以改善患者心搏骤停后的存活率和脑功能。此后大量循证医学进一步证实,早期亚低温治疗对神经功能恢复和改善有显著疗效。其机制可能与降低脑代谢率、减轻钙超载、抑制兴奋性氨基酸的释放、抑制氧自由基的产生、抑制炎症因子的释放和抑制大脑细胞的凋亡有关。但亚低温治疗开始及持续时间,降温及复温方法,亚低温期间与其他药物治疗间的相互影响等,仍有待于规范统一。另外亚低温治疗的分子领域机制也有待于进一步探索。

2010年AHA复苏指南推荐,对于院外、因室颤发生的心搏骤停,经CPR已恢复自主循环但仍处于昏迷的成年患者,应进行浅低温(34~32℃)治疗12~24小时。这种低温治疗对于因其他心律失常或院内心搏骤停者也是有益的。心肺复苏2011中国专家共识推荐降温到32~34℃并持续12~24小时。有条件可入亚低温治疗室或用其他降温方法。

2. 促进脑血流灌注　在心搏骤停后,以正常压力恢复脑的灌流后,仍可见到多灶性"无再灌流现象。因此建议,可通过暂时性升高血压和血液稀释的措施以增加脑灌注压,改善脑组织的灌注。有人主张在自主循环恢复后即刻应控制血压稍高于基础水平,并维持5~10分钟。以后通过补充容量或应用血管活性药物维持血压在正常偏高水平。

脑血流量取决于脑灌注压的高低,而脑灌注压为平均动脉压与颅内压之差。因此,除了维持适当血压外,还应降低颅内压和防治脑水肿,以改善脑灌注压。脱水、低温和肾上腺皮质激素的应用,仍是现今防治急性脑水肿和降低颅内压的主要措施。理想的脱水主要是减少细胞内液,而维持细胞外液和血管内液容量正常。但临床脱水治疗的顺序完全相反,首先减少的是血管内液,其次是组织间液,而细胞内液的减少发生最晚。因此,在脱水过程中必须维持适当的血容量,适当补充胶体液以维持血容量和血浆胶体渗透压于正常偏高水平。这样或可使细胞内和组织间质脱水而维持血管内的容量正常。同时,脱水应以增加排出量来完成,而不应过于限制入量,尤其不应使入量低于代谢的需要。估计心搏骤停超过3~4分钟以上者,在呼吸和循环恢复稳定后即可开始利尿。脑水肿的发展一般都于第3~4天达到高峰,因此脱水治疗可持续4~5天。

肾上腺皮质激素在理论上对脑复苏是有利的,但在临床应用的争议较多。实验研究表明,肾上腺皮质激素能使神经胶质细胞的水肿缓解,这也是临床应用的依据。但对已经形成的脑水肿的作用似有疑问,因此,只能作为一种辅助治疗措施。一般主张宜尽早开始用药,使用3~4天即可全部停药,以免引起并发症。

3. 血糖控制 由于心肺复苏过程中高应激反应和严重代谢紊乱,自主循环恢复后,高血糖现象必然存在。因高血糖可增加脑缺血期间乳酸的产生,明显加重脑缺血性损害。因此,在脑缺血再灌注期间,无论何种原因(糖尿病、输糖过多、应激反应、应用皮质类固醇等)引起的高血糖,均应予以控制。但在应用胰岛素控制高血糖时,一定要避免低血糖的发生,因为低血糖本身就可导致不可逆性脑损伤。血糖控制在什么水平仍无定论。为了避免发生低血糖症,2010年AHA复苏指南建议:控制血糖在144~180mg/dl(8~10mmol/L),不主张将血糖控制在80~110mg/dl(4.4~6.1mmol/L)。

4. 其他药物治疗 目前的研究显示,神经保护药物并不能改善预后。在动物实验中取得一定疗效的神经保护药物如硫喷妥钠、尼莫地平、辅酶等,临床上的有效性还未得到证实。所以,单从脑保护目的来讲,目前不建议常规使用上述药物用于复苏后治疗。SCA 72小时后仍无瞳孔对光反射及角膜反射者,其预后差。

5. 中医穴位刺激治疗 常用穴位有水沟穴、百会穴和内关穴。同时联合针刺此三穴可起到开启心窍,醒脑促醒的作用,对于复苏后昏迷、意识不清患者有治疗效果。临床研究表明,针刺治疗可促进心肺复苏后脑复苏早期神经功能的恢复,缩短脑复苏的时间;有助于降低呼吸机相关性肺炎的发生率。

第三节 心肺复苏技能培训

对全民进行复苏急救的教育非常重要。BLS是SCA后挽救生命的开始,也是基础,主要是指徒手实施CPR。由于很多心搏骤停发生在院外,因此不仅是所有医务人员,院前的某些重要岗位的人员也应该懂得BLS的正确操作方法。卫生行政部门不仅要组织对复苏技术的培训,还应建立急救医疗服务系统(emergency medical services systems, EMSs)或称为急救中心,以便能在最短时间内获得高级生命支持或迅速转运到具备良好技术和条件的医疗单位进行救治。各级医疗机构应建立由训练有素的医师、护士和辅助人员组成的快速反应系统(或称急救小组),承担高质、高效的高级生命支持,并及时将患者转运到ICU进行复苏后治疗,成为社会复苏的坚强后盾。

一、对非医务人员的培训

从1930年起,美国心脏病协会(American Heart Association,AHA)开始对公众开设教育项目,并迅速得到普及。医疗辅助人员、基层医疗卫生人员、红十字会会员、消防队员、民警、汽车司机以及事故易发单位(例如工厂、矿山等)的工作人员等,都应定期进行心肺复苏的培训。在人员集中或事故高发的地方,如医院、学校、运动场馆、机场、车站、工地等,应配备公用自动电除颤器(AEDs),以便能在事发现场及时、正确地进行基本生命复苏。心肺复苏培训课程包括基础生命支持和高级生命支持,培训内容与AHA制定的心肺复苏指南同步。在2010年美国AHA复苏指南中提出,所有培训课程和内容必须包含考核。除了传统的由专业人员授课方式外,也可通过视频进行自学,并配合操作练习。对所有接受过培训者,应当对其掌握的复苏知识和技能定期进行考核,并应及时进行知识更新。目前该课程的认证期为2年。

在欧洲,要求所有民众均应了解一定的复苏知识。《欧洲复苏委员会心肺复苏指南》2010版指出,承担照顾他人责任的非医务人员,如保镖、社区服务人员等,应当接受心肺复苏培训。传统的专业人员授课方式仍是主要的培训方式,同时推荐使用视频等方式进行教学。

中国对公众进行心肺复苏的急救培训工作主要由红十字会承担,针对高危行业的重点人群、企事业单位、青少年和基层组织,开展初级卫生救护培训,培训内容涵盖了BLS的主要步骤。该培训的认证期为2年。

二、对医务人员的培训

各级医务人员也应定期进行心肺复苏的培训,并对复苏知识和技能进行考核。美国2010年AHA复苏指南,对医务人员进行培训的急救复苏流程和内容与非医务人员有所区别,以ALS为主要内容,要求医务人员具有针对病因开展复苏的能力;而调度员可通过电话来指导现场的非医务人员进行施救。同时,还应包括复苏组织能力及团队协作能力等方面的培训。培训间隔根据不同人员及培训要求而定。欧洲复苏指南提出,在进行医务人员培训时应考虑使用模拟人作为道具,来反馈复苏的质量和效果。同时,医务人员在基础复苏的基础上,还应当进行高级复苏的培训。对于需要频繁使用复苏技术的人群,还应进行包括组织、团队协作、沟通能力在内的多方面培训。

中国《心肺复苏 2011 中国专家共识》提出,所有医务人员都应进行 BLS 培训,都应该能对 SCA 的患者按 C-A-B 顺序进行 CPR 并正确使用除颤器。鼓励团队分工合作,并根据最可能导致 SCA 原因展开个体化施救。

第四节 心肺脑复苏的展望

2010 年 CPR-ECC 指南虽然在原有基础上作了较为科学的修改,但仍有许多问题尚需有进一步的循证医学证据:

1. CPR 和除颤谁先谁后　对于发生室颤或室速者来讲,尽早电除颤是关键。但有研究显示胸外按压可增加心肌血供,并可增加除颤的成功率。因此,除颤与 CPR 孰先孰后仍将成为今后讨论的焦点。

2. 2010 新指南中所推荐的 C-A-B 救治程序仅仅针对心脏源性的心搏骤停,是否适用于在特定环境中出现的心跳停止抢救,还需要有进一步循证医学证据。如手术中呼吸意外引发的心跳停止,A-B-C 顺序似更合理。

3. 机械 CPR 装置急需开发应用　CPR 由于施救者技术个体差异太大,特别是临床上胸外按压的质量千差万别,机械 CPR 装置可以保证始终如一的按压深度、频率,以及按压后胸壁的充分回弹,并有可能减少复苏过程中按压间隔,保证按压质量。目前虽有各种机械 CPR 装置用于临床,但都或多或少存在问题,因此没有被指南所推荐。开发和研制更符合人体解剖、生理多样性的机械 CPR 装置,将对提高复苏质量起到积极作用。

4. 低温治疗问题　亚低温治疗效果已被确认,但对于降温的适应证,局部降温或全身降温,早期降温或延迟降温,何时开始及终止降温等问题,仍缺乏有力证据。不同降温方式及持续时间对复苏后神经系统功能的恢复和改善有何差别,众说纷纭,仍有待解决。

5. 复苏后管理问题　尽管新指南已将生存链增至 5 环,突显复苏后管理在心肺复苏中的重要性。但目前认为,心搏骤停后治疗最有前景的是亚低温治疗,识别和治疗冠脉综合征来改善心肌灌注。因此,亚低温和 PCI 联合治疗的指征、方法及其效果仍有待评估、确认和推广。

CPCR 技术的发展随人类对 SCA 临床实践认识发展而发展,未来将会有更科学、更有效的心肺脑复苏技术造福于广大患者。

(冯艺　杨拔贤)

参考文献

1. 李春盛. 对 2010 年美国心脏协会心肺复苏与心血管急救指南的解读. 中国危重病急救医学,2010,22(11):641-644
2. 心肺复苏 2011 中国专家共识. 中国心血管病研究,2011,9(12):881
3. 陈晓松,王楷容,钟兴美. 中国心肺复苏术的历史进程. 中华急诊医学杂志,2007,16(1):106-107
4. 刘学政,刘新桥. 针刺对心肺复苏后早期神经功能影响的临床研究. 中西医结合心脑血管病杂志,2011,9(9):1072-1073
5. The American Heart Association:2010 American Heart Association Guidelines for Cardiopulmonary Resuscitation and Emergency Cardiovascular Care. Circulation. 2010, 122(suppl 3):S640-S934
6. RudolphW, Koster, Michael R, et al. Adult basic life support, 2010 International consensus on cardiopulmonary resuscitation and emergency cardiovascular care science with treatment recommendations. Resuscitation, 2010, 81(15):48-70
7. Castren M, Silfvast T, Rubertsson S, et al. Scandinavian clinical practice guidelines for therapeutic hypothermia and post-resuscitationcare after cardiac arrest. Acta Anaesthesiol Scand, 2009, 53(3):280-288
8. Stub D, Bernard S, Duffy SJ, et al. Post cardiac arrest syndrome: a review of therapeutic strategies. Circulation, 2011, 123(13):1428-1435
9. Jasmeet Soar, Mary E Mancini, Farhan Bhanji, et al. Education, implementation, and teams, 2010 International Consensus on Cardiopulmonary Resuscitation and Emergency Cardiovascular Care Science with Treatment Recommendations. Resuscitation, 2010, 81(15):288-332
10. Jonathan Wyllie, Jeffrey M, JohnKattwinke, et al. Neonatal resuscitation, 2010 International Consensus on Cardiopulmonary Resuscitation and Emergency Cardiovascular Care Science with Treatment Recommendations. Resuscitation, 2010, 81(15):260-287
11. Leo Bossaert, Robert E, Hans-Richard Arntz, et al. Acute coronary syndromes, 2010 International Consensus on

Cardiopulmonary Resuscitation and Emergency Cardiovascular Care Science with Treatment Recommendations. Resuscitation, 2010, 81(15): 75-212

12. Peter T, Morley, Dianne L, et al. Evidence evaluation process, 2010 International Consensus on Cardiopulmonary Resuscitation and Emergency Cardiovascular Care Science with Treatment Recommendations. Resuscitation, 2010, 81(15): 32-40

13. RudolphW, Koster, Michael R, et al. Adult basic life support, 2010 International consensus on cardiopulmonary resuscitation and emergency cardiovascular care science with treatment recommendations. Resuscitation, 2010, 81(15): 93-174

14. Hua W, Zhang LF, Wu YF, et al. Incidence of sudden cardiac death in China: analysis of 4 regional populations. J Am Coll Cardiol, 2009, 54(12): 1110-1118

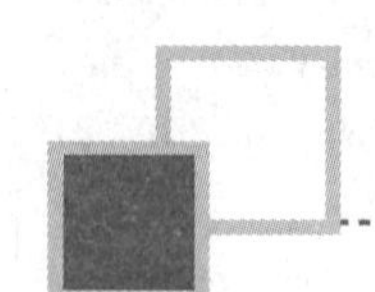

第十三章　重症医学

第一节　重症医学的历史、发展和现状

传统观念认为重症医学最早起源于19世纪中叶南丁格尔设置的术后患者恢复病房。随着医学的发展,医院规模逐步扩大,病房的功能也逐渐增加。1923年美国霍普金斯医院建立神经外科病房,集中管理危重患者。20世纪40年代脊髓灰质炎流行,美国洛杉矶医院使用"铁肺"(即早期呼吸机)抢救呼吸衰竭的患者。与此同时,丹麦的麻醉医师为了救治大量呼吸衰竭的患者,在哥本哈根医院里组织多个专业的专家队伍,在实验室的配合下,成立了有105张病床的抢救单位进行集中救治。这就是现代危重症监护病房的雏形。几年后,心脏外科监护病房在美国成立。1958年美国巴的摩尔医院麻醉医师、现代重症医学的创始人Safar建立了一个专业性的监护单位,并正式命名危重症监护病房。随着ICU的发展,逐步进行了专科分类,包括呼吸监护病房(respiratory intensive care unit, RICU),冠心病监护病房(coronary care unit,CCU),外科监护病房(surgical intensive care unit,SICU)和内科监护病房(medical intensive care unit,MICU)。重症监护医师则是由内科、麻醉科、儿科和外科医师组成。而在内科医师中,约90%是呼吸内科医师。

早期的ICU多设在各专科病房内,由专科医师主导医疗。但是这些医师同时还要管理普通患者,无法完成24小时监护和治疗的任务,而且当患者合并其他专科问题时,还需要会诊。因此ICU的运行模式也逐渐变革。根据组织结构和运行方式,目前ICU分为开放型、封闭型和混合型或半开放型。开放型ICU不设置专职ICU医师,患者的管理由专科医师负责。封闭型ICU中的患者则由专职ICU医师负责治疗和转入转出,专科问题则由专科医师查房或会诊后协商解决,这种模式是目前国内外最常采用的模式,而且多中心对照研究发现有专职ICU医师管理的危重症患者病死率降低。混合型或半开放型ICU是介于开放型和封闭型之间,由专科医师和ICU医师共同负责患者的治疗。

第二节　重症医学的医疗质量管理

重症医学是对存在一个或多个器官系统障碍,可能危及生命的患者提供系统,有效的监护和治疗的临床学科,涉及呼吸,循环,中枢神经,肾脏,代谢和营养,消化系统等多个系统脏器功能支持,具体内容将在后面的章节里讲述。本节仅介绍危重患者的基本评估和处理原则。

一、危重症患者病情评估

完整的病史采集,详细的体格检查和合适的实验室检查是患者评估的基础,但是危重症患者病情紧急(判断指标见表13-1),必须在了解基本信息后立即进行抢救和治疗,然后再对病史,体格和实验室检查进行补充,不断修正诊断,调整治疗方案。最初的评估主要包括:气道(airway,A),呼吸(breath,B),循环(circulation,C)和神经功能(disability,D)。评估后要迅速判别需要处理的紧急情况并且评估患者的生理储备能力。

临床上有很多评分系统可以评估患者病情的危重程度,包括评价非特异性病情严重程度的急性生理和慢性健康评分(acute physiology and chronic health evaluation, APACH)和治疗干预评估系统(therapeutic intervention scoring system,TISS),评价多脏器功能障碍病情的多脏器功能障碍评分(multiple organ dysfunction score,MODS)和重症脓毒症相关性器官功能衰竭评分(sepsis related organ failure assessment,SOFA)以及评价特定器官功能障碍的评分系统包括急性胰腺炎的Ranson评分和意识障碍程度的Glasgow评分。其中APACHE Ⅱ评分系统操作简单,设计合理,对患者病情和预后评估准确，在临床上广泛应用。APACHEⅡ评分包括三部分：急性生理学评分，年龄评分和慢性健康评分，分数越高，患者病情越重，预后也就越差。

表 13-1 提示患者病情危重的指标

循环系统	呼吸系统	神经系统
心搏骤停	气道梗阻	气道梗阻
心率<40 或>140 次/分	喘鸣，呼吸困难	无吞咽或呛咳反射
收缩压<100mmHg	呼吸停止	无法维持正常的氧分压和二氧化碳分压
组织缺氧：外周灌注差、代谢性酸中毒、乳酸升高	呼吸频率<8 或>35 次/分	无法完成遵嘱动作
对液体复苏反应差	呼吸窘迫	Glasgow 昏迷评分<10
少尿：<0.5mg/(kg·h)	高流量吸氧下，SPO_2<90%	意识障碍程度加深（GCS 降低>2）
	二氧化碳分压>60mmHg 或升高>15mmHg 伴有酸中毒	

对危重患者的监护是重症医学的另一项重要工作，在监护过程中需要注意临床查体和仪器监测同样重要，尤其是不要忽略呼吸频率，患者基本状态，皮肤颜色等容易发现的症状和体征。如果临床观察和监护显示结果不符合，应该首先考虑是否是监护结果发生错误，而对于监护结果，变化趋势比单次的结果更加重要。对于那些有创操作，一定要考虑是否真的必要，即使必须，也应该在患者病情改善后及时撤除。

二、重症患者的管理

对重症患者的治疗，除了原发疾病的治疗和脏器功能支持之外，还要预防并发症的出现。因此重症患者的治疗方案涉及多个方面，往往需要 ICU 医师考虑细致全面。为了提高医师的工作效率，避免遗漏，Vincent 医师提出了危重患者管理策略 FAST HUG。FAST HUG 主要包括 7 个方面的内容，患者的喂养（feeding，F），镇痛（analgesia，A），镇静（sedation，S），预防血栓（thromboembolic prevention，T），床头抬高（head of bed elevated，H），预防应激性溃疡（stress ulcer prophylaxis，U），控制血糖（glucose control，G）。

（一）重症患者的喂养和营养支持

营养支持是危重患者治疗的基础，而且需要选择合适的喂养时机。当患者血流动力学不稳定，组织灌注未改善，或者存在严重的代谢障碍，包括酸中毒，应激性高血糖等，或者严重肝或肾功能障碍，过早的营养支持可能加重机体的代谢紊乱和器官功能损伤，影响疾病的转归。而过晚支持则可导致患者蛋白质消耗，免疫功能降低，细胞代谢障碍，并最终影响脏器功能的恢复。因此营养支持开始前确定患者的组织灌注或代谢障碍已经得到纠正。营养支持的途径包括肠外和肠内营养支持。肠内营养比肠外营养更符合生理特点，可以为机体提供更全面的营养物质，促进胃肠道的功能，保护胃肠黏膜，维持其屏障作用，因此已经成为首选的营养途径。只有存在胃肠道解剖或功能异常，肠内营养无法建立时才考虑使用肠外营养。对于大多数危重患者来说，20～25kcal/(kg·d)的能量供给可以满足患者的能量需求，过高则可能加重代谢紊乱和器官功能障碍。

对于危重患者营养的监测包括身体指标的监测，能量消耗监测，内脏蛋白监测，氮平衡监测，免疫功能测定以及微量元素水平监测，根据监测结果和患者病情变化，及时调整营养支持方案，促进疾病的恢复。除了常规的营养素之外，一些具有药理作用的营养素也要考虑，包括谷氨酰胺，多不饱和脂肪酸，精氨酸，膳食纤维以及包括乳酸杆菌和双歧杆菌等肠道益生菌。

（二）镇痛和镇静

由于基础疾病，各种有创操作和留置导管等原因，危重症患者发生疼痛，躁动或者谵妄的几率很高。因此适当的镇痛镇静，提高患者的舒适度是重症患者治疗的一个重要环节，可以改善预后，缩短机械通气和 ICU 住院时间。

对于疼痛程度的评估可以通过直接交流，或者简单的模拟量表等方法施行。但是对于机械通气，意识改变，语言不通，或者严重疾病影响交流的患者，可以通过行为学改变评估患者的舒适度。行为学疼痛评分表（behavioral pain scale，BPS）（表 13-2）或者重症患者疼痛评分工具（critical care pain observation tool，CPOT）被认为是目前最可靠准确的评估方法，但这些方法不适用于颅脑外伤的患者。生命体征的变化不能单独用来评估患者的疼痛或躁

表 13-2 行为学疼痛评分表

评估内容	分数	描述
表情	1	表情放松
	2	表情稍微紧张
	3	表情很紧张
	4	面容扭曲
上肢动作	1	无动作
	2	手臂稍微弯曲
	3	手臂弯曲,手指屈曲
	4	手臂完全屈曲
与呼吸机配合	1	人机配合良好
	2	偶有咳嗽,但大部分时间配合良好
	3	人机不协调
	4	人机对抗明显

动,但是可以与其他方法联合使用或者作为开始疼痛躁动评估的指标。疼痛的治疗首先选择非药物镇痛方法,包括操作前充分沟通,合适的体位,以及气管插管的位置调整等。常用的镇痛药物主要是阿片受体激动剂,也可联合使用非阿片类药物对乙酰氨基酚或其他非甾体类抗炎药物以减少阿片类药物的剂量和副作用。目前认为在进行镇痛滴度调整后,所有静脉阿片类药物的镇痛效果基本相同,对于神经性疼痛可以口服加巴喷丁和卡马西平,联合使用静脉阿片类药物。创伤性肋骨骨折和腹主动脉瘤手术可以使用硬膜外镇痛方法。应该注意的是,目前没有证据显示区域镇痛效果优于全身静脉镇痛。

为减少重症患者的应激和焦虑而需要对其进行适当的镇静,同时需要对镇静深度进行监测和评估。最近的指南推荐使用的评估方法包括 Richmond 躁动-镇静评分(richmond agitation sedation scale,RASS)(表 13-3)和镇静-躁动评分(sedation agitation scale,SAS)。对于非昏迷患者,不再推荐使用客观监测手段如脑电双频指数(BIS)等,但是这些监测方法可以用在神经肌肉阻滞的患者,而对于既往有癫痫病史,或颅内压升高,有发生癫痫风险的患者,可使用 BIS 监测并且指导调节抗癫痫药物的使用。目前常规使用的镇静药物中,丙泊酚和右美托咪啶的效果优于咪哒唑仑和劳拉西泮。在使用镇静药物的时候,要保证使用最小剂量达到适度镇静的目的,避免药物蓄积及依赖。

表 13-3 Richmond 躁动-镇静评分表

评分	定义	描述
+4	攻击行为	明显的攻击或暴力行为,对医务工作人员构成直接威胁
+3	非常躁动	扯动或拔除各种引流管或导管,或表现出对医务工作人员的攻击行为
+2	躁动不安	频繁出现无目的动作,或人机不同步
+1	烦躁不安	焦虑或担忧,但动作不强烈或无攻击性
0	清醒平静	
-1	嗜睡	不完全清醒,但对声音刺激能够维持>10 秒的清醒,并有视觉接触
-2	轻度镇静	对声音刺激能够有短时间的清醒(<10 秒),有视觉接触
-3	中度镇静	对声音刺激有运动反应(非视觉接触)
-4	深度镇静	对声音刺激无反应,但对身体刺激有运动反应
-5	不能唤醒	对语言或身体刺激无任何反应

操作步骤:

1. 观察患者:患者是否清醒平静(0 分)?患者是否存在烦躁或者躁动(+1 ~ +4 分)
2. 若患者不清醒,大声呼唤患者姓名,并指示患者睁眼注视说话者。必要时可重复一次,可以提示患者继续注视说话者
   患者睁眼并且有视觉接触,维持>10 秒(-1 分)
   患者睁眼并且有视觉接触,但不能维持 10 秒(-2 分)
   患者有除视觉接触以外的任何动作(-3 分)
3. 若患者对声音无反应,进行身体刺激,如摇动其肩部,若仍无反应,可压迫并摩擦胸骨
   患者对身体刺激有任何反应(-4 分)
   患者对声音或身体刺激没有任何反应(-5 分)

在处理危重症患者镇静镇痛的时候需要注意每日唤醒或者轻度镇静，对机械通气的患者首先做好镇痛，然后适度镇静；通过改善病房环境，减少不良刺激以及操作影响来改善患者睡眠；尚无证据显示机械通气的患者可以通过调整呼吸机参数改善睡眠。

谵妄是危重症患者容易出现的另一种并发症，可明显增加病死率和ICU住院时间，并可能造成以后的认知障碍。主要表现为意识水平的降低，精神活动异常和睡眠周期紊乱。患者可能无法区分现实和想象，思维缺乏协调性，甚至产生幻觉，出现伤害医护人员或自己的行为。既往高血压，酒精中毒，痴呆或颅内疾患，昏迷的患者更容易发生谵妄。对谵妄的评估包括ICU意识紊乱评估方法（confusion assessment method for the ICU, CAM-ICU）及重症监护谵妄筛查检查表（intensive care delirium screen checklist, ICDSC）。虽然临床上经常使用氟哌啶醇治疗谵妄，但是没有证据证明它可以缩短发病时间，也不推荐使用氟哌啶醇预防谵妄的发生。在使用抗精神病药物治疗谵妄的时候，需要警惕室性心律失常，尤其是尖端扭转性室速的发生，因为这些药物可延长QT间期，并且呈剂量依赖性。

（三）深静脉血栓形成的预防和治疗

重症患者是发生深静脉血栓（deep vein thrombosis, DVT）以及肺血栓栓塞的高危人群，因此应该给予相应的预防措施和及时治疗。深静脉血栓的主要表现是患肢肿胀，周径增粗，伴有疼痛，可有压痛，浅静脉扩张，皮肤色素沉着，但也有很多患者没有明显的症状和体征。深静脉血栓的患者更容易发生肺血栓栓塞，主要临床表现为呼吸困难，胸痛，咳嗽，咯血，晕厥以及发热，甚至出现血压下降及猝死。患者发生静脉栓塞，需加强监护，适当镇痛镇静和辅助呼吸支持。溶栓治疗主要应用于存在血流动力学发生改变的大面积肺栓塞患者，及早溶栓治疗可明显降低病死率，但超过14天的溶栓效果不佳。常用的溶栓药物包括尿激酶，链激酶和重组组织型纤溶酶原激活物（rtPA）。欧洲心脏病协会2008年治疗方案是：链激酶25万U静脉30分钟输注，然后10万U/h维持12～24小时，或者150万U，持续静脉滴注2小时；尿激酶4400U/kg，10分钟以上静脉注射，然后4400U/（kg·h）维持12～24小时，或者300万U，持续静脉滴注2小时；rt-PA100mg，持续滴注2小时，或0.6mg/kg，15分钟内推注，最大剂量不超过50mg。目前的指南更推荐2小时溶栓方案。溶栓治疗的主要并发症就是出血，尤其是颅内出血死亡率很高。也有些患者发生腹膜后出血，症状隐匿，容易被忽略。因此在确定溶栓方案前要充分评估效益和风险，同时积极做好输血准备。溶栓结束后根据凝血功能适时开始肝素抗凝治疗。抗凝治疗的主要药物包括普通肝素，低分子肝素以及华法林。抗凝治疗疗程要根据患者发生静脉血栓的风险决定，一般口服华法林3～6个月，高危患者则可能需要更长时间，甚至终生服用抗凝药物。抗凝治疗期间要注意监测凝血功能，避免出血，血小板减少等并发症的发生。危重患者预防静脉血栓比较常用的预防措施包括加压弹力袜，间歇气压治疗，低分子肝素和Xa因子抑制剂（磺达肝癸钠或利伐沙班）以及口服药物华法林。

（四）床头抬高

机械通气相关性肺炎（ventilation associated pneumonia, VAP）是发生在有创呼吸机辅助呼吸48小时后的肺炎，是最常见的院内感染，增加病死率和医疗费用。误吸是导致VAP的一个重要原因，包括气道分泌物和胃内容物的反流误吸。发生反流误吸的危险因素包括意识障碍，吞咽反射下降，气管插管，安置胃管以及饱胃。临床研究发现使患者保持头高位可以大幅度降低VAP的发生，因此在预防VAP的集束化治疗中，第一条就是床头抬高。但是随着患者床头的抬高，对局部皮肤的压力增加，导致压疮尤其是腰骶部压疮的发生风险增加。因此床头抬高需要既可以最大程度地降低VAP，也不增加压疮的发生风险。目前认为患者如果情况允许，床头抬高25°～30°是比较合适的。但是在临床实践中需要强调依从性，因为床头抬高将导致翻身操作困难，患者身体容易向下滑落，因此需要强调护理的关注和协助。

（五）应激性溃疡（stress ulcer）的预防

机体在严重应激反应情况时可能出现急性胃十二指肠黏膜的糜烂和溃疡，甚至导致上消化道大出血，影响患者的预后。研究发现超过75%的ICU患者会发生胃肠道黏膜损伤。机械通气超过48小时和凝血功能障碍是消化道出血的独立危险因素。其他危险因素包括严重感染，休克，多发创伤，脊椎骨折，肝功能衰竭，部分肝切除，颅脑外伤意识评分低于10分，肝或肾脏移植术后，既往消化道溃疡或出血，ICU住院时间超过1周，糖皮质激素治疗等。因此推荐重症患者如果存在一项独立危险因素或者两项主要危险因素就要使用药物预防应激性溃疡。目前临床上常用的药物包括抑酸剂，硫糖铝，H_2受体拮抗剂和质子泵抑制剂四种类型。抑酸剂作用时间短，而且容易引起误吸，临床不推荐使用。硫糖铝具有胃黏膜保护作用，但是影响其他药物吸收，而且肾功能不全患者引起铝蓄积中毒，所以不作为首选药物。H_2受体拮抗剂和质子泵抑制剂均可以抑制胃酸分泌，降低应激性溃疡的发生。在H_2受体拮抗剂中，法莫替丁抑酸效果最好，雷尼替丁次之，西咪替丁排在最后。H_2受体拮抗剂价格便宜，但作用时间短，不能抑制胃泌素或乙酰胆碱介导的胃酸分泌，容易引起耐受。质子泵抑制剂作用在胃酸分泌的最后一个环节，抑制胃酸分泌效果确切，起效快，作用时间长，而且不容易引起耐受，但是价格较贵。因此对应激性溃疡风险不高的患者，在预防药物的选择上，需根据患者的病情慎重选择。

（六）血糖控制

超过90%的危重患者存在血糖升高，除了糖尿病等基础疾病外，应激导致的肝脏释放葡萄糖增多，外周组织对胰岛素的抵抗都是导致高血糖的原因，而重症患者在救治过程中输注含糖液体，使用糖皮质激素和拟交感活性药物也可以造成血糖升高。高血糖是提示患者危重程度的重要指标，也是影响预后的独立因素。因此对于重症患者，持续的血糖监测和控制是治疗的重要组成部分。目前临床上建议当患者血糖超过10mmol/L，即可开始胰岛素治疗，血糖控制目标适当放宽至8～10mmol/L，避免低血糖发生。除了高血糖外，越来越多的证据显示血糖变异度可以影响患者的病死率，因此控制血糖变异度可能比控制血糖的绝对值更重要。

（七）院内感染的控制和预防

ICU的院内感染发生率在25%～33%，主要包括：泌尿系感染；手术切口感染；血流感染和肺炎。70%的院内感染是由耐药菌引起，比较重要的耐药菌包括：耐甲氧西林的金黄色葡萄球菌（MRSA），耐万古霉素的肠球菌（VRE），多药耐药的铜绿假单胞菌（MDRP），耐亚胺培南的鲍曼不动杆菌，产超广谱内酰胺酶的大肠埃希菌（ESBL）以及对氟康唑耐药的念珠菌和霉菌。这些耐药菌感染加大了治疗难度，也增加了病死率。因此早期发现，早期预防和控制成为降低院内感染的重要手段。院内感染监测是其中的重要环节。可以早期发现院内感染的来源及可能的爆发流行，也可以评价感染控制措施是否有效。

预防是控制院内感染的主要措施，包括隔离，标准防护和抗生素的合理使用。目前被证明有效的手段包括有效隔离，即对所有新入院的患者进行筛查，发现耐药菌的定植就进行隔离，可以很大程度上控制耐药菌的感染。标准预防包括手卫生，戴手套，口罩或眼罩，隔离衣，医疗物品的处理，锐器的使用和处理规范等，其中手卫生是标准预防的关键，因为医护人员的手被污染后，可以造成院内感染的播散。

第三节 生命终末期医疗及伦理问题

一、生命终末期医疗

医学技术的不断发展使得很多以前不可治愈的疾病得到了控制和缓解，而ICU更是为许多脏器功能衰竭的重症患者提供了先进的治疗措施来延续生命，即便如此，ICU依然是患者发生死亡最多的场所，因此生命终末期治疗的问题是每一位ICU医师都要面临的。延续生命和提高生存质量是同样重要的治疗目标，而维持和撤离生命支持是同等重要的治疗手段。如果患者能够在死亡之前就得到高质量的终末期治疗，不仅可以提高家属的满意程度，也可以减少因为每天面临死亡而导致的ICU医师的疲溃感。要做出给患者实施终末期治疗的决定需要足够的培训，临床医师和患者家属的积极沟通以及医疗团队的协作。

生命终末期治疗中一个重要步骤就是沟通，包括和清醒患者的沟通，和患者代理人及家属的沟通以及医疗小组内部的沟通。生命终末期的治疗决策是以尊重患者和家属意志为基础，清醒有决定能力的患者可以拒绝任何或者全部治疗。而当患者本人无法决定时，就由其代理人或者直系亲属在综合考虑患者是否能够从治疗中获益后做出决定。目前强调ICU医师在制订决策过程的作用。ICU医师要能够让患者或其家属明确患者的诊断，治疗和预后，同时对患者或家属的最终决定做有益的引导。与患者或其家属共同制订终末期治疗方案可以让患者更加理解和依从既定方案，同时也在很大程度帮助家属减轻失去亲人的痛苦和撤离生命支持的愧疚，缩短死亡时间，提高终末期医疗的质量。而在沟通的时候，医疗小组成员的参与及事先的充分沟通，可有利于更快地取得患者和家属的理解和配合，也有利于整个医疗团队对患者治疗抉择的尊重和顺利执行。

二、维持或撤离生命支持

撤离生命支持是中止不必要或者不舒适的治疗措施，保证患者没有痛苦的前提下，缩短死亡时间。在撤离生命支持前必须充分与家属沟通，尊重患者及家属的文化习俗和宗教信仰，并有明确的撤离计划和处理并发症的方案。在撤离过程中，可给予患者充分镇痛镇静。目前的研究证实在撤离生命支持的过程中，给予患者超出平时剂量的镇静药物对患者生存时间没有影响。在撤离呼吸机支持的时候，可以保留气管导管并给予适当的雾化，保证患者通气顺畅。但也有家属因为种种原因会要求拔除气管导管，这样可能会导致患者的不适，此时可以给予适当的吗啡，减轻患者的痛苦。对于ICU其他治疗措施如抗生素，营养支持等则可以迅速撤离。维持和撤离生命支持是生命终末期治疗的重要部分，涉及法律，道德，伦理等多个方面，因此需要制定一个严格的，符合医学常识和社会伦理的，而又符合法律规范的程序来指导临床实践。

ICU是医疗资源集中的地方，维持或者撤离生命支持也涉及资源分配问题。如何公正合理地分配和使用这些资源，是对临床工作人员的巨大挑战。因为人都是不愿意面对死亡的，而对于疾病转归预测的不确定性更容易让家属甚至临床医师对生命终末期治疗的决定产生质疑。那么什么样的患者应该积极救治，什么样的患者应该采取消极措施？美国胸科协会制定了关于ICU医疗资源分配的原则包括：每个生命个体都是珍贵而平等的；尊重患者的个人意愿；通过提供适合患者需要的或者患者认定有益的医疗措施提高患者的福利；ICU治疗是包含在基础医疗服务中的，每个患者都有权利享用；当损伤到其他患者的资源享用时，医疗服务人员可以限制提供此资源的义务。尽管世界各地ICU医疗资源各不相同，在选择维持或撤离生命支持的时候都要遵循基本原则。

第四节　重症医学的进展和未来

一、重症医学的重要进展

医学的发展需要以完善的科学理论和有效的临床实践为核心。危重症医学主要探讨疾病急性发作或者快速变化的特点及规律，尤其是危重情况时机体各个器官系统的综合反应，因此具有和其他专业不同的学科特点，要面临的更多更复杂的学术难题和挑战。以设计严密多中心随机对照试验为基础的循证医学的发展，为危重症医学的医疗决策和临床实践提供了可靠的依据，推动了危重症医学的疾病诊疗模式的更新和进步，也促进了治疗理念和行为的改变，尤其是一些危重疾病的救治策略的调整。

（一）急性呼吸窘迫综合征的机械通气策略

ARDS是由各种原因引起的肺毛细血管内皮细胞和肺泡上皮细胞损伤，从而导致弥漫性肺间质及肺泡水肿，造成呼吸窘迫和进行性低氧血症的临床综合征。ARDS患者存在肺不张和肺顺应性降低，因此在早期机械通气治疗时往往使用10～15ml/kg的潮气量以增加肺泡通气，而且短期内确实可以改善氧合。但是随后的观察发现ARDS患者肺不张和肺泡水肿的分布不均，增大潮气量可能会使顺应性好的区域过度充气，加重肺损伤。动物实验也发现大潮气量会提高气道压力，增加内皮细胞的通透性，加重炎症反应，造成肺泡出血，肺内分流加重。因此开展了许多临床试验寻找保护性通气策略以减少肺过度充气，复张塌陷肺泡。Amato等发现小潮气量和高呼气末正压（PEEP）通气可以明显降低患者病死率。而具有决定性意义的临床试验是2000年美国国立卫生学院ARDS network的研究。这项对急性肺损伤患者前瞻性的研究发现将潮气量从12ml/kg减少到6ml/kg可以使死亡率降低9%。因此目前ARDS的治疗指南推荐采用小潮气量通气，积极肺复张的肺保护性通气策略。

（二）脓毒性休克的治疗进步

脓毒性休克是感染导致的全身炎症反应所引

起的器官功能损害和循环障碍,是导致危重患者死亡的主要原因。为寻找有效治疗手段开展了大量临床试验,早期目标导向治疗,集束化治疗,液体复苏的容量监测和糖皮质激素应用都成为研究热点。

早在2001年,Rivers就提出了早期目标导向疗法(early goal-directed therapy,EGDT),成为脓毒性休克治疗的一个巨大进步。但是随后的研究对于Rivers提出的治疗目标包括中心静脉压、肺动脉楔压的使用提出了质疑,因此目前对脓毒性休克的治疗虽然提倡早期积极液体复苏,但是对于复苏终点指标的设定仍在探讨中。

集束化治疗是脓毒性休克治疗的另一个重要进步。重症脓毒症和脓毒性休克时全身炎症反应所引起的多器官功能障碍,治疗复杂,涉及多个脏器功能支持,因此2004年制定的指南提出了6小时复苏集束化和24小时管理集束化治疗。临床试验证明集束化治疗可以显著改善患者预后,缩短ICU和总住院时间。

脓毒性休克会造成大量炎性介质释放,增加毛细血管的通透性,导致血管内液体进入组织间隙,进一步减少有效循环血量。早期充分的液体复苏能够恢复有效循环血量,改善组织灌注,但是过多的液体可导致组织水肿和增加心脏前负荷,因此在复苏的过程中需要进行有效的容量监测。

容量反应性监测指标包括主动脉峰值血流速变异率、收缩压变异率、每搏量变异率和脉压变异率,是以循环系统受过呼吸运动影响的程度作为衡量指标,从而对容量状态进行判断。这些指标中,脉压变异率能够比较准确地反映心室前负荷,在临床上更常用。但是这些指标受到自主呼吸,心律失常和潮气量,以及一些疾病状态的影响包括右心功能不全和肺动脉高压,ARDS,腹腔内压增高以及血管活性药物的使用。中心静脉血氧饱和度($ScvO_2$)曾作为早期目标导向性治疗的指标,可有效反映组织灌注情况,但是$ScvO_2$受到氧供,氧耗和氧利用多种因素的影响,在组织利用氧障碍的时候,及时氧供不足,$ScvO_2$仍可高于70%,因此不能准确反映机体氧代谢情况。动静脉二氧化碳分压差(central venous-arterial carbon dioxide,$Pcv\text{-}aCO_2$)是指细胞有氧代谢所产生的二氧化碳分压,正常值小于5mmHg,增加提示组织缺氧,无法进行有效的有氧代谢。$Pcv\text{-}aCO_2$可直接反映微循环状态,但是也会受到其他因素的影响,而且对脓毒性休克患者的液体复苏,敏感性稍差。因此需要更多的科研来发掘敏感有效的监测指标,用于指导液体复苏,改善休克患者的预后。

大剂量糖皮质激素曾被认为可改善脓毒性休克的预后,而随后的临床试验却得到了相反的结论,因此临床上不再主张使用大剂量糖皮质激素治疗脓毒性休克。但是重症脓毒症和脓毒性休克患者大多存在肾上腺皮质功能相对不足,因此理论上糖皮质激素的应用是合理的,为此开展了很多的临床研究。尽管研究结果存在分歧,但通过对各研究的综合分析证实小剂量的糖皮质激素可以提高患者的生存率,因此目前建议经过积极液体复苏而仍需要血管活性药物维持血压的脓毒性休克患者可使用5~7天的小剂量糖皮质激素治疗。

(三)机械通气患者的镇痛镇静

为保证重症患者的舒适安全,镇痛镇静一直是ICU的重要治疗方案。但是镇痛镇静也会导致循环不稳定,肠道功能紊乱,脱机延迟等不良反应,尤其是机械通气患者,镇痛镇静过度导致机械通气时间延长,VAP发病率增多,深静脉血栓形成,病死率和医疗花费增加。因此曾经有学者提出了无镇静概念,仅使用镇痛及抗谵妄药物,但是研究分析发现,机械通气的患者需要适当的镇痛和镇静联合治疗,以减少机体的不良刺激和有害反应。也有学者发现每日中断镇静可以减少患者的机械通气时间,减少镇静药物的用量。但最新的研究发现该方法并不能缩短机械通气时间,提高拔管成功率,而由于中断镇静,再次对不能脱机患者进行镇静反而会增加镇静药物的使用量及护理工作量,未能使患者真正受益。因此对于机械通气患者,如何选择镇痛镇静方案,使得患者能够保持清醒意识,而又不会产生不良应激,会是ICU持续的研究热点。

(四)神经重症

现代化建设的飞速发展和人口老龄化的快速进展,脑创伤,脑卒中等导致的脑损伤的发病率逐年增高,对神经重症患者的监护治疗成为ICU的重要组成部分。为有效降低致残和致死率,现代神经重症的治疗策略是稳定机体的生理环境,避免脑功能再次受损,最大限度地促进机体再修复。因此脑功能的多元化监测，颅内高压的处理策略，低温治疗，癫痫的预防和处理等等都是神经重症的研究热点。脑功能的多元化监测包括颅内压监测（有创及无创），脑血流灌注监测，脑代谢和微透析监测，脑电生理监测脑组织氧监测等多个方面，这些监测技术相互联系，具有互补性，并且受全身因素的影响，因此针对不同的患者需要选择合适的监测手段，为制订正确的治疗方案提供依据。低温治疗对脑保护的作用已经得到越来越多的证据支持，并且在临床实践中逐渐普及。但是低温治疗对脑保护的作用机制，施行的有效窗口期，疗程，复温的控制，低温疗法的选择，并发症的预防等尚未完全阐明，需要进行更多更深层次的研究。

二、重症医学的现状和未来

重症医学为危重患者提供监护，治疗和生命支持，随着医学技术设备不断发展，重症医学已经成为现代医学的重要组成部分，在救治危重患者、处理突发公共卫生事件、参与自然灾害、交通事故以及战争救援中发挥巨大的作用。在过去的几十年里，重症医学的迅速发展使得许多危重患者得到了救治。尽管如此，人们对于危重患者的生理，病理，免疫，生化改变都还有很多未解的问题，必须进行更多更深入的研究来指导对患者的救治。随着研究的深入，将会产生很多先进的诊断和治疗手段，提高对危重患者的救治能力。

但是重症医学也同样存在着现代医学的弊病：重视对疾病而非患者的治疗，对器官功能的关心超过对患者整体的关心，对高精尖技术和药物过多依赖，对患者造成损害的侵入性操作过多，临床工作人员的冷漠和疏忽等，使得公众产生质疑和指责。这些问题已经引起了医学界及重症医学工作者的高度重视。

随着人口老龄化的进展和公共卫生突发事件的增多，重症医学将承担起越来越多的救治工作，不论是在医疗管理还是在学科发展上都面临着巨大挑战。重症医师必须在考虑如何更快更有效地救治危重患者，提高生存率和生存质量的同时，考虑如何有效管理生命终末期患者，在尊重患者基本权益的基础上，合理利用有限的医疗资源。与此同时，随着科技的发展，新的诊疗技术，新药物和监护手段不断开发，重症医师应慎重选择，在维持基本的生命支持的基础上，合理选择药物和诊疗技术，在没有确切证据的时候，尽量避免对患者造成不必要的伤害。因此未来的重症医学发展将在注重技术创新和提高医疗质量的同时，控制医疗费用的快速增长，加强团队之间的协作以及对患者的人文关怀，使重症医学在危重症患者的抢救治疗中发挥越来越重要的作用。

（李惠萍　邓小明）

参考文献

1. 王辰，席修明. 危重症医学. 北京：人民卫生出版社，2012
2. Antonelli M, Bonten M, Cecconi M, et al. Year in review in intensive care medicine 2012. Intensive Care Medicine, 2013, 39: 345-364
3. Curtis JR, Vincent JL. Ethics and end-of-life care for adults in the intensive care unit. Lancet, 2010, 375: 1347-1353
4. Vincent JL. Give your patient a fast hug (at least) once a day. Critical Care Medicine, 2005, 33(6): 1225-1229
5. Barr J, Fraser GL, Puntillo K, et al. Clinical practice guidelines for the management of pain, agitation, and delirium in adult patients in the intensive care unit. Critical Care Medicine, 2013, 41(1): 263-306
6. Amato MB, Barbas CS, Mederios DM, et al. Effect of a protective-ventilation strategy on mortality in the acute respiratory distress syndrome. New England Journal of Medicine, 1998, 338: 347-354
7. Acute Respiratory Distress Syndrome Network. Ventilation with lower tidal volumes as compared with traditional tidal volumes for acute lung injury and the acute respiratory distress syndrome. New England Journal of Medicine, 2000, 342: 1301-1308
8. Rivers E, Nguyen B, Havstad S, et al. Early goal-directed therapy in the treatment of severe sepsis and septic shock. New England Journal of Medicine, 2001, 345: 1368-1377
9. Gao F, Melody T, Daniels DF, et al. The impact of compliance with 6-hour and 24-hour sepsis bundles on hospital mortality in patients with severe sepsis: A prospective observational study. Critical Care, 2005, 9: 710-764
10. De Backer D, Ospina-Tascon G, Salgado D, et al. Monitoring the microcirculation in the critically ill patient: current methods and future approaches. Intensive Care Medicine, 2010, 36: 1813-1825

11. Lamia B, Monnet X, Teboul J. Meaning of arterio-venous PCO2 difference in circulatory shock. Minerva Anestesiologica, 2006, 72: 597-604
12. Annane D, Bellissant E, Bollaert PE, et al. Corticosteroids in the treatment of severe sepsis and septic shock in adults: a systematic review. JAMA, 2009, 301: 2362-2375
13. Mehta S, Burry L, Cook D, et al. Daily sedation interruption in mechanically ventilated critically ill patients. JAMA, 2012, 308: 1985-1992

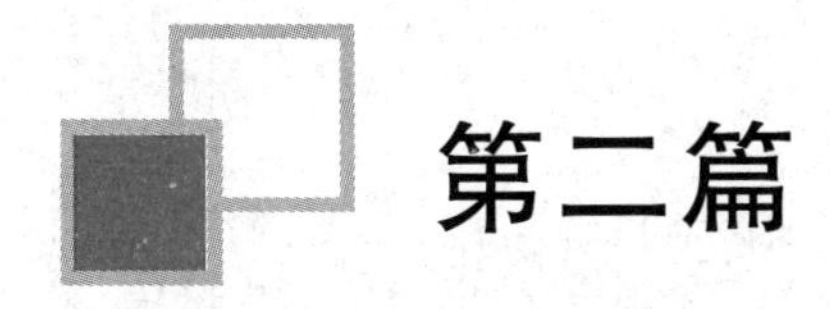

第二篇

临床麻醉

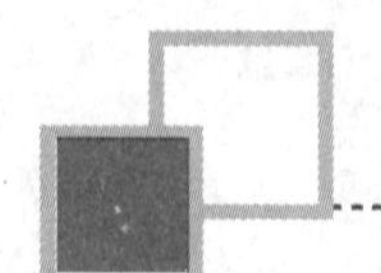

第十四章　术前访视与麻醉前准备

第一节　麻醉前访视

一、麻醉前访视的意义

麻醉前访视(preanesthetic visit)具有重要意义,包括了解和掌握患者需手术治疗的外科疾病以及其他并存病,建立良好的医患关系,进而拟定围术期麻醉管理,征得患者及其家属(监护人)对麻醉计划知情同意并签字。术前评估主要目的在于降低围术期疾病发生率、病死率,减轻术前焦虑,减少手术后并发症。

二、麻醉前访视的内容

(一) 了解病史

阅读病历,重点了解本次入院的目的与拟行手术。是否有并存疾病及其目前所用治疗用药的种类、剂量和效果。重要的既往史,包括手术、麻醉史,有无麻醉并发症及过敏史等。个人生活习惯,如吸烟、饮酒及安眠药服用史。尽管ASA身体状况分类可依据不同年龄、不同健康状况对患者进行精确分级与预测不良后果,但了解患者日常活动,如最大运动耐量水平,仍属至关重要,有助于预测疾病预后和围术期疾病发生率及预后。

(二) 体格检查

体格检查(physical examination)要求仔细、全面、重点突出。应特别注意患者气道、心、肺和神经系统功能检查。实施区域麻醉时,应仔细检查脊柱和四肢肌力和运动情况,注意背部和(或)脊柱局部有否感染等情况。

1. 生命体征

(1) 身高和体重:是评估用药剂量、确定液体需要量、维持手术期间适宜尿量的重要参考指标。

(2) 血压:应分别测量并记录双上肢血压,注意两者间差异(明显差异表明胸主动脉或其重要分支可能存在病变)。对怀疑低血容量患者,应检查体位变化对循环血流动力学参数的影响。

(3) 心律:应注意静息状态的脉率、节律、浅静脉充盈程度。用β受体阻断药患者可出现脉缓、发热、主动脉瓣关闭不全,脓毒症患者脉搏快而洪大,焦虑或脱水患者脉搏往往快速而细数。

(4) 呼吸:应注意观察静息状态下的呼吸频率、幅度和呼吸方式。

2. 头颈部

(1) 口:注意患者张口程度,可粗略用指宽衡量开口度。嘱患者尽可能张口,评估Mallampati气道分级(表14-1)。其评定方法是患者取直立坐位,头自然位,尽可能张大口,最大限度伸舌进行检查。

表14-1　Mallampati气道分级

分级
Ⅰ级:可见软腭、咽峡弓和悬雍垂
Ⅱ级:可见软腭、悬雍垂
Ⅲ级:仅可见软腭
Ⅳ级:仅见硬腭

(2) 颏:测量甲-颏间距(thyromental distance)。即头在伸展位时,测量自甲状软骨切迹至下颏尖端的距离。正常值在6.5cm以上,如果此距离小于6cm,可能窥喉困难。

(3) 牙:记录松动牙或残牙、牙套、牙托和其他正牙材料有无。

(4) 颈椎:注意颈椎屈曲、后伸和旋转等活动度。

(5) 气管:注意气管有否偏移、颈部包块和颈动脉杂音等。

3. 心前区　心脏听诊可显示杂音、节律异常、奔马律和心包摩擦音等。

4. 肺脏　观察胸廓是否对称、肋间隙有否增宽、有否桶状胸、呼吸是否顺畅、有否呼吸困难等。听诊可发现哮鸣音,干、湿啰音,呼吸音减弱等。

5. 腹部　注意腹围情况,有否腹胀、包块、腹水,因腹压升高易发生反流、误吸和限制性通气障碍等。

6. 四肢　注意有无肌肉萎缩、肌无力以及全身末梢灌注情况、杵状指、发绀及皮肤感染(特别是拟行血管穿刺或神经阻滞区域)。原因未明或常见原因不能解释的损伤,特别发生在老年、儿童、妇女患者的皮下瘀斑,常易与某些出血性疾病相混淆或误诊。

7. 背部 注意脊柱有无畸形、局部感染灶或皮下瘀斑,特别是穿刺部位或邻近部位感染。

8. 神经系统检查 应记录意识状态、颅神经功能、认知能力、语言表达能力及周围神经的感觉、运动状态等。

(三)辅助检查

1. 血液学检查 血型、血常规(血细胞比容/血红蛋白水平、血小板计数和功能)、凝血功能。

2. 血生化学检查 病史和体检有特殊情况时,需行血生化检查。如:患慢性肾脏疾病、糖尿病、心血管系统疾病、中枢神经系统疾病、肝病或病态肥胖者。正使用利尿药、地高辛、类固醇激素、氨基糖苷类抗生素药物治疗者,需做血尿素氮和肌酐检查。

3. 心电图检查 具冠心病高风险因素患者,应建议行心电图检查。12 导联心电图对发现新的心律失常,评估以往心律失常的稳定性有重要意义。年龄>40 岁者术前应常规行心电图检查。

4. 超声诊断 心脏超声可检查心脏瓣膜、心脏结构和心室壁活动情况,对评估整体和局部的心室功能有重要意义;血管超声检查对排除大血管血栓有重要意义。

5. 胸部X线检查 老年人、长期吸烟史、重要脏器病变包括恶性肿瘤、类风湿性关节炎患者,术前应常规行胸部X线检查。

6. 肺功能检查 胸科手术患者,术前肺功能检查可评估肺疾病的严重程度以及气道对支气管扩张剂的反应性,此项检查对剖胸手术,尤其是肺实质切除患者有重要意义。对有肺脏疾病或疑有肺功能不全的非胸科手术患者亦应行此检查。

7. 血气分析 对肺功能疑有异常,血氧饱和度检查异常者(<92%),均应进一步行血气分析检查,以判定肺脏氧合状况。

第二节 病情评估与对策

一、心血管疾病

(一)心脏病患者术前评估与对策

1. 心脏病患者术前评估 冠状动脉疾病患者,麻醉和手术应激下,易发生心肌缺血、心室功能障碍甚至急性心肌梗死。术前心脏危险因素评估、鉴别和有效的围术期处理可以改善心脏病患者行非心脏手术后的预后和转归。

(1)病史、体格检查和 ECG 检查:病史、体格检查和 ECG 检查可以确诊有症状的心脏病(如冠状动脉病变、瓣膜病变和心律失常等);评估心脏病变的严重程度,判断心脏病情是否稳定(依据体能状况和近期心血管治疗情况);确定伴随的疾病,如糖尿病、周围血管病变、呼吸系统病变和肾功能不全等。但病史、体检和 ECG 对确定或排除心脏病的效能有限,故还应结合以下三方面进行综合评估:

1)冠心病的严重程度(clinical predictors)(表 14-2)。

2)患者的体能储备(functional capacity)(表 14-3)。

3)外科手术的危险程度(surgical procedure)(表 14-4)。

表 14-2 围术期心血管危险因素分级

高 危	中 危	低 危
1)不稳定型冠状动脉综合征:急性(7天)或近期(1个月)心肌梗死,不稳定或严重心绞痛	1)轻度心绞痛(加拿大分级 1~2)	1)高龄
2)失代偿心力衰竭及严重心律失常,重度房室传导阻滞及心脏病伴症状明显的室性心律失常,心室率不能控制的室上性心律失常	2)心肌梗死病史或 Q 波异常	2)ECG 示左室肥大,左束支传导阻滞,ST-T 异常
	3)代偿性心力衰竭或有心衰病史	3)非窦性心律(房颤)
	4)糖尿病(胰岛素依赖型)	4)心脏功能差(不能上楼)
	5)肾功能不全	5)脑血管意外史
		6)不能控制的高血压

高危:围术期心脏事件发生率 10%~15%,其中心源性死亡>5%;中危:围术期心脏事件发生率 3%~10%,其中心源性死亡<5%;低危:围术期心脏事件发生率<3%,其中心源性死亡<1%

表 14-3 不同活动程度的体能状态评估

1MET	4METs 以上	10METs 以上
简单的生活自理,室内行走,平地上以 3.2～4.8km/h 行走 1～2 个街区	能做扫垃圾等轻度家务,能步行上一层楼或爬小山坡,平地上以 4～4.6km/h 行走,跑一小段路,能做重体力活,如擦地板,抬挪较重家具,参加运动量适中的娱乐活动,如高尔夫、保龄球、双人网球或棒球等	参加游泳、网球单打、踢足球、打篮球、滑冰等大强度的运动

*心脏患者施行非心脏手术<4METs 时患者耐受力差,手术危险性较大;>4METs 临床危险性较小

表 14-4 手术范围大小的危险性

高危	中危	低危
急症大手术	颈动脉内膜剥脱术	内腔镜手术
心脏瓣膜手术	头颈部手术	白内障手术
大血管手术	胸腔手术	乳房手术
长时间手术(大于 3 小时)	腹腔手术	电休克治疗
大量失液和失血	大关节置换术	体表手术
		前列腺活检

增加心脏病患者非心脏手术危险的内科疾病:糖尿病、高血压、慢性阻塞性肺病(COPD)、肾功能不全、血液系统疾病。

我国普遍采用心功能与心衰的结合分类,按心衰发展的程度,即患者胜任体力活动的能力,结合临床表现一般将心功能分为四级,心衰分为三度(表 14-5)。

表 14-5 心功能分级

心功能分级	判断指标			心衰(心功能不全)分度
	心脏储备能力	体力活动表现(症状)	心脏病及心功能不全体征	
Ⅰ级	正常	一般体力活动不受限制,不出现疲劳、乏力、心悸、呼吸困难及心绞痛等症状	无心衰体征	心功能代偿期
Ⅱ级	轻度减低	体力活动稍受限制,休息时无症状,但中等体力活动时,如常速步行 500～1000 米或登 3～4 层楼即出现疲乏、心悸、呼吸困难、心绞痛等症状,休息后症状消失	有心衰体征,如心率增快、轻度肝肿大等	Ⅰ度(轻)
Ⅲ级	中度减低	体力活动明显受限,休息时无症状,轻微体力活动,如:日常家务劳动、常速步行 500～1000 米、登 2 层楼等,即出现心悸、呼吸困难或心绞痛等症状,卧床休息后症状好转,但不能完全消失	出现肝肿大、水肿等心衰体征	Ⅱ度(中)
Ⅳ级	重度减低	不能胜任任何体力活动,休息时仍有乏力、心悸、呼吸困难、心绞痛等症状	明显的心衰体征	Ⅲ度(重)

(2) 特殊心脏检查:特殊心脏无创检查的指征:①心脏病危险程度达到中危;②患者体能储备<4METs;③高危的外科手术。

1) 常规心电图检查(12 导联):

①价值:作为术前进一步心脏检查的依据;术前心电图改变可以指导术前治疗;作为术中和术后心电图改变的对照和比较,有利于及时发现术中和术后异常。

②缺点:缺乏特异性,需结合临床判断。

2) 动态心电图检查(ambulatory ECG):利用连

续和动态心电图记录发现静止缺血、心律失常和心率变化。

3）放射性核素扫描：运动201铊扫描的敏感性达94%，特异性为82%；药物激发201铊扫描的敏感性为85%，特异性为90%。对冠心病的诊断有帮助，但不能评估心脏功能状况。最大缺点是检查结果与实际结果无显著的相关性，提示其对预后的警示作用较差。

4）超声心动图检查：常规超声心动图可了解心脏的基本解剖结构、心室壁的运动情况、心瓣膜的活动情况，测量压力、心脏射血分数。

超声心动图应激试验是利用药物或运动使心脏应激，多巴酚丁胺、阿托品或双嘧达莫均可使用。心脏应激后心肌缺血的表现：出现心室壁活动异常；原有心室壁活动异常加重。

临床充分肯定超声心动图检查的价值，已将其列入严重冠心患者术中常规监测项目，对左心室射血分数的预示作用尚有争论。术前超声心动图应激试验的敏感性和特异性分别达到87%和99%，被认为对围术期心脏并发症的发生率最具有警示作用。

5）冠状动脉造影：冠状动脉造影是诊断冠心病的“黄金标准”。指征：药物难以控制的心绞痛或休息时也有心绞痛发作，症状严重；近期心绞痛症状加重；运动试验心电图阳性；双嘧达莫-铊闪烁照相存在可逆性充盈缺损；超声心动图应激试验有异常的心室壁活动。

有关进行冠状动脉造影的建议：除非经皮冠状动脉成形术或冠状动脉旁路移植术是可行的，否则，冠状动脉血管造影只会增加费用和危险而无益处；冠状血管造影应限于极高危患者，包括那些有高度缺血风险证据或症状者，尤其是怀疑有左主支或三支冠状动脉病变者。

2. 对策　心脏评估后的三种结局：

（1）可以手术：心脏病危险评估为低危者、真正的急诊手术。

（2）推迟手术：心脏病危险评估达中危者，患者体能储备<4METs，欲行高危手术，进行必要的术前准备（内科治疗），降低手术风险；

（3）取消手术：严重心脏病首先进行心脏外科手术。

心脏病患者手术危险性取决于：

（1）心脏病本身性质、程度和心功能状态。

（2）非心脏病变对循环的影响。

（3）择期或急诊手术。

（4）手术创伤大小和对循环功能干扰的程度。

（5）麻醉与手术者的技术水平。

（6）术中和术后的监测条件。

（二）高血压患者的评估与对策

高血压是常见的心血管疾病，是威胁中老年人健康的主要疾病之一。未经系统治疗的高血压患者，麻醉期间常出现剧烈循环波动，伴左室肥厚者，术后心、脑并发症高发，应予注意。高龄、长期使用利尿剂者，更易发生低血容量和电解质紊乱。

1. 评估　准确的麻醉前评估，合理的术前用药有利于保证高血压患者围术期的安全。

（1）详细了解病史，掌握病情：了解高血压的病程长短、使用的药物以及血压控制的情况；了解高血压的进展情况，即重要脏器的受累程度。一般而言，血压控制良好的轻度高血压患者，其麻醉的危险性与正常人无明显区别；中度高血压患者的麻醉危险性增加，但若术前血压控制平稳，对药物治疗的反应好，麻醉和手术多无太大困难；重度高血压患者的麻醉危险性大，与器官功能受损程度有关，应进行系统的药物治疗，以期稳定血压和改善器官功能。

（2）了解重要器官的功能状态，判断患者对麻醉和手术的耐受性：并存疾病如高血脂、糖尿病、肺部疾患、冠心病等可增加麻醉和手术的风险性。有冠心病或ECG显示心肌缺血者，围术期有发生心肌梗死的危险性；有急性心肌梗死病史者，3个月内不宜行择期手术；近期内（3个月）有脑血管意外者，应避免择期手术。有充血性心衰史或体征者，术中发生心衰或急性肺水肿的危险性高。

（3）了解手术方式和要求：不同的手术部位、种类及手术时间对于相同高血压患者的风险不同，脑、胸腹腔大手术的风险要远大于行四肢、体表小手术。

（4）未控制的严重的高血压患者：容易发生脑血管意外、急性心衰、心肌梗死或肾衰竭等。麻醉的危险性极大，不宜行择期手术。

2. 对策　高血压患者应积极做好充分的术前准备，以提高患者对麻醉和手术的耐受力，降低围术期风险性。

（1）控制高血压：择期手术一般应在高血压得到控制后进行，使血压控制在正常高值水平（SBP130～139mmHg，DBP85～89mmHg）以下。一般术前降压药应持续用到手术日晨（除单胺氧化酶抑制剂外）。目前认为，抗高血压药物不是影响麻醉下循环的主要因素。

（2）治疗并存疾病：在控制血压的同时，对并存疾病进行治疗。合并冠心病者，应准确评估其心脏受损程度，必要时行冠脉造影，调整心肌氧供/氧耗的平衡，控制心律失常、心绞痛的发作。对于合并心力衰竭者，手术前应尽力纠正心衰，改善心功能。对糖尿病患者调节其血糖在正常水平。

（3）纠正酸碱失调和水电解质失衡；保护和改善肝、肾功能等。

（4）完善各项相关检查，了解并改善重要器官功能。

（5）积极做好患者的心理准备，消除对麻醉和手术的焦虑、恐惧情绪，有利于术中循环稳定和减少并发症发生率。

（6）对于急诊手术的高血压患者，如血压严重升高，应在做手术准备的同时，积极用抗高血压药物控制高血压。术中密切观察，防范低血压。

二、呼吸系统疾病

（一）麻醉耐受力估计

1. **呼吸困难**　活动后呼吸困难是衡量肺功能不全的主要临床指标。0级：无呼吸困难症状；1级：能较长距离缓慢平道走动，但懒于步行；2级：步行距离有限制，走100～200米后需要停步休息；3级：短距离走动即出现呼吸困难；4级：静息时也出现呼吸困难。

2. **慢性咳嗽多痰**　术后极易并发弥漫性肺泡通气不足或肺不张，术前应做痰细菌培养，应用抗生素控制感染。

3. **感冒**　可显著削弱呼吸功能，呼吸道阻力增高可持续达5周，同时对细菌感染的抵抗力显著减弱，或使原有呼吸系统疾病加重。

4. **哮喘**　提示小气道明显阻塞，肺通气功能减退，但一般均可通过支气管扩张药和肾上腺皮质激素治疗而获得缓解。哮喘患者围术期的呼吸系统并发症比呼吸系统正常的患者高4倍。

5. **咯血**　急性大量咯血可导致急性呼吸道阻塞和低血容量，甚至出现休克，有时需施行紧急手术，麻醉处理的关键在于控制呼吸道，必须施行双腔支气管插管。

6. **吸烟**　凡每日吸烟20支以上，并有10年以上吸烟史者，即可认为已经存在慢性支气管炎，平时容易继发细菌感染而经常咳嗽咳痰，麻醉后则容易并发呼吸系统严重并发症。

7. **高龄**　老年人易并发慢性肺疾病，并由此继发肺动脉高压和肺心病。

8. **过度肥胖**　体重超过标准体重的30%以上者，易并存慢性肺功能减退，术后呼吸并发症可增高两倍。

9. **胸部物理检查**　应注意患者的体型和外貌，极度肥胖、胸廓畸形或脊柱侧弯者肺容积可明显减少，肺顺应性下降，容易发生肺不张和低氧血症。观察皮肤和黏膜有无苍白和发绀。成人平静呼吸时频率超过25次/分是呼吸衰竭的早期表现。呼气费力常提示有气道梗阻。注意辅助呼吸肌是否参与呼吸运动。听诊时注意呼吸音的强弱、是否粗糙以及有无啰音，有高音调的喘鸣音提示小气道痉挛。

10. **术后易发生呼吸功能不全的高危指标**

（1）3、4级呼吸困难。

（2）肺功能严重减退，肺活量小于预计值的60%，通气储量百分比<70%，FEV1/FVC<60%或50%，FVC<15ml/kg、MVV<50%，屏气试验<20秒。

（3）血气分析：PaO_2 低于65mmHg，$PaCO_2$ 高于45mmHg。

（二）对策

1. 急性呼吸系统感染者，术后极易发生肺不张和肺炎，择期手术应在完全治愈后1～2周安排。

2. 术前1～2周禁烟。

3. 肺心病患者应用药物改善心功能，使之处于最佳状态。

4. 术前3～5天应用抗生素。

5. 麻醉前用药应减量，禁用吗啡类药物。

6. 哮喘患者术前用支气管扩张剂及激素治疗。

7. 高危患者术后易并发呼吸功能衰竭，术前应与家属说明，术后需机械通气呼吸支持。

三、肝脏疾病

肝脏功能储备大，严重的肝损因素可导致肝功能发生不同程度的障碍而产生相应临床综合征，如黄疸、出血、继发感染、肾衰、腹水等。晚期阶段，所有其他系统均有继发性功能不全，以肝-肾综合征和肝性脑病为特征。

（一）肝功能评估

肝脏原发病的评估

（1）了解评估患者肝脏原发疾病。

（2）了解患者既往手术与介入治疗史。

（3）是否有活动性出血，如食管静脉曲张破裂。

（4）是否有门静脉栓子形成。

（二）肝功能评估分级（表 14-6）

表 14-6　Child 肝功能分级

分值	1分	2分	3分
血清胆红素（μmol/L）	<=34	34～51	>51
血清白蛋白（g/L）	>35	28～35	<30
腹水	无	易控制	难控制
肝性脑病	无	轻	重、昏迷
凝血酶原时间	<4	4～6	>6

A级：5～6分，3个月死亡率4%；B级：7～9分，3个月死亡率14%；C级：10～15分，3个月死亡率51%

MELD（Model for end-stage liver disease）评分：

MELD＝9.57×loge［肌酐（mg/dl）］＋3.78×loge［胆红素（mg/dl）］＋11.20×loge［INR］＋6.43×（病因：胆汁性或酒精性0；其他1）

MELD评分>8，30和90天死亡率明显升高。

两个系统应相结合，对个别患者来说，判断预后还需根据进一步的实验室检查和心肺功能检查。

（三）对策

对肝功能不全的患者，手术、麻醉前必须进行充分的准备，术前尽可能纠正腹水、水电解质异常、凝血障碍、肾功能、肝性脑病和营养不良。

1. 常规保肝治疗，充分休息，增强营养。

2. 对急性肝炎的患者均不宜行择期手术，待各项肝功能指标证实已处于缓解期方可手术。

3. 腹水患者应限制水钠的摄入，使用利尿剂，提高血浆胶体渗透压，对于腹水过多者，为改善呼吸功能，可于术前穿刺放水，一次量不超过3000ml。

4. 遇凝血功能障碍患者，可给予维生素K治疗，以胃肠道外给药为佳，应至少在术前24小时进行，必要时可给予新鲜血浆，冷沉淀及血小板治疗。

5. 对Child分级在C级，MELD评分>8的患者，手术前应先纠正低蛋白和血清胆红素水平。

四、血液疾病和凝血功能障碍评估与对策

患有血液系统疾病的患者，一旦并发外科系统疾病而需行急诊或择期手术时，其麻醉处理具有特殊要求，需作全面考虑。

1. 有贫血的血液患者如需手术者，应对贫血原因作出判断。贫血中最常见的是各种原因失血所致的贫血，属小细胞低血色素性缺铁性贫血；其他还包括红细胞生成不足，脱氧核糖核酸或正铁血红素合成障碍、维生素 B_{12}、B_6、叶酸等缺乏。纠正贫血状态可对症治疗，如缺铁性贫血输红细胞悬液或小量输血，口服硫酸亚铁或右旋糖酐铁的输注。如果患者手术前血红蛋白浓度在6～7g/dl以上，没有心悸和呼吸困难者，可以备好新鲜红细胞，等手术中输入，以期手术结束前血红蛋白浓度达到10g/dl以上；如有上述症状，手术前应输入新鲜红细胞，纠正贫血，并纠正心悸和呼吸困难症状。

2. 血液病患者的另一特点是异常出血，其发生原因甚多，主要与下述因素有关：

（1）血液pH：高碳酸血症可引起血管扩张、循环迟滞和渗血增多，酸中毒或碱中毒可显著延长纤维蛋白原转变为纤维蛋白所需的时间。pH 7.5时，凝血酶原时间为100%，当pH降至6.5时，凝血酶原时间延长50%，pH 8.8时延长60%，可出现异常出血。

（2）弥散性血管内凝血（DIC）：对手术前或手术中如出现异常渗血，同时伴血小板明显减少及严重休克时，应考虑DIC。纤溶抑制时可使用促纤溶药，如尿激酶，链激酶；继发纤溶时可用抗纤溶药如纤维蛋白溶酶抑制剂6-氨基己酸（EACA）5～10g，对羧基苄胺（PAMBA）100～200mg，凝血酸（Trons-AMCHA）250mg等，同时应补充新鲜血小板、冷沉淀物或新鲜冷冻血浆。

（3）肝损害：凝血因子Ⅰ、Ⅱ、Ⅴ、Ⅶ、Ⅸ（PTC）、Ⅻ（HF）、ⅩⅢ（FSF）均在肝内合成，肝功能异常可导致凝血因子合成障碍，引起异常渗血不止。因此手术前应准备新鲜血、冷沉淀物或新鲜冰冻血浆，并补充维生素K、EACA等。

（4）原发性纤维蛋白溶解：易见于严重创伤或某些外科手术如肺、胰腺或前列腺等手术，这与大量组织激活因子进入循环，促使纤维蛋白溶酶原转变为纤维蛋白溶酶有关。肝功能正常的患者也可因内源性纤维蛋白溶酶原活化素灭活而出现原发性纤溶。

（5）凝血因子缺乏：先天性凝血因子缺乏常见于血友病甲，为术中异常渗血的主要原因之一。血友病为遗传性疾病，因血浆凝血因子Ⅷ活力缺陷所致，其中血友病甲约占70%～80%，血友病患者手术中常因出血不止而死亡，治疗极困难，主要靠替代疗法，手术前、后输注凝血因子Ⅷ及冷沉淀。这些凝血因子须从3日内的新鲜冰冻血浆提取，每毫升含Ⅷ因子3～5u，一般术前应输Ⅷ因子1000u（即20u/kg），同时静注氢化可的松100mg。大多数凝血因子缺乏属后天获得性，且多呈多因子综合性缺乏。

(6) 血小板减少性功能缺陷:血小板在 50×10^9/L 或以下时,术中和术后不可避免地会发生创面渗血过多,因此将血小板 $\leqslant50\times10^9$/L 视为手术的禁忌。血小板在 20×10^9/L 以下时,不进行手术即可致自发性出血。手术前长期服用双嘧达莫、阿司匹林、苯海拉明、吲哚美辛类药物的患者,可能发生因血小板功能异常所致的出血。药物对骨髓功能的抑制和各种恶性肿瘤骨髓转移可引起生成障碍性血小板减少;而脾功能亢进和某些药物过敏则通过血小板破坏消耗导致血小板减少。对此类患者术前必须积极地治疗引起血小板减少的原因,除脾功能亢进及原发性血小板减少性紫癜可作脾切除术外,可输注新鲜血液、血浆和富含血小板血浆,亦可输给浓缩血小板,保证术前 24 小时、术中和术后 72 小时血小板在止血水平〔$(70\sim80)\times10^9$/L〕以上。

3. 白细胞减少与白血病　白细胞减少或白细胞功能异常(白血病)会造成人体防御功能破坏,此类患者自身抗感染能力大幅降低,原则上不行择期手术。如急性阑尾炎,宫外孕,急性胆囊炎,消化道穿孔、肠梗阻或软组织脓肿等急症手术,术前应对病情充分评估,做好全面准备,免遭意外:①术前检查白细胞总数、分类、了解既往白细胞数及骨髓检查结果;②了解既往对白细胞减少的治疗及反应,肾上腺皮质激素的应用情况,术前可静注氢化可的松 100~200mg;③术前需成分输血,如输白细胞或新鲜血以增强免疫力、防止出血,术中失血多时应及时输新鲜血或冷沉淀。

4. 出血性疾患　麻醉前应对患者凝血功能做好充分估计,包括:对患出凝血障碍者宜输新鲜血小板、冷沉淀以弥补因子Ⅷ之不足,输血小板应限量,以防血小板抗原(antip1atelet antigen)的产生。其他辅助治疗如肌苷、辅酶 A、叶酸等可提高骨髓造血功能。非急症手术可于术前 2 周每日服用泼尼松龙 40~60mg,以预防或减轻出血。

长期严重贫血的患者手术麻醉时易产生肾上腺皮质功能不全,麻醉前应补充肾上腺皮质激素,以防止肾上腺皮质功能不全及麻醉药物的变态反应,增强其对麻醉的耐受性。术前氢化可的松 100~400mg 与丙酸睾酮 50~100mg 合并应用,麻醉期间用地塞米松 10~20mg 或氢化可的松 100~200mg 溶于生理盐水 100~200ml 静脉滴注。

五、肾功能障碍患者麻醉前评估与对策

(一) 病情评估

1. 除对全身状况的评估外,肾功能检查结果评估　肾功能检查对了解有无肾脏疾病、疾病的程度、选择治疗、了解预后以及对肾脏疾病的研究均有重要意义。

肾小球滤过功能与肾血流量是临床上了解肾功能的重要指标之一。临床上可以通过检查肾小球滤过情况判定肾小球是否有病变及其程度。系列性的动态检查,可判定疾病的发展过程和对治疗等的反应,是估计预后的重要依据。GFR 正常水平与最大峰值间的差距称为肾脏储备力,但 GFR 并不完全与肾脏损害程度相平行,应结合其他指标加以综合判断。

肾血流量包括肾血流量(RBF)及肾血浆流量(RPF)。临床上一般不作为常规检查要求,但其也是肾功能的一个重要指标,通过 RPF 与 GFR 测定,可以计算出滤过分数(FF),这对了解许多生理和病理生理情况有重要意义。ERPF 在肾血管病变、肾小管病变或 PAH 在肾小管上皮转运受干扰时均会下降,心脏功能不全也会引起 ERPF 下降。

滤过分数是指肾小球滤过率与肾血浆流量的比值,通常该值用百分比(%)来表示。滤过分数与有效滤过压及肾小球毛细血管对水的通透性有关。

肾脏根据机体对水分的需要而浓缩或稀释尿液,无溶质水测定能准确地反映肾脏在机体缺水和水分多余的情况下,调节机体体液平衡的能力,可判断肾脏浓缩、稀释功能及病变的严重程度。

尿视黄醇结合蛋白(RBP)和 NAG 是鉴别近曲小管受损的重要参数,其增加说明近曲肾小管受损,且随着年龄的增长,变化增大。尿微量白蛋白是近年开展的新项目,为中分子量蛋白,是鉴别肾小球损害的标志物。通过对尿白蛋白(Alb)排泄量的观察发现,随着年龄增加,Alb 排泄增加,以 40~70 岁明显,70 岁以后虽然排泄继续增加,但已趋向稳定,说明随着年龄增加,肾小球损害程度加重,但 70 岁后则相对稳定。

肾功能正常时血尿素氮/血肌酐(BUN/Cr)通常为 10/1。BUN>8.9mmol/L 即可诊断为氮质血症。当发生氮质血症且 BUN/Cr 增高时,常说明此氮质血症系肾前因素引起。氮质血症伴 BUN/Cr 下降时,多为肾脏本身实质性病变所致。

2. 肾功能障碍的严重程度评价　对有肾功能障碍的患者,术前必须考虑肾功能障碍的严重程度,以指导围术期麻醉用药及水电、酸碱失衡的调节。关于急、慢性肾功能不全的评估,近年来多项研究及报道均试图建立某种统一评估系统,但其侧重点往往在于建立肾功能不全的严重程度与预后

相关性的评价系统,而对围术期麻醉管理的指导意义尚不明确。目前只能根据肾功能检查项目的异常程度判断肾功能受损的部位及程度。

（二）对策

1. 术前通过了解病史、检查结果和肾功能评估,对机体承受麻醉及手术刺激的反应潜力作出正确评估。尤其是对伴有高血压、心脏病以及水电、酸碱失衡的患者,应尽量予以纠正。慢性肾衰患者容易出现感染,用具、操作要求严格无菌,若需用抗生素时,应选择对肾功能影响最小的药。

2. 控制心律失常,纠正血容量不足及贫血,可使心功能得到最大程度的改善。由于这些患者大多体质衰弱,蛋白质丢失过多,对药物耐受性极差,容易用药逾量。

3. 严重肾功能障碍使水与钠的调节逐渐减退最终丧失,只得依靠摄入来调整。如果处理不当则易发生水肿或脱水。如果每日尿钠能大于60mmol/L,并已控制血压和水肿,补液时可酌量加含钠液体。

4. 有高血压、水肿和稀释性低钠时,则应限制入水量。因此,输液必须是在明确损害严重程度以及过去24小时液体出入量的基础上进行,注意不能过急、过多,以免引起水中毒。

5. 血钾可因使用利尿药、激素、呕吐或用含钾偏低的透析液而下降,补钾务必小心缓慢地进行。术前血钾如超过7mmol/L,应尽力使之降至5mmol/L以下,可静脉注射高渗葡萄糖、胰岛素,或加用钙剂和碳酸氢钠,乃至采用透析。纠正酸中毒忌碳酸氢钠逾量,以免液体过多和造成细胞内脱水。

六、内分泌疾病评估与对策

（一）甲状腺功能亢进

甲状腺功能亢进的主要并发症:甲亢性心脏病,甲亢危象,慢性甲状腺功能亢进性肌病。

1. 评估病情评估　甲亢基本控制可手术:

（1）基础代谢率<+20%,T3、T4正常。

（2）脉率<90次/分,血压≤140/90mmHg,脉压减小。

（3）临床症状减轻,患者情绪稳定,睡眠良好,体重增加。

2. 对策　甲亢药物治疗首选硫脲类,其最大的副作用是白细胞减少,第1～2个月内应监测白细胞计数。服碘的两种方法:

（1）先用硫脲类,症状控制后改用碘剂(Logul液):每日3次,第1日每次3滴,第2日每次4滴,依此逐日每次增加1滴至每次16滴,然后维持。

（2）开始即服用碘剂,2～3周后甲亢症状控制可手术。

（二）嗜铬细胞瘤

嗜铬细胞瘤呈“约10%规则”,即大约10%在肾上腺外,10%呈恶性,10%为家族性,10%出现于儿童,10%瘤体在双侧,10%为多发性。

1. 评估　“6H表现”:hypertension(高血压),headache(头痛),heart conscious-ness(心悸),hypermetabolism(高代谢状态),hyperglycemia(高血糖),hyperhidrosis(多汗)。高血压为特征性表现。警惕高血压及儿茶酚胺心肌炎引起的心功能不全。术前检查着重了解电解质,心电图,心脏超声。

2. 对策

（1）肾上腺素受体阻断药:口服酚苄明10mg,每日2次,逐渐增量至血压接近正常。至少准备2周方能手术。心律失常或心率偏快,加服普萘洛尔10～30mg,每日3次,控制心率<90次/分。

（2）补充血容量:扩容是一项十分重要的措施。

（3）改善一般情况:入纠正电解质紊乱、调整血糖等。

术前准备是否充分直接影响术中高血压危象和肿瘤切除后的低血压危象的发生率和严重程度。

（三）糖尿病

1. 糖尿病分四型　1型糖尿病、2型糖尿病、妊娠糖尿病及其他特殊类型的糖尿病。2型糖尿病约占95%。糖尿病可产生或加重外科疾病,外科疾病又可使糖尿病加重。糖尿病患者手术的危险性较非糖尿病者高5倍以上,原因是手术时患者处于应激状态,肾上腺皮质激素分泌增多,也抑制了胰岛素分泌和拮抗胰岛素的作用,使血糖升高更加明显。

2. 糖尿病的评估与对策

（1）糖尿病本身的风险:潜在的大小血管并发症显著增加手术风险,心、脑、肾等并发症明显高于一般人,在手术应激状态下较易发生心梗及心衰等。

（2）血糖控制不佳的危害:

1）手术应激会使血糖升高,增加急性并发症的发生率。

2）糖尿病患者抵抗力下降,高血糖使感染发生率增加,致伤口愈合延迟。应特别注意口腔、支气管、胆道和泌尿生殖系统感染灶。严格控制血糖,是糖尿病患者安全渡过围术期的关键。术前1小时静滴抗生素,可有效预防感染。

3）手术的种类和创伤严重程度会对血糖产生

影响,影响由大到小的顺序是:腹腔手术大于胸腔手术,胸腔手术大于体表手术。

4）部分糖尿病患者由于滑膜糖基化,造成颞颌关节和颈椎关节炎,致气管插管困难。

5）胃排空延迟和胃酸反流增加反流误吸风险。

6）血糖控制:①空腹血糖:3.6～6.1mmol/L,一般认为择期手术的患者血糖应控制在11.4mmol/L以下,尿糖控制在±～+方可手术;②糖化血红蛋白:反映近1～2个月血糖;③糖化血浆蛋白:反映近2～3周血糖。

7）药物治疗和监测:①二甲双胍术前2天停药,氯磺丙脲术前3天停药,术前1～2天停长效胰岛素,改用短效和中效胰岛素;②监测血糖,IDDM每4小时一次,NIDDM每8小时一次。

第三节 麻醉前用药

一、麻醉前用药(pre-anesthetic medication)的目的

(1) 使患者情绪稳定,对不良刺激产生遗忘效应,消除对手术的紧张、焦虑和恐惧。

(2) 提高患者的痛阈,增强止痛效果,减少全麻药用量。

(3) 抑制患者呼吸道腺体分泌,减少唾液分泌,以防误吸。

(4) 消除患者因手术或麻醉引起的不良反应,因激动或疼痛引起的交感神经兴奋,维持血流动力学稳定。

(5) 预防或减少局麻药引起的毒性反应。

二、药物的选择

麻醉前用药主要根据病情和麻醉方法确定。手术麻醉当日使用催眠镇静类加抗胆碱药,剧痛者加用麻醉性镇痛药。精神紧张者,一般在手术前晚口服催眠镇静药。一般状况差、老年体弱、恶病质和甲状腺功能低下者,镇静药应减少,年轻、体壮或甲亢患者用药量应酌增。呼吸功能欠佳、颅内压升高或产妇,禁用吗啡、哌替啶等麻醉性镇痛药。心动过速者抗胆碱药宜选用东莨菪碱。

三、常用药物

(一) 苯二氮䓬类药物

通过易化γ氨基丁酸产生强效抗焦虑作用。

1. 地西泮(安定) 一般口服5～10mg/次,在手术前2小时。或手术前晚睡前口服,用于催眠镇静。不推荐肌内注射,因有注射部位疼痛和不易吸收。

2. 咪哒唑仑(咪达唑仑) 属短效苯二氮䓬类药物,静脉或肌注1～3mg,可以产生良好遗忘和镇静作用。

3. 劳拉西泮 1～2mg口服或静脉注射,显著延长镇静时间和术后遗忘。

(二) 麻醉性镇痛药

术前给予麻醉性镇痛药的目的是减轻患者焦虑,减轻血管穿刺、区域麻醉操作、安置体位引起的疼痛与不适,使麻醉诱导更趋平稳。但阿片类药物一般不作为常规术前用药。禁忌证如下:老年体弱者和病危患;胆道、支气管痉挛性疾病、糖尿病、肾功能不全、肝功能不全;颅脑外伤;6个月以下婴儿;过度肥胖;呼吸衰竭;神经功能不全、重症肌无力、神经肌肉系统疾病者;甲状腺功能低下者、肾上腺皮质功能不全者;妊娠、孕产妇;服用单胺氧化酶抑制剂;需要保持自主呼吸的麻醉;短小手术。

1. 吗啡 主要应用于心脏手术患者,肌注5～10mg/次。注意应用后的呼吸抑制。

2. 哌替啶 又名哌替啶,主要用于骨科和外伤患者,减轻患者手术前因搬动引起的疼痛,肌注1mg/kg。

3. 可待因 对于胸科支气管扩张症患者,有较强的镇咳作用。口服15～50mg/次。

(三) 抗胆碱药

清醒气管插管或慢诱导气管插管的麻醉和小儿麻醉,为保持干燥的呼吸道,可应用抗胆碱药。高血压、甲状腺功能亢进、危重或老年、体弱患者,为防止心率增快,增加耗氧量,应避免使用。

1. 阿托品 有抑制腺体分泌、增加心率的作用,预防因牵拉内脏引起迷走神经亢进至心率减慢时可应用。常用剂量0.01mg/kg,肌注。

2. 东莨菪碱 心率增快作用不明显,可协同吗啡增强镇静和遗忘作用。常用剂量0.006mg/kg,肌注。

3. 长托宁 又名盐酸戊乙奎醚。具有抗胆碱作用,对M_1、M_3受体亚型具有高选择性。有效抑制腺体分泌,对心率影响较小。常用剂量0.5～1.0mg,肌注。

(四) 预防过敏或抗过敏药

1. 盐酸苯海拉明 对H_1受体有阻断作用,对抗组胺对血管、胃肠道和支气管平滑肌的作用。有

较强的中枢抑制作用，但不及异丙嗪。有抗胆碱作用，可缓解支气管痉挛。有镇吐作用。用量20mg/次，肌注或静注。

2. 盐酸异丙嗪 又名异丙嗪，为经典抗组胺药，具有 H_1 受体拮抗剂的基本结构。兼有较强镇静作用，与哌替啶合用，又称杜非合剂，常用哌替啶50mg加盐酸异丙嗪25mg。单次应用异丙嗪25～50mg，肌注或静脉注射。

（五）止吐剂

诱导前或术中给予止吐剂，可有效预防术后恶心、呕吐的发生。常用 H_2 受体阻断药：西咪替丁300～400mg/次，肌注或静注；雷尼替丁150～300mg/次，肌注或静注。

（熊君宇 林财珠）

参考文献

1. 庄心良，曾因明，陈伯銮. 现代麻醉学. 第3版. 北京：人民卫生出版社，2004
2. 徐启明. 临床麻醉学. 第2版. 北京：人民卫生出版社，2000
3. Ronald D. Miller MD, Lars I Eriksson, et al. Miller's Anesthesia, 2009
4. Wu W-C, Schifftner TI, Henderson WG, et al. Preoperative hematocrit levels and postoperative outcomes in older patients undergoing noncardiac surgery. JAMA, 2007, 297: 2481-2488
5. Bonow RO, Carabello B, de Leon AC, et al. ACC/AHA guidelines for the management of patients with valvular heart disease, J Am Coll Cardiol, 1998, 32: 1486-1588

第十五章 气道管理

气道管理(airway management)是采用专业的方法维持或确保患者气道处于开放状态,为自主呼吸、更重要的是为人工通气提供前提条件。因此,气道管理是每个麻醉医师必须熟练掌握的最基础和最重要的专业知识和临床技能,是保障麻醉患者安全和实施急救复苏的基本功。气道管理包括对正常气道的管理和对困难气道的管理,前者注重无创气道或“可耐受”气道技术,后者注重维持自主呼吸或确保能给患者通气。麻醉的发展史与气道工具和技术的发展史密切相关,麻醉医师必须掌握经典的气道工具和技术,如气管导管和直接喉镜。作为麻醉专业研究生应掌握困难气道管理的进展,研究各种声门上气道工具和可视气道设备的临床应用,努力减轻气道损伤、降低气道并发症和提高困难气道管理能力。

第一节 维持气道通畅和通气的方法

各种常用麻醉药物都能导致气道梗阻、呼吸抑制,麻醉医师必须掌握维持气道通畅的基本知识和技术,为辅助或控制通气提供保障。

一、常规措施

为确保气道通畅和通气安全,每次实施麻醉前都必须准备好麻醉机、监护仪、吸引器及维持气道通畅和气管插管的工具。对呼吸道分泌物较多的患者麻醉前应给予适量的抗胆碱药物,如东莨菪碱或阿托品。患者一般采用仰卧位,对肥胖或腹部膨隆的患者,背高位可使膈肌下移,既增加了功能残气量又减少了通气的阻力。

麻醉学研究生在临床课题设计中对所有影响气道通畅的因素都要认真考虑,使试验组与对照组的气道条件有可比性,不断探索预防和改善气道通畅的更有效方法。

二、面罩给氧和预充氧

(一) 麻醉面罩

麻醉面罩(anesthetic mask)能同时密封口和鼻,便于给予高浓度氧、吸入麻醉剂或人工正压通气(图 15-1)。该面罩设计适应面部轮廓,在鼻部有一切迹,双侧的弧度可以适应颊部隆起的颧骨。面罩高出面部罩体的部分虽然增加了储氧空间,但同时也增加了无效腔。22mm 的标准接口位于罩体的顶端,可与辅助通气球囊、麻醉机和呼吸机的呼吸回路相连接。可塑性罩体用以适合面部结构,其密封圈有两种类型:一种是临床常用的充气型密封圈;另一种是不能充气的橡胶或塑料密封圈。面罩接口周围的小钩是面罩固定头带的固定点,有助于面罩紧贴面部,提高密封效果。选择正确的面罩型号,并且应有多种尺寸大小面罩备用,才能保证面罩通气顺利实施。面罩通气时,面罩大小应适合操作医生的手部和患者的面部,并且感觉舒适。面罩的上缘应放置于鼻梁之上,防止压迫眼球。

(二) 预充氧

在麻醉诱导前患者自主呼吸状态下,持续面罩吸入纯氧几分钟可使功能残气量中氧气/氮气比例增加,显著延长呼吸暂停至出现低氧血症的时间,提高麻醉安全性。这种经麻醉面罩吸入高浓度氧气并置换出肺中大部分氮气的操作过程称之为“预充氧(preoxygenation)”或“给氧去氮(denitrogenation)”。由于通气困难常难以预计,因此对所有全麻患者都应实施最大程度的预充氧,尤其是当无法对患者实施面罩通气或预计存在通气困难时。

选择与患者脸型匹配的面罩,在靠近面罩端的接口处连接好监测呼吸气体的采气管。患者平卧位或背高位,头部嗅物位。麻醉诱导前面罩尽可能贴紧面部,在 APL 阀完全开放的状态下能使呼吸囊充盈并随呼吸膨胀和回缩,氧流量足够大以至于在呼吸囊回缩时不会完全瘪掉。呼吸时避免回路漏气很重要,呼吸囊松软,看不到呼气末 CO_2 波形提示回路漏气。值得注意的是预充氧区别于普通的面罩吸氧,也不是呼吸暂停后的面罩正压通气,不可混为一谈。

常用的预充氧技术主要有两种:潮气量呼吸(tidal volume breathing,TVB)和深呼吸(deep breath,

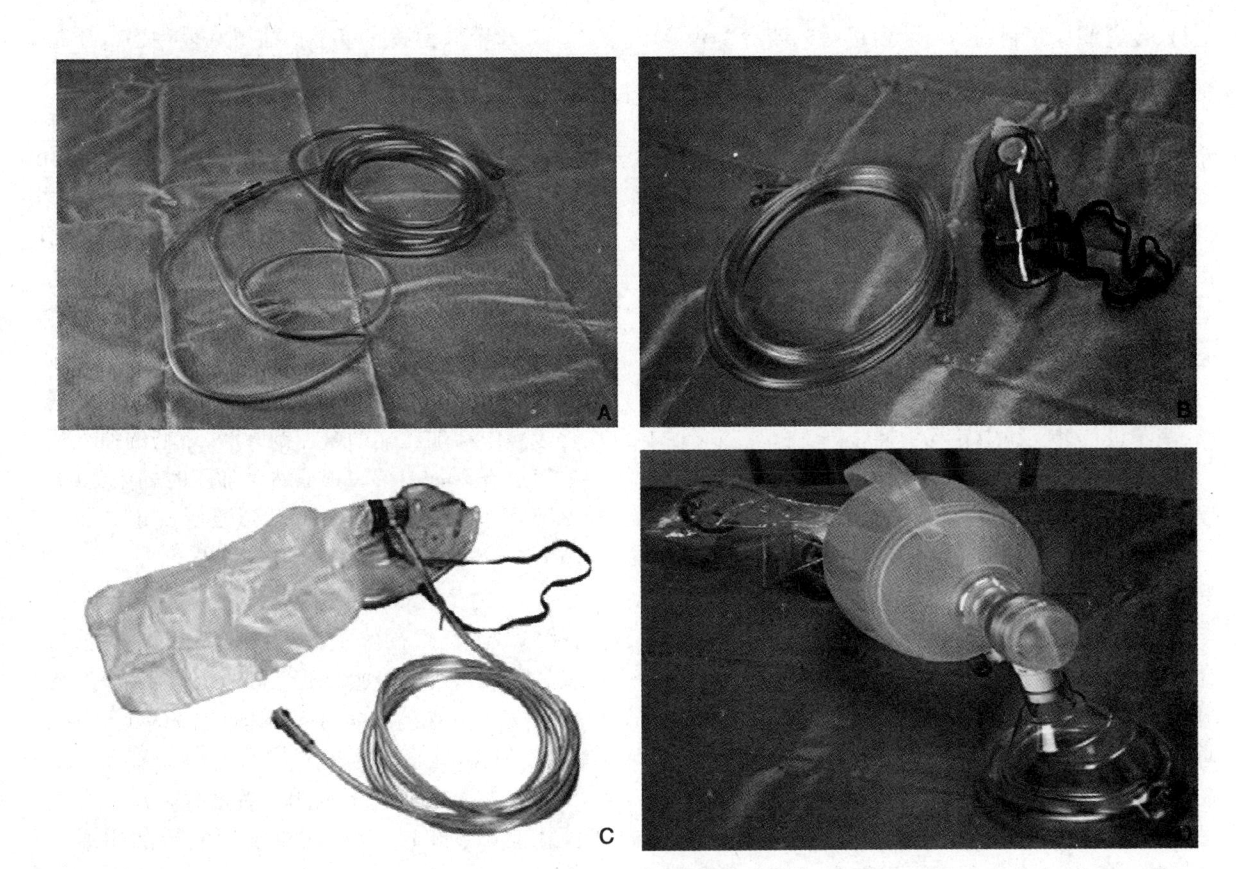

图 15-1　麻醉面罩

DB）。潮气量呼吸（TVB）是有效的预充氧技术，对大多数成人来说，为了保证最大限度的预充氧，TVB 应持续3 分钟或更长时间，同时保持 FiO_2 接近1。在手术室中使用半紧闭循环吸收系统时，即使氧流量（FGF）低至 5L/min，同样能够达到有效的预充氧。在假设深呼吸可以快速实现肺泡去氮的基础上，Gold 提出了 0.5 分钟内 4 次深呼吸（4DB/0.5min）的预充氧方法。他们证明，4DB/0.5min 与持续 3 分钟的 TVB（TVB/3min）后的 PaO_2 没有差别。但临床上，嘱咐患者做快速深大的呼吸有一定限制，效果难以保证，尤其对于孕妇、病态肥胖和老年人。

单纯监测 SaO_2 不能及时预测缺氧的发生，麻醉学研究生必须掌握在麻醉面罩下监测吸入和呼出气中氧和二氧化碳浓度的方法，准确判断通气与氧合状态，结合潮气量、呼吸频率、气道压、压力容量曲线等指标，进一步研究各种麻醉药物对不同患者呼吸的影响，不断提高麻醉的精确性和安全性。

三、维持麻醉患者气道通畅

全麻诱导过程中首要的问题就是维持患者的气道通畅。常用的方法有嗅物位、仰头抬颏、托下颌及通气道的应用。正确掌握这些方法对确保患者安全至关重要。

（一）嗅物位（sniffing position）

患者仰卧，在颈后部（而不是头枕部）垫入 10cm 左右厚度的薄枕，头尽量后仰，肩背紧贴床面，鼻尖上翘呈嗅花状，这种体位下舌根不易后坠，是常用的防止气道梗阻的方法。

（二）仰头抬颏（head tilt-chin lift maneuver）

仰头抬颏法是开放气道的方法，但需要先确认患者无头颈部损伤。一手小鱼际置于患者前额轻推使头部后仰，另一只手轻柔抬起颏部，使下颌尖与耳垂连线与地面垂直。

（三）托下颌（jaw thrust）

患者仰卧位，头伸展，操作者在患者头部，双手紧握下颌的上升支，着力点恰好在耳垂下方，用力向上（向前）托起下颌，使得下门齿移至上门齿的前方。单手一般不便托下颌，只能上提颏部，起到仰头抬颏的作用，效果不如双手托下颌确切。

（四）通气道

1. 口咽通气道（oropharyngeal airway tube）可以扩大口咽部通气空间，用于保持气道的通畅防止舌后坠（glossocoma），便于吸痰，也可当做牙垫使用。口咽通气道尺寸的范围覆盖新生儿到成人，由塑料、金属或橡胶制成。与牙齿接触的咬合部位宽度应足够与两到三颗牙齿接触，这样牙齿咬合压力才能够均匀分配到所接触的牙齿上。口外端有一外缘可防止吞咽和插入过深，口内端的曲度适应口、舌、咽后部的解剖。

Guedel 口咽通气道是椭圆形塑料质地，呈管道状，口咽部黏膜不易阻塞或突入通气管道内，易于保持口咽通气道通畅，是临床最常用的口咽通气道类型（图 15-2A）。Ovassapian 口咽通气道有一个大的向前的凸缘可推开舌体，在门齿水平有一较大开口，便于进行纤支镜引导气管插管。

患者清醒状态放置口咽通气道时可能激发咽喉反射，放置前可在通气道表面涂局麻药或润滑剂，也可待全麻诱导下颌放松后依据口咽解剖的自然曲度，轻柔置入通气道。

2. **鼻咽通气道（nasopharyngeal airway tube）**是用塑料或软橡胶制成，柔软弯曲的筒形通气管道，刺激较小，患者易耐受（图 15-2B）。使用鼻咽通气道前，应充分润滑，并检查患者鼻孔的大小、通畅性、是否有鼻息肉和明显的鼻中隔偏曲。置入时，应轻柔操作以防止鼻中隔前下部黏膜内 Little 区血管丛损伤出血。表面应用麻黄碱等可使黏膜血管收缩，减少出血。如果鼻咽通气道全部插入后患者出现咳嗽反射，应该将其退出 1～2cm，防止鼻咽通气道尖端刺激会厌或声带。若鼻咽通气道插入后患者气道仍梗阻，在排除通气道堵塞的情况下，可能是由于鼻咽通气道太短，远端出口不能越过舌根，应及时更换大一号鼻咽通气道。

四、面罩正压通气（mask positive pressure ventilation）

（一）单手扣面罩通气

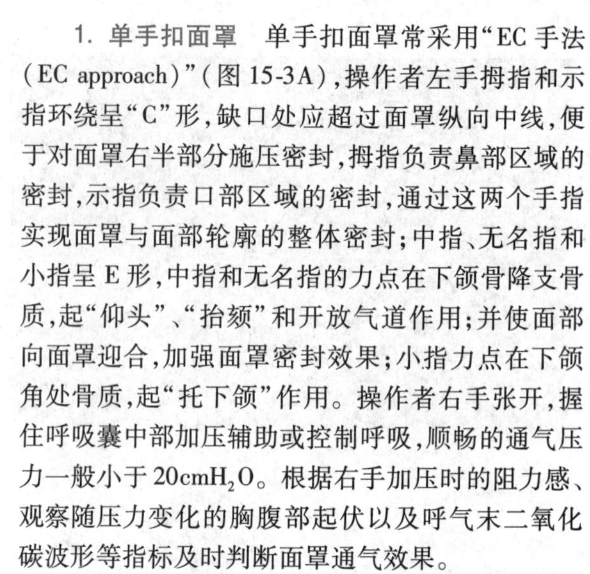

1. **单手扣面罩** 单手扣面罩常采用“EC 手法（EC approach）”（图 15-3A），操作者左手拇指和示指环绕呈“C”形，缺口处应超过面罩纵向中线，便于对面罩右半部分施压密封，拇指负责鼻部区域的密封，示指负责口部区域的密封，通过这两个手指实现面罩与面部轮廓的整体密封；中指、无名指和小指呈 E 形，中指和无名指的力点在下颌骨降支骨质，起“仰头”、“抬颏”和开放气道作用；并使面部向面罩迎合，加强面罩密封效果；小指力点在下颌角处骨质，起“托下颌”作用。操作者右手张开，握住呼吸囊中部加压辅助或控制呼吸，顺畅的通气压力一般小于 20cmH_2O。根据右手加压时的阻力感、观察随压力变化的胸腹部起伏以及呼气末二氧化碳波形等指标及时判断面罩通气效果。

2. **与通气道联合应用** 单人单手扣面罩难以维持面罩通气时，排除手法不当和头位问题，很可能患者存在舌后坠等所致的上呼吸道梗阻，应加用口咽通气道和（或）鼻咽通气道来改善面罩通气。

（二）双手托下颌扣面罩

单手扣面罩通气不良的患者推荐采用双手托下颌扣面罩（图 15-3B），无论加用或未加用通气道。

1. **单人双手托下颌扣面罩同时机械通气** 这种方法可以加用口咽通气道和（或）鼻咽通气道。优点是在无需他人帮助的情况下就能托起下颌明显改善单手通气的不足，同时麻醉机通气的频率是设定的，压力也有过高保护。

2. **双人最大努力面罩通气** 如果双手托下颌扣面罩，或者置入口咽通气道和（或）鼻咽通气道后仍不能维持良好通气，需要尽快请求帮助，在嗅物位下置入口咽和（或）鼻咽通气道，由双人四手，用力托下颌扣面罩作双人最大努力面罩通气。此时

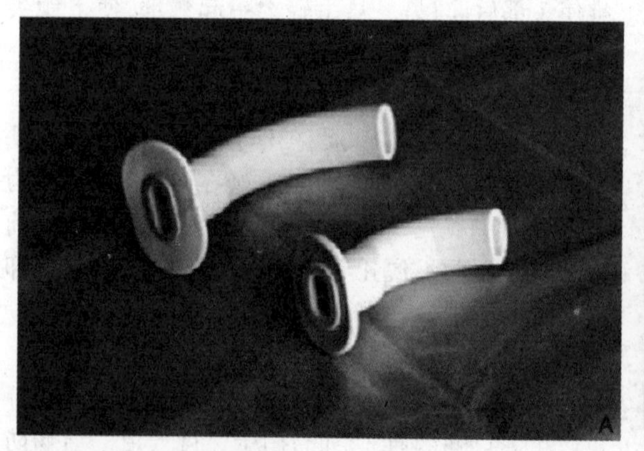

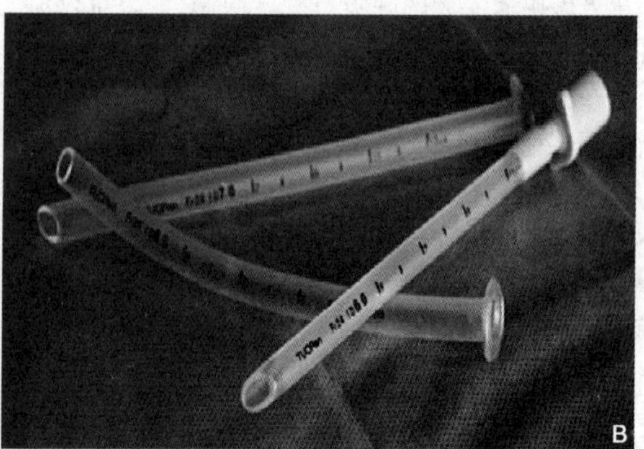

图 15-2
A. Guedel 口咽通气道；B. 鼻咽通气道

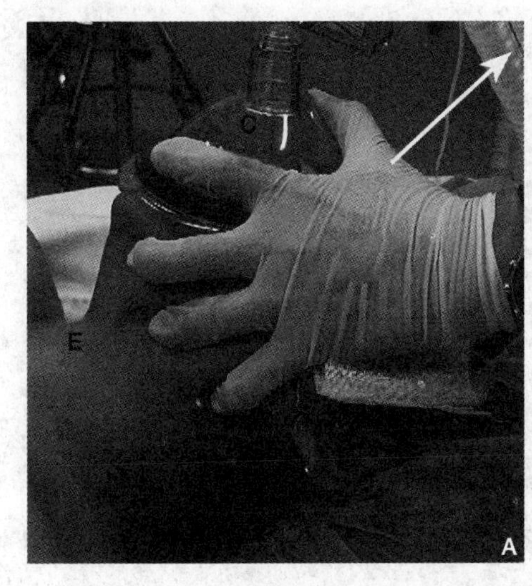

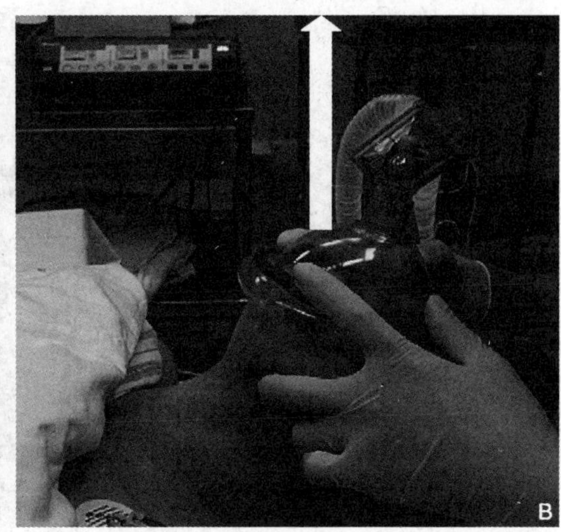

图 15-3
A. 单人单手扣面罩手法（"EC"手法）；B. 单人双手扣面罩手法

通气的压力可能大于 $20cmH_2O$，力争使脉搏氧饱和度大于 90%。

能否及时有效地建立面罩通气是全麻诱导最关键的环节，然而许多相关疑虑仍未明了。哪类患者、何种预测指标、用或不用肌松药、麻醉诱导时效、面罩通气的手法、何种情况下使用通气道等对面罩通气的成功率都会产生影响，有些结论还有待于多中心大样本的对照研究去证明。有关面罩通气的分级参见困难气道管理章节。

第二节　气道常用工具和方法

建立人工气道涉及的工具种类繁多，尤其近年来发展迅速，本文只列举最常用的工具和方法，详细内容参见相关书籍。

一、经典气道工具和方法

（一）气管导管

气管导管（endotracheal tube）是最经典和常用的人工通气道，可以防止口咽分泌物、血液和反流的胃内容物误吸入气管，也便于实施正压通气和吸除气管内分泌物，减少气道解剖无效腔，并且可作为心脏停搏期间急救给药途径。1917 年，Magill 红色橡胶气管导管用于临床。1964 年聚氯乙烯（PVC）气管导管问世，但套囊容量小，压力高。目前临床常用的气管导管多采用高容量低压弹性套囊，气道密闭效果较好，损伤和并发症相对较少。但此类型套囊较容易破损，与气管壁接触贴合也不是非常紧密，套囊充气后囊壁易形成细小皱褶，有液体渗入风险，这也是呼吸机相关肺感染的原因之一。

1. 单腔气管导管　目前临床常用的一次性气管导管尖端开口斜面角度约为 38°，开口朝向左侧。尖端侧壁的开口称为 Murphy 孔，可以在气管导管尖端堵塞或打折时维持通气。另外，为了适应神经外科、口腔科、耳鼻喉科和头颈外科等手术的特殊需要，一些特殊气管导管被用于临床麻醉，如常用的加强型气管导管（armored tubes，reinforced tubes）。其管壁内镶有螺旋形金属圈或尼龙螺旋形丝圈，目的在防止导管折屈或压扁。适用于头过度屈曲的坐位手术或俯卧位手术，也适用于气管造口插管患者。由于该类导管相对 PVC 气管导管更柔软，插管时一般需要管芯或弹性探条引导。加强型气管导管有钢丝增加强度，可防止气管导管扭结而造成的气道梗阻，但是一旦被咬瘪后（图 15-4）无法回弹恢复原有形状，需要配合牙垫使用。

2. 肺隔离气管导管　可置于左或右侧主支气管，实施肺隔离和单肺通气。现有三类肺隔离气管导管用于临床：双腔支气管导管（double-lumen tube，DLT），支气管封堵导管（bronchial-blocking tube，BB），单腔支气管导管（single lumen bronchial tube）。双腔支气管导管目前是最为常用的肺隔离气管导管，详细内容参见《现代麻醉学》。

（二）直接喉镜

在气管插管过程中，通过摆好体位和应用直接喉镜以使口、咽和喉三轴线尽量重合，而达到目视声门的效果。但实际研究表明，对于解剖结构正常的患者，嗅物位和头后仰位，均不能使上述三条轴

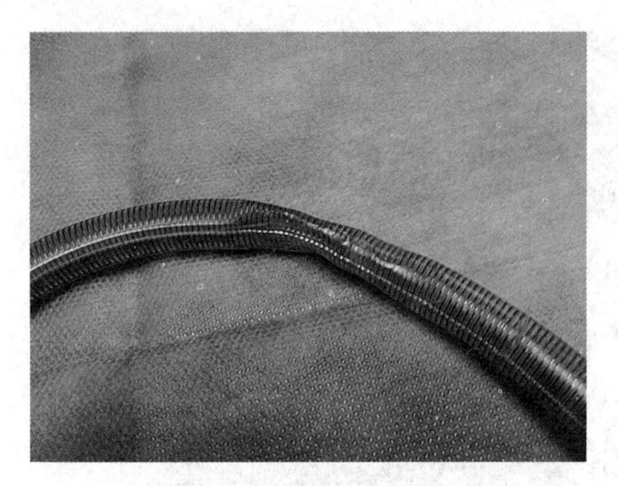

图 15-4 被咬瘪的加强管

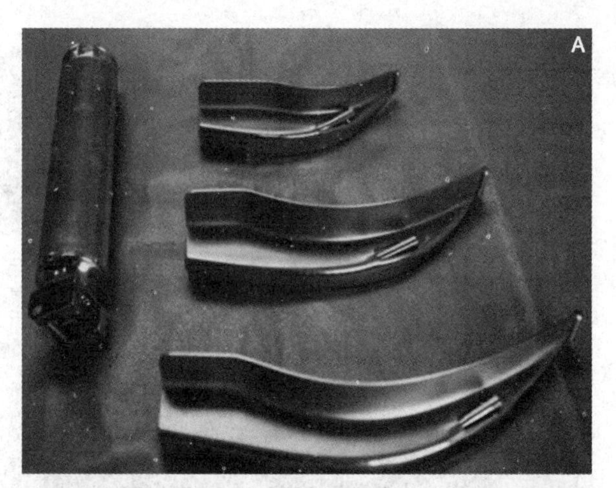

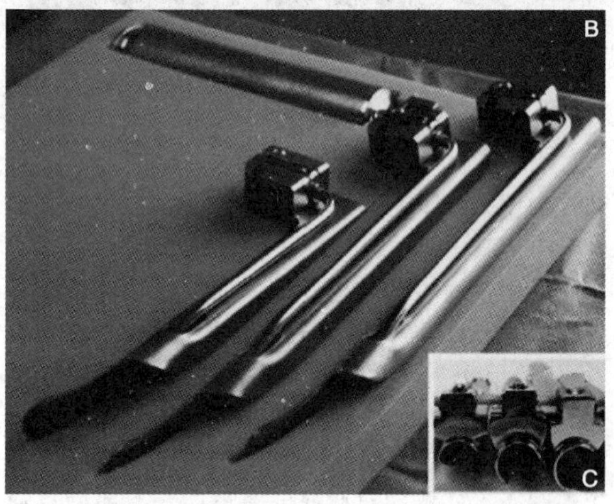

图 15-5

A. 弯喉镜片(Macintosh);B. 直喉镜片(Miller);C. 从左至右依次为 Miller, Philips 和 Wisconsin 直镜片:直喉镜片的 C 型管腔细小的镜片声门显露较容易,但置入气管导管的空间较小;C 型管腔较大的镜片声门显露较困难,但比较容易置入气管导管,操作者可根据临床实际情况选择使用

线完全重合;而在直接喉镜(direct laryngoscope)气管插管时,需要利用喉镜片将舌体推入下颌空间,并采用托下颌和喉部加压等辅助手段,尽可能增加可视空间,改善声门显露,完成气管插管。20 世纪 40 年代后直接喉镜成为气管插管的必备常规工具,同时也是喉镜显露评级的依据。直接喉镜由镜柄、镜片和光源组成。最常用的喉镜片有两种类型:弯喉镜片(Macintosh,1943 年)和直喉镜片(Miller,1941 年)(图 15-5)。有曲度的 Macintosh 喉镜片可以避免直接压迫会厌,防止刺激会厌喉面喉上神经支配区域,减少诱发喉痉挛和支气管痉挛的几率,最为常用。Miller 直喉镜片对于会厌狭长肥厚的患者,以及婴幼儿和声门位置较高的患者可能会更好地显露声门。

经典的气管导管是与直接喉镜相互配合演变而成。应用时操作者左手持喉镜,右手持气管导管。因此气管导管尖端开口的斜面朝向左侧,在右手握持的情况下导管尖端正对声门裂。配合直接喉镜,气管导管的曲度小、从中心部缓慢上翘,便于在直视声门下插入气管。但是,直接喉镜发生困难喉镜显露的几率高,为改善声门显露需要用力上提喉镜而增加了损伤几率。因此,近年来可视喉镜(间接喉镜详见后文)迅速发展,使困难喉镜显露率显著下降。随着可视喉镜的临床普及,对气管导管提出了新的要求,经典导管的尖端设计、曲度、硬度等都受到挑战,或要借助管芯等辅助工具。随之而来的新产品、新技术有待大量地临床研究和开发。然而无论现代气道工具进展如何,直接喉镜技术仍是麻醉学研究生必须掌握的基本技术。

(三)常用辅助插管工具

1. 管芯 传统的金属管芯可以插在气管导管管腔内,有一定钢性,通过塑形和引导作用,在声门显露不好时提高气管插管成功率,是喉镜气管插管最常用的辅助工具,但使用不当易导致喉部和气管的损伤。在此基础上演化出多种管芯类气管插管辅助器械,如光棒(light wand)和视可尼(Shikani optical stylet)等,都是临床常用辅助插管工具,详见下文。

2. 插管探条(intubation bougie) 弹性插管探条(gum elastic bougie),长 60cm,尖端向上翘起 30°,便于进入声门(图 15-6A)。在看不到声门时,可直接将插管探条尖端从会厌下方盲探置入,推进过程中,操作者可以感觉到探条尖端触及和划过气管软骨环的弹响感,同时尖端抵达支气管时可出现“远端阻力”,此时即可确定探条插入气管。从探条外端套入气管导管，可不撤出喉镜，并逆时针旋转气管导管90°，使导管斜面向下，气管导管更容易进入声门，否则导管斜面易卡在勺状软骨或声带部位造成置管困难和损伤。类似的工具还有Flex Guide探条（图15-6B）和带有给氧通气道的Frova探条（图15-6C）。

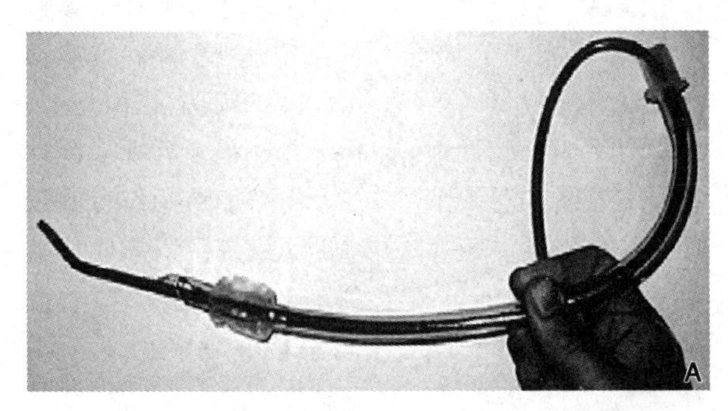

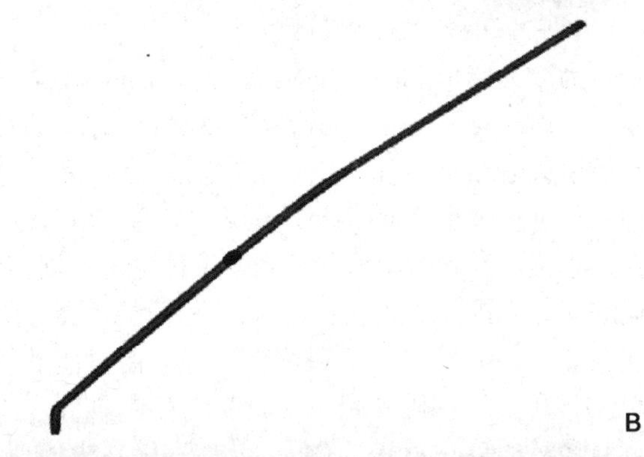

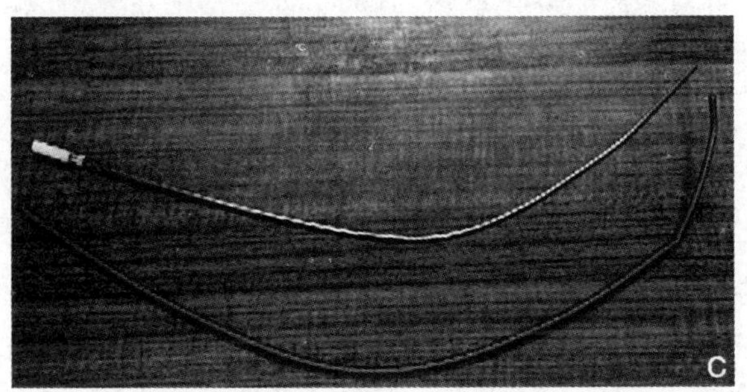

图15-6

A. Gum elastic bougie 插管探条；B. Flex Guide 探条；C. Frova 插管探条

二、管芯类插管工具和方法

（一）光棒

光棒（light wand）（图15-7A）技术是利用颈前软组织透光以及气管位置比食管更靠前更表浅的特性，当光棒和气管导管一起进入声门后即可在甲状软骨下出现明亮光斑，即可置管。光棒可用于正常气管插管、困难气管插管（张口受限、小颌等）、常规方法插管失败以及口腔内有出血的患者等。如果患者存在上呼吸道解剖异常，如肿瘤、息肉、感染（会厌和咽后壁脓肿）、上呼吸道损伤及异物则不能使用光棒。显著肥胖、颈后仰受限和颈前透光性差的患者慎用。

气管插管前润滑光棒和气管导管内壁后，光棒插入气管导管内，灯泡置于离气管导管前端约0.5cm处，用固定器固定，于套囊近端折弯45°～60°。在关闭无影灯的环境光线下实施气管插管，无经验者可关闭一组或所有室内灯光。通常在床头操作，院前特殊情况下也可面对患者或在侧面操作。患者的头颈部呈自然位或相对伸展位，不用嗅物位。用非优势手上提患者下颌，优势手持光棒，从口咽正中进入，沿舌面缓慢推进并保持光棒正中位置不变，在喉结下方出现明亮光点后，推送气管导管进入气管内，并退出光棒，然后确认气管导管进入气管内。

（二）视可尼可视管芯

视可尼属半硬质可视管芯（图15-7B），远端具有可塑性，通过接头与近端目镜相连，可与大部分视频转换器兼容，图像经高分辨率光导纤维传输至目镜，镜头需加热除雾或使用除雾剂。成人型可通过最小内径5.5mm气管导管，儿童型可通过内径3.0～5.0mm的导管。使用时气管导管套在润滑过的管芯上，远端镜头末端停留在导管斜面内，固定阀旋紧螺丝固定导管。可用于正常气道和困难气道气管插管，也可用于双腔管气管插管。

常用的气管插管方法包括：

1. **喉镜辅助法** 插管时左手插入普通喉镜，右手持视可尼，在喉镜辅助下下经过悬雍垂、会厌，在目镜观察下进入声门，进入声门后可清晰看到气管环，轻柔置入气管导管。

2. **直接目视法** 插管时右手持视可尼，左手拇指伸入患者口中提起下颌及舌体，在目镜观察下，从口腔正中线进入行气管插管。

3. **监视器法** 将目镜连接到外接监视器的接口上，插管医生在显示器观察下进行气管插管。

4. **光棒法** 关闭室内灯光，右手持视可尼，左手拇指伸入患者口中提起下颌及舌体，沿口腔正中线进入，轻柔推进，先观察到颈部正中线喉结处出现明亮清晰的光斑，再用目镜去看声门或气管环，并在目镜观察下轻柔置入气管导管。

Levitan可视管芯结构与视可尼类似（图15-7C），但长度更短，重心平稳，利于保持操作时的稳定性，可控性好。纤维支气管镜（图15-8）属于特殊的管芯类引导插管工具，本文不在此细述。

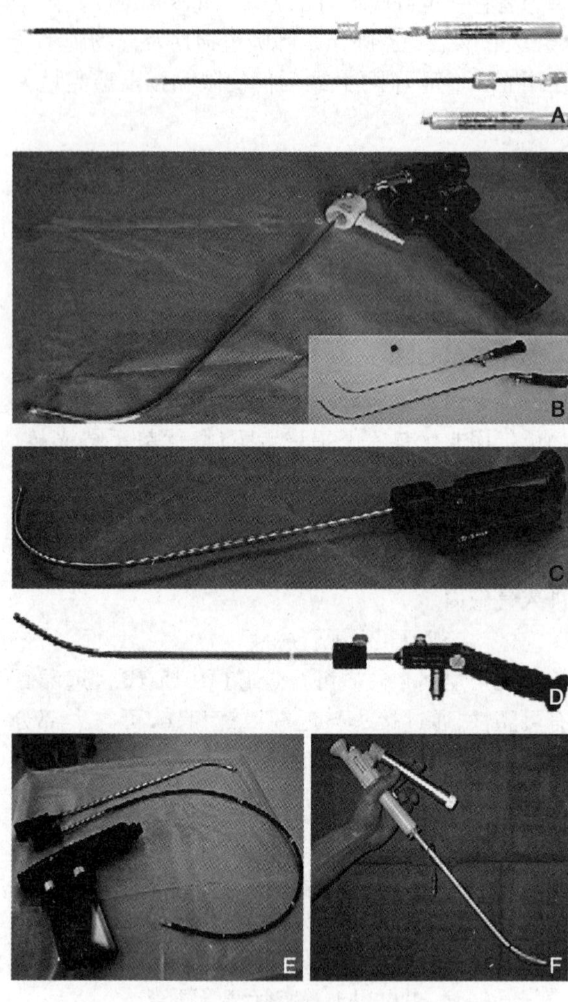

图 15-7

A. Lightwand 光棒;B. Shikani 可视管芯;C. Levitan 可视管芯;D. Bonfils 可视管芯;E. Clarus video system;F. StyletScope 可视管芯

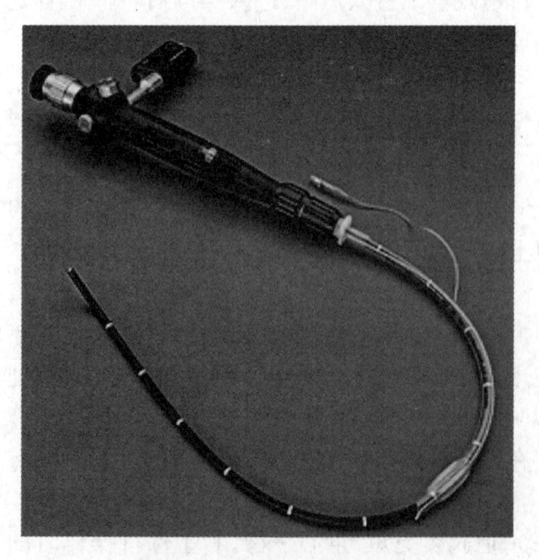

图 15-8 纤维支气管镜

三、可视喉镜

可视喉镜(video laryngoscope,VLS)是近年来最有革命意义的声门显露工具。传统的直接喉镜将舌体推入下颌空间,同时将会厌挑起,使声门和气管插管操作者的眼睛呈一条直线,从而获得有效的声门显露。如果患者的下颌空间较小或者舌体过大,舌体不能完全被推入下颌空间,这时就不能获得直线有效视野。可视喉镜与直接喉镜结构相似,都是由手柄和镜片组成,不同之处在于可视喉镜在镜片末端装有图像采集工具,相当于将操作者的眼睛前移至接近喉镜片末端,使操作者并不需要口咽喉三轴一线,就能间接看到更多解剖结构,显著改善了声门的显露。此技术与直接喉镜相近,易于学习掌握。

(一) Glidescope 喉镜

加拿大医生 John A. Pacey 研发了 Glidescope 喉镜(Glidescope laryngoscope)(图 15-9A),有一部微型摄像机嵌在镜片前部,镜片的中部呈 60°角。这种设计可在较小挑动组织的情况下显露声门,此时经口直接观察到的图像与显示器图像完全不同,轻提喉镜时直接视线只能看见悬雍垂,而显示器中的咽喉部可完全显露。专利镜头除雾只需提前开机 30 秒即可自动加温视频芯片的玻璃表层,防止冷凝自动除雾。镜片置入与 Macintosh 镜片方法相似,但不需用力提升镜片。无论是否进行喉外按压,只要在监视器上声门视野显示良好,就可以沿镜片后方插入导管。最好应用配套的专用管芯或将气管导管前端塑形为大约 60°,否则可能出现看得到声门却插不进气管导管的情况。

由于上提喉镜柄力量较 Macintosh 喉镜小,对舌根和咽喉腔刺激较小,对血流动力学影响较小,术后咽痛和声带损伤,牙齿损伤几率较小。可以应用于常规或困难气道的经口、经鼻、双腔气管插管以及更换气管导管。

(二) 其他可视喉镜

McGrath Series 5 可视喉镜(McGrath Series 5 video laryngoscopes)具有独特的可调节镜体长度的支架,通过长度调解达到类似于更换大中小号喉镜片,以适应 5 岁以上儿童到成人的不同患者(图 15-9B)。HC 可视喉镜(HC video laryngoscopes)外形简洁,方便携带,喉镜片弧度及长度根据亚洲人特征设计,更适合东方人解剖结构(图 15-9C)。Pentax-AWS 可视喉镜(Pentax-AWS video laryngoscopes)无需头颈部伸展,可多方位(体位)完成插管,具有气

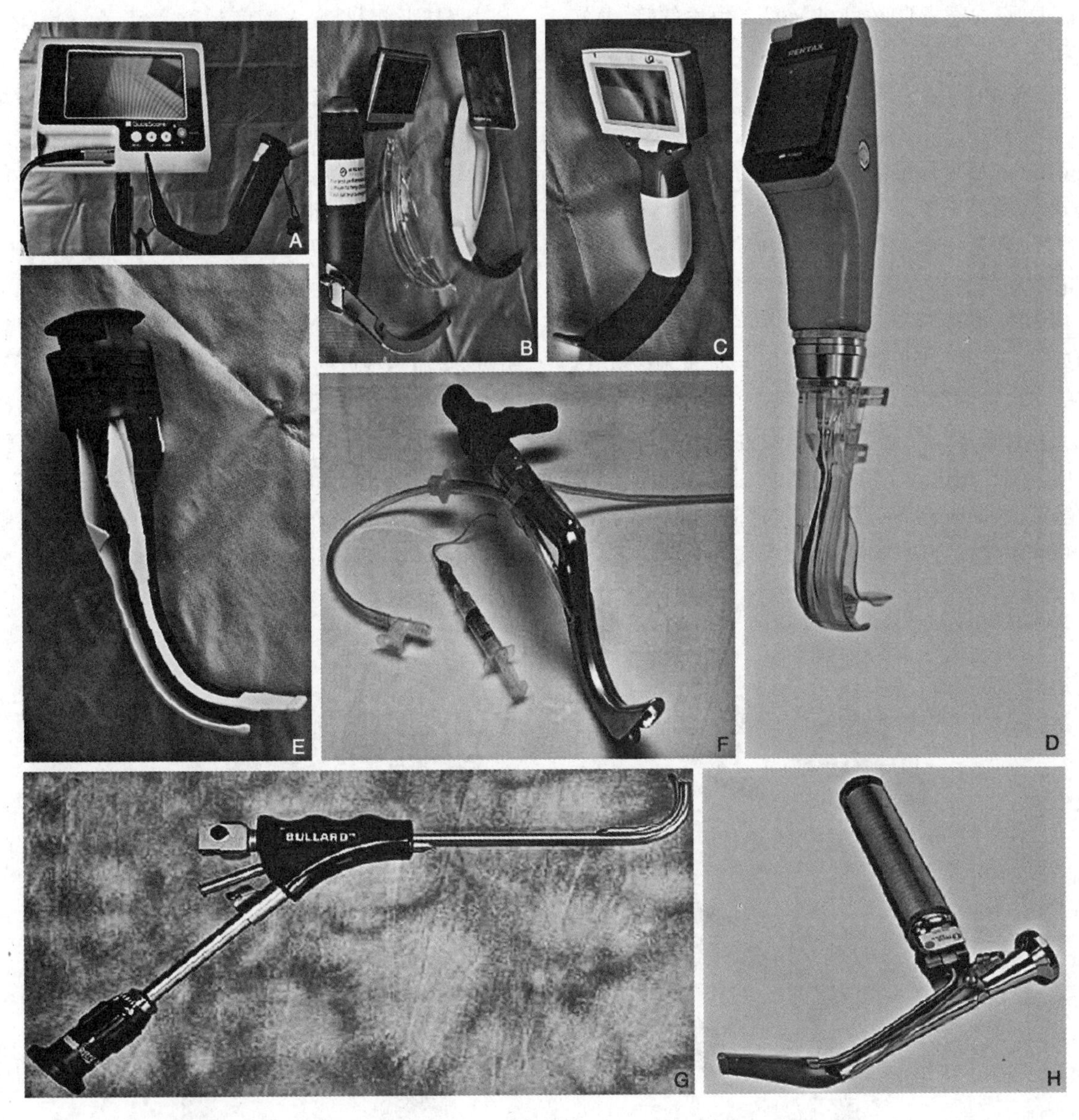

图 15-9

A. Glidescope 视频喉镜;B. McGrath 视频喉镜;C. HC 可视喉镜;D. Pentax-AWS 视频喉镜;E. Airtraq 可视喉镜;F. WuScope 喉镜;G. Bullard 喉镜;H. Truv

管导管引导槽,气管插管定位准确(图 15-9D)。Airtraq 可视喉镜(Airtraq video laryngoscopes)是一种一次性可视喉镜,它的结构设计符合人体的生理解剖,前端角度 90°,也具有气管导管引导槽,既便于声门显露,又便于气管插管(图 15-9E)。

可视喉镜正在广泛普及中,但仍存在许多问题,如镜片角度、防雾性能、清晰度,尤其是插管困难和送管困难问题。因此,在可视喉镜提高了声门显露的同时,如何提高插管成功率和减少气道损伤仍需临床研究。与此同时,经典直接喉镜下的喉镜显露分级(C-L 分级)在可视喉镜时代如何改进也有待探讨。

四、声门上气道工具和方法

声门上气道工具是近年来在气道管理方面革命性的进展,其中最常用的是喉罩类,又分为单管喉罩、双管喉罩和插管喉罩。本文仅以喉罩的演进为例为研究生提示气道工具开发和临床应用研究的思路,其他声门上气道工具可参见《现代麻醉学》。

(一) 单管喉罩

1981 年,英国麻醉医生 Archie Brain 发明了喉罩(LMA)。1988 年,第一款喉罩 classic LMA 正式在英国上市并投入临床。

1. 经典喉罩(classic LMA) 由通气管、通气罩和充气管三部分组成,有8种型号,可用于新生儿、儿童和成人(图15-10A)。平均密封压为20cmH_2O。适用于择期行体表、四肢和短小手术的患者,置入后可保留自主呼吸或进行短时间的机械通气,也可用于紧急气道。

2. 可弯曲喉罩(flexible LMA) 由一个与经典喉罩相同的通气罩和一根可弯曲钢丝加强的通气管构成,其通气管比经典喉罩更长也更细,有6种型号,可用于幼儿和成人,适用于面部、眼、鼻、口腔等多数头面部手术(图15-10B)。

单管喉罩是气道管理的革命性进展,最重要的是使人工气道进入了"可耐受"的时代,提高了麻醉的舒适性;同时也降低了困难气道的发生率。判断单管喉罩位置合适与否是喉罩应用的关键环节,置入过程是否顺利、置入深度是否达到、充气后能否顺畅通气以及密封压是否合适都是判断喉罩位置合适与否的间接指征。单管喉罩置入常采用执笔手法需示指进入口腔,对位情况的判断取决麻醉医师的经验,其密封压低限制了正压通气的实施,同时反流误吸的顾虑也影响了临床的普及。

(二) 双管喉罩

双管喉罩(dual LMA)在结构上与单管喉罩的通气管和通气罩并行了一根引流管,容许置入胃管引流,增加了喉罩的安全性和适应范围。

1. ProSeal喉罩 属可重复使用的食管引流型喉罩。通气罩由硅胶材料制成,有7种型号,可用于新生儿、儿童和成人。与经典喉罩相比,其主要变化是增加了通气罩的背侧气囊和食管引流管(图15-10C)。背侧气囊充气时,气囊紧贴咽后壁

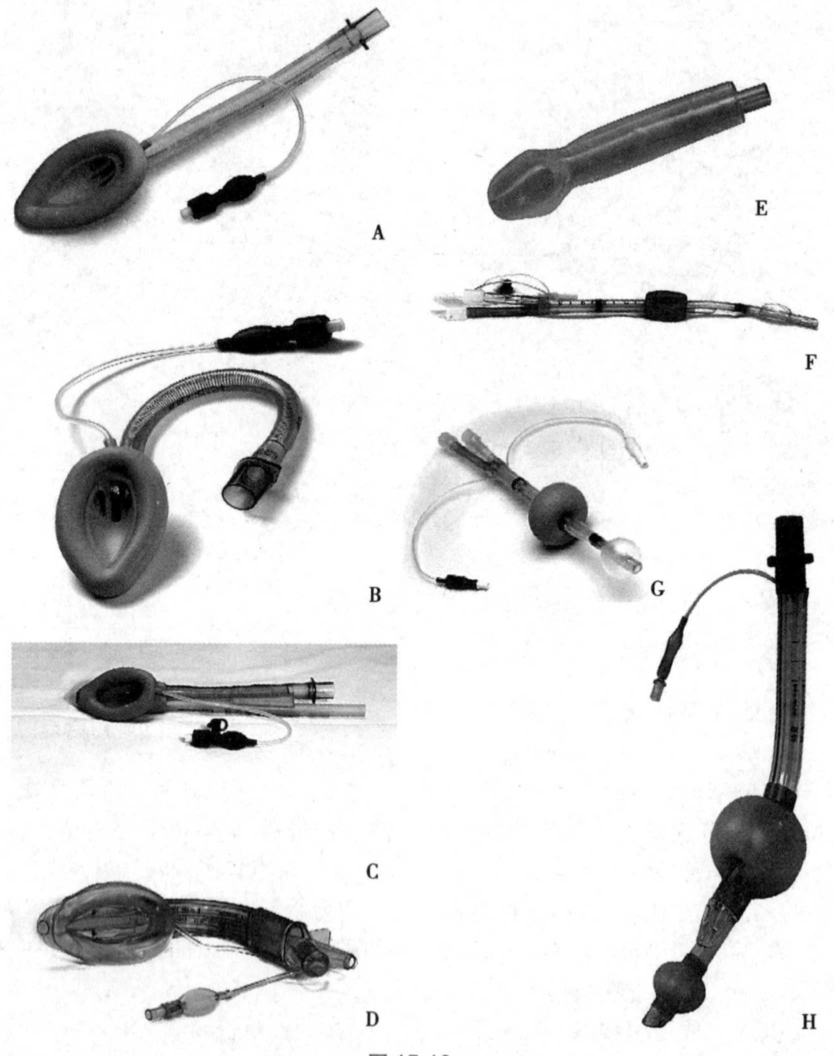

图15-10

A. Classic 喉罩;B. Flexible 喉罩;C. Proseal 喉罩;D. Supreme 喉罩;E. i-gel 喉罩;F. Combitube;G. Easytube;H. Laryngel tube

将通气罩前推，可更牢固的紧贴于声门周围组织，明显增加密封压，平均密封压可达30cmH_2O。通过食管引流管放置胃管可引流胃液、防止胃胀气，有效防止反流和误吸。

2. Supreme喉罩 属一次性使用的食管引流型喉罩，采用PVC材料，是ProSeal喉罩的一种改良产品。有7种型号，可用于新生儿、儿童和成人。其通气管采用与人体喉部解剖弧度匹配的预成型设计，硬度高，操控性强，通气罩排气后更薄，置入时对张口度要求更低，置入更简单快速（图15-10D）。因其显著降低了操作难度，又具备双管喉罩的优点，在临床被迅速推广。

在单管喉罩的基础上，双管喉罩为判断喉罩定位增加了四个指标，包括牙垫的位置、引流管漏气试验、胸骨上凹压迫试验和是否顺利置入胃管。为迅速判断喉罩出现何种对位问题提供更确切的参考。同时双管喉罩置入更方便，密封压更高便于实施正压通气，加之胃管的引流作用减少了对喉罩误吸的顾虑，使得临床适应证不断扩大。

（三）插管喉罩

插管喉罩（intubated LMA）是在单管喉罩和双管喉罩的基础上扩大了通气管的内径，优化了通气管的弧度，改进了会厌栅栏的设计，使得在置入喉罩能进行通气后还可以经喉罩通气管插入气管导管。

1. Fastrach喉罩 1997年进入临床，是最早应用于临床的插管喉罩，其通气管和通气罩的支架是刚性的并与外部手柄连接，便于在口外调控咽喉部通气罩的位置，经喉罩盲探插管成功率高，但其刚性结构不适合单独作为喉罩使用（图15-10E）。

2. Aura-i喉罩 是一次性PVC单管喉罩，尺寸齐全，既可以作为普通喉罩使用，也可以经喉罩引导气管插管，插管过程需要纤维支气管镜或aScope专用插管镜引导（图15-10F）。

3. BlockBuster喉罩 是插管型一次性双管喉罩，密封压高，采用配套BlockBuster气管导管，盲探插管成功率高（图15-10G）。该喉罩便于在纤维支气管镜或视频插管软镜下可视定位和辅助插管。

插管喉罩既是普通喉罩又是气管插管的通道，因此插管喉罩是喉罩与气管插管的桥梁，既可发挥出喉罩的"可耐受"气道优势，又可在需要时实现气管插管而解除喉罩的后顾之忧。同时，插管喉罩的通畅管腔提供了为喉罩进行可视定位的途径，结合纤维支气管镜或各种视频气管插管软镜能直接经喉罩看到会厌和声门等喉周组织的位置，真正实现了对喉罩的准确定位，能降低喉罩的并发症，提高经喉罩插管的成功率。这种喉罩与气管插管的组合应用对处理麻醉诱导期的困难气道和预防麻醉苏醒期拔管的并发症都具有广泛的研究课题。

第三节 困难气道的管理

2013年中华医学会麻醉学分会（CSA）和美国麻醉医师协会（ASA）都发表了《困难气道管理指南》，ASA新版指南增加了声门上气道（supraglottic airway，SGA）通气困难和SGA置入困难的定义。两个指南都注重对面罩通气困难的预测和处理，同时强调了预充氧的意义和实施，可视喉镜和插管喉罩的作用也被强调。这两部指南主要思路一致，各有特色。CSA指南首次采用了面罩通气分级对困难通气进行判断，其困难气道管理流程图也更具条理性。研究生应仔细阅读中外《困难气道管理指南》，分析领会每个环节的意义，目的是在麻醉前就发现气道问题、准备相应措施、预防可能发生的危险并有准备地及时处理发生的困难气道。本文只将指南的部分更新内容叙述如下。

一、困难面罩通气（difficult mask ventilation，DMV）

患者是否存在困难通气决定着困难气道的性质、患者的危险程度和临床的处理方法。无困难通气者属于非紧急气道，即使气管插管遇到困难仍能自主或控制呼吸，有充分的时间采用其他方法建立气道，但仍有演变为紧急气道的可能性，需注意避免；有困难通气者属于紧急气道，患者已经处于危险之中，必须分秒必争地救治。

（一）困难面罩通气的定义

困难面罩通气定义为有经验的麻醉医师在无他人帮助的情况下，经过多次或超过一分钟的努力，仍不能获得有效的面罩通气。该定义将面罩通气开始到判断出困难通气的时间规定在一分钟之内，而不强调SpO_2的下降，目的是将困难通气的判断提前，赢得宝贵的处理时间和降低其危险性。

（二）面罩通气分级

面罩通气分级（mask ventilation grades）根据通气的难易程度将面罩通气分为四级，1～2级可获得良好通气，3～4级为困难面罩通气（表15-1）。

表 15-1 面罩通气分级

分级	定义	描述
1	通气顺畅	仰卧嗅物位,单手扣面罩即可获得良好通气
2	通气受阻	置入口咽和(或)鼻咽通气道单手扣面罩;或单人双手托下颌扣紧面罩同时打开麻醉机呼吸器即可获得良好通气
3	通气困难	以上方法无法获得良好通气,需要双人加压辅助通气,能够维持 SpO_2≥90%
4	通气失败	双人最大努力面罩通气下不能维持 SpO_2≥90%

该分级在 Han. R 与 Kheterpal. S 的通气分级基础上修改制定。1～2 级通过三项中间指标:手握呼吸囊的阻力、胸腹起伏和呼气末 CO_2 波形测试确定。良好通气是指排除面罩密封不严、过度漏气等因素,三次面罩正压通气的阻力适当(气道阻力≤20cmH_2O)、胸腹起伏良好、呼气末 CO_2 波形规则。3～4 级则以 SpO_2 是否≥90% 而定。常常采用双人最大努力面罩通气,气道压力较高,易致胃胀气,应尽早采用紧急气道措施,如喉罩的应用可改善大部分困难面罩通气问题。

二、困难气道处理流程

困难气道处理流程(algorithm for difficult airway management)是根据麻醉前对气道评估的结果判断气道的类型,再依据气道类型选择麻醉诱导方式;根据面罩通气分级选择紧急或非紧急路线;根据喉镜显露分级决定建立气道的方法,"可耐受"气道或无创方法优先;在处理过程中判断每步的效果并决定下一步方法,直到确保患者安全。按照困难气道处理流程图有目的、有准备、有步骤地预防和处理将显著增加患者的安全性(图 15-11)。困难气道处理包括预充氧、气道类型的确定、诱导方式的选择、根据面罩通气分级判断是否是紧急气道、根据喉镜显露分级判断插管是否困难、选择建立气道的方法、判断通气或插管是否成功和做出最终处理 8 个步骤。

(一) 预充氧

在全麻诱导前应强调对每个患者都必须给予预充氧,使得呼气末氧浓度达到 90%。虽然健康成年人预充氧后的无通气时间理论上可达数分钟,但在临床上未发现的潜在问题可随时发生,因此又不可过分依赖预充氧的作用。预充氧只是辅助的方法,执行困难气道处理流程,维持气道高危患者的自主呼吸、防止发生呼吸暂停更为重要。即使是对健康成年人实施预充氧,呼吸暂停的时间也不应大于两分钟,紧随五次有效通气后再行下一步操作。

(二) 气道类型

麻醉诱导前根据气道评估情况将患者分为已预料的困难气道和"正常"气道,已预料的困难气道又可再分为明确的或可疑的困难气道,后者在判断上有一定的主观性,需要根据患者实际情况及操作者自身的技术水平而定。将气道进行分类的意义在于理清思路,针对不同气道类型选择对应的处理流程并精心准备,对可疑的困难气道可在保证通气的前提下采用喉镜试暴露,排除假阳性病例,提高患者在气道处理过程中的舒适度。

(三) 诱导方式

诱导方式包括清醒镇静表面麻醉、保留自主呼吸的浅全麻和全麻诱导三种,依据气道类型而定。明确的困难气道选择清醒镇静表面麻醉,可疑的困难气道则根据操作者技术水平与条件选择清醒镇静表面麻醉或保留自主呼吸浅全麻,"正常"气道患者选择全麻诱导。需要注意的是,对于饱胃或存在胃内容物误吸危险的患者(胃食管反流病、妊娠、肥胖等),评估为"正常"气道时可以采用全麻快速诱导(rapid sequence induction,RSI),评估为困难气道时采用清醒镇静表面麻醉。

(四) 面罩通气分级

面罩通气分级 1～2 级为正常通气,即使出现喉镜显露困难也属非紧急气道。面罩通气分级 3～4 级为困难面罩通气,应立刻进入紧急气道处理流程。

(五) 喉镜显露分级

Cormack-Lehane 喉镜显露分级Ⅰ～Ⅱ级可正常插管,Ⅲ～Ⅳ级易致困难插管。对于保留自主呼吸浅全麻的患者,根据喉镜显露分级重新选择诱导方式,Ⅰ～Ⅱ级者改行全麻诱导或直接气管插管,而Ⅲ～Ⅳ级者需待患者意识恢复后改行清醒镇静表面麻醉或取消手术。

(六) 建立气道方法

大多数情况下应首选非紧急无创气道工具,随

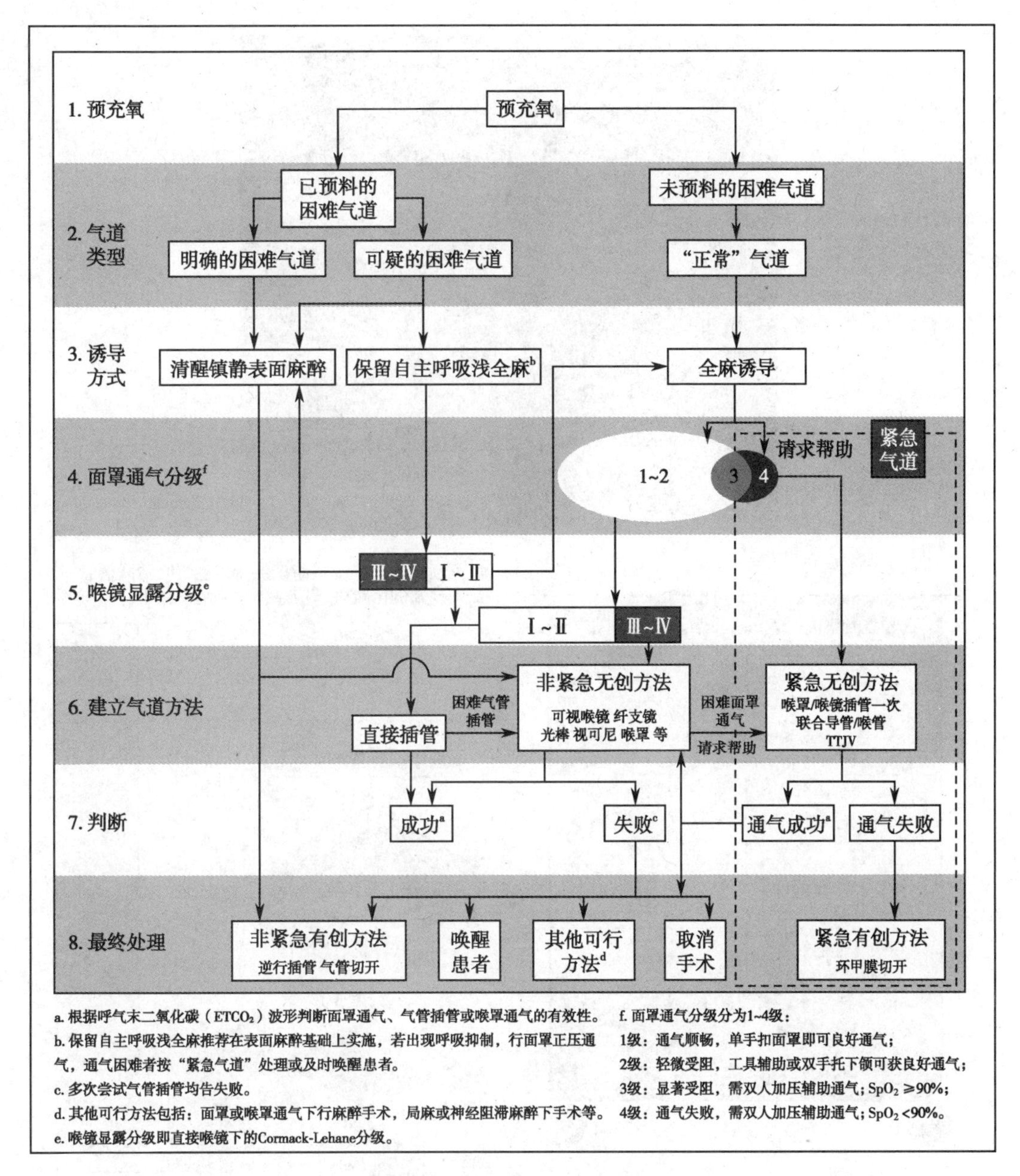

图 15-11　困难气道处理流程图

（于布为，吴新民，左明章，等. 困难气道管理指南. 临床麻醉学杂志，2013）

着喉罩等声门上气道工具的普及，越来越多的全麻手术可直接在喉罩下完成而无需气管插管。紧急气道情况下首选紧急无创方法，仅仅极少数患者才采用紧急有创方法。

（七）判断

建立气道后，必须尽快对气道的有效性做出判断。采用呼气末 CO_2 浓度监测等方法鉴别气管插管或喉罩通气等是否成功。即使肉眼、纤维气管镜下或可视喉镜下看见气管导管进入声门，仍有必要采用呼气末 CO_2 浓度监测作双重确认。

（八）最终处理

气管插管只是"途径"，确保患者生命安全才是"目标"。在多次尝试气管插管均告失败之后，促进患者恢复自主呼吸和尽快苏醒，放弃手术以保证患者安全是最稳妥的措施。部分短小手术，可在面罩通气下麻醉手术，或在局麻或神经阻滞下手术。

三、困难气道车

困难气道车（difficult airway cart）是辅助气道管理器械的综合平台，它不仅仅是气道用具的载体，更

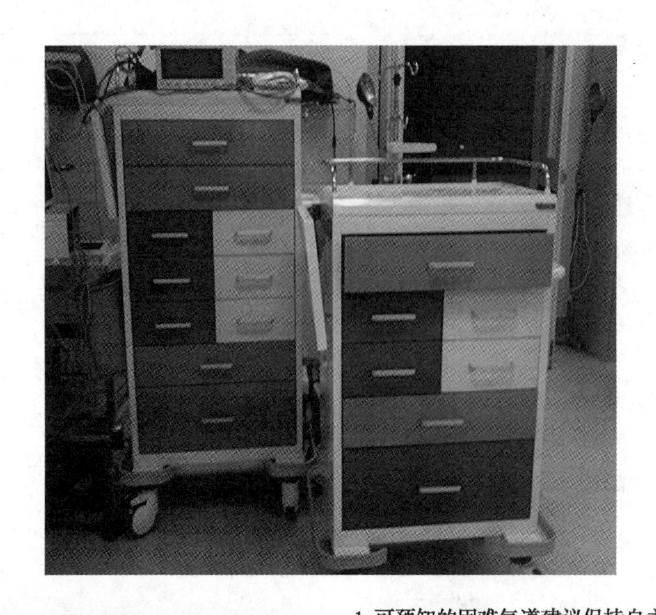

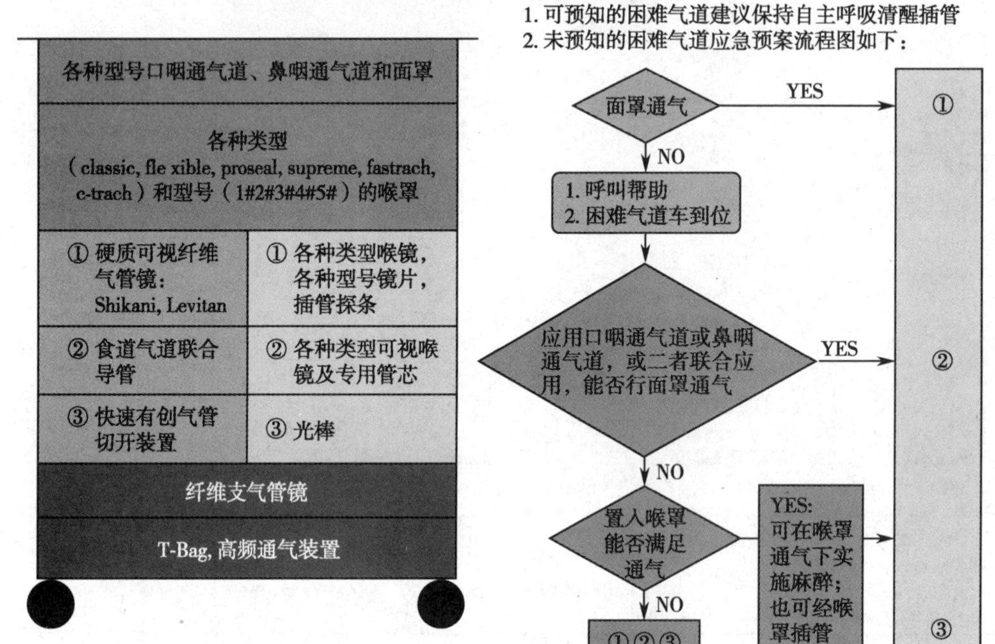

图 15-12　北京友谊医院麻醉科困难气道车配置及快捷流程

是困难气道处理流程的具体体现，应个性化地适应所在科室的软硬件环境（图 15-12）。困难气道车不意味着包含所有的工具，但至少应配备喉镜类、管芯类、声门上和声门下工具各一种，且科室麻醉医师都必须掌握这些技术。随车佩戴困难气道处理快捷流程卡片，有明显的颜色或文字标识，放置于固定位置。

综上所述，气道管理对麻醉的质量与安全至关重要，是麻醉学研究生学习和研究的重点内容。麻醉学研究生需要从理论知识、操作技术和逻辑思维三个层面，对气道管理知识进行全面的学习和实践，为不断提高气道管理的微创性、可耐受性和安全性进行临床实践和开展临床研究，持续提高气道管理的质量。

（田鸣　赵欣）

参 考 文 献

1. 于布为,吴新民,左明章,等. 困难气道管理指南. 临床麻醉学杂志,2013
2. Carina Hagberg,著. 田鸣,左明章,译. BENUMOF 气道管理学. 第2版. 北京:人民卫生出版社,2009
3. Apfelbaum JL, Hagberg CA, Caplan RA, et al. Practice guidelines for management of the difficult airway: an updated report by the American Society of Anesthesiologists Task Force on Management of the Difficult Airway. Anesthesiology,2013,118(2):251-270

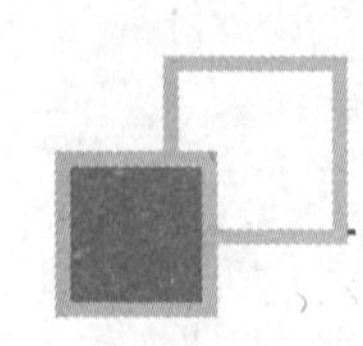

第十六章　超声技术在非心脏手术中的应用

第一节　超声基础

一、超声的基本原理

超声波是指频率超过人耳听觉范围，即大于20kHz的声波。超声波是一种机械波，有三个基本物理量：频率(f)、波长(λ)和声速(c)；它具有反射、散射、衰减及多普勒效应等物理特性。超声第一次用于医学是在1942年，神经科医师Karl Dussik利用超声成功显示侧脑室；到80年代，医用超声技术得到了广泛的接受和使用。目前用于临床成像的超声频率范围为1～50MHz，常用频率范围为2～15MHz。

二、超声影像特点

(一)回声强度的概念

通常把人体组织反射回声强度分为四级，即高回声、等回声、低回声、无回声。

1. 高回声　对超声的反射强，表现为白色亮点或亮线，如隔膜、肌腱、结石、骨骼。由于障碍物的反射或折射，声波不能到达的区域，即高回声后方的无回声区，称为声影(图16-1)。

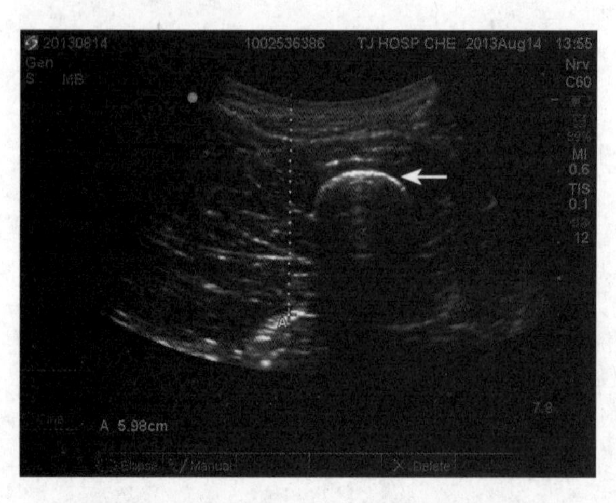

图16-1　箭头标示为高回声的股骨干，其后方为声影

2. 等回声　整个组织声学特征相同，呈现为均一灰度，如肝、脾、胰腺实质(图16-2)。

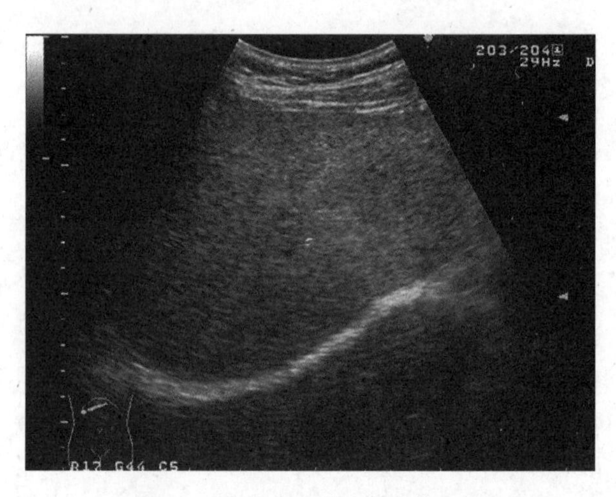

图16-2　正常肝脏实质为等回声

3. 低回声　又称弱回声，对超声的反射比较弱，呈现为暗淡的点状或团块状，如脂肪组织(图16-3)。

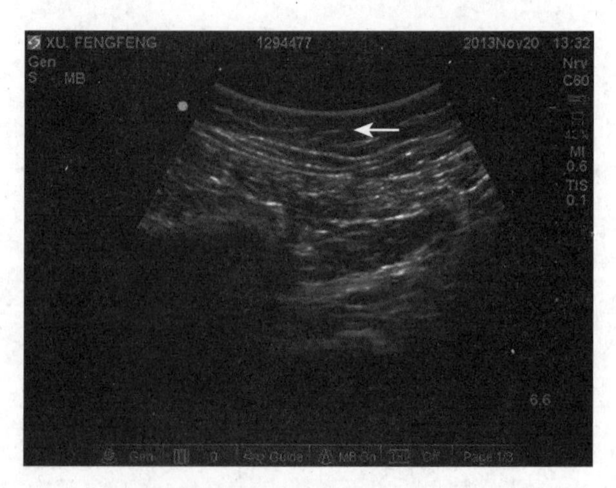

图16-3　箭头标示为臀部皮下呈低回声的皮下脂肪

4. 无回声　无声阻抗，超声可完全通过不发生反射，表现为黑点，如囊肿、尿液、血液(图16-4)。

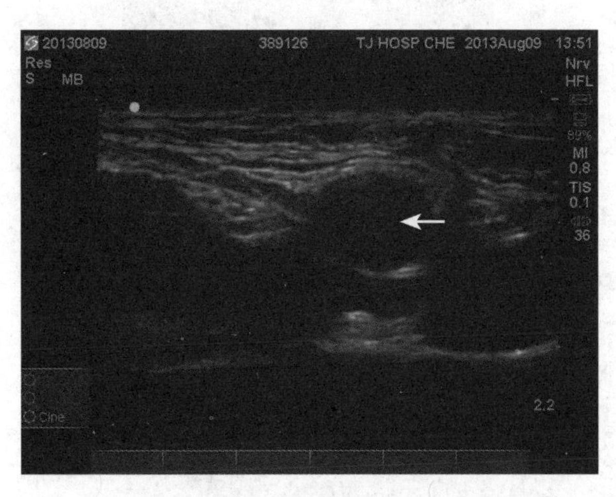

图 16-4 箭头标示为股动脉内无回声的血液

（二）不同组织的声学特点

1. 皮肤和皮下组织　正常的皮肤为均一的高回声结构，而皮下组织为低回声。

2. 血管　血液表现为无回声。动脉管壁较厚，无瓣膜，轻压动脉可见其搏动，管壁不易变形；静脉壁薄，有时可见静脉瓣，静脉易被探头压闭。

3. 外周神经　常为蜂窝状或束状结构，由低回声的神经纤维束和高回声的神经内结缔组织构成。不同部位的神经脂肪和结缔组织含量不同，回声强度和特点也不同。一般锁骨以上的外周神经常呈低回声（图 16-5），锁骨水平及以下的外周神经多呈高回声（图 16-6）。

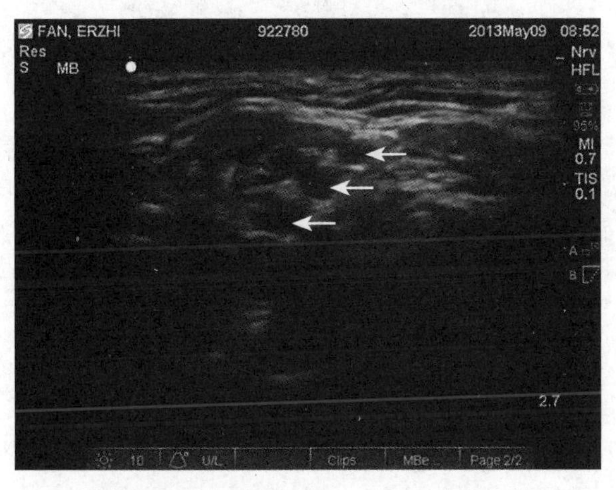

图 16-5 箭头所示为肌间沟内呈低回声的臂丛神经根

4. 骨骼　骨组织对声波有很强的吸收能力，表现为强回声伴后方声影。

5. 胸膜　胸膜呈高回声亮线，胸膜下方伴彗星尾征（图 16-7）。

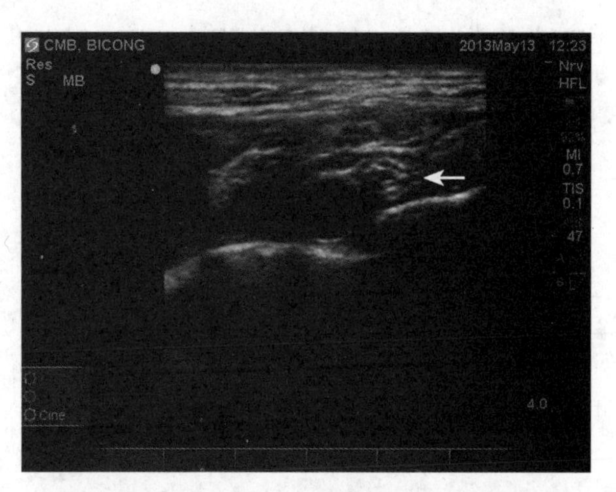

图 16-6 箭头所示为呈高回声的锁骨上臂丛神经

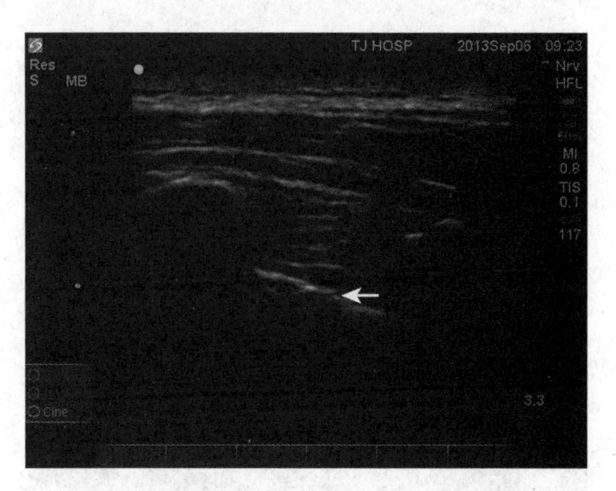

图 16-7 箭头所示为肋间隙之间呈高回声的胸膜，后方有彗星尾征

三、超声基本技术简介

（一）超声探头和穿刺针

超声探头在频率、外形和超声波入射方式上有较大区别，可分为线性探头、凸形探头（图 16-8）、扇形探头等。高频线性探头多用于浅表结构如臂丛神经成像，低频凸形探头用于深部组织结构如坐骨神经成像，扇形探头多用于心脏成像。

常用穿刺针多为 30°或 15°斜面。穿刺针在超声下的成像质量直接影响操作成功率和安全性。影响针尖成像的最重要因素为穿刺角度、穿刺针粗细和斜面方向。穿刺针与声波呈直角时成像效果最好（图 16-9），而穿刺针与声波接近平行时影像则十分微弱（图 16-10）。因此需设计进针路线要尽量使穿刺针与超声波束间接近垂直。使用粗针穿刺成像更清晰，操作者穿刺层次感更明显；但也会带来穿刺不适感以及误穿血管神经后的严重并发症。针尖斜面也能影响显像效果，尤其是平面外穿刺

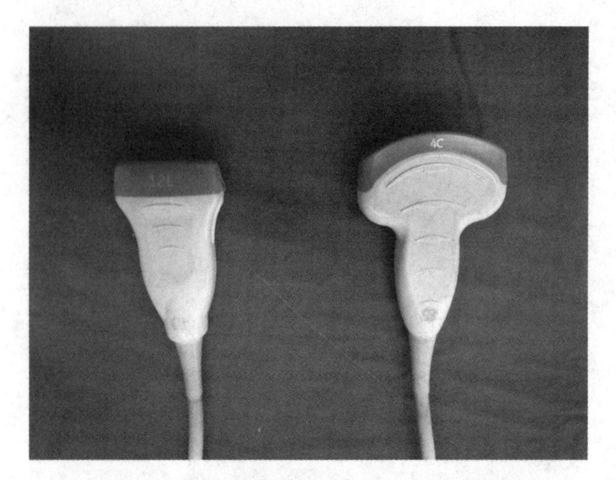

图 16-8 左侧为高频线性探头，右侧为低频凸形探头

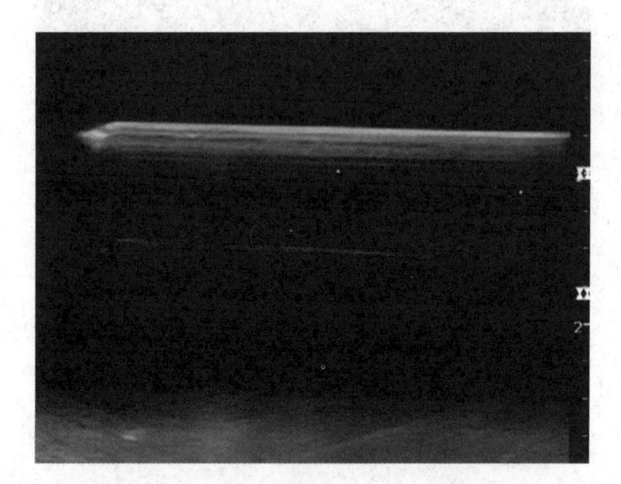

图 16-9 穿刺针与声波呈接近直角时成像清楚

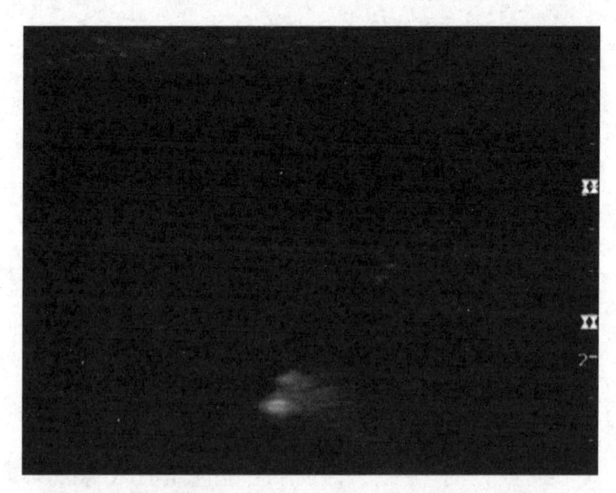

图 16-10 穿刺针与声波角度大于 45°成像不清

时，针尖有时是唯一能清晰显示的结构。

（二）扫描轴

1. 短轴切面 又称横切面，探头长轴与四肢或躯干长轴垂直相交（图 16-11）。

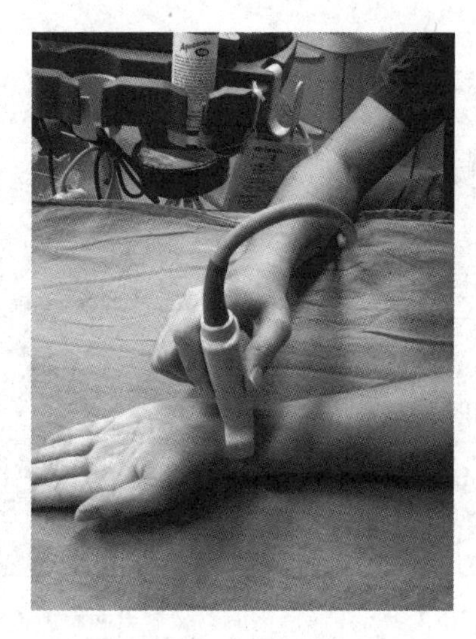

图 16-11 前臂短轴切面

2. 长轴切面 探头长轴与四肢或躯干长轴一致。在四肢称作长轴切面，在躯干称作矢状面（图 16-12）。

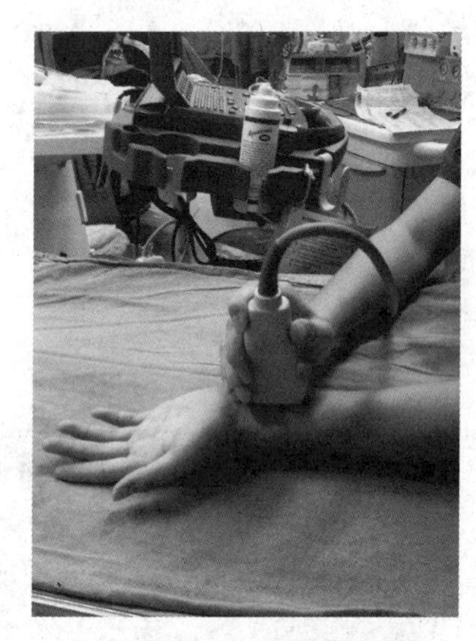

图 16-12 前臂长轴切面

3. 斜位 根据探头与躯体长轴的关系分为左右斜位（图 16-13），根据探头与腹侧和背侧的关系分为前后斜位（图 16-14）。

4. 冠状位 探头位于体侧，长轴与躯干长轴一致（图 16-15）。

（三）介入轴

超声定位神经阻滞有两种基本的穿刺入路，即平面外入路（out-of-plane）和平面内入路（in-plane）。

1. 平面外入路 采用平面外技术（图 16-16）时，针尖穿过声场平面，仅针体截面或针尖能成像为一亮点。优点是穿刺入路接近传统神经阻滞径

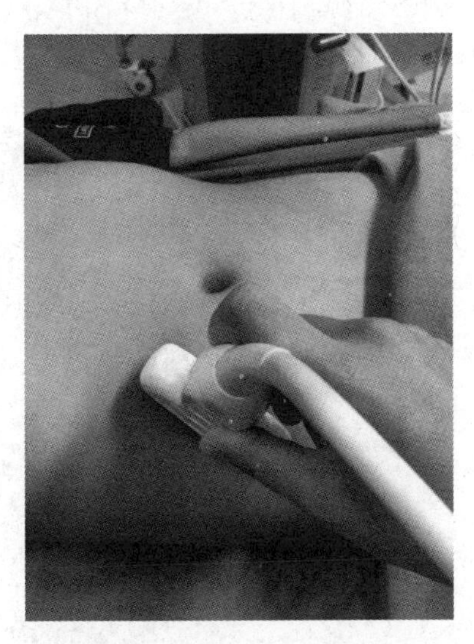

图 16-13 腹部左右斜位切面

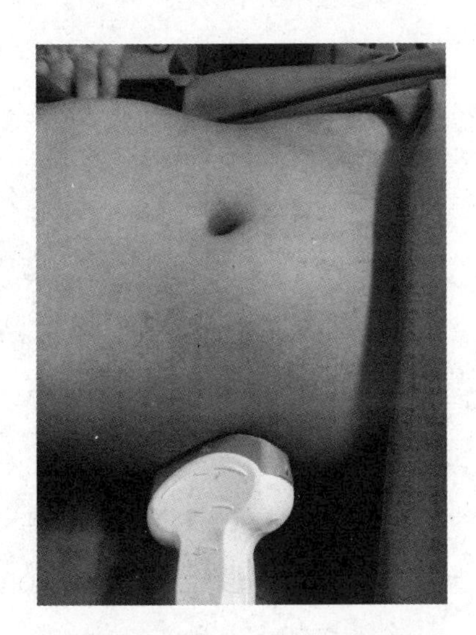

图 16-14 腹部前后斜位切面

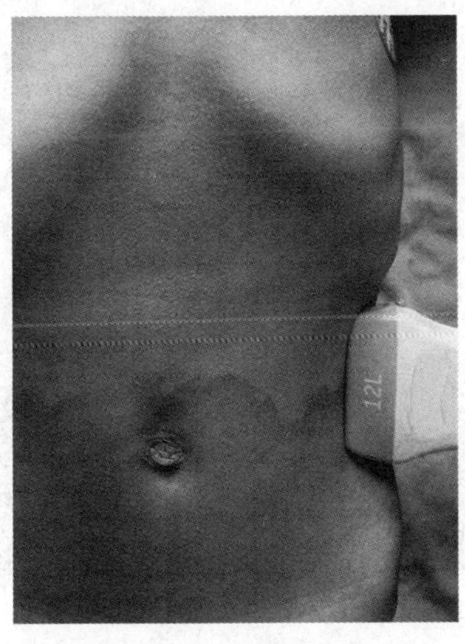

图 16-15 腹部冠状位切面

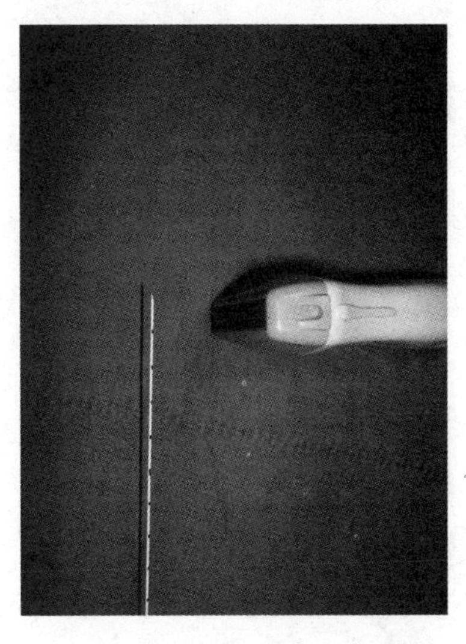

图 16-16 平面外入路探头和穿刺针关系

路,操作者比较熟悉容易接受;缺点是不能显示整个穿刺针体,针尖难以辨认。

2. 平面内入路 平面内技术(图 16-17)优点是针尖和针体在进针过程中均能清楚显示;缺点是进针路径长,穿刺入路与传统神经阻滞径路有一定区别,不容易为初学者接受和掌握。

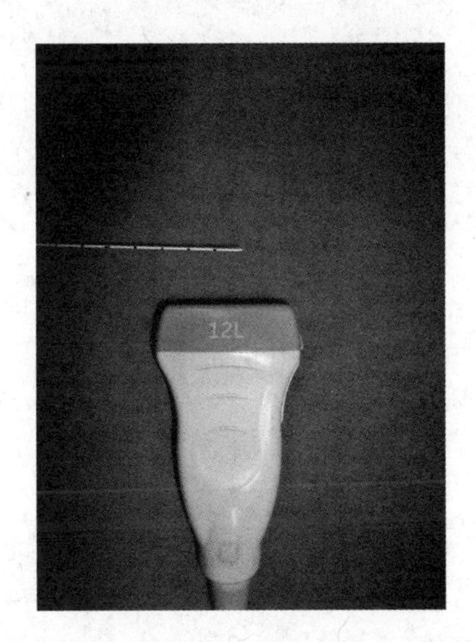

图 16-17 平面内入路探头和穿刺针关系

(四) 探头定向和操作手法

超声探头的侧面有一个定向标志(图 16-18),对应着超声屏幕的定向标志点(图 16-19)。横轴切面扫描时,探头定向标志可位于患者左侧或右侧,长轴切面扫描时,探头定向标志可指向头端或足端。通过探头上的定向标志与屏幕上的定向标志点对应关系,可以判断出超声图像的上下左右关系。

超声探头的操作手法主要通过约定俗成命名。

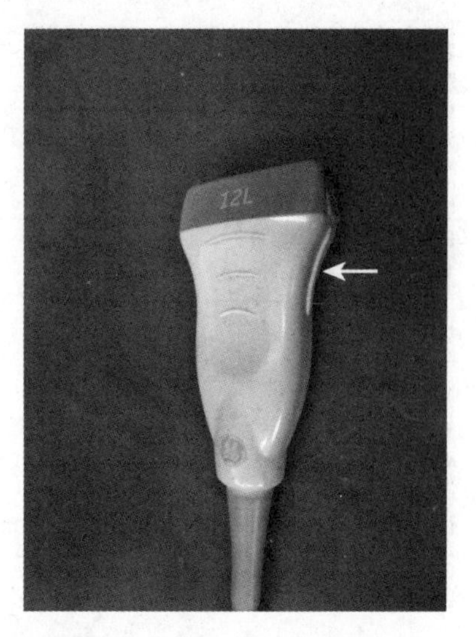

图 16-18 箭头所示为超声探头上的定向标记

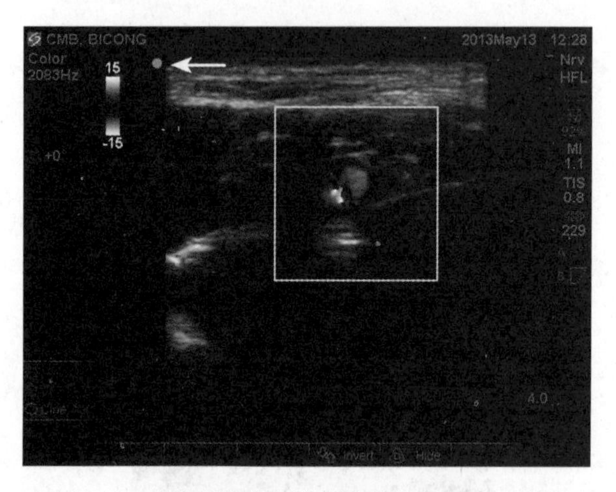

图 16-19 白色箭头表示超声屏幕上显示的定向标记

为了操作时更好地控制探头，操作手应靠近体表，手掌尺侧可落在患者皮肤上以固定探头。探头的调整可分为五种基本手法：滑动（图 16-20）、倾斜（图 16-21）、摇动（图 16-22）、旋转（图 16-23）、下压（图 16-24）。

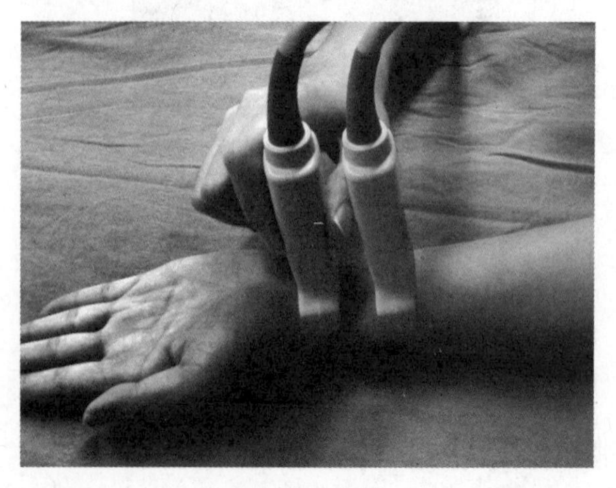

图 16-20 滑动

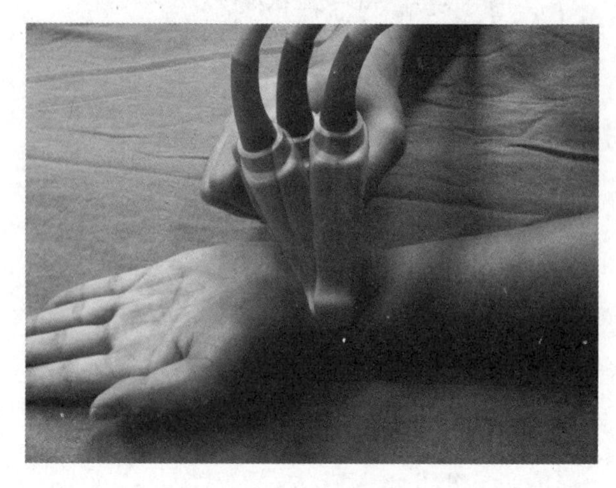

图 16-21 倾斜

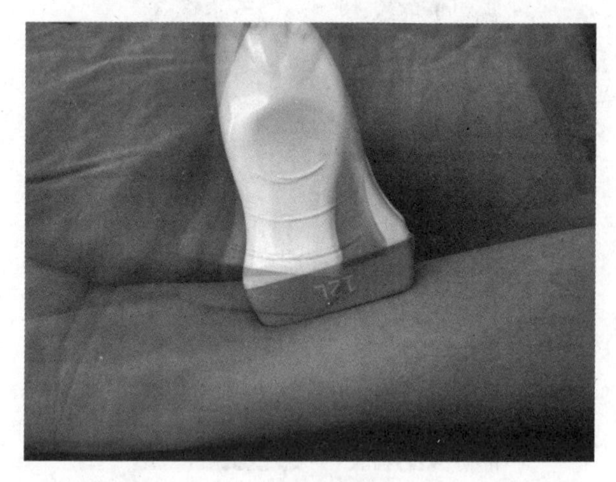

图 16-22 摇动

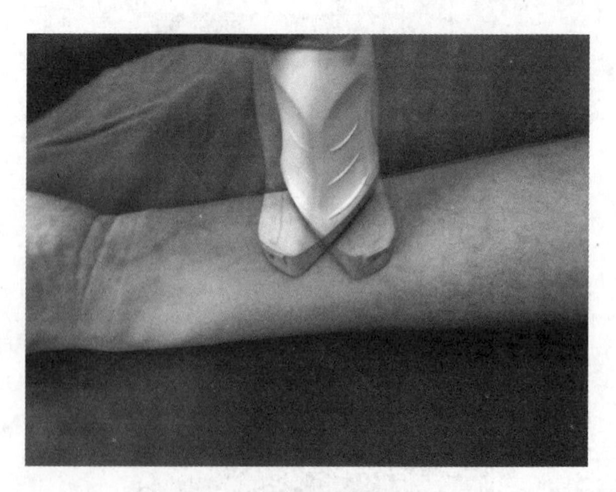

图 16-23 旋转

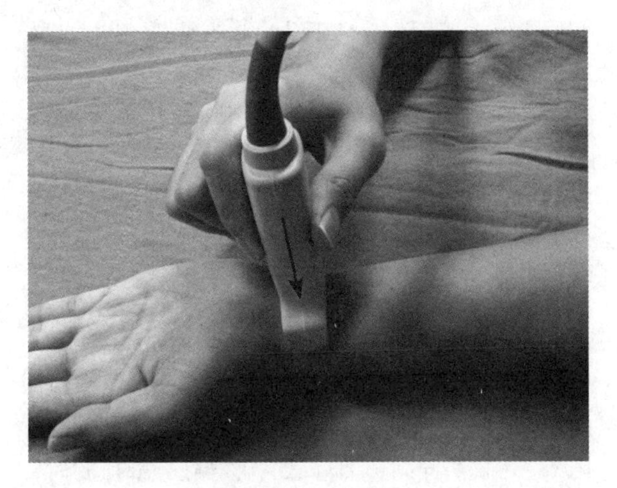

图 16-24　下压

四、超声定位穿刺技术的基本流程

（一）术前访视

术前除了解常规病情外，应该仔细询问抗凝药物使用情况、外周神经损伤病史、药物过敏史；还需和患者充分沟通麻醉方式，详细讲解区域阻滞麻醉的利弊。

尽管超声定位下实施神经阻滞能减少血管损伤发生率，在实施超声引导神经阻滞时，与实施椎管内麻醉一样，仍需谨慎看待抗凝问题。做浅部神经阻滞时，一般无需停用阿司匹林；如果拟行深部神经阻滞，需按相关指南决定是否能停用抗凝药，如不能停用抗凝药，则需考虑改变麻醉方式，绝对不能为了实施某种麻醉技术而随意停用抗凝药。

（二）物品准备

在实施操作前，必需先建立静脉通路，连接监护仪，鼻导管或面罩给氧。

1. 氧源　面罩或鼻氧管给氧。

2. 监护仪　心电图、血压、脉搏氧饱和度监测。

3. 气道管理装置　喉镜、气管导管、喉罩、口/鼻咽通气道和吸引设备。

4. 局麻药　利多卡因、罗哌卡因或布比卡因。

5. 镇静镇痛药　苯二氮䓬类和阿片类。

6. 急救药　心血管活性药和脂肪乳剂。

（三）超声探头的无菌术

穿刺过程的无菌术与基本的外科无菌术要求相同。单次注射和留置导管连续神经阻滞对超声探头的无菌法有不同要求。单次注射发生感染的风险相对较低，可以采用简化的探头无菌术，即无菌膜法或无菌手套法（图 16-25）。贴膜时要带一定的张力，或使用少量耦合剂，尽量避免探头与膜间出现气泡。而深部神经阻滞或拟留置导管者，则需要使用专用的无菌超声探头护套（图 16-26）。

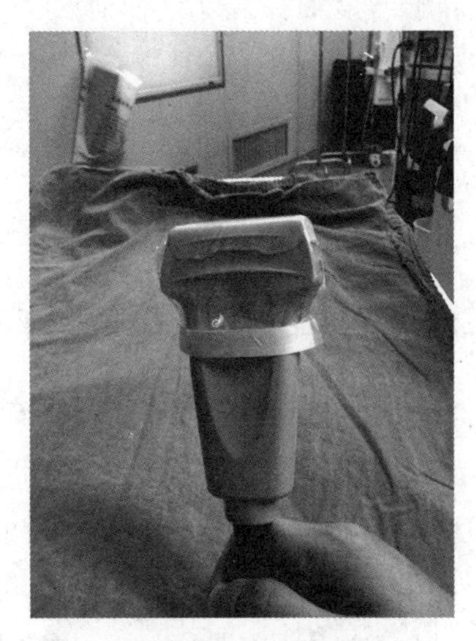

图 16-25　无菌膜法

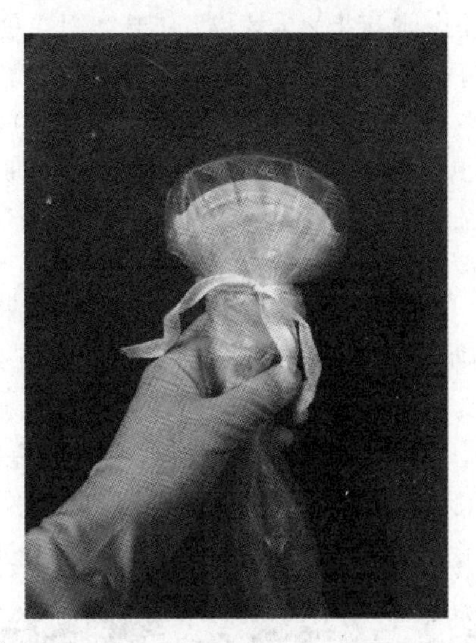

图 16-26　无菌护套法

（四）基本操作流程

1. 核对患者信息无误后，建立心电监护，面罩或鼻氧管给氧。

2. 开放静脉通路，予小剂量镇静或镇痛药。

3. 协助患者安置合适的体位。

4. 常规消毒、铺无菌巾，超声探头套专用无菌探头护套。

5. 使用无菌超声耦合剂或消毒液实现探头与皮肤之间的耦合，以获得清晰的超声影像图，在声像图上确认目标结构，设计好穿刺路径。

6. 在拟行穿刺的位点行局部浸润麻醉。

7. 左手持探头、右手持穿刺针，按设计好的路径向目标结构进针，穿刺过程中需密切观察屏幕上针尖成像是否清晰、是否避开血管或其他重要结构,询问患者有无疼痛、麻木或其他不适。

8. 穿刺针到达目标结构后,回抽无血,可注入局麻药,注意观察注药过程中药物在组织中的扩散情况,询问患者有无局麻药中毒的症状。

9. 操作完毕继续密切观察患者,了解是否达到预期效果,有无不良反应及穿刺并发症。

第二节 超声定位血管穿刺

一、超声定位颈内静脉穿刺置管

相对于传统的体表标志定位法,超声引导下的静脉穿刺具有更高的可靠性和安全性,并发症的发生率低,尤其对小儿、肥胖、水肿、低血压、脱水以及解剖变异的患者。上述患者的解剖标志与正常成年人不同,难以定位,而且小儿血管仍在发育,直径较小,更加难以定位。英国的临床指南推荐:"二维超声引导是成人和儿童进行颈内静脉(IJV)插管的首选方法"。

颈内静脉于颈静脉孔处续于乙状窦,在颈动脉鞘内沿颈内动脉和颈总动脉外侧下行,至胸锁关节后方与锁骨下静脉汇合成头臂静脉。颈内静脉的大部分被胸锁乳突肌覆盖。

采用高频线性探头对颈内静脉行短轴方向扫描时,可见超声图上血管为圆形的黑色无回声信号。超声下需要对颈内静脉和颈总动脉进行区分。二者两个重要的鉴别点在于,动脉管壁是搏动性的,而静脉则无搏动;对探头加压时,动脉不会发生被压变形,而静脉则会发生明显变形甚至被压闭,利用彩色多普勒也有助于动静脉的鉴别(图 16-27/文末彩插 16-27)。

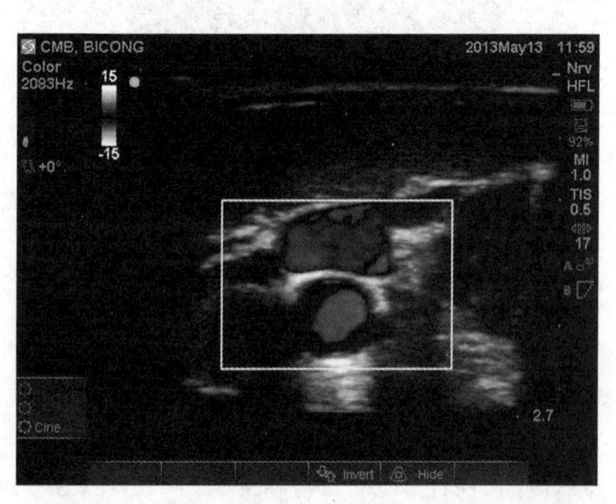

图 16-27 颈总动脉和颈内静脉彩色多普勒超声图,探头位于颈部作短轴切面扫描,扫描角度略向骶尾侧倾斜,动脉内血流朝向探头显示为红色,静脉血流背向探头显示为蓝色(见书后彩插)

平面内和平面外技术均可用于颈内静脉穿刺置管。穿刺时建议采用平面外技术,探头垂直体表于胸锁乳突肌表面作轴位切面扫描,辨认颈总动脉和颈内静脉,将颈内静脉置于屏幕中央,穿刺针于探头中点旁开约 1cm 以 45°角刺入,可见静脉前壁受压形成压迹,微调探头显示针尖位置,并引导针尖进入静脉后,回抽注射器见暗红色静脉血,置入导引钢丝并留置中心静脉导管。颈内静脉置管成功后,可改用静脉长轴切面扫描,检查导管位置(图 16-28)。盲法穿刺颈内静脉失败导致颈部血肿时,利用超声可判断颈内静脉被压迫和推移的具体情况,提高再穿刺成功率(图 16-29)。也可利用超声定位颈内静脉后,作出体表标记,盲法穿刺。

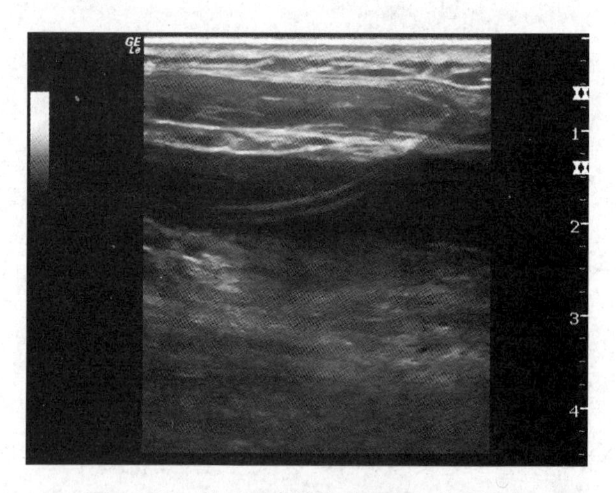

图 16-28 位于颈内静脉内的中心静脉导管

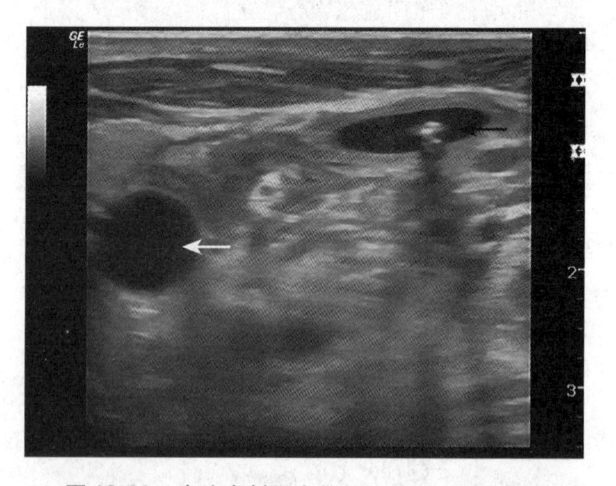

图 16-29 盲法穿刺颈内静脉失败后,超声检查示颈内静脉被血肿压迫变窄并向外侧移位,白色箭头标示颈总动脉,黑色箭头表示被血肿向外侧推移变窄的颈内静脉,颈内静脉内高回声亮点为在超声引导下穿刺成功后置入的中心静脉导管

二、超声定位桡动脉穿刺置管

Maher 等早在 1989 年就尝试在多普勒定位下行桡动脉穿刺，Shiloh AL 等对总计纳入 311 例次桡动脉穿刺的临床研究作 Meta 分析结果表明，超声引导下桡动脉穿刺能明显提高一次穿刺成功率。

桡动脉为肱动脉的终支之一，在桡骨茎突处位置浅表，可触摸到其搏动。建议采用平面外技术穿刺，使用高频线性探头作桡动脉短轴切面扫描，可见圆形、壁厚、无回声、呈搏动性的桡动脉，管腔不易压闭，多普勒超声见管腔内彩色血流填充良好。将桡动脉放在屏幕正中央，自探头中线旁开 2～3mm 以 45°角进针，协调探头和针尖关系，引导针尖进入管腔，当穿刺针的光点位于桡动脉管腔内，针蒂有鲜红色动脉血喷出，即可置入导管。置管成功后由短轴切面缓慢旋转探头 90°，作桡动脉长轴切面扫描，此时桡动脉为长条形、管壁均匀的无回声结构，管壁呈搏动性，桡动脉内可见置入的导管（图 16-30）。

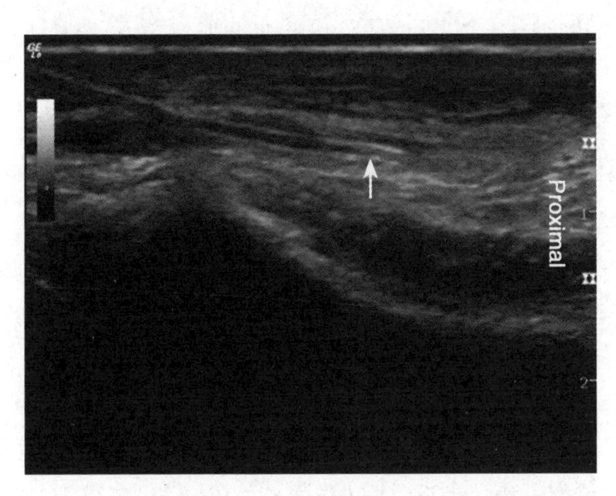

图 16-30　箭头标示为置入桡动脉内的导管，Proximal 近端

第三节　超声定位神经阻滞

一、超声定位上肢神经阻滞

1978 年，La Grange 报道了用多普勒超声辨别锁骨下动静脉行锁骨上臂丛神经阻滞，这是超声定位神经阻滞最早的报道。当时由于设备局限性。不能直接显示神经丛及其分支结构，只能通过多普勒超声识别锁骨下动脉，从而间接定位臂丛。到 90 年代，超声技术迅速发展，对于浅表的臂丛神经，使用高频线性探头（8～12MHz）能清晰显示神经和周围组织。

（一）肌间沟入路臂丛神经阻滞（brachial plexus block）

1. 局部解剖　臂丛是由颈 5～8 及胸 1 脊神经前支组成，支配整个手、臂运动和绝大部分手、臂感觉。臂丛锁骨上部包括臂丛的根、干和股，各条神经根分别从相应椎间孔穿出，颈 5～7 神经前支沿相应横突的脊神经沟走行，通过椎动脉后方，然后臂丛各根穿出前中斜角肌间隙后组成上（颈 5、6）、中（颈 7）、下（颈 8、胸 1）三干。三支神经干自斜角肌间隙穿出后向前、外、下方延伸。臂丛锁骨上部发出的分支包括支配菱形肌的肩胛背神经、支配冈上冈下肌的肩胛上神经以及入腋区支配前锯肌的胸长神经。

2. 超声特点　选用高频线性探头，在锁骨上窝探头方向与锁骨平行，确认颈总动脉，再向外后方平移探头，可见肌间沟内葡萄样排列在前中斜角肌之间的 3～4 个较暗的环形影像为臂丛神经根（图 16-31）。明确位置后，向头端移动探头至甲状腺水平，逆行追踪臂丛神经根的走行，一般可显示颈 5 到颈 7 神经根。臂丛的解剖变异比较常见，此时超声定位下实施神经阻滞更安全可靠。在实际操作中，为了实现完全的臂丛阻滞，同时避免或减少膈神经阻滞，常选择低位肌间沟阻滞，超声上能显示颈 5 到颈 7，甚至胸 1 神经根。

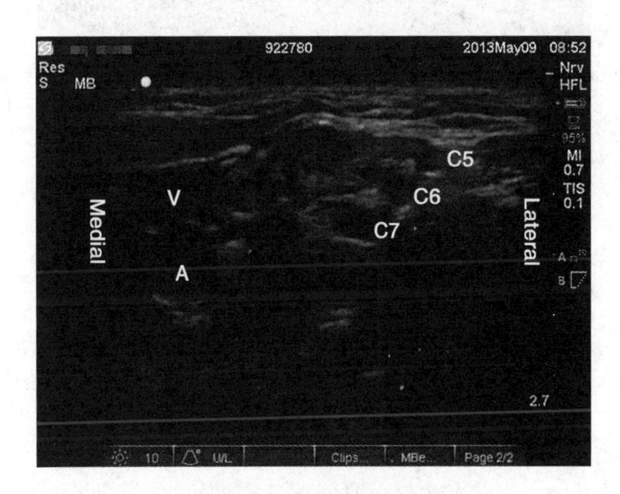

图 16-31　肌间沟臂丛神经

A：颈总动脉；C5：颈 5 神经根；C6：颈 6 神经根；C7：颈 7 神经根；Lateral：外侧；Medial：内侧；V：颈内静脉

3. 操作要点

（1）患者体位：仰卧位，头偏向对侧。

（2）探头类型：高频线性探头（8～13MHz），焦区深度 2～3cm。

（3）穿刺针：建议使用5cm长的22G短斜面针。

（4）神经定位：一种定位方法是将探头置于锁骨上作冠状斜位扫描，可见锁骨下动脉、臂丛、第一肋，然后将探头向头端平移过渡到斜轴位，逆行追踪臂丛走行。另一种方法是在环状软骨下2cm水平，将探头置于胸锁乳突肌表面作轴位扫描，找到颈总动脉和颈内静脉，将探头水平外移至胸锁乳突肌外侧缘，在前中斜角肌间隙可见多个圆形葡萄样结构即为臂丛。

（5）穿刺注药：建议作臂丛短轴切面扫描，采用平面内入路穿刺，距探头侧面1～2mm处进针，保持探头位置于成像最佳处不动，调整穿刺针方向和角度获得清晰的穿刺针斜面成像，再向目标结构进针（图16-32）。到达目标结构后回抽无血可推注药物，观察药物在神经周围的扩散是否充分。根据神经排列形式可做一点或多点注射；多点注射时按先深后浅、先细小后粗大的顺序进行阻滞。

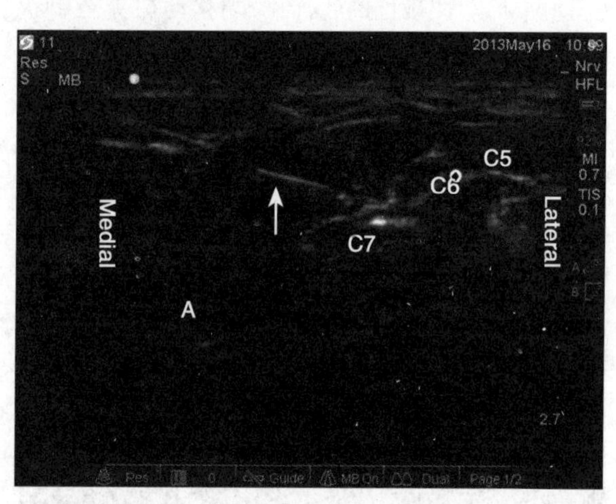

图16-32 低位肌间沟臂丛阻滞，箭头所示为穿刺针

A：颈总动脉；C5：颈5神经根；C6：颈6神经根；C7：颈7神经根；Lateral：外侧；Medial：内侧

（二）锁骨上入路臂丛神经阻滞

1. 局部解剖 锁骨上臂丛的神经纤维集中，该入路可以提供从手到肩部理想的麻醉效果。臂丛的三干从前中斜角肌间隙下缘穿出，伴锁骨下动脉向前、向外、向下延伸，上、中干走行于锁骨下动脉上方，下干走行于动脉后方。至锁骨后第一肋中外缘每个神经干分为前后两股，通过第一肋和锁骨终点，进入腋窝。臂丛三干和锁骨下血管一起被椎前筋膜包绕，称为锁骨下血管周围鞘。

2. 超声特点 锁骨上臂丛阻滞最重要的标志是锁骨下动脉，将高频线性探头置于锁骨上窝，锁骨下动脉会在短轴图像上显示，位于第一肋上方。第一肋为高回声亮线，下方为无回声声影，胸膜也是高回声亮线，但其下方为强回声肺组织，利用下方回声特点可鉴别第一肋和胸膜。在锁骨下动脉的上外侧，类似葡萄串样的低回声区以高回声环包绕，即为臂丛（图16-33）。

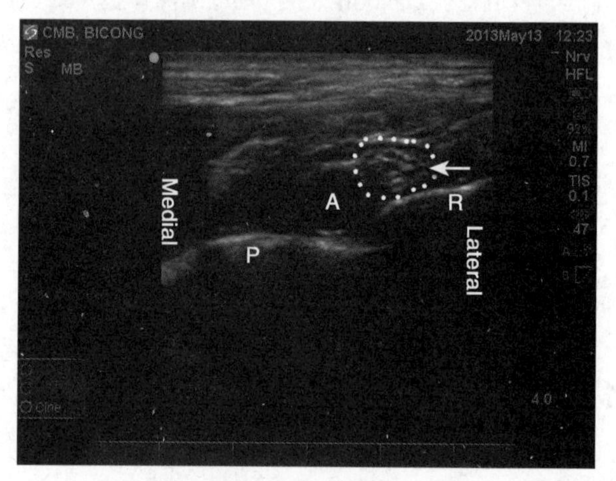

图16-33 锁骨上臂丛神经

A：锁骨下动脉；Lateral：外侧；Medial：内侧；P：胸膜；R：第一肋

3. 操作要点

（1）患者体位：仰卧位，头偏向对侧。

（2）探头类型：高频线性探头，8～13MHz。

（3）穿刺针：5cm长、22G短斜面针。

（4）神经定位：将探头置于锁骨上窝，探头长轴与锁骨平行，作冠状斜位切面，适当倾斜探头可使声束平面与臂丛走行呈垂直相交可获得最佳影像。

（5）穿刺注药：锁骨上臂丛阻滞时，目标神经与胸膜和肺接近，建议采用平面内穿刺，在穿刺过程中应该实时显示穿刺针的针尖和针体。由于该处臂丛神经粗大，建议实施多点注射。可将臂丛深部与第一肋之间的间隙作为第一注射点，注药后可见神经漂浮在局麻药中，随后从深部依次向浅部注药，使药液完全包绕各神经干以提高阻滞效果。

（三）锁骨下入路臂丛神经阻滞

1. 局部解剖 锁骨下方有颈腋鞘形成，其下方为第一肋，上方为锁骨。臂丛及锁骨下动静脉通过颈腋鞘进入腋窝顶部。在胸大肌和三角肌之间形成锁骨下窝，覆盖于血管神经丛上方。臂丛在锁骨下区与腋动脉的关系非常密切。根据神经束与腋动脉的位置关系分为后侧束、外侧束和内侧束。

2. 超声特点 锁骨下臂丛超声成像的目标区

域是锁骨下动脉第二段及其周围走行的臂丛后侧束、外侧束和内侧束。锁骨下臂丛距体表的距离男性平均为4.2cm,女性为4.0cm。超声可见皮肤、皮下组织、胸大肌、胸小肌和胸锁筋膜,在胸锁筋膜下方为腋动脉和静脉的第二段,动脉位于静脉头端,位置较静脉浅。此处臂丛神经干呈高回声,紧靠腋动脉(图16-34)。在神经和血管的下方可见高回声亮线为胸膜,胸膜呈高回声并随呼吸而移动。在锁骨下区要分辨各个神经束很困难,腋动脉是识别锁骨下臂丛的主要解剖标志,在腋动脉起始处各束位于腋动脉侧方,当到达喙突时处于腋动脉侧后方。

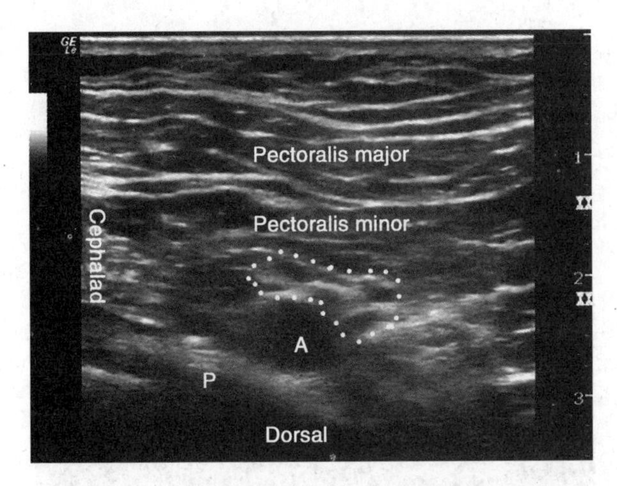

图16-34　锁骨下臂丛位于白色圆点圈示区域
A:锁骨下动脉;Cephalad:头侧;Dorsal:背侧;P:胸膜;Pectoralis major:胸大肌;Pectoralis minor:胸小肌

3. 操作要点

(1) 患者体位:仰卧位,手臂贴近躯干;或者手臂外展外旋、肘关节屈曲90°。

(2) 探头类型:可选择低频曲面探头,体型瘦者也可用高频线性探头。

(3) 穿刺针:5cm长、22G短斜面针。

(4) 神经定位:探头置于锁骨下三角肌胸大肌间沟内作旁矢状切面扫描,或者置于锁骨下平行于锁骨方向作斜轴位扫描。轻轻改变探头方向以获得最佳臂丛神经切面。可见围绕腋动脉走行的高回声臂丛纤维。

(5) 穿刺注药:由于潜在的胸膜损伤的风险,建议采用平面内穿刺技术。置管连续阻滞时可采用平面外技术穿刺。为避免血管损伤,穿刺过程中应实时显示腋动脉和腋静脉,同时要显示穿刺针的针尖和针体。如神经显示清楚,可实施多点阻滞,仍遵循先远后近、先小后大的原则,每束周围注射局麻药5~10ml。如果局麻药对臂丛的后侧束扩散包裹充分,一般阻滞比较完善,如果局麻药扩散到腋动脉上方胸肌区域则常出现阻滞不全。如果神经显示比较模糊,一般仅作腋动脉下单点注射。

(四) 腋路臂丛神经阻滞

1. 局部解剖　在胸大肌止点水平,臂丛的三束已经形成具体的终末神经,为腋神经、肌皮神经、正中神经、尺神经、桡神经、臂内侧皮神经和前臂内侧皮神经。肱二头肌位于腋窝血管神经束的前上方,喙肱肌位于血管神经束的上方,肱三头肌位于血管神经束的下方。肱骨位于血管神经束的深面。肱动脉和静脉位于血管神经束内。正中神经位于腋动脉浅面,尺神经在腋动脉内侧,桡神经在腋动脉深面。

2. 超声特点　先寻找腋动脉,紧靠腋动脉浅面的为正中神经,尺神经在动脉内侧,桡神经在动脉深面,肌皮神经位于喙肱肌内,呈高回声多束或低回声单束样影像。偶尔腋路臂丛也呈单束样外观,利用探头下压看其是否被压闭,结合多普勒可以和血管鉴别(图16-35/文末彩插16-35)。

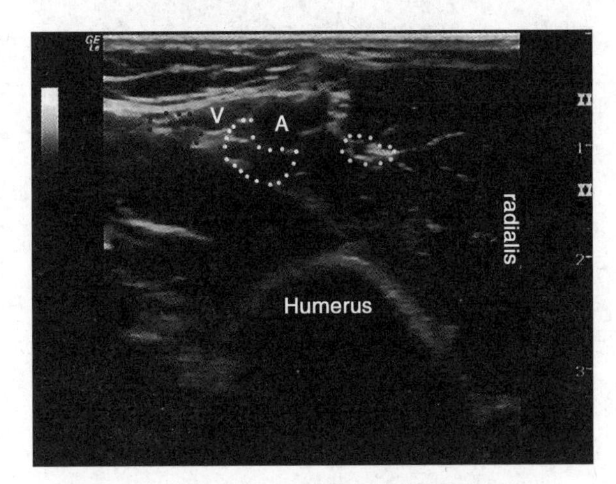

图16-35　腋窝臂丛,白色圆点圈示为桡神经,红色圆点圈示为尺神经,蓝色圆点圈示为正中神经,黄色圆点圈示为位于喙肱肌内的肌皮神经(见书后彩插)
A:腋动脉;Humerus:肱骨;Radialis:桡侧;V:腋静脉

3. 操作要点

(1) 体位:仰卧位,上肢外展外旋,屈肘90°。

(2) 探头类型:高频线性探头。

(3) 穿刺针:5cm长、22G短斜面针。

(4) 神经定位:将探头置于胸大肌与肱二头肌交点,探头与腋动脉走行垂直。先找到腋动脉置于屏幕中央,正中神经位置比较固定,位于动脉浅面,尺神经最靠近尺侧,桡神经在腋动脉后方。但因腋路血管丰富,血管后壁回声增强易和神经混淆,利用探头压闭静脉后有利于对比鉴别血管后的神经和伪影。

（5）穿刺注药：常采用平面内技术穿刺。摸清腋动脉搏动，在其上方5cm的范围内作环形局部浸润麻醉。确定臂丛各分支后，考虑穿刺径路是否安全、是否可能损伤血管神经。约20%患者神经具有隔膜，因此局麻药扩散不佳时建议多点注射，联合神经刺激器可定位臂丛各分支。为了保证臂丛三支阻滞完善，穿刺水平不要低于背阔肌大圆肌联合腱（图16-36），低于此水平桡神经和尺神经可能离开腋鞘而不被阻滞。

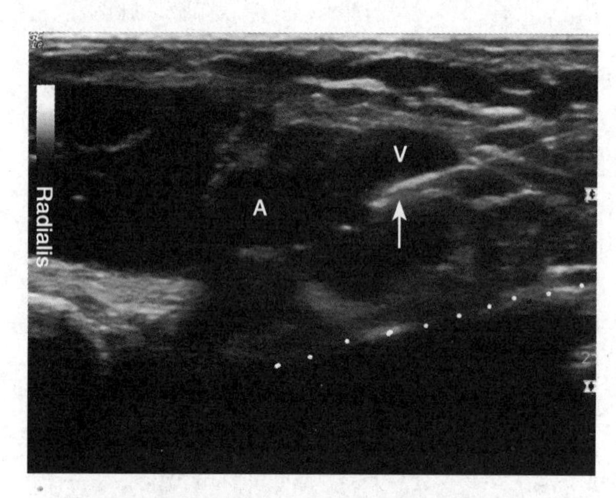

图16-36 腋路臂丛，白色圆点标示为背阔肌大圆肌联合腱，白色箭头标示穿刺针

A：腋动脉；V：腋静脉；Radialis：桡侧

二、超声定位下肢神经阻滞

（一）腰丛神经阻滞（lumbar plexus block）

1. 局部解剖　腰丛位于腰大肌后方，主要由胸12～腰4脊神经根组成，形成肋下神经、髂腹下神经、髂腹股沟神经、股外侧皮神经、股神经、生殖股神经、闭孔神经（图16-37）。

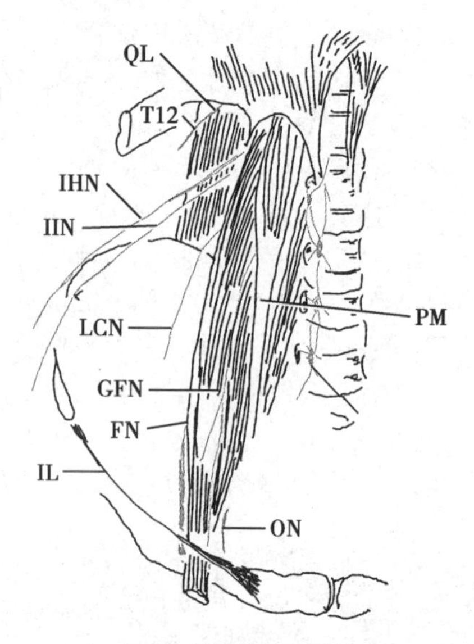

图16-37 腰丛解剖

FN：股神经；GFN：生殖股神经；IHN：髂腹下神经；IIN：髂腹股沟神经；IL：腹股沟韧带；LCN：股外侧皮神经；ON：闭孔神经；QL：腰方肌；T12：肋下神经

2. 超声特点　使用低频凸面超声探头在L_4～L_5横突间隙，脊柱中线旁开4～5cm作斜向中线的轴位扫描，可见棘突、椎板、竖脊肌、腰方肌、腰大肌的超声图像，腰丛位于腰大肌内呈高回声（图16-38）。旋转探头至矢状面扫描，可见高回声横突，其后方为声影，横突间声窗内可见腰丛位于腰大肌内呈高回声（图16-39）。肥胖患者B超可能难以显示腰丛。

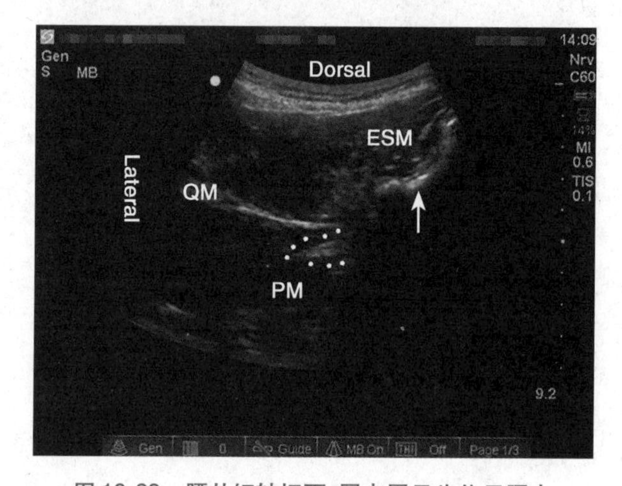

图16-38 腰丛短轴切面，圆点圈示为位于腰大肌内的腰丛，箭头所示为椎板

Dorsal：背侧；ESM：竖脊肌；QM：腰方肌；Lateral：外侧；PM：腰大肌

3. 操作要点

（1）患者体位：侧卧位，患肢向上，或者俯卧位。

（2）探头类型：低频凸面探头（2～5MHz）。

（3）穿刺针：10cm长、22G短斜面针。

（4）神经定位：建议先作矢状位和旁矢状位扫面，确定L_4和L_5横突位置后，在L_4和L_5横突间作略斜向中线的轴位扫描，得到典型的腰丛短轴切面超声图，采用平面内技术穿刺（图16-40）。也可采用扫面腰丛长轴，平面外穿刺技术实施腰丛神经阻滞，此时超声下往往只能显示高回声的针尖，针体无法清晰显示（图16-41）。需要注意的是，由于腰丛位置较深，特别在肥胖患者，常无法清晰成像，超声定位的可用于判断横突间隙和横突深度，预估穿

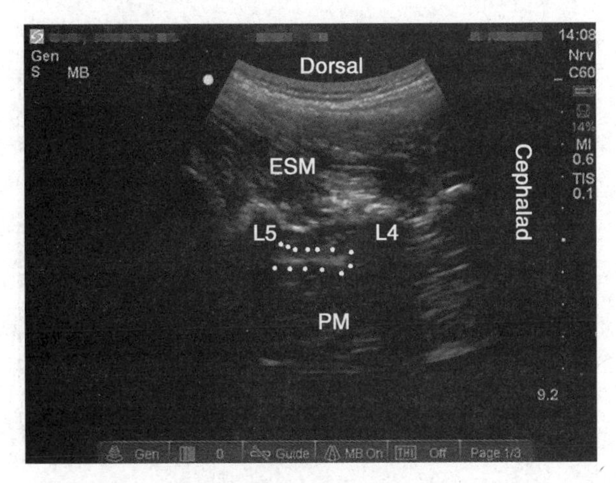

图 16-39　腰丛长轴切面，白色圆点圈示为位于腰大肌内的腰丛神经

Dorsal：背侧；ESM：竖脊肌；5：腰 5 横突；L4：腰 4 横突；Cephalad：头侧；PM：腰大肌

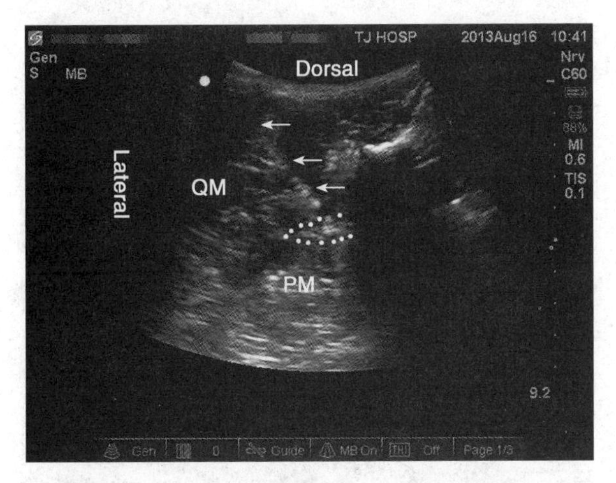

图 16-40　扫描短轴平面内穿刺腰丛阻滞技术，白色圆点圈示为腰丛短轴切面，白色箭头指示穿刺针

Dorsal：背侧；Lateral：外侧；PM：腰大肌；QM：腰方肌

刺深度。设定超声图像的扫描深度要能刚好显示腰大肌前方的腹膜线，以便判断穿刺深度，避免误入腹腔。

（5）穿刺注药：不管采用何种入路，都应该联用神经刺激器辅助定位，神经刺激器引出目标肌肉收缩时的最小刺激电流强度不应低于 0.3mA，以免发生神经内科注射或硬膜囊内注射。在 0.3mA 到 0.8mA 范围内能诱发股四头肌收缩后，分次注入局麻药 20～30ml。由于腰丛位置深，一般在穿刺过程中难以看见穿刺针全长，观察针尖引发的组织移动有助于间接判断针尖位置。进针点高于 L_2～L_3 横突间隙会增大肾脏损伤风险，太偏外侧容易误入腹

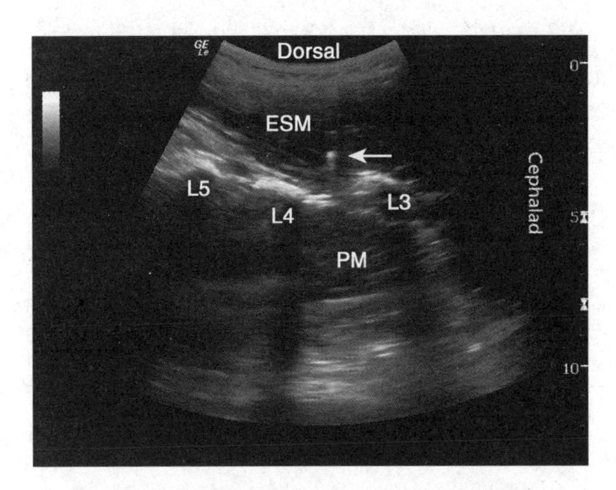

图 16-41　扫描长轴平面外穿刺腰丛阻滞技术，箭头所示为位于竖脊肌内显示为高回声亮点的针尖

Cephalad：头侧；Dorsal：背侧；ESM：竖脊肌；L5：腰 5 横突；L4：腰 4 横突；L3：腰 3 横突；PM：腰大肌

腔，太靠近中线容易误入蛛网膜下腔。

（二）股神经阻滞

1. 局部解剖　股神经是腰丛最大的分支，由腰 2、3、4 脊神经根组成，股神经在腹股沟韧带下方、股动脉外侧、髂筋膜深面，髂腰肌表面走行。股神经横截面为平坦状或三角形，前后径一般为 3mm，左右径为 10mm。股神经分支支配股四头肌、缝匠肌和耻骨肌的运动；感觉纤维分出大腿前侧皮神经、髌骨下神经和隐神经，分别支配大腿前侧、髌骨内侧、小腿和足内侧皮肤。

2. 超声特点　股神经被强回声的皮下组织和高回声的髂筋膜覆盖，神经位于低回声的髂腰肌浅面，呈外高内低三角形（图 16-42）。由于强回声筋

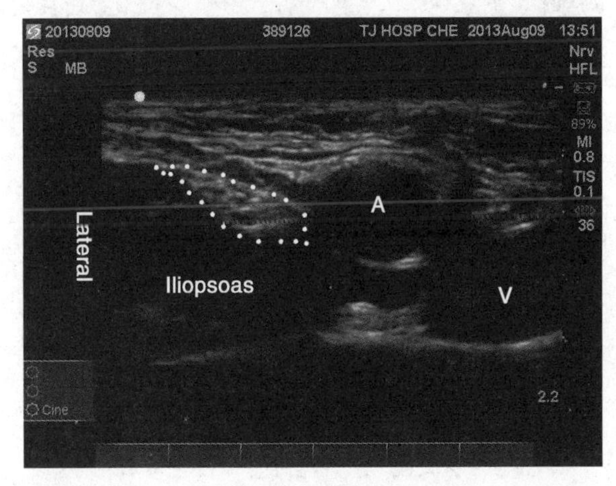

图 16-42　股神经超声结构，白色圆点圈示范围为股神经

A：股动脉；Iliopsoas：髂腰肌；Lateral：外侧；V：股静脉

膜和低回声肌肉之间形成的反射界面,使神经的内部结构难以分辨,一般在腹股沟近端股神经和股动脉发出分之前最清晰。股神经在超声下的成像受超声束入射角度影响很大,具有明显的各向异性。

3. 操作要点

(1) 患者体位:仰卧位。

(2) 探头类型:高频线性探头。

(3) 穿刺针:5cm 长、22G 短斜面针。

(4) 神经定位:探头置于腹股沟韧带下方股动脉搏动点上,作短轴切面扫描。找到股动脉和股静脉,在动脉外侧有略呈三角形高回声结构,即为股神经。

(5) 穿刺注药:局部浸润麻醉后,自探头外侧以平面内方式进针,穿刺针与皮肤呈约 30°角。针尖在距离股神经外侧角约 1cm 处穿破髂筋膜,进入髂筋膜和髂腰肌之间的间隙后,注射少量局麻药,使髂筋膜与髂腰肌表面分离形成“药液口袋”(图 16-43/文末彩插 16-43)。之后采用“药液分离”技术,利用药液的容积作用边注药边进针,钝性分离髂筋膜和髂腰肌间隙,避免针尖与神经的直接触碰(图 16-44/文末彩插 16-44),使药液完全包绕股神经(图 16-45/文末彩插 16-45)。进针到股神经下方注药后可使股神经浮在局麻药中,可能缩短局麻药起效时间。

(三) 骶旁入路坐骨神经阻滞(sciatic nerve block)

1. 局部解剖　坐骨神经由 L_4 ~ S_3 发出的神经纤维组成,通过坐骨大孔穿出骨盆。骶旁坐骨神经由臀大肌和梨状肌覆盖。骶丛神经根形成坐骨神经后,神经纤维穿过坐骨大孔,在梨状肌深面穿过,在梨状肌下缘经坐骨大切迹穿出盆腔,走行于上孖肌、下孖肌和闭孔内肌浅面。然后自坐骨结节和股骨大转子间下行到小腿后方。

2. 超声特点　先定位髂后上棘和坐骨结节,连接这两点做一条直线,探头置于连线上,于髂后上棘下约 6cm 水平,于骶骨外侧,髂骨下缘和坐骨神经结节之间,梨状肌深面呈扁平状的坐骨神经(图 16-46)。

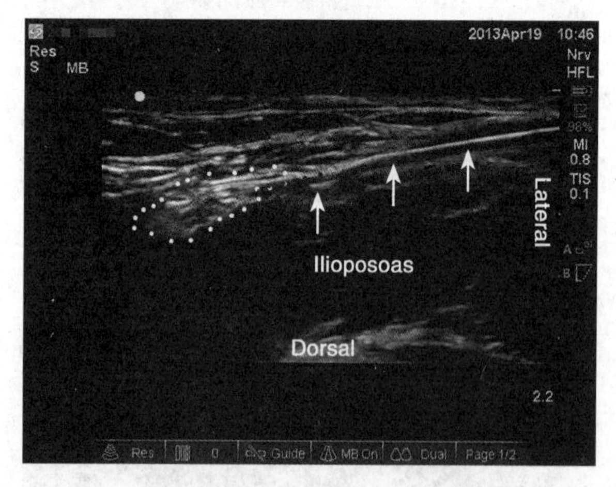

图 16-43　神经阻滞针进入股神经外侧角袋外髂筋膜和髂腰肌之间,注射少量局麻药后髂筋膜和髂腰肌之间形成“药液口袋”,白色箭头标示穿刺针,白色圆点圈示股神经,蓝色圆点圈示“药液口袋”(见书后彩插)

Dorsal:背侧;Iliopsoas:髂腰肌;Lateral:外侧

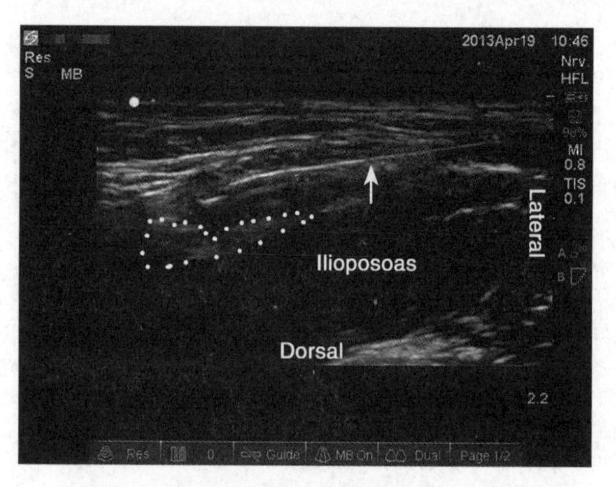

图 16-44　利用药液容积作用,将股神经浅面的髂筋膜和股神经分离开,使药液完全包绕股神经,白色圆点标识股神经,蓝色圆点标识药液,箭头标示神经阻滞针(见书后彩插)

Dorsal:背侧;Iliopsoas:髂腰肌;Lateral:外侧

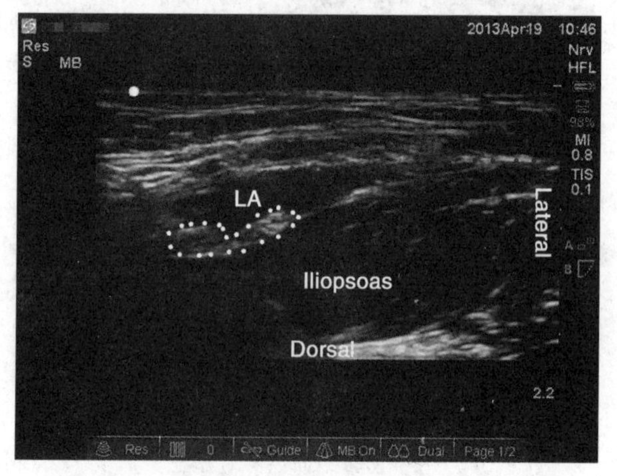

图 16-45　药液完全包绕的股神经,白色圆点圈示为股神经,蓝色圆点标示为被局麻药自髂腰肌表面分离的髂筋膜(见书后彩插)

Dorsal:背侧;Iliopsoas:髂腰肌;LA:局麻药;Lateral:外侧

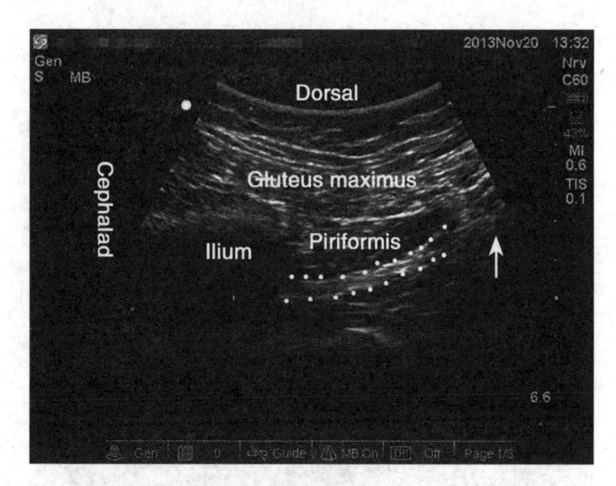

图 16-46　骶旁坐骨神经，白色圆点圈示为骶旁坐骨神经，白色箭头所示为坐骨神经结节（sciatic notch）

Cephalad：头侧；Dorsal：背侧；Gluteus Maximus：臀大肌；Ilium：髂骨；Piriformis：梨状肌

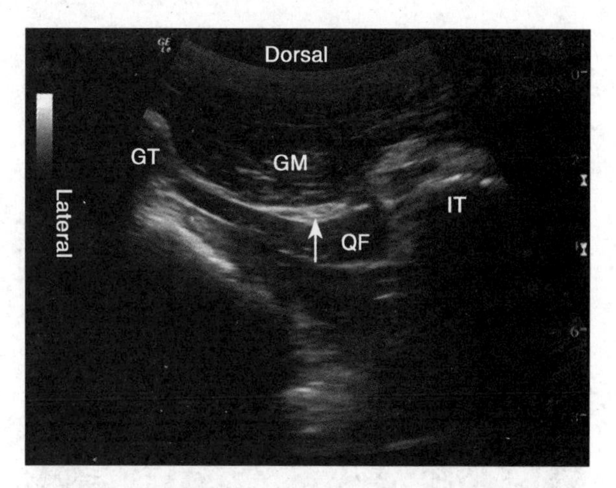

图 16-47　臀下坐骨神经，箭头所示为坐骨神经

Dorsal：背侧；GM：臀大肌；GT：大转子；IT：坐骨结节；QF：股方肌

3. 操作要点

（1）患者体位：侧卧位，患侧向上，屈髋屈膝。

（2）探头类型：低频凸面探头。

（3）穿刺针：10cm 长、21G 钝头针。

（4）神经定位：标记髂后上棘和坐骨结节，两点之间做一连线，探头在连线上，先找到髂骨下缘和坐骨神经结节，在二者之间的声窗内寻找扁平状的坐骨神经。

（5）穿刺注药：平面内或平面外进针均可，需要联用神经刺激器辅助定位，应该意识到操作不当时有误入盆腔的危险。

（四）臀下入路坐骨神经阻滞

1. 局部解剖　坐骨神经穿出骨盆后沿坐骨背面下行，按从头端到足端的顺序依次位于上孖肌、闭孔内肌腱、下孖肌和股方肌背侧。通过臀下间隙后，坐骨神经进入大腿后侧肌群。臀下间隙外侧为股骨大转子，内侧为坐骨结节，表面覆盖臀大肌，深面是股方肌。屈髋时坐骨神经位于坐骨结节和股骨大转子之间的中点。在靠近臀横纹处臀大肌下缘，坐骨神经的位置比较表浅。

2. 超声特点　在股骨大转了和坐骨结节之间做连线，在连线中点作短轴切面扫描，可发现位于臀肌之下股方肌之上的臀下间隙，臀下间隙的外侧边界多比较清楚，呈尖端指向大转子的楔形。坐骨神经位于臀下间隙之中，呈高回声三角形或卵圆形，直径 1.5～2cm（图 16-47）。

3. 操作要点

（1）患者体位：侧卧位，患侧向上，屈髋屈膝。

（2）探头类型：低频凸面探头。

（3）穿刺针：10cm 长、21G 钝头针。

（4）神经定位：在股骨大转子和坐骨结节之间做一连线，探头在连线中点作短轴切面扫描。臀下间隙的外侧边界呈尖端指向大转子的楔形。坐骨神经位于臀下间隙之中，呈高回声卵圆形结构，直径 1.5～2cm。

（5）穿刺注药：平面内或平面外进针均可，建议联用神经刺激器辅助定位。平面内进针时，因进针角陡峭，很难始终看见针的影像，要通过观察进针时组织被推开变形的影像来判断针尖位置。臀下间隙的外侧角比较清晰，一般将之作为穿刺的第一目标，如果坐骨神经被药液完全包绕则无须多点注射。如果药液扩散仅局限于坐骨神经外侧的臀下间隙外侧角或浅面，可调整穿刺针到坐骨神经内侧，再注射部分局麻药，使坐骨神经被局麻药包绕。

三、超声定位其他部位神经阻滞

（一）腹壁神经阻滞（abdominal nerve block）

常用的腹壁神经阻滞包括髂腹下髂腹股沟神经阻滞、腹横肌阻滞以及腹直肌鞘阻滞。腹壁神经阻滞主要用于一些浅表的腹壁手术或腹部手术术后镇痛。

首先要获得腹壁三层肌肉的超声图像，在腹外斜肌、腹内斜肌和腹横肌中，最厚的一层为腹内斜肌，由于腹外斜肌和腹横肌很薄，超声下呈现为一层薄的腱膜，因此有时只能见到一层或两层腹壁肌肉。

观察髂腹下神经和髂腹股沟神经的最佳位置在髂前上棘垂直向上 5cm 的范围内。髂腹下神经和髂腹股沟神经走行于腹外斜肌和腹内斜肌之间，呈低回声卵圆形或点状，常有细小血管伴行（图16-48）。髂腹股沟神经一般更靠近髂嵴，而髂腹下神经在髂腹股沟神经内侧。采用由内向外的平面内技术可以降低针尖进入腹腔的风险。

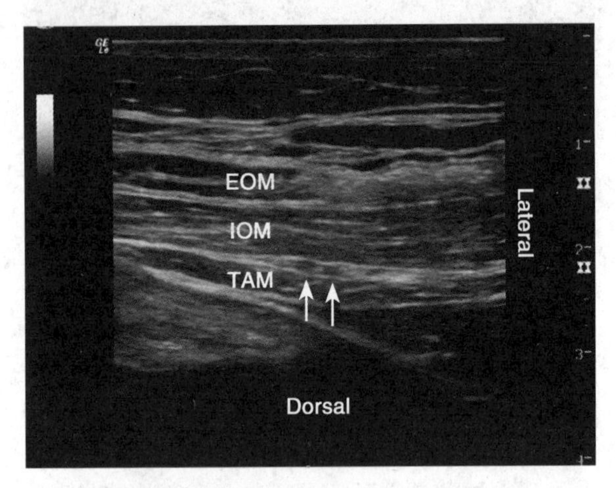

图16-48 髂腹下髂腹股沟神经，白色箭头所示分别为髂腹下神经和髂腹股沟神经

Dorsal：背侧；EOM：腹外斜肌；IOM：腹内斜肌；Lateral：外侧；TAM：腹横肌

腹横肌阻滞主要用于腹部手术术后镇痛，该阻滞技术有两种入路，腋前线入路和肋下入路。将探头垂直于腋前线置于髂嵴上方，分辨出三层肌肉，从探头内侧或外侧进针，采用平面内技术，针尖刺穿腹横肌平面后即可注药，此为腋前线入路。将探头平行于肋弓置于剑突旁，分辨出腹直肌、腹直肌鞘和腹横肌，采用平面内技术，从探头内侧进针，针尖在腹横肌与腹直肌鞘之间，或者腹直肌与腹直肌后鞘之间，注入局麻药20～30ml。穿刺时注意避免损伤肋缘下方的腹壁上动脉。

腹直肌鞘阻滞常用于脐旁疝术后镇痛。在脐水平，作轴位切面或旁矢状面扫描，可见腹直肌前后鞘呈双层高回声亮线，其中的腹直肌呈低回声；腹直肌后鞘深面为高回声的腹膜，其下方可见随呼吸而移动、含气的高回声肠管。建议使用平面内技术由探头外侧进针。行走于腹直肌鞘的神经常显示不清，操作目标是将局麻药注射到腹直肌下方。由于腹直肌被腱划横向分割，建议多点注射以利于药物扩散，成人一般每点注射局麻药5～10ml。

（二）躯干神经阻滞（trunk nerve block）

2009年Hara K等首次报道了超声定位实时引导椎旁阻滞技术，胸段椎旁神经阻滞常用于乳腺、开胸、胆囊、肾脏输尿管、疝气和阑尾手术后镇痛。

患者取俯卧位，在后正中线旁沿肋间方向作斜轴位扫描，鉴别肋间胸膜，确认横突和肋横突韧带。采用平面内技术在探头外侧进针至横突下方，肋横突韧带深面。分次注入局麻药，可见胸膜向前推移（图16-49）。多点注射时每个阶段3～5ml局麻药，单点注射时10～20ml。

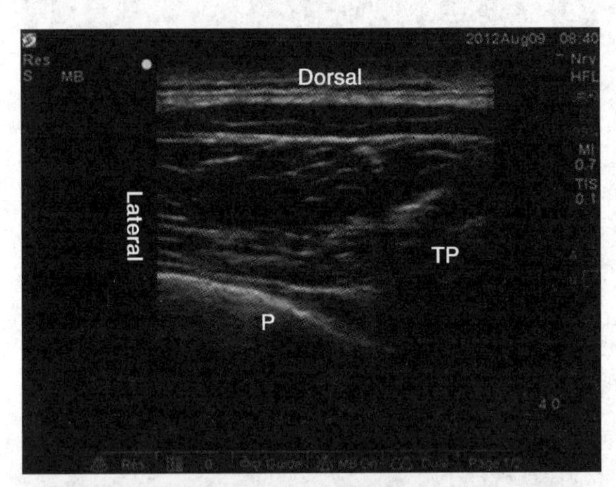

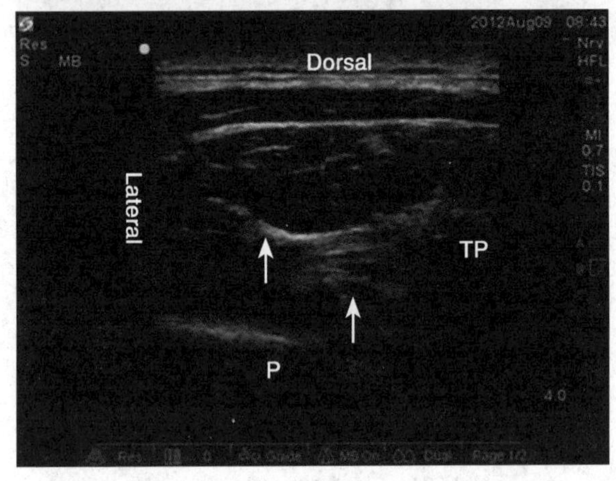

图16-49 椎旁神经阻滞，箭头所示为穿刺针，注药后胸膜向前推移

Dorsal：背侧；Lateral：外侧；P：胸膜；TP：横突

肋间神经阻滞可以为开胸手术、上腹部手术、肋骨骨折和胸腔引流术提供良好的术后镇痛。最常用的是在腋后线水平阻滞肋间神经，由于肋间隙的神经交叉支配，除阻滞切口所在间隙的肋间神经外，还需同时阻滞上下两个间隙的肋间神经。

由于肋间神经细小，且被肋骨遮挡，超声成像效果不佳。因肋间神经和肋间血管伴行，可通过多普勒超声寻找肋间血管来间接定位肋间神经。定位关键是鉴别肋间的三层肌肉，由外至内分别为肋间外肌、肋间内肌和肋间最内肌，肋间最内肌下方的高回声亮线为胸膜，其下可见高回声的肺组织随呼吸上下移动。肋骨为高回声亮线，后方伴声影。

由于肩胛骨和棘突旁肌肉的遮挡，第5及以上肋间神经显像都很困难。操作时，探头可位于腋前线作旁矢状切面扫描，或肩胛下角线作轴位扫描，分辨出肋间的三层肌肉，然后旋转探头至与肋间走向平行，采用平面内技术进针至肋间内肌和肋间最内肌之间的平面即可注药，每个穿刺点5～10ml局麻药。肋间神经阻滞时需警惕发生局麻药中毒和气胸。

第四节　超声定位的发展方向

理论上讲与传统解剖定位相比，超声辅助定位的优势在于可以直观看到目标结构，实现操作的可视化，提高了穿刺的准确性，要充分证明超声的安全有效性还需更多大样本研究。由于超声物理特性的限制，浅部结构成像清晰，而深部成像质量还有待提高。另外，三维成像也是超声的发展趋势，已经有了三维或四维超声用于神经成像和神经阻滞的报道。

正确掌握运用超声技术，将超声与传统解剖定位相结合，能指导麻醉医生更好地进行相关操作，特别对于儿童和存在解剖变异等患者有更大的优势。穿刺技术的可视化也是麻醉学科研究方向之一。另外超声还可用于患者的快速评估，如饱胃的评估，困难气道评估和气胸评估，也是超声在围术期医学应用的重要方向。

（梅伟　田鸣）

参考文献

1. 田玉科，梅伟. 超声定位神经阻滞图谱. 北京：人民卫生出版社，2012
2. Gray AT. Atlas of ultrasound-guided regional anesthesia. Philadelphia, PA: Saunders Elsevier, 2010
3. Bigeleisen P. Ultrasound-guided regional anesthesia and pain medicine. Baltimore: Lippincott Williams & Wilkins, 2010
4. Hadzic A. Textbook of regional anesthesia and acute pain management. New York: McGraw-Hill, 2007

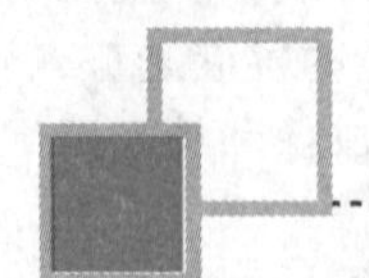

第十七章　普通外科手术的麻醉

普通外科手术种类较多，本章主要介绍肝胆胰、胃肠道、甲状腺及甲状旁腺、乳腺四大类手术的麻醉管理，根据手术部位和类型的不同，可选择全身麻醉、椎管内麻醉、神经阻滞或局部浸润麻醉，麻醉管理要点也不尽相同。

第一节　肝胆胰外科手术的麻醉

一、肝脏生理及病理生理

（一）肝脏的解剖生理基础

1. 肝脏的解剖基础　肝脏（liver）是人体最大的器官，解剖上包括左右两叶以及尾状叶和方叶，由50 000～100 000个肝小叶构成。肝脏血流由门静脉（portal vein）和肝动脉（hepaticartery）供应，约占心排血量的1/4。其中75%的血流由门静脉供应，供应45%～50%的氧；其余由肝动脉供应。

2. 肝脏的生理功能　肝脏负责合成白蛋白，对于维持血浆正常的渗透压非常重要，其合成减少会导致液体转移至血管外间隙，导致患者水肿和腹水（ascites）。低白蛋白血症（hypoalbuminemia）会导致药物的游离成分或是活性成分浓度增加，成为严重肝病患者对麻醉药物敏感性增加的部分原因。肝脏是合成凝血和抗凝血物质的主要部位，肝实质细胞数量的减少会导致凝血因子生成减少，导致凝血障碍。

（二）慢性肝病与肝硬化

感染、胆道梗阻、中毒或是先天性代谢疾病均可导致慢性肝病，可进一步进展为肝硬化（cirrhosis），表现为肝细胞死亡、纤维化和结节再生，这一不可逆的过程会导致严重的生理改变。

1. 慢性肝病的血流动力学改变　慢性肝功能异常和肝硬化的患者常处于高动力循环状态，外周血管阻力下降，心排血量增加，血容量通常增加，但是分布异常，有效血容量下降。通常认为外周血管阻力的下降源于内源性血管舒张物质的增加，如一氧化氮、降钙素基因相关肽和物质P，由于肝内外分流导致这些物质的灭活减少。肝硬化患者心排血量增加常由于交感神经系统活性增加、血容量和前负荷增加、外周血管阻力下降。同时，器官组织内动静脉侧支循环广泛开放，导致外周静脉血和混合静脉血内氧含量和氧饱和度升高，动静脉血氧含量差下降，机制可能来源于扩血管物质如胰高血糖素和血管活性肠肽的血浆浓度增加。

2. 慢性肝病患者的肾脏功能　肝病患者常伴有肾功能异常。肝肾综合征（hepatorenal syndrome）是导致肝硬化患者肾衰的原因之一，其病理生理基础为外周血管扩张、阻力下降激活血管收缩系统，从而导致肾血管收缩，进一步导致水钠潴留和腹水，同时门脉高压导致肝血流减少，激活肝肾反射，导致水钠潴留。

3. 慢性肝病患者的肺功能　慢性肝病患者发生肺脏生理改变，可导致两类综合征，分别为门肺高压（portopulmonary hypertension）和肝肺综合征（hepatopulmonary syndrome）。门肺高压最常见症状为活动时呼吸困难，伴乏力、心悸、胸痛以及偶发的晕厥。与伴随肺血管收缩的门肺高压不同，肝肺综合征源于肺血管扩张和血管重构。患者表现为杵状指、蜘蛛痣、低氧血症以及呼吸困难，而且平卧位转变为直立位后加重。

4. 慢性肝病患者神经系统改变　慢性肝病患者常合并肝性脑病（hepatic encephalopathy），升高的血氨水平在肝性脑病的发生中发挥一定的作用。脑内GABA受体激活也导致肝性脑病，证据为$GABA_A$受体拮抗剂氟马西尼可使肝性脑病短时间改善。

5. 慢性肝病患者其他改变　多达50%的慢性肝病患者可存在自主神经系统病变。最常表现为心血管调节功能和胃动力受损，全麻期间易发生低血压。

二、麻醉对肝胆功能的影响

（一）麻醉对肝脏血流的影响

手术应激会导致内脏血管收缩，胃肠道和肝脏血流减少。异氟烷和七氟烷可以直接扩张肝动脉，增加肝动脉血流，但会导致门静脉血流减少而使肝总血流量下降。静脉麻醉药物和阿片类药物对肝血流影响很小。

（二）麻醉对肝脏代谢功能的影响

氯胺酮可导致血浆肝酶浓度的增加，其他静脉麻醉药物、阿片类药物、吸入麻醉药中异氟烷、七氟烷和地氟烷对肝脏功能没有影响或影响很小。

三、肝脏手术的麻醉管理

（一）麻醉术前评估

术前需要对患者进行评估，并根据切口范围、预计出血量和患者状况，制订监测、静脉通路、麻醉方案、术后镇痛的计划。

术前评估需要包括患者的肝脏功能和神经系统状态评估。肝性脑病患者可能发生术后神经系统状态的进一步恶化。实验室检查需要评估肝脏的合成功能（白蛋白、凝血因子相关检验包括PT、APTT、纤维蛋白原）、代谢功能（AST、ALT）、分泌功能（胆红素）。还需要血常规检查，以及电解质水平。胸片有助于评估肺的功能状态，术前超声心动可以评估房室和瓣膜功能。

术前可通过Child-Pugh分级（Child-Pugh score）评价肝病的严重程度和手术风险，该评分系统包括了3项临床指标和3项实验室指标，包括营养不良程度、腹水、脑病病史、INR、白蛋白和胆红素水平（表17-1）。依6项指标总分结果，分级为正常或接近正常（A级）、中度异常或控制相对良好（B级）、显著异常或是控制较差（C级）。5～6分为A级，患者手术死亡率接近10%；7～9分为B级，死亡率达30%；10～15分为C级，死亡率可达70%。

表17-1 Child-Pugh分级

	评分		
	1	2	3
白蛋白（g/dl）	>3.5	2.8～3.5	<2.8
PT延长（秒）	<4	4～6	>6
INR	<1.7	1.7～2.3	>2.3
胆红素（mg/dl）*	<2	2～3	>3
腹水	无	轻至中度	重度
肝性脑病	无	Ⅰ～Ⅱ级	Ⅲ～Ⅳ级

*胆汁淤积性疾病（如原发性胆汁性肝硬化）可伴有胆红素异常升高，因此应相应调整为胆红素<4mg/dl为1分，4～10mg/dl为2分，>10mg/dl为3分

术前准备包括纠正凝血障碍，通过利尿剂和腹穿控制腹水，限制蛋白饮食、给予乳果糖减少肠道对氨的吸收以纠正肝性脑病。血浆蛋白低者，尤应予以足够重视，必要时应输给适量血浆或白蛋白。贫血患者，必要时可多次少量输血，争取血红蛋白高于120g/L，红细胞>3×10^{12}/L（300万/mm^3）。

（二）麻醉准备

一般镇静、镇痛药均经肝脏代谢降解，麻醉前用药量宜小。对个别情况差或处于肝性脑病前期的患者，术前仅给予阿托品或东莨菪碱即可。

肝叶切除术（hepatolobectomy）的手术切口多位于右侧肋缘下，有时需要延伸至左侧，连接监护设施、保温措施以及制定术后镇痛方案时，都需要有所考虑。监测选择通常为标准无创监测以及选择性的有创监测，包括有创动脉压力监测、中心静脉压或放置肺动脉导管。经食管超声可以替代有创心功能监测，判断容量状态和心脏表现。

（三）麻醉诱导和维持

严重肝病患者由于肝脏清除能力下降，持续或者反复给予静脉麻醉药可能导致药物作用时间延长，药物所需剂量下降，而对于儿茶酚胺类药物敏感性下降而致需要量增加。与蛋白相结合的药物分布容积通常下降，首次剂量所需减少。苯二氮䓬类药物、甾类非去极化肌松剂、阿片类药物中的芬太尼、舒芬太尼、阿芬太尼、α_2肾上腺素能激动剂右美托咪定主要或是完全经肝脏代谢，肝功能障碍患者代谢时间延长。阿曲库铵、顺式阿曲库铵、瑞芬太尼不经过肝脏代谢，清除不受影响。镇静催眠药依托咪酯和丙泊酚虽经肝脏摄取，但研究发现肝脏疾病患者与肝功能正常者清除和恢复时间无明显改变。丙泊酚非但无明显肝损害作用，由于其为一外源性抗氧化剂，研究发现其对肝缺血再灌注损害还有一定的保护作用，故以该药实施肝脏手术全凭静脉麻醉较为合适，术中辅助应用麻醉性镇痛药及肌松药。

对于无明显肝功能异常的患者，麻醉诱导和维持方案并无特殊，术中管理的焦点主要是维持血流动力学的稳定、尽可能维持有效的肝血流以保持较好的肝氧供/氧耗、保护支持肝脏的代谢，另外积极防治手术过程中气栓（air-embolus）、低体温和水电酸碱平衡紊乱等并发症的发生。在游离肝脏期间，为暴露深部血管，可能会扭折血管或是压迫下腔静脉，会导致静脉回流的突然下降和血流动力学改变。肝门阻断导致静脉回流减少，心排血量下降。

当怀疑静脉气栓时，应该首先采取湿纱布覆盖

伤口等措施避免更多气体再进入循环,要求外科医师主动查找肝静脉或腔静脉的破口予以快速修补,如术野暴露不佳或出血等原因不能及时修补,可利用水封瓶原理,请手术医师于腹腔倒入生理盐水500~1000ml以达到防止胸膜腔负压将空气大量吸入腔静脉系统的作用。迅速停用氧化亚氮(氧化亚氮可以增加气栓的容积),使用激素,将患者头低足高左侧卧位,机械通气加用PEEP(呼气末正压通气,可以减小气栓的容积促进气栓的弥散),适当使用血管活性药物,维持血流动力学稳定,防止肾脏等重要脏器的损害。放置中心静脉导管可经右心房吸出气体。如果情况危重,可进一步采取相应的支持措施,如心肺复苏,甚至考虑实施体外循环支持。

术中应监测体温并做好保温措施,如调节适当的手术室温度、液体加温、覆盖体表暴露部位、使用温气毯机和恒温水毯的保温设备。

(四) 术后管理

综合考虑气管拔管的决定,如果存在明显的颜面部或上呼吸道水肿,术后保留气管导管继续机械通气治疗较为适宜。肝脏手术肋缘下切口较为疼痛,约为7~8分。如果放置硬膜外导管,需要监测凝血功能和小心硬膜外血肿的发生。

四、胆囊手术的麻醉管理

胆囊切除术(cholecystectomy)目前很少实施开腹直视术式,除非由于严重炎症、既往手术史导致粘连等原因而不能进行腹腔镜手术。

腹腔镜手术(laparoscopy)会导致一系列的生理变化和并发症,对患者的影响主要包括体位、注气压力和二氧化碳对全身的影响。手术头低位使腹内容物的重量转移至膈肌,导致肺活量和功能残气量下降,对于老年、肥胖和衰弱患者的影响尤甚。穿刺针刺入时,可能会导致出血或是肠管损伤。如意外发生血管内注入CO_2,将导致严重的血压下降、心律失常甚至心衰。气腹引起的血流动力学改变表现为心排血量下降、动脉血压和中心静脉压升高、外周血管阻力升高。腹腔镜手术期间需要增加机械通气的潮气量和通气次数,以辅助排出机体过度吸收的二氧化碳,纠正呼吸性酸中毒。

在游离胆囊床、胆囊颈和探查胆总管时,可刺激腹腔神经丛,发生胆-心反射(liliary-cardiacreflex)和迷走-迷走反射(vago-vagal reflex)。可致患者心动过缓、血压下降,严重者可引起反射性冠状动脉痉挛、心肌缺血导致心律失常甚至心搏骤停。术前可预防性给予阿托品,术中需要严密监测心电图,并及时给予阿托品处理。

麻醉通常选择气管插管全身麻醉,近来也陆续有采用Supreme、Proseal双管喉罩全麻的探索。麻醉诱导和麻醉维持无特殊,术中通常出血很少,无需过多容量补充。

近来开展的单孔腹腔镜胆囊切除术对于肌松要求较高,需要加大肌松剂剂量以完全松弛腹部肌肉满足手术需要。

腹腔镜胆囊切除术术后疼痛为轻度,约为3分左右,包括腹部伤口疼痛、内脏痛以及气腹可能导致膈下气体聚集的术后肩痛,除选择伤口局部浸润长效局麻药镇痛外,还需要给予弱阿片类药物或是非阿片类镇痛药物镇痛。

五、胰腺手术的麻醉管理

(一) Whipple术

胰腺肿瘤患者术前可伴有严重黄疸(jaundice)。研究发现左心室做功与血浆总胆红素水平呈显著的负性相关关系,并且黄疸越深,心肌受损越严重。梗阻性黄疸可导致罗库溴铵药效时间的延长和术后四个成串刺激(train of four stimulation,TOF)恢复时间的延长,临床上使用罗库溴铵时,追加药物时间须适当延长,并且拔除气管导管时应以TOF值恢复达90%时为宜。

Whipple手术通常时间较长,显性失血不多,但需补充长时间手术期间的隐性液体丢失,应以中心静脉压或是每搏量变异度以及尿量指导手术期间的液体管理。

(二) 急性胰腺炎的手术治疗

急性坏死性胰腺炎(necrotizing pancreatitis)患者伴发严重血容量不足和电解质紊乱,常处于休克状态,周围循环衰竭、组织灌注不良,并伴有呼吸衰竭和ARDS。重症坏死性胰腺炎伴有组织坏死与感染者应立即实施手术,行坏死胰腺组织切除及胰床引流灌洗,术前迅速补充容量,尽量纠正水电解质失衡。术中积极血流动力学监测,采用血管活性药物支持循环,实施必要的呼吸治疗,维护肾脏功能。

第二节 胃肠外科手术的麻醉

近年来胃肠道手术技术不断进步,目前腹腔镜手术已经逐渐成为常规术式,机器人辅助手术数量也不断增加。

一、胃癌手术的麻醉管理

（一）术前准备

胃癌（gastric cancer）患者术前多有营养不良、贫血、低蛋白血症、电解质异常，麻醉前应尽力予以调整。血红蛋白应纠正到100g/L以上，血浆总蛋白到60g/L以上，必要时应予小量多次输血或补充白蛋白。

（二）麻醉选择

麻醉选择宜全身麻醉，可选择$T_8 \sim T_{10}$间隙硬膜外置管辅助术中及术后镇痛，但如术中经硬膜外给药需要注意局麻药用量及浓度，避免低血压，诱发心肌缺血。全身麻醉诱导及维持无特殊。

（三）麻醉监测

麻醉监测包括心电图、脉搏氧饱和度、无创血压、体温、尿量，老年患者或是伴随合并症的患者宜实施有创动脉压力和（或）中心静脉压力监测。

二、肠道手术的麻醉管理

（一）结肠癌手术的麻醉管理

择期结肠手术患者术前肠道准备可导致低血容量和低钾血症，麻醉诱导前应补充足够的血容量，调整电解质水平。对于慢性失血致贫血，术前应该输血以增加血细胞比容。

通常采用气管插管全身麻醉，对于高龄或是合并心肺脑肾等其他器官系统疾病的患者，需要实施有创动脉压力、中心静脉压力等监测。术中探查腹腔常可出现肠系膜牵拉综合征（mesenteric traction syndrome），表现为牵拉肠系膜时出现的心动过速、低血压和皮肤充血的症状，可伴发低氧，目前认为原因为刺激肠系膜导致肠系膜血管床释放血管活性物质主要为前列环素（PGI_2）所致，严重情况下需要给予对症处理。老年患者行结肠癌（colon cancer）手术期间，开腹后可出现容量相对不足，应避免单纯依靠容量补充维持循环，可适当给予去甲肾上腺素等α肾上腺素能受体激动剂提升血压。

结肠手术术后疼痛为重度，约为8分左右，术后镇痛可采用硬膜外镇痛方式，有助于早期肠功能恢复、进食和下床活动。

（二）肠梗阻手术的麻醉管理

1. 肠梗阻的病理生理改变 肠梗阻（intestinal obstruction）发生后，梗阻肠管过度分泌，吸收功能下降，导致肠腔内液体积聚，患者出现液体和电解质丢失，并出现呕吐，麻醉诱导需要防止误吸。患者大量丢失液体和电解质，会导致血容量减少，出现低血压和心动过速，血钠和血氯浓度下降会导致意识障碍，低血钾会导致ST-T改变和室性心律失常。患者常发生代谢性酸中毒。绞窄性肠梗阻使肠壁通透性增加，大量细菌和毒素吸收可导致菌血症和脓毒症休克。

2. 肠梗阻患者的术前准备 肠梗阻患者体液丢失量估计较为困难，早期患者丢失液体量可达1500～3000ml，如果发生绞窄性肠梗阻，丢失液体量可达4000～6000ml。术前应积极恢复血容量的正常，同时尽可能纠正电解质和酸碱失衡。

3. 肠梗阻手术的麻醉管理 椎管内麻醉可导致容量血管和阻力血管扩张，减少回心血量和心排血量，导致血压下降，应避免应用。对于肠梗阻患者，需要小心患者反流误吸的风险，应选择快速诱导气管插管，对于存在困难气管插管的患者可予清醒气管插管。

长时间的肠梗阻会产生大量腹水，腹内压力较高，因此开腹时必须提高警惕，还应密切关注患者的血压变化。手术打开腹膜后，腹腔积液快速排出，腹内压突然降低，肠系膜血管中血液增加，右心回流迅速减少，可导致血压急剧下降。对于术中出现的低血压的处理，除了积极补液治疗以外，还可给予血管活性药物治疗，还应根据患者血红蛋白含量补充红细胞悬液和血浆等以维持血压。

脓毒性休克患者可发生急性肺损伤（acute lunginjury，ALI）或急性呼吸窘迫综合征。使用潮气量6ml/kg，气道压力$<30cmH_2O$，加适度的PEEP（$5 \sim 18cmH_2O$），在控制性低吸气峰压的情况下可提供合适通气，预防肺不张，改善心排血量和动脉氧合，显著降低脓毒性休克患者死亡率。允许动脉血CO_2分压（$PaCO_2$）高于正常到一定程度，即所谓的允许性高碳酸血症（permissive hypercapnia），从而避免由于高容量和高气道压引起的肺损伤。

对肠梗阻的患者，氧化亚氮是相对禁忌，因为它可导致肠管积气，积气的程度取决于吸入氧化亚氮的浓度、肠道的血流以及使用的时间。

合理的血容量管理，有助于降低围术期死亡发生率。目标导向液体治疗（goal-directed fluid therapy，GDFT）被认为可明显降低危重患者院内病死率，其核心目标即维持恰当的组织灌注，进而在呼吸、耗氧、循环和血红蛋白等管理上设定恰当目标值。从2004年至2012年，国际拯救脓毒症运动联盟的脓毒症治疗3版指南中，均强调了GDFT的价值，以确保脓毒症或脓毒性休克患者在充分容量复苏后$ScvO_2 \geqslant 70\%$或$ScO_2 \geqslant 65\%$。GDFT的治疗策略与目标是扩容以保持每搏量(SV)最大化、保证氧供〔DO_2>600ml/(min·m^2)和 $ScvO_2$>70%)〕。为更加准确反映患者血流动力学,可以考虑放置食管多普勒或经外周动脉每搏量变异度(stroke volume variation,SVV)监测。SVV 与脉搏压变异度(pulse pressure variation,PPV)能较好预测机体对输入容量的反应性,指导容量治疗,避免液体过多或不足。一般而言,若患者 SVV>13%,则可尝试进行补液,若 SVV≤13%,则无需继续输注液体,可酌情考虑使用强心药或血管活性药物。

在使用液体复苏时,可先采用晶体液如乳酸林格液或醋酸林格液,再根据患者情况和特点选用适当的胶体液。经充分液体复苏,如不能恢复动脉血压和组织灌注,有指征应用血管活性药物;存在威胁生命的低血压时,即使低血容量状态尚未纠正,液体复苏的同时可以暂时使用血管活性药物以维持重要器官的灌注。去甲肾上腺素 NE〔0.03~1.5μg/(kg·min)〕是纠正脓毒性休克低血压的首选升压药物(推荐等级 1B)。

随着补液抗休克治疗的进行,就可能出现一些电解质浓度降低。酸碱平衡紊乱最常发生的是代谢性酸中毒。

4. 术后管理 若患者术后苏醒延迟或生命体征不稳定,可送往 ICU 继续辅助呼吸治疗。术后处理还应继续液体治疗、调节酸碱电解质平衡、抗感染、器官功能保护及胃肠减压。术后早期,通常会继续存在明显的液体丢失,是由于补入的液体进入了"第三间隙"。然而通常在术后第 2~3 天液体将转移入血管,在计算患者每日液体需要量时必须考虑到这种自体输液的现象,否则存在发生充血性心衰的风险,尤其是发生肠梗阻的患者多为器官储备功能较差的老年人。

开腹手术术后疼痛可达 7~9 分,合并了躯体性质、内脏性质和神经性质的疼痛,与静脉镇痛相比,硬膜外镇痛效果更为完善,可降低术后并发症发生率,促进肠道功能恢复、伤口愈合,利于早期出院。

第三节 甲状腺及甲状旁腺手术的麻醉

一、甲状腺手术的麻醉管理

(一)甲状腺手术的麻醉选择

甲状腺(thyroid)手术通常选择全身麻醉,患者较为舒适。也可选择颈丛阻滞,患者可以术中配合术者发声以保护喉返神经,但是镇痛效果常不够完善,患者较难配合长时间手术,而且也有麻醉阻滞本身导致膈神经麻痹影响呼吸和喉返神经麻痹影响术中发声的风险。目前采用带有喉返神经刺激导线的气管插管,可以术中通过电刺激监测喉返神经(recurrent laryngeal nerve),同样可以在全麻期间有效保护喉返神经,但术中需要避免使用肌松剂。

(二)甲亢患者的麻醉管理

对于择期手术,要求等待甲亢(hyperthyroidism)患者临床症状得到控制、甲状腺功能正常后实施。术前准备包括甲状腺功能检查,静息状态下心率低于 85 次/分。抗甲状腺药物和 β 肾上腺素能受体阻断药应该持续应用至术日晨。

甲亢患者术前可使用镇静药物并适当加大剂量。术中应该密切监测心血管功能和体温。突眼的患者需要注意角膜保护。麻醉期间避免应用氯胺酮、泮库溴铵、肾上腺素能受体激动剂等兴奋交感神经系统的药物。维持足够的麻醉深度,尤其重要步骤如气管插管、切皮等,需要避免心动过速、高血压等反应。

甲亢患者最危险的并发症为甲状腺危象(thyroid crisis),死亡率 10%~50%,通常发生于术后 6~24 小时,也可发生于术中,典型症状为高热、心动过速、低血压和神志障碍。治疗措施为补液、降温、β 肾上腺素能受体阻断药,给予丙硫氧嘧啶(propylthiouracil)(首剂 600mg 后 200mg/h 口服或经胃管给药,抑制甲状腺激素合成)和碘化钠(sodiumiodide)(12 小时内不超过 1g,静脉给药,抑制甲状腺激素释放),给予糖皮质激素也可以抑制甲状腺激素合成、释放和转化并预防继发的肾上腺功能不全。

(三)巨大甲状腺肿物的麻醉管理

甲状腺肿物如果生长过大,可能会压迫邻近组织包括气管导致气道移位、狭窄,呼吸困难,使气管插管甚至麻醉诱导后面罩控制通气困难。术前需要明确了解患者的临床症状、肿物性质、部位、呼吸道受压情况,通过颈胸部 X 线、CT 等影像学检查实施进一步综合评估气道风险,预测适当型号的气管导管。图 17-1 为 CT 横断面影像,示甲状腺肿物压迫气管导致狭窄。需要警惕有些患者即使直立位或坐位不存在呼吸困难,但是在体位改变后或是应用肌松剂后可发生严重梗阻性呼吸困难。巨大甲状腺肿物可能包绕气管,紧急情况下实施气管切开术非常困难。

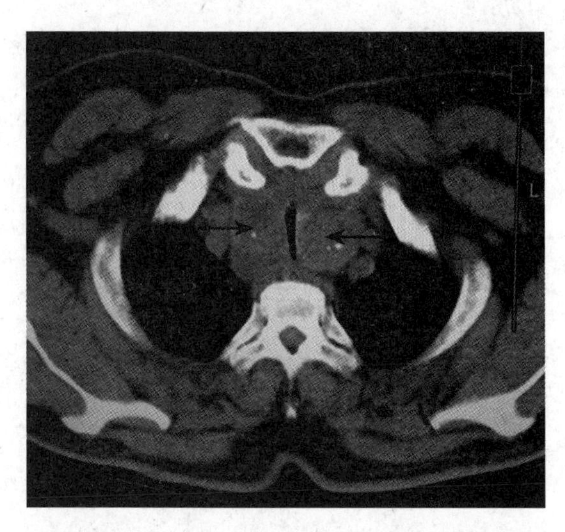

图 17-1　箭头所示，双侧巨大甲状腺肿物，气管受压变窄

受压程度重、气管发生移位、呼吸严重困难的患者，选择清醒气管插管较为安全，选择钢丝加固气管导管，导管远端需要越过狭窄部分。对于甲状腺肿物囊内出血的患者，如果出现严重呼吸困难，紧急情况下，可穿刺囊腔放液，减轻肿物对气管的压迫。

甲状腺肿物如紧邻颈部大血管，需要对术中大出血做好充分准备。术毕拔管需考虑术中手术所见、气管是否软化，如无气管软化，仍需待患者完全清醒、肌力完全恢复后，实施漏气试验确认阴性，借助纤支镜、气管导管探条或导管交换器，缓慢退管至声门，一旦发生气管塌陷，迅速重新推进气管导管通过塌陷部位，保留气管插管支持通气。

（四）术后管理

甲状腺手术术后可发生喉部神经损伤，单侧喉返神经损伤导致单侧声带运动障碍，不会严重影响呼吸功能。如双侧喉返神经损害可能导致声门完全闭合，呼吸道梗阻。甲状腺手术术后出血可导致气道梗阻，危及生命。需要立即打开颈部伤口，清除凝血块，手术止血。术后疼痛多为轻度，可给予弱阿片类镇痛药物或非甾体抗炎药物镇痛，避免强阿片类药物镇痛导致呼吸抑制。

二、甲状旁腺手术的麻醉管理

需要甲状旁腺（parathyroid gland）肿物切除手术的患者，常合并血钙异常。手术相关考虑类似于甲状腺手术，需要考虑术后低钙血症（hypocalcemia）和颈部血肿的风险。对于肾衰继发甲旁亢而需要实施甲状旁腺切除的患者，需要对肾功能进行评估。

高钙血症（hypercalcemia）主要表现为心血管系统，包括心律失常和高血压，还可导致惊厥、定向力障碍。治疗措施为扩容、利尿、促进肾脏排泄 Ca^{2+}，给予等张盐水 200～300ml/h（4～6L/d），呋塞米 20～40mg/Q6～12h 最大剂量 500mg/d 或持续输注 100mg/h，以及给予磷酸盐、降钙素和激素，如果合并肾功能不全，则需要透析治疗。

术后可出现低钙血症，症状包括心律失常、低血压、肌肉痉挛、手足抽搐、喉痉挛、支气管痉挛、呼吸暂停、精神状态改变以及凝血异常。治疗措施为给予 10～20ml 葡萄糖酸钙或氯化钙 10 分钟以上缓慢推注，可重复给药直至低钙血症的临床症状控制。

第四节　乳腺手术的麻醉

乳腺（breast）手术患者除晚期乳癌患者出现恶病质外，通常一般状况较好，麻醉风险不大。肿物活检可选择局部麻醉，乳癌根治术、整形手术宜选择喉罩或气管插管全身麻醉。通常选择心电图、无创袖带血压、脉搏氧饱和度、体温、呼气末二氧化碳监测即可。麻醉诱导及维持无特殊，手术出血通常不多。对于一般状况较差、体质较弱、高龄患者，可选择有创压力监测，有助于手术期间血流动力学维护。

乳腺手术术后疼痛评分约 4～6 分，为中度疼痛，可选择少量阿片类药物复合非甾体类抗炎药物联合的术后镇痛药物方案。

（赵磊　王天龙）

参考文献

1. Fun-Sun F. Yao, Fontes ML, Malbotra V. Yao and Artusio's anesthesiology: Problem-oriented patient management. 7th Edition. Lippincott Williams & Wilkins, 2011: 481-487

2. Miller RD, Lars IE. Miller's anesthesia. 7th Edition. New York: Churchill Livingstone, 2009: 1783-1798

3. Haase N, Perner A, Hennings LI, et al. Hydroxyethyl starch 130/0.38－0.45 versus crystalloid or albumin in

patients with sepsis: systematic review with meta-analysis and trial sequential analysis. BMJ,2013,346:f839

4. Reinhart K, Perner A, Sprung CL, et al. Consensus statement of the ESICM task force on colloid volume therapy in critically ill patients. Intensive Care Med, 2012, 38:368-383
5. Paul GB, Bruce FC, Robert KS, et al. Clinical anesthesia. 6th Edition. Lippincott Williams & Wilkins, 2009: 1221-1276
6. Morgan G, Maged M, Michael M. Clinical anesthesiology. 4th Edition. McGraw-Hill Medical, 2005:773-801
7. David EL, David LB, Mark FN, et al. Anesthesiology. McGraw-Hill Medical, 2007:1314-1449
8. Jaffe RA, Samuels SI. Anesthesiologist's manual of surgical procedures. 4th Edition. Lippincott Williams & Wilkins, 2009:497-668

第十八章　心脏与大血管手术的麻醉

1938 年美国 Gross 和 Hubbard 医师使用环丙烷成功地完成了首例动脉导管结扎术的麻醉，开创了心血管手术麻醉的新纪元。近年来，随着一些新型麻醉药、麻醉性镇痛药、肌松药的应用，以及麻醉方法和麻醉技术的不断改进，心血管手术麻醉的并发症和病死率明显降低。

第一节　麻醉前评估与准备

由于心血管手术涉及最重要器官，病情复杂多变，麻醉风险较大，因此术前有必要对患者的病情及全身状态进行认真评估，并进行充分的麻醉前准备。

一、麻醉前评估

（一）了解病史

麻醉医师应详细了解患者心血管疾病的发病、治疗过程以及治疗反应。对先天性心脏病患者应了解心脏畸形对机体的直接影响和代偿反应，如存在发绀、充血性心力衰竭和肺动脉高压，则表明已引起严重的病理生理改变。发绀患者容易产生缺氧，还易并发心力衰竭、心律失常等。长期低氧的患者易出现代谢性酸中毒，对麻醉耐受能力差。此类患者因代偿性红细胞增多，血细胞比容（Hct）和血红蛋白（Hb）显著增高，血液黏稠度高，易形成血栓。心力衰竭多见于巨大室间隔缺损、肺静脉异位引流、心瓣膜病变及急性大面积心肌梗死后患者。肺动脉高压多见于肺血流增多的先天性心脏病或风湿性心脏瓣膜病，肺动脉高压时右心室舒张末期容积和压力均增高，最终可引起充血性心力衰竭。

心血管手术患者术前可能用过多种药物，应明确其剂量和效果，如抗高血压药、抗心律失常药、洋地黄、利尿药、β-受体阻断药、钙通道阻滞药、抗凝药等。围术期用药对麻醉影响较大，如术前应用利尿药的患者麻醉后常出现低钾血症。

（二）体格检查

除常规检查外，还应检查动静脉穿刺部位有无感染和瘢痕，局部有无穿刺困难，明确右利手还是左利手，并做 Allen 试验。检查口唇有无发绀及发绀程度，有无杵状指（趾）。有无颈静脉怒张、呼吸急促、肝大、腹水、周围性水肿等慢性心力衰竭的表现。注意心脏扩大程度，有无杂音及位置，注意心律的变化。心力衰竭患者可在两侧肺底闻及湿性啰音。观察患者休息时的体位，是否需要半卧位。儿童患者还应检查发育与合作程度。

（三）术前心功能状况的评估

1928 年美国纽约心脏病协会（New York Heart association，NYHA）按照诱发心力衰竭症状的活动程度将心功能受损状况分为四级，心衰分为三度。1994 年又根据心电图（ECG）、运动负荷试验、X 线检查、心动超声、放射学显像等客观检查结果以及心绞痛的有无，对心功能分级进行了修订（表 18-1）。

表 18-1　NYHA 心功能分级

心功能级别	临床表现	心衰分度	客观评价
Ⅰ	患有心脏病，但日常活动不受限，一般体力活动后无过度疲劳、心悸、气喘或心绞痛	心功能代偿期	A 级：无心血管病变的客观证据
Ⅱ	患有心脏病，体力活动轻度受限，休息时无自觉症状，一般体力活动可引起疲劳、心悸、气喘或心绞痛	Ⅰ度或轻度心衰	B 级：有轻度心血管病变的客观证据
Ⅲ	患有心脏病，体力活动明显受限，休息时尚无症状，但轻微体力活动即可引起疲劳、心悸、气喘或心绞痛	Ⅱ度或中度心衰	C 级：有中度心血管病变的客观证据
Ⅳ	患有心脏病，不能从事任何体力活动，休息状态下仍可出现心衰症状或心绞痛，任何体力活动都可使症状加重	Ⅲ度或重度心衰	D 级：有重度心血管病变的客观证据

心功能Ⅰ级患者术后多无须使用正性肌力药，心功能Ⅱ级术后多须辅助正性肌力药，心功能Ⅲ级麻醉诱导后即须持续使用正性肌力药至术后，心功能Ⅳ级术前在病房即须持续使用正性肌力药和血管扩张药。

临床上还常根据反映左心功能的一些指标如心指数(cardiac index,CI)、左室射血分数(ejection fraction,EF)、左室舒张末期压(left ventricular end-diastolic pressure,LVEDP)等对心功能进行评估(表18-2)。

表 18-2　心功能分级与 CI、EF、LVEDP

心功能级别	休息时 CI [L/(min·m^2)]	EF	LVEDP (mmHg)	运动时 LVEDP (mmHg)
Ⅰ	>2.5	>0.55	正常(≤12)	正常(≤12)
Ⅱ	2.0~2.5	0.5~0.4	≤12	正常或>12
Ⅲ	1.5~2.0	0.3	>12	>12
Ⅳ	<1.5	0.2	>12	>12

注：二尖瓣正常时，PCWP=LVEDP

(四) 特殊检查

1. 胸部 X 线片　了解心脏大小、心胸比例(C/T)，如 C/T>50%，表明心脏扩大。还可了解有无肺血增多或减少、有无肺水肿、肺不张、肺实变及胸腔积液等。

2. 心电图　可检测心率、心律，了解有无心律失常、心肌缺血、心脏肥厚和扩大。争取术前 24~48 小时重新检查，以便术中进行对比。

3. 经食管超声心动图(transesophageal echocardlography,TEE)　1976 年美国的 Frazin 首先将 TEE 用于临床。与经胸壁超声心动图(transthoracic echocardiography,TTE)相比，TEE 探头紧靠左房后壁，直接通过食管和心包探测心脏，使离胸壁较深远的结构(如心房和大血管)的图像更为清晰准确；实时动态监测而不影响心血管手术的进行；更容易看到一些重要结构，如心耳、肺静脉、全部房间隔、胸主动脉、左冠状动脉等。目前 TEE 已常规用于心血管手术中的监测和诊断，能及时发现心内畸形矫治得是否得当、置换的人工瓣膜是否异常以及冠脉搭桥术后心肌供血的改善情况等。

(1) 先心病：TEE 能清楚地显示心房结构，在诊断心房间隔缺损、三房心和房缺修补术后的残余分流时有较高的价值。TEE 可以近距离地从心房后方探测房间隔，其声束与房间隔相垂直，因此，TEE 对于房间隔病变的诊断具有明显优势(图 18-1)。如对房间隔缺损的小继发孔型、腔静脉窦型或多发性房缺以及房缺合并部分肺静脉畸形引流的检出率明显高于 TTE。探头在食管中下段深度时可获房间隔呈水平方向的双心房切面，在此深度可以对房缺的定性、定位、定量及其合并畸形的存在作出准确诊断。此外，在对复杂先天性心脏畸形检查时，TEE 能辨别出左、右心耳特征，从而明确左、右心房位置。对大动脉转位者 TEE 比 TTE 更易追踪到肺动脉分叉及冠脉开口，从而明确主动脉和肺动脉的起源和相对位置。对于先天性右室流出道梗阻、肺动脉瓣、肺动脉及其分支的病变及程度，TEE 能直观地显示狭窄的部位、解剖形态及其狭窄的程度。

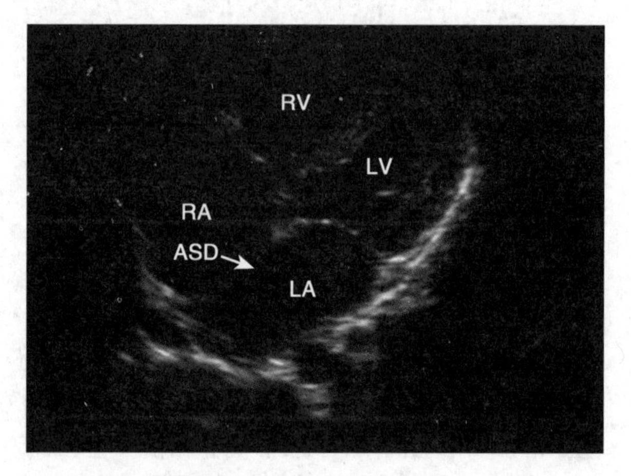

图 18-1　房缺

RA：右房；RV：右室；LV：左室；ASD：房间隔缺损

(2) 瓣膜功能：TEE 的超声波束先到心房、然后到心室，故诊断房室瓣反流时图像清晰且不受人造瓣膜的影响。TEE 对二尖瓣病变的检测优于 TTE。对于风湿性二尖瓣病变，TEE 能更好地评价瓣叶的厚度、活动度、瓣叶钙化的部位和范围，以及腱索和瓣下结构受累的程度。对于二尖瓣反流，TEE 可以更敏感，更准确地评价反流的程度以及反流的病因，并可以预测二尖瓣成形术的可行性。对于主动脉瓣病变,TEE 能清楚地显示主动脉瓣和主动脉根部,评价瓣叶的数目,主动脉根部的大小、主动脉瓣赘生物及瓣周脓肿,提供主动脉瓣狭窄和反流的病因诊断。TEE 还可诊断瓣膜上的赘生物,换瓣术后的膜周漏和瓣环脓肿。此外,TEE 测量主动脉口面积比 TTE 和心导管更准。

(3) 心肌缺血:TEE 监测心肌缺血时一般将食管探头放在左心室的乳头肌水平,用短轴观察左室壁的运动情况,该水平能观察到三个大冠状动脉供血的区域,对心肌缺血极为敏感,因此,比 ECG 更为敏感和准确。TEE 监测下的室壁运动分为:正常(norma1)、运动减弱(hypokinetic)、不运动(akinetic)和反常运动(dyskinetic)。心肌缺血时,三种异常一般表现为节段性室壁运动异常(segmental wall motion abnormalities,SWMA)(图 18-2),TEE 对节段性心室壁运动的分级及评分见表 18-3。

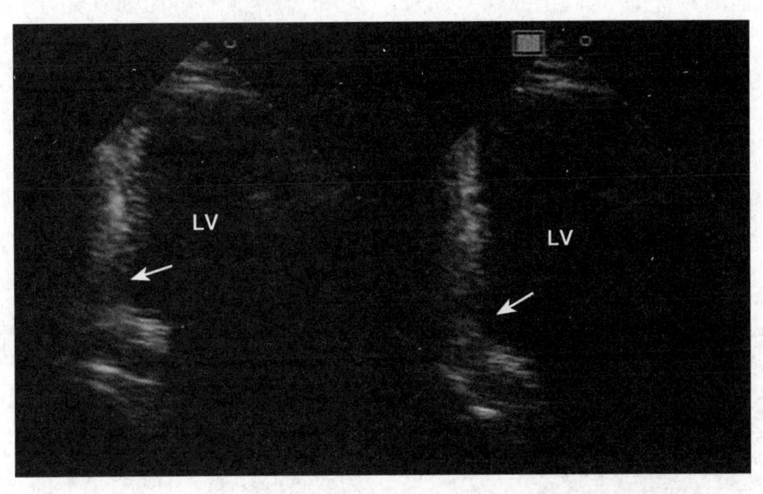

图 18-2 心尖长轴可见下壁基底段(箭头所指处)呈反常运动

表 18-3 心室壁运动分级和评分

评分	运动分级	change in radius*
0	正常	心室收缩时,半径缩短>30%,室壁明显增厚
1	轻度运动减弱	半径缩短 10% ~30%,室壁增厚降低
2	重度运动减弱	半径缩短<10%,室壁无明显增厚
3	无运动	无半径缩短,无室壁增厚
4	反常运动	心室收缩时,室壁膨出、变薄

注:评分≥2 分、持续≥1min,即提示发生心肌缺血;如有室壁瘤时评分为 5 分

* change in radius:在乳头肌中段平面,收缩期心内膜到左室腔中心半径(长度)的改变。

(4) 心脏肿物:TEE 能诊断心脏各腔的肿物,对心房肿物的诊断准确度更高。

(5) 检查栓子:对于左向右分流患者气栓的监测尤为重要,TEE 测定空气栓塞比肺动脉压(PAP)、呼气末 CO_2 分压($P_{ET}CO_2$)和 SpO_2 都敏感。

(6) 主动脉病变:TEE 主要用于夹层动脉瘤和主动脉粥样硬化的诊断。由于食管和主动脉的紧邻关系,TEE 对主动脉夹层动脉瘤的诊断特异性和敏感性不亚于血管造影和 MRI,且在明确诊断的同时还可了解夹层动脉瘤的内部特征,如有无壁内血肿或出血、血栓,确定入口和再入口位置;明确夹层假腔与主动脉分支间的关系,对手术中避免阻断相应血供有非常重要意义。另外,TEE 还可评价升主动脉、主动脉弓和降主动脉的动脉瘤和动脉粥样硬化斑块等。

(7) 术中应用:

1) 术前即刻诊断:术前即刻可通过 TEE 进一步完善诊断,帮助外科医生更好地制订、修改手术方案,节省术中探查和体外循环的时间。

2) 指导主动脉钳夹部位和术中排气:钳夹时主动脉,使用 TEE 可以避开严重粥样硬化的节段,降低栓塞的危险。TEE 还可以指导术中排气,避免或减少术后空气栓塞的并发症。

3) 术中监测心功能:TEE 可评价左室功能和室壁节段运动,可以用于术中监测左室功能和评价冠脉旁路移植术的效果。TEE 还可在术中评价麻醉药物对左心功能的影响。

4) 评价手术效果:二尖瓣成形术和先心病纠治术后即刻使用 TEE,了解有无残余病损,可避免患者二次开胸。

4. 心导管检查

（1）左室舒张末期压（LVEDP）：反映心室收缩和舒张功能，正常≤12mmHg，>15mmHg 提示左心功能不全，如左室收缩和心排血量（CO）正常，LVEDP 升高提示左室顺应性下降。

（2）CI：为单位体表面积的 CO，反映心脏的泵血功能，正常为 2.5～4.0L/(min·m^2)。

（3）左室 EF：是心室每搏量与其舒张末期容积的比值，反映心功能的最常用指标，正常>0.50。

5. 心血管造影　冠脉造影可显示冠状动脉狭窄的部位和程度（图 18-3），瓣膜病及 50 岁以上的患者应进行冠状动脉造影检查。

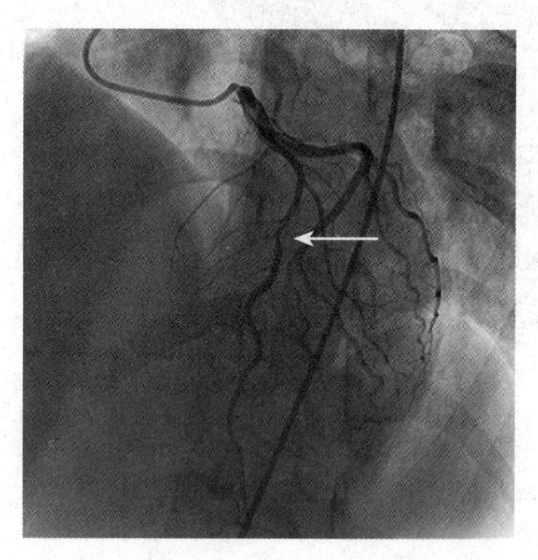

图 18-3　冠状动脉造影显示左前降支中段约有 50%的狭窄（箭头所指处）

二、麻醉前准备

心血管手术麻醉风险很大，应尽可能改善患者术前的心脏功能和全身情况。根据患者的不同病情，积极进行心脏内科治疗，尽量纠治心功能不全，治疗心律失常。

（一）术前心血管治疗用药的调整

心血管手术患者术前大多需要多种药物进行治疗，这些药物相互之间以及与麻醉药物之间都存在相互作用，应在术前予以适当调整。

1. 洋地黄类药　用于慢性充血性心力衰竭时改善心功能、或控制房颤患者的心室率。控制心室率对二尖瓣狭窄患者至关重要，可持续用至术日晨。但剂量过大时易导致心律失常，尤其在低钾、过度通气和脱水时，易增加洋地黄中毒的危险。因此，有过量表现如心率过慢时，术前 24～48 小时应停用洋地黄类药。

2. β-受体阻断药　用于治疗缺血性心脏病、劳力性心绞痛、室性和室上性心动过速、原发性高血压等。该药可抑制心肌收缩力、减慢心率，长期用药后，体内 β-受体密度增加，突然停药后这些增多的受体对内源性或外源性激动剂敏感性增加，引起反跳现象。表现为心动过速、高血压，甚至可导致心肌梗死、室性心律失常或猝死等。因此，应持续用至术日晨。

3. 钙通道阻滞药　用于治疗缺血性心脏病、室上性心律失常和原发性高血压等。治疗剂量对血流动力学无明显影响，可持续用至术日晨。但应注意其对心脏的负性肌力作用，与麻醉药合用时可增强对心脏的抑制作用。钙通道阻滞药也可出现类似的撤药综合征，已使用该药的患者一般不主张术前停药，必要时可适当调整剂量。

4. 血管扩张药　高血压患者术前应将血压控制在适当水平，一般不主张术前停用抗高血压药物，应用至术日晨。冠心病患者术前常服用硝酸酯类药，突然撤药可能引起心肌缺血。严重心功能不全患者常服用扩张小动脉药物，以减低外周血管阻力改善心功能，一般用至术前，诱导时须注意与麻醉药的协同血管扩张作用。

5. 抗心律失常药　可用至术前，但须注意其负性变力和变时作用会加重麻醉药对循环的抑制作用。

6. 抗凝血药　缺血性心脏病患者术前常服用阿司匹林，可抑制血小板功能，术前至少应停药 1 周，必要时可改用小剂量肝素，可用至术前晚甚至术日。

7. 利尿药　心功能不全、充血性心衰时常用利尿药进行治疗，长时间使用利尿药可引起低钾和血容量不足，体内总钾量明显降低，减少量可高达 30%～50%，术前应注意补钾、补充血容量。

（二）麻醉前用药

1. 麻醉性镇痛药　具有镇痛、镇静、消除恐惧和紧张的作用，还能降低机体的基础代谢率，减少氧耗，提高麻醉的安全性。常用药物有吗啡 0.1mg/kg、哌替啶 1.0mg/kg，麻醉前 30～60 分钟肌注。危重或体弱患者酌情减量，过度紧张患者可适当加量。

2. 颠茄类药　能抑制迷走神经的不良反射，减少气道分泌物，预防喉痉挛。常用阿托品 0.5mg、东莨菪碱 0.15～0.3mg 或盐酸戊乙奎醚（长托宁）0.01mg/kg，麻醉前 30～60 分钟肌注。缺血性心脏病患者应避免心率过快，可用东莨菪碱或长托宁。70岁以上患者不宜使用东莨菪碱。小儿为防止心率减慢,宜用阿托品0.01mg/kg。

第二节 先天性心脏病手术的麻醉

先天性心脏病(congenital heart disease,CHD),简称先心病,是新生儿和儿童期常见病,美国的发病率为6‰~8‰,我国为6.3‰~14‰。根据发绀的有无分为:发绀型和非发绀型CHD。

一、麻醉管理

(一) 麻醉前准备

1. **术前合理禁食** 禁食、禁饮时间与一般小儿术前相同。红细胞增多者血液黏滞度增高,增加心脏做功。因此发绀型CHD患儿,如Hb>16g/dl或Hct>60%,术前禁食阶段应给予静脉输液,常用乳酸钠复方氯化钠溶液10ml/kg,但应控制Hct>50%。

2. **麻醉前用药** 患儿哭闹和挣扎可引起全身氧耗增加,应注意预防CHD的缺氧发作。<6个月者一般不用镇静药,仅用阿托品0.01mg/kg,麻醉前半小时肌注;>6个月可用吗啡0.1~0.2mg/kg或戊巴比妥钠0.1mg/kg。也可于诱导前15~20分钟在手术室给予口服咪达唑仑0.5mg/kg和氯胺酮12mg/kg。一旦给药应严密观察,危重患儿应减量,须在麻醉医师严密监护下进行。

(二) 麻醉诱导

1. **肌注诱导** 适于不合作、发绀显著、充血性心衰伴右心压力明显增高或尚未开放静脉通路的患儿。常用氯胺酮4~6mg/kg肌注,对右向左分流的发绀患儿,能通过提高周围血管阻力来维持肺血流量和氧合。

2. **静脉诱导** 适于能合作的患儿。氯胺酮1~2mg/kg、硫喷妥钠2~5mg/kg、羟丁酸钠50~80mg/kg、依托咪酯0.2~0.4mg/kg或咪达唑仑0.05~0.2mg/kg,辅以芬太尼5~20μg/kg静脉注射。发绀患者存在右向左分流,药物绕过肺循环、经体静脉直接进入体循环,使静脉诱导起效时间缩短。

3. **吸入诱导** 适于不合作或静脉穿刺困难,而心功能较好、左向右分流的患儿。发绀患儿因肺血少,吸入麻醉药由肺泡向血内弥散进入体循环速度减慢;加之体静脉血右向左分流进入动脉循环进一步降低动脉血麻醉药分压,从而减慢脑内麻醉药分压上升的速度,因此麻醉诱导缓慢。心脏储备受限的患儿不宜用强效麻醉剂,否则易引起动脉压降低。

诱导后宜静注地塞米松0.2~0.4mg/kg,以预防患儿喉头水肿和抗炎抗过敏反应。

(三) 麻醉维持

1. **吸入麻醉为主** 适于非发绀患儿、病情较轻术后希望早期拔除气管导管的患儿、或心血管储备较好的发绀患儿。常用七氟烷、异氟烷或恩氟烷,同时宜辅用静脉麻醉药物,在手术强刺激时(如切皮、撑开胸骨、体外转流开始前)及时加深麻醉。新生儿和婴儿的心肌发育尚不成熟,即使吸入正常浓度的麻醉药,血压也可能出现明显下降,血压和心排血量呈剂量依赖性下降。对于已经存在心力衰竭或心脏储备功能较差者,应从低浓度开始,逐渐提高吸入浓度直至适宜的麻醉剂量。

2. **大剂量芬太尼为主** 多用于病情重、发绀、术后需要机械通气支持的患儿。芬太尼总量为50~70μg/kg,必要时可追加10~20μg/kg。发绀患儿Hct越高红细胞含量越多,和芬太尼结合越多,与非发绀患儿相比,使用同等剂量芬太尼其血内浓度较低。体外循环(CPB)时其管道可吸附大量芬太尼,使血药浓度明显下降;小儿CPB稀释较大,小儿下降幅度较成人更大,因此CPB期间有必要加用芬太尼或其他麻醉药,如咪达唑仑0.1~0.2mg/kg,也可向CPB管道内吹入吸入麻醉药。

3. **循环管理**

(1) 输液:麻醉后先按10ml/(kg·h)输液,体重<10kg需用微量泵输注。待动静脉直接测压建立后,再根据测定参数调整输液速度。心包切开后可根据心脏的充盈程度作参考。因婴儿容易发生低血糖,新生儿可输10%葡萄糖液和0.25%生理盐液,1岁以下输5%葡萄糖和0.25%生理盐液。转流后血糖会升高,故1岁以上小儿输乳酸钠林格液。转流后还需输入库存血、血浆、血清蛋白及人工胶体液等以维持胶体渗透压、循环血量和总血容量。发绀患儿需根据血pH输注5%碳酸氢钠(ml)=1/3体重(kg)×(-BE),非发绀患儿在脱水、代谢性酸中毒时也需输注适量碳酸氢钠。

(2) 输血:病情不重、体质较好、术中失血在血容量10%以下者术中可不输血,但在CPB后仍需输血,尽量少输库血,最好用新鲜血,或成分输血。术前血红蛋白浓度高的患儿,可在麻醉后或CPB前放血,以降低血液黏稠度,改善微循环。CPB结束后,心肺机常剩余大量血液,如果CPB时间不长、未见血红蛋白尿，且病情较平稳，可将部分机器余血输回体内。

4. 呼吸管理　CPB 开始前调整呼吸机参数，维持 $PaCO_2$ 正常水平。并行循环开始后可将呼吸频率减半，上、下腔静脉完全阻断，肺动脉无血供后停止呼吸。CPB 中持续给予 1L/min 氧气，维持 5～10cmH_2O 气道压静态膨肺。心脏复跳后，上、下腔静脉完全开放，肺动脉血流恢复后开始机械呼吸。提高 PaO_2、适当降低 $PaCO_2$ 有助于降低 PVR。对肺血流过多或肺充血者，应适当提高气道压以改善肺泡通气；对肺动脉高压者应适当过度通气；而对肺血流减少者应避免气道压过高和 PEEP。

5. 肺动脉高压的处理　硝普钠和硝酸甘油对于控制肺血管阻力缺乏选择性，常导致全身低血压。一氧化氮（NO）能选择性作用于肺血管平滑肌细胞，使其 cGMP 含量增高，引起肺血管扩张，而不会引起外周血管扩张和低血压。NO 治疗用浓度范围为 0.05～80ppm，吸入时需持续监测吸入 O_2、NO 和 NO_2 浓度，并定时监测血气和血高铁血红蛋白浓度。

二、常见 CHD 的麻醉处理要点

（一）房间隔缺损（atrial septal defect，ASD）

1. 病理生理　正常时左心房压力高于右心房，房缺时血液从左心房向右心房分流，即左向右分流（图 18-4），临床上无发绀表现。分流量的大小取决于缺损大小和左、右心房间的压力阶差。由于心房水平左向右分流，流经右心和肺部的血液远较左心为多，使右心房、室和肺动脉扩大。如缺损较大，左向右分流量也大，随年龄的增长肺小动脉发生痉挛，内膜增生、中层增厚，肺动脉压力逐渐增加，左向右分流量逐渐减少，当右心房压力升高到一定限度时，出现右向左分流，临床上将出现发绀。由于肺动脉高压形成，右心室后负荷增加，右心室和右心房逐渐肥大，最终引起右心衰竭。

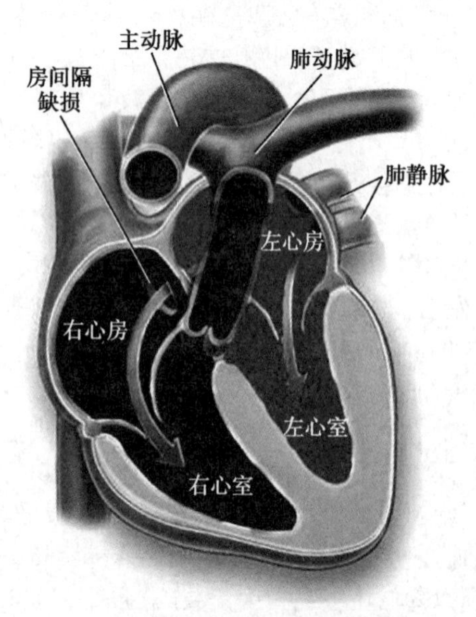

图 18-4　房间隔缺损（ASD）

2. 麻醉要点

（1）缺损修补后房水平左向右分流消失，在血流动力学稳定、心室充盈的情况下，CVP 往往比术前低，应注意 CPB 后输血补液不要过快，以免左室容量超负荷引起急性左心衰竭。

（2）术后可能出现房性心律失常，可给予维拉帕米或地高辛。

（3）通常脱离 CPB 较顺利，如撤机困难应考虑是否存在其他心内畸形。

（二）室间隔缺损（ventricular septal defect，VSD）

1. 病理生理　VSD 主要表现为左、右心室容量负荷增加和肺血管阻力增加。正常左心室收缩压为 120mmHg，而右心室仅为 30mmHg，故当存在 VSD 时会产生左向右分流（图 18-5），分流量的多少与缺损的大小和左、右心室间压力阶差成正比。缺损小则分流量小，病理改变主要为左室容量负荷增加、左心室肥厚，多无临床症状。缺损较大时分流量也较大，早期及婴幼儿期，左、右心室的容量负荷均明显增加，引起左、右心室肥大。右心室、肺循环及左心房压力升高，使肺静脉回流受阻，导致肺血明显增多，患儿反复发生肺部感染，甚至影响生长发育。由于缺损大，左向右分流量大，肺血流量远较体循环多，随着年龄的增长，肺小血管壁的肌层逐渐肥厚，血管阻力增加，加之血管痉挛，肺动脉压

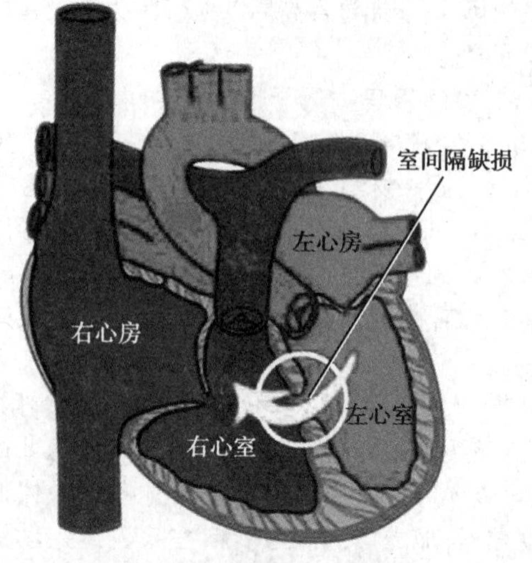

图 18-5　室间隔缺损（VSD）

逐渐升高，易出现充血性心力衰竭。晚期当肺循环阻力等于体循环阻力时，左向右分流变为双向分流，右心室阻力负荷显著加重，右心室肥厚明显，出现发绀、低氧血症及代偿性红细胞增多，即艾森门格(Eisenmenger)综合征。进一步发展，当肺循环阻力高于体循环阻力时，双向分流转变为右向左分流为主，肺循环血流量减低，左心室容量负荷减少，胸片示心脏缩小，容易因右心衰竭而死亡。

2. 麻醉要点

(1) 术前存在严重肺动脉高压的患儿，因术前药的呼吸抑制作用可致 $PaCO_2$ 升高，会进一步增肺动脉压，减少肺血流量，故应减量或取消，使用术前药后应注意给氧。

(2) 对于肺血流增多的患儿，应维持正常 $PaCO_2$ 并限制吸入氧浓度，以防 PVR 降低引起肺血流进一步增加(肺缺血)，而使体循环血流减少。

(3) CPB 后，对于原有肺动脉高压、右心功能不全以及需要切开心室进行修补的患儿，常出现撤机困难，应联合使用血管扩张药和正性肌力药，以降低 PVR，维持血流动力学稳定。

1) 血管扩张药：硝普钠 0.1～8μg/(kg·min)、硝酸甘油 0.1～7μg/(kg·min)、PGE_1 0.05～4μg/(kg·min)+去甲肾上腺素(NE)左房输注、酚妥拉明 1～20μg/(kg·min)、异丙肾上腺素 0.02～20μg/(kg·min)。

2) 右心衰竭时：多巴酚丁胺 2～20μg/(kg·min)、多巴胺 3～6μg/(kg·min)、氨力农 5～20μg/(kg·min)、米力农 0.5～0.75μg/(kg·min)，必要时安置右心室机械辅助装置。

3) 加强镇静和镇痛，维持一定麻醉深度，以降低肺血管的反应性。

4) 提高吸入氧的浓度，防止缺氧性肺血管收缩，必要时吸入 NO(0.05～80)$\times10^{-6}$ppm。

(4) 缝合部位不当、缝合技术不正确或手术操作引起传导系统周围水肿时，常可出现房室传导阻滞。短暂者可给予山莨菪碱、阿托品或异丙肾上腺素，必要时安置临时起搏器。

(三) 动脉导管未闭(patent ductus arteriosus, PDA)

1. 病理生理　动脉导管一般在出生后 2～3 周自动关闭，如一段时间内仍未闭锁即为 PDA。由于主动脉压力高于肺动脉，故产生左向右分流(图 18-6)。临床表现为连续性杂音，无发绀。肺小动脉承受主动脉分流来的血液量较大，常呈反射性痉挛。早期肺动脉舒张压偏高，之后逐步升高，当与主动脉舒张压相等时，连续的血液分流变为只在收缩期的分流，此时只能闻及收缩期杂音。当肺动脉压进一步升高，等于或超过主动脉压时，引起右向左分流，出现发绀，其特征是左上肢发绀比右上肢明显，下半身比上半身明显。持续的右向左分流，使左心室容量负荷增加，导致左心室增大和肥厚。同时肺动脉压力的增加使右心室后负荷增加，导致右心室肥厚。

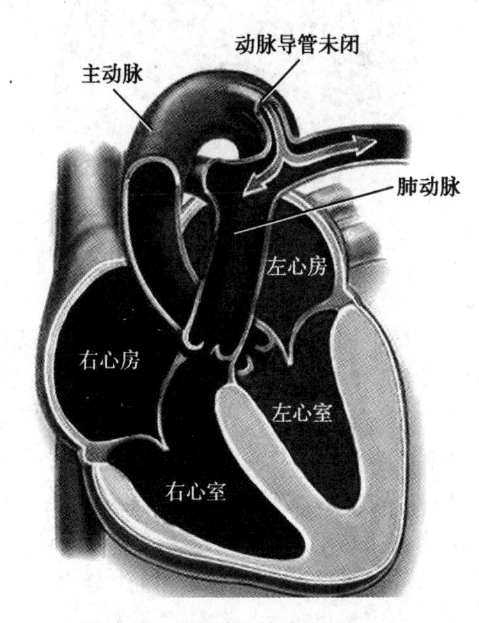

图 18-6　动脉导管未闭(PDA)

2. 麻醉要点

(1) 开胸侧肺受挤压有时可引起缺氧，吸纯氧以维持 SpO_2>95%。

(2) 可选用硝普钠或硝酸甘油进行控制性降压，结扎时维持平均动脉压(MAP)40～50mmHg。由于原分流到肺的血流在结扎后重新分布到外周，故可出现舒张压升高和脉压缩小。

(3) 控制性降压期间应密切观察 ECG 和 SpO_2，注意心肌和外周的灌注状况。

(4) 直接动脉压应选择在右侧上肢和(或)下肢，以免误结扎降主动脉、左锁骨下动脉或术前漏诊的缩窄主动脉。

(5) 如在 CPB 下缝闭，应警惕主动脉进气，可头低位预防气栓，也有利于头部灌注。

(四) 法洛四联症(tetralogy of fallot, TOF)

1. 病理生理　TOF 是一种常见的发绀型 CHD，它包括肺动脉狭窄、VSD、升主动脉骑跨及右心室肥厚等四个病理解剖改变，其主要的病理生理改变是肺动脉畸形(图 18-7)。胎儿期因有未闭的卵圆孔或动脉导管，右心室流出道狭窄对心脏影响不

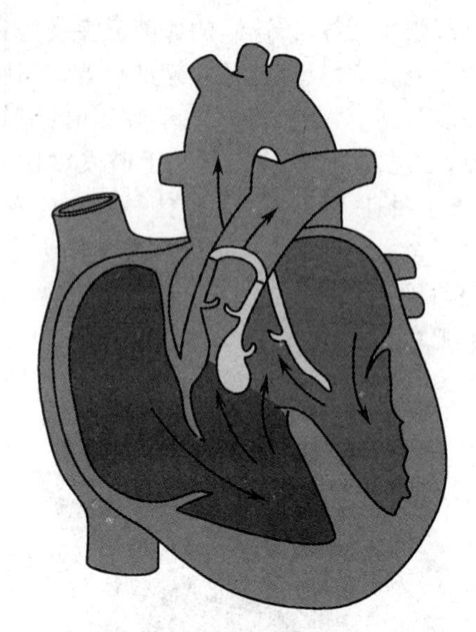

图 18-7 法洛四联症(TOF)

大。出生6个月内可经VSD左向右分流,而无明显发绀。幼儿期继发肌肥厚逐渐加重,右心室压力高于左心室,逐渐转为右向左分流,同时肺循环血流量减少,体循环中还原血红蛋白增多,临床出现发绀。体循环血氧含量降低导致组织缺氧,血红蛋白和红细胞代偿性增多,血液黏度增加,但凝血因子缺乏。肺动脉狭窄越严重,右心阻力越大,心室水平右向左分流量也越大。动脉血氧饱和度低,肺循环血流量少,将加重机体的缺氧。左心发育较正常要小。右心受损重,且随年龄的增长逐渐加重,最终导致心力衰竭。

2. 麻醉要点

(1) 右心室流出道梗阻使静脉回流血经VSD右向左分流进入主动脉,导致动脉氧饱和度下降,同时肺血流减少。如果全身血管舒张、同时漏斗部肌肉痉挛将加剧右向左分流,引起致命的低氧血症,因此麻醉过程中应防治这种缺氧危象。

(2) 术前药宜用吗啡镇静,还可降低血中儿茶酚胺水平以缓解漏斗部痉挛。重症患儿给药时需要有专人护理,以免给药时疼痛紧张诱发缺氧危象,给药后应立即用面罩供氧。

(3) CPB前,应维持SVR,降低PVR,提供轻度心肌抑制和较慢的心率来减少右向左分流、降低动力型右心室流出道梗阻。选择大剂量芬太尼维持麻醉,以减慢心率、降低儿茶酚胺水平,辅以低浓度吸入麻醉剂。CPB前低血压多是由于血容量不足所致,一般对补液反应良好。当低血压出现缺氧危象时,可静注去氧肾上腺素0.5~1.0μg/kg或0.1μg/(kg·min)持续输入,也可压迫腹主动脉来提高SVR;给予普萘洛尔0.01mg/kg或艾司洛尔0.02~0.05mg/kg,以减慢心率、缓解漏斗部痉挛。

(4) CPB初始,可通过腔静脉引流管放血进行血液稀释,以降低血液黏度。体重>20kg、Hct>50%者,可放血10~20ml/kg备用。

(5) 畸形矫正后,应支持右心功能、降低PVR。心脏复跳后,根据情况给予多巴胺3~10μg/(kg·min)或多巴酚丁胺5~15μg/(kg·min)。必要时加用肾上腺素和米力农。过度通气,防止肺部并发症。术后及早利尿、强心。

(6) 出现房室传导异常时安置临时起搏器。

第三节 获得性心脏病手术的麻醉

一、心脏瓣膜手术的麻醉

在我国,心脏瓣膜疾病主要是由风湿性心脏病所致,多累及左侧心脏瓣膜,其中单纯二尖瓣病变占70%,二尖瓣合并主动脉瓣病变约占25%,单纯主动脉瓣病变约占2%~3%,累及三尖瓣病变占5%。

(一) 二尖瓣狭窄(mitral stenosis,MS)

1. 病理生理 正常二尖瓣瓣口面积(MVA)4~6cm^2,瓣孔长径3~3.5cm,静息时在舒张期约有5L/min血液通过此瓣口。

(1) MVA狭窄程度分为:轻度,2.5~1.5cm^2,多能代偿,中度运动可引起呼吸困难;中度,1.5~1.0cm^2,轻、中度活动即可出现症状;重度,<1.0cm^2,休息时亦有症状。

(2) 由于瓣口缩小,左房压上升,左房扩张;风湿性炎症也可使左房扩大,使左房壁纤维化、心房肌束排列紊乱,导致传导异常,易并发房颤和血栓形成。

(3) 左房与肺静脉间无瓣装置,左房压的升高也引起肺静脉压上升。肺静脉高压迫使它与支气管静脉间的交通支开放、扩大,血液从肺静脉转入支气管静脉,可引起支气管静脉怒张,发生大咯血。肺毛细血管扩张淤血,压力上升造成阻塞性肺淤血,使肺顺应性下降,通气/血流比值降低,血氧合不全,导致血氧饱和度下降。如果肺毛细血管压超过血液胶体渗透压,则肺间质液体淤积引发肺水肿。

(4) 肺静脉高压还可引起被动性肺动脉压力上升,随后肺小动脉代偿性痉挛,随时间延长,肺小动脉的收缩由功能性转变为器质性。此时肺小动脉内膜增生,中层增厚,血管硬化和狭窄,肺血管阻力增加,甚至接近体循环压力,使右心负荷增加,肺动脉扩大,右室肥厚扩大,右房压上升,甚至引起三尖瓣相对关闭不全,导致右心衰竭及外周静脉淤血。此外,由于心肌炎或心肌纤维化也可导致右心功能不全。

(5)二尖瓣狭窄患者其左室没有受到压力和容量超负荷的影响,左室功能大部分保持正常。但由于右室功能不全,或因室间隔收缩力减低,影响到左心功能,同时长期前负荷减少使左室心肌发生萎缩和收缩力减低,约有1/3患者的射血分数低于正常(图18-8)。

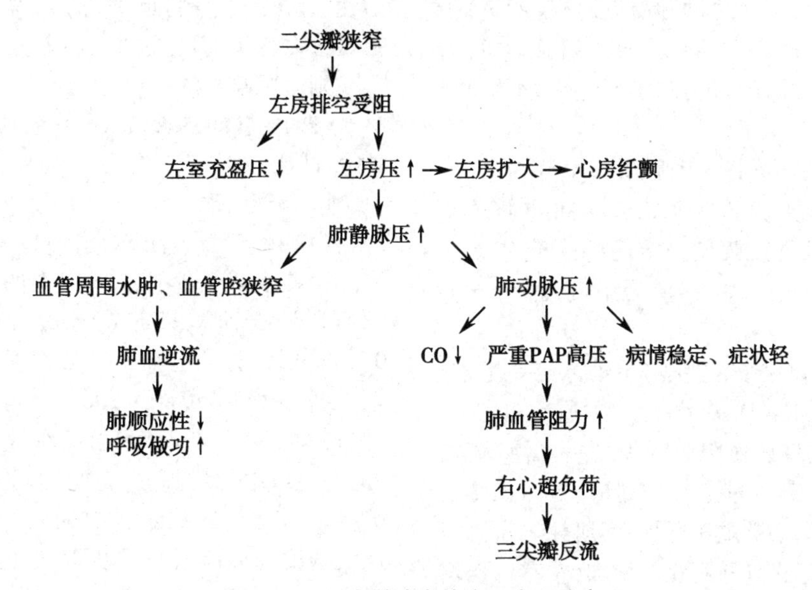

图18-8 二尖瓣狭窄的病理生理改变

2. 麻醉处理

(1)血流动力学特点:①左室充盈不足,限制足够心排血量;②左房压力及容量均超负荷;③肺动脉高压;④由于压力过负荷,右室功能障碍致衰竭;⑤多伴有房颤,部分有血栓形成。

(2)麻醉管理原则:

①防止心动过速,心动过速时舒张期短,更减少左室充盈,心排血量进一步下降,同时还要防止心动过缓,以免血压严重下降;②右侧压力增高和左侧低心排血量使心脏应变能力很小,药物作用或液体的输入,无论数量和速度都应格外谨慎;③除非血压明显下降,一般不用正性肌力药物(帮助很少,且可能有害);④血压明显下降时,为保证足够主动脉舒张压供应冠状动脉血流,应用血管加压药;⑤房颤伴过快的室率,用洋地黄控制心率;⑥保持足够血容量,但要注意输入量及速度,以防肺水肿;⑦患者对体位的改变十分敏感,变动体外应缓慢;⑧术后可能需要呼吸机支持一段时间。

(二)二尖瓣关闭不全(mitral insufficiency, MI)

1. 病理生理

(1)左室收缩时,除向主动脉排出血液外,部分血液经关闭不全的二尖瓣反流回左房。一方面使得通过主动脉瓣的搏出量减少;另一方面,左房除接受正常肺循环回流血外,还接纳上次反流到左房的血液,左房容量和压力增高。左房扩大,约75%发生房颤。

(2)慢性二尖瓣关闭不全初期,左心室舒张期容量代偿性增加,总心排血量增加,从而保证了前向心排血量,同时左室和左房容积的增加允许容纳反流的容量,而不使充盈压升高。此时患者即使在剧烈运动时也可无任何症状。然而,容量负荷的长期增加最终将导致左心室功能障碍。此时左心室进一步扩张,充盈压增加,导致前向心排血量减少和肺充血、肺动脉高压,进而引起右心负荷增大,最终导致右心功能衰竭。

(3)在急性二尖瓣关闭不全时,由于原左房大小和顺应性正常,一旦出现急性二尖瓣反流,左房压和肺毛细血管楔压迅速升高,导致左心功能衰竭、肺部淤血,早期即可出现肺水肿。

2. 麻醉处理

(1)血流动力学特点:①左室容量超负荷;②左房扩大;③右心衰及肺水肿;④左室低后负荷;⑤多伴有房颤。

(2) 麻醉管理原则:①防止高血压,高血压使反流增加,可用扩血管药,降低周围阻力以减少反流;②防止心动过缓,心动过缓延长舒张期增加反流;③保证足够血容量;④左室可能需要正性肌力药支持其功能。

(三) 主动脉瓣狭窄(aortic stenosis,AS)

1. 病理生理　正常主动脉瓣口面积(AVA)为 2.6 ~ 3.5cm^2,孔径为 2.5cm。正常射血时间为 0.25 ~ 0.32s,主动脉瓣口的跨瓣压差平均为 2 ~ 40mmHg。

(1) 根据 AVA 可将主动脉瓣狭窄分为:轻度(≥1.5cm^2)、中度(1.0 ~ 1.5cm^2)和重度(≤1.0cm^2)。也可根据瓣膜的跨瓣压差进行分级:<30mmHg 为轻度,30 ~ 50mmHg 为中度,>50mmHg 为重度。

(2) 由于瓣口狭窄,左室与主动脉压差增加,随着狭窄程度加重压差增大,严重者可超过 50mmHg。由于左室射血阻力增加,左室后负荷加大,舒张期腔内血充盈量上升,心肌纤维伸长肥大增粗,向心性肥厚,心脏重量增加,心肌耗氧量因而增加。而心肌毛细血管并不相应增加,左室内压增高及肥厚心肌纤维挤压,使壁内小血管血流量减少,左室收缩压的增高和舒张压的降低严重影响冠状动脉的供血量,以上诸因素都引起心肌缺血缺氧,因而临床可发生心绞痛。

(3) 在左室功能失代偿时心搏量、心排血量下降,左室主动脉间压差减小,左房压、肺毛细血管压、肺动脉压、右室压及右房压均相应升高,如发生房颤失去心房收缩力则左心室充盈压下降(图 18-9)。

2. 麻醉处理

(1) 血流动力学特点:①排血受阻,左室压力超负荷,心排血量下降;②左室明显肥厚或轻度扩张;③左室顺应性下降;④心室壁肥厚伴有心内膜下缺血;⑤心肌做功增大,心肌需氧量增高。

(2) 麻醉管理原则:①平均动脉压下降可用血管收缩药维持安全水平;②除非血压严重下降,避免应用正性肌力药;③避免心动过缓,因每搏量已下降,需较快心率维持冠状动脉灌注;④避免心动过速,过快的心率将增加心肌氧需要及氧债;⑤保持足够血容量,但勿过量;⑥如房退化或失去窦性心律则应用起搏器。

(四) 主动脉瓣关闭不全(aortic incompetence,AI)

1. 病理生理

(1) 由于瓣关闭不全,左室不仅容纳左房血液还要接受从主动脉反流回来的血液,即使主动脉瓣口漏缝面积只有正常瓣口面积的 1/6(即 0.5cm^2),每分钟也有 2 ~ 5L 血液反流入左室,使左室排血增加 50% ~ 100%。舒张期容量的增加,使左室腔逐渐增大,肌纤维被动牵拉,室壁增厚,左室收缩力增强,左室收缩期搏出量可较正常为高,左室舒张末压可在一段时间内并不上升。反流程度和反流血量多少取决于反流面积、左室顺应性、外周阻力、舒张期左室与主动脉压力差、心率等因素。

(2) 随病情进一步发展出现左室舒张末压升高,引起左心房压也逐渐升高,肺静脉回流受阻,导致肺淤血、肺水肿,从而出现左心衰竭表现,如呼吸困难等。

(3) 舒张期主动脉血反流入左心室使左心室舒张末容积增加,收缩期搏出量增加,收缩压增加,脉压增加,最后出现舒张压下降,心肌供血不足,出现劳力性心绞痛症状(图 18-10)。

(4) 急性主动脉瓣关闭不全较少见。由于突

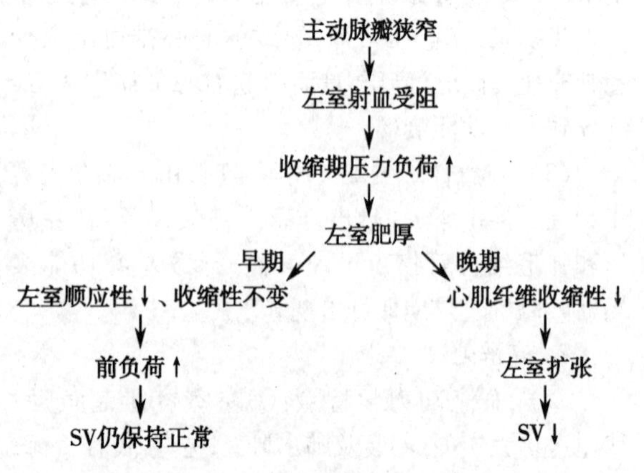

图 18-9　主动脉瓣狭窄的病理生理改变

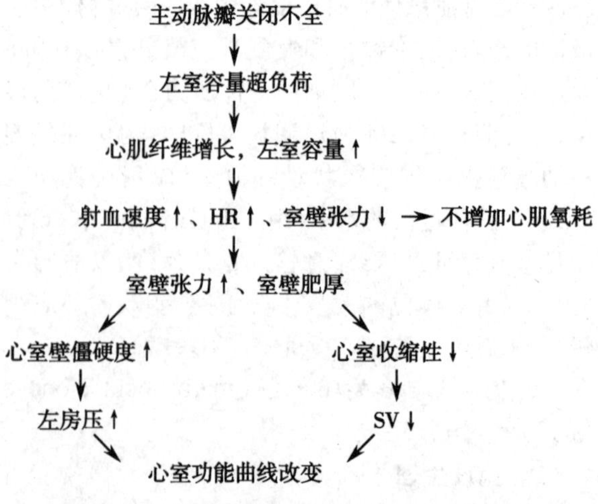

图 18-10　主动脉瓣关闭不全的病理生理改变

然出现主动脉瓣关闭不全,主动脉血大量反流入左心室致其容量负荷急剧增加,左心室无法代偿,从而出现左心室舒张压末增加,引起左心房压急剧增加,可迅速出现左心衰、肺水肿。

2. 麻醉处理

(1) 血流动力学特点:①左室容量超负荷;②左室肥厚及扩张;③舒张压低,降低冠状动脉血流量;④左室做功增加。

(2) 麻醉管理原则:①防止高血压,血压升高可增加反流;②防止心动过缓,延长的舒张期可增加反流,增加心室容量和压力,而且低舒张压减少冠状动脉供血;③降低周围阻力以降低反流量;④充分保证足够血容量。

二、慢性缩窄性心包炎(chronic constrictive pericarditis)手术的麻醉

(一) 病理生理

炎性病变导致心包脏层和壁层炎性渗出和增厚,局部甚至钙化,紧紧包裹心脏,限制心脏的舒缩活动,心肌可出现不同程度萎缩、纤维变性、脂肪浸润和钙化,收缩力减弱,舒张期心室充盈不全、心室压上升而容量减少,导致CO下降,脉压缩小,心脏本身和全身供血障碍,心率代偿加快。为了代偿循环功能的障碍,血浆容量、血细胞比容、总循环容量增加。左心室舒张充盈受限可引起肺循环压力增高和肺淤血,导致呼吸困难,通气和换气功能均下降。右心室舒张充盈受限,静脉回流困难,而腔静脉入口也受压迫,导致静脉压升高,可高达20cmH_2O以上,甚至达40cmH_2O。静脉回流受阻引起体静脉扩张,颈静脉怒张,肝脏淤血肿大,腹腔和胸腔积液,下肢水肿。肝脏淤血肿大损害肝细胞和肝功能,胸水、腹水又使大量血浆蛋白丢失,往往存在低蛋白血症。血压低水平,脉压窄,一般为20mmHg左右。脉搏细弱无力,增快或不规则,深吸气时脉搏更弱,称为奇脉。由于回来受阻,循环时间普遍延长。而术前的低盐饮食和利尿治疗,易引起水、电解质紊乱。

(二) 麻醉处理

1. 术前准备 由于肝功能受损,同时有大量胸水和腹水,血浆蛋白尤其是白蛋白显著降低。术前治疗中通常采用低盐饮食和利尿药,常常引起血K^+、Na^+、Cl^-偏低。故术前应尽量改善患者全身状况,应摄取高蛋白饮食以补充血浆蛋白,必要时静脉补充蛋白、全血或血浆,以增加血浆胶体渗透压;补充适量的维生素B、C,适当补充维生素K以避免术中凝血功能障碍;给利尿药以减轻胸、腹水及外周水肿,但要特别注意血K^+,须同时适当补钾。术前1~2天适量抽腹水、尽量抽胸水,以减轻呼吸困难,同时避免心包切除后回心血量突然增加而引起急性心力衰竭。术晨测量体重,尽可能按净体重计算麻醉药用量。术前1小时肌注吗啡0.1~0.2mg/kg,东莨菪碱0.2~0.3mg,如呼吸循环功能很差,吗啡须减量或不给。

2. 麻醉诱导 常规监测ECG、SpO_2。左桡动脉置管监测MAP,间断测血气;中心静脉置管监测CVP及右房压(RAP),并可保证及时、快速给药。必须保证有两条粗大、通畅的静脉通路,以防备大出血时应急之用。患者入室后面罩吸入纯氧,准备好异丙肾上腺素(1.0mg/10ml)、去氧肾上腺素(1.0mg/10ml)和(或)多巴胺(20mg/20ml)等急救药品;准备好除颤器。由于循环代偿功能已十分脆弱,处理不当可能猝死,因此,必须严密监测血压和ECG,施行缓慢诱导。遵循影响循环最小、剂量最小、注药速度最慢的原则,避免血压下降和心动过缓。可用依托咪酯0.2~0.4mg/kg或咪达唑仑0.05~0.1mg/kg,联合氯胺酮1.0~2.0mg/kg、芬太尼3~5μg/kg。肌松药可根据心率来选择,避免心动过速或过缓。静脉给药时须注意此类患者循环时间长,应缓慢诱导,以防用药过量。同时监测尿量。

3. 麻醉维持与管理 采用对循环影响轻的芬太尼为主的静吸复合或静脉复合麻醉。麻醉管理首先须严格管理液体入量,手术开始即给予较大量利尿药,心包完全剥离前等量输液,剥离后限量输液,以维持容量的负平衡。安置开胸器时应逐渐撑开,以免过度牵拉使心包绷紧,可能进一步限制心室充盈而导致血压下降。术中采用头高位,防止心包大部切除后,下腔静脉回血骤增,已萎缩的心肌不能适应突然增加的血流量而发生急性心力衰竭。剥离时须注意剥离的顺序,应遵循先左后右、先流出道后流入道的原则:左心室→右室流出道→房室沟缩窄环→下腔静脉环形束带,以防发生急性肺水肿。心包剥离过程中手术刺激可诱发心律失常,如不是多发、连续者,可不处理;如发生连续性、室性心律失常,应暂停手术操作,静注利多卡因0.5~1.0mg/kg,同时立即检查血气和电解质是否异常,并做出相应处理。当心包大部分剥离后,及时给予毛花苷丙0.2~0.4mg强心并给予利尿剂以减少循环血量及心脏负担。心包剥离后,由于心肌已有废用性萎缩,加上骤增的回心血量,很容易发生持续

性低心排。此时除及时强心利尿外，还可给予多巴胺3～5μg/(kg·min)，必要时可使用主动脉内球囊反搏(IABP)。手术结束后应保留气管插管在ICU继续机械通气，维持正常血气值，控制输液、输血量，继续强心、利尿，保护心脏功能，防止低钾、低钠。

麻醉和手术中如果出现缺氧、CO_2蓄积和(或)低血压，可引起急性左心衰竭和肺水肿，应积极纠正缺氧，行间歇正压通气，给予吗啡、呋塞米和毛花苷丙。如术中发生大出血且止不住，或发生室颤、心内按压和除颤都较为困难时，应考虑急诊CPB下进行手术或行心肺复苏。

第四节　冠状动脉旁路移植手术的麻醉

1962年Sabaston首次采用血管端-端吻合术成功实施了冠状动脉旁路移植术(coronary artery bypass grafting，CABG)，现已成为常规手术，近些年来非CPB下的CABG也得到了开展。

一、术前对病情的估计

1. 心绞痛　临床上心绞痛有三类，即稳定型心绞痛、不稳定型心绞痛和变异型心绞痛。稳定型心绞痛患者如静息时心电图呈现ST段下降、或伴有高血压、或有陈旧性心肌梗死史、或心绞痛Ⅲ、Ⅳ级者，术后病死率较高。不稳定型心绞痛和变异型心绞痛，具有突发心肌梗死或猝死的危险，新近才有的不稳定型心绞痛或新近从稳定型转变来的，3个月内其危险性最大。

2. 心脏功能　参见前述。如患者睡眠需要高枕、肢体有水肿或需服用洋地黄制剂者，表明心脏功能已受损。还需注意是否有一过性左心衰竭和心肌梗死病史。

3. ECG　注意静息时有无异常ECG，必要时行24小时动态监测或运动试验。

4. 超声心动图　能清晰地观察到SWMA，还能测定EF值，对评估冠心病患者缺血的程度很有帮助。

5. 心导管检查　正常EF>0.55，出现一次心肌梗死而尚无心衰症状者EF多0.40～0.55；当EF为0.25～0.40时，则绝大部分患者活动后有症状、而休息时则无(心功能Ⅲ级)；当EF<0.25时，即使休息时也有症状(心功能Ⅳ级)。

6. 冠状动脉造影　可以显示冠状动脉的具体解剖关系，并可确定病变的具体部位、严重程度以及病变远端的血管情况。

7. CABG手术麻醉的危险因素(表18-4)及其与病死率的关系(表18-5)。

表18-4　CABG手术麻醉的风险因素

风险因素	分值
年龄(岁)	
70～74	7
75～79	12
>80	20
女性	1
肥胖	3
糖尿病	3
高血压	3
EF(%)	
≥50	0
30～40	2
<30	4
室壁瘤	5
术前使用IABP	2
PTCA后急症手术	10
心肌梗死后1周内手术	10
再次手术	10
合并瓣膜疾患	
二尖瓣	5
PA≥60mmHg	8
主动脉瓣	5
压差≥120mmHg	7
肾功能不全依赖透析	10
急危重状态(如急性室间隔穿孔、心源性休克、肾衰竭)	10～50
其他如截瘫、肺疾患、依赖起搏器等	2～10

表18-5　CABG手术麻醉风险因素分值与病死率的关系

分值	病死率(%)
<4	1
5～9	5
10～14	9
15～19	17
>20	31

二、术前药物治疗

由于增加冠状动脉血流量已极有限，因此改善心肌供氧应以减少心肌耗氧的药物为主。硝酸甘油仍是治疗心绞痛的主要药物，可持续到手术前1日为止，术晨改用软膏或贴膜贴敷，有静脉通路的可微量泵输注。β-肾上腺素受体阻断药能降低心率、心肌收缩强度及收缩压，从而减少耗氧量。钙通道阻滞药可减慢心率、抑制心肌收缩力，减少氧耗；还可松弛血管平滑肌，扩张冠状动脉，增加氧供。

术前对中、重度高血压患者应采取两种以上降压药治疗，包括利尿药、β-受体阻断药、钙通道阻滞药、血管紧张素转换酶抑制药、α-受体阻断药等，一直用到手术前，不宜突然停药，否则可诱发心肌缺血、高血压反跳和心律失常。服用阿司匹林者术前1周停止使用，必须抗凝者，改用肝素一直到术前。洋地黄治疗者，除合并心动过速不能停药外，最好在术前12小时停用。长期使用利尿药者，最好在术前数天起停药，以便调整血容量及血钾。

三、麻醉管理

1. 麻醉原则　尽量保持总供氧量和减少总耗氧量。为此，一方面应做好患者精神心理准备，减少焦急和恐惧，避免内生性儿茶酚胺的大量分泌而增加心肌氧耗；另一方面，应尽量维持或改善患者心肌氧供与氧耗间的平衡。

2. 麻醉前用药　理想的麻醉前用药应使患者：①入室呈嗑睡状，无焦虑、紧张，表情淡漠，对周围的一切均漠不关心；②心率<70次/分，血压较在病房时低5%～10%；③无胸痛、胸闷等任何心血管方面的主观症状。为此，术前用药应稍偏重。劳力性心绞痛应以β-受体阻断药为主，不稳定性心绞痛应给予钙通道阻滞药。术前心率偏快者应加大β-受体阻断药的药量，血压偏高者可增加钙通道阻滞药的用量。

3. 心肌缺血的监测

(1) ECG：心肌缺血的诊断标准为"J"点后60～80毫秒处ST水平段或降支段下降0.1mV。

(2) 血流动力学监测：采用动脉压联合CVP直接连续监测，对左心功能低下者宜置入Swan-Ganz导管进行监测。术中如出现不明原因的PCWP升高时，应警惕心肌缺血的可能。

(3) TEE：心肌缺血最早表现为心肌舒张功能受损及SWMA，TEE对心肌壁运动的监测比ECG监测心肌缺血更敏感。

(4) 心肌耗氧量监测：应维持心率收缩压乘积(RPP)<12 000、三联指数(TI)<150 000。

4. 注意事项

(1) 维持心肌的氧供/需平衡应力求做到：血压的变化不应超过术前数值的2%；(MAP-PCWP)>55mmHg；MAP和HR的比值>1(CPB前>1.2)；收缩压>90mmHg；尤其应避免心率增快的同时血压下降。避免心率增快，有利于心肌氧的供/需平衡(CPB前HR<70次/分，停机和术后HR≤90次/分)。

(2) 切皮及锯胸骨是最强烈的操作步骤，切皮前应及时加深麻醉，必要时需加用血管扩张药及β-受体阻断药。

(3) 围术期血压应维持较高水平，合并高血压者更应如此。但血压升高也增加心肌氧耗，因此围术期应维持血压稳定。术中、术后严重高血压应首选尼卡地平，如血压增高的同时伴心率增快，可选用地尔硫䓬。

(4) 围术期心肌缺血，预防重于治疗。如因血流动力学因素引起，则应提升心肌灌注压、减慢心率；如由冠脉痉挛或动脉桥痉挛所致，则应首选钙通道阻滞药解除痉挛，预防动脉桥痉挛，尼卡地平效果最好。

(5) 术前心功能好的患者，应适度地抑制心肌的收缩力，尤其对左主干、冠状动脉病变广泛者。应用正性肌力药的指征：PCWP>16mmHg，MAP<70mmHg或收缩压<90mmHg，CI<2.2L/(min·m^2)，SvO_2<65%。

(6) 密切注意血气变化，除PaO_2维持较高外，$PaCO_2$应维持在正常范围内，避免过度通气引起冠脉血流量减少，氧离解曲线左移，氧不易向组织释放。

5. 围术期心律失常　术前有频发室早或短阵室速者，术中易发生室颤；术前存在房早者，术后易发生房颤；术前已有房颤者，麻醉中易发生低血压。冠心病患者围术期快速性心律失常对β-受体阻断药反应良好，窦性心动过速用β-受体阻断药效果不佳时，可慎用新斯的明。心脏高动力时的心律失常应首先降低心肌氧耗，使用β-受体阻断药或钙通道阻滞药即可消除室早或短阵室速。心率缓慢出现逸搏时，应首先提升心率。术中新发生的房颤由于对血流动力学的剧烈影响，须即刻治疗，首选电击除颤。此外，还应考虑麻醉和通气的影响，在使用药物治疗心律失常之前，必需排除这些因素。

四、非 CPB 下冠状动脉旁路移植术的麻醉

随着手术技术和器械条件等的进步，常温非 CPB 下冠状动脉旁路移植术(off pump CABG，OPCABG)得到重新认识并迅速发展。由于外科操作不可避免地干扰心脏的泵血功能，此类手术的麻醉处理困难较大，应注意其不同于 CABG 的麻醉处理的特殊性。

1. 术前心功能较好的 OPCABG 患者对 β-受体阻断药的耐受能力较好，可适当增加剂量，以利于术中有效控制心率、增加室颤阈值，也可增强心肌对缺血的耐受性。

2. 术中搬动心脏时会引起血压下降、心律失常，特别是吻合回旋支时最为严重。首次搬动出现血压下降、心律失常时，把心脏复位后会得到改善，无需用药处理。再次搬动时血压下降、心律失常的发生常会有所减轻，反复数次，血流动力学能逐渐趋于稳定(缺血预处理作用)。固定回旋支时对血流动力学影响较大，可采取头低、右倾体位，以利于心脏射血、增加 CO，且利于暴露术野和吻合操作。

3. 血管吻合期间常出现低血压，如能维持收缩压>80mmHg、MAP>60mmHg，可不进行处理。但如较难维持，特别是心电图上出现心律失常、ST 段改变时，提示心肌缺血加重，应立即处理。

4. 术中持续输注硝酸甘油以避免冠状动脉张力增加或痉挛，剂量以不影响血压为宜。应限制液体输入，降低前负荷，但失血较多者应及时补充血容量，避免出现低血压。

5. 低温一方面会增加外周血管阻力，使心肌氧耗增加，另一方面还可降低心肌的室颤阈值，易发生心律失常，因此术中应注意保温，维持患者体温>36℃。

6. 如果手术中出现严重血流动力学不稳定，尤其是 ECG 提示有严重心肌缺血时，应考虑放弃此种手术方法，建立 CPB，进行常规搭桥手术。

第五节 主动脉瘤手术的麻醉

大血管手术包括主动脉、腔静脉和大动脉分支及肺动、静脉手术，其中以主动脉瘤(aortic aneurysm)手术对麻醉的要求高、难度大。按发生部位，主动脉瘤分为根部主动脉瘤、升部主动脉瘤、弓部主动脉瘤、降部主动脉瘤、胸腹部主动脉瘤和腹主动脉瘤(图 18-11)。其中降部以上手术需在体外循环下进行，降部以下可在非体外循环下实施。

一、麻醉前评估与准备

1. 麻醉前评估　大的主动脉瘤可压迫气管、支气管，使其移位、变形，阻塞气道，还可使受压气管发生软化，气管插管时有破裂出血的危险，拔管时有气管塌陷的可能。升部和弓部主动脉瘤可使颈部血管解剖位置改变，行中心静脉穿刺置管时有误入动脉的可能。马方综合征导致的升主动脉瘤多累及主动脉瓣，常引起主动脉瓣关闭不全，且常比风心病所致者更严重，反流量大。无明显呼吸困难者，表明尚处于代偿状态；如果有明显呼吸困难，则表明已失代偿，病情可能会迅速恶化。此类患者

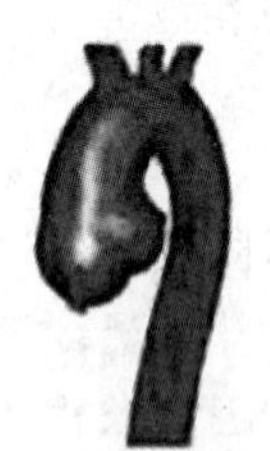

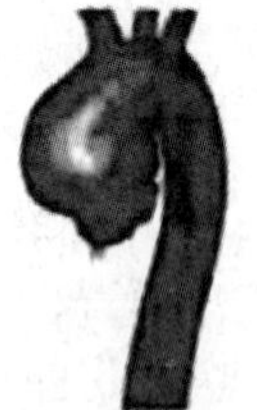

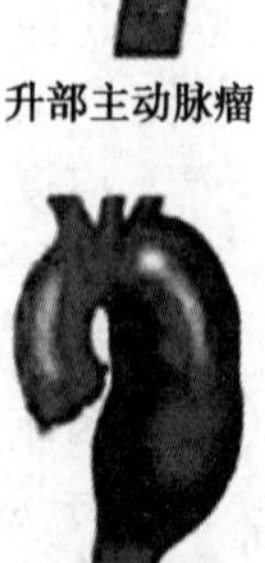

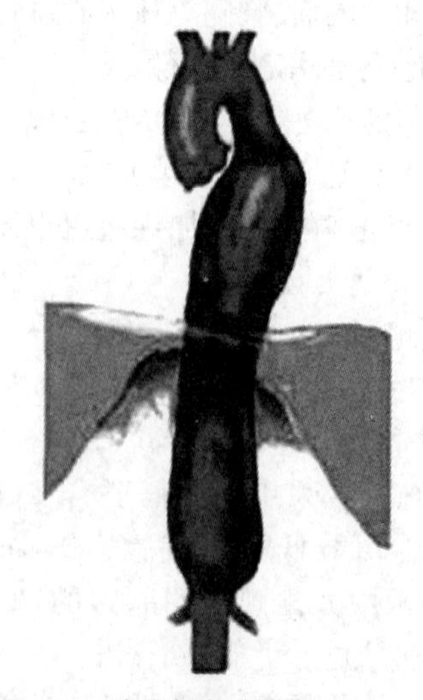

图 18-11 不同部位的胸主动脉瘤

术前药应偏轻，应防止心动过缓，慎用血管扩张药。

2. 术前准备　稳定情绪、静卧，术前晚应用镇静催眠药，减轻精神紧张，使用降压药控制血压至术前，以预防动脉瘤破裂出血。手术当日用较重术前药，尤其对合并高血压和冠心病的患者，除常规给予吗啡和东莨菪碱外，可加用司可巴比妥（速可眠）、安定类药，使患者处于嗜睡状态，对周围环境淡漠，减少应激反应。如有心功能不全，应强心利尿，调整电解质，改善心脏功能。预防心绞痛，必要时应用硝酸酯类药、β-受体阻断药或钙通道阻滞药。胸腹部动脉瘤的患者，术前肾功能不全可高达14%，应适当补充液体，维持心排血量和尿量，不用或少用对肾脏有毒性的药物。

动脉测压需根据手术部位来决定穿刺部位。阻断弓降部位时，可能会影响左锁骨下动脉，必须穿刺右桡动脉。如欲观察阻断后脊髓灌注情况，则需上、下肢同时测压。需行两头灌注的手术，也需上、下肢同时测压。升主动脉和弓部手术，有时需经右锁骨下动脉灌注，动脉测压不能选择右侧。因可能有大量、快速、持续的失血，故须建立包括中心静脉及外周静脉的3～4条静脉通路，穿刺针口径14～16号，根据需要准备单腔、双腔或三腔的中心静脉置管。升主动脉和弓部动脉瘤常累及大血管分支，常规颈内和锁骨下静脉穿刺十分危险，可通过肘部静脉置入长导管、或颈外静脉置管、抑或股静脉置管。

胸降部动脉瘤手术需准备双腔支气管插管。

二、麻醉方法

病变部位不同，手术的种类和方法亦各具特点，应据此来选择麻醉方法。

1. 连续硬膜外阻滞　适于腹部及腹部以下的腹主动脉瘤手术。硬膜外阻滞能降低外周血管阻力，减轻主动脉阻断对后负荷的影响；还可阻断肾脏交感神经，减弱肾皮质反射性血管收缩，增加下肢和移植血管血流量。此外，硬膜外腔给予麻醉性镇痛药或局麻药，可控制术后疼痛及由此引起的高血压。

阻断动脉前应做好降压准备，应从上肢输入硝普钠，使动脉压保持在阻断前水平或稍高。主动脉开放前停用硝普钠，快速输血或输液，备好多巴胺或去氧肾上腺素。缓慢开放阻断钳，如血压剧降，可根据情况给予多巴胺2～5mg/次或去氧肾上腺素0.1～0.2mg/次，同时快速补充血容量。检查血气和电解质，纠正酸中毒和离子紊乱。

2. 常温全麻　适于主动脉分支间搭桥术、升主动脉-腹主动脉人工血管架桥术以及硬膜外麻醉下能完成的血管手术。与硬膜外麻醉相比，患者比较舒适，操作简单，循环调整比较容易，可进行控制性降压。但常温下很多手术不能完成，且一旦发生意外，如大出血或手术时间过长，将会对重要器官造成损害。

3. 低温体外循环麻醉　包括深低温低流量和深低温停循环，主要用于胸主动脉瘤手术。低温能降低组织氧耗，从而增加组织对缺氧的耐受，延长阻断时间，使脊髓和肾脏在缺血期得到保护，为血管修复创造条件。

术中肌松药用量应较一般全麻大，以达到充分肌松。降温期间最大的危险是室颤，以28℃以下多见，应特别注意心电、血压监测，保持过度通气。

术中血流动力学波动最显著的是钳夹和开放主动脉两个阶段。降主动脉阻断前，即用硝普钠降压，维持收缩压在正常低水平，80～90mmHg。阻断后保持血压高于正常水平，以增加侧支循环流量，年轻人比术前高30～40mmHg，老年人高20mmHg左右，阻断后下肢血压在40mmHg左右即可。主动脉开放前停降压药，快速输血，准备好去氧肾上腺素和多巴胺。开放时应分次逐渐进行，以预防低血压，必要时给予去氧肾上腺素0.1～0.2mg或多巴胺3～5mg。主动脉开放后快速输入$NaHCO_3$ 2～3ml/kg，纠正酸中毒。给呋塞米20mg、甘露醇0.5～1g/kg利尿。

深低温停循环是将鼻咽温降至12℃（小儿15℃），主要用于主动脉弓部手术。但深低温会引起凝血功能障碍，降低心功能；停循环能引起组织器官缺氧及再灌注损伤，导致脑缺氧、脑气栓、脊髓损伤、肾衰竭等。

三、手术期间的器官保护

1. 脑　低温是脑保护的主要措施，深低温12℃时停循环耐受时间可达45分钟。为了预防脑缺氧，可给予大剂量激素，甲基泼尼松龙30mg/kg；停循环前10分钟给予利多卡因5mg/kg；切开主动脉时头低位15°～30°，防止发生脑气栓；停循环期间可通过上腔静脉放血，使CVP维持在6cmH_2O以下，以防止脑水肿；尽量缩短停循环时间，停循环期间仍保持脑部灌注。

2. 心脏　低温期间易发生室速和室颤，酸中毒和高钾可降低室颤阈值。应避免降温过快、过低，同时过度通气，维持$PaCO_2$在30mmHg左右。

3. 肺脏　大血管手术时，患侧肺萎陷使肺血管阻力显著增加，动脉血不能从静脉流出而大量渗入肺泡，同时低温下的血管扩张和肝素化，可并发开胸侧肺出血。为此，健侧肺给予正常机械通气，患侧肺给予高频通气或持续正压通气，以避免患侧完全塌陷和低氧血症。术中每半小时膨肺1次。肺动脉插管引流减压，使血液不流入肺内。

4. 肾脏 术中保持尿量0.5～1.0ml/(kg·h)，主动脉阻断前30分钟给予25g甘露醇，持续输注小剂量多巴胺2～3μg/(kg·min)，并通过腹主动脉瘤内的肾动脉开口灌注4℃冷晶体液。

5. 脊髓 胸、腹主动脉瘤切除术时，脊髓最易受损，截瘫是术后最严重的并发症。可通过躯体感觉诱发电位(SEPs)监测脊髓缺血情况。皮质激素可减少脊髓水肿、稳定细胞膜。鞘内注射可扩张脊髓前动脉的罂粟碱，还可通过脑脊液引流提高脊髓的灌注压。

第六节 快通道心脏麻醉

一、临床意义

快通道心脏麻醉(fast tracking cardiac anesthesia，FTCA)即在心脏手术后早期拔除气管内导管(<6小时)，以缩短患者在ICU和病房的滞留时间。其临床意义：①避免气管导管滞留气管期间，因导管刺激引起的血压高、心率快、氧耗增加；②避免长时间机械通气影响呼吸功能的恢复，减少呼吸系统并发症；③拔管后患者更舒服，对手术满意度明显高于传统麻醉组；④血管活性药物需要更少；⑤可较快离开ICU，提高医疗资源的利用率；⑥安全，不增加围术期的病死率和发病率；⑦减少住院费用，国外统计约减少25%左右。

二、禁忌证

1. 术前EF<25%。
2. 术后心力衰竭，需用IABP等辅助循环。
3. 心肌梗死进展期。
4. 伴有左束支传导阻滞或频发室性期前收缩。
5. 严重呼吸功能障碍，FEV_1<0.8L。
6. 二次心脏手术。
7. 严重肝肾功能不全，肌酐>18mg/dl。
8. 严重肺动脉高压。
9. CPB>2.5小时。

三、实施方法

1. 术前适量镇静，以解除焦虑，减少麻醉药用量。术前1小时口服地西泮10mg，术前30分钟肌注吗啡10mg、东莨菪碱0.3mg。也可麻醉前30分钟口服咪达唑仑7.5mg。

2. 麻醉诱导应适量，控制芬太尼用量<5μg/kg。气管插管前静注利多卡因100mg，以预防插管时的心血管反应。

3. 麻醉维持选用持续静脉输注丙泊酚〔4～8mg/(kg·h)〕和(或)小剂量阿片类药物(芬太尼15μg/kg)，可使绝大多数患者在术后6小时内拔管。使用瑞芬太尼时常需要一种或多种方法提供术后镇痛。

4. 围术期合理使用液体，避免肌松药过量。维持适当的体温，CPB手术要求停机前复温至38℃，非CPB手术中维持体温>36.5℃。

5. 术毕患者清醒、合作，自主呼吸恢复良好，血流动力学稳定、四肢活动正常、无出血情况下拔管。24小时内拔除胸部引流管，减少疼痛刺激。

6. 早期活动，手术当日可活动腿部，术日晚可在协助下坐起和站立，术后第一天可下地走动。手术次日可出ICU，术后4～5天即可出院。

四、注意事项

1. 轻度低温和寒战可使撤机延迟，因此围术期维护体温至关重要。控制适度的环境温度(25℃左右)，CPB停机前复温要充分(38℃)，必要时应用变温毯或保温被。

2. 术后出血是延长机械通气时间和延迟拔管最主要的原因。危重、近期服用阿司匹林者，应尽可能缩短CPB时间，关胸前彻底止血。常规使用抗纤溶药物减少出血。

3. 术后疼痛、各种管道刺激是心脏手术后患者不适、应激反应增强和血流动力学波动的主要原因。常联合应用非阿片类药物如非甾体类抗炎镇痛药、曲马多等，患者自控镇痛(PCA)技术可获得更好的镇痛效果。

4. 可能的并发症

(1) 增加术后心肌缺血的危险；

(2) 需再次插管，如高龄(>65岁)、合并其他血管疾病或慢性阻塞性肺疾患、严重左心功能不全、再次手术、CPB>120分钟等，应慎重FTCA。

第七节 心肌保护及进展

随着 CPB 下心脏手术的开展，缺血-再灌注损伤（ischemia-reperfusion injury，I-R 损伤）这一病理生理改变逐渐受到人们的重视。

一、心肌的 I-R 损伤

所有器官均可发生 I-R 损伤，心脏对氧需求较高，更易发生 I-R 损伤。心肌缺血与再灌注损伤是两个不同的病理生理过程，二者既彼此独立、又互相联系，心肌缺血和再灌注引起的损伤也不同（表 18-6）。I-R 损伤的发生机制与高能磷酸化合物代谢障碍、大量氧自由基产生、细胞内钙超载、活化的中性粒细胞作用等因素有关。

表 18-6　心肌缺血损伤和再灌注损伤

缺血性损伤		再灌注性损伤
发病环节	缺血、缺氧	再灌注
微小血管	早期无堵塞现象	微小血管堵塞、出现无复流现象
心肌功能	进行性下降	心肌顿抑
心律失常	缓慢发生、很少室颤	突然发生、很快转化为室颤
	α-受体阻断药有效	β-受体阻断药有效
ECG	ST 抬高、R 波增高	ST 不抬高、R 波降低、出现病理性 u 波

二、心肌保护措施

心肌 I-R 损伤的防治是心血管手术中急需解决的问题，多年来，许多学者致力于研究心肌保护液、灌注方法、降低心肌代谢及耗氧量。这些措施的目的是减轻心肌缺血和 I-R 损伤，但目前尚缺乏能有效减轻 I-R 损伤程度的方法。

（一）缺血预处理

1986 年 Murry 等首次发现，阻断犬冠状动脉左旋支 5 分钟，再灌注 5 分钟，反复 4 次，然后再阻断 40 分钟，再灌注 3 小时，与对照组相比心肌坏死面积明显减少、心功能改善、心律失常发生率降低、自由基形成减少、心肌超微结构的损害减轻。这种预先反复、短暂的心肌缺血可以延缓或减轻随后的 I-R 损伤的现象称为缺血预处理（ischemic preconditioning，IPC）。动物实验及一些临床研究表明，IPC 可减少心肌梗死的发生，IPC 为保护缺血心肌和探讨其机制开辟了新的领域。

IPC 的保护作用分为两个时相，即急性期（immediate phase）和延迟期（delayed phase）。急性期的保护作用在灌注恢复后即刻出现，持续约 1～3 小时。延迟期又称第二时相或第二保护窗（second window），其保护作用一般在灌注恢复 24 小时后才出现，可持续数小时、数天或者更长。因延期保护作用比急性期要长，故备受人们关注。

IPC 具有以下生物学特征：①IPC 的发生与心肌内 ATP 下降的速率减慢有关；②缺血时间超过 90～180 分钟，则 IPC 保护作用消失。但在最初缺血 24 小时后这种保护作用仍可恢复，即第二保护窗或延迟保护作用；③IPC 不依赖于冠状动脉侧支循环的增加；④单次短暂冠状动脉阻塞也能引起 IPC 产生；⑤数小时内缺血频繁发作可导致 IPC 保护作用失效，即对 IPC 产发生耐受现象；⑥缺氧、牵张、热休克和 α_1-肾上腺素能使心肌出现类似的 IPC 现象。

IPC 的生物学机制仍不十分清楚，其过程涉及受体跨膜信息传递系统以及不同效应器等多种环节，ATP 敏感性 K^+ 通道（ATP-sensitive potassium channel，K_{ATP}）可能是其心肌保护作用的最后效应器官。因其本身是创伤性的、存在许多潜在危险，在伦理学上难以接受，离真正的临床应用还有不小的差距。

（二）麻醉药预处理

近来与日俱增的证据表明，在预防和处理 I-R 损伤中，麻醉药也具有与 IPC 相似的、防止心肌 I-R 损伤的作用，这种现象称为麻醉药预处理（anesthetic-induced preconditioning，APC），目前它已成为麻醉学研究的新热点。

1. 阿片类药物　由于阿片类药物在心血管外科的广泛应用，阿片受体激动剂特别是吗啡和芬太尼的保护作用日益受到重视。

阿片类麻醉药的心肌保护机制较复杂，1997 年首次报道了应用阿片受体激动剂模拟 IPC 的整个过程。Fryer 等在大鼠心肌 I-R 损伤模型研究中发现，缺血前 12 小时给予阿片受体激动剂 TAN-67 预处理，不影响心肌梗死范围，而缺血前 24 和 48 小时预处理则可使心肌梗死范围缩小，而在缺血前 72 小时进行预处理则保护效应消失，表明阿片受体参与延迟保护效应。而且这些作用可被选择性 δ_1-受体拮抗剂 benzylidenenaltrexone(BNTX)所阻断,也可被 K_{ATP}通道拮抗剂 Glibenclamide 和5-HD 所阻断,提示 mito K_{ATP}通道参与了阿片受体的心肌保护作用。

心脏中阿片受体有 μ、κ 和 δ 三类,阿片肽通过激活心脏中相应的阿片受体(主要为 δ 和 κ 受体)产生保护效应,其作用可被非选择性阿片受体拮抗剂纳洛酮所阻断。

2. 丙泊酚 Murphy 等证实丙泊酚有抗氧化作用,一个分子的丙泊酚可以捕捉两个氧自由基,干扰了脂质过氧化的夺氢过程,形成的酚基进一步与脂质过氧化反应形成一个更稳定的无活性产物,从而中断脂质过氧化过程。目前认为,丙泊酚可通过其芳香环与自由基反应形成稳定的基团如苯氧基来清除氧自由基,抗氧化作用是其保护 I-R 损伤的机制之一。

3. 吸入性麻醉药 30 多年前 Lowenstein 和 Bland 通过短暂阻断犬冠状动脉,证实氟烷可降低其引起的 ST 段升高,首次提出吸入性麻醉药具有抗缺血作用。此后,Lowenstein 的研究显示,氟烷还可以使长时间阻断犬冠状动脉引起的心肌梗死面积减小。随后,更多的研究证实吸入性麻醉药可保护心肌对抗可逆或不可逆性缺血损伤。

吸入性麻醉药预处理包括两个阶段:早期预处理,预处理作用即刻发生,历时 1 ~2 小时;延迟预处理,预处理作用在使用吸入性麻醉药 24 小时后再现,长达 72 小时。大鼠离体心脏 I-R 模型证实,吸入七氟烷后 48 小时时的心肌保护作用强于 24 小时。

现已证明一些蛋白质激酶途径如蛋白激酶 C(PKC)、蛋白激酶 B/Akt 蛋白、糖原合成酶激酶(GSK),mito K_{ATP} 和 sarco K_{ATP},凋亡信号,NO,Ca^{2+} 稳态以及 mPTP 等在吸入性麻醉药预处理过程中发挥重要作用。预处理阶段生成的 ROS 可能在吸入性麻醉药预处理引发的心肌保护信号传导途径中起触发器的重要作用。在吸入性麻醉药预处理过程中,七氟烷可通过触发复杂的信号级联反应包括激活 PKC、第二信使如鸟嘌呤核苷酸结合蛋白(G 蛋白),来开放 K_{ATP} 通道,从而产生保护作用。此外,七氟烷还能激活 PI3K/Akt/GSK3β(磷脂酰肌醇 3-激酶/蛋白激酶 B/糖原合成酶激酶 3β)途径延迟 mPTP 开放,以保护心肌。

对健康志愿者的研究发现,吸入镇静浓度的七氟烷就可以对重要脏器的内皮细胞起到保护作用而对抗 I-R 损伤。大量临床试验证实吸入性麻醉药预处理能减小心肌梗死面积、减少肌钙蛋白(cTnI)释放、缩短住院时间、降低病死率。

虽然目前机制尚不明确,但大量研究表明 APC 具有保护缺血心肌的作用。由于围术期心肌缺血的频繁发生,而麻醉药在各种手术和有创检查中是不可缺少的,研究 APC 的心肌保护作用及其机制将是心肌 I-R 损伤的研究重点和方向,必将前景广阔。

(薄玉龙 李文志)

参考文献

1. 卿恩明. 心血管手术麻醉学. 北京:人民军医出版社,2006
2. 于钦军,李立环. 临床心血管麻醉实践. 北京:人民卫生出版社,2005
3. 胡小琴,卿恩明. 心血管麻醉及体外循环. 北京:人民卫生出版社,1997
4. 刘进. 心血管麻醉监测进展. 河北:中华麻醉学杂志,1998,18(3):188-192
5. 卿恩明,宋瑞冀,王学勇. 冠状动脉旁路血管移植术的麻醉(附 205 例报告). 北京医学,1999,21:84-86
6. Tanaka,Katsuya. Mechanisms of Cardioprotection by Volatile Anesthetics. American Society of Anesthesiologists,2004,100(3):707-721
7. De Hert,Stefan G. Cardioprotection with Volatile Anesthetics: Mechanisms and Clinical Implications. International Anesthesia Research Society,2005,100(6):1584-1593
8. Lake CL. Pediatric cardiac anesthesia. virginia: Appleton & Lange,1993
9. Starek PK. Heart Valve Replacement And Reconstruction. Chicago: Year Book Medical Publishers,1987
10. Murry CE, Jennings RB, KA Reimer. Preconditioning with ischemia: a delay of lethal cell injury in ischemic myocardium. Circulation,1986,74:1124
11. Toller WG, Kersten JR, Gross ER. Isoflurane preconditions myocardium against infarction via activation of inhibitory guanine nucleotide binding proteins. Anesthesiology,2000,92:1400-1407

12. Grover DJ. Pharmacology of ATP-sensitive potassium channel (K_{ATP}) openers in models of myocardial ischemia and reperfusion. Can J Physiol Pharmacol, 1997, 75:309-315
13. Sanada S, Kitakaze M, Asanuma H. Role of mitochondrial and sarcolemmal K_{ATP} channels in ischemic preconditioning of canine heart. Am J Physiol Heart Circ Physiol, 2001, 280:256-263
14. Schultz JE, Rose E, Yao Z. Evidence for involvement of opioid receptors in ischemic preconditioning in rat hearts. Am J Physiol, 1995, 268(5):2157-2161
15. Kato R, Foëx P. Myocardial protection by anesthetic agents against ischemia-reperfusion injury: an update for anesthesiologists. Can J Anesth, 2002, 49:777-791

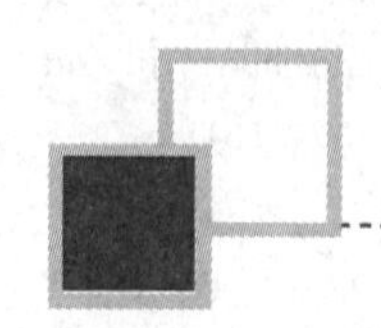

第十九章　胸科手术的麻醉

胸科手术麻醉是随着胸科手术技术的发展而发展。过去20年以胸腔镜手术(VATS)为代表的胸科微创手术越来越普及,与传统开胸手术相比VATS术后疼痛程度更低、细胞因子产生更少以及术后肺功能恢复更好。为了满足手术的需要,使肺隔离技术变得越来越重要,相应地出现了很多用于单肺通气的新技术(主要是改良支气管阻塞导管)以及逐渐建立和完善单肺通气的麻醉管理理念。本章将对胸科手术麻醉近年来的进展作一概述,为今后胸科手术麻醉的发展指明方向。

第一节　胸部麻醉的生理学

一、体位改变和开胸的影响

侧卧位时,清醒患者下侧肺的通气更多,而麻醉患者则上侧肺通气更多。若侧卧位行单肺通气,下侧肺单肺通气时的 PaO_2 比上侧肺单肺通气时及平卧位时更高。这是由于体位改变时重力作用引起的通气/血流比改变,而与低氧性肺血管收缩(HPV)无关。和麻醉、未开胸时的侧卧位患者比较,开胸本身通常对上侧肺和下侧肺血流的分布无明显影响。然而开胸对通气分布有较大的影响(正压通气的使用),通气分布的改变能导致通气/血流进一步失衡。侧卧位下开胸的患者,自主呼吸时可出现矛盾呼吸和纵隔摆动,这两种异常现象可引起进行性低氧血症和高碳酸血症。麻醉和肌肉松弛后,侧卧位开胸患者常出现通气/血流失衡,通气好的肺组织血流很差,而通气不良的肺组织血流灌注却良好。

二、单肺通气的影响

单肺通气使手术侧肺塌陷,有利于手术操作。但塌陷肺组织处于无通气而仍有血流灌注的状态,造成右向左的肺内分流(分流比例达20%~30%)。由于HPV、重力作用和手术对肺组织的挤压作用均可使手术侧肺血流减少,在一定程度上降低了右向左分流的比例。预先存在的肺部疾病引起的肺血流改变也会对肺内分流产生影响。减少通气侧肺血流灌注的因素通过间接增加塌陷肺组织的血流和抑制了HPV作用,同样也可加重右向左分流。

第二节　胸科手术的麻醉前评估及术前准备

一、呼吸功能的评估

胸科手术患者围术期发生并发症和死亡的主要原因是肺部并发症。因此,所有行肺切除术的患者都需行术前呼吸功能的评估,包括肺机械功能、肺间质功能和心肺储备能力。肺功能参数FEV1、FVC、MVV和RV/TLC与术后转归有良好相关性。在这些参数中最有价值的是术后FEV1预测值(ppo FEV1%),其计算公式为ppo FEV1% =术前FEV1%×(1-%切除的功能肺组织/100)。估计功能肺组织比例的方法是通过计算切除的功能肺段的数量(图19-1)。评价肺气体交换能力最有用的参数是一氧化碳弥散能力(DLco)。与计算ppo FEV1%一样,也可采用相同公式计算术后DLco预

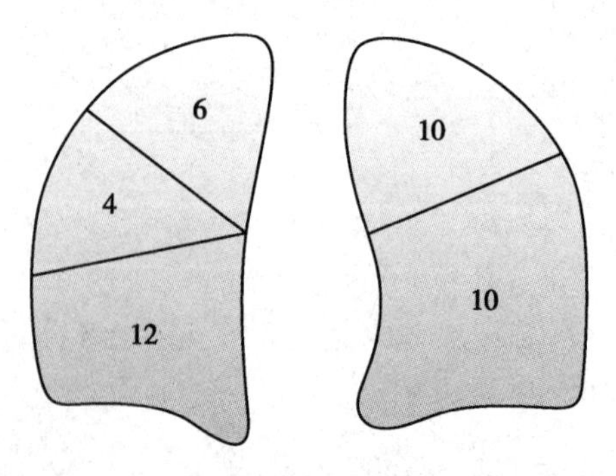

图19-1　用于计算预测术后肺功能的每一肺叶的节段数

Anesthesia for Thoracic Surgery. Miller' s Anesthesia, 7th Edition. Churchill Livingstone: Elsevier, 2009

测值(ppo DLco%)。评估心肺储备能力的参数是最大氧耗量(VO_{2max})。具体评估呼吸功能的参数值见表19-1。

表19-1 胸科手术的麻醉前评估

呼吸功能评估
呼吸机械功能
ppo FEV1%>40%、MVV、RV/TLC、FVC
肺间质功能
ppo DLco%>40%、PaO_2>60mmHg、$PaCO_2$<45mmHg
心肺储备能力
VO_{2max}>15ml/(kg·min)、上楼>2层楼、6min行走、运动SpO_2降低<4%
其他肺功能检查(包括通气/血流扫描显影、分侧肺功能检查等)
心血管评估
心血管疾病的类型、严重程度
药物治疗情况
术前检查(包括ECG、超声心动图、冠脉造影等)
肺隔离困难的评估
术前胸片和CT扫描
单肺通气时发生低氧血症的风险评估
右侧开胸手术
术前通气/血流扫描示手术侧肺高通气或血流比
双肺通气时低PaO_2
正常术前肺量测定(FEV1或FVC)或限制性肺疾病
肿瘤患者的特殊评估
肿块作用(包括位置、大小、对周围组织结构的影响等)
代谢作用(包括Cushing综合征、异位嗜铬细胞瘤等)
转移(尤其是脑、骨、肝脏和肾上腺转移)
药物治疗(化疗药物的肺、心脏和肾毒性)

对于解剖上可切除肺癌患者,肺功能检查、肺灌注扫描和测定最大氧耗的运动试验也可预测术后肺功能和死亡率。FEV1小于70%预测值和弥散功能小于60%预测值应进一步做定量的肺灌注扫描。如果肺灌注扫描预测术后FEV1或DLco小于40%,应该再做运动试验。运动试验测定氧耗明显降低[<10ml/(kg·min)]预测术后死亡率为25%~50%,应该进一步讨论替代手术切除的其他治疗方案。

二、循环功能的评估

大部分胸科手术患者常合并不同严重程度的慢性阻塞性肺疾病(COPD),从而可继发引起心血管系统改变,包括肺动脉高压和肺血管阻力(PVR)增加,随后可出现右心肥大和扩张。PVR增加对于接受肺切除患者的意义十分重大。除了术前肺血管状况,麻醉及手术操作也能引起许多导致术中PVR急性增高的原因。另外,合并心血管疾病的胸科手术患者尤其需要做好术前评估,以降低术后心血管事件的发生率。详细的术前心血管评估可参照2007年ACC/AHA非心脏手术围术期心血管评估指南、2009年ESC/ESA非心脏手术术前心脏风险评估和围术期管理指南。

三、胸科手术的术前准备

行胸科手术的患者具有发生术后肺部并发症的高风险,特别是如果合并慢性肺部疾病。胸科手术促使术后肺部并发症源于术前、术中及术后三方面的原因。术前预防性呼吸准备措施可以显著降低术前呼吸功能差带来的影响。一般来说,术前呼吸道准备包括5个方面:停止吸烟、扩张气道、稀释和清除分泌物、对患者进行术前教育并鼓励其积极参与配合术后改善呼吸的护理措施。

(一)停止吸烟

吸烟增加气道激惹性和分泌物,降低黏膜纤毛运动,以及增加术后肺部并发症的发生率。术前戒烟12~24小时降低碳氧血红蛋白水平,氧离曲线右移,增加氧向组织供给。相比这些短期作用,改善黏膜纤毛运动和小气道功能,以及减少痰液产生需要长时间戒烟(8~12周)。行肺手术的患者戒烟超过4周可降低术后肺部并发症的发生率。鼓励围术期戒烟是有用的,尤其是因为术前吸烟可伴有心电图ST段压低的发生率增高。

(二)扩张气道

对具有气道高反应性的患者可进行术前支气管扩张治疗,给予β_2受体兴奋剂、拟交感类药物。

(三)稀释和清除分泌物

稀释黏稠的分泌物最重要的方法是增加体内水分,使用湿化器或超声雾化。如存在肺部感染,抗生素治疗通过抑制感染,也会降低分泌物的黏稠度和分泌量。清除分泌物可通过体位引流(可能需要几种不同的姿势)、咳嗽、拍击和震动来实现。

(四)促进患者参与术后护理的方法

采用综合性方法加强教育,鼓励患者积极主动参与术后护理。这些方法包括稳定其他内科情况、心理准备、加强营养、适当的吸氧、教育术后呼吸护理措施(包括胸部物理治疗、体位引流和离床活动等)。

第三节 常用的肺隔离技术

一、单肺通气的适应证

胸科手术麻醉最大的挑战是准确的肺隔离，单肺通气时维持气体交换和确保循环稳定。单肺麻醉涉及肺隔离术，用特殊设计的气管导管隔离通气侧肺和手术侧肺。肺隔离技术（lung isolation techniques）也许是胸科手术患者最重要的麻醉操作，有若干绝对和相对的适应证（表19-2）。

表19-2 肺隔离或单肺通气的适应证

绝对适应证
1. 隔离一侧肺以避免渗漏或污染
感染
大出血
2. 控制通气的分布
支气管胸膜瘘
支气管胸膜瘘皮肤瘘
需要开放大呼吸道的手术
一侧肺囊肿或肺大疱
支气管断裂
一侧肺病变引起致命的大出血
3. 单肺灌洗
肺泡蛋白沉积症
相对适应证
1. 利于外科手术暴露——优先考虑
胸主动脉瘤
全肺切除术
上侧肺叶切除术
纵隔手术
胸腔镜手术
2. 利于外科手术暴露——中度优先考虑
中或下侧肺叶切除术或肺段切除术
食管切除术
胸段脊柱手术
3. 单侧陈旧性完全阻塞栓子摘除术后体外循环状态
4. 单侧肺疾患引起的严重低氧血症

肺隔离的主要目的是保护非手术侧肺不受污染，提供更佳的手术视野，尤其是VATS。胸科麻醉医生应该非常熟悉微创胸科手术技术以及单肺通气的病理生理改变。Slinger提出肺隔离的“ABC”原则：A=解剖（anatomy），对气道解剖结构的不熟悉是影响成功肺隔离的重要因素之一；B=支气管镜（bronchoscopy），是用于双腔支气管导管（DLTs）和带支气管阻塞器（BBs）定位的有效手段；C=胸部影像学（chest imaging），可评估气道异常、测定气管支气管内径以及有助于选择最适肺隔离技术。

二、常用的肺隔离技术

肺隔离术实现术中单肺通气，大大有助于手术操作。DLTs和带BBs的单腔气管导管能实现肺的解剖分离从而达到肺隔离。

（一）双腔支气管导管（endobronchial tubes，DLTs）

DLTs是绝大多数胸内手术选用的肺隔离技术。DLTs与BBs和单腔气管导管相比在肺隔离应用方面具有更大的优势，其可以在肺隔离时可以更好的盲目或纤支镜下吸引，能较容易进行双肺通气管理。

1. 双腔支气管导管类型和型号的选择 男性气管支气管直径一般比女性大近20%。气管与右主支气管成25°夹角，而与左主支气管成45°夹角。右主支气管比左主支气管更短但却更粗。尽管人群中气管与支气管宽度变异较大，但已明确个体患者的气管与支气管宽度之间有显著相关性（支气管直径预计为气管直径的0.68）。基于这种直径关系，应首选左侧DLT，因为其最可能实现所有肺叶的一致通气，通过后前位胸部X线片或CT扫描测量气管宽度能有助于选择合适大小的左侧DLT。

在单肺通气时，行左侧DLT插管是最可靠的和广泛应用的方法。DLT型号的选择以能通过声门的最大型号为佳。选用最大合适型号的DLT可使呼吸道的阻力降低，纤支镜和吸痰管易于通过。一般来说32F或35F DLT适合于大多数中国女性，而37F双腔管则适合于大多数中国男性。

2. 双腔支气管导管插管技术 使用左侧DLT时，导管远端向前屈曲，近端向右屈曲。当支气管套囊通过声门后拔出管芯。接着，将导管向左旋转90°（使支气管腔对准左主支气管）。近来有研究发现，将导管向左旋转180°比旋转90°更易使DLT通过声门，术后声嘶和声门损伤的发生率更低。插入导管直到遇到阻力。插入导管时切勿用力过大，遇到阻力通常表明导管进入主支气管。DLT置入深度可通过患者身高来估算。对于身高170cm患者以嘴角为参照的平均插管深度为29cm，身高每增减10cm，插管深度也相应增减1cm。准确的DLT位置应用纤支镜确认。仅依赖听诊确定左侧DLT位置是不可靠的，纤支镜检查证实通过听诊定位有20%～48%导管位置不准确。

左侧 DLT 在首次插管时、摆放体位后或术中均可发生移位。通常 DLT 移位可以通过临床征象和通气变化来发现。在开始单肺通气时，在潮气量相同情况下，吸气时气道峰值压与双肺通气时相比应该增加 50% 左右。当 DLT 发生移位时，吸气时气道峰值压就会增加约 75%。

由于右上肺叶开口与隆嵴的距离较近且变异较大，使得右侧双腔管对于多数需要单肺通气的手术不作为首选。导管位置的轻微改变都可能造成肺隔离不完全或右肺上叶塌陷不完全，或者两种情况同时出现。然而，在某些情况下最好应避免左主支气管插管（左主支气管被肿瘤阻塞，外伤引起的断裂或由于胸主动脉瘤压迫）。特殊设计的带有支气管腔侧孔的右侧双腔管便保障右肺上叶通气。仅用听诊的方法定位右侧 DLT，90% 的几率会出现位置不正确，多数是由于插管过深。所以如使用右侧 DLT 应采用纤维镜定位。

（二）支气管阻塞器

联合使用单腔气管导管与纤支镜引导下置入 BBs 也可以达到有效的肺隔离。此种方法可以使术后需要机械通气的患者可以不用将双腔管换为单腔管。BBs 也尤其适用于困难气道的患者。例如，对于需要清醒、纤支镜插管的患者，DLT 插管可能不可行，BBs 可能是唯一可行的肺隔离方法。目前，有 5 种可用的 BBs：Univent 支气管阻塞器导管、Arndt 支气管阻塞器、Cohen 支气管阻塞器、EZ 支气管阻塞器和 Fogarty 血栓摘除导管。BBs 的定位也应使用纤支镜。

1. Univent 支气管阻塞器导管（Univent bronchial obstruction cathete） 由两部分组成：一个较大的可供通气的主管腔和一个附着于主管腔前壁的供阻塞器通过的小管腔。支气管阻塞器是一根相对质硬的内径为 2mm 中空管腔，可吹入氧气。在支气管阻塞器收起的情况下行气管插管，支气管阻塞器的定位采用导管旋转法。旋转支气管阻塞器向左或向右，以使其进入相应的主支气管。应使用纤维支镜确定进入正确的主支气管和调整合适的深度。如果支气管阻塞器用于右主支气管插管，应用纤维支镜定位，使得气囊充气时能部分嵌入右上肺叶开口。对于支气管阻塞器用于左主支气管插管，应确保支气管阻塞器进入左主支气管足够深，以减小术中由于外科操作致支气管阻塞器脱入气管。

2. Arndt 支气管阻塞器（Arndt bronchial blocker） 由一个 9F 双腔、钢丝引导支气管内导管和一个可分别通过支气管阻塞器和纤支镜的多口接头组成。支气管阻塞器和小儿纤支镜被置入一个普通的气管导管（内径为 8mm）。支气管阻塞器通过其尖端外露的引导攀套入纤支镜一同使用，在纤支镜引导下进入预计的主支气管。稳住纤支镜，置入支气管阻塞器直至看见引导攀出现在纤支镜的远端。然后回退纤支镜并确定支气管阻塞器的位置。最终定位应是在 3cm 长的椭圆形支气管阻塞器套囊用约 6ml 空气充气后可见支气管被阻塞，然后拔出引导攀。

3. Cohen 支气管阻塞器（Cohen bronchial blocker） 最大特点是可通过阻塞器近端的一个轮轴调控弯曲阻塞器的尖端，有助于进入目标支气管。有研究显示，Cohen 支气管阻塞器、Arndt 支气管阻塞器、Univent 支气管阻塞器导管与 DLT 相比均能有效用于单肺通气。Cohen 支气管阻塞器和 Arndt 支气管阻塞器所需的定位时间相似，但长于 DLT。

4. EZ 支气管阻塞器（EZ bronchial blocker） 是一种新型的 BBs，它的主要特点是导管远端为 Y 型双套囊结构，易于定位而且可以随意阻塞双侧支气管。有临床研究将 EZ 支气管阻塞器与 DLT 进行比较，结果显示 EZ 支气管阻塞器能安全、有效地用于胸科手术，尤其适用于同期进行的双侧手术（如胸交感神经切除术）。

5. Fogarty 血栓摘除导管（Fogarty thrombectomy catheter） 是专门为血管手术设计的，但是长期以来 Fogarty 导管都作为独立的（单腔管）支气管阻塞器用于肺隔离。Fogarty 导管带有管芯，将导管远端形成一定弯度易于通过喉和一侧主支气管。Fogarty 导管可经单腔管内或其外置入气管。Fogarty 导管套囊是高压低容型，长时间套囊充气可导致黏膜损伤。

6. 单腔导管的支气管内插管 目前常用于需要单肺通气的小儿胸科手术患者。其最大的不足在于不能手术区域的吸痰和控制性的氧吸入。

三、单肺通气的麻醉管理

单肺通气时，传统推荐 FiO_2 应接近 1.0 以保障氧合，而当前强调以避免肺损伤为目标，FiO_2 可维持在 0.5～0.8，但是动脉低氧血症不能完全预防。接近 25% 患者 $PaO_2 \leq 80mmHg$，10% 患者 $\leq 60mmHg$。表 19-3 列出单肺通气时低氧血症的预测因素，表 19-4 列出单肺通气策略（single-lung ventilation strategy）与低氧血症（hypoxemia）的处理原则。通气侧肺的V_T传统认为应设为8～10ml/kg；现认为小潮气量通气具有肺保护性通气效应，可减少纵隔移位以及改善手术视野（尤其是VATS），V_T可设为4～6ml/kg，只有在顽固性低氧血症时可考虑加大V_T。气道峰压不超过35cmH_2O，气道平台压不超过25cmH_2O。调节呼吸频率以维持分钟通气量与双肺通气时相同水平；PaO_2维持在接近或略低于双肺通气时的水平，$PaCO_2$通常维持在35～45mmHg（个别情况下可维持在40～60mmHg）。

表19-3 单肺通气时低氧血症的预测因素

单肺通气时低氧血症的预测因素
手术侧肺血流过多
术前低PaO_2
右侧手术
限制性或正常肺量测定
平卧位
非手术侧肺病变 肺炎 支气管痉挛 胸腔积液 气胸 间质性肺水肿

表19-4 单肺通气策略与低氧血症的处理

单肺通气策略与低氧血症的处理
1. 保持双肺通气直至打开胸膜
2. 通气侧肺 （1）FiO_2=0.5～0.8（必要时1.0） （2）V_T=4～6ml/kg （3）RR=使$PaCO_2$维持在35～45mmHg （4）PEEP=5～10mmHg
3. 低氧血症的处理 （1）用纤支镜检查DLT的位置 （2）吸引DLT内分泌物 （3）检查血流动力学状态 （4）手术侧肺CPAP=5～10mmHg （5）通气侧肺PEEP=5～10mmHg （6）间歇双肺通气 （7）暂时阻断手术侧肺动脉

因为手术体位变动以及操作后DLT移位并不少见，所以需使用纤支镜定位确认DLT位置合适。改善氧合最有效的方法是手术侧肺使用5～10cmH_2O持续正压通气（CPAP）。这种水平的CPAP可以最小程度上使肺膨胀，又不会妨碍手术操作。然而，缝合肺前停止CPAP可有助于减少术后漏气的发生。手术侧肺给予CPAP在某些情况下可能无益，如胸腔镜、支气管胸膜瘘、袖式切除、或者肺部大出血。

因为单肺通气时通气侧肺不张（尤其是采用小V_T时）是引起动脉低氧血症的重要因素，所以通气侧肺的通气策略常需要以改善动脉氧合为目的。起初，肺复张手法（5～10次呼吸维持气道峰压30～40cmH_2O，每次持续5秒以上）可增加PaO_2、改善肺顺应性和减少无效腔量，因为该法可使不张的肺泡复张。但是肺复张手法可增高气道压，又可能影响心排血量，因此应注意血流动力学的变化。间断轻柔的肺复张手法被推荐使用，尤其是在小潮气量通气时，或者是患者易于发生肺不张的情况下。

如果提高PaO_2后不能维持，可以选择性地对通气侧肺使用呼气末正压通气（PEEP）。很多情况下，使用PEEP，可能导致PaO_2下降，因为PEEP增加了通气侧肺血管阻力，导致肺血流向手术侧肺以及不张的肺组织转移。尤其是合并阻塞性通气功能障碍，PEEP不能改善氧合。然而，有些时候手术侧肺使用PEEP可以提高氧合，因为不张肺泡的复张减少了肺血流从通气侧肺到手术侧肺的再分布。对于合并限制性通气功能障碍和肥胖患者，PEEP可以改善氧合。此外，也取决于手术进行的阶段，钳夹手术侧肺动脉将减少分流分数而提高氧合。

单肺通气时选择何种通气模式一直具有争议。有研究显示，在单肺通气时压力控制通气比容量控制通气对合并限制性通气障碍患者能更好地改善氧合。而对于肺功能正常患者，压力控制通气与容量控制通气对单肺通气时的氧合影响无显著差异，但是压力控制通气时的气道峰压更低，可降低气压伤的风险。另外，通气模式对发生肺损伤风险的影响也具有争议。当患者肺顺应性改变，如果采用压力控制通气，必须小心避免肺过度膨胀。有研究认为气道平台压能更好地预测肺损伤，但在比较两种通气模式时气道平台压并没有显著差别。一般认为当气道平台压超过35cmH_2O时，气道平台压与机械通气诱导的气压伤密切相关。若在容量控制通气时限制气道平台压不超过30cmH_2O可降低肺损伤的风险。因此，目前证据并不足以建议何种通气模式更利于气体交换或减轻肺损伤。

近来有Cochrane系统评价比较静脉麻醉与吸入麻醉对单肺通气的安全性和有效性，结果显示两种麻醉方式无差异。但提出应进一步研究观察这两种麻醉方式对胸科手术后死亡率、并发症以及术中知晓的影响。无论静脉麻醉或吸入麻醉，胸段硬膜外麻醉对肺内分流和术中氧合无显著临床影响。因此，胸段硬膜外麻醉可安全用于胸科手术。

第四节　围术期麻醉管理

一、麻醉监测

由于胸科手术患者均不同程度患有心肺疾病，胸内手术操作将引起围术期心脏和肺功能的进一步紊乱，所以需要高级监测。术中持续监测氧合和通气以及心血管功能是非常重要的（表19-5）。更先进的监测方法目前主要限于研究左向右的肺内分流、无效腔换气量、气道阻力、用主动脉脉搏波形分析估计心脏每搏输出量和心肌收缩力。

表19-5　胸科手术常用麻醉监测

监测项目	意义
呼吸	
呼吸方式、呼吸频率	呼吸暂停、呼吸困难
听诊	呼吸音（啰音、哮鸣音）
气道压	梗阻、气胸、支气管痉挛、分泌物
氧合	
FiO_2	低氧血症
脉搏氧饱和度	低氧血症
动脉血气分析	酸中毒（代谢性、呼吸性）
通气	
潮气末 CO_2	确定气管导管插管 通气不足 控制通气时自主呼吸恢复
心血管功能	
心电图	心律失常、心肌缺血
有创动脉	低血压、高血压 动脉受压
肺动脉导管	肺动脉高压、充盈压、评估心功能
SvO_2	氧供需平衡
TEE	心肌缺血、容量状况、心室功能

FiO_2，吸入氧浓度；SvO_2，混合静脉氧饱和度；TEE，经食管超声心动图

二、术中液体管理（fluid management）

术中液体治疗的最终目标是避免输液不足引起的隐匿性低血容量和组织低灌注，及输液过多引起的心功能不全和外周组织水肿，必须保证满意的血容量和适宜的麻醉深度，对抗手术创伤可能引起的损害，保证组织灌注满意，器官功能正常。

胸科手术的液体管理尤其重要，因为要考虑单肺通气的影响。单肺通气本身就是引起术后肺水肿的原因之一。液体过多也是单肺通气肺损伤，尤其是肺切除后急性肺损伤的一个重要危险因素。传统大多数观点仍然认为对于胸科手术，尤其是肺切除术还是限制性输液较好。肺切除患者易于发生淋巴引流障碍和肺储备功能降低，因此限制液体输入是有必要的。通常推荐24小时液体量不超过20ml/kg、晶体液输入量不超过3L，在肺切除过程中不补充第三间隙丢失量，以避免肺切除后肺水肿的发生。但是，限制性输液管理可能导致低血容量状态而损害组织灌注，从而引起器官功能不全尤其是术后急性肾损伤。目前的临床数据显示，肺切除术后发生急性肾损伤的风险为6%～24%，死亡率在0～19%。因此，限制性输液管理应该个体化，需要考虑术中失血量，维持器官灌注的充足血管内容量，采用胸段硬膜外麻醉对胸交感神经阻滞的耐受。

近来，有学者提出维持正常血容量的液体管理观念。其原则是在采用保护性通气策略的前提下给予标准输液方案维持正常血容量，即在补充体液丢失和失血量的基础上给予1.5ml/(kg·h)输液量直至患者术后能够进食进饮。尽管这一方案不属于目标导向液体管理，但其可以维持正常肾功能而不增加血管外肺水。目标导向液体管理策略越来越受到重视，已被证实能改善胃肠手术和心血管手术患者的预后。目标导向液体管理是通过测定心脏指数、每搏量变化（SVV）或脉压变化（PPV）来评估输液反应。有研究显示，PPV在采用保护性通气的患者能更好地预测输液反应。还有研究显示，采用SVV的目标导向液体管理在行肺切除或食管手术患者并不增加血管外肺水。目标导向液体管理否能成为胸科手术的常规管理措施尚需大量临床研究来证实。

液体管理的另一个重要的问题是关于液体的选择：晶体液或胶体液。大量输入晶体液可引起肺水肿，而以胶体液为主的输液可导致肾功能不全和凝血功能障碍。然而，在胸科手术尤其是肺切除术中最适液体的选择目前尚无定论，有待大量临床研究来给出证据。

三、术后肺部并发症的防治

胸科手术后肺部并发症（postoperative pulmonary complications）的发生源于多种危险因素：术前合并的肺部疾病伴有低氧血症和（或）高碳酸血症、支气管痉挛或支气管分泌物过多、老年、长期吸烟、肥

胖或营养不良。其他手术危险因素包括:术前准备不足、急诊手术和手术时间超过3~4小时。

术后肺部并发症,例如肺不张或肺炎,在无合并肺部疾病患者中的发生率为6%~10%,在合并肺部疾病患者该比例会明显增高,据不同研究报道可达25%~90%。术后肺部并发症是延长住院时间、增加死亡率及医疗费用的主要原因。因此,防治胸科手术患者术后肺部并发症是围术期的重要目标之一。术前呼吸道准备(停止吸烟、扩张气道、稀释和清除分泌物、对患者进行术前教育并鼓励其积极参与配合术后改善呼吸的护理措施)、术中保护性通气管理(小潮气量和适当的平台压)以及术后镇痛治疗(胸段硬膜外镇痛)均可有效降低术后肺部并发症。

四、术后镇痛

术后镇痛(postoperative analgesia)有多种选择,包括全身给药(即阿片类和非阿片类药物经静脉或口服给予)镇痛和局部(即椎管内和持续神经阻滞)镇痛技术。静脉给予或口服非甾体抗炎药可达到强化镇痛的作用,而且可以减少阿片类药物的用量。一般来说,硬膜外和外周镇痛给药比全身应用阿片类药物镇痛效果更好。有多个感觉传入传导手术后,尤其是胸科手术后的疼痛伤害性刺激。没有一种镇痛方式能够阻断所以不同的疼痛传入,因此应采用多模式镇痛。最佳的镇痛方式应依据患者因素(禁忌证、个人偏好)、手术因素(手术切口类型)和系统因素(可用镇痛设备、监测手段)。

疼痛降低了呼吸做功导致肺不张,从而增加了交感神经活性导致应激反应的发生,增加了心脏病发症。胸段硬膜外镇痛为麻醉医生提供了一种特殊的机会改善开胸手术后的恢复。将局麻药和阿片药用于有限的皮区分布,胸段硬膜外镇痛可产生明显的节段性镇痛,改善肺功能,促进早期气管拔管,以及术后早期活动。此外,对于冠脉疾病患者,胸段硬膜外镇痛可通过降低交感神经活性而产生心肌保护作用。术后有效的镇痛措施能促进患者尽早下床活动、早期膈肌运动、咳嗽排痰,减少肺部并发症。椎管内使用适当剂量的阿片类药物时,引起呼吸抑制的发生率并不高于全身用药,且呈剂量依赖性。有研究显示,椎旁阻滞与硬膜外镇痛相比具有相似的镇痛效果,但副作用更少(如尿潴留、恶心、呕吐和低血压)。然而,术后最佳的镇痛方案尚未确立,还需要大量的临床研究来证实。

第五节 常见胸科手术的麻醉

一、肺切除术的麻醉

肺切除术(lung resection)常用于肺部肿瘤的诊断和治疗。肿瘤的可切除性取决于肿瘤的解剖学分期,而肿瘤的可手术性则取决于手术范围和患者的生理状况。根据术前患者肺功能受损程度可预测患者手术风险大小。表19-6列出各种肺切除术的术前检查和预测(术后肺功能)最低要求值。接受肺切除术的患者大部分均合并有肺部疾病,应做好充分的术前评估(详见本章麻醉前评估)。对肺部肿瘤患者应仔细评估肿瘤局部扩张引起的局部并发症和癌旁综合征。肺切除术的麻醉管理要点见表19-7。

表19-6 各种肺切除术的术前检查和预测(术后肺功能)最低要求值

肺功能指标	单位和定义	正常	全肺切除	肺叶切除	肺段切除
FEV1	升(术前测量值)	>4.0	>2.1~1.7	>1.2~1.0	>0.6~0.9
	%(术前测量值)	>80% FVC	>50% FVC	>40% FVC	>80% FVC
	升(术后测量值)	N/A	>0.9~0.8	>1	>0.6~0.9
$FEV_{25\%~75\%}$	升(术前测量值)	>2	>1.6	>0.6~1.6	>0.6
FVC	升	>5.0	>2.0	–	–
MVV	升/分(术前测定1min)	100	>50	>40	>25
	%预计值(术前测定)	100%	>50%	>40%	25%
DLco	%预计值(术前测定)	100	>60%	–	–
	%术后预计值	NA	>40%	–	–

续表

肺功能指标	单位和定义	正常	全肺切除	肺叶切除	肺段切除
运动试验	爬楼梯(术前测定)	>10 层	>5 层	>3 层	>2 层
	最大氧耗(L/min)	2.8	>1	>1	>1
	运动氧合血红蛋白饱和度下降	无	<3%	<5%	<5%
PaO_2	mmHg(术前全肺功能测定)	>90	>80	>70	>60
$PaCO_2$	mmHg(术前全肺功能测定)	40	<45	<50	<55

FEV1:第一秒用力呼气量;FVC:用力肺活量;FEV25% ~75%:FVC 时中期平均流速;MVV:最大通气量;DLco:弥散量;肺量和最大氧耗均基于 70kg 成人

表 19-7 肺切除术的麻醉管理

全身麻醉并尽早术后拔管
胸段硬膜外麻醉用于大 VATS 或开胸手术
根据手术切除范围选择适当的监测
基于解剖和切除程度选择肺隔离技术
满意的单肺通气
避免肺损伤
相对限制性输液
预防支气管痉挛
探查手术吻合口漏气
良好的术后镇痛

对于大型肺叶切除术尤其是全肺切除术,手术对通气功能和右室功能的影响尤为值得注意。全肺切除术后由于右室后负荷增加及右室扩张可能导致右室功能不全。全肺切除术还需要特别关注术中液体管理、通气管理及术后急性肺损伤(详见本章术中液体管理、单肺通气的麻醉管理和术后肺部并发症的防治)。

另外,既往行肺叶切除术或全肺切除术患者再次行对侧肺手术的麻醉管理对麻醉医师来说更具有挑战性。一般来说,单叶肺切除术后肺功能损失约为 24%,全肺切除术后肺功能损失约为 45% ~55%。所以这类患者合并严重肺部疾病常不能耐受单肺通气,这就需要实施选择性肺叶阻塞,即仅对需要手术切除的肺叶进行肺隔离。目前已有较多的成功个案报道。

二、食管手术的麻醉

尽管食管手术(esophageal surgery)后的死亡率在过去 30 年已降至 8% ~11%,但并发症率仍可达 40% ~50%。其导致围术期死亡和并发症的主要原因是吻合口并发症和心肺并发症。因此,食管手术的麻醉管理主要就是针对这些并发症的防治,包括保护性通气策略、目标导向液体管理、血管活性药物的使用和维持胃食管血运以及胸段硬膜外镇痛等。

吻合口漏是食管手术后的主要并发症和死亡原因之一,其原因可能与胃食管吻合部位的血供不足、局部缺血有关。除了手术技术和患者合并疾病本身可导致吻合口并发症,其他一些措施被认为可以通过改善吻合部位的血供而降低吻合口并发症。这些措施包括:①改善局部胃血管运动张力,如胸段硬膜外麻醉;②减少静脉充血,如局部或静脉给予硝酸甘油;③胃食管管道的缺血预处理。这些措施尚需进一步研究以明确其作为常规应用的有效性和安全性。

微创手术在食管手术中的应用也是当前食管手术的一个发展趋势。有系统评价显示,微创食管手术与开胸食管手术相比可降低术后并发症和住院时间。但微创食管手术是否能减轻食管手术相关的全身炎性反应目前尚不清楚。微创食管手术的麻醉需要考虑更长的手术时间、更长的单肺通气时间以及可能的俯卧位下胸腔镜游离食管。

食管手术相关的全身炎性反应被认为是导致食管手术后并发症尤其是肺部并发症的原因之一。给予甾体激素、前列腺素 E1 或蛋白酶抑制剂可能有助于减轻这种炎性反应。有一项系统评价显示,甲泼尼龙可以减轻食管手术后炎性反应,但其纳入的 8 个研究中 7 个存在质量问题。因此需要高质量的临床研究来证实减轻炎性反应的措施是否可以改善食管手术患者的预后。

三、气管手术(tracheal surgery)的麻醉

气管切除术主要用于气管肿瘤引起气管阻塞、气管创伤、先天异常以及血管病变患者。除非气道阻塞将立即发生,术前应常规检查肺功能。了解有

无体位影响的气道阻塞病史对于麻醉安全诱导是非常重要的，诱导时应避免此体位。术前评估应包括CT扫描、支气管镜检、流速-容量环及动脉血气分析。结合病史、查体、影像学检查和肺功能检查充分评估麻醉引起气道梗阻的风险是非常重要的。

所有患者均应做动脉穿刺置管以便血气分析。通常选择左侧桡动脉，因为无名动脉跨过气管，在术中可能被压迫。气管手术中应用的通气方式可分为以下5种：①标准的经口气管插管；②切除区远端气管开口插入气管导管；③跨过狭窄区的高频喷射通气；④高频正压通气；⑤体外循环。

显而易见，气管手术的气道管理风险极高。术中采用头略低体位可以尽可能减少血和分泌物的吸引。间歇性叹息样呼吸有助于防止细支气管阻塞和肺不张。术中常用高浓度O_2，以增加FRC中的氧浓度，以便于争取时间来处理意外出现的气道阻塞和管道脱落。此外，由于手术医师与麻醉医师共用气道，还必须加强手术医师与麻醉医师间的交流与配合。

术后大部分患者保持头屈曲体位以减轻吻合口张力。需要呼吸支持的患者应注意气管导管的套囊不应放置于吻合口水平。尽可能早的拔除气管导管，减少因套囊压迫造成的影响血供的风险。吸痰时不应太剧烈，必要时可使用纤支镜辅助排痰。表19-8列出气管手术的麻醉管理要点。

表19-8 气管手术的麻醉管理

气管手术的麻醉管理
术前评估麻醉引起气道梗阻的风险
病史
查体
影像学检查
肺功能检查
选择恰当的麻醉诱导方法
能面罩或喉罩通气吗
能气管插管吗
气管插管能越过病变吗
可能引起气道出血吗
开放气道期的安全通气
标准的经口气管插管
切除区远端气管开口插入气管导管
跨过狭窄区的高频喷射通气
高频正压通气
尽早拔管
减轻吻合口张力

四、纵隔手术（mediastinal surgery）的麻醉

上、前、中纵隔的汇合处正好位于上腔静脉中段、气管分叉、肺动脉主干、主动脉弓以及心脏的头侧面。这个区域的肿瘤可引起气管隆嵴处的气管支气管树、肺动脉主干及心房（和上腔静脉）的压迫和梗阻。临床症状与呼吸和心血管系统受累及有关：①远端气管和支气管受压引起的进行性气道梗阻；②肺容量减少；③肺动脉或心脏受压；④上腔静脉梗阻；⑤累及纵隔的重要神经系统成分（如，喉返神经、交感神经链）；⑥后纵隔神经源性肿瘤脊髓内侵犯压迫脊髓。术前评估非常重要，即使是无症状患者。麻醉医师需要评估纵隔肿瘤的大小和位置，对气道、心脏和血管的压迫程度。流速-容量环有助于鉴别气道梗阻的类型，还可帮助判断患者是否存在气管软化。超声心动图可评估纵隔肿瘤对心脏和血管侵犯的程度。术前放、化疗可减小肿瘤大小，从而降低围术期并发症的风险。前纵隔巨大肿块在麻醉诱导时可发生威胁生命或致死性呼吸道梗阻或循环虚脱已成为麻醉医生的共识。无论患者术前有无症状，麻醉诱导需小心谨慎。四川大学华西医院麻醉科参照第六版Miller麻醉学制定了纵隔肿瘤手术麻醉的处理流程（图19-2），略有不同的地方在于针对肺动脉和心脏受压的患者，我们认为麻醉诱导最好也是保留自主呼吸。麻醉风险评

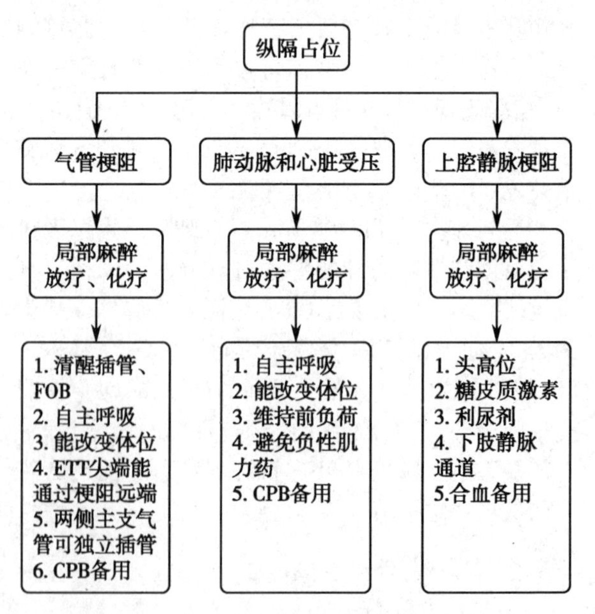

图19-2 纵隔肿瘤手术麻醉的处理策略流程图（此图改编自Anesthesia for Thoracic Surgery. Miller's Anesthesia, 6th ed. Churchill Livingstone: Elsevier, 2005）

估重要的是考虑患者的诊治方案是为了诊断还是治疗。如果为了诊断性操作用全身麻醉在儿童或成人均是不安全的，建议采用局部麻醉、清醒、CT引导下的穿刺活检术。如需要手术治疗则需进一步确定安全的麻醉方案。值得注意的是即便保留了自主呼吸也有可能是不安全的。术中威胁生命的气道受压可用下列方法应对：重新翻动患者体位（回到诱导前或患者较少出现症状的体位）或应用硬质气管镜经过远端阻塞部位通气（硬质气管镜应备用于整个手术期间），但目前国内硬质气管镜尚未普及。对于麻醉诱导后威胁生命的心血管受压情况减浅麻醉的是无效的，只有立刻正中胸骨劈开，术者提升肿块，使肿块离开大血管方可缓解。对术前评估后认为不能保证诱导后呼吸、循环功能者，可在体外循环下进行手术。

五、肺减容手术的麻醉

肺减容手术（lung volume reduction surgery）主要针对终末期 COPD 患者。由于患者肺功能极差及合并其他系统疾病，评估患者是否适合肺减容手术就非常重要（表 19-9）。肺减容手术旨在切除病变最严重的肺组织，以改善肺功能、膈肌与胸壁功能以及右室功能。对麻醉医师来说，还需要考虑是单侧还是双侧手术。多数人认为应不用术前镇静药以避免呼吸抑制。可行有创动脉压和中心静脉压监测。当考虑患者合并心脏疾病或肺高压可使用肺动脉导管和 TEE。肺隔离技术首选左侧 DLT。术中应避免使用 N_2O。手术过程中间断膨肺有助于改善氧合，而且可以指导手术医师评估需要切除的病变肺组织范围。为避免气压伤，应采用压力控制通气，并避免使用 PEEP。单肺通气期间，应调节潮气量使吸气峰压大约为 $25cmH_2O$ 左右，并且延长呼气时间。这种通气设置，往往不可避免高碳酸血症，但只要患者氧合正常，是可以接受的。单肺通气结束后，应缓慢膨肺。麻醉管理的目标为，手术结束后尽早使患者恢复自主呼吸，以便尽可能减少由于正压通气造成的漏气。最佳的麻醉方法是全麻复合胸段硬膜外麻醉，并能提供术后镇痛。

表 19-9 肺减容手术的患者选择标准

肺减容手术的患者选择标准
纳入标准
内科治疗无效的终末期 COPD 患者
严重的呼吸困难
FEV1<35% 预测值
肺功能检查和胸片显示肺过度膨胀
能够完成术前肺康复训练
排除标准
年龄>75 岁
未戒烟
使用大剂量激素
高碳酸血症（有争议）
肺高压
DLCO<30% 预测值
FEV1<20% 预测值
运动耐受能力差
显著的合并疾病

六、支气管肺灌洗术的麻醉

支气管肺灌洗术（bronchopulmonary lavage）主要用于肺泡蛋白沉积症患者。肺灌洗术的适应证为静息时 PaO_2<60mmHg 或不能进行正常活动。肺灌洗术有时也用于哮喘、肺囊状纤维化和放射性尘埃吸入患者。

单侧肺灌洗术通常在 DLT 插管全麻下进行，一般是先灌洗一侧肺，数天后灌洗另一侧。第一次肺灌洗时先灌洗病变较重侧肺，使相对较好的肺提供气体交换，从而使通气最大化。一般选用能通过声门的最大左侧 DLT，为防止术中灌洗液漏入对侧肺，DLT 必须用纤支镜确认位置，支气管套囊封闭良好（套囊压应达到 $50cmH_2O$）。

术中患者的体位是非常重要的，每种体位有各自的优缺点（表 19-10）。灌洗液选择温等张盐水，并置于腋中线水平上 30cm 处通过重力输注。每次注入灌洗液后，应叩击和震动灌洗侧肺的胸廓，然后再引流。每次灌洗量为 500～1000ml 左右，直到灌洗引流液清亮为止。根据患者的情况，术后可将 DLT 换为单腔管并送患者入 ICU 行短期呼吸支持治疗。

表 19-10 单侧肺灌洗：灌洗肺的体位

单侧肺灌洗：灌洗肺的体位
灌洗肺在上的侧卧位
优点：减少未通气肺的血流
缺点：增加渗漏可能
灌洗肺在下的侧卧位
优点：减少渗漏可能
缺点：增加未通气肺的血流
仰卧位
可平衡渗漏和血流分布

第六节 胸科手术麻醉的临床研究热点

虽然胸科手术麻醉近年来得到了不断的发展，

但是胸科手术麻醉的临床实践在不同的地区可能并不尽相同。有不同国家和地区(如英国和爱尔兰、意大利以及中东地区)进行了有关胸科手术麻醉的临床调查。这些调查就麻醉技术、肺隔离技术、通气策略、液体管理以及术后镇痛等方面进行了分析,可以发现不同国家和地区、不同麻醉医师实施的胸科手术麻醉存在一定程度的差异。而我国由于地域不同、受经济基础的影响,胸科手术麻醉的临床实践也存在很大的差异,但目前尚无类似的全国性调查。

由于不断有新型的支气管封堵器引入临床使用,有关比较不同品牌的支气管封堵器和双腔支气管导管的肺隔离效果的临床研究也越来越多。这些研究对我们更好地使用这些肺隔离技术具有良好的指导价值。另外,随着可视技术在麻醉领域的应用,比较可视喉镜与普通喉镜用于双腔支气管导管插管的临床研究也不断涌现。尽管这些研究选取的是正常气道患者,也为双腔支气管导管是否能用于困难气道患者提供了一些理论依据。各种用于肺隔离的导管如何更好地插管、定位,如何达到最佳的肺隔离效果,如何降低导管相关的术后并发症均是值得我们研究的问题。

麻醉药物和单肺通气策略对开胸手术后全身炎症反应和氧化应激的影响也是胸科手术麻醉的关注点之一。不同的术后镇痛方法对减轻术后急性疼痛,预防急性疼痛转为慢性疼痛同样也是胸科手术麻醉的研究热点之一。这些研究结果与改善胸科手术患者的预后直接相关。麻醉医师协助外科医师改善胸科手术患者的预后应该是今后胸科手术麻醉的重要研究方向,这就需要大样本、多中心研究来验证我们给予的某种干预措施的效果。

综上所述,作为麻醉研究生除了掌握胸科手术麻醉的基本理论知识与临床技能以外,还需要通过临床实践来不断提高胸科手术麻醉质量,改善胸科手术患者的预后。

(余海 郑宏)

参考文献

1. Wilson WC, Benumof JL. Anesthesia for Thoracic Surgery. Miller's Anesthesia. 6th Edition. Churchill Livingstone: Elsevier, 2005
2. Slinger PD, Campos JH. Anesthesia for Thoracic Surgery. Miller's Anesthesia. 7th Edition. Churchill Livingstone: Elsevier, 2009
3. Longnecker DE, Brown DL, Newman MF, et al. Anesthesiology. New York: McGraw-Hill, 2008
4. Hartigan PM. Practical Handbook of Thoracic Anesthesia. New York: Springer, 2012
5. Slinger P. Principles and Practice of Anesthesia for Thoracic Surgery. New York: Springer, 2011
6. Szegedi LL, D'Hollander AA, Vermassen FE, et al. Gravity is an important determinant of oxygenation during one-lung ventilation. Acta Anaesthesiol Scand, 2010, 54: 744-750
7. Seo JH, Kwon TK, Jeon Y, et al. Comparison of techniques for double-lumen endobronchial intubation: 90° or 180° rotation during advancement through the glottis. Br J Anaesth, 2013, 111: 812-817
8. Temel U, Kaya S, Yücesoy SF, et al. Usage of EZ-blocker on bilateral videothoracoscopic sympathectomy. J Cardiothorac Vasc Anesth, 2013, 27: e71-72
9. Mourisse J, Liesveld J, Verhagen A, et al. Efficiency, efficacy, and safety of EZ-blocker compared with left-sided double-lumen tube for one-lung ventilation. Anesthesiology, 2013, 118: 550-561
10. Duthie DJ. Anaesthetic agents for thoracic surgery: what's best? Curr Opin Anaesthesiol, 2013, 26: 53-57
11. Lohser J. Managing hypoxemia during minimally invasive thoracic surgery. Anesthesiol Clin, 2012, 30: 683-697
12. Assaad S, Popescu W, Perrino A. Fluid management in thoracic surgery. Curr Opin Anaesthesiol, 2013, 26: 31-39
13. Wenk M, Schug SA. Perioperative pain management after thoracotomy. Curr Opin Anaesthesiol, 2011, 24: 8-12
14. Brister NW, Barnette RE, Kim V, et al. Anesthetic considerations in candidates for lung volume reduction surgery. Proc Am Thorac Soc, 2008, 5: 432-437
15. Karzai W, Schwarzkopf K. Hypoxemia during one-lung ventilation. Anesthesiology, 2009, 110: 1402-1411
16. Levin AI, Coetzee JF, Coetzee A. Arterial oxygenation and one-lung anesthesia. Curr Opin Anaesthesiol, 2008, 21: 28-36
17. Fischer GW, Cohen E. An update on anesthesia for thoracoscopic surgery. Curr Opin Anaesthesiol, 2010, 23: 7-11
18. Ng JM. Update on anesthetic management for esophagectomy. Curr Opin Anaesthesiol, 2011, 24: 37-43
19. Shelley B, Macfie A, Kinsella J. Anesthesia for thoracic surgery: a survey of UK practice. J Cardiothorac Vasc Anesth, 2011, 25: 1014-1017

20. Eldawlatly A, Turkistani A, Shelley B, et al. Thoracic-anaesthesia Group Collaborators. Anesthesia for thoracic surgery: a survey of middle eastern practice. Saudi J Anaesth, 2012, 6: 192-196
21. Della Rocca G, Langiano N, Baroselli A, et al. Survey of thoracic anesthetic practice in Italy. J Cardiothorac Vasc Anesth, 2013, 27: 1321-1329
22. Kosarek L, Busch E, Abbas A, et al. Effective use of bronchial blockers in lung isolation surgery: an analysis of 130 cases. Ochsner J, 2013, 13: 389-393
23. Russell T, Slinger P, Roscoe A, et al. A randomised controlled trial comparing the GlideScope® and the Macintosh laryngoscope for double-lumen endobronchial intubation. Anaesthesia, 2013, 68: 1253-1258
24. Hsu HT, Chou SH, Chen CL, et al. Left endobronchial intubation with a double-lumen tube using direct laryngoscopy or the Trachway® video stylet. Anaesthesia, 2013, 68: 851-855
25. Yang M, Kim JA, Ahn HJ, et al. Double-lumen tube tracheal intubation using a rigid video-stylet: a randomized controlled comparison with the Macintosh laryngoscope. Br J Anaesth, 2013, 111: 990-995

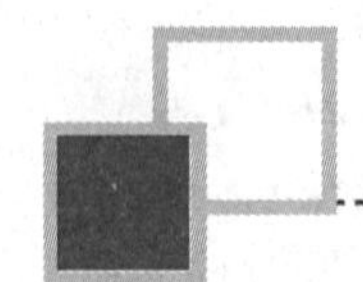

第二十章　神经外科麻醉

第一节　与麻醉相关的生理学及药理学基础

在临床麻醉中，麻醉药的靶器官是脑和脊髓，麻醉药对于中枢神经系统正常及异常功能都具有显著的影响，引起轻度的镇静作用到深度麻醉以至意识丧失。同时，麻醉药可以通过间接抑制代谢或直接改变血管张力调节脑血流。麻醉药对大脑的作用还受中枢神经系统(central nervous system，CNS)的病理生理学影响。了解CNS的生理学和病理生理学及麻醉药理学对于科学应用神经麻醉具有重要意义。

一、神经生理学基础

(一) 脑循环(cerebral circulation)的解剖

脑的血液供应来自颈内动脉和椎动脉，椎动脉汇合成基底动脉，两侧颈动脉与基底动脉构成Willis环(Willis ring)。如果其中的一根血管发生了阻塞，Willis环通过颈内动脉与椎基底动脉左右侧之间的血管进行分流。

大脑浅表静脉和深静脉缺乏静脉瓣结构，分别从大脑皮层和深部脑组织引流，最终汇合到硬脑膜窦，硬脑膜窦的血液引流入颈内静脉。颈静脉球部约60%的血液来自同侧大脑半球，其余的来源于对侧大脑半球，来自于颅外静脉的血液通常少于5%。

(二) 脑血流量(cerebral blood flow，CBF)的调节

正常情况下，大脑占人体体重的2%，血供占心排血量的15%。脑的组织的耗氧量为3.5ml/(100gm·min)，明显高于其他器官的耗氧量，高血流量足以支持高代谢率(表20-1)。电活动占据大脑能量消耗的60%，细胞自身稳定和完整性的维持占能量消耗的其余40%。大脑的高代谢率及其对稳定血流量的依靠要求对脑血流有严格调控。CBF通常受化学的、物理的、肌肉及神经的共同控制。

表20-1　正常大脑生理学参数

CBF ml/(100gm·min)	50
灰质	40
白质	10
$CMRO_2$ ml/(100gm·min)	3.5
CBF/CMR	15
ICP mmHg	5~12
PvO_2 mmHg	>35
能量消耗	
电活动	60%
基础代谢	40%

1. CBF的代谢调控　局部CBF仅与局部神经元代谢活动偶联。神经元活动的增加导致血流的增加，相反，神经元代谢活动减低伴随局部血流量的相应减低。介导血流和代谢偶联的潜在生理学机制尚不清楚。最近很多资料显示胶质细胞在神经元活动性增加过程中摄取葡萄糖。葡萄糖代谢为乳酸继而胶质细胞释放乳酸的过程导致局部血管扩张。最终交感神经和副交感神经都参与血流量-代谢的偶联，但是它们的准确的作用还有待证实。

2. CBF的调节　二氧化碳分压($PaCO_2$)是有力的脑血管的扩张剂，也是CBF最重要的调节剂之一。$PaCO_2$在25~80mmHg范围内，$PaCO_2$与CBF之间呈线性关系(图20-1)，$PaCO_2$每增加1mmHg，CBF增加约1~2ml/(100gm·min)(2%~4%)。

3. CBF的调节　正常情况下，动脉氧分压(PaO_2)对CBF的作用很小，然而PaO_2降低至50mmHg以下，导致CBF急剧增加(见图20-1)。低氧血症诱发CBF的增加是通过低氧直接作用于血管平滑肌的扩血管作用介导的。对低氧血症的产生的血管扩张作用还同时受高碳酸血症调节。

4. CBF的自动调节　CBF自动调节是一种生理机制，CBF通过自动调节维持在相对狭窄的范围[45~55ml/(100gm·min)]。通过脑血管阻力的改

变,CBF 保持恒定状态;血压的增加伴随血管阻力的增加,血管阻力又随着血压的下降而降低。自动调节只有在平均动脉压(mean arterial pressure,MAP)一定范围内(70~150mmHg)才有效(见图 20-1)。超出自动调节范围,CBF 呈压力依赖性改变。

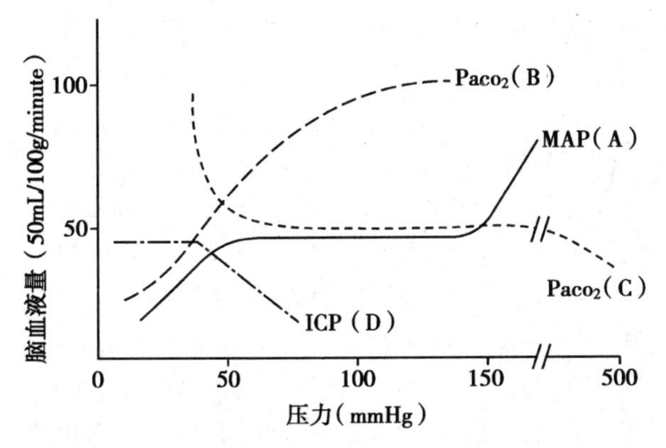

图 20-1 脑灌注压、$PaCO_2$ 及 PaO_2 对脑血流的影响

5. 温度的作用 脑内温度对脑代谢具有显著的影响,轻到中度的低温状态导致脑代谢率(cerebral metabolic rate,CMR)减低约 5%~7%。18~20℃时脑电图呈静息状态,轻到中度的低温状态,脑血管对 $PaCO_2$ 和 PaO_2 的反应性与血流量-代谢的偶联关系均被保留。CMR 减低,低温产生的 CBF 和 CBV 也下降,温度升高增加 CMR,CBF 也增加。

6. 血液黏度的影响 血黏度是液体层流率的决定因素。血细胞比容在 35%~45% 范围时,CBF 的改变很小。血细胞比容下降,血黏度降低,CBF 增加;相反,血细胞比容的增加超出 50% 导致 CBF 明显下降。理想的血细胞比容范围是 30%~35%,使 CBF 最利于对氧的输送。

7. 血管活性药物的影响(表 20-2)

表 20-2 血管活性药对脑血流的影响

药物	CPP	CMR	CBF
α1 激动剂	↑↑↑	0	0
α2 激动剂	↑↑↑	↓	↓↓
β1 激动剂	↑ to 0	0	↑ to 0
β2 激动剂	↑ to 0	0	↑ to 0
多巴胺	↑↑	0	↑ to 0
硝酸盐*	↓↓↓	0	↑↑ to ↓↓
硝酸甘油*	↓↓↓	0	↑↑ to ↓↓

(三)麻醉药及中枢神经系统生理学

麻醉药对脑血管和神经生理学有重要影响,熟练掌握这些药物对神经麻醉和神经外科的应用非常必要。麻醉药的 CNS 的药理学总结见表 20-3。

表 20-3 麻醉药对脑生理学的影响

	EEG	CMR	CBF/$CMRO_2$	CBF	CBV	ICP	CO_2 反应性	SEP	MEP
异氟烷	↓↓↓ 爆发抑制	↓↓↓	↑	0~↑	0~↑	0~↑	0~↑	↓	↓↓↓
地氟烷	↓↓↓ 爆发抑制	↓↓↓	↑	0~↑↑	0~↑↑	0~↑↑	0~↑	↓	↓↓↓
七氟烷	↓↓↓ 爆发抑制	↓↓↓	↑	0~↑	0~↑	0~↑	0~↑	↓	↓↓↓
巴比妥类药	↓↓↓ 爆发抑制	↓↓↓	0	↓↓↓	↓↓↓	↓↓	0	0	↓↓
丙泊酚	↓↓↓ 爆发抑制	↓↓↓	0	↓↓↓	↓↓↓	↓↓	0	0	↓↓
依托咪酯	↓↓↓ 爆发抑制	↓↓↓	0	↓↓↓	↓↓↓	↓↓	0	0	0~↓
阿片镇痛药	↓	0~↓	0	0	0	0	0	0	0~↓
苯二氮䓬类	↓	0~↓	0	0~↓	0~↓	0~↓	0	0	↓↓
阿曲库铵	0	0	0	↑	↑	↑	0	0	0
维库溴铵	0	0	0	↑	↑	0~↑	0	0	0
罗库溴铵	0	0	0	0	0	0	0	0	0

（四）颅内压及颅内压升高

颅内容物包括脑组织、血液和脑脊液。在正常情况下，颅腔容积=脑组织体积+脑血容量+脑脊液量。因此ICP是由颅内容物体积和颅骨体积两者关系决定。正常情况下ICP大约为8～12mmHg，理想的颅内压体积曲线见图20-2。

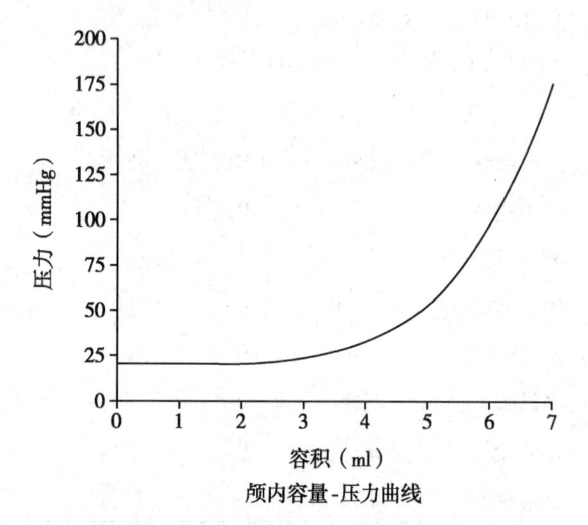

图20-2 颅内空间对颅内体积（ICV）增加的代偿能力有一定限制，当代偿能力耗竭时，ICV的增加伴随ICP的严重升高

颅内高压及不术中急性脑肿胀的治疗方法见表20-4。

表20-4 脑肿胀的治疗方法

方 法	原 因
纠正低血压	低血压可引起脑血管扩张
纠正高血压	控制不当的高血压↑CBV、ICP
监测 PaO_2	低氧血症↑CBF、CBV、ICP
监测 $PaCO_2$	高碳酸血症↑CBF、CBV、ICP。监测ABG，不能仅依靠Et-CO_2。过度通气使维持于 $PaCO_2$ 25～30mmHg
抬高头位	利于促进静脉回流，↓ICP
检查颈部位置	静脉回流受阻可以↑CBV、ICP
肌松	咳嗽、紧张↑ICP
检查吸气压力	排除气胸（放置CVP）
甘露醇	渗透性利尿，↓脑体积
呋塞咪	袢利尿剂，↓CSF形成，↓脑体积
CSF引流	
停用挥发性麻醉剂	挥发性麻醉剂能够↑CBF、CBV、ICP
转换成TIVA方法	丙泊酚↑CBF、CBV、ICP
巴比妥药物昏迷	巴比妥药物↑CBF、CBV、ICP
脑切除术	最后选择

第二节 吸入麻醉与静脉麻醉用于成人开颅手术的系统评价与Meta分析

开颅手术麻醉管理的主要目标是维持脑血流-脑代谢偶联、避免颅内压升高、维持血流动力学平稳、术野良好、苏醒迅速，便于术后早期进行神经功能评估、及时发现血肿、脑疝形成、脑缺血等颅内并发症。七氟烷或丙泊酚复合阿片类药物是目前神经外科手术最常用的麻醉方法。吸入麻醉药七氟烷是一种短效吸入麻醉药，血/气分配系数仅为0.68，诱导及苏醒快，刺激性小，既能增加脑血流量，又能保留中枢自主调节能力，对颅内压影响小。静脉麻醉药丙泊酚起效及苏醒迅速，收缩脑血管、增加脑松弛度、保护脑血流自动调节功能，对电生理监测干扰小。但对于开颅手术中选用静脉麻醉还是吸入麻醉，目前仍存在争议。本节就七氟烷与丙泊酚麻醉用于择期开颅手术麻醉的效果及安全性进行系统评价和meta分析。

一、资料与方法

1. 研究纳入标准 ①研究类型：随机对照试验（randomized controlled trial，RCT），无论是否使用盲法（文种限中、英文）；②研究对象：全身麻醉下行择期神经外科手术的成年患者；③干预措施：治疗组给予七氟烷、对照组给予丙泊酚进行麻醉维持。

2. 研究排除标准 重复发表的研究、正在进行中的研究。对相同的研究者或者研究机构重复发表的研究，取其中数据最完整的一篇。

3. 主要结局指标 ①脑松弛度；②开颅前颅内压（intracranial pressure，ICP）；③颈静脉球血氧饱和度（jugular venous bulb oxygen saturation，$SjvO_2$）。

4. 次要结局指标 ①术中血流动力学指标，包括高血压、低血压、心动过速、心动过缓的发生率；②睁眼时间；③拔管时间；④不良反应发生率：包括术后恶心、呕吐（postoperative nausea and vomiting，PONV）、寒战等。纳入的研究需含有至少一项主要结局指标或次要结局指标。

5. 检索策略 计算机检索PubMed、EMbase、The Cochrane Library以及4个中文数据库，包括清华同方数据库（CNKI）、中国生物医学文献数据库（CBM）、维普中文科技期刊数据库（VIP）和万方数据库（WanFang Data），查找比较七氟烷和丙泊酚用于成人开颅手术麻醉效果和安全性的RCT研究。

检索时间均为建库至2013年6月。英文检索词为sevoflurane、propofol、craniotomy、neuroanesthesia、randomized controlled trial等；中文检索词包括：七氟烷/七氟烷、丙泊酚、开颅手术、神经外科手术麻醉、随机对照试验等。

6. 文献筛选、数据提取　由2名研究者独立进行文献筛选并记录纳入/排除理由、提取数据资料并交叉核对，必要时联系原文献第一作者。如遇分歧进行讨论解决或者咨询第三位研究者。

7. 方法学质量评价　采用Cochrane系统评价员手册5.1.0版的偏倚风险评估工具，对纳入的研究进行方法学质量评估。评价内容包括：①随机序列生成（选择偏倚）；②分配隐藏（选择偏倚）；③盲法（研究对象、研究人员及结局指标评估人员）；④结局指标数据资料不完整，是否报道研究对象退出或失访；⑤有无选择性报道结局指标；⑥有无其他产生偏倚的来源。

8. 统计分析　采用Cochrane协作网提供的RevMan 5.2软件进行Meta分析。对于二分类变量（计数资料）采用相对危险度（relative risk，RR）及其95%可信区间（confidence interval，CI）表示，检验水准为$\alpha=0.05$。连续性变量（计量资料）用均数差（mean difference，MD）及其95%可信区间表示。在Meta分析前先用χ^2检验对纳入的研究进行异质性检验，并用统计量对异质性进行定量分析，如果$P>0.1$且$I^2<50\%$时表明各研究之间无明显方法学异质性，采用固定效应模型进行Meta分析；否则采用随机效应模型进行Meta分析；如过异质性过大，则只进行描述性分析。

二、结果

1. 文献检索结果　根据以上检索方法，初检出589篇相关文献。经逐步筛选后，最终纳入17个RCT进行系统评价，其中15篇纳入定量分析，另外2篇因数据无法获得或呈偏态分布仅纳入定性分析，文献筛选流程（图20-3）。

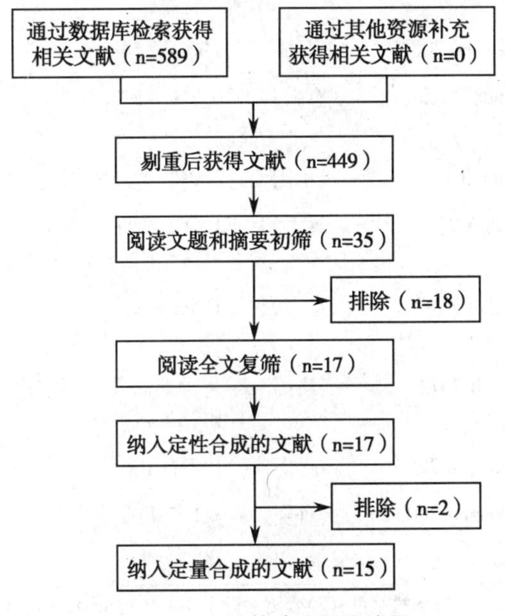

图20-3　文献筛选流程及结果

2. 纳入研究的基本特征及方法学质量评价　纳入的17个RCT研究中，11个为国外研究，6个为国内研究，定量分析共纳入1330例患者。其中1个RCT将患者分为七氟烷-芬太尼麻醉组、七氟烷-瑞芬太尼麻醉组和丙泊酚-瑞芬太尼麻醉组，在进行定量分析时，将2个七氟烷组进行数据合并。纳入研究的基本特征见表20-5，方法学质量评价结果见表20-6。

3. 术中脑松弛度　6个RCT评价了术中脑松弛度，共包括了822例患者。各项研究结果间无统

表20-5　纳入研究的基本特征

纳入研究	研究地点	干预措施		病例数（S/P）	结局指标
		七氟烷（S）	丙泊酚（P）		
金玄玉2004	中国	2%	8～10mg/（k·h）	12/12	（2）
林赛娟2008	中国	2%	3μg/ml	20/20	（9）
孟春2009	中国	1.0MAC	2.5μg/ml	41/40	（2）（3）（8）（9）
任秋生2008	中国	1%起始，根据BIS值调整	3μg/ml	25/25	（1）（8）
鄢建勤2011	中国	0.5～1.5MAC	4～8mg/（k·h）	17/17	（1）
张世栋2010	中国	2%	1.3～1.8μg/ml	30/30	（2）（9）
Bonhomme 2009	比利时	1%～2.5%	1～3.5μg/ml	30/31	（4）（5）（6）（7）

续表

纳入研究	研究地点	干预措施		病例数(S/P)	结局指标
		七氟烷(S)	丙泊酚(P)		
Citerio 2012	意大利	0.75~1.25MAC	6~10mg/(k·h)	273/138	(1)(4)(5)(6)(7)(10)(11)
Kawano 2004	日本	1%~1.5%	4~8mg/(k·h)	10/10	(3)
Lauta 2010	意大利	0.7%~2%	6~8mg/(k·h)	149/153	(4)(5)(6)(7)(10)(11)
Liao 2011	中国	2.0%~2.5%	2~3μg/ml	13/13	(4)(5)
Magni 2005	意大利	1.5%~2%	6~10mg/(k·h)	60/60	(1)(4)(5)(6)(7)(8)(9)(10)(11)
Magni 2007	意大利	1.5%~2%	6~10mg/(k·h)	82/80	(1)(4)(5)(8)(9)(10)(11)
Necib 2013	法国	每次上调或下调1%维持BIS值45~55	3μg/ml起始维持BIS值45~55	35/31	(8)(9)
Petersen 2002	丹麦	1~2MAC	6~10mg/(k·h)	38/41	(2)
Petersen 2003	丹麦	≤1.5MAC	6~10mg/(k·h)	38/41	(1)(2)(3)
Sneyd 2005	英国	1%~2%	≥2μg/ml至麻醉满意	26/24	(5)(10)

注:(1)脑松弛度;(2)骨瓣去除前ICP;(3)$SjvO_2$;(4)术中高血压发生率;(5)术中低血压发生率;(6)术中心动过速发生率;(7)术中心动过缓发生率;(8)睁眼时间;(9)拔管时间;(10)恶心、呕吐发生率;(11)寒战发生率

表20-6 纳入研究的方法学质量评价

纳入研究	随机方法	分配隐藏	盲法	退出/失访情况	有无选择性报告结果	其他偏倚
金玄玉2004	不清楚	不清楚	不清楚	否	否	否
林赛娟2008	不清楚	不清楚	不清楚	否	否	否
孟春2009	不清楚	不清楚	不清楚	否	否	否
任秋生2008	不清楚	不清楚	不清楚	否	否	否
鄢建勤2011	是	不清楚	不清楚	否	否	否
张世栋2010	不清楚	不清楚	不清楚	否	否	否
Bonhomme 2009	是	不清楚	不清楚	否	否	否
Citerio 2012	是	是	是	是	否	否
Kawano 2004	不清楚	不清楚	不清楚	否	否	否
Lauta 2010	是	是	是	是	否	否
Liao 2010	不清楚	不清楚	不清楚	否	否	否
Magni 2005	是	不清楚	是	否	否	否
Magni 2007	是	不清楚	是	否	否	否
Petersen 2002	是	是	是	否	否	否
Petersen 2003	是	是	是	否	否	否
Sneyd 2005	是	是	是	是	否	否
Necib 2013	是	是	是	是	否	否

计学异质性($P=0.43$,$I^2=0\%$),故采用固定效应模型进行 Meta 分析,结果显示丙泊酚组的术中脑松弛度优于七氟烷组,其差异有统计学意义〔RR = 0.95,95% CI(0.91,0.24),$P=0.02$〕(图 20-4)。

4. 骨瓣去除前 ICP　4 个 RCT 报道了骨瓣去除前 ICP,共包括 244 例患者。各项研究间无明显统计学异质性($P=0.16$,$I^2=43\%$),采用固定效应模型进行 Meta 分析,结果表明丙泊酚组骨瓣去除前 ICP 明显低于七氟烷组〔MD = 3.81,95% CI(2.80,4.82),$P<0.00001$〕(图 20-5)。

5. SjvO$_2$　3 个 RCT 报道了术中 SjvO$_2$,患者总数为 180 例。各项研究间无统计学异质性($P=0.45$,$I^2=0\%$),故用固定效应模型进行分析,结果显示丙泊酚组患者的 SjvO$_2$ 低于七氟烷组,具有统计学意义〔MD = 10.24,95% CI(7.87,12.61),$P<0.00001$〕(图 20-6)。

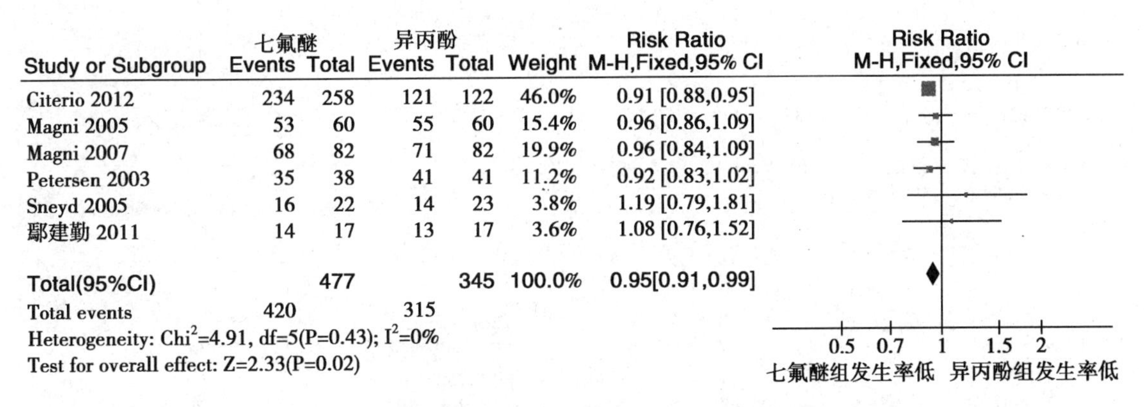

Study or Subgroup	七氟醚 Events	七氟醚 Total	异丙酚 Events	异丙酚 Total	Weight	Risk Ratio M-H,Fixed,95% CI
Citerio 2012	234	258	121	122	46.0%	0.91 [0.88,0.95]
Magni 2005	53	60	55	60	15.4%	0.96 [0.86,1.09]
Magni 2007	68	82	71	82	19.9%	0.96 [0.84,1.09]
Petersen 2003	35	38	41	41	11.2%	0.92 [0.83,1.02]
Sneyd 2005	16	22	14	23	3.8%	1.19 [0.79,1.81]
鄢建勤 2011	14	17	13	17	3.6%	1.08 [0.76,1.52]
Total(95%CI)		477		345	100.0%	0.95[0.91,0.99]
Total events	420		315			

Heterogeneity: Chi^2=4.91, df=5(P=0.43); I^2=0%
Test for overall effect: Z=2.33(P=0.02)

图 20-4　七氟烷组与丙泊酚组术中脑松弛度比较的 Meta 分析

Study or Subgroup	七氟醚 Mean	七氟醚 SD	七氟醚 Total	异丙酚 Mean	异丙酚 SD	异丙酚 Total	Weight	Mean Difference Ⅳ,Fixed,95% CI
Petersen 2003	13.2	7.1	38	7.5	4.9	41	13.9%	5.70 [2.99,8.41]
孟春,2009	15.9	3.2	41	11.8	4.1	40	39.6%	4.10 [2.50,5.70]
张世栋,2010	11.5	4	30	7.5	3.9	30	25.5%	4.00 [2.00,6.00]
金玄玉,2004	15.2	2.6	12	13.4	2.9	12	21.0%	1.80 [−0.40,4.00]
Total(95%CI)			121			123	100.0%	3.81 [2.80,4.82]

Heterogeneity: Chi^2=5.22, df=3(P=0.16); I^2=43%
Test for overall effect: Z=7.40(P < 0.00001)

Mean Difference Ⅳ,Fixed,95% CI
−20 −10 0 10 20
七氟醚组较低　异丙酚组较低

图 20-5　七氟烷组与丙泊酚组骨瓣去除前 ICP 比较的 Meta 分析

Study or Subgroup	七氟醚 Mean	七氟醚 SD	七氟醚 Total	异丙酚 Mean	异丙酚 SD	异丙酚 Total	Weight	Mean Difference Ⅳ,Fixed,95% CI
Kawano 2004	69	5	10	57	4	10	35.7%	12.00 [8.03,15.97]
Petersen 2003	65	12	38	57	10	41	23.5%	8.00 [3.11,12.89]
孟春,2009	72	8	41	62	9	40	40.8%	10.00 [6.29,13.71]
Total(95%CI)			89			91	100.0%	10.24 [7.87,12.61]

Heterogeneity: Chi^2=1.58, df=2(P=0.45); I^2=0%
Test for overall effect: Z=8.47(P < 0.00001)

Mean Difference Ⅳ,Fixed,95% CI
−50 −25 0 25 50
七氟醚组较低　异丙酚组较低

图 20-6　七氟烷组与丙泊酚组 SjvO$_2$ 比较的 Meta 分析

6. 术中血流动力学　6 个 RCT 研究了术中高血压、低血压的发生率,包括了 1070 例患者。各项研究间有统计学异质性,其中高血压发生率 $P=0.06$、$I^2=52\%$,低血压发生率 $P=0.04$、$I^2=60\%$,故采用随机效应模型合并效应量,结果表明七氟烷组和丙泊酚组之间没有明显差异。术中高血压发生率 RR=0.89,95% CI(0.68,1.15),$P=0.36$(图 20-7);术中低血压发生率 RR = 1.14,95% CI(0.81,1.61),$P=0.45$(图 20-8)。3 个 RCT 报道了术中心动过速和心动过缓的发生率,共包括 832 例患者。报道心动过速发生率的各项研究间有统计学异质性($P=0.05$,$I^2=66\%$),采用随机效应模型合并效应量,结果显示七氟烷组和丙泊酚组间没有统计学差异〔RR = 1.11,95% CI(0.51,2.44),$P=0.79$〕(图 20-9)。而对于心动过缓发生率,各研究间无统计学异质性($P=0.39$,$I^2=0\%$),故采用固定效应模型进行 Meta 分析，发现七氟烷组与丙泊酚组间没有明显差异〔RR = 0.86，95% CI(0.64，1.15)，P = 0.30〕(图 20-10)。

7. 睁眼时间和拔管时间 5 个 RCT 报道了睁眼时间，包括 479 例患者。各项研究之间没有明显统计学异质性(P = 0.31，I^2 = 16%)，采用固定效应模型进行 Meta 分析，结果表明七氟烷组和丙泊酚患者的睁眼时间相似〔MD = 0.16，95% CI (-0.92，

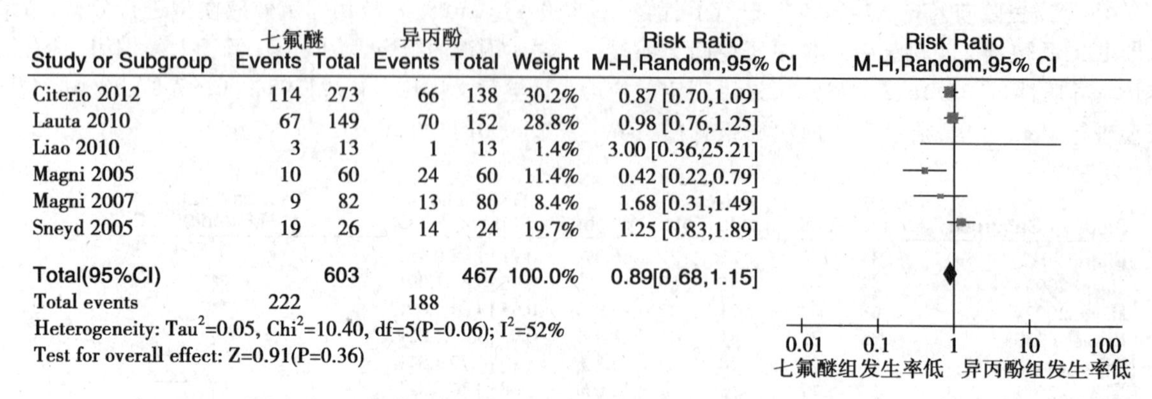

Study or Subgroup	七氟醚 Events	七氟醚 Total	异丙酚 Events	异丙酚 Total	Weight	Risk Ratio M-H,Random,95% CI
Citerio 2012	114	273	66	138	30.2%	0.87 [0.70,1.09]
Lauta 2010	67	149	70	152	28.8%	0.98 [0.76,1.25]
Liao 2010	3	13	1	13	1.4%	3.00 [0.36,25.21]
Magni 2005	10	60	24	60	11.4%	0.42 [0.22,0.79]
Magni 2007	9	82	13	80	8.4%	1.68 [0.31,1.49]
Sneyd 2005	19	26	14	24	19.7%	1.25 [0.83,1.89]
Total(95%CI)		603		467	100.0%	0.89[0.68,1.15]
Total events	222		188			

Heterogeneity: Tau^2=0.05, Chi^2=10.40, df=5(P=0.06); I^2=52%
Test for overall effect: Z=0.91(P=0.36)

图 20-7 七氟烷组与丙泊酚组术中高血压发生率比较的 Meta 分析

Study or Subgroup	七氟醚 Events	七氟醚 Total	异丙酚 Events	异丙酚 Total	Weight	Risk Ratio M-H,Random,95% CI
Citerio 2012	76	273	27	138	25.6%	1.42 [0.96,2.10]
Lauta 2010	63	147	49	152	29.7%	1.33 [0.99,1.79]
Liao 2010	2	13	4	13	4.5%	0.50 [0.11,2.27]
Magni 2005	7	60	17	60	12.3%	0.41 [0.18,0.92]
Magni 2007	0	82	0	80		Not estimable
Sneyd 2005	23	26	15	24	27.8%	1.42 [1.01,1.99]
Total(95%CI)		601		467	100.0%	1.14[0.81,1.61]
Total events	171		112			

Heterogeneity: Tau^2=0.08, Chi^2=10.07, df=4(P=0.04); I^2=60%
Test for overall effect: Z=0.75(P=0.45)

Risk Ratio M-H,Random,95% CI: 0.01 0.1 1 10 100
七氟醚组发生率低 异丙酚组发生率低

图 20-8 七氟烷组与丙泊酚组术中低血压发生率比较的 Meta 分析

Study or Subgroup	七氟醚 Events	七氟醚 Total	异丙酚 Events	异丙酚 Total	Weight	Risk Ratio M-H,Random,95% CI
Citerio 2012	31	273	7	138	33.4%	2.24 [1.01,4.95]
Lauta 2010	13	149	12	152	34.6%	1.11 [0.52,2.34]
Magni 2005	7	60	13	60	31.9%	0.54 [0.23,1.26]
Total(95%CI)		482		350	100.0%	1.11[0.51,2.44]
Total events	51		32			

Heterogeneity: Tau^2=0.32, Chi^2=5.85, df=2(P=0.05); I^2=66%
Test for overall effect: Z=0.26(P=0.79)

Risk Ratio M-H,Random,95% CI: 0.01 0.1 1 10 100
七氟醚组发生率较低 异丙酚组发生率较低

图 20-9 七氟烷组与丙泊酚组术中心动过速发生率比较的 Meta 分析

Study or Subgroup	七氟醚 Events	七氟醚 Total	异丙酚 Events	异丙酚 Total	Weight	Risk Ratio M-H,Fixed,95% CI
Citerio 2012	65	273	42	138	80.0%	0.78 [0.56,1.09]
Laita 2010	6	148	3	152	4.2%	2.05 [0.52,8.06]
Magni 2005	10	60	11	60	15.8%	0.91 [0.42,1.98]
Total(95%CI)		481		350	100.0%	0.86[0.64,1.15]
Total events	81		56			

Heterogeneity: Chi^2=1.88, df=2(P=0.39); I^2=0%
Test for overall effect: Z=1.03(P=0.30)

Risk Ratio M-H,Fixed,95% CI: 0.01 0.1 1 10 100
七氟醚组发生率低 异丙酚组发生率低

图 20-10 七氟烷组与丙泊酚组术中心动过缓发生率比较的 Meta 分析

1.24)，P=0.77〕(图20-11)。6个RCT报道了拔管时间，共528例患者。各项研究间具有明显的统计学异质性(P=0.0004，I^2=78%)，通过敏感性分析发现异质性来源于其中1个RCT，且该研究丙泊酚的用药方法与其他研究差别较大，排除该研究之后(P=0.82，I^2=0%)采用固定效应模型进行Meta分析，结果表明七氟烷组与丙泊酚组的拔管时间相似〔MD=0.23，95% CI(-0.25，0.71)，P=0.35〕(图20-12)。

8. 术后并发症　5个RCT报道了PONV的发生率，包括1042例患者。各项研究间无明显统计学异质性(P=0.15，I^2=41%)，采用固定效应模型进行Meta分析，结果发现丙泊酚组PONV发生率明显低于七氟烷组，差异有统计学意义〔RR=1.56，95% CI(1.16，2.10)，P=0.004〕(图20-13)。4个RCT报道了麻醉恢复期寒战的发生率，包括了995例患者。各项研究见有统计学异质性(P=0.006，I^2=76%)，敏感性分析提示异质性来源于1个RCT，但这4个RCT间没有临床异质性，故采用随机效应模型合并效应量。结果发现七氟烷组与丙泊酚组麻醉恢复期寒战的发生率没有明显差异〔RR=0.79，95% CI(0.38，1.65)，P=0.53〕(图20-14)。

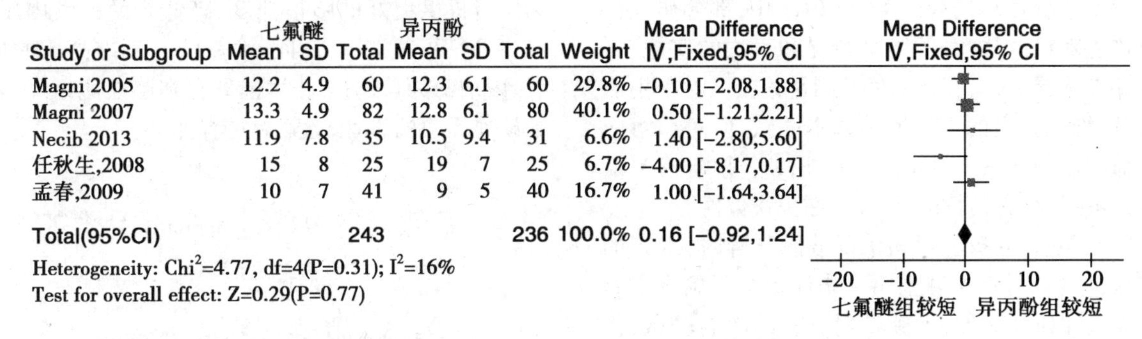

Study or Subgroup	七氟醚 Mean	SD	Total	异丙酚 Mean	SD	Total	Weight	Mean Difference IV,Fixed,95% CI
Magni 2005	12.2	4.9	60	12.3	6.1	60	29.8%	-0.10 [-2.08,1.88]
Magni 2007	13.3	4.9	82	12.8	6.1	80	40.1%	0.50 [-1.21,2.21]
Necib 2013	11.9	7.8	35	10.5	9.4	31	6.6%	1.40 [-2.80,5.60]
任秋生,2008	15	8	25	19	7	25	6.7%	-4.00 [-8.17,0.17]
孟春,2009	10	7	41	9	5	40	16.7%	1.00 [-1.64,3.64]
Total(95%CI)			243			236	100.0%	0.16 [-0.92,1.24]

Heterogeneity: Chi^2=4.77, df=4(P=0.31); I^2=16%
Test for overall effect: Z=0.29(P=0.77)

图20-11　七氟烷组与丙泊酚组睁眼时间比较的Meta分析

Study or Subgroup	七氟醚 Mean	SD	Total	异丙酚 Mean	SD	Total	Weight	Mean Difference IV,Fixed,95% CI
Magni 2005	18.2	2.3	60	18.3	2.1	60	36.5%	-0.10 [-0.89,0.69]
Magni 2007	18.4	2.1	82	18	2.1	80	54.2%	0.40 [-0.25,1.05]
Necib 2013	13	8.1	35	11.8	6.9	30	1.7%	1.20 [-2.45,4.85]
孟春,2009	12	6	41	11	7	40	2.8%	1.00 [-1.84,3.84]
张世栋,2010	11	2	30	14	3	30	0.0%	-3.00 [-4.29,-1.71]
林赛娟,2008	9	4	20	9	3	20	4.7%	0.00 [-2.19,2.19]
Total(95%CI)			238			230	100.0%	0.23 [-0.25,0.71]

Heterogeneity: Chi^2=1.54, df=4(P=0.82); I^2=0%
Test for overall effect: Z=0.94(P=0.35)

Mean Difference IV,Fixed,95% CI
-10 -5 0 5 10
七氟醚组较短 异丙酚组较短

图20-12　七氟烷组与丙泊酚组拔管时间比较的Meta分析

Study or Subgroup	七氟醚 Events	Total	异丙酚 Events	Total	Weight	Risk Ratio M-H,Fixed,95% CI
Citerio 2012	64	273	12	138	25.3%	2.70 [1.51,4.82]
Lauta 2010	38	149	30	153	47.0%	1.30 [0.85,1.98]
Magni 2005	3	60	2	60	3.2%	1.50 [0.26,8.66]
Magni 2007	10	82	11	80	17.7%	0.89 [0.40,1.97]
Sneyd 2005	4	25	4	22	6.8%	0.88 [0.25,3.11]
Total(95%CI)		589		453	100.0%	1.56[1.16,2.10]
Total events	119		59			

Heterogeneity: Chi^2=6.82, df=4(P=0.15); I^2=41%
Test for overall effect: Z=2.92(P=0.004)

Risk Ratio M-H,Fixed,95% CI
0.01 0.1 1 10 100
七氟醚组发生率低 异丙酚组发生率低

图20-13　七氟烷组与丙泊酚组PONV发生率比较的Meta分析

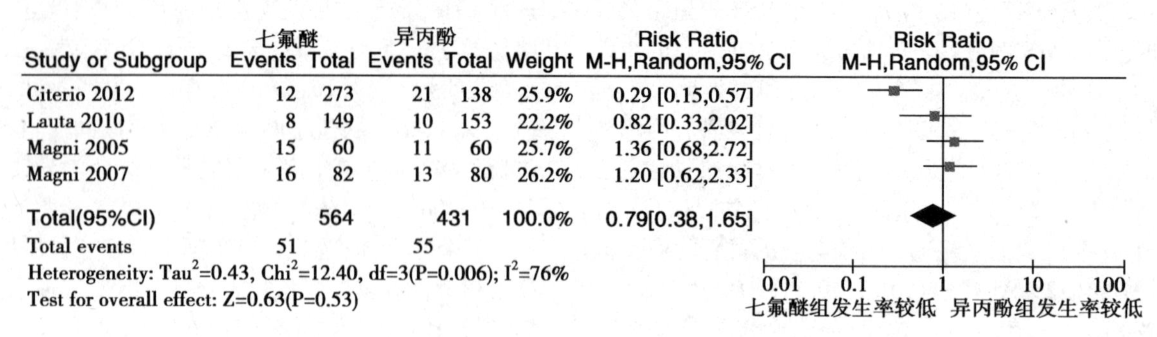

图 20-14 七氟烷组与丙泊酚组寒战发生率比较的 Meta 分析

三、总结

本系统评价纳入的 17 个 RCT 中，部分研究没有描述随机方法、分配隐藏情况和盲法的实施，可能存在选择偏倚、实施偏倚及测量偏倚。除个别研究外，纳入研究的干预措施基本一致，但对照组丙泊酚的用药方法不尽相同。此外，3 个 RCT 有少量受试者退出/失访情况，可能存在失访偏倚。

本 Meta 分析显示丙泊酚静脉麻醉时，术野的脑松弛度及骨瓣去除前 ICP 均优于七氟烷吸入麻醉。既往研究表明，七氟烷对 ICP 的影响轻微，优于等效剂量的地氟醚和异氟烷，丙泊酚可以收缩脑血管、降低颅内压。有学者认为，对于颅内压正常的患者，七氟烷麻醉是更好的选择；而对术前即出现颅内压顺应性降低、颅内压升高的患者，丙泊酚仍为首选。

本 Meta 分析结果表明丙泊酚静脉麻醉时$SjvO_2$低于七氟烷组。$SjvO_2$ 是反映全脑氧供需平衡的指标。当 $SjvO_2$ 低于 50% 时，可能存在脑低灌注；低于 40% 时需高度警惕全脑缺血；高于 75% 时可能出现脑过度灌注。Liao 等认为，丙泊酚降低脑血流和脑代谢的程度不匹配，可能引起脑氧供不足，对于有脑缺血风险的患者应谨慎使用。七氟烷呈剂量依赖性地增加脑血流、降低脑代谢，可能引起脑过度灌注，因此对于术前已存在脑血流增加的患者（如脑动静脉畸形），应慎用七氟烷。

对于术中血流动力学的 Meta 分析发现，七氟烷和丙泊酚麻醉时高血压、低血压、心动过速、心动过缓的发生率均无明显差异，两者均能提供较稳定的血流动力学。但是各研究间的异质性较大，需慎重对待这一结论。此外，七氟烷组和丙泊酚组的术毕睁眼时间、拔管时间没有明显差异，苏醒均较迅速，适用于开颅手术麻醉。麻醉恢复期间，两组寒战发生率相似，但丙泊酚组的 PONV 发生率明显低于七氟烷组，使患者拥有更好的舒适度，与此前的系统评价结果一致。

综上所述，在开颅手术中，丙泊酚静脉麻醉能为术者提供更好的脑松弛度、降低开颅前颅内压、减少 PONV 发生率。对于术前已有颅内高压的患者，丙泊酚为首选；对于术前即存在脑血流下降、有脑缺血风险的患者，七氟烷更有优势。

第三节 常见神经外科手术的麻醉管理

一、颅脑创伤手术的麻醉管理

创伤性颅脑损伤（traumatic brain injure，TBI）简称颅脑创伤，是指头部遭受撞击或贯穿伤，引起脑功能障碍。在所有创伤中，颅脑创伤往往是最严重和危及生命的，是导致儿童和青壮年残疾和死亡的首要原因。

（一）颅脑创伤的分类

颅脑创伤主要分为原发性和继发性颅脑创伤。原发性损伤是指颅脑创伤时机械力量直接作用于脑部引起的损伤，包括颅骨骨折、脑挫裂伤、弥漫性神经轴突和血管损伤。继发性损伤对颅脑创伤患者极其重要，这些患者的原发性损伤不足以致死，但造成原发损伤后病情恶化，最终导致死亡或严重残疾。引起继发性损伤脑功能恶化的原因包括颅内出血、ICP 升高、低氧、高碳酸血症、低血压和感染。颅脑创伤的现代管理已集中在如何预防和治疗继发性脑损伤。

上述分类依据病理学检查结果，便于临床应用的分类方法是基于 Glasgow Come Scale（GCS）评分。评分分为三部分：睁眼、运动和言语反应（表 20-7）。

（二）颅脑创伤的麻醉管理

麻醉管理目标包括维持足够的脑灌注压，避免麻醉引起 ICP 增加，缩小脑血容量增加幅度，必要的脑松弛便于手术暴露。

表 20-7　GCS 评分

项目	评分
睁眼	
自发	4
言语	3
疼痛	2
无反应	1
最佳言语反应	
完整	5
言语模糊	4
不恰当的语言	3
不能理解	2
无反应	1
运动反应	
遵从口令	6
局部运动	5
退缩	4
屈曲	3
伸直	2
无反应	1
分级	
轻度损伤	13～15
中度损伤	8～12
严重损伤	<8

颅脑创伤患者首先应注意建立和维持气道通畅、充分通气和循环支持，随后进行神经功能检查和 GCS 评分。如果患者（GCS<8 分）为重型颅脑损伤，应考虑进行手术治疗或降低 ICP，这些患者应进行气管内插管和机械通气。应注意合并脊髓外伤患者的气道管理。

低氧血症和低血压是引起继发性脑损伤的独立危险因素，因此应积极治疗低氧血症和低血压。颅脑创伤患者低氧血症发生可能与并发气道、肺损伤、误吸、饮酒及其他药物引起呼吸抑制等因素有关。应维持气道通畅和机械通气供氧。可给予麻醉药和肌肉松弛药进行气管内插管，所有颅脑创伤患者都应按饱胃看待。麻醉诱导药的选择应根据病情而定，血压正常患者绝大多数药物都可选择应用。

低血压是指收缩压<90mmHg，低血压患者应视病情给予补液输血。颅脑创伤患者输入液体种类（晶体液或胶体液）依然存在争议。正常脑组织血浆渗透压的下降可引起脑水肿，因液体复苏的首要目标是维持血浆渗透压，出于此考虑，生理盐水是理想的复苏液体，葡萄糖可加重损伤应避免使用，患者存在贫血应予输血。

多种麻醉方法可安全用于颅脑创伤麻醉，无根据表明何种方法更优于其他方法。对于存在严重颅内高压引起意识丧失的患者，脑代偿能力耗竭进一步增加 ICP，可能导致脑缺血和脑疝。这些患者麻醉应用挥发性麻醉药和 N_2O 因血管扩张作用使 ICP 进一步增加，应采用静脉麻醉方法（如联合应用丙泊酚和阿片类药）。一旦硬膜开放可评估脑压情况，麻醉方法再做调整。

颅脑创伤患者可能因其他非神经系统损伤行手术治疗。无短暂意识丧失、神经功能检查完全正常的患者，CT 扫描亦无异常的患者可安全手术。但如有意识丧失，GCS<15 以及 CT 有脑损伤表现，手术应推迟到颅颅脑创伤充分评估治疗后。损伤的脑组织可能因低氧血症和低血压引起继发损伤。一旦发现颅内高压对治疗无反应时，应立即行 CT 检查，根据 CT 检查结果制订手术方案。

二、幕上肿瘤手术的麻醉管理

幕上肿瘤（supratentorial tumors）切除术是神经科最常见的手术之一，颅内肿瘤多为胶质瘤、星形细胞瘤和脑膜瘤，这些肿瘤一般生长缓慢，周围脑组织受压产生相应症状并致颅内压升高。肿瘤周围不同程度水肿进一步加重肿瘤的占位效应，偶有肿瘤内出血导致颅内压急剧升高，如果不及时纠正可能引起脑病，表现为头痛、恶心呕吐和视力障碍。

术前评估重点包括颅内压升高程度和肿瘤大小和部位以及脑水肿的程度。颅内压升高的临床表现包括头痛、恶心呕吐、视神经盘水肿及意识障碍。肿瘤压迫周围脑组织产生相应的症状。CT、MRI 检查颅内高压的影像学表现为脑室受压、中线移位和脑池消失。应特别重视邻近硬脑膜窦的肿瘤，因手术意外进入硬脑膜窦可引起静脉空气栓塞，邻近下丘脑肿瘤切除术（如颅咽管瘤）可引起体温调节和循环紊乱功能。

糖皮质激素（glucocorticoid）可减轻脑水肿，改善颅内高压症状，颅内肿瘤瘤周水肿明显的患者应使用。麻醉应常规行直接动脉压监测。根据肿瘤的大小部位，估计术中出血量以及患者的心肺功能，选用适当有创监测。患者头部抬高 10°～20°有利静脉回流、易于术野暴露。根据药物的颅内动力学效应选用麻醉药，绝大多数药物均可安全有效用于颅内手术麻醉，无论据表明何种药物优于其他药物。但在严重颅内高压引起意识障碍的患者，颅内顺应性代偿能力耗竭，难以承受 ICP 的进一步升高，此时应选用静脉麻醉方法，硬膜开放后，依据颅内状况可相应调整麻醉用药，适度过度通气（PCO_2 25～30mmHg）和应用甘露醇有利于减轻脑肿胀，便于术野暴露。

许多神经外科手术患者出现苏醒期高血压，在手术间内开始降压治疗以避免术后ICU难以控制的高血压，应尽早拔除气管导管便于术后神经功能检查。如果停用麻醉药一定时间后患者仍未苏醒，行CT检查用于排除颅内积气或出血，肿瘤未能全切患者（特别是脑膜瘤），术后术野实质内出血发生率较高，这些患者应维持血压稳定。

三、颅内动脉瘤手术的麻醉管理

（一）SAH的病理生理

根据Hunt-Hess分级标准定义SAH严重程度（表20-8）。SAH的分级决定了神经外科处理方法。Ⅰ、Ⅱ、Ⅲ级SAH患者常在动脉瘤破裂72小时内行早期动脉瘤夹闭术。动脉瘤早期夹闭可防止再出血，采用控制性高血压预防血管痉挛，对于Ⅳ、Ⅴ级SAH患者手术应推迟至首次出血两周后进行。

表20-8　蛛网膜下腔出血分级Hunt-Hess分级

分级	表现
Ⅰ级	轻微头痛、颈强直
Ⅱ级	中、重度头痛，颈强直，有脑神经麻痹，无其他神经功能缺损
Ⅲ级	意识水平下降，意识模糊，局灶性神经功能缺损
Ⅳ级	昏迷，偏瘫，早期去脑强直状态
Ⅴ级	深昏迷，去脑强直状态，濒死状态

动脉瘤再出血是动脉瘤破裂最严重的并发症之一，24小时内发生率最高（5%～6%），以后每天再出血的发生率稳定在1%～2%。术前降压管理非常重要，应用降压药和镇静药减轻血压的升高，同时避免发生低血压，低血压可以加重缺血性脑损伤。平均动脉压一般维持患者基础血压的20%以内。

脑血管痉挛（cerebral vasospasm）的发生在SAH后3天出现，7天达高峰，绝大多数情况下血管痉挛在2周后缓解。应常规使用钙通道阻滞剂，这些药物并非降低血管痉挛程度，而在于保护神经元避免缺血性损伤。血管痉挛的时间决定手术时机，出血后3天内血管痉挛不明显，Hunt-Hess Ⅰ～Ⅲ级患者早期行动脉瘤夹闭术，超过3天后血管痉挛增加手术的危险性，因此对于Hunt-Hess Ⅳ～Ⅴ级患者手术应推迟至血管痉挛缓解后。

SAH伴以突然增加的ICP可引起交感兴奋和血浆内儿茶酚胺水平的急剧升高，血压升高导致左心和肺静脉压力的增加，进一步造成肺水肿。神经源性肺水肿可引起低氧血症，具有自限性，可以自行缓解。SAH需要注意误吸的危险，急性SAH患者常有意识丧失，易造成胃内容物反流误吸，发展为ARDS。

SAH患者常出现EKG异常，包括轻度非特异性ST段和T波改变、典型的T波倒置，这些变化并不预示心肌缺血性损伤，确实出现某种程度的心肌损伤（局灶的镜下坏死），但与EKG的异常不一定有很好的相关性。超声心动图可以发现室壁活动异常，多见于重度的患者，室壁活动的异常与SAH严重程度有较好的相关性。对于严重的SAH患者，应严密监测心脏功能，包括超声心动图。

SAH患者常见低钠血症，血钠水平的降低最初认为是由于抗利尿激素分泌不称综合征（syndrome of inappropriate antidiuretic hormone，SIADH）引起。SIADH的治疗应限制输液量，近年研究结果表明绝大多数患者低钠血症是由于脑盐消耗性综合征引起，利钠肽由脑合成和释放，这些肽类造成尿中钠的丧失增加。脑盐消耗性综合征（cerebral salt wasting syndrome）表现为脱水、低血钠及高尿钠（>50mmol/liter）三联症，治疗上采取输入等渗含钠溶液扩容治疗。本综合征与SIADH的电解质表现相似，须进行鉴别诊断，因二者治疗策略截然相反。低血容量造成SAH患者更为严重的脑梗死。

（二）麻醉管理

动脉瘤手术麻醉管理的重点和难点动脉血压的调控。损伤的脑组织容易出现缺血性脑损害，对合并有脑血管痉挛者更是如此，因此血压应维持在正常水平高限。SAH患者在ICU监护，很容易了解基础血压。但是应该认识到MAP的突然增高可引起再出血。动脉瘤夹闭后，应使MAP高于基础水平的10%～15%，避免脑血管痉挛。

术中处理动脉瘤时可能引起突然再出血。传统的预防方法是通过降低MAP降低动脉瘤的跨壁压，现在已不再采用。原则上应避免低血压防止产生缺血性脑损害。为降低动脉瘤内的压力，可采用临时夹闭近端供血动脉的方法，但在临时夹闭期间也存在引起缺血性损害的危险，为降低这种危险，在临时夹闭供血动脉后，将MAP较基础水平升高5%～10%。MAP升高可改善侧支循环，一旦动脉瘤破裂应降低血压以减少出血，改善术野。

术中 $PaCO_2$ 一般维持在正常水平（35～38mmHg），不应采取过度通气，因为脑出血造成的脑损伤或者血管痉挛引起的脑缺血都会使脑血流减少，如为脑松弛，应慎重使用过度通气，一旦动脉瘤夹闭，$PaCO_2$ 应尽快恢复至正常水平。

甘露醇是一种改善脑松弛度的有效的药物，甘露醇还可改善受压脑组织的灌注并且降低 ICP，因其降低颅内压，理论上具有增加动脉瘤跨壁压的危险（pressure gradient = MAP-ICP）。为预防这种危险性的发生，甘露醇通常在打开硬膜后应用，这时 ICP 与大气压相同。

对于 SAH 患者，为降低缺血性脑损害的危险，所有患者均应给与钙通道阻滞剂（尼莫地平），目前尚无其他降低缺血损害危险的药物，对于有脑缺血高危因素的患者或因术中血管闭塞而致缺血的患者，可应用巴比妥类药物减轻神经元缺血性损害，但目前已很少使用。

四、动静脉畸形手术的麻醉管理

动静脉畸形（arterio venous malformation，AVM）时指存在于动静脉之间无毛细血管网的异常血管团。AVM 是先天性脑血管异常，发病率为 0.5%，其中 50% 的患者发生出血，25% 发生癫痫，其余患者无特异性症状如头痛或占位效应引起的症状 AVM 由供血动脉和引流静脉组成异常血管团。较大 AVM（大于 4cm）的引流静脉位于深部脑组织或 AVM 位于语言功能区，手术并发症发生率高。低级别的 AVM 是行显微外科手术切除的理想指征，高级别的 AVM 特别是巨大 AVM 需要采取多种手段，如栓塞和神经介入治疗减少 AVM 供血。另外，分阶段切除 AVM 可以降低神经并发症的危险。

AVM 手术麻醉管理类似于动脉瘤手术，MAP 应维持在正常水平，CPP 在 60～70mmHg。轻度过度通气（$PaCO_2$ 30～35mmHg）用于脑松弛，应避免过分过度通气带来的脑缺血的危险。如果出现急性脑膨出，轻度低温不仅可以降低脑水肿改善术野的暴露，还可以降低脑缺血损伤的风险，渗透性利尿有助于脑松弛。

AVM 切除术可能发生灌注压突破，此时可发生局部脑血容量增加、脑水肿，从而出现脑肿胀，造成脑膨出，此种情况一旦发生应迅速采取方法降低脑肿胀。外科医生轻压脑组织，渗透性利尿，过度通气、调整麻醉方法，停止使用脑血管扩张作用的挥发性麻醉药，采用丙泊酚阿片类药物静脉麻醉。

在 AVM 切除术中，术后血压调整是关键。高血压增加 AVM 内血流，将使 AVM 切出更困难，同时增加灌注压突破综合征和脑内出血的危险。大多数患者，维持 CPP 在 60～70mmHg，常用的抗高血压药物包括 β 受体阻断药（艾司洛尔、美托洛尔）、钙通道阻滞剂（尼卡地平和尼莫地平）、直接动脉扩张药（肼苯达嗪）。必要时用硝普钠降低难治性高血压，抗高血压治疗应持续至术后，以降低灌注压突破综合征和脑内出血的危险。

五、垂体瘤手术的麻醉管理

垂体瘤大约占颅内肿瘤的 8%～10%。垂体腺位于蝶鞍内，顶部是鞍膈，是硬脑膜襞，垂体柄和蛛网膜套穿入其中，视交叉位于鞍膈上方垂体柄的前面。海绵窦位于蝶鞍两侧，包含有颈动脉颅内段和第Ⅲ、Ⅳ、Ⅴ、Ⅵ脑神经，颈动脉通常伴随腺体 2～7mm。解剖上垂体腺分为腺垂体前叶和神经垂体后叶，由下丘脑释放因子影响，腺垂体分泌催乳素、促肾上腺皮质激素（ACTH）、生长激素（GH）、促甲状腺激素（TSH）、促卵泡激素（FSH）及黄体生成素（LH）。神经垂体贮存和释放催产素和抗利尿激素（ADH）。

直径小于 10mm 的垂体瘤称为“微腺瘤”。较大的肿瘤或“微腺瘤”可能向蝶鞍骨质或向两侧的海绵窦浸润生长，向上压迫视交叉并可侵犯下丘脑和第三脑室。大约 10% 的垂体瘤局部浸润，但肿瘤转移罕见。垂体瘤的临床表现主要是对周围脑组织的压迫及分泌不同的激素引起的生理学的改变。压迫视交叉产生视野缺损，从蝶鞍向上扩展的肿瘤产生海绵窦内脑神经损害的症状。头痛是常见的症状。

对垂体瘤患者的麻醉管理首先做好恰当的评估，对患者基本状态的了解有助于对术后的评价。手术通常在全麻下进行，经蝶骨入路到达蝶鞍。经额颅骨切除术适用于较大的肿瘤延伸到蝶鞍者。

垂体瘤术后发生尿崩症（diabetes insipidus，DI）的情况各不相同。神经垂体的损伤导致 ADH 分泌功能的暂时丧失，此时垂体柄直接释放 ADH，因此 DI 症状减轻。DI 通常发生在术后 12～24 小时，表现为多尿、血浆渗透压增高及高钠血症。由于肾脏聚集能力下降，尿渗透压很低（通常低于 1.002）。治疗应用低渗液体，液体量大约为尿量的三分之二，也可以选用 0.5% 的氯化钠盐水。完全尿量体积的输液治疗防止血浆体积的正常化及液体过剩。垂体加压素或 DDAVP 能明显减少尿量。

六、后颅窝手术的麻醉管理

后颅窝手术(posterior fossa surgery)需考虑患者手术体位以及脑干受牵拉刺激后循环和呼吸功能紊乱,目前绝大多数后颅窝手术采用侧卧位,静脉空气栓塞(venous air embolism)、四肢截瘫和巨舌的危险性明显低于坐位手术。但某些情况仍需采用坐位手术。

循环调控中枢位于延髓,手术直接牵拉或电刺激可引起循环的剧烈波动,脑神经感觉支(三叉神经、舌咽神经)牵拉可引起同样的循环波动,最为常见的是高血压和心动过缓,还可以见到低血压合并心动过缓或心动过速。术中应严密监测循环指标及心电图变化,任何变化应与神经外科医生沟通。

后颅窝手术可损伤各对脑神经,第五对脑神经损伤时角膜感觉缺失,应注意预防角膜干燥,常规使用眼贴。应重点考虑支配气道的运动及感觉神经的损伤,即第Ⅸ、Ⅹ、Ⅻ对颅神经。口咽和喉部感觉传入神经功能缺失以及口咽及声门运动肌肉控制失调可导致患者误吸。声带麻醉降低对气道的保护作用容易引起气道阻塞。舌下神经损伤后不能伸舌同样增加了气道管理的难度。拔管时机应该根据手术损伤程度、后颅窝水肿的程度以及脑神经损伤的客观评估结果而定。血流动力紊乱表明脑干受到牵拉,麻醉苏醒后应慎重选择拔管时机。

七、脊髓损伤的麻醉管理

脊髓损伤后可引起不完全性截瘫、完全截瘫、不完全偏瘫、完全偏瘫,导致脊髓损伤的常见原因有交通事故、高层坠落、暴力和运动损伤。绝大部分损伤发生于中颈段和胸腰段,并常伴发其他损伤。脊髓损伤的外科治疗旨在制动、固定、脊柱复位、手术减压和固定。

脊柱损伤患者的早期处理应该固定脊柱,避免脊髓损伤的进一步扩大并处理合并症。用夹板固定制动脊柱,将患者置于平板上,头两侧各放置一沙袋避免头部活动,也可用胶带固定头部。脊髓损伤可导致多器官功能不全,严重程度与损伤水平有关。

对于颈椎损伤的患者进行气管内插管具有一定难度。放置喉镜时颈椎的活动可进一步加重脊髓损伤,高颈段损伤的患者插管引起的危险性最大。如果存在脊柱损伤,采用其他方法引导喉镜进行气管内插管。颈椎损伤患者的气道管理的方法以麻醉医生采用最熟悉的方法和最熟练的技术效果最好。由于头颈部微小的活动目前已提倡应用经鼻气管插管,颅底骨折或广泛的面部外伤禁忌经鼻气管插管。

有潜在寰枢椎损伤的患者环状软骨压迫经鼻气管插管的应用还有争议。据报道环状软骨压迫时应用经鼻气管插管可导致颈部移位达9mm,从呼吸功能不全的危险性应判断出引起或加重寰枢椎损伤的危险性。

脊髓损伤的最初几分钟内,由于神经组织和交感纤维的直接压迫产生短暂而强烈的自主神经异常放电,引起高血压和心律失常,还可以发生左心衰、心肌梗死及肺毛细血管渗出进一步发展为神经源性肺水肿,这一过程通常很短暂,待患者到达医院时已经不明显。脊髓休克经常发生于这一段时间。脊髓损伤对于心血管系统的影响取决于损伤的水平。脊髓损伤水平低于 T_6 时,由于静脉回流减少及血管扩张产生的低血压是最严重的后果。脊髓休克通常发生在 T_6 水平以上的横贯性损伤,临床表现为运动感觉功能完全丧失及自主神经功能不全。交感神经功能的丧失使动静脉张力减低,静脉回流减少,伴随心排血量减低,导致血压下降。心脏交感神经纤维($T_1 \sim T_4$)的中断导致心脏收缩性减低和心动过缓,心率的恢复通常需要3~5周的时间。脊髓休克患者的低血容量应及时恢复。对于高位脊髓损伤的患者,应注意防止过度灌注血容量引起肺水肿及心功能失代偿现象。

急性脊髓损伤患者可以出现肺水肿。在损伤时,神经源性肺水肿(neurogenic pulmonary edema)是由于强烈的交感神经冲动的发放。由于心肌收缩力减低和过度输液还可以出现心源性肺水肿。70%的颈部和上胸段脊髓损伤的患者发生肺炎,肺炎还可以发生在损伤初期由于胃内容物反流误吸造成。脊髓损伤患者可以出现胸外伤导致的血胸、肺挫伤、气胸和肋骨骨折。这些损伤可能导致延长机械通气而撤机困难,延缓有效的脊髓神经支配。

脊髓损伤部位的活动将加重病情,因此需要采取立即有效的措施防止脊柱活动避免神经系统的进一步损伤,如果做不到这一点将导致其余神经功能的丧失或脊髓损伤平面的上升。可以应用大剂甲泼尼龙保护损伤的脊髓,具体可采用30mg/kg 15分钟内静脉点滴,以后的23小时以5.4mg/(kg·h)速度静点。1977年出版的急性脊髓损伤研究证实如果脊髓损伤3小时内开始应用甲泼尼龙,激素静点只需维持24小时,而如果在损伤后3~8小时开始治疗,则激素静点需要48小时。血压升高利于改善损伤脊髓的血流量及低灌注的脊髓。尚无肯定的人体实验资料证实这一点，建议维持正常的灌注压。

八、神经放射的介入治疗的麻醉管理

近年来，神经放射治疗取得了重要进展。神经放射特殊设备的发展已经可以治疗神经外科领域的很多疾病，需要麻醉进行镇静或产生制动。神经放射的介入治疗有特定的要求（表20-9）。这些包括患者需制动、监测血压和CO_2分压、抗凝及并发症的治疗。

表20-9　介入神经放射治疗及主要麻醉要点

手　术	麻醉要点
血管畸形栓塞治疗	
颅内AVMs	控制性降压，术后正常灌注压突破
硬脑膜AVM	控制性高碳酸血症
颅外AVMs	控制性高碳酸血症
脑动脉瘤	动脉瘤破裂，控制血压
闭塞性脑血管病得球囊扩张血管成形术	脑缺血，控制性高血压，合并冠心病
继发于动脉瘤SAH的脑血管痉挛的球囊	脑缺血，控制血压
血管成形术	
大动脉瘤及颅底肿瘤的颈动脉闭塞治疗	脑缺血，控制血压

神经放射的介入治疗镇静的最大优点是能够对患者进行神经系统检查，实施镇静的原则是要对神经系统作出快速评价。很多方法适用于神经放射的介入治疗，很小剂量的丙泊酚的镇静效果良好，增加剂量后可维持制动作用，大多数患者停用后15～20分钟就可以对患者进行全面的神经系统评价。特定的神经放射的介入治疗技术要求患者制动，如果制动不成功，就需要选择全麻诱导。

手术室适用于全麻的基本要求也同样适用于神经介入的治疗。很多麻醉方法都可以用于全麻，目前的资料尚不能证实哪一种方法更为优越。全麻过程中气道维持时喉罩的应用是与常规神经麻醉不同之处。应该指出，如果需要监测动脉二氧化碳压力就应行气管内插管。

脑动脉血栓形成或远端血管栓塞是神经放射的介入治疗严重的并发症。很多医院都应用肝素抗凝治疗，一般成年患者，通常给予5000IU。监测肝素的效果只需监测血凝块激活时间（activated clotting time，ACT），理想的ACT大约是基础值的2～3倍。肝素过量时立即用鱼精蛋白对抗防止颅内出血。

由于AVM血流丰富，用Onyx液体栓塞胶等治疗AVM有一定难度，通过降低动脉血压的办法降低AVM的血流，这样有利于准确注射胶根除AVM而又不影响正常脑组织区域的血流。

血流量减低导致脑缺血，增加血压能够改善缺血状态，尤其适合应用于血管闭塞时。平均动脉压的增加能够增加缺血脑组织的血流量，防止或减轻缺血性脑损伤。多数患者静脉点滴去氧肾上腺素可以使血压上升10%～20%。如果患者清醒，就可以进行神经系统评估，同时调整血压。如果患者左心室功能不全，患者不能很好耐受去氧肾上腺素引起的系统性血管收缩，这时可以选择静点多巴胺。

第四节　神经外科麻醉恢复期管理

手术后麻醉恢复期由于各种麻醉药物的残存作用、手术创伤、失血失液及其他治疗用药的影响，患者的主要生理功能尚未完全恢复，在此期间容易发生各种术后并发症。神经外科手术是在机体高级神经活动的器官上操作，要求精细、轻柔。不同的肿瘤类型、不同的手术部位患者在麻醉恢复期会出现不同的临床表现，需要得到严密的监护、及时的发现问题，给予正确有效的处理，最大限度的保护患者的神经功能改善其预后。

一、神经外科术后气道管理

神经外科手术患者可出现多种气道问题。手术本身存在一定的风险，术中癫痫发作、缺氧、缺血半暗带的低灌注区均会使患者术后状态不稳定。再加上麻醉药的残余作用，患者自身并不能保持气道的通畅。除仰卧位的其他体位，重力的作用、静脉压以及液体管理均会改变气道结构的完整性。因此，尽管本身不是困难气道，但术后有很多原因呼吸道功能不能很快恢复。除了保持气道通畅外，术后还会有很多改变呼吸功能的危险因素。

1. 幕上开颅术　除意识障碍外，幕上开颅术的患者可能还存在气道的问题。意识障碍的患者做手术时，可能由于张口受限存在困难气道。这类患者不能恢复正常的饮食及言语活动。即便是术后及时拔管及恢复了正常饮食、语言活动的患者，由于过度疼痛限制了下颌活动及瘢痕形成，也会有张口受限的危险。

2. 颈椎手术　颈椎手术目的是缓解受压的脊髓，复位，稳固脊椎，但会使颈椎活动范围减少。前入路颈椎手术导致喉返神经的损伤或血肿而出现拔管后气道梗阻。导致声带麻痹的最主要原因是气管内喉返神经压迫。监测气管导管套囊的压力并适时放松套囊会防止喉返神经的损伤。手术操作会使食管及气管受到牵拉，颈部组织也会出现水肿。与早期出现的喉返神经损伤、血管神经性水肿或血肿相比，气道水肿出现较晚，往往在术后2到3天才出现。再次插管往往比较困难，死亡率及因缺氧而致的后遗症发生率也较高。

3. 后颅窝手术　后组脑神经毗邻后颅窝，患者在术后可能出现呼吸功能受损。术前详细了解病史可以发现咽反射损害，即吞咽食物的时间延长，及说话的改变。术中在接近后组脑神经的区域进行操作，周边的水肿或血肿均会导致咽反射及保护呼吸道的能力消失。由于邻近脑干，术后呼吸中枢受到损害使危险性加大，因此确定拔管时机很重要。

潜在的术后气道问题可因俯卧及坐位和由后颅窝手术造成。分泌物使得气管导管的固定松动。即使导管会与皮肤固定牢靠，面部水肿仍会使之脱出，尤其是在儿童气管内的插管与拔管距离很小。面部水肿本身不会威胁呼吸，但若合并巨舌症及口咽水肿则有危险。

舌部水肿可使其在上下牙间活动受限。置入口咽通气道，可使舌部静脉回流受阻。头颈转向一侧和颈部屈曲因为引起静脉回流受阻而导致水肿。对面部或气道出现水肿且比较耐管的患者最好不予拔管，直至完全清醒并满足所有的拔管指征时再拔管。

二、神经外科术后气管导管的拔除

由于后颅窝手术的解剖和病理生理改变的特殊性，手术时间长，麻醉药物容易蓄积，苏醒延迟，不宜过早拔管。拔管前需排除麻醉因素的干扰，综合评估患者情况，谨慎拔管。拔管前需观察评估的指标包括：术前神经功能评估；手术方式、范围、手术持续时间、术中是否发生不良事件；麻醉插管是否顺利；术前及麻醉苏醒期意识状况；咳嗽、吞咽反射；颜面和舌水肿、气道水肿；术前及术中肺功能；呼吸参数：自主呼吸恢复、潮气量、呼吸频率、SpO_2、呼气末二氧化碳；循环参数：血压、心率、心律。

术后如自主呼吸良好，潮气量>300ml，频率>14次/分，咳嗽、吞咽反射恢复，SpO_2>97%，生命体征平稳可考虑早期拔管。

长时间的手术后会出现上呼吸道黏膜水肿，特别是坐位手术。这种情况在儿童身上更为明显。气管导管气囊放气后患者可以通过导管周围进行呼吸，证明呼吸道水肿已经消失才能拔除气管导管。如果呼吸道水肿存在，必须保留气管导管，必要时给予镇静。将2%消旋肾上腺素雾化吸入能够减轻局部呼吸道黏膜水肿，从而缓解呼吸道梗阻。巨舌症患者发生上呼吸道水肿会引起呼吸道完全梗阻。环甲膜穿刺术、气管切开术和置入喉罩是此时最快的保护气道的方法。

脑干损伤患者术后无法恢复意识或者自主呼吸，并伴有心血管系统异常，如心动过缓和高血压/低血压。脑干肿瘤或后组脑神经损伤的患者术后如不能维持足够的通气量和保持呼吸道保护反射，常需要气管造口插管，以保证呼吸道通畅，便于排痰，以降低肺部感染。排除麻醉因素的影响，持续SpO_2监测发现低氧血症者，需机械呼吸支持和血流动力学治疗等生命支持疗法。

手术时间长在神外手术中很常见。大部分行择期手术的患者若神经功能完好且术中没有出现问题，术后很快就可拔管。确定拔管时机比较困难且受多种因素影响。如果严密监测麻醉深度，很好地契合停麻药的时间与手术结束时间，即便术程较长，患者也会很快苏醒。应考虑的主要问题是神经功能，术程长短，患者体位，术中出入量，插管困难程度。

手术结束时应对患者进行肺功能评估（如：潮气量，肺活量，肌力）。若患者术前通气不足、神经功能受损则术后不宜拔管。某些特殊的手术如髓内或延髓肿瘤切除术应引起重视。若神经电生理监测到异常结果或出现了血流动力学的改变则表明手术操作触到了脑干并可能使其受损，这种情况下拔管应小心。这些患者的呼吸功能及上肢肌力应仔细予以评估。尽管患者体位合适，但牵拉第Ⅸ及Ⅹ对脑神经亦可致术后咽反射消失或损害，吸入性肺炎的危险性增加。

术后是否拔管还应与手术医生及术后护理人员协商后决定。即便患者已经苏醒并可做出一些必要的运动有时也不宜拔管。直至咳嗽反射恢复完全、潮气量足够并可按指令做出反应时才可考虑拔管。插管困难的患者会延迟拔管。

三、神经外科麻醉后恢复室常见并发症与处理

（一）呼吸系统并发症

神经外科患者麻醉恢复期的呼吸功能常受到不同原因和不同程度的影响。呼吸功能障碍主要有脑神经功能不全、气道保护性反射异常、气道机械性梗阻和中枢性呼吸肌无力。脑神经在吞咽和气道保护性中的作用(表20-10)。呼吸系统并发症延长患者的住院时间、增加死亡率,使神经功能预后恶化。因此,及时发现并正确处理对患者的预后十分重要。

表20-10 脑神经在吞咽和气道保护中的作用

颅神经	在吞咽和气道保护中的作用
三叉神经(Ⅴ)	咀嚼肌,正常下颌活动
面神经(Ⅶ)	口腔感觉
舌咽神经(Ⅸ)	触发吞咽反射
迷走神经(Ⅹ)	声带运动和感觉,声带-咽的协调,颈部食管的运动
舌下神经(Ⅻ)	舌的运动

1. 舌后坠引起上呼吸道梗阻　常见原因是全麻和(或)神经肌肉阻滞恢复不完全,气道本身和外部肌肉张力降低和不协调引起。主要发生在麻醉较深、肢端肥大症的垂体瘤和寰枕畸形的患者。

2. 血液、分泌物或呕吐物堵塞气道　垂体瘤经口鼻蝶或经单鼻孔入路手术、颅底手术、额窦开放等手术术野的血液,口腔内分泌物以及术后呕吐物均可流至患者的口咽部造成气道堵塞。解决方法是掌握拔管时机,待患者吞咽、咳嗽等保护性反射及意识清醒后拔管。及时清理分泌物,预防恶心呕吐的发生。

3. 气道水肿　神经外科手术气管内插管时间长,术中输液输血多,头低位或俯卧位手术特别是小儿和肥胖患者、插管困难反复操作的患者尤易发生。解决方法是纯氧吸入,雾化吸入肾上腺素,如效果不佳应考虑再次插管。

4. 低氧血症　神经外科患者出现低氧血症的肺外因素包括:过度通气减低颅内压;过度通气引起的低碳酸血症可减少静脉回流和回心血量,增加肺内分流。颅底或脑干部位手术、脑外伤等手术,可能影响到呼吸中枢,术后呼吸变化,发生低氧血症。神经外科患者术前存在颅高压,脑顺应性降低,可能耐受不了正常人可以耐受的高碳酸血症和酸中毒,出现脑血管扩张、脑血流量增加甚至脑疝,从而影响了神经功能的预后。神经外科患者麻醉恢复期意识状态恶化时首先应保护好气道。颈部手术包括颈动脉内膜剥脱术及颈椎的脊髓脊柱手术,术后要更加关注呼吸道,因为术后血肿、手术体位造成的水肿及手术操作因素均可影响术后的呼吸情况。

（二）循环系统并发症

神经外科术后维持稳定的血流动力学和中枢神经系统的渗透压十分重要。血压过高或过低均会影响到神经功能的预后。既要避免血压过高造成术后脑出血或高灌注综合征,又要避免血压过低造成脑组织灌注不足。

颅脑手术后高血压容易引起脑水肿、脑出血等,需要及时迅速降低血压同时保护靶器官免受损害。颈动脉内膜剥脱术后和急性颅脑损伤的患者术后可能发生高血压。前者按压颈动脉窦及应用血管活性药物治疗;后者高血压的病因可能是机体自身调节机制受损后,动脉高血压增加脑血流使颅内压升高,继而通过库欣反射(Cushing reflex)引起高血压。Ca^{2+}拮抗剂在降血压的同时也可扩张颅内小动脉,预防脑血管痉挛。但对于术中止血效果不佳者,应慎用,以避免术中颅内出血。如患者术后高血压无颅内高压,可积极控制血压以减少脑肿胀和脑出血;如患者存在颅内高压,降血压要慎重。低血压发生的原因大多是低血容量以及颈髓或高位胸髓损伤后的神经源性休克。前者会引起脑血管痉挛加重脑缺血,可以进行容量的补充。后者因代偿机制的受损与未受损者比较更加耐受低血压,可以进行谨慎的液体治疗并应用血管活性药物。

（三）术后恶心呕吐

神经外科手术术后恶心呕吐的发生率较高。恶心呕吐是由一系列受体、化学物质及器官系统相互的复杂作用引起,由延髓网状结构背侧的呕吐中枢控制。神经外科手术时间长,部分患者术前存在颅高压,手术操作脑组织会出现脑水肿及血液循环的改变使颅内压增高,脑室肿瘤手术时冲洗液或血液对脑干呕吐中枢刺激,手术牵拉脑干等情况患者术后易发生恶心呕吐。术后严重频繁的恶心呕吐可导致水电解质紊乱、颅内压升高,增加误吸、颅内血肿和出血的风险,因此有效的预防术后恶心呕吐十分重要。

(韩如泉　王国林)

参考文献

1. 王恩真,熊利泽,薛富善. 神经外科麻醉学. 第2版. 北京:人民卫生出版社,2012
2. 韩如泉,李淑琴. 临床麻醉系列丛书-神经外科麻醉分册. 北京:北京大学医学出版社,2009
3. 韩如泉,周建新,译. 神经外科麻醉学. 第5版. 北京:人民卫生出版社. 2012
4. 于芸,张凯颖,韩如泉. 七氟醚与丙泊酚用于成人开颅手术麻醉的比较:系统评价与Meta分析. 首都医科大学学报,2013,34(5):733-741

第二十一章　骨科手术的麻醉

与其他专科麻醉相比，骨科麻醉所需的麻醉技术和设备最为繁多。区域麻醉既能满足术中麻醉，又可提供术后镇痛。麻醉医师要熟悉术中有损伤神经可能的特殊体位；了解骨水泥、止血带的风险；正确估计术中大量失血的可能性，通过控制性降压、血液稀释、血液回收等技术减少大量出血对机体的影响。骨科患者脂肪栓塞综合征、静脉血栓的风险明显增加，麻醉医师必须同时考虑抗凝药、抗血小板药对麻醉方法，尤其是对椎管内麻醉的影响。

第一节　骨科手术术前评估的特殊问题

本节仅将骨科手术常见的两种合并症提出讨论，以提高认识。

一、类风湿性关节炎

类风湿性关节炎（rheumatoid arthritis，RA）是一种病因未明、免疫介导的关节滑膜渐进性炎症，可累及多个关节，多对称累及手、腕和膝关节。关节外的病变可累及心、肾、肺和血液系统（表 21-1）。

表 21-1　类风湿关节炎的全身表现

心血管	心包增厚与积液、心肌炎、冠状动脉炎，传导阻滞，心脏瓣膜纤维化
肺	胸腔积液，肺结节，间质性肺炎甚至肺纤维化
血液	贫血，嗜酸细胞增多，血小板功能障碍（服用阿司匹林），血小板减少
内分泌	肾上腺皮质功能不全（糖皮质激素治疗），免疫功能障碍
皮肤	疾病本身及免疫抑制剂使皮肤变薄、萎缩

RA 患者多进行关节置换术、颈椎或胸椎手术、关节融合术等。麻醉过程中需特别关注气道管理和颈椎稳定性。术前检查颈椎活动度和颈椎舒适伸展弯曲的限度。青少年 RA 患者可能由于颈椎强直和下颌发育不全而造成气管插管困难。在成人患者，RA 侵及 C_2 齿状突外的滑膜囊时可累及韧带，导致寰枢椎半脱位。因此在麻醉处理上必须避免颈部弯曲，并保持颈部稳定，可选用表面麻醉，适当应用镇静剂，保持患者清醒的情况下作纤维支气管镜插管。有声音嘶哑病史或新近声音改变者应高度怀疑 RA 累及环杓关节，需要备用较小号的气管导管。RA 很少累及腰椎，椎管内麻醉一般不受影响。

二、强直性脊柱炎

强直性脊柱炎（ankylosing spondylitis，AS）是一种慢性炎性疾病，主要病理改变为骨连接处韧带骨化，累及骶髂关节、脊柱骨突、脊柱旁软组织及外周关节，可伴发关节外表现。临床主要表现为腰、背、颈、臀、髋部疼痛以及关节肿痛，严重者可发生脊柱畸形和关节强直。AS 也可能累及关节外的多个器官（表 21-2）。

表 21-2　强直性脊柱炎的关节外表现

全身症状	发热、消瘦、乏力、食欲下降
肌腱病变	跖底筋膜炎、跟腱炎和其他部位的肌腱末端病
眼部症状	结膜炎、虹膜炎或葡萄膜炎，极少数可致失明
心脏表现	主动脉瓣关闭不全、束支传导阻滞、心包炎、心肌炎
肺部表现	肺上叶纤维化、咳嗽、咯血、气短
神经系统表现	压迫性脊神经炎、坐骨神经痛、椎骨骨折或不全脱位、马尾综合征、癫痫、基底动脉供血不足
肾脏表现	IgA 肾病和淀粉样变性

颈椎损害的表现多种多样，一旦出现，会对气道管理产生显著影响。畸形的程度从最轻微的受

累至强直，重者颈椎和胸椎均呈严重的后凸畸形，患者下颏与胸部相贴。颈椎的极度前屈和下颏强直致使张口受限，Mallampati 分级常为Ⅲ～Ⅳ级。进展期颈椎骨折的风险增加，且通常发生于轻微损伤后。因此有必要对气道进行全面检查评估。如出现颈椎活动范围忽然增加，不论是否伴有疼痛，都应高度怀疑颈椎骨折，需拍摄颈椎屈、伸位侧位片明确颈椎损伤情况。颞下颌关节和环杓关节也可受累。如患者出现声嘶或发声改变，应请耳鼻喉医生会诊评估。胸廓僵化会对肺功能产生不同程度的影响。如膈肌活动正常，则肺活量降低不明显。如合并主动脉瓣病变和严重的传导阻滞，应先行主动脉瓣置换术和安装人工心脏起搏器。颈部不能活动的患者，椎骨往往已融合，施行椎管内麻醉很困难，甚至不可能，应选用全身麻醉。注意在清醒状态下安置患者体位，防止术中颈部过屈和其他体位不当或关节牵拉造成的损伤。

第二节 骨科手术麻醉管理中的常见问题

本节就骨科手术中特有的、可能对麻醉管理产生影响的常见问题进行探讨。

一、体位

对于骨科手术来说，合适的体位非常重要。麻醉医师需要对各种体位的相关解剖及病理生理学影响有深入了解，并了解手术目的、手术持续时间等。许多骨科手术的患者是老年人，或由于关节炎、创伤、先天异常、手术史、外固定装置等原因致关节活动的柔韧性下降、活动范围受限。这些因素也可能对麻醉方式的选择产生影响。当麻醉医师计划实施麻醉时，在考虑其他众多因素的同时，也应该考虑患者将要被安置的体位。术前访视和检查时，应对患者该手术最可能采取的体位耐受程度进行评估，并对该体位所涉及的关节和肢体活动度进行评估。

为患者摆放体位时，需要有足够的有经验的医护人员，避免摆放体位对患者造成医源性损伤。手术室内须具备各种辅助用软垫。

1999 年，美国麻醉医师协会围术期外周神经损伤预防委员会为预防术中外周神经损伤通过了一项“实践指导意见”（表 21-3）。

表 21-3 美国麻醉医师学会围术期神经损伤预防委员会指导意见

术前评估
完善的术前评估有助于确认患者是否可安全耐受手术体位
上肢
仰卧位上肢外展不超过 90°，俯卧位时患者可很好耐受上肢外展超过 90°
上肢摆放应注意避免压迫肱骨髁后神经沟（如尺神经沟）
上肢内收置于身体两侧或外展应用托手板时，前臂应处于自然位
避免长时间压迫桡神经
肘关节过伸可牵拉正中神经
下肢
截石位可因体位不当牵拉腘旁肌群导致坐骨神经损伤
避免长时间压迫腘窝以免造成腓总神经损伤
髋关节伸展或屈曲运动不增加股神经损伤的危险
护垫
带有护垫的托手板可降低神经损伤的危险
侧卧位时下侧胸壁近腋窝处放置枕垫可降低上肢神经损伤的危险
肘部或腋窝应用软垫可降低上肢或下肢神经损伤的危险
设备
上臂合理使用无创血压袖带对上肢神经损伤发生无影响
头低仰卧位应用肩托可增加臂丛神经损伤的危险
术后神经功能评估
术后神经功能评估可早期发现外周神经功能受损
文件资料
记录患者的特殊体位可帮助有关人员有重点地观察、监护与体位相关的并发症，为进一步的护理、治疗工作提供信息，做到有的放矢

骨科手术常用的一些特殊体位有以下几种。

（一）侧卧位

侧卧位最常用于全髋关节置换术、前路椎体融合术等，偶尔也用于其他下肢手术如植皮、清创术和肿瘤切除术等。悬垂的上肢妥善固定并保持中立位，不过伸、过度外展或旋转。胸部下面应该放置胸垫，减少肩部承重程度和肱骨头对血管神经束的潜在影响。检查靠床侧上肢，确保静脉回流和动脉搏动。头和颈椎与胸椎保持在一条直线上，头部过于侧屈及颈交感神经过伸可能导致术后出现霍纳综合征（Horner syndrome）。不能压迫耳朵和眼睛。耻骨联合处放置的固定架应避免影响股静脉回流。静脉闭塞可导致术后筋膜室综合征，造成肢体肿胀、神经麻痹、肌酸磷酸激酶水平升高和血红蛋白尿等一系列问题。如手术部位不包括下肢，应在两腿间放置枕头，避免上侧肢体的骨隆起对靠床侧肢体的压迫损伤。患者翻身、摆放体位、衬垫完毕后，确定两肺呼吸音相同、气管导管在搬动过程中没有移位；检查上肢动脉搏动；每次变动体位后都应检查眼睛是否受压。由于重力作用和与心脏水平相关的流体静力学的作用，两上肢测得的血压相差约36mmHg。

（二）俯卧位

俯卧位主要用于脊柱手术，也用于肿瘤切除术、骨盆手术、清创术和其他多种手术，极易造成各种损伤（表21-4）。

表21-4　俯卧位麻醉的特殊问题

呼吸道
气管导管扭曲或移位
长时间手术后上呼吸道水肿引起术后呼吸受阻
血管
上肢动静脉闭塞（手指脉搏氧饱和度监测）
髋关节极度屈曲引起股静脉扭曲，可致术后深静脉血栓形成
腰椎板切除术中，腹压增加可升高硬膜外静脉压，易致术中出血
神经
臂丛牵拉或受压
鹰嘴内侧受压造成尺神经压迫
腓骨头受压造成腓总神经压迫
髂嵴受压造成股外侧皮神经受损
头颈部
颈屈曲过度或伸展过度
眼部受压可引起视网膜受损
眼部干燥或缺乏遮盖可引起角膜擦伤
头垫可引起眶上神经的压迫性损伤
颈过度旋转致臂丛受损和椎动脉扭折
腰椎
过度脊椎前凸可导致神经受损
其他
男性生殖器扭转或压迫损伤
乳房撕裂或压迫损伤
空气栓塞

俯卧位患者的麻醉管理需要严格注意细节。一旦患者变为俯卧位，气道和静脉通路就会受影响，因此注意保护气道和静脉通路。

由于普通手术床没有胸部支撑，俯卧位会使腹腔内容物受压、膈肌向头端移动，使通气更加困难。升高的腹内压会传递到静脉循环，硬膜外静脉丛内的容量和压力随之上升。为了避免上述病理生理改变，应使腹部悬空不承重。安置好患者的体位后，应避免男性生殖器扭转或压迫损伤。乳房放置在中立位，避免撕裂或压迫损伤。

患者颈椎活动度允许，头可以转向侧面，在前额和下颌下进行支撑，理想的做法是一侧上肢收拢在体侧，另一侧上肢在头旁。这样可以更好地管理静脉通路、评估动脉搏动、毛细血管充盈程度和进行其他监测。在肩关节过度外展时也可能会发生肱骨头对腋动脉的压迫。

应妥善固定气管导管及呼吸回路，避免压迫面部和损伤舌和口腔内的神经。

（三）沙滩椅体位

沙滩椅体位（beach chair position）或肩关节体位主要为肩关节提供手术入路。摆放沙滩椅体位首先要求手术床在髋关节水平屈曲，膝关节水平屈曲，降低下肢后面肌肉和坐骨神经张力。然后将床背板固定在相对垂直位置。整个手术床放置于大约10°～20°的Trendelenburg体位。这种体位增加了髋关节的屈曲程度，使患者的躯干更为垂直，下肢更接近心脏水平。既满足手术入路的需要，又可使外周静脉充盈减少。在上肢手术操作期间要确保气道安全。

（四）骨折手术牵引床体位

髋和股骨骨折的手术常需要使用骨折手术牵引床对骨折肢体保持牵引，以利于骨折部位的闭合复位和内固定术。移动患肢会引起患者剧烈疼痛，因此通常在将患者由转运床移动至手术床之前进行麻醉诱导。尽管许多麻醉医生倾向于使用全身麻醉，但牵引床并不是椎管内麻醉的禁忌，但需要脊麻麻醉平面完全固定才开始摆放体位。

二、骨水泥

骨水泥即聚甲基丙烯酸甲酯，可粘接修复骨组织，通常在临床上用于人工关节固位、骨折固定和骨缺损修复等方面。在人工关节置换术（尤其是全膝关节置换术和全髋、半髋置换术）中，骨水泥植入综合征（bone cements implantation syndrome，BCIS）时有发生，严重威胁患者生命安全。在使用骨水泥的手术中，骨水泥或假体置入、假体复位、止血带排气等时常发生急性低血压、低氧血症、心律失常、肺动脉高压、弥漫性肺微血管栓塞、出血、哮喘发作、休克甚至心搏骤停、死亡，此为BCIS的特征性改变。影响BCIS的危险因素较多,包括:髋部骨折、高龄、术前合并心血管疾病、骨恶性肿瘤、应用加长柄假体、骨质疏松等。Harper依据低血压、低血氧的程度将BCIS分为三级(表21-5)。

表21-5 BCIS病情分级

1级	中度低血氧(SpO_2<94%)或低血压(降低>收缩压20%)
2级	重度低血氧(SpO_2<88%)或低血压(降低>收缩压40%)或突然的意识丧失
3级	心血管虚脱需要心肺复苏

预防BCIS的办法是提倡现代骨水泥技术,降低髓内压,减少髓腔内物质残留和渗漏,包括脉冲冲洗、髓腔排气、采用骨水泥塞、骨水泥枪逆行注入骨水泥,真空搅拌等。同时,术中应常规给氧提高氧分压。在准备植入骨水泥时,手术医生一定要向麻醉医生说明骨水泥的植入时间,让麻醉医生能有充分准备的时间。可以提前补充适量的胶体液,以提高患者的血容量,或预防性给予小剂量升压药,以防骨水泥植入造成患者严重低血压的发生。

三、充放止血带

止血带(tourniquet)使用部位一般选择在上臂或大腿上1/3肢体周长最大处,因为此处肌肉组织最丰富,能够更好地避免神经受损伤。止血带气囊长度应能缠绕肢体1周以上。尽可能选用宽的止血带,较低的压力就能阻断血流,达到止血效果,且对止血带边缘的神经所造成的压力较小,减少对神经和软组织的损伤。

目前,对止血带的压力和充气时间还没有明确的指南。止血带连续充气时间上肢>1.5小时、下肢>2小时或止血带压力上肢>250mmHg、下肢>350mmHg都增加压迫性神经功能障碍的风险。止血带充气通常采用固定的压力(上肢250mmHg,下肢300mmHg)或根据收缩压确定压力(上肢:收缩压+100mmHg,下肢:收缩压+100~150mmHg)。但前者没有考虑患者的血压,且两者都没有考虑患者的年龄。如手术较复杂,需要时间较长,可在到达上述时限后放尽气囊内气体,至少10分钟后再充气至原有压力,开始第2次止血带时限。

止血带充/放气过程带来的全身影响,表现在心血管、呼吸、血液学、体温、代谢等方面的改变,局部影响表现在对神经、肌肉、血管和皮肤的损伤(表21-6)。因此,麻醉医生和手术医生作为止血带的使用者,应了解其相关的生理改变,以最大程度减少其负面影响。

表21-6 止血带引起的生理功能改变

止血带充气期间对全身的影响
肢体驱血、止血带充气致循环血容量与周围血管阻力增加,动脉压和中心静脉压升高,止血带疼痛导致血压升高、心率加快
止血带放气后对全身的影响
动脉压和中心静脉压短暂下降,心率加快
$P_{ET}CO_2$短暂升高
血乳酸水平升高
氧耗增加
短暂代谢性酸中毒
血清K^+浓度升高
中心体温短暂降低
自主呼吸患者的分钟通气量增加
对神经的影响
使用30分钟引起体感诱发电位及神经传导消失
使用超过2小时可引起术后神经功能受损
止血带边缘下方出现神经损伤
肌肉改变
使用8分钟逐渐出现细胞内低氧
细胞内肌酸水平降低
进行性细胞内酸中毒
长时间缺血后再灌注极易造成骨骼肌损伤,出现一过性肌肉功能障碍甚至横纹肌溶解
血管改变
使用2小时后出现毛细血管内皮渗漏
下肢缺血可致深静脉血栓形成
皮肤改变
止血带压迫处皮肤出现水疱甚至坏死

四、脊髓损伤患者的麻醉

脊髓损伤常导致部分或完全截瘫,临床症状决定于脊髓横断的水平。C_3~C_5以上损伤的患者需要机械通气维持生命。横断平面在T_1以上会导致四肢瘫痪,而横断平面在L_4以上会导致下肢瘫痪。脊髓损伤的术式有切开复位固定、椎板切除术、脊髓前方减压术等,以期通过骨性结构的固定,解除对脊髓的压迫。麻醉医师在术前必须根据具体情况,制订详细的麻醉计划,包括术前用药、麻醉器具、麻醉用药、体位影响和监测手段。

在脊髓损伤的早期,重点是防止由于患者移动造成二次脊髓损伤。未经影像学检查证实，所有严重创伤或有头外伤的患者都应假定有不稳定颈椎骨折。急性颈脊髓损伤气道管理非常重要，此类患者最常见的死亡原因就是呼吸衰竭。急性颈髓损伤的患者在自然头位下保留自主呼吸、使用纤支镜引导气管插管最为理想。全身麻醉诱导应在确认上、下肢有无自主运动后方可实施。由于琥珀胆碱引起高血钾和肌肉痉挛，应使用非去极化肌松药诱导和维持。患者术前常有循环功能的紊乱，麻醉药物可使血管舒缩功能进一步受到影响；加上体位改变使体内静脉系统血流重新分布而影响回心血量。另外，心脏交感神经功能丧失导致心动过缓，出血时代偿性心动过速机制可能丧失，对麻醉药的血管抑制作用也异常敏感，故诱导或加深麻醉时易致低血压。诱导前先开放较大静脉，预输500～1000ml晶体液，以防诱导后出现严重的低血压。在术中应严密监测动脉压、中心静脉压和尿量。损伤平面高于T_5时，慢性期由于手术操作可诱发自主神经反射亢进。应积极治疗严重高血压，排除伤害性刺激、适当加深麻醉、根据情况适量使用血管舒张药。采取保温措施，包括升高环境温度、加热静脉输注液体和吸入气体、使用加热床垫等。麻醉管理的一个重要问题就是保持脊髓血运。神经生理监测（体感诱发电位或运动诱发电位）和（或）唤醒试验可早期发现神经缺血，使其不致发展为不可逆状态。

五、腹主动脉球囊阻断技术用于骨盆或骶骨肿瘤切除术

骶部和骨盆肿瘤症状隐匿，明确诊断时往往瘤体较大，造成骨破坏范围较大。治疗方案首选手术切除。骨盆和腰骶部局部解剖结构复杂，血供丰富，同时手术区域周围的器官组织也易受到损伤，因此在骨盆、盆腔及骶尾部较大型手术中，大出血是主要并发症之一。近年来，低位腹主动脉球囊阻断技术（abdominal aortic balloon occlusion technique）在骨盆或骶骨肿瘤切除术中的应用日益广泛。经股动脉穿刺放置腹主动脉球囊导管，球囊放置于肾动脉下，位于髂总动脉分叉处近端2～3cm。采用造影、超声或脉搏波形指示法进行球囊定位，以生理盐水充盈球囊实施阻断实验，确认球囊位于腹主动脉末端，腹主动脉被阻断，还需要确保双侧肾动脉未被阻断（图21-1）。术中间歇扩张球囊，直接阻断骨盆及骶尾部主要血供，有效控制术中出血，继以减少输血或不输血。

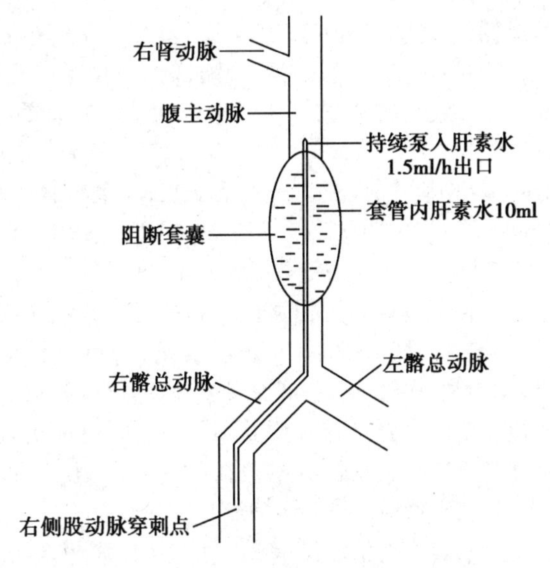

图21-1　腹主动脉球囊阻断技术示意图

该技术应用过程应注意以下几点：

①球囊必须放置在双侧肾动脉水平以下、腹主动脉分叉以上水平，并妥善固定。

②球囊单次阻断时间应控制在45～60分钟内，以免造成缺血远端组织坏死及重要脏器缺血性损伤。

③术中给药与补液应考虑到腹主动脉阻断后有效循环血量减少，勿超量快速滴注，以免增加心肺负担。解除阻断时缓慢分次抽出球囊内生理盐水，避免血流迅速充盈下半身导致循环血量锐减，同时酸性代谢产物回流而影响循环的稳定，此时可快速补液以代偿有效循环量的减少。由于阻断位置较低，在球囊阻断时或解除阻断时循环稳定，但对于合并心血管系统疾病和老年患者影响可能更大，要密切观察及时处理。

④术中部分肝素化，维持ACT 200秒左右，以防血栓形成。

⑤术后球囊导管拔出后压迫穿刺部位15～30分钟，防止局部血肿及假性动脉瘤形成。

⑥严重动脉粥样硬化或合并斑块脱落患者，肿瘤已侵犯患侧或双侧股动脉，穿刺部位感染等列为禁忌。

六、脂肪栓塞综合征

脂肪栓塞综合征（fat embolism syndrome，FES）是指脂肪颗粒阻塞血管腔引起的一系列病理生理

改变的临床综合征，其典型表现为呼吸困难、烦躁、瘀斑三联症。FES 主要条件包括：①肺部症状：以呼吸急促、呼吸困难、发绀为特征，伴有动脉血氧分压降低（小于 60mmHg），肺水肿；②无头部外伤的神经症状：烦躁、意识模糊、嗜睡、抽搐、昏迷；③腋窝、结膜或上胸部等皮肤黏膜出血点。九个次要条件：①发热大于 38.5℃；②心动过速大于 110 次/分；③视网膜改变：瘀斑或脂肪聚集；④黄疸；⑤肾功能异常：尿中脂肪小滴或少尿；⑥血红蛋白降低大于 20%；⑦血小板减少大于 50%；⑧血沉加快大于 71mm/h；⑨巨球蛋白血症。具备至少 2 项主要条件，或 1 项主要条件、4 项次要条件，可以诊断 FES。全麻下 FES 的临床征象包括 $ETCO_2$ 和动脉氧饱和度下降及肺动脉压升高。心电图可能出现缺血性 ST 段改变及右心负荷过重。通过 CT 或 MRI 的典型影响可进一步确诊。

脂肪栓塞的治疗包括预防和支持治疗两方面。早期手术处理骨折以及减少髓腔损伤可以降低脂肪栓塞的发生率。支持治疗包括氧疗，大剂量皮质激素和合理的液体管理。

七、静脉血栓栓塞症

静脉血栓栓塞症（venous thromboembolism，VTE）指血液在静脉内不正常地凝结，使血管完全或不完全阻塞，属静脉回流障碍性疾病。包括两种类型：深静脉血栓形成（deep vein thrombosis，DVT）和肺动脉血栓栓塞症（pulmonary thromboembolism，PTE），即静脉血栓栓塞症在不同部位和不同阶段的两种临床表现形式。VTE 是脊髓损伤、骨盆和下肢骨科手术的常见并发症和致死的主要原因。任何引起静脉损伤、静脉血流停滞及血液高凝状态的原因都是静脉血栓栓塞症的危险因素，其中骨科大手术（全髋关节置换术、全膝关节置换术及髋部骨折手术）是静脉血栓栓塞症的极高危险因素之一。其他常见的继发性危险因素包括老龄、创伤、既往静脉血栓栓塞症病史、肥胖、瘫痪、制动、术中应用止血带、全身麻醉、恶性肿瘤、中心静脉插管、慢性静脉瓣功能不全等。少见的原发性危险因素有抗凝血酶缺乏症等。危险因素越多，发生静脉血栓栓塞症的风险就越大，当骨科大手术伴有其他危险因素时，危险性更大。

美国胸科医师协会制定了骨科手术后并发肺栓塞和深静脉血栓形成的最优预防策略，包括药物治疗和器械方法。对于将行骨科大手术的患者，推荐采用一项以下措施至少 10～14 天：低分子肝素（LMWH），达比加群、阿哌沙班、利伐沙班（用于全髋关节置换术或全膝关节置换术，但不包括髋部骨折手术），低剂量普通肝素（LDUH），调整剂量维生素 K 拮抗剂（VKA），阿司匹林或间歇充气加压装置（IPCD），优于不用抗栓预防治疗。对于所推荐的预防性抗栓药物，使用 LMWH 优于其他替代药物。对于出血风险较高的患者，使用间歇充气加压装置预防或不做预防。对于单纯性小腿创伤而需要腿部制动的患者，以及将行膝关节镜手术且没有 VTE 病史的患者，可不予血栓预防治疗。对于脊柱手术患者，优先采用 IPCD，而不是不预防或用 LDUH 或 LMWH。对于有 VTE 高风险的脊柱手术患者（包括恶性疾病或采用前后路联合手术），一旦情况稳定，出血风险降低时，在机械性预防之外再增加药物预防。颅脑损伤、急性脊髓损伤或创伤性脊柱损伤等严重创伤患者可使用 LDUH、LMWH 或机械性预防。指南中不建议常规预防性置入下腔静脉滤器预防 PE。

八、围术期抗凝治疗的影响

随着心血管疾病的发病率上升以及医务人员对防治围术期 VTE 重要性认识，越来越多的患者在接受外科手术时，同时使用各种类型的抗凝和（或）抗血小板药物，如阿司匹林、氯吡格雷、华法林、肝素等。药物导致的凝血功能障碍是手术安全的主要威胁之一，使临床麻醉管理更加复杂化，同时也对椎管内麻醉和疼痛治疗的施行提出了新挑战。抗凝治疗患者椎管内穿刺时可能导致蛛网膜下隙和硬膜外腔内血肿形成，并产生严重后果。麻醉医师和手术医师有责任通过合理安排围术期抗凝药使用时间和椎管内穿刺和拔出时机来保证抗凝患者椎管内麻醉的安全。

美国胸内科医师学会在 2012 年制定了第 9 版《抗栓治疗及预防血栓形成指南》（ACCP-9）。此版指南对抗栓治疗患者的围术期管理进行了全面细致的推荐。美国区域麻醉与疼痛医学协会（ASRA）于 2010 年制定了第 3 版《接受抗栓或溶栓治疗患者的区域麻醉指南》（ASRA-3），为临床麻醉和疼痛治疗提供参考。中华医学会麻醉学分会 2008 年制定的《椎管内阻滞并发症防治专家共识》中也有具体的围术期抗凝药物治疗患者椎管内血肿的预防原则。抗栓治疗患者的围术期管理见表 21-7。对接受深部神经丛或周围神经阻滞的患者，椎管内阻滞的建议同样适用。

表 21-7　抗栓治疗患者的围术期管理

药物	ACCP-9	ASRA-3	椎管内阻滞并发症防治专家共识(2008)
普通肝素(UFH)	(1) 静脉 UFH 抗凝患者:术前4h 停药; (2) 较大手术或高出血风险的手术/操作患者:止血恢复正常后,推迟至术后 48 ~ 72h 用 UFH 或术后完全不用药	(1) 每日 2 次 5000U UFH 皮下注射不是椎管内麻醉的禁忌证。阻滞后推迟 1 ~ 2h 使用肝素可减少椎管内出血的风险; (2) 每日 UFH 剂量超过10 000U 或超过每日 2 次注射的患者接受椎管内阻滞是否安全尚未确定; (3) UFH 治疗超过 4d 穿刺前检测血小板计数; (4) 血管手术围术期应用 UFH 者行椎管内穿刺:①凝血障碍禁行椎管内穿刺;②穿刺 1h 后才开始 UFH 治疗;③下次用药前 1h 或末次用药后的 2 ~ 4h 拔出导管;④术后监测运动阻滞程度,尽早发现椎管内血肿;⑤穿刺困难或穿刺时出血没必要暂停手术。如果继续椎管内麻醉,应与外科医生沟通并术后严密监护;⑥心脏手术患者使用全量抗凝时不一定增加椎管内血肿的风险。术后监测神经系统功能,并选择对感觉和应用运动功能阻滞程度最小的药物	(1) 静脉 UFH:至少停药 4h、凝血指标恢复正常后方可行椎管内穿刺、置管或拔管;椎管内穿刺、置管或拔管 1h 后方可静脉应用 UFH;与其他的抗凝剂和溶栓剂联合应用,会增加椎管内血肿的风险; (2) 小剂量(<10 000U/d)皮下注射 UFH 无禁忌(体弱患者应慎重);每日大于10 000U 处理同静脉应用 UFH;皮下应用肝素 5d 以上穿刺或拔管前监测血小板计数
低分子肝素(LMWH)	(1) 皮下应用 LMWH 患者,术前 24h 最后一次半量给药; (2) LMWH 抗凝并进行较小手术或其他侵入性操作的患者:手术或操作后 24h 止血功能恢复正常后开始抗凝。较大手术或高出血风险的手术/操作的患者,止血基本恢复正常后,至术后48 ~ 72h 应用治疗量的 LMWH 或小剂量 LMWH,或不用 LMWH; (3) 不常规监测抗 Xa 水平评价抗凝效应	(1) Xa 抗体水平不能预测出血风险,不要常规监测 Xa 抗体; (2) 与抗血小板药或口服抗凝药物联用会增加椎管内血肿的风险; (3) 穿刺或置管过程中出血并无必要推迟手术:术后 LMWH 开始使用时间应在与外科医师商榷后推迟 24h; (4) 术前应用 LMWH 存在凝血功能改变者:①给予 LMWH 后 10 ~ 12h 穿刺;②接受较大剂量 LMWH 患者,用药 24h 后凝血功能正常时方可行穿刺;③术前 2h 使用 LMWH 的患者(普外科手术)不要施行椎管内穿刺; (5) 术后应用 LMWH 者施行单次阻滞或置管连续阻滞都是安全的	(1) 与抗血小板药物或口服抗凝剂联合应用增加椎管内血肿的风险; (2) 术前应用 LMWH 者施行单次脊麻是安全的。血栓预防剂量 LMWH 给药后 12h 或治疗剂量 LMWH 给药后 24h 方可施行椎管内阻滞。术前 2h 应用 LMWH 者避免施行椎管内阻滞; (3) 椎管内穿刺 24h 后且导管拔除 2h 以上方可开始应用 LMWH

续表

药物	ACCP-9	ASRA-3	椎管内阻滞并发症防治专家共识(2008)
抗血小板药物	(1) 术前7~10d停药,术后恢复止血功能后24h继续应用; (2) 阿司匹林治疗伴有血栓栓塞中危或高危非心脏手术者不停药;用氯吡格雷者术前5~10d停药。CABG患者阿司匹林至术后;CABG术前5~10d停用氯吡格雷。经皮冠状动脉介入治疗用阿司匹林至手术或术后; (3) 置冠脉裸金属支架6周后再行手术,置冠脉药物涂层支架6个月后再行手术,术前停用抗血小板药物者冠脉支架置入术后常规过渡抗凝	(1) NSAIDs不显著增加椎管内血肿的风险; (2) 同时使用其他影响凝血机制的药时不要施行椎管内阻滞; (3) 服用噻氯匹定、氯吡格雷以及血小板糖蛋白(GP)Ⅱb/Ⅲa受体拮抗剂 发生椎管内血肿的风险未知。椎管内阻滞前停药时间如下:噻氯匹定14d、氯吡格雷7d、阿昔单抗24~48d、依替巴肽或替罗非班4~8h。血小板糖蛋白(GP)Ⅱb/Ⅲa受体拮抗剂术后4周内禁用,否则应监测神经系统功能	(1) 单用阿司匹林或NSAIDs不增加椎管内阻滞血肿的风险,但与其他抗凝药物(如UFH、LMWH、口服抗凝剂)联合应用则增加出血的风险; (2) 施行椎管内阻滞前推荐的停药时间如下:噻氯匹定为14d、氯吡格雷为7d、血小板糖蛋白Ⅱb/Ⅲa受体拮抗剂依替非巴肽和替罗非班为8h、阿昔单抗为48h
华法林(VKA)	椎管内阻滞前5d停用VKA;术后12~24h止血功能正常后开始VKA治疗。术前需停药且INR≥1.5的患者给予小剂量(如1~2mg)口服维生素K使INR达正常。心脏机械瓣置换术后、房颤或深静脉血栓患者:若伴有血栓栓塞高危因素,VKA治疗中断期间过渡抗凝治疗。若伴有血栓栓塞低危因素不予过渡抗凝治疗	(1) 椎管内阻滞前停用VKA时间为4~5d(监测INR); (2) 同时使用其他影响凝血机制的药增加出血风险,却不影响INR; (3) 首次服用超过24h和(或)第2次VKA已服用穿刺前检测INR; (4) 硬膜外镇痛期间接受低剂量VKA治疗的患者:使用对感觉和运动功能阻滞程度最小的局麻药,监测INR及感觉及运动功能; (5) 拔管时机为INR<1.5(24h监测神经系统功能); (6) INR 1.5~3慎重拔管,拔管前神经系统功能评估持续到INR<1.5; (7) 留置硬膜外导管INR>3VKA剂量不变或减量	(1) 椎管内阻滞前停用口服抗凝剂,确认PT、INR正常; (2) 术前口服VKA超过36h每日监测PT和INR。长期口服VKA;停药后3~5d,PT和INR恢复正常; (3) 术前36h内开始VKA治疗不影响凝血状态; (4) 拔除椎管内留置导管时机为INR<1.5
纤溶或溶栓药物		(1) 避免在不可压迫血管部位进行穿刺后的10天内使用溶栓药; (2) 应用纤溶或溶栓药物的患者禁行椎管内麻醉; (3) 正在或近期溶栓和抗栓治疗者行椎管内麻醉持续神经功能监测(间隔<2h)。椎管内阻滞的同时行纤溶或溶栓治疗经硬膜外导管持续输注对感觉和运动影响小的药物; (4) 硬膜外导管输注又需用纤溶或溶栓药物者拔管时机尚无确切建议	应用溶栓药和纤溶药者、溶栓治疗10日内者避免椎管内阻滞。椎管内阻滞后10日内避免应用该类药物。已行椎管内阻滞者每隔2h评估神经功能;连续硬膜外阻滞使用对感觉和运动影响小的药物;拔管时机参考纤维蛋白原的测定结果
中草药		服用中草药不增加椎管内血肿的风险。不强制服用中草药的患者停药或禁行区域麻醉	服用中草药不增加椎管内血肿的风险,但与其他抗凝血药物联合应用会增加此风险

九、脊柱手术后失明

脊柱手术后失明(perioperative visual loss, POVL)现表为完全性失明、高度视野缺损和出现盲点,预后很差。引起POVL的原因包括脑皮质梗死、脑垂体卒中、眼球和视束的直接损伤、视神经或视网膜的缺血性损伤。其中最常见的原因是视束的缺血性损伤。长时间俯卧位和大量失血是最主要的危险因素。俯卧位会使患者眼内压增加,这可能与俯卧位时腹内压增高有关。使用马蹄形头垫时,患者头部与头垫位置发生相对移动,就可能造成眼部受压,视网膜灌注压将进一步降低。同时,由于大量失血导致平均动脉压降低,大量的液体复苏,使中心静脉压增高,静脉回流受阻,从而降低了视神经乳头的灌注压,导致缺血性视神经病变。在2012年,ASA发表了对脊柱手术患者POVL的指导意见(表21-8)。

表21-8　ASA对脊柱手术患者POVL的指导意见

术前患者的评估和准备
患者术前身体状况,如贫血、血管因素(高血压、糖尿病、外周血管疾病、冠心病)、肥胖、吸烟可能与POVL有关,但目前并不能作为明确的易发因素
眼科或神经眼科评估对鉴别患者是否具有发生POVL的风险并无帮助
长时间手术和(或)术中大失血患者:提前告知发生POVL的风险
短时脊柱手术患者:视具体情况决定是否告知发生POVL的风险
术中管理
血压管理:
高危患者:连续血压监测。没有数据显示此类手术控制性降压与POVL的发生有关,是否应用控制性降压要视情况而定
液体管理:高危患者行中心静脉压监测。对大量失血患者,应联用胶体和晶体
贫血的管理:
大量失血的高危患者:定期监测血红蛋白或血细胞压积。没有证据显示与POVL的发生相关的明确的血红蛋白浓度下限,因此现在还不能确定能够消除贫血相关POVL风险的需输血阈值
缩血管药物的使用:
没有足够的资料对高危患者α受体激动剂的使用问题制定一个指导意见,因此是否应用α受体激动剂要视患者具体而定
患者体位:
没有面部水肿会引起围术期ION的病理生理学机制
尽管没有证据表明眼内压升高会引起单独的前部ION或后部ION,仍应避免对眼部的直接压迫以防止CRAO
高危患者的头部应在心脏水平或更高
高危患者的头部应该保持中立位,颈部没有明显的屈曲、后仰、侧屈或旋转
分次手术:
尽管对高危患者行分次手术:增加住院费和其他的风险(如感染、血栓或神经损伤),亦有可能降低这些风险和POVL的风险,因此应考虑对高危患者行分次手术
术后管理:
围术期高危视力改变的患者:视力评估
怀疑有POVL的患者:眼科医师紧急会诊
其他措施:改善贫血、血流动力学状况和增加氧供
疑似POVL患者:行MRI检查以排除颅内原因所致的失明
抗血小板药物、类固醇或降低眼内压药物在ION的治疗中无效

十、神经阻滞在骨科手术中的应用

神经阻滞最初采用体表定位盲探法。80年代神经刺激器及神经阻滞针广泛用于外周神经阻滞和神经丛阻滞,大大促进了神经刺激器引导下神经阻滞技术的推广。近年来超声显像技术开始应用于神经阻滞,涉及手术麻醉、术后镇痛、神经周围置管等诸多方面。超声可实时地观察目标神经的局部结构、穿刺针的行进路线、局麻药的扩散,实现了神经阻滞的直观化。为克服神经阻滞单次注药维持时间短的缺点,连续置管神经阻滞技术不断发展,置管技术与神经刺激器、超声、放射显影技术、PCA等结合应用,大大提高了术后镇痛的成功率和效果。不同部位神经阻滞主要入路及其适应证与操作方法可见相关麻醉学教材，本书作为研究生的参考书不再赘述，此处单就神经阻滞在骨科手术中的应用进行概述。

（一）神经阻滞在上肢手术中的应用

上肢手术可采用臂丛神经阻滞，具体神经阻滞方法的选择需根据手术部位和是否需要止血带而定。熟知臂丛神经解剖对于实施上肢神经阻滞十分重要，包括从椎间孔发出到行走至外周末端，解剖学知识可能帮助麻醉医生根据手术要求合理选择阻滞方式。上肢神经阻滞的并发症包括：气胸、误入硬膜外腔或蛛网膜下隙、误入椎动脉、同侧膈神经阻滞致膈肌麻痹、喉返神经阻滞、星状神经节阻滞致霍纳综合征、神经损伤。

（二）神经阻滞在下肢手术中的应用

下肢神经不像臂丛那样具有丛状解剖结构，使之不易在相对表浅部位注射局麻药而被阻滞，因此下肢神经阻滞技术要求更高，需要更多的培训和实际操作才能熟练掌握。然而，下肢神经阻滞也有其优势：一侧肢体阻滞而不阻滞交感神经，血流动力学更为平稳，大大提高了神经阻滞的安全性，且能提供良好的术后镇痛。下肢的神经支配包括腰丛和骶丛，主要来自 $L_2 \sim L_4$ 的腰丛形成的3个支配下肢的主要神经：股外侧皮神经、股神经和闭孔神经。骶丛来源于 $L_4 \sim S_3$ 的神经根，主要形成坐骨神经，其适应证和操作方法见相关麻醉学教材。下肢神经阻滞并发症包括：误入硬膜外腔、蛛网膜外腔或血管、神经损伤、椎旁入路可能出现交感神经阻滞。

第三节 常见骨科手术的麻醉

一、髋关节手术

成人常见的髋关节手术包括全髋关节置换术和髋关节骨折修复术。

（一）全髋关节置换术

全髋关节置换术（total hip arthroplasty，THA）麻醉处理必须根据外科手术的复杂性、手术可能的合并症、患者的状态、外科医师的技术水平和医院的常规情况等进行调整。复杂手术如髋臼移植术、长干假体股骨植入术、髋关节翻修术等均可增加麻醉管理的难度。哪种麻醉方式更适合 THA 目前尚无定论，有证据显示，与全身麻醉相比，椎管内麻醉可降低围术期深静脉血栓、肺栓塞、失血、呼吸系统并发症。与全麻相比，椎管内麻醉的死亡率下降了三分之一。除下列禁忌外首选椎管内麻醉：凝血功能异常、主动脉瓣狭窄、有症状的特发性肥厚性主动脉瓣下狭窄、强直性脊柱炎以及曾行脊柱融合术。但老年人在椎管内麻醉过程中同样容易造成血流动力学的较大波动，围术期抗凝治疗也增加了术后硬膜外血肿的风险。此外，老年退行性病变造成硬膜外穿刺困难也是不得不考虑的问题。因此在髋关节手术中应用外周神经阻滞逐渐引起了人们的关注，尤其对年老、合并心血管疾患、低血容量、凝血机制障碍或使用抗凝治疗的患者选择外周神经阻滞更具优势。

多数全髋关节置换术采用侧卧位，可能发生通气/血流失调并导致低氧血症，极易出现于术前存在潜在肺部疾病的患者。摆放体位过程中应密切监测患者血流动力学改变，适当补液和平缓移动以尽量减少血压下降的程度。骨水泥对机体的影响详见本章第二节。股骨扩髓腔、置入含骨水泥的材料以及髋关节复位时均可能产生栓子，大栓子在右室流出道处形成阻塞，可引起右心衰竭、低血压和心搏骤停。小栓子通过右心到达肺动脉，形成肺栓塞。治疗急性低血压最有效的方法是静脉给予肾上腺素 4～50μg，其剂量根据低血压程度进行调整。

THA 尤其是髋关节翻修术术中出血可能很多。控制性降压可减少出血。椎管内麻醉可以造成麻醉平面以下的动、静脉性低血压，这种相对的低血压可以减少术中失血和输血量。髋关节翻修术时需综合运用多种血液保护措施如术前采集自体血、术前使用红细胞生成素、控制性降压、血液稀释、血液回收和保温等以减少异体血输入。

（二）髋关节骨折

老年髋部骨折以每年1%～3%的速度递增。老年患者免疫功能下降，常合并其他内科疾病，髋部骨折后死亡率很高。研究表明髋部骨折后1年内死亡率高达30%。由于隐性失血，血液浓缩，患者术前的血细胞比容可能正常或处于正常低限。如选择脊麻或脊麻-硬膜外联合麻醉，轻比重局麻药可避免侧卧位时压迫患肢，便于摆放体位，无需再改换体位。髋和股骨骨折的手术通常需要使用骨折手术牵引床对骨折肢体保持牵引，以利于骨折部位的闭合复位和内固定术，详见本章第二节。

二、膝关节手术

成人常见的膝关节手术包括膝关节内镜术和全膝关节置换术。

（一）膝关节内镜术

膝关节镜手术麻醉选择可为全身麻醉喉罩通气、脊麻或硬膜外麻醉、腰丛加坐骨神经阻滞或“三合一”股神经阻滞加坐骨神经阻滞。手术可在充气止血带下进行，无血视野极大地便于膝关节内镜术的操作。膝关节镜手术后患者早期活动、康复锻炼可减少并发症的发生，因此对术后镇痛提出了很高的要求。术后镇痛方法可以选择口服 NSAIDs 药物、硬膜外镇痛、单次或连续“三合一”股神经阻滞、关节腔内注射药物。关节内注射常用的药物有0.25%～0.5%布比卡因或罗哌卡因 15～30ml、吗啡和（或）皮质激素。

（二）全膝关节置换术

人工全膝关节置换术（total knee arthroplasty，TKA）需要截去股骨远端及胫骨近端部分骨质以选取匹配的假体置换，对畸形严重的关节疾病需要广泛的软组织松解，故出血量较大，同期双侧 TKA 的失血量更大。通常贫血的发生率是出现临床症状的4～6倍。在 TKA 术中和术后，有大量的隐性失血不参与体循环，造成血红蛋白水平进一步下降，原因和机理可能为：①术中截骨面较多，渗血残留在关节腔及组织间隙中；②术中骨髓脂肪、骨水泥及骨碎屑进入血液循环以及止血带造成的再灌注损伤引起毛细血管床异常开放，致大量红细胞进入组织间隙；③未经洗涤回输的红细胞在过滤的过程中会发生溶血；④膝关节解剖上的特殊性。合理应用自体输血及围术期血液回输技术可使 TKA 的围术期管理更为优化。

TKA 术后疼痛比髋关节手术剧烈，直接影响功能锻炼，是影响功能恢复的关键因素。TKA 围术期传统的多模式镇痛的手段有口服或静注阿片药物、自控镇痛、单次或连续股神经阻滞、术中关节周围浸润注射等。近年来新的多模式镇痛方法及给药途径不断涌现，包括 PCEA 联合 CFNB 镇痛、智能注射泵系统以及芬太尼透皮给药及经鼻给药等。

三、脊柱手术

脊髓损伤患者的麻醉问题详见本章第二节，本节主要讨论脊柱侧弯及退行性脊柱疾病的麻醉相关问题。

（一）脊柱侧弯

先天性脊柱侧弯患者多存在限制性肺疾患，还需排除心、肺、神经源性的先天性异常。后天获得性脊柱畸形多为特发性或神经肌源性，同样可能存在限制性肺疾患。部分神经肌肉疾病的患者可伴有肌营养不良、自主神经异常、脑性麻痹以及神经皮肤综合征，如神经纤维瘤病。如果肺活量低于预计值40%，术后必须机械通气。长期低氧血症、高碳酸血症和肺血管收缩可导致右心室肥大和不可逆的肺动脉高压。运动耐力、肺活量测定和血气分析可评估呼吸储备能力。

后路手术在俯卧位下进行，相关问题见本章第二节体位部分。前路手术采用侧卧位，使用双腔气管导管。前-后联合入路可加快愈合，改善矫正效果，但提高了并发症的发病率。脊柱侧弯手术的麻醉管理具体见表21-9。

表 21-9　脊柱侧弯患者的麻醉管理

控制性降压（血压正常的患者，平均动脉压降至65mmHg）
估计失血、失液量（进行适当的血流动力学监测，开放充足通畅的静脉通路）
处理低温（升高环境温度、加热静脉输注液体和吸入气体、使用加热床垫）
监测脊髓功能完整性（体感诱发电位、运动诱发电位和唤醒试验）
静脉气栓的危险性
上肢体位管理（最大限度地减轻臂丛神经牵拉）
确保眼部不受压迫，避免手术后失明
放松腹部，减少静脉充血

（二）退行性脊柱疾病

接受颈椎椎板切除患者术前应评估颈椎活动度和曲颈、伸颈、转头时有无神经症状。颈椎不稳或类风湿性关节炎造成颈部畸形等所致的困难气道最好在清醒状态下应用纤支镜辅助气管插管。钢丝加强型气管导管能防止牵引器或术中体位移动造成的导管扭转。气管插管时损伤、液体超负荷以及长时间俯卧位均可造成上呼吸道水肿而引起呼吸困难。前路手术常采用仰卧位，方便麻醉管理，但是术中有可能损伤颈动脉、颈静脉、食管、气管喉返神经和交感神经链等重要结构。有进行性神经障碍时应避用琥珀胆碱。

椎板切除术无论采用何种体位，均可出现静脉空气栓塞，手术部位应高于心脏。出现不可解释的低血压和 $P_{ET}CO_2$ 下降应怀疑空气栓塞的发生。术中行唤醒、颈椎牵引或调整手术台位置都要警惕体位变动的影响。术中血液丢失较多，尤其是前后路联合脊柱手术，可综合利用自体血预存、控制性降压、术中血液回收、急性等容血液稀释、低浓度肾上腺素行伤口浸润等血液保护措施减少术中出血和失血。截瘫是脊柱手术的一种严重并发症,术中有必要监测脊髓功能,尽早发现脊髓功能损伤,目前常用的方法为"唤醒试验"和神经生理监测。多数患者在术后可拔除气管导管,但出现严重面部水肿的患者拔除气管导管应慎重。

四、骨盆或骶骨切除及骨折手术

骶骨肿瘤、骨盆和盆腔部位肿瘤由于部位较深,四周关系复杂,手术切除时往往出血量巨大,加之手术需要切除部分骶神经,使用内固定和骨水泥重建腰骶关节和骨盆稳定性,术中可出现剧烈的血流动力学波动,可能需大量输血输液,麻醉前心肺功能的评价至关重要。要注意纠正贫血,改善凝血功能,准备充足的血红细胞和血浆、血小板等凝血物质。术中开放有效的外周静脉,监测有创动脉压和中心静脉压,注意血液保护和维持体温。术中由于切除肿瘤时可能会触及神经根,引起一过性交感神经反射,血压升高、心率加快,此时可不处理或适当加深麻醉,一般不推荐使用降压药物,如需分离骨盆大血管或神经根,还可考虑采用下肢脉搏氧饱和度监测有助于了解肢端循环情况;L_4 ~ L_5 至 S_2 神经根的 SSEPy 监测有助于减少骶骨全切或骨盆骨折修复时可能引起的神经损伤。重建腰骶关节使用骨水泥可出现严重反应,应提前预见并略提升血压,避免出现血流动力学严重波动。术中因大量输血输液,加上巨大的手术创伤,可导致全身炎症反应的发生,大量消耗凝血因子和纤维蛋白原,部分患者手术后期会出现凝血功能障碍,此时可以酌情输注冷沉淀和血小板改善凝血功能。低位腹主动脉球囊阻断技术在骨盆或骶骨肿瘤切除术中的应用日益广泛,详见本章第二节。

(于泳浩　王国林)

参考文献

1. ASA Task Force on Prevention of Peripheral Neuropathies: Practice advisory for the prevention of perioperative peripheral neuropathies. Anesthesiology, 2000, 92: 1168-1182
2. Herrenbruck T, Erickson EW, Damron TA, et al. Adverse clinical events during cemented long-stem femoral arthroplasty. Clin Orthop Relat Res, 2002, 395: 154-163
3. Jorio R, HeMy WL. Tourniquet use during total knee arthroplasty did not reduce total blood loss. J Bone Joint Surg, 2001, 83: 1282
4. Horlocker TT, Hebl JR, Gali B, et al. Anesthetic, patient, and surgical risk factors for neurologic complications after prolonged total tourniquet time during total knee arthroplasty. Anesth Analg, 2006, 102: 950-955
5. Deloughry JL, Griffiths R. Arterial tourniquets. Continuing Education in Anaesthesia. Crit Care Pain, 2009, 2: 64-68
6. Yeming W, Somme S, Chenren S, et al. Balloon catheter dilatation in children with congenital and acquired esophageal anomalies. J Pediatr Surg, 2002, 37: 398-402
7. Ullmark G, Hovelius L, Strindberg L, et a1. Reduced bleeding through temporary balloon occlusion in hip and knee revision surgery. Acta Orthop Scaud, 2000, 71: 51-54
8. Mellor A, Soni N. Fat embolism. Anaesthesia, 2001, 56: 145-154
9. Taviloglu K, Yanar H. Review Fat embolism syndrome. Surg Today, 2007, 37: 5-8
10. Ravenel JG, Heyneman LE, McAdams HP. Computed tomography diagnosis of macroscopic pulmonary fat embolism. J Thorac Imaging, 2002, 17: 154-156
11. Paffrath T, Wafaisade A, Lefering R, et a1. Venous thromboembolism after severe trauma: incidence, risk factors and outcome. Injury, 2010, 41: 97-101
12. Anderson FA Jr, Spencer FA. Risk factors for venous thromboembolism. Circulation, 2003, 107(23 Suppl 1): 9-16
13. Caprini JA. Thrombosis risk assessment as a guide to quality patient care. Dis Mon, 2005, 51(2/3): 70-78
14. Terese T, Horlocker, Denise J, et al. Regional Anesthesia in the Patient Receiving Antithrombotic or Thrombolytic Therapy: American Society of Regional Anesthesia and Pain Medicine Evidence-BasedGuidelines (Third Edition). Reg Anesth Pain Med, 2010, 35: 64-101
15. Lee L, Roth S, Sposner K, et al. The American society of Anesthesiologist Postoperative Visual Loss Registry. Anesthesiology, 2006, 105: 652-659
16. Walick KS, Kragh J, Ward J, et al. Changes in intraocular pressure due to surgical positioning. Spine, 2007, 32: 2591-2595
17. Cheng MA, Todorov A, Temelhoff R, et al. The effect of prone positioning on introcular pressure in anesthetized patients. Anesthesiology, 2001, 95: 1351-1355
18. Kasodekar VB, Chen JLT. Monocular blindness: a complication of intraoperative positioning in postefior cervial

spine surgery. Singapore Mec J,2006,47:631-633

19. Practice Advisory for Perioperative Visual Loss Associated with Spine Surgery: An Updated Report by the American Society of Anesthesiologists Task Force on Perioperative Visual Loss. Anesthesiology, 2012, 116: 274-285
20. Mauermann WJ, Shilling AM, Zuo Z. A comparison of neuraxial block versus general anesthesia for elective total hip replacement: A meta-analysis. Anesth Analg, 2006,103:1018-1025
21. de Leeuw MA,Slagt C,Hoeksema M,et a1. Hemodynamic changes during a combined psoas compartment-sciatic nerve block for elective orthopedic surgery. Anesth Analg,2011,112:719-724
22. Cummings SR,Melton Lj. Epidemiology and outcomes of osteoporotic fractures. Lancet,2002,359:1761-1767
23. Deakin DE,Boulton C,Moran CG. Mortality and causes of death among patients with isolated limb and pelvic fractures. Injury,2007,38:312-317
24. Rosencher N,Kcrkkamp JE,MaeheraS G,et al. Orthopedic surgery transfusion hemoglobin european overview (OSTHEO) study: blooad managerment in elective knee and hip arthroplasty in Europer. Transfusion, 2003,43:459-469

第二十二章　泌尿外科手术的麻醉

泌尿外科手术种类繁多，疾病程度纷繁复杂，手术时间长短参差不齐，小儿与老年患者均占相当的比例，合并症多，需要临床麻醉相关技术复杂，麻醉管理要求较高，充分体现了"只有小手术，没有小麻醉"的理念。

第一节　肾上腺外科麻醉

肾上腺是重要的内分泌器官，肾上腺疾病患者围术期的管理与并发症的发生率及死亡率密切相关，对肾上腺疾病的病理生理学的充分理解是实施麻醉管理的基础。虽然在19世纪末Thornton即进行了第一例肾上腺肿瘤手术，但直到肾上腺疾病的病因及其与内分泌之间的关系被完全了解后，外科手术才进一步发展起来。

肾上腺分为皮质和髓质两个部分。肾上腺皮质功能与垂体、中枢神经系统、自主神经系统和肾上腺髓质密切相关。肾上腺皮质分泌盐皮质激素（外层球状带）、糖皮质激素（中间层束状带），合成雄激素（内层网状带）。盐皮质激素和糖皮质激素合称为皮质类固醇激素或皮质类固醇。肾上腺髓质主要由嗜铬细胞构成，分泌和存储儿茶酚胺（肾上腺素，去甲肾上腺素及多巴胺）。

一、肾上腺皮质疾病

（一）原发性醛固酮增多症

1. 概述　1954年Conn首先发现原发性醛固酮增多症（primary aldosteronism），故又称Conn综合征。60%的病例为单侧的肾上腺腺瘤，约35%的病例为双侧的肾上腺增生（特发性HA）。较为罕见的为单侧肾上腺增生及肾上腺皮质癌。其主要的病理生理改变是由于肾上腺皮质病变引起醛固酮分泌过多所致。主要表现包括：血清钠增高、血清钾降低，低钾性碱中毒；血容量和细胞外液增加。临床主要表现为高血压、酸碱紊乱、肾功能障碍甚至衰竭等。血压升高较久者可引起心肌肥大、心脏扩大，心肌的进行性纤维化（醛固酮心肌病），甚至心力衰竭。由于钾大量丧失，不仅细胞外低钾，细胞内也低钾，可出现心律失常、心肌缺血，心电图表现为QT间期延长、S-T段改变及明显的U波；神经肌肉的应激性下降，肌肉无力严重可引起吞咽困难。慢性缺钾可能引起肾浓缩障碍甚至导致尿崩症。碱中毒会降低游离钙水平，可引起手足抽搐。长期醛固酮水平升高也直接导致多个器官损害。

2. 麻醉管理要点　术前准备目的是纠正电解质异常及高血压，使血钾尽可能恢复至正常（但没有达到正常值低限不是停手术的绝对指征）。需注意的是，即使血钾水平正常，也不能保证体内总钾水平不缺乏。同时应补充镁剂。对高血压的患者应给以低盐饮食，加用抗高血压药，一般不用耗竭体内儿茶酚胺的降压药，可选加用钙通道阻断剂如佩尔地平和血管紧张素转换酶（ACE）抑制剂等药物。螺内酯为醛固酮拮抗剂，具有保钾利尿及抗高血压的作用，常用于此类患者的术前准备。

麻醉前用药应适当减少剂量，为防止心率增快，抗胆碱药宜用东莨菪碱肌内注射。

肾上腺手术一般是在全麻下进行。临床上多选用静吸复合麻醉，也可复合椎管内麻醉（有利于术后镇痛，但增加了麻醉管理的难度）。由于原发性醛固酮增多症患者的高血压及低血钾造成心肌缺血与心血管系统损害的发生率很高，因此麻醉期间应严密监测心电图与血压必要时行桡动脉穿刺置管直接监测动脉压，同时行中心静脉置管对术中输液进行监测管理，并需建立大的静脉通路以应对可能的大出血。

由于低血钾和代谢性碱中毒，使神经-肌肉接头的去极化容易受抑制，使肌松药作用增强，在使用肌松药时应注意减量。

手术探查时血压的波动值得警惕，对于一过性的血压变化应切忌盲目使用降压药，以免在手术切除肾上腺后发生严重低血压。当切除肾上腺后，若发生不可解释的低血压时，应及时静注氢化可的松

100～200mg，并观察血压的变化，判断是否存在有肾上腺皮质功能不全的存在。

麻醉过程中心电图的变化多半是因电解质的紊乱所造成，如Q-T间期的延长、ST段与T波的改变以及出现明显的U波等均为低血钾的表现。如不及时发现与处理，则有发生严重心律失常的可能。因此术中电解质的监测对于指导纠正水与电解质失衡，维持心血管系统的正常功能是必不可少的。

原发性腺瘤切除后电解质很快恢复正常，不再需要螺内酯治疗。有些患者术后则可能出现高血钾和低血钠，应及时给予调整。由于血浆醛固酮可出现暂时性分泌不足，潴钠排钾功能减退，少数病程长久的患者，术后可出现轻度的代谢性酸中毒，术后应严密监测水电解质及酸碱平衡状态并及时进行处理。术后需要继续控制血压。

（二）皮质醇增多症

1. 概述　肾上腺皮质功能亢进（例如，肾上腺皮质腺瘤或肾上腺皮质的弥漫性增生）是皮质醇增多症（Cushing syndrome，库欣综合征）的主要原因。较为少见的原因是肾上腺皮质癌。糖皮质激素过量患者常出现糖、蛋白质、脂肪代谢异常及高血压等并发症。库欣综合征的症状复杂：包括肌肉萎缩和无力，骨质疏松，向心性肥胖，葡萄糖耐受不良，继发性糖尿病，高血压，精神状态变化等。还可有血钠增高和血钾降低。除此之外，患者血栓形成及胃肠道溃疡的风险增加；患者抵抗力下降，易发生感染，伤口不易愈合。

2. 麻醉管理要点　术前准备以控制血压、纠正电解质及代谢紊乱、控制感染为重点。

一般选择全身麻醉。此类患者对麻醉药耐量减低，且与病情严重程度成正比，因此麻醉前及麻醉中药物应减量。大多数患者向心性肥胖，入睡后呼吸道不易保持通畅，应做好困难气道处理的充分准备。

进行有创血流动力学及血糖监测是必要的。如果术中发生原因不明的低血压休克症状，除进行一般抗休克处理之外，应考虑为急性肾上腺皮质功能不全的可能，及时使用皮质激素。使用琥珀胆碱无肌颤表现，不宜以肌颤作为其起效的指征。另外，皮质醇增多症的患者肌张力弱，肌松药剂量应减少。

围术期必须采取措施预防血栓。在摆放体位过程中，因骨质疏松存在骨折的风险。

二、肾上腺髓质疾病

1. 概述　肾上腺髓质疾病主要是嗜铬细胞瘤（pheochromocytoma），这类疾病围术期的处理紧密围绕儿茶酚胺和肾上腺素能拮抗药、激动药进行。无论是诊断和治疗，都需要对儿茶酚胺代谢的病理生理学以及肾上腺素能激动药和拮抗药的药理学有深刻理解。

嗜铬细胞瘤是机体嗜铬组织内生长出来的一种分泌儿茶酚胺的肿瘤，分为有功能型和无功能型。大部分肿瘤是良性的，定位于单侧肾上腺，大约10%～15%的肿瘤是恶性的，有10%～15%是双边或者异位嗜铬细胞瘤（如胸、腰椎旁神经节、心、脑、脾、前列腺、卵巢、膀胱等）。无分泌功能的嗜铬细胞瘤多出现局部肿块或压迫症状时才被发现。而有功能的嗜铬细胞瘤为自主性分泌，主要合成和分泌大量的儿茶酚胺，分泌量比正常高20～50倍，甚至高达140倍，其分泌的激素包括肾上腺素和去甲肾上腺素，以及少量多巴胺，其中去甲肾上腺素与肾上腺素之比为80∶20，与正常分泌之比相反，仅15%的肿瘤以分泌肾上腺素为主。

儿茶酚胺作用于不同组织上的肾上腺素能受体，表现主要取决于激素的分泌方式及所分泌的激素数量及比例。产生以高血压及代谢紊乱为主的临床综合征。

其主要临床表现为高血压、代谢紊乱、心脏病变。意外的术中高血压或心动过速是未确诊的嗜铬细胞瘤的第一个征象。

2. 麻醉管理要点　正确的病情评估可使麻醉处理更加积极主动，标准导联心电图或心脏彩超检查有助于评估患者心功能的情况。术前全身状态的调整和并存疾病的治疗对手术和麻醉非常重要，对于已经明确诊断的患者，应通过实验室检查确定肿瘤分泌激素是以去甲肾上腺素或是以肾上腺素为主；但有些患者术前肿瘤处于“静止状态”，不分泌或少量分泌激素，麻醉和手术挤压肿瘤等应激状态下可诱发高血压危象或摘除肿瘤后发生休克，应事先准备应对措施。

术前准备的要点是抗高血压治疗和容量补充。长效的α1受体拮抗药酚苄明是最主要的术前治疗药物。术前药物准备的时间推荐至少10～14天，发作频繁者需4～6周。以下几点提示术前用药充分:①血压下降并稳定于正常水平;②无阵发性血压升高、心悸、多汗等现象;③体重呈增加趋势,血细胞比容<45%;④轻度鼻塞,四肢末端发凉感消失或有温暖感,甲床红润等表明微循环灌注良好。

在麻醉诱导期间、肿瘤处理过程中及肿瘤血运阻断前可能出现威胁生命的血流动力学改变,血压急升骤降和心律失常,因此必须建立直接动脉血压的监测,宜在麻醉前局麻下完成。无心肺疾患的年轻患者一般只需要中心静脉监测,存在儿茶酚胺性心肌病的患者应使用肺动脉漂浮导管或其他更好的循环监测手段。另外还必须建立可快速补充血容量的外周静脉通道及密切监测尿量。

各种麻醉方法及麻醉药都有成功应用的报道,关键在于熟练掌握该症的病理生理学特征及麻醉操作要点,尽量应用最佳方案。

硬膜外阻滞理论上虽然能抑制儿茶酚胺分泌,且对机体干扰轻微、术后恢复快。但患者常不能耐受术中的牵拉反应,也不能完全消除患者由于精神紧张而导致的血压波动。因此目前主张以全麻为首选。

应尽量避免使用刺激交感神经系统(例如麻黄碱、氯胺酮等)或增加心肌对儿茶酚胺的敏感性(例如氟烷),或是抑制副交感神经系统(例如泮库溴铵),释放组胺(阿曲库铵,硫酸吗啡)的药物。

全麻时必须确保足够的麻醉深度。根据患者的心脏功能选择丙泊酚或依托咪酯进行麻醉诱导。麻醉维持多采用静吸复合麻醉。吸入麻醉药可应用异氟烷和七氟烷。因高浓度的地氟烷可刺激交感神经系统,避免此类手术的患者。术中需随时密切注意外科手术进程,及时与外科医师沟通。及时处理循环变化,减少血流动力学剧烈波动可能导致的严重并发症。肿瘤切除前主要的问题是挤压肿瘤或刺激导致儿茶酚胺大量突然释放入血,导致突发的急骤升高的严重高血压和快速型心律失常,可给予酚妥拉明、硝普钠以及尼卡地平控制血压,艾司洛尔、美托洛尔、心律平等控制快速型心律失常。酚妥拉明、硝普钠和艾司洛尔是术中最常选择使用的短效药物。在容量不足时使用硝普钠易引起严重低血压,且不易纠正。特别值得注意的是在给予α-受体阻断药之前不能给予β-受体阻断药,否则会由于血管上的β受体被阻断后,儿茶酚胺引起α受体更加兴奋造成高血压危象及严重的心律失常而危及生命。肿瘤供血血管结扎或切除后,内源性的儿茶酚胺浓度迅速降低,常出现持续性的低血压或低血容量。肿瘤切除前需在密切监测下适当扩容,应充分考虑手术出血、第三间隙的液体丢失、生理需要量、尿量等。肾上腺素能受体阻断药应该在内源性的儿茶酚胺突然降低之前停止,必要时快速输液,使用肾上腺素能受体激动剂如去氧肾上腺素或去甲肾上腺素。肿瘤切除后高血压可能表明肿瘤未切除完全或存在隐匿性肿瘤,也可能是容量负荷过重。

麻醉后要对可能发生的恶性心律失常、低血压、低血糖等并发症及时发现并处理。

展望:目前,肾上腺疾病大部分仍均需手术治疗。随着外科技术的进步,肾上腺疾病的微创手术得到长足的进步并已成为发展趋势。微创、快通道对于麻醉管理提出了新的挑战。新的、短效药物的合理应用也成为麻醉医生处理肾上腺疾病麻醉的新的武器。对于嗜铬细胞瘤的麻醉,目前已经采用硫酸镁在肿瘤切除前维持血流动力学平稳,并被证实是有效的,甚至应用于嗜铬细胞瘤危象的患者。另一个近期进入临床的药物是钙通道阻滞剂氯维地平,用于肿瘤切除前控制高血压并精确的维持血流动力学的稳定,其应用在不久的将来可能得到进一步的扩展。近期有报道称血管加压素对肿瘤切除后因儿茶酚胺抵抗引起的休克有效。必须看到,虽然近几十年随着外科技术与麻醉管理的进步,肾上腺疾病的围术期死亡率明显下降,但由于此类疾病尤其嗜铬细胞瘤较为少见,要进一步提高围术期管理水平,尚需长期大量的工作。

第二节 肾脏切除手术麻醉

肾脏切除术(nephrectomy)常用于肾脏肿瘤、无功能肾脏、活体肾脏移植供肾切除,除肾移植供肾切除外,其他常合并肾脏功能不全。

正常人安静时每分钟有1000~2000ml血液流经肾脏,相当于心排血量的20%~25%。以每克组织计算,肾脏是全身血流量最多的器官。因此,肾脏手术可能引起突发出血;如术前伴有肾脏功能不良,常并存全身功能改变;手术时特殊体位可影响呼吸、循环功能,特别是肾脏托起时可引起静脉回流受阻,导致血压下降。侧卧位还可以引起神经牵拉或受压,导致颈丛、臂丛和腓总神经损伤等。手术过程中可能碰破胸膜,导致气胸,且往往不易发现。

肾细胞癌是最常见的肾脏恶性肿瘤，化疗和放疗均难以控制，所以，手术是局限性肾细胞癌的首选治疗方法，如果肿瘤较大，和（或）合并肾静脉、腔静脉癌栓形成，术中常出现大量失血。如果取腔静脉癌栓则需要钳夹腔静脉，可出现明显回心血流量不足导致严重低血压。在分离解剖肿瘤体、腔静脉过程中可能有癌栓脱落，严重者可出现肺栓塞，此类癌栓肺栓塞不能像血栓栓塞行溶栓治疗，只能在体外循环下切开肺动脉取栓，预后不良。如果癌栓已经延伸侵犯到心脏，则需要在体外循环下手术取癌栓。

肾结核合并一侧肾脏无功能是肾脏切除的常见原因，对此类患者应该注意全身状况，了解有无结合感染及药物治疗情况。

肾脏严重外伤，应该了解外伤的过程、损伤程度和救治情况及其过程，了解患者学流动力学特别是是否合并有失血性休克。

肾脏手术可以选择椎管内麻醉和全麻。多数肾切除手术需要腰部过伸的改良侧卧位，手术时间较长，椎管内麻醉对呼吸的支持不如全麻有效，一般选择全身麻醉。

腹腔镜肾切除术已经广泛应用于小的肾脏肿瘤和活体肾脏移植供肾切除，成为很多医院的标准手术方式。需要在侧俯卧位下在后腹膜建立 CO_2 气腹。因充入的 CO_2 可引起腹腔和胸腔内压明显升高以及极度的头低位和长时间手术，故选择全身麻醉为宜。可能的气腹并发症包括皮下、腹膜外、大网膜气肿、高碳酸血症、CO_2 栓塞、气胸等，外科并发症主要是血管和脏器损伤。围术期不必常规进行有创血压监测、中心静脉穿刺、经食管超声心动图等特殊监测，但应严密监测血压、心电图、脉搏血氧饱和度、呼末二氧化碳和气道压，这些指标对于判断和鉴别腹腔镜手术并发症有重要意义。$P_{ET}CO_2$ 通常在建立 CO_2 气腹后进行性升高，约 15～30min 达到高峰并维持，平台期后 $P_{ET}CO_2$ 升高，常见的原因是广泛皮下气肿发生、钠石灰失效。如果外科操作有血管损伤，需考虑 CO_2 直接大量入血的可能性。一旦发生皮下气肿，因即刻暂停手术，待 CO_2 排出后再以低气腹压施行手术，气腹压力是气肿范围和消退速度的决定性因素。CO_2 气栓发生率很低，但却是腹腔镜手术最严重的并发症。可能发生于气腹建立过程中，由充气针直接插入血管引起；也可能发生于手术过程中或结束前，由气体大量或快速弥散入血管或脏器引起。应迅速找到原因，及时封闭血管破口，必要时迅速转为开腹手术。同时给予小剂量肝素以防止继发血栓形成，适当提升灌注压可使较小的气栓随压力梯度由末梢循环进入静脉系统，利于其消散与吸收，同时加大肺泡通气量。

输尿管肿瘤手术常同时切除肾脏。如果是必须保留肾脏，如独肾等，或者输尿管其他疾病，导致切除段较长，无法进行输尿管吻合，则可能要行自体肾脏移植手术。其麻醉管理参考异体肾脏移植手术。

1994 年 Wilk 第一次提出了经自然腔道手术（natural orifice trans-luminal endoscopic surgery，NOTES）的基本概念，其寻求最终消除传统外科手术带来的瘢痕和疼痛而成为创伤最小的手术方式，为外科领域新的变革带来了曙光。泌尿外科 NOTES 工作组 2008 年初步确定了 NOTES 相关术语及其命名方式。NOTES：利用人体的一个或多个开放的自然孔道通过穿透空腔脏器进入用其他方式无法直接到达的体腔进行的手术操作。如：经阴道 NOTES 肾部分切除术，经阴道经胃联合 NOTES 肾部分切除术。以及混合 NOTES（hybrid NOTES）和 NOTES 辅助手术（NOTES assisted）。迄今为止，NOTES 技术尚主要处于动物试验阶段，由于其具有突出的优点（也许某些优点是理论上）：如不存在体表切口，可获得最佳美容效果，可避免切口感染、裂开、切口疝的形成，并减少了腹腔粘连，减轻术后疼痛及心理、生理创伤，可缩短住院时间等。此项技术的临床推广应用是值得关注的，对麻醉技术的要求和影响如何尚需进一步研究。

第三节 结石症手术的麻醉

目前泌尿系统结石症手术日益趋向于微创化方向发展，以体外冲击波、经皮肾镜和输尿管镜技术为代表。碎石手段多样化，既有传统的气压弹道碎石，也出现了多种激光碎石技术。泌尿系统结石的临床治疗已经进入了一个全新的时期。门诊手术或日间手术所占比例逐渐增高。

1955 年 Goodwin 利用穿刺针行经皮肾穿刺治疗肾积水。1976 年 Fernström 经皮肾镜取石（percutaneous nephrolithotripsy，PCNL）成功。此后，经皮肾

镜开始广泛应用于治疗肾结石。80年代随着体外冲击波碎石技术(extracorporeal shock wave lithotripsy,ESWL)和输尿管镜技术(ureteroscopy)的普及,经皮肾镜治疗泌尿系结石一度进入低潮。近年来,由于发现了ESWL在治疗较大的结石时对肾脏有损伤作用,甚至造成肾功能的丧失,使人们认识到PCNL仍然有其应用必要,并随着近年技术的进步得到了迅猛发展。

PCNL需先截石位,留置F5-7输尿管导管和尿管,然后采用俯卧位、将腹部垫高进行肾穿刺和手术操作。成功的关键在于经皮肾盂通路的建立,需要先经皮穿刺到肾盂,然后扩张穿刺通路并在通路上留置一根鞘管,一端在体外,另一端在肾盂内,碎石器械经过这根鞘管进入肾盂,击碎并取出结石。PCNL手术可分Ⅰ期和Ⅱ期手术:Ⅰ期手术肾穿刺造瘘和碎石同期进行。多数PNL都可以实行Ⅰ期手术。Ⅱ期手术先行肾穿刺造瘘,窦道形成、身体状况改善后,再行碎石取石术。

与ESWL和开放手术相比,PCNL的优点是:能直视下发现结石并碎石取石;可一次将结石击碎、即时全部取出;操作可以随时停止、分期进行;可与ESWL配合治疗结石;比开放手术及反复多次ESWL损伤小。

常见的并发症包括:出血,肾盂穿孔,水中毒,肾周积脓,邻近脏器损伤(气胸,肠道损伤)。

PCNL手术麻醉与围术期管理要点:

①麻醉方式:截石位留置输尿管导管和尿管、Ⅱ期手术肾穿刺造瘘可局麻下进行。椎管内麻醉和全麻都可用于PCNL手术中。但由于较长时间特殊体位及术中低体温,及可能的气胸,全麻具有明显的优点。

②体温管理:与其他泌尿系统腔道内微创手术相似,PCNL中需要大量灌洗液冲洗保证良好的手术视野,这将带来体热的大量丢失和水吸收,常规的体温监测和保温措施是必要的。

③水吸收:类似TURP综合征,由于灌洗液常为0.9% NaCl,故水吸收时一般不会发生低钠血症,但过量时仍可能出现。大量水吸收时可导致严重水中毒,威胁患者生命。术中需给予利尿剂,必要时监测血气、电解质。

④急性感染性休克:肾盂结石常合并感染,可表现为肾盂积脓、结石表面脓苔、肾盂积液浑浊等,患者术前可有其他感染征象也可能没有任何表现。若施行Ⅰ期手术则可能发生急性感染性休克,可在术中出现也可术后出现,严重时可危及患者生命需及时处理。最好的处置方法是预防其发生,不要过于追求Ⅰ期手术,必要时立即停止继续碎石取石术改为Ⅱ期手术。

⑤出血:由于术中大量灌洗液的使用,很难准确判断出血量的多少,需注意流出灌洗液的颜色浓淡,密切监测生命体征,必要时血气分析。可常规预防性使用止血药。

经尿道输尿管镜碎石术是治疗输尿管结石的有效手段,随着近年激光碎石设备的飞速发展,应用日趋广泛。围术期需注意输尿管痉挛的发生,一旦外科医生发现输尿管镜不能顺利进退时,切不可强行推拉,应加深麻醉,同时使用抗胆碱能药物如阿托品,待痉挛缓解后继续手术,强行进退输尿管镜严重时可导致输尿管袖套状断裂。

第四节 膀胱、前列腺及尿道手术麻醉

一、膀胱肿瘤

膀胱肿瘤手术主要包括经尿道膀胱肿瘤电切术(transurethral resection of bladder tumor,TUR-BT)和膀胱癌根治术。膀胱癌根治术包括膀胱全切,淋巴结清扫,回肠代膀胱术。经典术式为全开放进行,出血量大,手术时间长,较长时间内尿量无法监测,围术期要密切关注容量治疗,体温维持等。利用腹腔镜技术完成膀胱全切、淋巴结清扫手术,经腹部小切口完成回肠代膀胱术的手术方式已逐渐推广,与传统术式相比具有出血少、创伤小的明显优点,技术熟练后切除膀胱的时间亦可缩短。腹腔镜手术期间需要较长时间头低脚高位,气腹时间也较长,需要密切监测特别是$P_{ET}CO_2$,和良好的呼吸、循环管理技术,可采用椎管内麻醉复合全麻或单纯全麻。

经尿道膀胱肿瘤电切术(TUR-BT)一般手术时间短,创伤小,日间手术即可完成。椎管内麻醉或喉罩全麻均可以进行。对于肿瘤位于膀胱侧壁者,在电切肿瘤体时,电流将可能刺激到经膀胱侧壁外下行的闭孔神经,发生闭孔神经反射,可能导致电切环切穿膀胱壁发生膀胱穿孔,如果发生将只能转为开放手术修补膀胱破口。可行良好的闭孔神经

阻滞,或者全麻下使用足量短效肌松药避免这种情况的发生。

二、前列腺疾病

前列腺手术是临床上老年男性最常见的手术,主要包括两类:良性前列腺增生的经尿道前列腺电切术(TURP),恶性前列腺肿瘤的前列腺摘除术或者根治性切除术。

(一)经尿道前列腺电切术(TURP)的麻醉

经尿道前列腺电切术(transurethral prostatectomy,TURP)在良性前列腺增生的外科治疗中非常普遍。椎管内麻醉和全麻均可安全用于TURP手术,二者在死亡和并发症方面没有显著不同。但保持患者术中清醒有利于早期诊断TURP综合征和发现膀胱穿孔。大量灌洗液长时间冲洗导致的低体温也应当引起高度重视。

出血和TURP综合征(TURP syndrome)是TURP术的主要并发症。TURP手术的特殊体位还可导致如腓总神经、坐骨神经和腹股沟神经的损伤,需引起注意。由于激光技术在TURP术中的广泛运用,术中出血发生率已大大降低。随着近年来对TURP综合征的深入认识和重视,TURP综合征相关的发病率和死亡率呈下降趋势。对TURP综合征的处理重在早期发现及预防。

TURP综合征症状多由于循环血量过多、水中毒引起,偶尔由溶解在水中的毒素引起。早期临床症状和体征包括烦躁、头痛和心动过速,可进展为呼吸窘迫、低氧血症、肺水肿、恶心、呕吐、瞻望、昏迷。TURP综合征包括由大量吸入低渗冲洗液引起的肺水肿、脑水肿和低钠血症。中枢神经系统最严重的生理学紊乱不是低钠血症,而是急性低渗透压。因为血-脑屏障对钠不通透但对水通透。当血钠水平低于120mEq/L时,心血管系统可能抑制,低于115mEq/L,可导致QRS波群增宽、ST段抬高、室性逸搏心律、T波倒置。血钠水平低于110mEq/L可以导致呼吸心搏骤停。将手术时间控制在1小时之内,或者在切除前列腺时,使冲洗液悬挂不高于手术台30cm,可有效减少TURP综合征发生。诊治措施:

①TURP综合征的治疗依赖早期发现早期诊断,若发现和治疗不及时,死亡率很高。在清醒患者烦躁可能是最早提醒你的症状,在麻醉患者中,早期的唯一线索是心动过速和高血压。低钠血症是确诊依据。

②一旦发现应尽快结束手术,停止静脉输液。测血气、电解质。立即给予足量利尿剂。必要时应插管进行辅助通气。高钠注射液(3% NaCl)治疗,需注意血钠纠正速度不应快于每天12mEq/L。快速注射高浓度氯化钠可引起脑桥中部髓鞘溶解(CPM,渗透性脱髓鞘综合征),但CPM在缓慢纠正血钠时也可能发生。

(二)前列腺癌根治术的麻醉

据世界卫生组织于2008年的一项关于肿瘤的全球性调查显示,前列腺癌的发病率占男性已确诊肿瘤的第二位,是男性第6大导致死亡的肿瘤。现阶段我国常见的前列腺癌手术方法分开放性耻骨后入路和腹腔镜下前列腺癌根治术。而随着机械技术不断地被应用到医学当中的如今,机器人辅助腹腔镜前列腺癌根治术(robot-assisted laparoscopic radical prostatectomy,RLRP)开始逐渐成为实施前列腺癌根治术的一种重要方法。

开放性耻骨后入路前列腺癌根治术手术时间长,出血多,老年患者比例较高,对围术期管理提出了严峻的挑战,需要严密监测,精心调控。

机器人手术系统成功应用于临床经历了伊索系统(AESOP,1994年)、宙斯系统(Zeus,1999年)、达芬奇手术系统(Da Vinci surgical system,DVSS)3代的发展。目前世界上最为成熟且应用最为广泛的机器人手术系统是da Vinci系统(2000年),它是美国FDA批准的第一个在手术室内使用的机器人手术系统。截至2012年6月30日,DVSS全球装机达2341台,其中美国1707台。仅2011年全球实施达芬奇机器人手术就达36万余台,较2010年增长35%。从Binder于2000年5月在法兰克福大学实施首例RLRP开始到现在,欧美等前列腺癌高发的发达国家RLRP已占前列腺癌根治术总例数的70%左右,几乎成为治疗局限性前列腺癌的金标准。机器人辅助腹腔镜前列腺癌根治术(RLRP)是机器人手术系统运用于泌尿外科微创手术的里程碑。它是所有泌尿外科机器人手术中,与开放性手术相比唯一最具明显优势的微创手术,具有术中出血少,术后并发症少,术后控尿能力强,保护勃起功能等巨大优点。在我国,此项技术开展相对较晚,2007年10月12日高江平等于解放军总医院进行了大陆地区首例RLRP。截至2012年12月我国大陆地区共装机15台,共完成达芬奇手术3389例,其中泌尿外科手术606例、前列腺癌根治术350例。随着经济的发展和技术的不断创新，RLRP在我国亦将会得到大面积普及。

新技术的开展同时也为麻醉带来了新的关注点。RLRP机器人手术的标准体位为特殊的头低足高仰卧位、双髋关节稍外展、膝关节稍屈曲、双上肢内收于躯体旁、肩部放置软垫于其下固定，经腹腔途径时屈体约30°、经腹膜外途径时仅需15°左右即可。鉴于其体位的特殊性及手术一经开始患者体位很难再次变换的情况，且国外文献已报道了多例臂丛神经损伤、角膜损伤、视神经缺血性病变等体位相关性损伤，RLRP术前体位的准备显得尤为重要。术前应充分评估患者体位、机器手臂位置及操作者熟练度，反复检查确认患者体位避免造成医源性损伤。

RLPL较传统手术方式而言，更多的术中管理关注点在于由于体位的特殊性及气腹的建立使脑血流量、呼吸功能及血流动力学均受到了不同程度的影响。其中呼吸频率、气道峰压、动脉血压更高；潮气量、心率降低而$ETCO_2$影响却相对较小。持续吹入的CO_2形成的腹腔内压力显著降低了腹腔器官血流量。在国外有过气腹建立的过程中发生心动过缓的报道，可能与腹膜受CO_2及气腹压力的刺激导致迷走张力增高有关，因此术中应注意监测。气腹和头低足高的体位已被证实能增加颅内压（ICP），然而有研究已表明对于头低足高位的气腹而言影响脑血流的主要因素并不在于气腹本身而是在于患者于术中出现高碳酸血症。因此术中维持正常水平的血HCO_3^-及CO_2水平则变得非常必要。实施严格的液体管理能减少尿液的产生，有利于建立更为清晰的手术视野且可能有助于减轻长期头低足高位患者引起的头面部、咽喉部等身体低垂部位水肿的发生，但同时需注意避免液体不足导致术后少尿的发生。但由于此类手术尿量难以统计，目前尚无标准化的液体管理策略。受体位、术中血压及肾脏灌注情况等因素影响，RLRP术后有部分患者发生了肾功能的下降。有学者研究表明术中使用尼卡地平能优先扩张肾动脉，减少术后肾功能不全的发生。研究指出术中持续输入尼卡地平0.5μg/(kg·min)能有效地保护GFR、阻止术后肾功能不全的发生并且不会带来不良的血流动力学影响。

第五节　男性泌尿外科、妇科泌尿学手术的麻醉

男性泌尿外科主要涉及男性不育症、阴茎勃起功能障碍手术，如精索静脉曲张，显微外科/输精管附睾吻合术，显微外科输精管吻合术，动脉/静脉性勃起功能障碍手术，阴茎假体植入术等，麻醉选择和管理没有特殊。对睾丸肿瘤手术患者，如果术前接受了博来霉素辅助化疗，需注意肺部并发症的风险，包括氧中毒，术前应评估肺功能。

处于妇科学，泌尿科学交叉领域的妇科泌尿学是一门较年轻的学科，近年在国内也获得了蓬勃发展。1971年在欧洲泌尿外科医师等组建了国际尿失禁协会（ICS），1976年妇科医生组成了国际妇科泌尿协会（IUGA），2004年国际妇科泌尿协会和国际尿失禁协会联合召开了学术会议。我国2004年在福州召开了第一次全国性的妇科泌尿专题学术会议。目前妇科泌尿学的研究范畴已从单纯的女性尿失禁扩展到了涵盖全部盆底功能障碍的所有问题，在国际范围内已逐渐被女性盆腔医学及盆底重建外科的名称所替代（female pelvic medicine and reconstructive pelvic surgery，FPMRPS），并已成为美国妇产科委员会中的第四大专业学科。

手术类型主要包括尿失禁的各种尿道中段悬吊术，盆底功能障碍的盆腔重建手术等，椎管内麻醉基本可满足手术需求。围术期管理主要针对老年患者的各种合并症。

（魏新川　马虹）

参考文献

1. 邓小明，译. 米勒麻醉学. 第7版. 北京：北京大学医学出版社，2011：2132-2145
2. 杭燕南. 当代麻醉学. 第2版. 上海：上海科学技术出版社，2013：672-678
3. 高江平，等. 机器人辅助腹腔镜下根治性前列腺切除术16例报告. 中华泌尿外科杂志，2009，30(7)：472-475
4. 张旭，等. 泌尿外科腹腔镜手术的研究现状和进展. 临床泌尿外科杂志，2009，24(5)：325-329
5. 郎景和. 妇科泌尿学与盆底重建外科：过去、现在与将来. 中华妇产科杂志，2004，39(10)：649-651

6. Lentschener C, Gaujoux S, Tesniere A, et al. Point of controversy: perioperative care of patients undergoing pheochromocytoma removal-time for a reappraisal? European J of Endocrinology, 2011, 165:365-373
7. Lord MS, Augoustides JG. Perioperative Management of Pheochromocytoma: Focus on Magnesium, Clevidipine, and Vasopressin. J of Cardiothoracic and Vascular Anesthesia, 2012, 26(3):526-531
8. Domi R, Laho H. Management of pheochromocytoma: old ideas and new drugs. Negerian J of clinical practice, 2012, 15(3):253-257
9. Alaali HH. Anaesthesia for urological surgery. Anaesthsia and intensive care medicine, 2012, 13(7):343-347
10. Gainsburg DM. Anesthetic concerns for robotic-assisted laparoscopic radical prostatectomy. Minerva Anestesiologica, 2012, 78(5):596-604

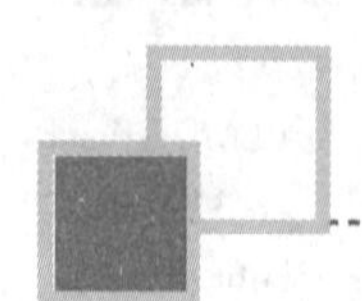

第二十三章 妇产科手术的麻醉

第一节 产科手术麻醉

一、孕产妇的生理

（一）孕妇心血管系统的变化

孕妇的心血管变化可以总结为：血容量增加；心排血量增加；外周血管阻力下降；仰卧位腹主动脉-腔静脉压迫（表 23-1）。

1. 血容量和血液学 妊娠 6 周母体血容量开始增加，持续到妊娠 34 周，此时净增加达 50%。妊娠前 8 周红细胞容量下降，到妊娠 16 周是增加到孕前水平，到足月时比妊娠前增加了 30%。血浆容量的增加超过红细胞容量的增加，导致妊娠期生理性贫血。血红蛋白会保持在 11g/dl 或更高。分娩前血容量增加约 1000～1500ml，可以补偿经阴道自然分娩的 300～500ml 失血和剖宫产 800～1000ml 的失血。另外，分娩后收缩的子宫可以自体输血约 500ml。

因为血容量的增加导致总体血浆蛋白浓度的下降。妊娠期处于高凝状态，浓度增加的凝血因子有Ⅰ、Ⅶ、Ⅷ、Ⅸ、Ⅹ和Ⅻ，降低的凝血因子有Ⅺ、ⅩⅢ和抗凝血酶Ⅲ。大多数凝血因子增加，使凝血酶原时间（prothrombin time，PT）和部分凝血活酶时间（partial thromboplastin time，PTT）变短，降低约 20%。血小板计数保持不变或降低 10%，通常白细胞稍增高。

2. 心排血量 妊娠期心排血量增加。妊娠第 5 周时开始心排血量增加，在妊娠中期心排血量持续增加，比非孕期增加 50% 左右，伺候维持在该水平至妊娠晚期。心排血量的增加是通过增加每搏量（25%～30%）和心率（15%～25%）实现的。心排血量在分娩开始后进一步增加，第一产程比分娩前增加 10%～25%，第二产程增加 40%。胎儿娩出时达到高峰，心排血量可以增加 80%。这就增加了心脏病患者特别是瓣膜狭窄患者的产后风险。产后 24 小时心排血量恢复至产前水平，产后 2 周恢复至孕前水平。

表 23-1 妊娠期间心血管和呼吸系统变化

	足月妊娠与非妊娠比较
心血管系统	
血容量	增加 35%
血浆容量	增加 45%
红细胞容量	增加 20%
心排血量	增加 40%～50%
每搏量	增加 25%～30%
心率	增加 15%～25%
外周循环	
外周血管阻力	减少 20%
肺血管阻力	减少 35%
中心静脉压	没有变化
股静脉压	增加 15%
呼吸系统	
分钟通气量	增加 50%
潮气量	增加 40%
呼吸频率	增加 15%
肺容量	
补呼气量	减少 20%
残气量	减少 20%
功能残气量	减少 20%
肺活量	没有变化
肺总量	减少 0～5%
动脉血气和 pH	
pH	正常或偏碱
$PaCO_2$	降低 10mmHg
PaO_2	正常或轻度增加
氧耗	增加 20%

3. 外周血管阻力 尽管心排血量和血浆容量增加，但是因为妊娠期外周血管阻力下降 20%，全身血压会降低。妊娠 20 周时，收缩压、平均动脉压和舒张压分别降低 5%、15% 和 20%，随着孕周增长，会逐渐恢复至孕前水平。因为静脉容量随着血

容量的增加而增加，所以妊娠期中心静脉压并没有变化。

4. 腹主动脉-腔静脉压迫　妊娠的子宫会压迫腹主动脉，这种压迫往往导致母体下肢低血压，而上肢血压没有变化，孕妇也没有症状。但是腹主动脉的压迫会导致子宫和胎盘血流的下降。即使对于正常的子宫来说，如果母体低血压（比正常值降低25%）时间超过10～15分钟，也会显著降低子宫血流，导致进行性的胎儿酸中毒。

孕妇仰卧位时妊娠的子宫会压迫腔静脉，从而降低前负荷、心排血量和全身血压。分娩时处于仰卧位，下腔静脉的血液几乎被完全阻断，下肢回流的血液通过硬膜外静脉、奇静脉和椎旁静脉回流。大约15%的孕妇分娩仰卧位时发生低血压，伴随有出汗、恶心、呕吐和大脑活动的变化，称之为“仰卧位低血压综合征（supine hypotension syndrome，SHS）”。下腔静脉受压可以使心排血量减少10%～20%，下肢血流缓慢，导致踝关节水肿和静脉曲张，增加静脉血栓的风险。

5. 代偿性反应和风险　大多数孕妇可以通过自身外周血管阻力的增加代偿前负荷的减少，所以仰卧位时并不一定出现明显的低血压。这种外周血管阻力增加的代偿机制会被区域阻滞麻醉所破坏。所以妊娠6个月后若行椎管内麻醉应该避免仰卧位。分娩镇痛和剖宫产时经常让孕妇右侧垫高向左侧倾斜，可以减轻子宫对下腔静脉的压迫，减少低血压的发生。具体实施可以让孕妇左侧卧位或右髋垫高10～15cm即可。

另一个代偿机制是下腔静脉受压后其远端静脉压增加，从而增加了下半身椎旁静脉丛向奇静脉的回流。奇静脉汇入上腔静脉使得静脉回心血量得以维持。扩张的硬膜外静脉使得硬膜外置管误入血管的几率增加，若硬膜外用药误入血管将引起严重的神经系统和心血管系统不良反应。因此，椎管内阻滞前给予“试验剂量”以降低血管内误注局麻药的发生，在孕妇镇痛和麻醉管理过程中显得尤其重要。

（二）孕妇呼吸系统变化

妊娠期间呼吸系统最明显的变化包括：上呼吸道解剖；分钟通气量；动脉血氧；肺容量。

1. 上呼吸道解剖　妊娠初期喉、鼻和口腔黏膜毛细血管开始充血，组织脆性增加，并随着妊娠进展逐渐加重。因此当试图应用设备开放上呼吸道时容易因为水肿和出血而增加上呼吸道阻塞的风险。所以在吸痰、放置通气道（尽量避免鼻腔操作）、直接喉镜窥喉和插管过程中要格外谨慎。因为声带和杓状软骨周围容易水肿，所以插管用的带套囊气管导管应选择稍小号（内径6.0～6.5mm）。如果并存先兆子痫、上呼吸道感染和腹部加压增加静脉压，会进一步加重上呼吸道组织水肿，使气管插管和机械通气变得富有挑战。另外，孕妇体重增加，尤其是身材矮小而肥胖的孕妇，颈短胸大，容易发生喉镜置入困难。

2. 分钟通气量和动脉血氧　妊娠前3个月分钟通气量比孕前增加50%，并且一直持续到足月。分钟通气量的增加是靠潮气量的显著增加和呼吸频率的轻微加快实现的（表23-1）。孕妇体内黄体酮的增加和CO_2产生的增加可能激发了分钟通气量的增加。妊娠前3个月，由于分钟通气量的增加，静息母体血液中$PaCO_2$从40mmHg降低到30～32mmHg。因为妊娠期肾脏排泄碳酸氢盐增加，动脉pH保持正常或少偏碱（7.42～7.44）。

妊娠早期，因为过度通气和伴随有肺泡CO_2降低，孕妇呼吸空气的情况下，PaO_2会在100mmHg以上。后期，由于功能残气量小于闭合气量，正常潮气量通气中小气道闭合增大，使PaO_2低于100mmHg。母体血红蛋白氧离曲线右移，P-50从27mmHg增加到30mmHg，有利于组织氧供。

足月时，氧消耗增加20%。分娩时分钟通气量和氧消耗同时增加。第一产程氧消耗比分娩前增加40%，第二产程增加75%。分娩痛可导致严重的过度通气，$PaCO_2$甚至会低于20mmHg。椎管内镇痛可以缓解这种与疼痛相关的过度通气和碱血症。

3. 肺容量　分钟通气量在妊娠早期就开始增加，而补呼气量（ERV）和残气量（RV）从妊娠第3个月才开始增加（表23-1）。功能残气量（FRC）在妊娠第5个月开始下降。妊娠末期下降到孕前期容量的80%，这是由于增大的子宫引起膈肌抬高造成的。仰卧位时，功能残气量比小气道的闭合容积小，易引起肺不张。肺活量没有明显变化。分钟通气量的增加和功能残气量的减少共同作用使得吸入麻醉药肺泡浓度变化速度加快。

4. 麻醉相关　妊娠期氧储备降低（FRC降低）和氧消耗增加（代谢率增加），孕妇全麻诱导过程中PaO_2下降比非孕妇迅速。因此，全麻前给予孕妇足够的氧供进行“氧预充”十分必要。孕妇在任何预知的呼吸暂停前（麻醉诱导）都应该吸氧3分钟，或者急诊全麻诱导前深大呼吸4次，吸氧超过30秒。麻醉医生应该警惕孕妇气道水肿导致的气管插管和机械通气的困难,增加潜在的并发症和发病率。

(三) 孕妇胃肠道的变化

妊娠20周以后,胃肠道的变化使得孕妇更易发生反流、误吸和酸中毒。妊娠子宫增大使胃和幽门抬高,腹腔内的食管部分进入胸腔,食管括约肌不敏感;孕酮和雌激素水平的增高进一步降低食管括约肌的张力;经阴道分娩时增大的子宫和截石位都能够增加胃压;胎盘分泌的胃泌素刺激胃分泌氢离子,导致产妇胃液pH值降低。基于以上的原因,胃液易流入食管造成食管炎(烧心),并且随着孕周增加而加重。分娩过程中的疼痛、焦虑和阿片药物的使用,均会加重胃排空的延迟。硬膜外镇痛并不延迟胃排空,但硬膜外单次给予芬太尼会延迟胃排空。

无论进食时间间隔有多长,产妇都应该被视为饱胃和具有误吸高风险的人群。孕周超过20周的孕产妇全麻常规包括给予非颗粒性抗酸药、快速诱导、环状软骨加压、插入带套囊的气管导管等措施。误吸较低pH值的胃液是形成吸入性肺炎的关键因素,所以孕妇全麻诱导前要给予抗酸药物。推荐应用非颗粒性抗酸药物枸橼酸钠(30ml)。甲氧氯普胺对于产程开始又需要全麻的孕妇能够减少胃液量。尽管阿片药物能够减弱甲氧氯普胺的作用,但它15分钟即可起效。通常推荐的H_2受体拮抗剂能够提高胃液pH值,没有副作用,但要给药后1小时起效。

(四) 孕妇神经系统的变化

妊娠期孕妇吸入麻醉药最低肺泡有效浓度(MAC)可降低40%。妊娠晚期和产程中的疼痛和不适阈值升高,具体机制不清,可能与黄体酮(孕激素,镇静作用)和内啡肽有关。MAC降低的临床意义在于较低的吸入麻醉药浓度即会使孕妇达到较好的麻醉效果。中枢神经系统抑制削弱了产妇上呼吸道的保护性反射,使孕产妇误吸风险增加。其次,功能残气量的降低使肺泡麻醉药物浓度变化迅速。

椎管内阻滞时孕产妇对局麻药更敏感,足月孕产妇腰麻或硬膜外麻醉需要药量减少。妊娠期前3个月孕妇椎管内阻滞所需局麻药量就会减少,这种所需药量减少出现在腹主动脉-腔静脉压迫和硬膜外腔静脉扩张之前。妊娠引起的神经敏感性变化可能直接或者间接地与激素浓度变化有关。妊娠期增大的子宫引起腹内压的增加从而导致硬膜外腔空间减少和蛛网膜下腔脑脊液减少,最终导致硬膜外腔静脉扩张。这些空间容积的减少使局麻药易于扩散。但是,妊娠并不增加脑脊液压力。

二、孕产妇的药理

应用于母体的药物,部分可以通过胎盘,进入胎儿血液循环,对胎儿产生直接或间接的影响。麻醉医生应该了解围生期常用药物对孕产妇和胎儿的影响。胎盘物质交换的主要形式是母体和胎儿循环之间的相互扩散。

胎盘到胎儿的物质扩散依赖母体到胎儿的浓度、母体蛋白结合率、分子量、脂溶性以及物质的离子化程度。减少最终进入胎儿的药物量的最有效的方法是尽可能降低母体的血药浓度。相反,促进药物快速通过胎盘扩散的因素包括:低分子量(小于600Da)、高脂溶性、低解离度和低蛋白结合率。大部分吸入和静脉麻醉药因其分子量小、脂溶性高、相对不解离和蛋白结合率低,故均易于通过胎盘。肌松药为水溶性,离子化分子、分子量大,因此不易透过胎盘。血管活性药物如降压药、抗心律失常药和升压药可透过胎盘,且对胎儿产生作用。一旦药物通过胎盘,胎儿的酸血症会导致药物离子化而滞留在胎儿体内。

三、孕产妇的麻醉

(一) 剖宫产手术的麻醉

最常见的剖宫产指征为滞产、胎儿窘迫、头盆不称、臀位、既往剖宫产术或子宫手术史者。麻醉方式选择取决于手术紧急程度、产妇和胎儿状况等因素。欧美各国剖宫产麻醉指南也不尽相同,可参见表23-2比较。

1. 区域阻滞

(1) 蛛网膜下隙麻醉:如无禁忌,蛛网膜下隙麻醉是剖宫产术简便、快捷而又可靠的麻醉方法。因用药量少,很少产生毒性反应,通过胎盘转运到胎儿的药物极少。缺点是作用时间有限,低血压的发生率较高,母体低血压会增加胎儿窘迫和新生儿窒息的发生率。腰麻所用药物首选重比重布比卡因,浓度0.5%,用量9~12mg,作用时间持续2~3小时。体重、身高和体重指数与阻滞平面的高低没有明显相关性,主要与用药量有关。最高阻滞平面出现的时间取决于注药速度。局麻药中加入10~25μg芬太尼可以减轻内脏不适感。为了术后镇痛,可在局麻药中加入0.1~0.25mg吗啡,但应监测胎儿迟发性呼吸抑制及母体瘙痒的处理。

(2) 硬膜外麻醉:由于硬膜外分娩镇痛的增加,非择期剖宫产硬膜外麻醉的使用越来越多。相

表 23-2　欧美各国剖宫产麻醉指南比较

指南不同点	丹麦	英国	美国	德国
剖宫产临床分级	分4级： Ⅰ母婴有即刻的生命危险 Ⅱ母婴有一定的危险 Ⅲ患者不稳定 Ⅳ择期	分4级： Ⅰ母婴有即刻的生命危险 Ⅱ母婴有一定的危险,但不紧急 Ⅲ没有危险但需要早期分娩 Ⅳ择期	分4级： Ⅳ母婴有即刻的生命危险 Ⅲ计划外的,通常对母婴没有危险,但缺乏准备 Ⅱ择期的,但是自然分娩有危险 Ⅰ择期	只提到在紧急情况下可以使用全麻,其余没有详细讨论
临产至手术分娩的时间限制	无特殊规定,根据个人评估,Ⅰ级的限制在15～20分钟内	尽快,Ⅰ、Ⅱ级的30分钟以内,Ⅲ、Ⅳ级的75分钟以内	20～30分钟以内,没有具体时间限制	没有讨论
麻醉方式选择	尽可能选择区域麻醉,如果Ⅰ级的患者无法立即完成区域麻醉(2～3min),可以使用全麻	选择区域麻醉,因为比较安全	绝大多数选择区域麻醉(但可根据具体情况而定)	在麻醉医师掌握区域麻醉技术,并且患者没有区域麻醉禁忌或者强烈要求全麻的情况下,优先选择区域麻醉
低血压预防	体位:10°～15°的左外侧卧位 补液:等张晶体液同步扩容 药物:去氧肾上腺素/麻黄碱,当血压低于基础值90%以下时可以使用1个剂量。如果出现心动过缓,使用格隆溴铵	体位:15°的外侧卧位 补液:区域麻醉需要使用晶体或者胶体预扩容 药物:去氧肾上腺素/麻黄碱治疗低血压	体位:未提及 补液:腰麻考虑液体预充,但不能延误剖宫产时间 药物:去氧肾上腺素/麻黄碱,优先使用去氧肾上腺素如果患者没有心动过缓	体位:未提及 补液:要开放静脉通路 药物:没有提及去氧肾上腺素/麻黄碱使用
硬脊膜穿透后头痛(PDPH)	使用27G针头进行腰麻,进针时针面方向与身体长轴平行,可使用硬膜外血液填充法治疗PDPH	没有指南(发生率1.1%～1.9%,多次尝试增加至11%)	没有指南	没有指南
禁食及药物预防误吸	禁食:术前6h 禁水:术前2h,上限300ml 药物:分别于术前晚和术前2小时给予雷尼替丁。如果采用全麻,术前即可应用柠檬酸钠	禁食水:未提及 药物:必须使用H_2受体拮抗剂或者质子泵抑制剂以及止吐药物来预防术中恶心呕吐	分娩过程中的孕妇不宜进食 择期产妇: 禁食:术前6～8h 禁水:术前2h,若误吸可能性大则限制时间加长 药物:H_2受体拮抗剂,选择性使用甲氧氯普胺(胃复安)	分娩过程中的孕妇不宜进食 择期产妇: 禁食:术前6h 禁水:术前2h

续表

指南不同点	丹麦	英国	美国	德国
全麻	快速诱导，预充氧，可采取环状软骨压迫。诱导使用硫喷妥钠，琥珀胆碱。七氟醚维持，50%～100%供氧。胎儿娩出前不使用阿片类药物，脐带剪断后给予芬太尼和缩宫素	预充氧，环状软骨压迫，快速诱导	没有明确指南	没有明确推荐用药
插管失败	快速识别插管失败（最多3次尝试，一次琥珀胆碱应用）。使用纯氧面罩通气，若有必要可使用喉罩。若仍无法满足通气需求，可采用喷射通气或者环甲膜切开术	每个生育中心中必须有一套应对产科麻醉插管失败的指南	麻醉医师需要掌握一套应对困难气道的策略。如果气管插管失败，可考虑面罩通气，环状软骨压迫，或声门上的气道装置。如果这些都无效，需要通过外科手段建立气道	德国有一份单独的困难气道指南。产科麻醉指南中没有特别阐述关于困难气道的处理
术后镇痛	推荐使用复合镇痛方式：阿片类药物+非甾体类抗炎药+对乙酰氨基酚	PCA（阿片类药物及非甾体类药物） 重度疼痛：可待因+对乙酰氨基酚+非甾体类抗炎药 中度疼痛：可待因+对乙酰氨基酚 轻度疼痛：对乙酰氨基酚	如果术中使用硬膜外麻醉，则考虑术后硬膜外使用阿片类药物而不是间断肌注	没有指南

反，硬膜外麻醉，尤其是择期剖宫产的硬膜外麻醉症逐步减少，部分原因是其效果没有蛛网膜下隙麻醉确切。同时腰-硬联合麻醉能够体现两者的优点，既有腰麻快速起效的优点，又可以硬膜外置管，以便于必要时随后的加强组织和延长麻醉时间。

硬膜外麻醉的优点包括交感神经阻滞起效慢，可以是代偿机制发挥作用，从而减少低血压的发生率和降低严重程度，导管的置入可以精确控制平面强度和持续时间，通过硬膜外导管可以给予是由持续镇痛。非急诊剖宫产，可用含肾上腺素5μg/ml的2%利多卡因、0.5%布比卡因、0.5%～0.75%罗哌卡因等，其用量可根据患者的情况而定，必要时可重复应用。向硬膜外腔注入50μg芬太尼有助于减轻子宫操作时的不适感。硬膜外已置管行无痛分娩的产妇拟行急诊剖宫产术时，可直接利用原导管有效实施硬膜外麻醉。可以通过硬膜外导管给予吗啡术后镇痛。

2. 全麻　有区域麻醉禁忌证、某些紧急情况或预计有大出血剖宫产患者，可选用全身麻醉。

（1）优点：诱导迅速，可立即开始手术；便于控制气道和通气；减少低血容量产妇发生低血压的几率。

（2）缺点：尽管产妇的插管失败率与普通人群无明显差异，而且产妇全麻相关死亡风险与区域麻醉也日趋接近，但不能成功插管仍是实施麻醉者最担心的；某些产妇死亡与全麻苏醒期低通气有关，提示手术后期应继续保持高度警惕的重要性；全麻产妇误吸风险增加；大多数麻醉药能通过胎盘，对胎儿有抑制作用；全麻急诊剖宫产术有术中知晓的顾虑。

（3）实施方法：

准备：所有接受全麻的产科患者都有胃内容物

反流误吸的风险。全麻诱导前30～60分钟静脉给予甲氧氯普胺10mg和雷尼替丁50mg，分别能减少胃容量和降低胃酸。给予清澈、非微粒的枸橼酸钠30ml可以中和胃酸。柠檬酸钠在紧急剖宫产尤其重要，因为甲氧氯普胺和雷尼替丁可能还没有足够的时间发挥作用。患者仰卧位，子宫应左倾。头、颈、肩处于气道管理的最佳位置，即“鼻嗅位”。建立常规监护。100%纯氧给氧去氮以延迟呼吸暂停所致的低氧血症的发生。理想的给氧是通过封闭面罩按潮气量给氧3分钟，或患者深大呼吸5～6次。因为产妇功能残气量降低、氧耗增加及潜在的气道并发症，故预先吸氧十分重要。在麻醉医生给患者预吸氧的同时，产科医生应完成腹部消毒和铺巾。

诱导：快速诱导是给氧去氮给予诱导药物和肌松剂，不适用面罩通气，以减少进入胃内的气体。开始时给予环状软骨10牛顿压力，待患者意识消失后给予30牛顿压力，保持对环状软骨的高压直到确认气管导管位置正确为止。诱导药物通常选择硫喷妥钠4～5mg/kg，或丙泊酚2mg/kg。在血流动力学不稳定的情况下，可用氯胺酮1～1.5mg/kg或依托咪酯0.3mg/kg替代硫喷妥钠和丙泊酚。肌松剂可用琥珀胆碱1～1.5mg/kg或罗库溴铵0.6～1mg/kg。选择较小管径的气管导管（6.5mm或7mm）和使用有弹性的管芯可用提高首次插管的成功率。

维持：当吸入性麻醉剂的呼气末肺泡浓度为1～1.5MAC时，会减弱缩宫素的子宫收缩效果，导致产后出血增大。为防止术中知晓，BIS值低于60，通常需要0.75MAC麻醉剂加50%氧化亚氮维持麻醉。临床实践中，从插管到婴儿出生，我们通常用1.0MAC麻醉药物。胎儿娩出后降至0.5～0.75MAC，然后必须家用氧化亚氮并调节剂量。50%氧化亚氮可以减少挥发性麻醉剂的用量，从而减轻其对子宫收缩的影响。胎儿娩出后，可以考虑使用咪达唑仑减少术中知晓。当琥珀胆碱作用消除后，应给予非去极化肌松药。由于过度通气对子宫血流量产生不良影响，故应避免。

恢复和拔管：患者清醒后，采取去半卧位，当患者对口头指令有反应，保护性气道反射恢复时可以拔管。如出现反复插管、大量出血、紧急子宫切除需推迟拔管，或转让ICU。

（二）分娩镇痛

1. 分娩镇痛的解剖基础　分娩时子宫收缩、宫颈扩张、会阴伸展引发疼痛感。子宫与宫颈的体表和内脏的感觉传入纤维伴随交感神经纤维传到脊髓，途经宫旁组织，与子宫动脉伴行，经过下腹神经丛的上、中和下部进入交感神经节。子宫和宫颈的神经冲动通过T_{10}～T_{12}和L_1进入脊髓，体表会阴疼痛的神经冲动经过阴部神经到达S_2～S_4。阴道、会阴和盆底肌肉的延伸导致会阴部疼痛，这与第二产程胎儿下降到骨盆有关。

体表疼痛与内脏疼痛不同，是由不同形式的痛觉引起的。体表疼痛（切口疼痛、第二产程疼痛）可以定位，通常称为“锐痛”。内脏疼痛（第一产程的子宫收缩）不易定位，通常称为“钝而紧张性痛”。随着主观的疼痛感觉、阵痛的神经冲动兴奋了交感神经系统，引起心血管、呼吸、内分泌和骨骼肌系统的反应，如母体的心动过速、高血压、血浆儿茶酚胺浓度增加和子宫血流降低。

2. 分娩镇痛的方法　理想的分娩镇痛必须具备的特征：对母婴影响小；易于给药，起效快，作用可靠，满足整个产程镇痛的需要；避免运动阻滞，不影响宫缩和产妇运动；产妇清醒，可参与生产过程；必要时可满足手术的需要。

（1）辅助用药：在分娩过程中，可以全身用药缓解产妇疼痛和焦虑。最常用的药物包括阿片受体激动-拮抗药（如布托啡诺和纳布啡）和阿片类药物（如瑞芬太尼、芬太尼，偶尔用吗啡）。这些药物均可通过胎盘，并对胎儿产生抑制作用。若在分娩过程中使用该类药物，在胎儿娩出时应配备新生儿复苏设备和人员。

（2）硬膜外麻醉：只要产妇自愿，而且没有椎管内麻醉的禁忌证都可以进行分娩镇痛。

以往认为，硬膜外镇痛会明显延缓产程、增加剖宫产概率。现有证据显示，在分娩早期实施椎管内镇痛，其镇痛效果更加理想，并不显著增加剖宫产率。

连续硬膜外镇痛是目前最理想的分娩镇痛方法。可行走的硬膜外镇痛是指运动阻滞最小的硬膜外镇痛，给药方式有单次间断给药法、持续输注法（CIEA）和患者自控镇痛法（PCEA），其中最常使用的是PCEA。药液配方通常为0.0625%～0.1%布比卡因+2μg/ml芬太尼或0.1%～0.2%罗哌卡因+2μg/ml。在L_2～L_3或L_3～L_4间隙穿刺，先给药1.5%利多卡因3ml的试验剂量，然后注入上述药液10～15ml建立感觉镇痛平面。一般起效时间为10～20分钟，持续作用时间为60～90分钟。

（3）腰麻：可用于分娩镇痛，蛛网膜下腔注入小剂量短效亲脂性阿片类药物（如芬太尼25μg），可加局麻药(如2.5~3mg布比卡因),也可不加,5分钟内起效,并维持镇痛1.5~2小时。增加局麻药剂量,可以满足经阴道手术辅助分娩、阴道或会阴撕裂修补或残留胎盘取出术的麻醉要求。

(4)腰-硬联合镇痛:随着鞘内给药分娩镇痛的逐渐增多,腰-硬联合技术也越来越普遍,它是硬膜外镇痛的有效替代方法,可用于分娩早期或晚期。优点是起效快,镇痛完善,无运动阻滞。先用标准硬膜外针定位于硬膜外腔,再以25G腰麻针穿出硬膜外穿刺针进入蛛网膜下腔,完成鞘内给药后退针,经硬膜外穿出针留置导管。蛛网膜下隙常用药物为芬太尼10~20μg或布比卡因1.25~2.5mg或罗哌卡因2~3mg。腰麻下分娩可能伴有胎儿心动过缓,但并没有证据表明增加意外剖宫产率。

(5)吸入镇痛:有些产科中心利用一定装置释放50%氧化亚氮和氧气镇痛,不需要合用阿片类药物就可以为产妇提供安全而满意的镇痛,而且不会导致意识丧失或气道保护性反射消失,对母体的心血管和呼吸抑制很小,不影响子宫收缩,不引起新生儿抑制,且与氧化亚氮的使用时间无关。安全实施吸入镇痛需要充足的设备和训练有素的医务人员。

(三)高危妊娠患者的麻醉

1. 妊娠高血压综合征(pregnancy-induced hypertension syndrome,PIH) 简称妊高征,发生于妊娠20周之后。妊高征为全身性疾病,全身动脉痉挛是其基本病理改变。临床表现:头痛、视力模糊、抽搐,出现脑水肿和脑出血;肝、肾功能损害;凝血功能障碍、高凝、低血小板;心血管系统表现为高血压、周围血管阻力高、心指数低、心率增快;渗透压低、水肿;胎盘血流少,严重者可合并HELLP综合征。妊高征患者并发溶血、肝脏转氨酶升高、血小板减少,称之为HELLP综合征。

麻醉选择:硬膜外麻醉一直以来都被认为是对重度子痫前期患者进行剖宫产麻醉的最理想的方法。优点包括产妇血压相对稳定,提供最佳的子宫胎盘血供,以及能通过逐步分段硬膜外管内注射局麻药物以及静脉补液来缓慢达到适合的麻醉平面而不会显著降低产妇的血压。这种局麻药的给药方法使麻醉医生能最低限度地进行补液从而减少液体超负荷和肺水肿的可能。全麻适用于抽搐状态及不合作的产妇、母亲严重出血、持续的胎儿心动过缓、严重的血小板减少症和其他凝血疾病。全身麻醉没有椎管内麻醉合适,因为:①可能因气道水肿发生困难插管;②气管插管时伴有短暂但严重的高血压。所以麻醉选择时要权衡不同麻醉方式的利弊。可使用硝酸甘油或硝普钠等行控制性降压。防治低血压和缺氧是麻醉医生应当关注的重点。娩出新生儿系高危儿,应该配备足够的人员和设备进行复苏和监测。

2. 前置胎盘或胎盘早剥 为产科急症,继发于前置胎盘和胎盘早剥的产前出血分别占围生期死亡率的2.3%和12%。快速顺序诱导全麻是出血患者的首选麻醉方法,根据心血管不稳定性的程度选择静脉诱导药。迅速而积极的容量复苏至关重要。严重出血的患者,置入中心静脉导管和动脉导管有利于抢救。

3. 妊娠合并心脏病 需要了解心脏病的病史、诊断及治疗效果,产科医生选择最佳的分娩方式。麻醉之前分析患者心脏病类型和程度,制定出个体化的麻醉方案和监测手段,不同心脏病类型的麻醉管理特点不同。注意心脏用药及其与麻醉用药间的相互作用。如大量使用β受体阻断药的患者,硬膜外麻醉时可发生严重低血压。静脉注射缩宫素引起血压下降和肌内注射麦角新碱引起血压升高对孕妇心脏和胎儿、新生儿均可产生明显的影响。关于麻醉选择,硬膜外麻醉或全麻均可,关键在于维持循环功能稳定。硬膜外麻醉可以降低前、后负荷,减轻心脏负担,但容易发生低血压。全麻可充分供氧,有利于改善心肌氧供,但诱导期容易引起血压波动。无论采用哪种方法,术前应制订好方案,术中严密监测血流动力学、血气、心电图及其他必要指标,针对出现的问题给予妥善处理。

4. 羊水栓塞 是妊娠期特有的、危及生命的综合征,是羊水进入体循环后引起的强烈心肺反应,主要体征包括突然的呼吸困难、低血压、动脉低氧血症。目前还没有建立羊水栓塞的动物模型,也不清楚羊水栓塞具体的病例生理改变。推测可能是一些孕妇对自身的羊水发生过敏性反应而导致肺动脉高压、右心衰竭,随后发生全心衰,出现动脉低氧血症。多胎妊娠的妇女产程不顺利时更容易发生羊水栓塞。及时识别和建立复苏手段可以影响产妇和胎儿的预后。大多数患者需要气管插管、机械通气、氧供治疗。及时氧供和循环支持可降低神经系统后遗症的严重程度。

第二节 妇科手术麻醉

妇科下腹部手术的麻醉可以参见第十八章普外科手术的麻醉中相关内容。

腹部手术可通过开腹或腔镜微创技术实施。妇科开腹手术，常为下腹部切口，可选择区域麻醉或全麻。若选择椎管内麻醉，感觉阻滞平面应达 $T_4 \sim T_6$ 水平。如果选择腰麻-硬膜外联合阻滞，应该注意及时补充硬膜外阻滞用药，衔接好腰麻和硬膜外麻醉效果，保证阻滞平面。硬膜外或蛛网膜下腔加用芬太尼有助于减轻腹膜刺激引起的不适。若为方便手术操作需要患者头低脚高位，则应选择全麻。预计有明显出血、液体转移的广泛盆腔腹腔手术和腔镜手术，也应选择全麻。

经阴手术可选择区域麻醉或全麻。阴式子宫切除术与经腹手术一样，感觉阻滞平面也需达 $T_4 \sim T_6$。对宫内或阴道手术，感觉阻滞平面达 T_{10} 即可满足手术需求。采用坐位和重比重局麻药可实现鞍区阻滞。某些手术需要明显头低脚高位或截石位，可能影响通气，故需行全麻。

第三节　新生儿复苏

一、新生儿评价和复苏指导

从胎儿到新生儿的转变经历了肺和循环系统巨大的生理转变。产时和分娩前的情况对于成功分娩十分重要。胎儿娩出后脐带血血气分析对新生儿状态的评价十分重要。正常参考值见表 23-3。

表 23-3　脐带动静脉血气正常值

	均值	
	动脉	静脉
pH	7.27	7.34
PCO_2(mmHg)	50	40
PO_2(mmHg)	20	30
碳酸氢盐(mEq/L)	-3.6	-2.6

新生儿出生后立即对其进行评估，以迅速判断是否需要积极复苏。Apgar 评分对于出生后 1 分钟和 5 分钟的新生儿 5 项生命体征设计出数字评分(0,1 和 2)进行评估(表 23-4)，目前仍是指导新生儿复苏的最佳方法。多数新生儿(Apgar≥8)通常只需要鼻和口腔吸引、触觉刺激促进自主呼吸和避免低温。新生儿的皮肤应该擦干并放置于有热辐射的床上，用温暖毯子覆盖，或紧贴母亲皮肤并覆盖。正常新生儿手足发绀通常持续 5 分钟，所以 Apgar10 分很少见。

表 23-4　新生儿 Apgar 评分

	2 分	1 分	0 分
心率(次/分)	>100	<100	无
呼吸情况	不规则，哭声响	慢	无
激惹反射	哭	面部扭曲	无反应
肌张力	活跃	四肢稍屈曲	松弛
皮肤色泽	全身粉红	躯体红，四肢青紫	全身青紫

二、心肺复苏

新生儿娩出后擦干置于温床上轻拍刺激后第一个 30 秒的评估就应该进行。评估从肌张力、呼吸和哭声开始。如果没有呼吸和哭声，应该清理呼吸道(嘴，然后是鼻)，继续轻拍刺激；进行第二个 30 秒评估。紧接着进行 1 分钟的 Apgar 评分，还包括呼吸、心率和皮肤颜色。如果无呼吸或心率低于 100 次/分，应用合适的面罩和呼吸囊进行正压手动通气，提供 21% ~ 100% 氧气(避免压力超过 $30cmH_2O$)(图 23-1)。根据 2005 年新生儿复苏指南，如果用 21% 氧气开始复苏，出生后 90 秒仍无起色，应该增加氧浓度。新生儿头轻度后仰，通气频率控制在 40 次/分，通常维持呼气末正压 3 ~ $5cmH_2O$。

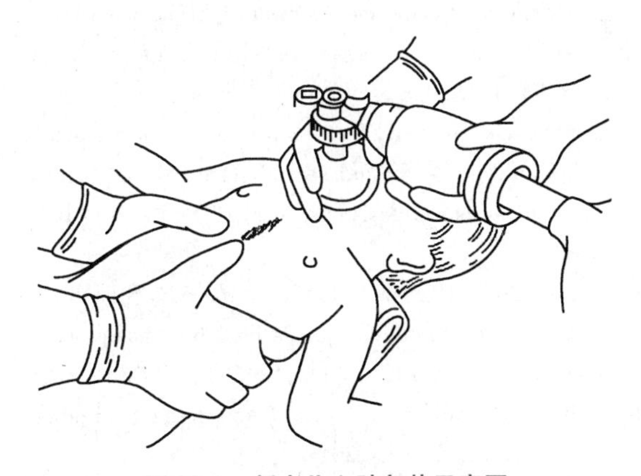

图 23-1　新生儿心肺复苏示意图

如果心率低于 60 次/分，继续正压通气，进行第三个 30 秒评估。如果心率持续低于 60 次/分，正压通气同时进行胸外心脏按压(见图 23-1)。推荐的技术为胸骨按压，即位于两乳头连线下一横指，复苏者双手环绕新生儿胸廓，用拇指指腹按压。新生儿背部需要坚硬的支撑。胸骨下压 1 ~ 2cm。按压和通气比为 3∶1，即每分钟 90 次按压和 30 次通气。如仍然没有起色,需要给予肾上腺素。整个复苏过程中,如果面罩通气不理想,随时考虑气管内插管。

(谭文斐 王祥瑞)

参考文献

1. Levine WC,编. 王俊科,于布为,黄宇光,译. 麻省总医院临床麻醉手册. 原书第8版. 北京:科学出版社,2012
2. 盛卓人,王俊科,编. 实用临床麻醉学. 第4版. 北京:科学出版社,2009
3. Declercq ER, Sakala C, Corry MP, et al. Listening to Mothers II: Report of the Second National U. S. Survey of Women's Childbearing Experiences: Conducted January-February 2006 for Childbirth Connection by Harris Interactive in partnership with Lamaze International. J Perinat Educ,2007,16(4):15-17
4. Douma MR, Verwey RA, Kam-Endtz CE, et al. Obstetric analgesia: A comparison of patient-controlled meperidine, remifentanil, and fentanyl in labour. Br J Anaesth, 2010,104(2):209-215
5. Eisenach JC. Epidural neostigmine: Will it replace lipid soluble opioids for postoperative and labor analgesia? Anesth Analg,2009,109(2):293-295
6. Hey VM, Ostick DG, Mazumder JK, et al. Pethidine, metoclopramide and the gastro-oesophageal sphincter. A study in healthy volunteers. Anaesthesia,1981,36(2):173-176
7. Lee A, Ngan KeeWD, Gin T. A quantitative, systematic review of randomized controlled trials of ephedrine versus phenylephrine for the management of hypotension during spinal anesthesia for cesarean delivery. Anesth Analg, 2002,94(4):920-926
8. Leighton BL, Halpern SH, Wilson DB. Lumbar sympathetic blocks speed early and second stage induced labor in nulliparous women. Anesthesiology, 1999, 90(4): 1039-1046
9. Mardirosoff C, Dumont L, Boulvain M, et al. Fetal bradycardia due to intrathecal opioids for labour analgesia: A systematic review. BJOG,2002,109(3):274-281
10. Miller RD, Pardo MC. Basics of Anesthesia. 6th Edition. Philadelphia: Elsevier,2011
11. Ngan KeeWD, Khaw KS, Tan PE, et al. Placental transfer and fetal metabolic effects of phenylephrine and ephedrine during spinal anesthesia for cesarean delivery. Anesthesiology,2009,111(3):506-512
12. Nissen E, Widstrom AM, Lilja G, et al. Effects of routinely given pethidine during labour on infants' developing breastfeeding behaviour. Effects of dosedelivery time interval and various concentrations of pethidine/norpethidine in cord plasma. Acta Paediatr,1997,86(2):201-208
13. Parker RK, Connelly NR, Lucas T, et al. Epidural clonidine added to a bupivacaine infusion increases analgesic duration in labor without adverse maternal or fetal effects. J Anesth,2007,21(2):142-147
14. Rayburn W, Rathke A, Leuschen MP, et al. Fentanyl citrate analgesia during labor. Am J Obstet Gynecol,1989, 161(1):202-206
15. Roelants F. The use of neuraxial adjuvant drugs (neostigmine, clonidine) in obstetrics. Curr Opin Anaesthesiol,2006,9(3):233-237
16. Smiley RM. Burden of proof. Anesthesiology,2009,111(3):470-472
17. Volmanen P, Sarvela J, Akural EI, et al. Intravenous remifentanil vs. epidural levobupivacaine with fentanyl for pain relief in early labour: A randomised, controlled, double-blinded study. Acta Anaesthesiol Scand,2008,52(2):249-255
18. Winther LP, Mitchell AU, Møller AM.. Inconsistencies in clinical guidelines for obstetric anaesthesia for Caesarean section: a comparison of the Danish, English, American, and German guidelines with regard to developmental quality and guideline content. Acta Anaesthesiol Scand, 2013,57(2):141-149

第二十四章 眼耳鼻喉口腔科手术的麻醉

眼科、耳鼻咽喉头颈外科及口腔科疾病相互之间关系密切，但其诊断和治疗却各成体系。尽管疾病本身表现在头面部，却常涉及全身其他系统。手术是治疗的主要手段之一，涉及新生儿到老年人所有年龄段的人群。眼科、耳鼻咽喉头颈外科及口腔科手术方式繁多，各自特点显著。手术方式的改进、内镜技术激光及显微手术操作等加速了手术治疗的发展，同时对麻醉提出了更高的要求。

第一节 眼科手术麻醉

眼科手术（ophthalmology）操作精细，麻醉管理特殊。麻醉医生除需了解眼的解剖和生理外，还应掌握眼科用药对麻醉的影响、不同年龄的特点及可能存在的并发症。不同眼科手术麻醉各有其特点，内眼手术需注意稳定眼内压，外眼手术需关注眼心反射。

一、眼部疾病、眼科用药与全身及麻醉相关性

不同年龄患者可能伴发相应全身合并症，如儿童的肥胖、上呼吸道感染，老年人易患心脑血管疾病等。眼科疾病常是全身疾病在局部的表现，眼科治疗用药可能引发全身反应而影响麻醉的实施。

（一）全身疾病与眼科疾病

1. **半乳糖血症（galactosemia）** 由于半乳糖激酶缺陷使半乳糖不能转化为葡萄糖而沉积在组织中。表现为白内障，生长发育迟缓、智力低下和肝硬化，血及尿中半乳糖水平增高。对麻醉的影响主要是低血糖和肝功能受损。

2. **高胱氨酸尿症（homocystinuria）** 由于胱硫醚合成酶缺乏导致高胱氨酸不能转化为胱硫醚而引发高胱氨酸堆积。可发生眼晶状体异位，同时生长缓慢、智力低下。血小板凝集、血栓形成是致死的主要原因之一。

3. **黏多糖病（mucopolysaccharidosis）** 当相应的酸性黏多糖降解酶缺乏时，黏多糖中的硫酸皮肤素、硫酸类肝素、硫酸软骨素和硫酸角质素在体内堆积并累积全身多个组织和器官。不同的亚型临床表现不同，可出现角膜云翳混浊、视网膜变性。患者多伴有发育和智力障碍，头颅及五官畸形、关节及四肢挛缩或畸形、心脏增大、肝肿大、神经系统症状等受累表现。麻醉时应特别关注困难气道，特别是寰枢椎不稳定与脊髓损伤的风险。

4. **弹性假黄瘤（pseudoxanthoma elasticum）** 罕见的遗传性弹力纤维缺陷性疾病，主要累及皮肤、视网膜和心血管系统。常伴发高血压和冠心病，可发生出血倾向。

5. **重症肌无力（myasthenia gravis，MG）** 多伴有眼肌受累，最初表现为眼外肌乏力、麻痹、眼睑下垂和复视。进一步发展可累及咽喉、软腭和舌肌无力，引起吞咽困难和呛咳。

6. **Hallermann-Streiff 综合征** 又称眼-下颌-颅面部畸形伴毛发缺失综合征。眼部畸形以白内障和小眼畸形多见，同时伴有侏儒症、“鸟样面容”、下颌发育不全、智力障碍。麻醉应关注困难气道。

7. **Sturge-Weber 综合征** 患者表现为颜面部血管瘤，眼周为重。此类患者部分合并有颅内血管瘤，可能发生颅内出血，因此，术前应行头颅 MRI 扫描，以明确是否有颅内病变。

8. **马方综合征（marfan syndrome，MFS）** 是一种累及结缔组织的遗传性疾病，引发全身各器官病理生理改变。在眼部的表现常见为晶状体脱位、视网膜剥离、近视等。另一重要的受累器官是心脏，因此，术中主要问题是心血管功能的维护。

9. **恶性高热（malignant hyperthermia，MH）** 是一种病死率很高的疾病。眼肌手术中，特别是小儿先天性眼肌病变应警惕 MH 的发生。

10. **动脉硬化（arteriosclerosis）** 全身动脉硬化可能波及眼底动脉，常累及视网膜中央动脉，可引起视网膜中央动脉阻塞。

11. **高血压（hypertenstion）** 高血压的眼底改变被认为是评估高血压病程及脏器受损严重程

度的指标之一。视网膜动脉受累早期可呈痉挛状态且粗细不一,管壁反光增强,动静脉管径比例倒置。进一步发展则出现视网膜水肿、出血及渗出。恶性高血压则可见眼底动脉明显狭窄、出血、渗出、视神经盘及其周围视网膜水肿。

12. 糖尿病(diabetes mellitus,DM) 随着糖尿病病程的延长,眼部并发症发生率增加。主要表现为屈光改变、眼部干燥、易发结膜炎、角膜及虹膜病变,白内障、青光眼、眼底病变。

13. 血液系统疾病 贫血、红细胞增多症、出血性紫癜及白血病等均可能导致眼部病理生理的改变,包括视网膜出血、渗出、水肿、视神经盘水肿等。

(二)眼科治疗用药与麻醉关系

眼科用药之间的相互作用可能对麻醉产生影响,眼局部用药引发的全身反应可能增加麻醉的不良反应。

1. 毛果芸香碱(pilocarpine) 主要作为缩瞳药来治疗青光眼。此药促进唾液腺和汗腺分泌作用较强,还可引起恶心、呕吐,腹泻、记忆力障碍等全身反应。

2. 肾上腺素(epinephrine) 眼局部应用可减少房水分泌,增加房水排出,降低开角型青光眼患者的眼内压。局部应用大约维持15min左右,较少发生全身吸收反应。但对伴有冠心病、高血压患者还需慎用。

3. 去氧肾上腺素(phenylephrine) 用于散瞳,吸收后可出现升高血压、心悸、紧张、头疼、恶心呕吐。尤其是在眼内注入,用于散瞳后,血压有明显的升高。

4. 噻吗洛尔(timolol) β肾上腺素能受体阻断药用于控制眼压,全身吸收后可导致心动过缓,阿托品难以纠正。对于阻塞性肺部疾病患者、充血性心衰或Ⅰ度以上的房室传导阻滞的患者应慎用。

5. 乙酰唑胺(diamox) 用于降低青光眼患者的眼压,可引起低血钾和代谢性酸中毒。

6. 甘露醇(mannitol) 甘露醇的高渗性利尿作用可降低眼压,主要不良反应发生在大量快速输注时,心、肾功能不良者应警惕发生高血压或低血压、充血性心衰、肺水肿、肾衰和电解质紊乱。

7. 乙酰胆碱(acetylcholine) 晶状体摘除后有时会在眼内应用乙酰胆碱产生缩瞳作用。其可能导致心动过缓、唾液和支气管分泌物增加,甚至支气管痉挛。长期服用可引起低血钾、低血钠和代谢性酸中毒。

8. 抗胆碱酯酶药(anticholinesterase) 长效抗胆碱类缩瞳药二乙氧膦酰硫胆碱(碘依可酯),用于其他药物难治的青光眼以及一些儿童的调节性内斜视。停药4~6周后胆碱酯酶活性才能恢复。经局部吸收入体内可以延长琥珀胆碱的作用时间。过量吸收还可出现恶心、呕吐、急性痉挛性腹痛,甚至支气管痉挛以及延长酯类局麻药的代谢,易发生毒性反应。

二、眼科手术麻醉特点

(一)维持稳定的眼内压

1. 概述 眼球内容物作用于眼壁的压力称之眼内压(intraocular pressure,IOP),简称眼压,正常值为1.3~2.8kPa(10~21mmHg)。眼内液体循环、晶状体代谢和适当眼屈光有赖于正常的眼压维持。产生眼压的主要内容物为房水、晶状体和玻璃体、眼内血液容积,这些内容物与房水的生成和排出处于动态平衡状态,一旦打破平衡就可能导致眼压的变化。房水由后房内睫状体中睫状突产生,经瞳孔流入前房,再经虹膜角间隙进入Schlemm管,然后流入巩膜外静脉,排入到海绵窦或静脉系统,最终回流到上腔静脉和右心房。房水产生增加或排出受阻均导致房水的蓄积而使IOP升高。IOP慢性升高将干扰眼内供血和角膜代谢,引起角膜混浊和视网膜血流减少。IOP降低将增加视网膜脱离和玻璃体积血的发生率。手术和麻醉对IOP的影响通常是一过性的,但风险较大。术中突然IOP升高,有发生眼内容物脱出,压迫视神经,甚至导致失明的危险。如果IOP已经升高,则术中进一步升高可能诱发青光眼。术中IOP降低则可能影响视网膜脱离修复手术的效果。

影响IOP的常见因素有三种:①眼外压力增加;②巩膜硬化,顺应性降低;③眼内容物容积变化,其中房水发挥了重要作用。体循环压力的改变间接影响IOP,静脉压较动脉压更明显。

2. 麻醉药物与眼内压 麻醉药物通过三种机制影响眼内压:①改变房水生成和排出;②改变眼内血容量;③影响中枢对眼外肌张力或眼内血管平滑肌张力的调节。除琥珀胆碱和氯胺酮外,大部分麻醉药物呈现降低眼压的趋势。琥珀胆碱引起的肌颤可通过眼外肌收缩使IOP急剧升高。氯胺酮通过增加眼外肌张力、升高血压、增加脑血流量间接升高IOP。但有报道认为,眼球震颤导致的测量眼压的结果并不可靠。也有报道显示,在儿童中应用氯胺酮并没有导致IOP的明显增加。另外,氯胺酮的剂量、给药途径、术前用药等均可能影响IOP测量结果。吸入麻醉药可能通过抑制中枢神经系统改善房水循环,松弛眼外肌而降低IOP。静脉麻醉药总体趋势是降低IOP,尤以丙泊酚最明显,对于IOP已经升高的患者,丙泊酚降低IOP的效果更明显。依托咪酯降低IOP的作用低于丙泊酚。大部分麻醉性镇痛药和镇静药均有不同程度降低IOP的作用。苯二氮䓬类药物引起瞳孔扩大,使闭角型青光眼房水流出道受阻而升高IOP,但小剂量并不增加IOP甚至可降低IOP。

3. 麻醉方法与眼压

(1) 局部麻醉:局部麻醉药眼内注射,剂量过大可导致对眼球的直接压力而使IOP增高。球后神经阻滞操作本身如果损伤血管引起出血,则可通过眶内压力的增加导致继发性IOP增高。

(2) 全身麻醉:麻醉过浅、血压升高、呼吸阻力增加、动脉血二氧化碳分压升高、呛咳、躁动、头低位,以及任何引起颅内压力增高的情况均可使IOP升高。高通气和低体温降低IOP。

(二) 眼心反射

眼心反射(oculocardiac reflex,OCR)是压迫、刺激眼球或眼眶,牵拉眼外肌时引起的心动过缓或心律失常。OCR的反射弧传入支为三叉神经的睫状长、短神经,传出支为迷走神经和心内神经节。临床表现为突然发作的心率减慢、心率失常,可伴有血压下降及胸闷、心慌、憋气、烦躁、冷汗等主观症状。OCR直接与手术操作和刺激有关,小儿较老年人易发。小儿斜视手术中最易发生,特别是牵拉内直肌时;眶内手术、眼球摘除术及视网膜手术也时有发生。局部麻醉和全身麻醉均可发生OCR,缺氧、二氧化碳蓄积、浅麻醉,以及迷走神经张力增加时更易发生。术前给予阿托品对OCR的发生有一定的预防作用,一旦发生应即刻暂停手术刺激,通常均可缓解,必要时静脉注射阿托品或其他抗心律失常药。

三、眼科手术常用麻醉方法

(一) 局部麻醉

局部麻醉对全身干扰相对小,保留了术中患者与术者的交流能力,特别是术毕可迅速满足眼科特殊体位的要求,降低术后麻醉管理难度和风险。

1. 表面麻醉　将局部麻醉药滴入结膜囊以阻断神经末梢。常用于测量眼压、结膜或巩膜伤口拆线,以及角膜或结膜异物等。表麻常用药物有0.25%～1%盐酸丁卡因(tetracaine),1～3分钟内生效,显效时间为10～20分钟,作用可持续1～2小时。0.5%的爱尔卡因(proxymetacaine),20秒起效,作用可持续15分钟。

2. 局部浸润麻醉　常用于眼肌、角膜、巩膜、虹膜、结膜、眼睑等手术。一般使用长效局部麻醉药,加入0.1%肾上腺素可减少出血,并延长麻醉时间。

3. 神经阻滞　眼科常用的神经阻滞包括球后阻滞、球旁阻滞、球周阻滞、眶上/下神经阻滞、滑车上/下神经阻滞、鼻睫状神经阻滞、筛前神经阻滞、球筋膜下阻滞等。球后神经阻滞(retrobulbar nerve block)是将局麻药直接注入圆锥内,以阻滞睫状神经节和睫状神经,可产生眼外肌、结膜、角膜和葡萄膜的阻滞。球后阻滞所需局麻药容量小,且起效快、还可松弛眼外肌,而且降低IOP。球后阻滞最常见的并发症是球后出血和OCR。球周阻滞(peribulbar nerve block)是将局麻药注射到圆锥外,再向肌肉圆锥内渗透。该方法避免了球后阻滞的副作用,对内眼手术安全、有效,并发症少。

(二) 监测下麻醉管理技术(monitored anesthesia care,MAC)

尽管许多眼科手术可在局部麻醉下完成,但难以消除患者的紧张、焦虑和恐惧,甚至导致术中手术操作无法继续。因此,在局部麻醉基础上采取其他手段降低或缓解紧张焦虑非常必要。

MAC是由麻醉科医师提供的镇静,同时监护患者的生命体征。MAC复合局部麻醉不仅能够降低患者的紧张和焦虑,产生良好的镇静效果,同时可强化局部麻醉的镇痛效果。

丙泊酚良好的镇静和催眠作用,以及短效和降低PONV的优势特别适合眼科手术麻醉。咪达唑仑具有抗焦虑、催眠和遗忘作用,也是MAC常选择的药物。高选择性α_2受体激动剂右美托嘧啶(dexmedetomidine)具有剂量依赖性的镇静、催眠、镇痛、抗焦虑作用,同时抑制交感神经活性,稳定血流动力学,且临床使用剂量范围无呼吸抑制作用,具有可唤醒特性,非常适用于眼科手术的镇静。

实施MAC的前提是首先保证局部麻醉的有效。单纯靠镇静镇痛药物解决疼痛很容易造成患者失去配合能力。术中不断评估患者的镇静水平,避免镇静过深。MAC的管理与监测标准应和全麻患者相同。

(三) 全身麻醉

对于大部分儿童,手术复杂、时间长、及难以配合的成年人,全身麻醉为首选。通常选择静脉诱导

(小儿可选择吸入诱导)。除气管插管外,喉罩通气方式用于眼科手术全麻具有独特优势。根据术中气道维持方式选择是否使用肌松剂。麻醉管理的重点是稳定 IOP 并预防和控制 OCR。

1. **氯胺酮静脉全麻**　适用于小儿短小手术。其特点是起效快、镇痛完善、可保留自主呼吸。首次剂量 12mg/kg,5min 左右追加首剂量的半量,重复 2~3 次后逐渐减量。氯胺酮与咪达唑仑、利多卡因,或丙泊酚合用,可以减少氯胺酮的副作用。

2. **吸入麻醉**　对于哭闹不合作、外周静脉穿刺困难的婴幼儿,可选择七氟烷吸入麻醉诱导。操作时间短小者(5~10 分钟)可面罩持续吸入七氟烷维持麻醉。手术时间较长者,可于七氟烷诱导后插入喉罩或气管插管,然后吸入麻醉维持。

3. **静吸复合麻醉**　常用丙泊酚进行诱导,肌松剂首选非去极化肌松剂。术中维持使用安氟烷、异氟烷、七氟烷及地氟烷均可,既能满足麻醉需求,也有降低 IOP 作用。

4. **全凭静脉麻醉**　麻醉全过程均采用静脉麻醉维持,可间断也可持续静脉输注。与吸入麻醉相比,全凭静脉麻醉诱导迅速、舒适,苏醒平稳、完全,术后恶心呕吐少见。

5. **喉罩在眼科麻醉中的应用**　气管插管带来的主要问题是诱导插管过程中可能引起 IOP 升高、过深的麻醉影响术毕迅速清醒,特别是清醒期难以避免呛咳,这对眼科手术是个顾虑。喉罩操作简单,浅麻醉下患者对喉罩的耐受性好,自主呼吸、辅助或控制呼吸均能经喉罩施行。特别是喉罩可以避免由于气道操作而引起的不良反应。

四、常见眼科手术麻醉实施与管理

(一)斜视矫正术麻醉

1. **斜视矫正术(strabismus surgery)麻醉特点**　①多为小儿患者;②手术时间一般较短(1 小时内);③OCR 发生率高;④易发生眼胃反射;⑤警惕恶性高热。术前评估时应询问家族史,以排除是否为恶性高热易感人群。另外,还要考虑可能合并的身体其他脏器的畸形。

2. **麻醉方法选择**　局部麻醉的优点是术中可嘱患儿活动眼球以评估矫正效果。较大儿童且简单的斜视手术可首选局部麻醉。

在局部麻醉基础上给予低剂量氯胺酮(0.5mg/kg)既可增加麻醉效果,也能够保留术中患儿按指令配合能力。

复杂斜视手术或较小儿童则需全身麻醉。静吸复合全麻或全凭静脉麻醉复合气管内插管或喉罩通气均可;术中保留自主呼吸或控制通气均可。在呼吸道管理有保障的情况下,也可选用氯胺酮间断静注,不做气管内插管或喉罩通气。

3. **麻醉管理**　斜视矫正手术重点要关注 OCR,特别是内直肌、下斜肌受到牵拉时。丙泊酚复合瑞芬太尼麻醉较七氟烷、地氟烷,OCR 的发生率更高。术前应用阿托品有一定的预防作用。一旦发生严重的心动过缓或心律失常,应暂停手术并作相应处理。

(二)白内障摘除术麻醉

白内障摘除手术(cataract extraction)是技术进步最快的眼科手术之一,超声乳化技术的应用改变了白内障手术治疗的观念,扩大了适应证,提高了治疗效果。国内最新引进的飞秒激光白内障手术又将手术技术明显提高,并将成为发展趋势。

白内障手术特点是微创、时间短(通常 10 分钟左右)。成年人常选择表面麻醉,也可辅助结膜下、巩膜上腔局部麻醉。

小儿先天性白内障应尽早手术,避免影响视力的正常发展。儿童需选择全身麻醉,通常使用短效的麻醉药物,如选择喉罩通气,七氟烷吸入,术中可保留自主呼吸,间断辅助通气。

(三)青光眼手术(glaucoma surgery)麻醉

青光眼是指眼内压间断或持续升高的一类疾病,分为开角型(慢性单纯性)青光眼和闭角型(急性)青光眼。急性闭角型青光眼需要在最短时间内降低眼压,开放房角,挽救患病眼的视功能。

成人青光眼手术通常在局部麻醉下实施,难以配合或复杂的成年人及小儿均应在全麻下手术。静脉和吸入麻醉均可选择,首选喉罩通气方式,可保留自主呼吸,也可给予肌松剂后控制呼吸。

术中需防止任何引起急性 IOP 升高的因素。诱导时避免发生屏气、呛咳和呕吐动作。急剧的动脉压升高以及中心静脉压升高都可对 IOP 造成不良影响。同时应避免血压过低,以免使已经受损的视网膜进一步减少血供。

(四)眼外伤手术麻醉

眶壁骨折依据视神经受累情况决定手术时机,眼球外伤则需要及时手术。眼外伤手术根据创伤大小、有无异物、手术是否进入眼内而决定。合并颅脑损伤、颌面外伤或身体其他部位外伤则需多科共同诊治。局部麻醉以表面麻醉、结膜下浸润、球后麻醉、球周麻醉较常用。复杂的眼外伤手术刺激强,可在局麻完善的基础上复合 MAC 技术。伴有多发复合伤的患者，以及小儿均选择全身麻醉。

1. **开放性眼外伤麻醉**　开放性眼外伤尽快手术。术前判断是否合并颅脑损伤、颜面部骨折、胸肺损伤、潜在的气道损伤、其他脏器外伤等。了解拟采取的手术方式及预估的手术时间，同时判断是否为饱胃患者。

对于伤情明确、简单表浅的手术，可选择局部麻醉。全麻下手术应考采取气管内插管控制呼吸，术中静脉、吸入或静吸复合麻醉均可。选择对IOP影响小或降低IOP的药物，如丙泊酚、吸入麻醉剂等。为避免IOP增加使用非去极化肌松，并应在肌松足够条件下进行气管插管，避免出现屏气、呛咳和高应激反应。术中维持足够的麻醉深度，避免麻醉过浅导致的眼张力增加、头动、呛咳和血压波动。

2. **小儿眼外伤麻醉处理**　小儿眼外伤一般均需全身麻醉，其特点是合并上呼吸道感染发生率非常高。客观判断呼吸道感染的程度，评估可能带来的风险，并综合眼局部和全身的情况决定麻醉时机。麻醉前应使用足量阿托品(0.02mg/kg)。麻醉诱导力求平顺，避免患儿哭闹。如禁食时间足够可选择喉罩通气，吸入或静脉诱导，术中吸入或静脉麻醉维持，保留自主呼吸，术后苏醒迅速。术中注意气道管理，及时清除分泌物，避免频繁吞咽，防止IOP突然升高，造成眼内容物脱出。

（五）眼底手术麻醉

眼底手术时间相对较长，手术精度高，需在显微镜下操作，要求绝对制动。对于合作的成年人一般局部麻醉联合MAC即可，复杂的视网膜脱落（简称网脱）及玻璃体切割（简称玻切）手术，一般使用肌松剂，不保留自主呼吸，需气管内插管或喉罩控制通气全身麻醉。

眼底手术中需严密观察循环和呼吸的变化，同时确保肌松效果，避免术中突然体动而导致眼内容物脱出。切开巩膜前应使IOP降低，否则，可引起虹膜和晶状体脱出、玻璃体损伤或脉络膜出血。网脱术中牵拉眼外肌转动眼球的操作可引起OCR或眼胃反射。网膜复位手术中常采用玻璃体内注入六氟化硫(SF6)或其他惰性气体，利用气泡的稳定容积持续地使视网膜固定在正确位置上。因氧化亚氮较惰性气体在血中溶解性高，因而可更快地占据有空腔的地方，在30分钟内可使气泡增加150%，增大的气泡可导致眼压急剧、显著增高，影响视网膜的血液循环，增强惰性气体的压塞作用。当停止吸入N_2O时，气泡会因N_2O快速消失而迅速缩小，出现显著的IOP和眼内容积的下降，影响手术的效果。因此，在注气前15～20分钟应停吸N_2O。术中也可以选择另一种玻璃体替代剂硅油代替惰性气体注入，可避免使用N_2O的顾虑，但要求术后即刻改成俯卧位，以提高复位的成功率。

（六）角膜移植手术麻醉

角膜移植手术(penetrating keratoplasty)是采用正常眼角膜组织替换病变的角膜组织，以达到复明或控制角膜病变的治疗方法。全层（穿透性）角膜移植术以全层透明角膜替代全层混浊角膜；板层角膜移植术是切除浅层角膜病变组织并留有一定厚度的角膜作为移植床，移植同样大小和厚度的板层移植片。

局部麻醉适用于合作患者。过度紧张、难以持续仰卧位或因频繁咳嗽等无法保证术中头部固定等，均建议采取全身麻醉。

全麻可采用喉罩通气，麻醉维持选择吸入或全凭静脉麻醉，可加用或不用肌松剂。角膜移植手术要求保持眼球的良好制动和IOP的稳定，尤其是全层角膜移植手术。

（七）眼肿瘤手术麻醉

眼肿瘤的发病情况有年龄特点，儿童多发生视网膜母细胞瘤、横纹肌肉瘤、毛细血管瘤、神经母细胞瘤等；成人多发生眼眶海绵状血管瘤、泪腺混合瘤、炎性假瘤及脉络膜黑色素瘤等。

成人简单良性的眼肿瘤手术可在局部麻醉或复合清醒镇静术下完成，复杂眼肿瘤手术及小儿患者均应选择全身麻醉。

第二节　耳鼻咽喉头颈外科手术麻醉

耳鼻咽喉头颈外科(otolaryngology head and neck surgery, ENT)手术种类繁多，除简单的治疗外，大部分需要在全身麻醉下完成。ENT手术与气道密切相关，麻醉的特点和风险集中表现在以下几点：①咽喉部肿物直接影响气管插管；②气道内的操作增加了呼吸管理的难度；③头颈部血运丰富，许多操作在狭小的腔隙内实施，需要创造满意的术野清晰度；④气道内的激光操作须防止燃爆风险；⑤支撑喉镜及开口器的使用刺激强，需有效控制血流动力学的改变；⑥麻醉清醒期的呛咳和躁动不仅增加气道的风险，同时直接影响手术效果。因此，快速平稳的清醒对ENT手术非常重要。

一、麻醉学技术和手段在ENT手术中的应用

（一）喉罩通气

ENT手术全麻需要术毕平稳快速清醒。当麻醉减浅后，患者在气管插管的刺激下呛咳、躁动的发生率较高。剧烈呛咳、躁动可能导致听力重建手术的失败、扁桃体手术的创面出血、鼻内镜手术出血引发的眶内视神经压迫等严重问题。而过早拔出气管导管则存在紧急气道风险的顾虑。

可弯曲喉罩（flexible laryngeal airway mask）是专门为头颈部手术设计的专用喉罩，其充气罩与普通喉罩相似，但通气管更细更长且带有钢丝支架（图24-1）。这种设计使得通气管在口腔内占据更小的空间，麻醉机呼吸回路与喉罩的结合部更远离口周，不干扰头面部操作。更重要的是通气管的位置变化不会导致通气罩发生移位。其与气管插管相比具有如下优点：①插入过程中血流动力学更加稳定；②降低了困难气道的处理难度；③术中麻醉深度更易调节；④患者可在清醒下耐受喉罩，并可按指令张口，在安静状态下拔出喉罩。

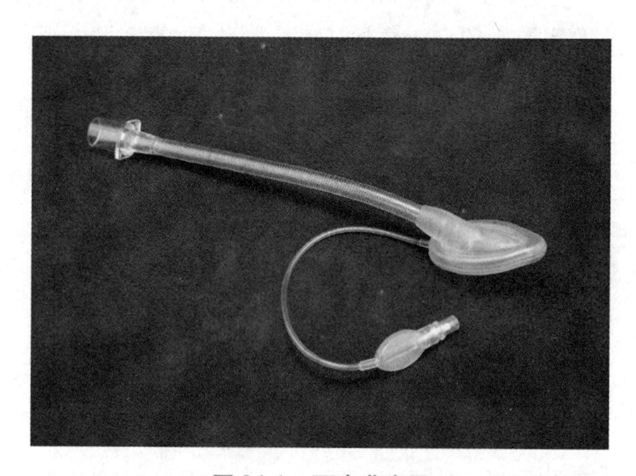

图24-1　可弯曲喉罩

（二）喷射通气在ENT手术中的应用

喷射通气（jet ventilation）是通过一根小直径的管子输送快速的喷射气流到患者的呼吸道。当高压的氧气流经细管快速喷射出时，其喷射效应可将周围空气一并带入呼吸道。因此，进入肺内的氧气浓度高于21%，但小于100%。通过压力调节器可控制输出驱动压，驱动压越高，输送的分钟通气量越大。使用喷射通气时必须保证呼气相肺内气体能够呼出，否则将导致二氧化碳蓄积和气压伤。另外，高吸气峰压导致的血流动力学改变，可导致心脏充盈减少、血压下降和心力衰竭。

喷射通气模式不需要气道密闭，即非常适合非密闭气道的通气要求。直径小的气管导管结合喷射通气可为咽喉部手术提供更多的操作空间，同时可在气道"开放"的情况下提供可靠、持续的通气。

（三）控制性降压在ENT手术中的应用

主要目的是改善术野，为手术操作提供良好的条件。血管扩张药复合β-受体阻断药或吸入麻醉药行控制性降压的模式，使血压易于控制，无反跳性高血压及心动过速，基本达到理想的降压效果。

选择控制性降压（controlled hypotension）技术时，应先将麻醉深度调整平稳。降压的程度应较正常偏低即可，且持续降压时间不可过长。任何时候均应以保证重要脏器的有效灌注为前提。

二、常见ENT手术麻醉

（一）支撑喉镜下声带激光手术麻醉

显微镜下激光切除声带的肿物或病变具有操作精准、创伤小、出血少等优势。此类手术及麻醉的特点是：①手术时间短，要求术毕迅速清醒；②固定支撑喉镜刺激强，需足够的麻醉深度；③术中确保声带处于静止状态，避免激光误伤正常组织；④预防激光操作时发生燃爆意外；⑤尽可能使用较细气管导管，为手术操作提供更多方便。

此类手术均应在全身麻醉下完成。选择快速诱导，插入较细的气管导管，有条件者可选择抗激光气管导管（图24-2）。麻醉用药均应选择短效药物。麻醉维持为全凭静脉麻醉或静吸复合麻醉。瑞芬太尼独特的药理特性非常适合此类手术麻醉。瑞芬太尼具有强效、超短效的μ受体兴奋作用，分布容积小，起效快，可快速调整输注速度以达到所需麻醉深度；同时易被血浆和组织中的非特异性酯酶降解，消除半衰期短，长时间持续输注也不延长作用时间。

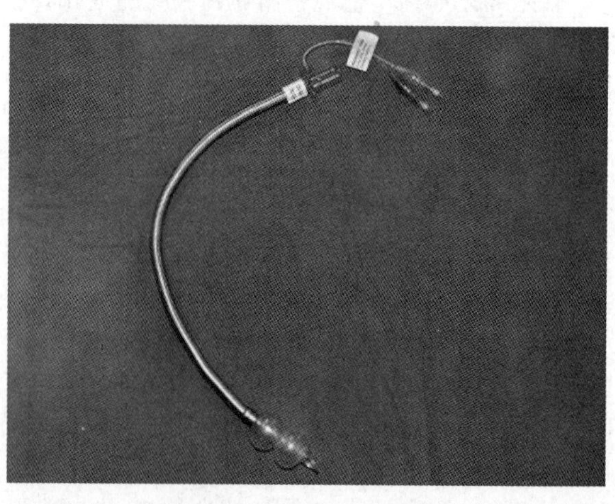

图24-2　抗激光气管导管

（二）扁桃体、腺样体切除术麻醉

扁桃体/腺样体手术麻醉具有如下特点：①手术刺激强，需足够的麻醉深度；②术中避免开口器挤压气管导管；③术毕要求迅速清醒；④警惕术后扁桃体创面出血。

选择快速诱导气管内插管。诱导用药通常为丙泊酚、阿片类药物和非去极化肌松剂。最好使用口腔异型导管，以利于放置开口器，并提供更好的口腔术野。术中可采取丙泊酚持续泵入或复合七氟烷吸入维持麻醉，通常诱导时给予的肌松剂即可满足手术需求，手术时间较长者，可追加肌松剂。术中监测气道压力的变化，以及时发现气管导管受压、移位，或导管接头的脱落。

麻醉苏醒不仅要求迅速，更强调平稳，避免剧烈的呛咳导致的创面出血。手术结束后终止麻醉用药，待患者恢复满意的自主呼吸且完全清醒时拔除气管导管。小儿拔管后可置于侧卧位，以防止血流进咽部。术后第一个24小时重点观察有无活动性出血。如活动性出血严重，常需二次手术止血。此时，应客观判断失血情况，并按照饱胃处理原则进行麻醉诱导。

（三）小儿气管异物取出术的麻醉

1. 小儿气管异物的流行病学　气管、支气管异物常见于5岁以下幼儿，约占总发病数的90%。内源性异物是因呼吸道炎症发生的假膜、干痂、血块、脓液、呕吐物等。外源性异物系经口吸入的各种物体如花生、瓜子、豆类、带壳/骨食物、塑料或金属制品、软糖、果冻等。由于右支气管较粗短，与气管纵轴延长线约成25°角，左支气管较右侧细长，与气管纵轴延长线约成45°角，气管分叉隆嵴偏左，右支气管呼吸出入气流比左侧大，因此异物进入右支气管较左支气管多。

2. 小儿气管异物诊断　儿童以外源性异物为主，诊断依据为：①多有异物吸入史；②发热、咳嗽、咳痰等急性支气管或肺炎症状；③颈胸检查可听到拍击声、笛哨声，喉部可感到拍击感。患侧肺呼吸音弱，可出现肺不张、肺气肿、气胸或纵隔气肿体征；④X线检查可发现明确的异物影或气管内软组织影，及气道狭窄。肺部可能有纵隔摆动、肺不张、肺气肿等征象；⑤支气管镜检查可确诊。

3. 麻醉前准备　术前了解异物的性质、位置、全身症状、呼吸困难程度。充分听诊双肺呼吸音，考虑各种困难，并将相关的措施准备到位。喷射呼吸机是常用的设备，术前应先将各种参数设置好。备好从小号到适于该患者的气管导管，特制细管能连接喷射通气装置并方便插入到气管镜中通气。

4. 小儿气管异物的麻醉方案和通气策略　全身麻醉下应用硬质气管镜是最常用的钳取异物的方法，可保留自主呼吸或行人工控制通气。保留自主呼吸时，麻醉药物以氯胺酮、丙泊酚、芬太尼、舒芬太尼、瑞芬太尼为主，不予肌松药，也可采用吸入诱导并维持麻醉。诱导时麻醉宜深，以免置入气管镜时出现患者挣扎和严重心血管反应。麻醉后充分面罩给氧，行口咽部、声门逐级局部表面麻醉，术者置入硬质气管镜后，随气管镜的推入，对主气管、左右支气管表面麻醉，并从气管镜侧孔给氧。麻醉维持以患儿保留自主呼吸、手术过程中无体动为原则。气管镜进入一侧主支气管或更下一级支气管时，可能出现脉搏氧饱和度下降。最好将气管镜退回主气管，充分氧供后继续手术。

保留自主呼吸情况下很难保证患者没有体动。患者体动影响术者操作，增加损伤气道的危险，加之无肌松情况下声门张力较高，术中容易损伤肿胀，增加术后气道管理困难。术中辅以肌松，能提供满意的手术条件。但肌松剂的应用要慎重，对于一侧支气管异物而没有明显呼吸困难者可给予肌松；对于主气管异物和异物位置不明应在置入气管镜通气后确认胸廓被动起伏良好时使用肌松剂，对于术前存在明显呼吸困难、异物位置不明者禁忌使用肌松剂。

（四）耳科手术麻醉

时间短暂简单的耳部手术多在局麻下完成。中耳及内耳手术（包括电子耳蜗植入术）手术时间长，应在全麻下施行。

气道控制可以选择气管内插管或喉罩，气管内插管的缺点是术后苏醒期的呛咳可引起人工放置的听骨移位，以致手术效果不佳，而喉罩的缺点是由于术中头偏向一侧，有可能造成喉罩的移位从而影响通气。麻醉维持可选择静脉或吸入麻醉，由于耳科手术刺激较小，麻醉深度应适当掌握，如果有BIS监测则能精确掌握药量。

在用筋膜移植物行鼓室成形术时，在放置移植物过程中及之后，要避免用N_2O，因为N_2O会在密闭的腔隙中弥散，并增加腔内的压力，这样会使移植物移位。一般情况下耳科手术出血量不多，但出血使显微手术野不清，可取头高位10°～15°，以利静脉回流。术者常局部使用肾上腺素，应注意其全身作用。

中耳手术经常涉及对面神经周围组织的分离，为防止术后面神经麻痹，术中需检查面神经的刺激征和对伤害刺激的运动反应。长效肌松剂明显使外科神经刺激变得迟钝，使用时应注意，建议术中使用肌松监测。

(五) 鼻科手术麻醉

简单的鼻腔及鼻窦手术可在局麻下完成，但会导致患者紧张、焦虑和恐惧。因此，如有条件应以全身麻醉为首选。全麻辅以控制性降压可减少术中出血，保持术野清晰。既往用异氟烷吸入全麻有降压作用，可控性好，可合用血管活性药物降压。为减少术野渗血，可取头高位10°～20°。术中常用肾上腺素棉片止血，肾上腺素应控制在2～5μg，应注意对心血管系统的影响。

随着通气设备的创新以及麻醉药物的不断改进，目前较先进的鼻内镜手术的麻醉方式为可弯曲喉罩辅以全静脉麻醉。这种麻醉方式术中无需行控制性降压即可保证血压平稳，术野清晰，而且术后无呛咳，苏醒平顺，术中麻醉药物使用量比传统麻醉方式大大减少。

(六) 悬雍垂腭咽成形术手术麻醉

悬雍垂腭咽成形术手术(uvula palate pharyngoplasty surgery，UPPP)手术是将悬雍垂，软腭，扁桃腺切除或部分切除并加以腭咽成形，以改善睡眠状态下气道梗阻。患者多肥胖，血黏度增高，高血压和心肌缺血、劳损。术前会诊应全面了解和正确估计循环与呼吸代偿能力。术前避免使用镇静药。OSA患者可能存在气管插管或通气困难，为便于手术操作和术后管理，以经鼻插管为宜，近年来为避免患者鼻腔的损伤，又有趋势改为经口插入加强型气管导管。

手术操作可使导管扭曲打折，应密切观察，术中应及时吸除残血，术毕止血要完善。尽管术毕患者清醒，但麻醉药和肌松药的残余及手术创伤，压迫造成的水肿，对于插管困难者仍可能造成拔管后的急性气道梗阻及死亡，有的病例甚至在拔管并送回病房后发生。因此宜采取延迟拔管方法，即在镇静和控制/辅助通气下保留气管导管，经过数小时或十几小时恢复后，患者完全清醒时拔管。术后监测重点在于呼吸道的通畅情况、氧合情况、是否有创面出血及循环功能状况。UPPP术后有发生创面出血而需再次手术止血者，应按饱胃者对待。

(七) 全喉或部分喉切除术的麻醉

喉切除创伤大，范围广，刺激强。部分患者伴有气道梗阻和喉解剖上的异常，给气管插管带来困难。对于有气道梗阻的病例，全麻前先于局麻下气管切开，经造口气管插管，采用静吸复合全麻。导管妥善固定。术毕需更换用于气管造口的专用导管，更换前呼吸功能应恢复完全，必要时拮抗残余肌松作用。喉切除患者多长期吸烟或患有慢性支气管炎，术中应及时吸除气道分泌物，换管前应吸净残血。

对任何头颈部手术，苏醒期主要的目标是保证适度镇痛、心血管平稳、预防呛咳。若手术中使用短效阿片类药物(如瑞芬太尼)，在合适的时间点需要给予长效阿片类药物(如舒芬太尼，吗啡)；确保镇痛效果在拔管期起效，并能持续至苏醒后一段时间。

第三节　口腔科手术麻醉

一、口腔科手术麻醉特点

口腔颌面外科(oral and maxillofacial surgery)手术操作部位位于头面部和口腔内，涉及牙齿、上下颌骨、肌肉组织、舌体，甚至颅脑和颈部。其麻醉关注点为：①疾病本身可能导致困难气道，需针对性处理；②口内手术操作增加术中通气管理的难度；③术后有发生气道梗阻，甚至紧急气道的可能，需特别关注；④先天性唇腭裂修补术多为婴幼儿，口腔科肿瘤则好发于老年患者，需根据不同年龄特点进行麻醉设计和管理；⑤口腔颌面部创伤常合并颅脑及全身多发损伤，需综合处理。

二、麻醉选择和管理

(一) 术前评估

小儿常见的先天性唇腭裂手术应重点评估营养发育状况。成人择期手术需关注有无困难气道风险，面部外伤则应考虑是否存在颅脑及其他部位的复合伤。

(二) 麻醉方法和术中管理

1. 局部浸润麻醉　局部麻醉和区域阻滞是口腔科常用的麻醉方法，特别是在口腔科诊室内的操作。包括上颌神经阻滞、下颌神经阻滞、颏神经阻滞、上牙槽后神经阻滞、下牙槽神经阻滞等。大部分的口腔内简单操作，均可在局部麻醉下完成，其操作简单，对全身影响相对较小。

2. 全身麻醉　静脉麻醉、吸入麻醉或静吸复合麻醉均可选择。经口插入专用的气管导管实施机械通气和供氧，同时确保气道密闭。下颌骨、腮腺区、口内手术宜采用经鼻插管，但颅底骨折、鼻部、上颌骨等部位手术宜采用经口插管。预计有困难气道和病情危重者，原则上均应考虑采用清醒插管。颌面部血运丰富、止血困难；游离皮瓣创面大、手术时间长，可能有较多的出血和渗液，因此应加强循环监测和管理。

三、常见手术麻醉

（一）牙科诊室内手术

短小的口腔科手术使用局麻药进行神经阻滞或浸润麻醉即可满足手术需要。对于拔牙，种植牙，静脉镇静术极大提高了患者的舒适度。在注射局麻药前，联合使用芬太尼（2～3μg/kg）和咪达唑仑（20～50μg/kg）以达到镇静要求。也可单独使用丙泊酚靶控输注达到满意的镇静。

儿童牙体治疗的麻醉，如在诊室内进行，一般选择氯胺酮单次给药后小剂量维持。注意加强吸引，防止分泌物、刺激性液体和牙齿碎片进入气道。如治疗在手术间进行，则可采用喉罩置入，保留自主呼吸，吸入麻醉药维持的方法，安全性大大提高。

（二）唇腭裂修复手术（cleft lip and palate repair surgery）麻醉

接受唇腭裂修复手术的患儿一般在5岁以下，早期手术治疗有利于语音功能训练、改善外形、利于发育。目前多主张唇裂修复术在出生后3～6个月实施，腭裂修复术在12～18个月进行。

麻醉医生应掌握唇腭裂患儿的特殊病理生理改变及其与麻醉的关系：①先天性唇腭裂患儿可能伴发各种畸形，或与许多综合征密切相关，因此，要特别注意呼吸道畸形和心脏的病变；②由于吸吮、进食障碍，患儿常有不同程度的营养不良、贫血、发育较同龄小儿差，相应的麻醉耐受性及对出血和缺氧的耐受性差；③患儿易发生气管及肺部的慢性炎症。

术前评估的重点是判断患儿的现状是否能耐受手术和麻醉。详细了解是否合并其他脏器畸形或综合征，评价患儿的发育和营养状况，包括月龄、体重、血红蛋白等。仔细检查有无困难气道，判断是否伴发呼吸道感染。

此类手术均采用气管内插管全麻，吸入麻醉、全凭静脉麻醉和静吸复合麻醉均可。通常选择静脉快速诱导。常用丙泊酚和芬太尼，肌松剂可选择琥珀胆碱或中效非去极化肌松剂。对于开放静脉困难的患儿，可选择七氟烷吸入诱导。麻醉维持可选择丙泊酚持续静脉输注，间断给予芬太尼，必要时小量追加肌松剂；也可采用丙泊酚复合异氟烷或七氟烷麻醉。气管导管应选择特殊设计的Ring-Adair-Elwyn（RAE）导管（图24-3）以方便术者操作。

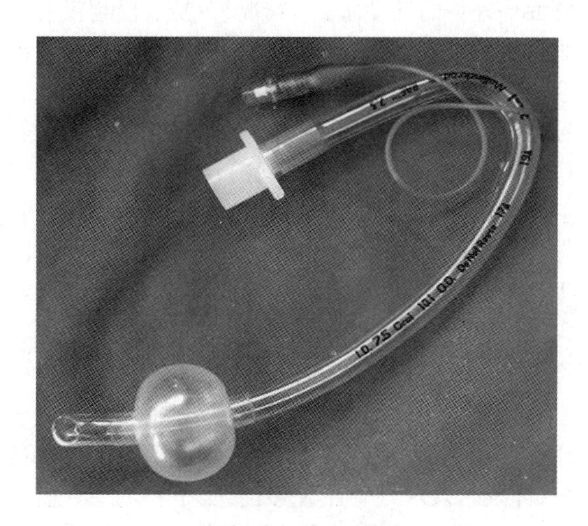

图24-3　RAE导管

术中确保有效通气和氧合，严密观察脉搏血氧饱和度和各项呼吸参数。监测气道压力变化，及时发现开口器对气管导管的挤压及其他可能气道梗阻情况。术中不断进行双肺听诊，及时发现气管导管的移位或血液流入下呼吸道。控制容量，必要时给予输血，同时注意保温，较早应用激素以预防呼吸道水肿。

术毕终止麻醉后避免在较浅麻醉状态下进行呼吸道吸引刺激。慎重选择拔管时机，避免呛咳和躁动。通常待患儿自主呼吸和潮气量足够、脉搏血氧饱和度维持稳定、咳嗽和吞咽反射恢复，四肢肌张力较强、有哭闹动作时拔管较为安全。

（三）口腔颌面外伤手术麻醉

口腔颌面外伤（oral and maxillofacial trauma surgery）伤情多种多样，手术方式因伤而定，往往需要多科联合手术，这些均增加了麻醉实施和管理的难度。

口腔颌面外伤常为复合伤，术前应全面评估：①了解口腔颌面外伤的具体伤情和拟采取的手术方式；②了解是否伴发颅脑损伤、气道（包含潜在的）损伤、胸部及肺部损伤、脏器损伤及脊柱和四肢的骨折，与手术医师沟通确定各部位手术的顺序；③了解受伤经过，判断意识状况，询问是否存在饱胃情况；④判断有无活动性出血，预估失血量；⑤评估有无气道梗阻情况，预测颌面部外伤是否增加气管插管难度；⑥判断有效循环血容量状况，有无休克或早期休克发生。除简单的颌面外伤外，均应选择全身麻醉。

麻醉诱导，原则上应确保人工气道的有效建

立、避免循环的波动，并预防因气管插管造成颈椎、颌面部外伤的继发加重。情况较稳定，预判没有困难气道的患者可行快速诱导；有困难气道且可以配合的患者宜选择慢诱导。如经口插管困难，或气管导管干扰口腔内手术操作，则选择经鼻气管插管（有颅底骨折者不可经鼻插管）；情况紧急者，或经口和经鼻插管困难者应选择经气管切开置入气管导管。诱导时要密切观察病情变化，休克患者宜减少诱导药物剂量，同时补充血容量。面罩吸氧和托起下颌时注意保护好颌面部的伤口；插管时注意颈椎保护；暴露声门时应及时清理口腔内的出血。

常规监测脉搏血氧饱和度、呼气末二氧化碳分压、气道内压力，间断听诊双肺，确保通气和氧合良好，并及时发现气管导管移位、受压和阻塞。监测血压、心率、心电图，必要时实施有创动脉压力监测和中心静脉压监测。及时有效地补充容量，必要时输血，保持血流动力学稳定。注意保温并调整酸碱平衡和电解质。关注手术进程，随时调整麻醉深度。

手术结束后管理的重点是决策是否保留气管导管做进一步的恢复。颌面部创伤及手术本身发生术后紧急气道的可能较大，口咽部局部水肿、舌后坠、伤口疼痛刺激、渗血及分泌物、局部加压包扎、麻醉药物的残余作用等均可能导致拔管后的气道梗阻。因此，除非患者意识完全清醒，气道通畅且氧合良好，自主呼吸满意、无活动性出血，否则应保留气管导管送监护病房恢复。

（四）口腔颌面肿瘤手术麻醉

口腔颌面部肿瘤涉及腮腺、颊部、牙龈、上下颌骨、舌体、舌根、舌底、软腭、会厌等部位。一般均在全身麻醉下实施肿瘤切除术。静脉麻醉或吸入麻醉均可选择，术中通过气管插管控制呼吸。根据肿瘤的部位、侵犯骨骼和肌肉的程度、手术创面的大小等不同，其麻醉管理有所侧重。

1. 麻醉诱导管理要点 重点是诱导期建立人工气道的难易程度。在评估困难气道时需特别注意三个方面：

①是否存在面罩通气困难：面部较大的肿瘤导致面部外形改变，可能无法使用面罩通气。严重侵犯下颌骨的肿瘤导致托起下颌困难，而口咽腔内巨大肿瘤在使用肌松剂的情况下易造成通气困难。

②是否存在张口困难：当肿瘤侵犯颞下颌关节或咬肌、颞肌时，可引起张口困难，影响喉镜的置入。

③口咽部的巨大肿瘤直接影响声门的显露。凡出现上述情况，均需慎重选择诱导方式和使用肌松剂。在没有把握情况下应保留自主呼吸进行慢诱导，当经口插管困难时，可选择经鼻气管插管。

2. 术中管理要点 ①确保有效通气和氧合，持续监测脉搏血氧饱和度、呼气末二氧化碳分压、气道压力等参数；②维持循环稳定，在调整适宜的麻醉深度基础上，根据情况调整液体输注，必要时应用血管活性药；③动态观察总出血量和单位时间内出血量，必要时补充血液制品；④创面大、手术时间较长手术需注意保温，特别是小儿和老年人。

3. 麻醉恢复期管理 麻醉恢复期需特别关注气道管理。手术创伤、肿瘤切除后骨骼和软组织的缺失、局部水肿、创面疼痛、麻醉药物的残留作用以及面部加压包扎等均可能引起在拔出气管导管后出现气道梗阻。因此，要客观判断，慎重选择拔管时机。当预测拔管后发生紧急气道风险较大时，应考虑延迟拔管，或保留气管导管进入ICU恢复。即使是决策术毕拔管，也需确保患者意识恢复、自主呼吸能够维持满意的通气和氧合、没有活动出血后方可拔管。

（李天佐　薛富善）

参 考 文 献

1. 范雪梅，李梅，赵军阳，等. 七氟烷全麻喉罩通气在小儿眼科肿瘤检查中的应用. 临床麻醉学杂志，2008，24(5)：421-422
2. 韩德民. 耳鼻咽喉头颈外科学. 北京：中华医学电子音像出版社，2006
3. 韩德民. 睡眠呼吸暂停外科学. 北京：人民卫生出版社，2006
4. 安刚. 婴幼儿麻醉学. 北京：人民卫生出版社，2002
5. Miller，编. 曾因明，邓小明，译. 米勒麻醉学. 第6版. 北京：北京大学医学出版社，2006
6. 宋德福. 临床口腔颌面外科麻醉学. 科学技术文献出版社，2006
7. Srppnath J，Mahendrakar V. Management of tracheo bronchial foreign bodies-a retrospective analysis. Indian J Otolaryngol Head Neck Surg，2002，54(2)：127-131
8. Talei B，Cossu AL，Slepian R. Immediate complications related to anesthesia in patients undergoing uvulopalatopharyngoplasty for obstructive sleep apnea. Laryngoscope，

2013,123(11):2892-2895

9. Chaudhuri S, Duggappa AK, Mathew S, et al. Safe intubation in Morquio-Brailsford syndrome: A challenge for the anesthesiologist. J Anaesthesiol Clin Pharmacol, 2013, 29(2):258-261
10. Halstead SM, Deakyne SJ, Bajaj L, et al. The effect of ketamine on intraocular pressure in pediatric patients during procedural sedation. Acad Emerg Med, 2012, 19(10):1145-1150
11. Hanna SF, Ahmad F, Pappas AL, et al. The effect of propofol-remifentanil rapid induction technique without muscle relaxants on intraocular pressure. J Clin Anesth, 2010, 22(6):437-442
12. Choi SR, Park SW, Lee JH, et al. Effect of different anesthetic agents on oculocardiac reflex in pediatric strabismus surgery. J Anesth, 2009, 23(4):489-493
13. Pragt E, van Zundert AA, Kumar CM. Delayed convulsions and brief contralateral hemiparesis after retrobulbar block. Reg Anesth Pain Med, 2006, 31(3):275-278
14. Mandel JE. Laryngeal mask airways in ear, nose, and throat procedures. Anesthesiol Clin, 2010, 28(3):469-483

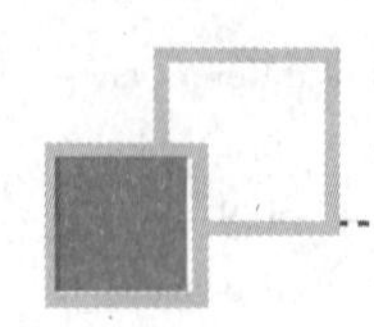

第二十五章　烧伤科手术的麻醉

第一节　概　　述

烧伤(burn)一般系指热力所引起的组织伤害,主要是指皮肤和(或)黏膜的烧伤,严重者也可伤及皮下和(或)黏膜下组织如肌肉、骨、关节甚至内脏。大面积烧伤是一种严重的外伤,除局部组织遭受严重的破坏以外,身体受到强烈的刺激,内脏功能发生显著改变。大面积烧伤的患者,由于并发休克与感染,常伴有不同程度且持续时间较长的全身代谢障碍,生理功能紊乱和某些内脏并发症。因此麻醉医师必须较全面地熟悉烧伤患者,特别是严重烧伤患者的病理生理变化,熟悉烧伤患者的手术特点,才能比较正确地进行麻醉前准备、麻醉选择和麻醉处理,提高麻醉安全,减少麻醉意外发生。本章主要介绍烧伤患者的早期救治,并重点讨论相关外科手术的术前评估和准备以及围术期麻醉管理原则。

第二节　烧伤病情的判断

一、烧伤面积的估计

烧伤面积是指皮肤烧伤区域占全身体体表面积,决定着病情的严重程度和预后。目前,我国常用的估计方法有"中国九分法"和"手掌法"。

(一)成人中国新九分法

将身体表面积划分为若干个9%的等份来计算烧伤面积,具体为:成人头颈部占9%,双上肢为2×9%,躯干前后(各占13%)及会阴部(1%)占3×9%,双下肢及臀部为5×9%+1%。可根据以下口诀记忆:头面颈333,双上肢567,躯干会阴13 131,臀部及双下肢713 215,如表25-1所示:

小儿的躯干和双上肢体表面积所占百分比与成人相似。特点是头大下肢小,并随年龄的增长而又不同,可用下列简易公式计算:头面颈为9+(12-年龄),臀部及双下肢为46-(12-年龄)。

表25-1　烧伤面积的估计:中国九分法

部位	体表面积(%)	分部位	体表面积(%)
头颈	9×1	头面	6
		颈部	3
上肢	9×2	手	5(2.5×2)
		前臂	6(3×2)
		上臂	7(3.5×2)
躯干	9×3	躯干前	13
		躯干后	13
		会阴	1
下肢	9×5+1	足	7(3.5×2)
		小腿	13(6.5×2)
		大腿	21(10.5×2)
		臀部	5(2.5×2)

(二)手掌法

无论成人或小孩,其五指并拢后的手掌面积大约等于体表面积的1%,如图25-1所示:

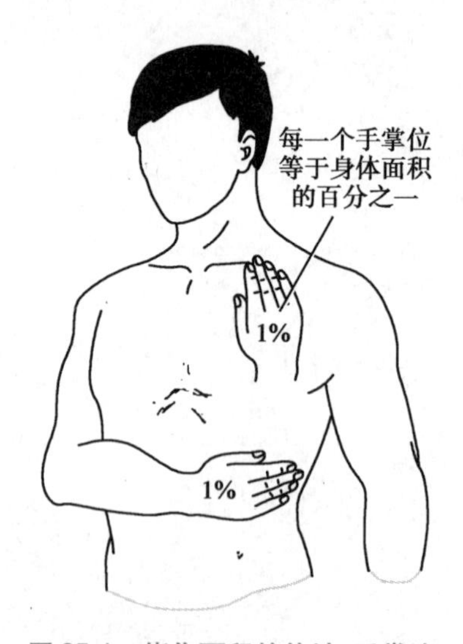

图25-1　烧伤面积的估计:手掌法

二、烧伤创面深度的判断

烧伤深度是根据所伤及的皮肤组织学深度划分的,取决于致热源温度及作用时间。我国目前普遍采用Ⅲ度四分法，即分为Ⅰ、浅Ⅱ、深Ⅱ、Ⅲ，（图25-2）。可根据以下口诀记忆：Ⅰ度红，Ⅱ度泡，Ⅲ度皮肤全死掉，浅Ⅱ是大泡，深Ⅱ是小泡。

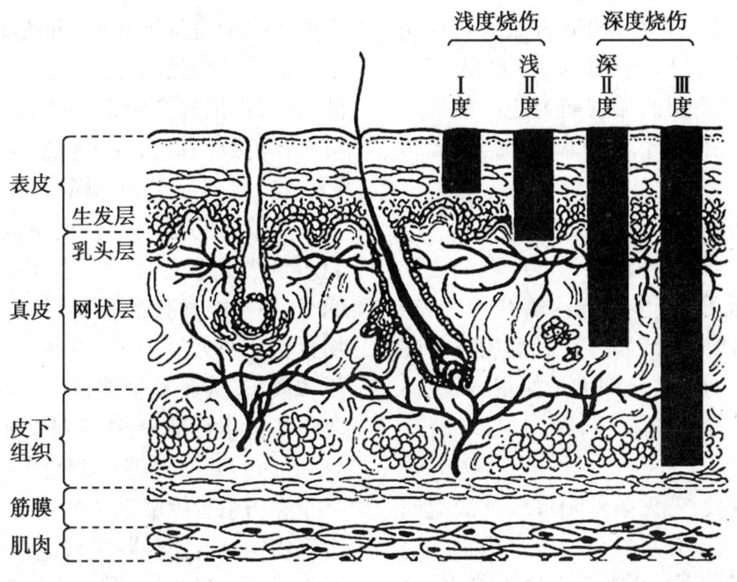

图25-2　烧伤创面的深度

三、烧伤严重程度的分类

烧伤的严重程度与烧伤面积、深度有密切关系。因此，正确的估计和认识烧伤面积与深度，对伤情的判断和治疗至关重要。现在国内对烧伤严重程度的分类通用的是1970年全国烧伤会议拟定的标准（表25-2）。

表25-2　烧伤严重程度的分类

严重程度	成人		小儿	
	烧伤总面积（%）	Ⅲ度烧伤面积（%）	烧伤总面积（%）	Ⅲ度烧伤面积（%）
轻	<10	0	<5	0
中	11～30	<10	5～15	<5
重	31～50	11～20	16～25	<10
特重	>50	>20	>25	>10

四、烧伤临床分期

根据烧伤临床发展病理生理特点分为四期，各期相互交错，烧伤越重，关系越密切。

（1）体液渗出期（休克期）：伤后48小时内，此期以体液大量渗出为主，主要治疗抗休克。

（2）急性感染期：烧伤后易感染原因很多，主要有：皮肤、黏膜屏障受损，机体免疫力降低，抵抗力下降，易感性增加等。防治感染是此期关键。

（3）创面修复期：伤后不久即开始，无严重感染的浅Ⅱ度和一部分深Ⅱ度烧伤创面可自愈，但Ⅲ度创面和发生严重感染深Ⅱ度创面须植皮方可愈合。此期关键是加强营养，扶持机体修复能力和抵抗力，积极消灭创面和防止感染。

（4）康复期：深度创面愈合后可形成瘢痕，需要功能锻炼，患者心理适应也需调整，此期关键是减少预防瘢痕增生，减轻病废。

五、烧伤早期处理

（一）初步处理

立即脱离现场，如有大出血、窒息、开放性气胸等需迅速抢救，出现心跳呼吸骤停应立即复苏。初步估计伤情，注意有无吸入性损伤、复合伤及中毒。有呼吸困难者，可考虑气管切开或气管插管并吸氧，疑有一氧化碳中毒者应吸入高浓度氧。对于骨折患者要先固定，严重胸腹、颅脑外伤者优先处理。

此外，以现场最清洁之敷料包扎，寒冷季节注意保暖。

（二）冷疗

用于中小面积特别是四肢烧伤，方法为将烧伤创面在自来水下淋洗或浸入干净水中（水温15～20℃）0.5～1小时，直至创面无剧痛为止。如果为化学性烧伤要求运用大量清洁水冲洗至少20分钟。

（三）镇静止痛

轻度烧伤，一般可用哌替啶肌注。严重烧伤可用哌替啶稀释后缓慢静推，多与异丙嗪合用，但老年人、婴幼儿有吸入性损伤或脑外伤者慎用哌替啶及吗啡。镇静止痛药物不要长期大量使用，以免抑制呼吸。

（四）补液治疗

现场立即静脉输液，若无条件则口服补液盐或含盐液体，切忌口服大量开水以免导致水中毒。烧伤后除损伤的一般反应外，迅速发生体液渗出，渗出速度伤后6～12小时内最快，持续24～36小时，严重者可延至48小时以上。如果不行补液治疗，可因为体液大量渗出，导致有效循环血量减少而发生休克。

国人烧伤面积在15%以上或儿童烧伤面积在10%以上均需进行液体复苏治疗。国内通用的成人烧伤补液公式为：伤后第1个24小时补液总量=烧伤面积（%）×体重（kg）×1.5ml+2000ml。公式中烧伤面积是指Ⅱ、Ⅲ度面积之和；1.5ml为胶体液和晶体液之和，两者比例按0.5∶1，重者按1∶1；2000ml为基础水分摄入量，包括经口摄入和5%葡萄糖溶液静脉输入。若为儿童患者，公式中的1.5ml改为2ml，基础水分摄入量则根据儿童年龄和体重计算。

静脉输液时应先快后慢，前8小时晶胶各一半，余一半在第2、3个8小时各给1/4。生理需要量平均每8小时给1/3，晶体胶体，糖水交替补给。

第三节 烧伤患者的麻醉

一、烧伤患者的病理生理变化

严重烧伤患者会经历休克期（体液渗出期）、急性感染期、创面修复期和功能康复期四个复杂的临床过程，在各临床分期也会发生相应的病理生理变化。

（一）血容量减少

烧伤患者发生血容量减少的根本原因是微血管的扩张、通透性及静水压的增加，使血浆样液体渗出增加，导致血容量减少。浅Ⅱ度烧伤，患者呈现等渗脱水，Ⅲ度烧伤主要为高渗脱水。等渗脱水主要丢失的是细胞外液，可依血细胞比容升高程度去评估体液丢失量，高渗脱水主要丢失的是细胞内液，可依血钠升高情况去评估体液丢失量，积极进行液体治疗是烧伤后体液渗出期治疗的主要内容。

（二）对红细胞的损害

热能可将血流的温度提高到足以使红细胞破裂产生严重溶血，此外，由于血液pH及渗透压改变，红细胞能量代谢障碍，氧自由基及脂质过氧化物自由基的大量生成等影响，均可使红细胞膜变僵硬和损伤，从而发生溶血，溶血释放的大量血红蛋白将在肾小管沉积，造成肾功能损害。

（三）重要脏器功能变化

烧伤患者呼吸系统的主要病变是肺部病变，大面积烧伤后的急性呼吸窘迫综合征（ARDS）是以肺的微循环障碍为主要病理生理改变的急性肺功能衰竭综合征。严重烧伤后，免疫系统功能严重受损，使机体防御能力降低，同时由于它们的变化还可产生各种组织损伤，毛细血管病变及感染易感性增加。严重烧伤后，可因血容量减少，肾毒性物质生成（如血红蛋白、肌红蛋白）、弥散性血管内凝血及严重感染等造成急性肾衰竭。

（四）疼痛的影响

在浅Ⅱ度烧伤时，局部疼痛十分剧烈，患者情绪紧张不安，严重疼痛可使患者虚脱，神志消失，疼痛的心血管反应多为血压上升，心率增快，强烈的疼痛可使心率缓慢，血压下降，甚至休克。

（五）毒素及氧自由基的生成

严重烧伤时，机体在不同的时期产生大量氧自由基和脂质过氧化自由基，体内大量自由基的生成，不仅损害红细胞，细胞内溶酶体膜，使蛋白质变性，还使前列腺素生成减少致小动脉收缩、血小板聚集及微循环障碍，甚至发生弥散性血管内凝血。

二、烧伤患者的术前评估与准备

烧伤患者的术前访视与评估与一般患者既存在共性，又有特殊要求。对患者循环、呼吸及肝肾功能等做出正确评估并制订相应的个体化麻醉方案是确保患者接受麻醉和手术安全并有利于患者恢复的关键环节。

（一）烧伤面积、深度及严重程度

烧伤面积和烧伤深度是确定烧伤严重程度的两个最重要因素，麻醉处理的难易程度在很大程度上取决于烧伤面积的大小和烧伤深度。严重烧伤可刺激各种介质的释放如白介素、肿瘤坏死因子等，进入血液循环，导致免疫抑制、感染和脏器功能损害。一般烧伤手术的大小与病情严重性一致，烧伤面积烧伤面积越大，手术切痂、植皮范围越广，对患者创伤越大，出血多，同时伴随的循环和呼吸系统的病理生理改变也越剧烈。

（二）烧伤部位

不同部位烧伤对麻醉选择和处理产生不同的影响。腰背部、臀部、下肢后部等需要在俯卧位下进行手术，如同时伤及身体的前面部位术中还需翻身。肢体的烧伤可能会影响血压监测，胸部烧伤及焦痂形成影响呼吸。头面部及颈部烧伤，常伴有吸入性损伤，引起呼吸道梗阻、呼吸困难等。

（三）烧伤病程

患者处于烧伤的不同病程阶段，其烧伤局部、重要脏器功能及全身状态存在很大差异，手术方法及其对麻醉的要求也不同。烧伤患者局部和全身的防御能力下降，可能引起多个脏器的功能或器质性损害，如肺部感染、肝肾功能障碍等。康复期包括残余创面或残余肉芽创面的修复，后期创面愈合后产生不同程度的瘢痕增生、挛缩，使肢体及其他功能障碍。

（四）合并症评估

烧伤患者是否有并存疾病及并存疾病的种类和严重程度对患者麻醉的风险有很大影响，如哮喘、肝肾功能不全等。有些情况下并存疾病则成为烧伤患者麻醉的主要风险，如糖尿病可因烧伤引起酮症昏迷。因此，还必须询问有无并存疾病、病情严重程度、治疗及用药情况，并按相应的并存疾病进行术前准备。急症患者有时无法直接从患者获得有关信息，应向其直系亲属或护送人员了解情况，可能会获得一些有益的信息。

（五）循环功能评估

严重烧伤的体液渗出期，患者常处于低循环血流动力学状态，甚至休克。随着体液的复苏治疗及病程的病理生理变化，一般烧伤后48小时后，患者处于高代谢及高血流动力学状态：心脏指数增加，外周血管阻力降低，呈现高排低阻，肝、肾及其他内脏血流量增加。通过烧伤病情及是否有心血管系统并存疾病了解，结合临床症状及辅助检查，从而对患者的心血管功能进行全面评估。

（六）呼吸功能评估

烧伤患者术前呼吸功能评估是麻醉前评估的另一重要方面。首先应判断是否有吸入性损伤。严重烧伤，尤其头面部烧伤及昏迷患者，需判断是否有中枢性或外周性通气功能障碍。中枢性通气功能障碍主要反映在呼吸节律和频率的变化，麻醉中易发生呼吸暂停；外周性通气功能障碍包括限制性和阻塞性，限制性主要为胸部焦痂的形成限制胸廓运动，阻塞性主要为吸入性损伤和呼吸道并发症。同时迅速判断麻醉时建立气道的难易程度，准备相应插管工具及药品。对于有呼吸道烧伤或头、面、颌颈部烧伤而有气道水肿或梗塞，以及大面积严重烧伤等难以维持有效自主呼吸时，应及时气管切开，吸氧或辅助通气治疗。

（七）其他脏器功能评估

大面积烧伤患者，尤其并发严重感染，易引起多脏器功能障碍。术前要注意患者尿量、血浆肌酐水平的变化以了解肾功能变化。如合并有肝功能障碍可能会影响麻醉药物的代谢。烧伤患者容易出现水电解质酸碱平衡失调，术前要调至最佳状态。大面积烧伤患者早期由于创伤、低血容量等的影响可能存在精神障碍。

（八）术前准备

烧伤早期及时进行液体复苏，并纠正电解质及酸碱平衡紊乱。严重烧伤或电烧伤时，常伴有肌红蛋白和血红蛋白尿，导致急性肾功能不全，应注意碱化尿液。大面积烧伤病程长，能量消耗大，分解代谢加速，出现负氮平衡。患者常有低蛋白血症、贫血、营养不良及水电解质紊乱。术前均应积极纠正，提高患者耐受力。

术前用药种类及用量视麻醉方法及病情而定。一般患者可常规术前用药，患者若疼痛明显应加用镇痛药。对高热、心动过速者不宜用阿托品，可用东莨菪碱或新的抑制唾液分泌药物盐酸戊乙奎醚（长托宁）。吗啡可释放组胺导致支气管痉挛，有时产生呼吸抑制，在大面积烧伤及伴有吸入性损伤者不宜使用。病情严重及体质差者少用或不用术前药。

三、烧伤患者麻醉的药物选择

对机体各系统及器官功能无明显影响的小面积烧伤，麻醉药物的选择与一般手术麻醉的麻醉药选择类似。对于大面积严重烧伤，以及头面、颈、呼吸道等特殊部位烧伤，则需根据患者的病情及所具备的条件进行麻醉药物选择，与选择同样重要的是对于不同病情如何合理应用麻醉药。

（一）局麻药选择

局部浸润麻醉宜用1%普鲁卡因，如用量小也可用0.25%～0.5%利多卡因。对于神经阻滞宜选用罗哌卡因、丁卡因，椎管内麻醉宜利多卡因和丁卡因混合液、罗哌卡因、丁哌卡因，由于烧伤患者手术对肌肉松弛要求低，可用较低浓度局麻药。如大面积烧伤，病情严重，多器官功能衰竭，低蛋白血症，局麻药代谢消除率低，游离药物浓度升高，机体对局麻药耐受性降低，易出现局麻药毒性，应减少局麻药用量。

（二）静脉麻醉及镇痛药选择

1. 氯胺酮 氯胺酮麻醉是静脉麻醉的一种形式，根据调查研究显示，在160例烧伤患者麻醉中，氯胺酮使用者129例，占总数80%，氯胺酮为烧伤患者较理想的麻醉药，其优点是体表镇痛好，不需肌松，吞咽咳嗽反射存在，呼吸功能好，可减少气管插管的应用，四肢肌力增强，有助回心血增多，血压增高，心率加快，心排量增加，中心静脉压增高，用于休克患者，静脉注射1～2mg/kg一直用于烧伤患者的麻醉诱导；其缺点在于苏醒质量不甚满意、分泌物增加明显，易诱发喉痉挛、其代谢中间产物仍具有镇痛和麻醉作用，大剂量和长时间应用会引起蓄积和苏醒延迟等。

2. 咪达唑仑 主要用于全身麻醉诱导或作为监护麻醉用药，具有镇静或遗忘作用，可用于各种烧伤患者的麻醉，尤其与氯胺酮复合应用时可明显减轻氯胺酮的神经系统异常导致的幻梦现象。用量0.02～0.04mg/kg。

3. 依托咪酯 特点是起效快、维持时间短、镇静良好、无镇痛作用，显著优点是心血管系统功能稳定，无明显呼吸抑制作用。在肝脏和血浆内经酯酶水解而失去作用，无明显体内蓄积。用于烧伤休克及危重患者麻醉诱导易维持循环稳定，诱导剂量0.2～0.6mg/kg。

4. 丙泊酚 特点是起效快、维持时间短，苏醒安静、舒适、迅速，循环、呼吸抑制作用强。用于麻醉诱导、维持，维持期间采用“静脉—吸入—静脉”式的复合麻醉，后期以及麻醉苏醒期可以用来过渡。如循环功能不稳定或处于休克状态，虽仍可用丙泊酚诱导，宜小量、分次、缓慢静脉注射，或分步TCI，或与氯胺酮联合诱导，以减轻对循环抑制。3岁以下患儿应避免长时间持续输注，以免影响脂肪代谢。

5. 芬太尼 特点是镇痛和呼吸抑制作用强、循环抑制轻，维持时间长，主要经肝脏的代谢，长时间用药有体内蓄积。用于麻醉诱导、维持或术后镇痛，由于烧伤高代谢期由于药代学和药效学变化，患者对芬太尼需要量增加。麻醉维持时，可间断静注或连续输注，随着时间延长，用量应逐渐减少，尤其在烧伤休克期或肝肾功能损害时更易发生蓄积，用量减少应更明显。

6. 瑞芬太尼 特点是镇痛强，镇痛有封顶效应。呼吸抑制作用强，有一定的循环抑制作用，维持时间短，易被血液和组织中的非特异性酯酶水解，以肝外代谢为主，如血浆胆碱酯酶受抑制或肝功能受损，其分解不受影响；排出不受肾功能影响，肾功能也不影响其消除。因此，无体内蓄积，长时间应用无需减少用量。可用于各种烧伤患者麻醉诱导和维持，维持时宜连续输注或TCI给药。

7. 舒芬太尼 镇痛作用是芬太尼的7～10倍，循环功能稳定。单次用药作用时间1～3小时，分布容积和清除率与芬太尼相似，时一量半衰期短，无体内蓄积作用。

8. 肌松药 烧伤患者对去极化类肌松药琥珀胆碱敏感性增强，需要量减少。由于当Ⅲ度烧伤面积达10%以上，应用琥珀胆碱即可引起短暂高血钾，引起致命性心律失常，并且高血钾反应自烧伤后数日开始，可持续到烧伤后2年。因此，对于烧伤患者，即使烧伤痊愈后，也应避免使用琥珀酰胆碱。而烧伤患者对非去极化类肌松药敏感性降低，需要量增加约1.5～3倍。如能以肌松监测仪指导肌松药应用，则可达到个体化的合理用药量及理想的肌松效应。在烧伤患者选择非去极化类肌松药时需从手术时间长短、循环功能状态和肝肾功能状态三方面主要因素考虑。

（三）吸入麻醉药

吸入麻醉药因主要以原型经肺排出，很少经体代谢转化消除，烧伤引起的病理生理变化对其药代和药效学影响较小，麻醉可调控性好，是烧伤患者，尤其是大面积严重烧伤及长时间手术患者理想的麻醉药物。N_2O镇痛作用强、麻醉作用弱，对循环影响小，与其他吸入麻醉药符合用于烧伤患者麻醉有一定优越性。但如有严重感染、肠麻痹，不宜用N_2O，应避免或减少肠胀气。异氟烷苏醒快，肝肾毒性小，但对呼吸道有刺激，引起咳嗽、屏气甚至喉或支气管痉挛，不宜单独用于诱导，可用于维持，且血容量不足的患儿用异氟烷易导致血压下降。而七氟烷诱导和苏醒迅速，对呼吸道刺激小，可用于诱导和维持，对循环抑制较异氟烷小，但对肝肾功能不全、颅内高压、肥胖小儿等应慎用。

（四）其他药物

从1:1000到1:500 000浓度的肾上腺素溶液表面或皮下浸润通常用来减少创面和供体部位的

血液丢失。失去皮肤屏障保护的烧伤患者十分容易发生感染。预防性应用抗生素并无益处，而仅仅带来了耐药菌种类的增加。由于清除率的增加，氨基糖苷类、头孢菌素类以及β-内酰胺类抗生素的需要量有所改变，临床上应该监测血药浓度，以选择合适的药物剂量。

四、烧伤患者的麻醉方法选择

（一）氯胺酮静脉麻醉

这是国内应用最广泛的烧伤麻醉方法。通常首次静注氯胺酮1～2mg/kg，以后以0.1%～0.2%的氯胺酮液静脉滴注维持麻醉，用量为2～5mg/(kg·h)。低龄儿童也可肌内注射氯胺酮进行麻醉诱导，剂量通常为6～8mg/kg。氯胺酮单独应用尤其多次反复使用时不良反应较多，为克服其缺点，可与苯二氮䓬类、丙泊酚等符合应用以减少用量，但应严密监测，防止呼吸抑制。

（二）丙泊酚静脉麻醉

丙泊酚良好的苏醒特性使其成为全凭静脉麻醉中最受人关注的药物，但其用于烧伤麻醉却因为镇痛作用弱和循环抑制强而受到较大限制。丙泊酚复合阿片类镇痛药物或者小剂量氯胺酮是临床上两种常用的配伍。选取160例大面积烧伤患者麻醉病例进行研究分析，结果表明，丙泊酚—氯胺酮静脉复合与羟丁酸钠—氯胺酮静脉复合相比，能明显减少氯胺酮的用量，苏醒更快，术中呼吸更通畅，提高了麻醉的安全性。在没有可靠气道保障的情况下应避免单独应用丙泊酚行烧伤手术麻醉。

（三）静—吸复合麻醉

静吸复合麻醉是采用静脉麻醉药诱导插管，然后吸入恩氟烷、异氟烷、七氟烷或N_2O维持麻醉，这是目前最常用的方法，可用于各种烧伤患者，尤其适用于长时间手术，但应避免深麻醉。目前临床常用的静脉和吸入麻醉药均可应用。采用静脉麻醉药进行诱导插管或喉罩，吸入麻醉药、镇痛药和肌肉松弛药维持麻醉，麻醉结束前停用吸入麻醉药，改用静脉麻醉药维持麻醉，以排出吸入麻醉药，使麻醉平稳，清醒舒适、迅速。

（四）局部和区域麻醉

如果患者气道未受到威胁，血流动力学状态稳定，在满足手术需要的情况下，可选用局部麻醉和区域阻滞。前者适用于单一部位创面小而浅的手术。常用普鲁卡因和利多卡因加肾上腺素来完成。上、下肢小面积烧伤，如穿刺部位及其附近皮肤完好，可用区域、臂丛、神经或椎管内阻滞，尤其适用于这些部位烧伤晚期的整形手术，麻醉方法及管理与常规无明显差别。

五、烧伤患者的麻醉管理

小面积烧伤患者的麻醉管理并无特殊要求。严重烧伤患者因创面广泛，加之切痂取皮时手术野范围大，出血多及监测困难等，给麻醉管理带来很大的难度。

（一）建立有效输液通道

广泛性烧伤由于浅表静脉损伤，常给静脉穿刺带来困难，然而烧伤患者大面积切痂手术创面暴露大、渗血多、止血困难，尚需加压输液、输血，才能及时得到容量补充，术前应尽量开放足够数量和流量的静脉。深静脉穿刺置管常是建立静脉通路的有效方法，既可保证术中输液的需要，同时可用于监测容量负荷状态。

（二）呼吸管理

即使没有明显的气道损伤，麻醉医师也应该高度警惕任何可能发生的气道问题。如果有任何疑问，应该准备清醒或纤维支气管镜插管。已经插管的患者应确认气管导管位置并在手术开始前将其良好固定。喉罩目前已成功应用于手术中不需要变换体位的烧伤患者，严重呼吸道烧伤这必要时行气管造瘘术。

（三）循环管理

烧伤初期可发生心排血量和动脉压降低，与循环中抑制心肌收缩力的因子及低血容量有关；烧伤后期患者可有营养不良、毒素吸收甚至脓毒症或脓毒性休克。因此，术中输液需在有效循环功能监测（如血压、中心静脉压、尿量等）下进行，必要时用心血管活性药物。

（四）其他器官功能的管理

严重烧伤患者的病程长，在整个治疗过程中需要经受多次手术和麻醉，烧伤面积越大，手术次数可能越多。多次反复手术麻醉，患者对麻醉药物的耐受性、耐药性产生变化，还可能发生变态反应。大面积严重烧伤及多次手术使患者机体处于严重消耗状态，可能存在多个器官功能异常，代偿能力下降，对麻醉和手术的耐受力差，麻醉危险性明显上升。术前应积极纠正患者的病理生理改变，最大限度地改善患者的一般情况，提高对麻醉和手术的耐受力。术中加强监测，及时发现和处理病情变化。

（五）术中失血和输血的管理

烧伤切削痂或取皮等手术，出血多而迅速，

1%体表面积的清创术就会造成200ml的快速血液丢失，而且烧伤手术常是两组以上医生同时多处进行，因此大面积烧伤患者血液丢失迅速，很容易造成低血容量。此外，烧伤手术中，失血常藏在纱布、铺巾等上，难以确切判断失血量，肾上腺素止血纱布的应用又使血压升高，掩盖了低血容量的情况。术中应根据多项检测及时发现和判断血容量情况，及时予以补充。

（六）术中体温的变化及处理

大面积烧伤患者由于皮肤功能的丧失，体温受环境温度的影响较明显。加之麻醉后血管扩张，手术暴露面积大，体温大量丧失，以及大量输液、输库存血均可使体温下降，小儿患者更加明显。体温过低容易导致心律失常，影响组织灌注，术中要注意保温，所输液体或血液均应加热。需要大量输液、输血时，最佳的方法就是应用快速加温输液器，如无条件也应将输液体和血液加温后再输入。

六、烧伤患者的麻醉监测

术中常规基本监测包括血压、脉搏氧饱和度、心电图、体温监测、尿量、CVP和呼气末二氧化碳分压。另外，还应根据病情、手术大小及时间选择其他监测，如血气及电解质等。心脏功能异常、持续低血压等危重患者，必要时可放置肺动脉导管监测心排量、血管阻力、肺动脉压力、肺小动脉楔压等。由于烧伤患者其创伤的特殊性，尤其是严重烧伤患者，很多通过体表获得信息的临床常规监测无法应用，因此，常通过多指标监测，根据实际情况进行综合分析来加以解决。

第四节 烧伤患者麻醉期间常见并发症

近年来，由于对烧伤所引起机体病理生理改变的认识提高，特别是有关基础理论和技术的进步，以及检测设备和手段的日益完善，烧伤ICU的设置，麻醉人员的素质提高是烧伤患者接受手术和麻醉安全性有了更好的保证。但是，术中还是不能完全避免和摆脱麻醉意外和严重并发症的发生，甚至引起患者的死亡。

一、持续性低血压

持续性低血压的原因有4个方面：即合并出血、张力性气胸、神经源性休克和心脏损伤。其中最常见的为出血，原因为合并颅脑或肢体血管的损伤或破裂，也可以由于胸腔、腹腔或盆腔损伤造成。处理包括早期诊断、控制出血和给予液体复苏。液体复苏可用快速输注系统并含有加温装置。

二、低体温

休克、环境温度低、液体复苏以及体温调节机制受损可使患者发生低体温，其死亡率也会随之增加。严重低体温的定义为：体温<32℃，有研究表明其死亡率为100%。

低体温可以使心排血量下降、心脏传导系统功能异常、脑和肾血流减少、使氧解离曲线左移、改变血小板的功能、导致钾离子和钙离子平衡异常。

对低体温患者应给予积极而迅速的治疗，将体温恢复至正常，这有助于减少血液的丢失、液体的需要量、器官功能衰竭的发生和死亡率。用加温输注液体的方法是最为有效的治疗低体温的方法，即将输注的液体加温至40℃以后再输用。

三、凝血机制异常

该类患者凝血机制的异常可因输血、输液引起稀释性血小板和凝血因子减少，创伤及其他因素也可造成凝血机制的异常，低体温和组织灌注减少可加重凝血功能异常。

围术期对凝血功能异常的诊断可以通过观察伤口及针刺部位的出血情况，加上实验室的检查而定。一旦发生凝血功能异常，应立即输注血小板。如果有手术野活动性出血，则应先控制手术出血，然后再用血小板。否则，造成血小板的浪费。在没有异常出血的情况下，预防性应用血小板、FFP和冷沉淀物属不必要，即使是实验室检查表明有血小板和凝血因子缺乏。然而，一旦开始输注浓缩红细胞或输液量超过机体的一个血容量，即使不存在低体温、休克的病理情况下，也可发生临床病理性凝血功能紊乱。因此，对烧伤患者接受1～2个血容量的输血后，应给予补充血小板和凝血因子。而对合并低体温的患者，保温和恢复体温要比补充血小板和凝血因子更为重要。

四、电解质和酸碱平衡紊乱

烧伤患者手术可出现高钾血症，其原因有三：一是由于有些不可逆性细胞膜破坏，导致细胞膜对钾离子的通透性改变，使细胞内大量钾离子外流，造成严重高血钾；第二，当血管修复后，组织发生缺血后再灌注，可造成血钾明显升高；第三，给合并酸中毒和低血容量的患者输血速度超过每4分钟1U，可引起血钾明显增高。所以术中应监测血清钾浓度。

烧伤患者的组织低灌注可导致代谢性酸中毒，

正常情况下，肝脏可以清除中等数量的乳酸盐。合并低血容量性休克时，测定 BE 有助于对其代谢功能异常作出评估。测定动脉血乳酸盐有助于直接对低灌注引起的代谢紊乱作出评估：正常时血乳酸盐含量为 0.5～1.5mmol/L，如乳酸盐含量增加，尤其是超过 5mmol/L，表示存在乳酸盐增多性酸中毒。乳酸的积聚是一个逐渐的过程。如果乳酸盐增多性酸中毒在 24～48 小时内难以纠正，提示死亡率较高。

代谢性酸中毒的治疗涉及纠正引起的原因，包括治疗低氧血症，恢复血容量和理想的心功能，治疗 CO 中毒等。

总　结

目前为止，还没有一种麻醉方法或药物能满足手术需要，临床麻醉工作中麻醉方式及药物选择存在诸多争议。另外，烧伤患者围术期的液体治疗，术前准备及评估标准等也种类繁多，有待于今后进一步完善。

现如今，围术期烧伤患者的主要死亡原因为内脏并发症、吸入性损伤和全身性感染，以内脏并发症为最多。认为主要是烧伤早期，尤其是严重休克和吸入性损伤等所致的缺血、缺氧和内毒素的损害所致。现在的理论认为，“全身炎症反应综合征”（SIRS）是导致内脏并发症尤其是“多内脏功能不全”的重要原因，然而 SIRS 往往是由于严重休克、全身性感染引致的。也就是说，烧伤早期损害，包括休克、严重感染、吸入性损伤的早期防治仍是今后不断努力的主要课题，也是降低内脏并发症的发生，降低围术期死亡率的根本措施。其次，围术期患者的镇痛不足，导致患者除身体损伤外，还造成巨大的心灵创伤，因此，如何使围术期烧伤患者既能保证安全，又能减轻痛苦，也是今后需要深入研究的方面。

（赵建力　薛富善）

参考文献

1. 郭曲练，姚尚龙. 临床麻醉学. 第 3 版. 北京：人民卫生出版社，2011
2. 陶国才. 烧伤外科手术麻醉. 北京：人民卫生出版社，2009
3. 吴在德，吴肇汉. 外科学. 第 7 版. 北京：人民卫生出版社，2010
4. 夏建国. 烧伤麻醉理论与实践. 北京：科技文献出版社，2011

第二十六章　器官移植的麻醉

第一节　肝脏移植的麻醉

肝脏移植(liver transplantation)对于治疗诸多终末期肝病,是一种非常成功和有效的手段。随着手术、麻醉管理、供体器官获取保存、免疫抑制和围术期的管理技术上的改善,患者存活率大幅提高。目前全世界肝移植最长成活已超过30年,截至2011年10月,我国累计施行肝移植手术约20 900例,术后疗效已接近国际先进水平。全国有80家医院开展肝移植,其中规模较大的有20余家。肝移植1年生存率达80%以上,5年生成率为50%左右。多数需要移植手术的疾病是终末期慢性肝病、急性暴发性肝衰竭、早期恶性肝肿瘤和某些肝代谢疾病如肝豆状核变性和α1-抗胰蛋白酶缺陷。手术禁忌证包括急性肝外感染和肝外恶性肿瘤。移植术用于治疗病毒性肝炎、酒精性肝病,尤其治疗肝肿瘤时仍然是有争议的,循证医学证据表明早期肝癌(孤立结节直径≤5cm或≤3个结节、最大结节的直径≤3cm且无肉眼可见的血管侵润或合并肝外疾病)且代偿功能健全的患者行肝移植较肝切除术5年生存率没有明显差别,而10年生存率轻微升高。然而肝移植手术因术后短期死亡率高、肝源紧缺和等待时间长而导致死亡率升高等缺点在治疗肝癌患者时不予推荐。目前我国肝移植存在的主要问题包括:供肝的来源和供体质量,手术适应证和时机、手术方式和围术期管理(perioperative management)水平不一。其中缺乏合适的供体是限制移植规模的主要因素,因此越来越多的边缘供体被采用。肝移植手术中,考验麻醉医师和手术人员的关键环节是要将供者器官的冷缺血时间降到最低。

对待肝移植患者的管理,团队合作是手术成功的重要因素,实施肝脏移植手术麻醉的医师任务十分繁重,需要对每一例移植患者高度重视,术前应尽可能全面仔细评估患者,术中及时发现并妥善处理各种问题,力争在术毕时使患者达到最佳的生理状态。此外,外科医生、肝脏专家、肺病专家、心脏病专家、肾病专家和麻醉医师之间良好的沟通为优化治疗团队的建立和手术成功提供了保障。

一、肝移植受体麻醉的术前评估

肝脏移植患者术前情况差别很大,跨度可以从ASA Ⅰ级(如某些肿瘤患者)至ASA Ⅴ级(如暴发性肝炎、肝性脑病伴多脏器衰竭患者)。肝移植受者的麻醉管理可涉及患有多器官系统功能障碍的极度衰弱患者。突发状况下可能会出现生理学和药理学的变化、严重的凝血紊乱、脑病、心肌病、呼吸衰竭、大量腹水和胸腔积液、肾功能障碍和严重血电解质紊乱。而且由于供肝原因,受体选择后至送达手术的时间较短,留给麻醉医师的术前评估时间有限。因此,麻醉医师在接到受体确认的通知后应尽快到达病房访视患者以获得患者的一般情况资料,并重点检查相关脏器功能,进行围术期风险评估(risk evaluation)。

1. 中枢神经系统　肝硬化和不同程度的脑病有关。发现84%的慢性肝衰竭患者患有轻度脑病。肝性脑病(hepatic encephalopathy)是指由肝功能严重障碍所致,以代谢紊乱为主要特征的中枢神经系统功能失调综合征。有肝功能障碍的患者,出现神经、精神症状,在排除其他大脑疾病后,就可诊断为肝性脑病。依据临床表现的严重程度肝性脑病可以分为4期(表26-1)。肝性脑病的发病机理与脑内γ-氨基丁酸(GABA)神经传递增加有关。这种GABA的神经传递可由苯二氮䓬类药物如地西泮诱发并发生肝性脑病,拮抗药物氟马西尼可改善肝性脑病患者的精神状态。

表26-1　肝性脑病分期

分期	临床表现
1期	行为改变,睡眠障碍,书写改变,语言不清
2期	嗜睡,定向障碍,躁动,肌力增强,阵挛
3期	浅睡但可唤醒,明显神志不清,语言障碍,反射亢进,缩瞳
4期	昏迷,瞳孔散大,反射减弱或消失,对疼痛刺激无反应

突发肝衰竭的患者会出现重度昏迷、严重脑水肿和颅内压的明显升高。随着脑病的恶化，患者变得迟钝，应及早维持和保护气道和氧合。极小的血流动力学改变可能造成脑灌注压的极大变化。麻醉管理要求保证颅内压小于20mmHg，脑灌注压超过50mmHg，平均动脉压大于60mmHg。采用持续的静脉-静脉血透析能预防容量超负荷和中心静脉压力过高；其他的保护大脑的措施还包括渗透利尿剂和巴比妥酸盐麻醉剂。渗透性利尿一般采用高张生理盐水和甘露醇，业已有证据表明高张生理盐水的降压效果较甘露醇好。巴比妥酸盐能抑制脑代谢率从而具有降低颅内压的作用，因此广泛用于对颅内压要求较高的手术。然而最新的循证医学证据表明巴比妥酸盐在降低颅内压的同时也使全身血管扩张、平均动脉压降低、颅脑的灌注压降低，从而抵消了其降低颅内压的效应，因此巴比妥酸盐并没有提高脑血流灌注的作用。

2. 肝功能评估　术前受体的肝功能状况仍然需要进行评估，尽管病肝即将移除。目前国际上普遍应用的改良的Child-Pugh肝功能分级法（Child-Pugh scores），根据评分高低依次分为A（5～6分）、B（7～9分）和C（10～15分）三级（表26-2），评分越高表示肝脏损害越严重。Child-Pugh评分广泛应用于临床已经30多年了，10年前有学者用凝血酶原时间代替营养状态提出了改良的Child-Pugh肝功能分级法。最近的大规模系统评价表明改良的Child-Pugh肝功能分级法能很好地预测患者的死亡。然而，Child-Pugh评分也有其局限性：①腹水和肝性脑病是主观指标且易受利尿药、白蛋白和乳果糖输注等疗法的影响，因此在疾病严重性的评估上难免会有主观性和不确定性；②定量指标如白蛋白、胆红素的界值是依靠经验选定的，且不同实验室测定的凝血酶原时间和白蛋白也不相同，因此其界值并没有经过统计学的认证；③Child-Pugh评分系统没有包含病因、可能存在的肝功能损伤因素如嗜酒、HBV或HCV，并且没有考虑到肾功能的影响。因此更为客观的评估为终末期肝病模型评分法（model for end stage liver disease，MELD），该评分用于反映肝硬化患者肝脏疾病严重程度。MELD计算计算公式为：9.6×Log（肌酐mg/dl）+3.8×Log（胆红素mg/dl）+11.2×Log（INR）+6.4×（病因：胆汁性和酒精性肝硬变为0；其他肝硬变为1）。其数值范围从6到40，超过40与40同等对待。MELD评分在美国已取代Child-Pugh评分，用于成人肝脏移植供肝分配标准，根据MELD分数大小来预测等待肝脏移植的患者在未来3个月内对肝脏移植需要的紧迫程度。然而MELD评分也有其明显的局限性：①其指标的选择也是依据经验，因此存在未考虑对预后有重要影响指标的可能性；②缺乏明确的MELD评分的界值；③未考虑急性可逆性并发症如细菌感染和氮质血症对预后的影响，因此MELD评分对肝脏移植需要的紧迫程度的预测只能在上述急性并发症控制以后才能实施。

表26-2　改良Child-Pugh评分

变　量	分　值		
	1	2	3
脑病	没有	1或2级	3或4级
腹水	无	轻到中度	重度
白蛋白（g/l）	>35	28～35	<28
凝血酶原时间延长秒数（>对照）	1～4s	4～6s	6s
胆红素（mg/dl）	<2	2～3	>3
如为原发性胆汁性肝硬化	<4	4～10	>10

3. 心血管系统　肝脏移植受体术前的心功能评估可以参考普通手术患者的术前心功能评估方法。终末期肝硬化的典型心血管表现为心排血量过高伴随全身血管阻力（SVR）过低。此外，严重的心肌病也可能与肝硬化有关，而由于长期使用β-受体阻断药可使该受体功能下降，因此可出现对β-肾上腺素受体激动剂的反应减弱。酒精性心肌病可能使酒精中毒患者的心肌病进一步恶化。

由于肝移植术的普及，许多中心正在放宽接受肝移植的年龄上限。冠状动脉疾病患病率随年龄增长，研究证实在年龄大于50岁的肝移植患者中，有近16%的患者患有严重的冠状动脉疾病。在接受肝移植患者中,患冠状动脉疾病的比普通人要多,因此,对特别危重的肝移植候选人应密切检查其冠状动脉疾病,必要时行冠状动脉造影。心血管系统的监测应包括动脉和中心静脉压力。肺动脉导管(pulmonary artery catheter)的作用是有争议的,近年由于考虑到缺乏直接证据证明肺动脉导管能改善预后、对心排量波动的检测较为滞后、费用较高和术后易发生各种并发症等缺点,肺动脉导管用于术中监测血流动力学已明显减少,然而有学者提出用能准确反映右心功能和前负荷的监测指标如右心室射血分数和右心室舒张末期容积来代替对前负荷不敏感的充盈压来对肺动脉导管进行改良,具有良好的应用前景。经食管超声心动图(TEE)综合评估了左、右室功能以及容量状况。在患有肺动脉高压的肝移植患者中,TEE 能提供关于右室功能的很重要的信息。TEE 能够实时地对心脏显像,提供心脏结构、心脏容量、总体收缩、局部室壁运动状态、大血管栓子和心包积液等即时信息。经食管超声心动图在诊断右心衰方面具有肺动脉导管所没有的优势,即通过视觉直观的观察右心运动状态而非通过右心压力的变化来诊断右心衰,因而日益得到证实。

4. 呼吸系统　据报道约 47% 的终末期肝病患者伴有肝肺综合征(HPS),而其中约两成患者有低氧症状。诊断依据包括肺泡氧分压(PaO_2)少于 70mmHg 或动脉肺泡氧分压梯度大于 20mmHg。肝病患者中还存在许多低氧的原因,包括缺氧性肺血管收缩不良、胸膜腔积液和大量腹水所致的肺不张、肺炎、低氧性量肺血管收缩反应降低、成年呼吸窘迫综合征、肺泡通气不足和弥散异常等等。大量胸腔积液在肝脏移植患者中并不常见,胸水是肝源性的,常位于右侧,患者多不合并心肺疾病,而可能与腹水有关。术前评估主要是要排除引起胸水的其他原因如感染等,少量胸水常不需要处理,胸水量较多致患者胸闷和呼吸困难时可进行胸腔穿刺放置引流管,患者症状可立即得到明显改善。慢性阻塞性肺疾患(COPD)患者可通过术前进行支气管扩张剂治疗。循证医学证据表明吸烟患者较非吸烟患者术后并发症如延迟愈合、感染和疝气等的发生率明显升高,而术前戒烟能明显减少感染的发生率,但对其他并发症并没有明显影响。因此吸烟的患者术前应戒烟,时间最好达 2 周以上以减少术后肺部感染的发生,后者是增加肝脏移植术后并发症发生率和死亡率的一个主要因素。

5. 泌尿系统　肝肾综合征(HRS)主要表现为急性肾衰,是终末期肝病患者常见的并发症,约 12% ~67% 的急性肝功能衰竭患者会发生肾衰。肝肾综合征的致死率非常高,而且因为其致病机制尚未完全阐明所以目前并没有特效疗法,而是以预防为主。对受体肾脏功能的评估主要是为了了解有无肾功能不全、24 小时尿量和利尿药使用情况,有助于预测机体对再灌注后利尿药应用的反应。绝大部分术前肾功能正常、对利尿剂反应良好的患者于新肝期均可获得足够的尿量,小部分肾功能不全、全身情况差且尿量偏少或已在持续肾脏替代治疗的患者手术前应该考虑(继续)应用持续肾脏替代治疗(continuous renal replacement therapy, CRRT),便于术中液体管理,术后也应该根据术中情况考虑是否继续应用。

二、肝移植手术的麻醉管理

1. 麻醉前准备　受体麻醉实施前需充分镇静,可采用短效苯二氮䓬如咪达唑仑口服或静注;使用质子泵抑制剂如奥美拉唑抑制胃酸分泌。充分的麻醉前准备是保证手术能顺利进行的前提,所有的抢救药物、麻醉诱导和用于保温的水毯等设备也应该事先在手术床放置好。患者入手术室后首先给予开放外周静脉,外周静脉条件好的患者可以使用 16G 的套管针,开放两路(或以上)上肢静脉,最好先行桡动脉穿刺并在吸空气下做动脉血气分析和常规实验室检查,而后予吸氧。术中除需常规检测心电图(ECG)、有创血压(ABP)、脉搏血氧饱和度(SpO_2)、中心静脉压(CVP)体温(鼻咽温或肛温)、动脉血气分析及血糖、尿量等外,有条件的单位尚可开展 Swan-Ganz 监测 CO、PCWP、SVR、PVR、S_VO_2 等参数,或采用 PICCO、Flow Trac 等新一代血流动力学监测、麻醉深度监测如脑电双频指数(BIS),经食管超声心动图(TEE)等高级监测。肝脏移植术中加强监测十分重要,因为麻醉医师需要根据各种监测结果及时调控患者的生理功能状态及内环境的稳定。上述监测有助于当患者出现紧急或意外情况帮助麻醉医师快速准确判断病情和及时处理。输血管道加温系统有助于维持术中正常体温,手术分离困难出血多或大量输注血液制品时应考虑使用。适当的血液制品的准备,包括浓缩红细胞、新鲜血浆和血小板等应在术前与血库联系并准备好。尤其入室时患者的血红蛋白水平低于 10g/dl 者应事先准备少量红细胞悬液。实验室检查项目包括血常规、肝肾功能和凝血功能,在无肝前期、无肝期和新肝期至少检测一次。有明显凝血功能障碍的患者需行血栓弹力图(TEG)及有关其他特殊凝血功能测定。

2. **麻醉选择** 肝移植麻醉的前提是安全有效,因此也需从镇静、镇痛和肌松三方面考虑。麻醉方法一般选用全身麻醉或硬膜外复合全身麻醉,后者因潜在的硬膜外血肿的发生尚有待商榷。可使用镇静药中的咪达唑仑、依托咪酯和丙泊酚,镇痛药中的芬太尼和舒芬太尼以及各种肌松药包括非去极化类肌松药,而麻醉维持多在非去极化类肌松药的基础上以吸入麻醉药或辅以阿片类镇痛药为主。丙泊酚靶控输注(TCI)技术维持麻醉在肝移植中也不乏报道。

快通道麻醉在20世纪90年代开始应用于肝脏移植患者并逐渐被许多国际上的大型移植中心所接受。该法中咪达唑仑和芬太尼的应用趋于减少,不经肝脏代谢的药如瑞芬太尼和顺式阿曲库铵的应用增多。有学者建议采用七氟醚吸入、瑞芬太尼和顺式阿曲库铵维持的麻醉方法,可以达到术毕时患者的快速清醒和拔管,这也是目前国际上采用的主流肝移植快通道麻醉(fast track anesthesia)方法。据报道快速通道麻醉可用于70%~80%肝移植手术,与延迟插管相比再插管的发生率没有明显区别。然而,当肝移植患者全身状态较差或合并有严重的系统疾病时不宜行快速通道麻醉。

3. **术中麻醉管理** 肝脏移植手术一般可分为三个阶段,即无肝前期(病肝分离期)、无肝期和新肝期。无肝期以受体门静脉阻断,病肝血供停止为开始,以门静脉开放,新肝再灌注作为结束。针对手术各个阶段的特点,麻醉管理的侧重点有所不同,但共同点都在于维持机体呼吸循环和内环境的稳定。整个肝移植中最显著的循环改变莫过于短时间大量的出血,因此快速扩容是常规的处理方法,开放充足的静脉通路在麻醉中是不可或缺的先决条件。建议成人应使用14G套针开放1~2条外周静脉。麻醉诱导后于中央静脉置入双腔、三腔或Swan-Ganz导管鞘以满足需求。

无肝前期的处理:手术开始至门静脉阻断前称为无肝前期或病肝分离期。此时需注意三个方面:①麻醉深度;②放腹水的影响;③术中出血。因为手术刺激在不同阶段的差异,如切皮和腹腔探查刺激较大,应加深麻醉。麻醉诱导后患者有可能出现低血压,但也应维持足够的麻醉深度,以避免手术开始后,尤其是进腹腔后麻醉深度不足引起机体的过度应激反应。大量腹水的患者有可能在快速放腹水时出现低血压,需及时补充容量或使用血管活性药。大部分患者在放完腹水后肺部氧合通常明显改善。在这一阶段,肝脏将被完全游离,包括肝动脉和部分肝静脉分支离断,门静脉和肝后段下腔静脉解剖直至可以钳夹阻断。此时应注意术中大出血的可能,及早纠正低血容量状态,包括限制晶体液输入,应用白蛋白、血制品以及凝血因子,补足血容量并尽可能维持白蛋白在正常水平、血红蛋白在80g/L以上以及较好的机体凝血功能。目前国内外较推荐采用低中心静脉压技术(LCVP)以减少肝静脉回流而致的出血。可应用扩血管药将CVP控制在3~5cmH_2O,此时应注意LCVP技术的前提是前述的具备快速扩容条件,以便在大量失血的情况下能够及时有效维持血容量。但也有学者认为肝脏移植患者的手术是接受全肝切除,低中心静脉压技术并不适合肝脏移植患者;同时,低中心静脉压技术对降低门静脉系统压力的作用有限,低中心静脉压技术增加大出血时的血流动力学不稳定性,围术期风险增加,且有文献报道低中心静脉压增加肝脏移植患者术后肾衰竭的发生率,因此,不推荐在肝脏移植患者中实施该技术,相反地,建议在无肝前期适当补充血容量至相对高容量状态,有利于整个手术期间的血流动力学稳定。一项纳入300例原发性肝移植手术的研究结果显示LCVP明显提高术后1年生存率的同时没有增加其他并发症的发生率,然而目前还没有循证医学证据的支持,因此LCVP能否应用于肝移植手术尚有待于进一步的研究证实。病肝分离期还应维持中心体温不低于36℃,可采用的保温措施包括使用水温毯,输液加温管道和热风机等。

无肝期的处理:无肝期是指从门静脉阻断至重新开放,新肝血流再灌注前的手术时期。手术方式分为经典原位肝脏移植和背驮式肝脏移植,前者需完全阻断下腔静脉,而后者可不阻断或部分阻断下腔静脉。下腔静脉阻断时心脏回心血量骤减,心排血量下降50%左右,需要预先适度扩容结合血管活性药物支持以维持血流动力学的稳定。国外很多中心采用体外静脉-静脉转流技术(veno-venous bypass,VVB)来应对无肝期下腔被阻断对全身循环和肾灌注的影响,但同时也带来凝血紊乱及血液成分破坏等不利影响,而且VVB对心、脑、肾、肺的血流灌注也有非常大的影响,已经有学者建议废除VVB的应用,因此国内大多数中心不常采用VVB技术,这就给麻醉医师提出了更高的要求。无肝期供肝血管重建的顺序依次为肝上下腔静脉,门静脉和肝动脉,在少部分情况极差的患者,肝动脉也可以在门静脉开放后重建。在维持循环稳定后,麻醉医师应再次对患者的血容量状态、血气电解质和凝血功能等进行重新评估,尤其是血钾浓度应尽量维持在4.0mmol/L以下,根据血气结果应用碳酸氢钠纠正酸中毒,并至少在门静脉开放前10分钟左右复查1次血气和电解质。在门静脉开放前数分钟准备好各种药物,包括去氧肾上腺素、肾上腺素、钙剂和降压药,调高血管活性药的泵注速率或单次静注以提升血压至较高值。笔者在临床实践中常建议术者在开放门静脉前。先将淤滞于门静脉系统的血液经下腔静脉放出200ml左右,这样做的目的是减轻这部分淤滞的血液快速通过肝脏进入体循环而致的高血钾和酸中毒,此外,此部分血液淤滞于门脉系统常产生微血栓,对移植肝功能的恢复非常不利。无肝期由于缺乏肝脏产热,即使有保温措施往往也不能有效维持正常体温,体温可快速下降2℃以上,在瘦弱患者以及快速输入大量低于体温的液体和血制品时更明显,下降幅度甚至可能超过3℃,须充分引起重视。

新肝期的处理:当门静脉、腔静脉吻合完毕供肝血流恢复即进入新肝期。新肝期的最初5分钟内许多患者会出现短暂低血压和再灌注综合征(PRS),定义为移植肝再灌注即刻就可出现血流动力学的显著变化,包括动脉压下降、心动过缓、室性和室上性心律失常,严重者引起心搏骤停。文献报道再灌注后综合征发生率可高达30%,如果再灌注前机体处于相对较高的容量状态,则再灌注后综合征发生率较低。目前对移植肝再灌注后低血压仍没有明确的解释,可能与缺血再灌注后炎症因子的大量释放有关,因此缺血预处理或许是较为理想的疗法。PRS可能的常见原因为血液再分布、酸中毒、低钙血症和低温等。该阶段使用血管活性药物可能会出现短暂的不敏感的现象,预防再灌注综合征的处理要点包括:①无肝期结束前尽量纠正低钙及高钾血症;②充分防止血容量过低;③尽量减少无肝期时间;④供肝血流恢复前弃去门脉系统淤积的部分血液;⑤如出现明显低血压,即予以强心药物,如肾上腺素静注;⑥过度通气,降低$PaCO_2$。

移植肝再灌注后血流动力学恢复稳定,新肝期剩余部分时间所发生的问题就基本是可预期的,处理也相对简单。在这一阶段,机体仍处于高排低阻状态,有时仍需要持续应用血管活性药物维持血压,以保证机体良好的灌注。注意调整机体酸碱平衡和内环境稳定,及时输注红细胞悬液保证血红蛋白浓度在80~100g/L以上,根据实验室检查结果和临床出凝血情况及时补充各种凝血物质、血浆和血小板以维持良好的凝血功能,密切监测血糖变化,及时应用胰岛素的同时防止低血钾的发生。在腹腔冲洗和手术邻近结束时给予一定剂量的强效镇痛药如芬太尼,同时在合适时机停止肌松药的使用,为术毕后患者的苏醒和拔管做准备。

4. 术后ICU处理　肝移植后患者一般转移到ICU进行术后继续加强监护。常规监护生命体征、液体平衡、凝血和肝功能,患者需要行机械通气直到完全从麻醉状态清醒过来才能拔管。术后早期原发性的移植物功能失常主要是由于受到缺血再灌注损伤或者急性排斥,表现为凝血紊乱,肝性脑病和血清转氨酶水平显著提高。应先通过多普勒超声波检查法以确保肝动脉通畅。如果检查不到动脉血液流动,患者必须立刻进行剖腹探查和重建肝脏动脉。如果这种情况能够及早处理,移植物可以有补救的机会,患者不需要进行再一次移植。

肝肾综合征患者在成功地进行肝移植后应该表现肾脏功能的合理恢复。此时应当根据患者肾脏功能仔细考虑使用抗排斥药物如FK506的剂量。肝脏移植后死亡的主要原因是感染,抗生素和抗真菌药物的合理应用非常重要。败血症和重新移植是成年人呼吸窘迫综合征形成的主要危险因素,如发生全身感染和移植物功能的丧失,多器官功能障碍也是导致死亡的一个重要原因。

手术后出血可能是因外科出血或围术期凝血紊乱而致。尽早的预防是保证避免大量的血凝块滞留腹腔,从而导致进一步的血凝障碍或病灶感染或纤溶蛋白溶解。移植后的患者部分可能发生高血压,需要通过α-受体阻断药,钙离子通道阻滞剂,血管紧张素转换酶抑制剂和利尿剂。在手术后的早期因为存在某种程度的出血倾向使得脑血管出血的发病危险增高。

手术后的止痛也是一项重要的术后处理,考虑到新的移植物的功能没有健全,不能给予过量的止痛药物治疗。止痛药应该保持低剂量,直到通过评估肝脏的功能恢复到一定程度。患者自控的止痛(patient-controlled analgesia)即PCA,可根据患者需求提供小剂量的止痛药从而确保安全。循证医学证据表明患者自控镇痛术与连续硬膜外镇痛相比72小时内疼痛的缓解率较高,但瘙痒的发生率也明显升高。

三、肝脏移植术中一些特殊问题的考虑

1. 凝血功能的维持　人体正常的凝血功能由

凝血系统和纤溶系统构成并处于平衡状态，慢性终末期肝病患者术前通常有凝血功能异常，且凝血异常问题常见于肝移植手术各期，在新肝期尤为突出。肝脏移植术中凝血功能的变化经历了一个动态的、复杂的过程，凝血异常可能导致术中及术后难以控制的出血和大量输血且呈恶性循环，是决定肝移植成败的一个关键问题。无肝前期凝血系统的问题以原有存在或稀释性的凝血病为主，常表现为凝血因子Ⅱ、Ⅴ、Ⅶ、Ⅸ不足，纤维蛋白原缺乏且激活凝血物质能力下降，因此肝移植术前即应积极纠正治疗凝血因子不足。无肝期肝脏完全缺乏产生和清除各种凝血相关因子的作用，因此凝血因子迅速减少，可能发生血管内凝血，血小板计数下降（部分由于稀释和门静脉阻断后脾中血小板积聚），这种低凝状态导致手术出血。新肝期供肝再灌注伴随严重凝血病和纤溶，主要变化是低凝状态，凝血酶原时间（PT）、激活部分凝血酶原时间（APTT）、凝血酶时间（TT）延长、凝血因子Ⅱ、Ⅴ、Ⅶ、Ⅸ等普遍减少，组织纤溶酶原激活剂突然增高、血小板数量减少、功能障碍，优球蛋白溶解时间缩短，纤维蛋白降解产物中度增加，这些变化可以由多种原因引起，如稀释、出血、肝脏保护液、组织因子释放、氧自由基、白细胞介质、血小板活化因子、蛋白酶释放，另外低温、低钙血症和酸中毒也是产生凝血病的原因。肝移植术中积极维持凝血应采取综合措施，包括维持体温，补充钙离子，根据凝血检查结果输入促凝和抗纤溶因子。常用的补充含凝血成分的血制品包括：①新鲜冰冻血浆（FFP）；②冷沉淀；③血小板。血小板低于 $30\times10^9/L$ 的患者需输入血小板，以进一步改善止血功能。钙离子在凝血过程中起重要作用，术中应加强监测血钙浓度，尤其是离子钙浓度，及时补充。由于低温可以加重凝血功能的障碍，故整个围术期应使用温毯，加温输血仪等保温措施，尽量维持患者的体温不低于36℃。肝脏移植期间应用小剂量抗纤溶剂，可安全地控制纤溶并减少血制品的输入。无肝期后期和新肝期的早期，纤溶酶原激活因子的血浆浓度增加而纤溶酶原激活抑制因子的浓度降低；而蛋白C中和了纤溶酶原激活物抑制因子，上述因素抑制了内源性凝血途径，这在促纤溶过程中可能是个重要因素，与术中凝血因子Ⅱ、Ⅶ、Ⅸ、Ⅹ、Ⅺ、Ⅻ血浆浓度逐渐降低相对应的是Ⅷ因子浓度急剧下降。因此，在无肝后期及新肝期需予富含凝血因子的新鲜冰冻血浆、含有纤维蛋白原与Ⅷ因子的冷沉淀及凝血酶原复合物等。

术中定期监测凝血系统有助于血流动力学的处理和适时、有效地输入血制品。由于凝血系统的变化是复杂和难以预期的，到目前为止肝脏移植术中除常规监测凝血酶原时间（PT）、国际标准化比值（INR）、活化部分凝血酶原时间（APTT）、纤维蛋白原浓度和血小板计数外，有条件的中心还使用血栓弹力图仪（TEG）和Sonoclot凝血和血小板功能分析仪。

2. 围术期体液管理　肝移植围术期体液管理是重要环节，肝移植围术期体液治疗应有针对性，分别处理才可能达到较为有效治疗效果。针对前述该类患者人体的体液变化特点，麻醉手术期间的液体治疗可针对分成五部分：①围术期每日生理需要量；②手术前禁食缺失量；③额外体液再分布需要量或第三间隙补充；④麻醉药物导致血管扩张补充量；⑤手术期间失血量。Flow Trac是目前监测血容量的有效方法之一。Flow Trac属于无创操作且较热稀释法、PiCCO、LiDCO等简便易行，因此广泛应用于临床。有证据表明其对心排量的监测与热稀释法一致，但是在血流量急剧波动的情况下如肝移植、体外循环等，其对血容量和心排量的监测效果较差，仅能反映血容量和心排量的变化趋势，因此在肝移植术中监测血容量在允许的情况下推荐用有创方法，避免用Flow Trac。围术期失血和血管扩张主要考虑三方面：①红细胞丢失以及对症处理；②凝血因子丢失以及对症处理；③血容量减少以及对症处理。肝移植在病肝分离阶段和新肝期初期都可能有明显失血。维持正常组织的氧供和氧耗就需要维持血管内一定的红细胞浓度（血红蛋白）。目前多数学者认为肝移植围术期Hb应维持在70～80g/L以上，而在心肌缺血、冠状血管疾病和危重症患者应维持在100g/L或Hct30%以上。因此肝移植围术期应及时监测动脉血气或血红蛋白，及时了解Hb和Hct变化，针对性补充浓缩红细胞（PREC）或全血，避免滥用血液制品。笔者认为一般情况尚可的移植患者可以耐受的最低Hct可以到23%～24%，此时在基本保证机体携氧的前提下，可以减少吻合口血栓形成的概率。由于麻醉方法、麻醉药物作用以及手术操作等因素，肝移植围术期血容量需要及时监测和有针对性补充。这部分血容量补充主要参考胶体液。术中若患者的血浆白蛋白低于25g/L，则考虑输入白蛋白，手术当天白蛋白输入量科委2g/kg。低蛋白血症患者采用血浆容量治疗也是较为有利的处理。

3. 术中体温的变化　肝脏移植手术耗时长且

步骤复杂,术中液体出入量多,因此,患者术中低体温很常见。低温(<34℃)减缓氧传输,加剧代谢性酸中毒、低钙、高钾和凝血异常,还可引起心血管抑制和心律失常。低温还导致内脏血流减少,肾浓缩功能下降。在无肝前期和新肝期,患者中心温度下降常发生于大量出血和随后输入大量冷的液体时。无肝期主要是由于吻合移植肝血管时,腹腔内大量使用碎冰屑。术中加温措施多种多样,循证医学表明被动保温如加热毯、弹性绷带包裹等方法维持术中正常体温效果不佳,而主动保温如水温、热风机等加温效果较好。肝移植术中推荐多种主动加温措施联用。尽管使用多种措施包括保温毯、加热所有输入的液体和提高室内温度等,患者的体温仍可能下降,尤其是大出血和在无肝期时。笔者观察到,绝大多数的患者在无肝期体温下降1~2℃属于正常现象,因此需事先做好准备,防止新肝开放时体温过低。在新肝期后期,患者中心温度可逐渐恢复正常水平,目前认为新肝期体温回升也是供肝功能良好的一个有力证据,若体温持续不升,应注意移植物功能和急性排斥反应的可能。

四、特殊肝脏移植患者的麻醉考虑

近年来,国内活体肝脏移植和小儿肝脏移植的数量也明显增加,心脏死亡患者器官捐赠也呈逐年上升趋势,活体肝移植和小儿肝脏移植麻醉有其特殊性,下面简单介绍其管理的注意事项。

1. 活体(亲体)肝移植供体的麻醉 供体一般都是无器质性疾病的健康人,全身情况良好,麻醉管理与同类的肝切除术相同。但供体是健康人,必须保证绝对安全。在供肝麻醉期间,主要是手术时间长和术中失血的处理,应重视肝创面的妥善止血。强调对,供肝者术后的完善镇痛减少应激和人文关怀。

2. 活体(亲体)肝移植成人受体的麻醉 活体(亲体)肝脏移植成人受体接受的是右半肝脏移植,麻醉管理的重点和原则与原位肝移植基本一致,但部分肝体积小于整肝,吻合的血管系统也较细小,相比之下更易于形成血栓,因此,应特别注意:①控制无肝期容量,以血管活性药维持血流动力学稳定为主,防止新肝开放后容量过多;②移植肝再灌注综合征发生率低,肝功能发挥较全肝早,新肝期应保持凝血功能在一定的范围,不能要求纠正至正常,以防止移植肝血管血栓形成。

3. 小儿肝脏移植麻醉 小儿肝移植已成为治疗儿童终末期肝病的有效手段,与成人比较,小儿肝移植有自身的以下特点:①手术适应证不同,多数患儿为先天性肝病失代偿者;②手术方法不同,目前常见的为减体积、原位劈离肝、活体(亲体)等术式以适合小儿的体型;③手术复杂性和不可预见的事件相对成人肝移植要多;④原发病对术后远期存活影响较小,远期预后较好。

术前麻醉医师应访谈患儿的父母或法定监护人,谈论和告知手术与麻醉的进程方案和风险,其中包括术中相关动静脉穿刺置管,神经系统的损伤,血液制品的使用和外科手术本身风险。同时麻醉医师应尽可能与患儿做良好的沟通以争取配合。

麻醉前患儿的警觉和焦虑可以通过静注或口服苯二氮䓬类药物如咪达唑仑缓解,也可通过吸入七氟烷直接诱导。患儿常用胃排空延迟和胃内压增高等风险,在麻醉诱导插管时除应选择合适导管之外,尚应有效防止反流误吸。要求在气管插管操作时动作轻柔迅速,并时刻关注氧饱和度的变化。气管导管的深度可参照小儿麻醉①>1岁:经口插管深度(cm)=1/2年龄+13;②<1岁:插管深度(cm)=1/2体重+8;管径以年龄÷4+4=插管型号为宜。笔者介绍小儿颈内静脉置入深度可按公式:深度=患儿身高/10-2cm计算。术中应酸碱平衡与低血钾、低血糖:即使在无肝期以前,患儿术中代谢性酸中毒的发生率也较高,因此麻醉期间的血气分析检查非常重要。气管插管后、手术开始后、无肝期前、无肝期开始、门静脉开放前、门静脉开放后、术毕时等时间点的血气分析,对患儿的术中评估和治疗很有必要。术中低血钾的原因往往和小儿术中的尿量多少有关。无肝期以前和新肝期以后的低血钾应及时纠正。小儿肝移植期间低血糖的发生率较高,术中必须注意血糖的监测,及时适量地补充葡萄糖同时也有利于循环的管理。

小儿术中容量管理以液体治疗为主,极少使用血管活性药物。不管理论上术中补液分几个部分,但必须以临床状况为依据,尤其对于10kg以下的低体重儿,保持稳定的心率、CVP是基础,尿量在1~2ml/kg体重是一种理想状态。小儿CVP的测量比成年人更有意义,是一项良好的容量指标。小儿全身情况一般比成人好,手术期间出血一般很少,对失血耐受性差,应引起注意;但不宜过量输血,小儿大量快速输血的常见并发症是柠檬酸中毒,原因是后者不能被代谢,从而与血浆钙离子和镁离子螯合,导致心肌收缩力下降和低血压,严重时甚至导致心电机械分离危及生命。因此建议术中血红蛋白控制在70~90g/L为宜。术中温度维持很重要，因为婴儿体表面积与体重比例较高，易产生低温。所以需要温暖的手术环境，加热和湿化装置的麻醉回路，静脉输液加温器、电热毯和辐射加温装置。一般而言，小儿比成人能更好地耐受下腔静脉阻断。文献报道显示，手术结束时小儿患者在手术室内拔除气管插管的成功率也较成人高。

总之，小儿并非缩小的成人，小儿肝移植期间要注重全身状况的再评估。麻醉科医生在麻醉期间除了及时处理术中可能出现的各种情况意外，很有必要对患儿的氧合功能、循环功能、体温等进行综合的评估，以及时调整治疗方案。

第二节 心脏及肺移植术的麻醉

1967年12月，南非开普敦Barnard医师成功地进行了世界第1例人的原位心脏移植手术，开创了心肺移植的新纪元。截止到2005年底全世界共有202个中心正施行心脏移植（heart transplantation）手术，共完成心脏移植74 158例。平均手术成功率95%；5年存活率65.97%。我国的首例心脏移植由上海瑞金医院于1978年完成，至2007年4月全国共完成原位心脏移植400余例。术后存活率与国际水平基本一致。近年来由于供体受限减慢了心脏移植的发展，而患有终末期心脏病且需要移植治疗的患者数量持续增加。美国移植名单上的患者大概只有35%最终可得到移植治疗，这种供需之间的巨大差距使得等待心脏移植的患者每年病死率为17%。除外供体的短缺，影响心脏移植患者生存率的相关因素很多，其中对供体和受体、特别是对受体合理的围术期麻醉管理起着重要的作用。

一、心脏移植的术前准备

1. 终末期衰竭心脏的病理生理 终末期衰竭心脏主要表现为心力储备、心泵血能力明显降低。此时不仅每搏量及每分钟心排血量降低，心指数也降低，多数在2.5L/(min·m^2)以下。心衰的终末阶段，心肌收缩能力、舒张能力和顺应性的降低，引起一系列血流动力学变化，包括左心衰竭时左室舒张末期压力（LVEDP）或容积（LVEDV）明显高于正常。患者CVP明显升高。但当伴有外周循环衰竭时，因大量血液淤滞于外周循环中，使回心血量减少，CVP不但不升高甚至降低。此外尚可能发生常见的心律失常有完全性心律不齐、心动过速和室性早搏。

2. 移植心脏的病理生理 去神经心脏的活动只能依赖于内在的固有节律、循环中的儿茶酚胺、Frank-starling机制和外源性激素来维持基本的排血量。移植中切断了交感节后、副交感节前以及心脏的传入神经，失去了交感传出神经的分布，心脏就不能对运动、低血容量或血管扩张快速反应来增加心率和收缩力。移植心脏的去神经造成其对某些药物的反应与正常有差异，有直接心脏作用的药物如肾上腺素或异丙肾上腺素成为移植后改变心脏生理的最佳选择。静息冠状动脉血流常增加。冠状动脉的自主调节在移植心脏是完整的，血流量仍然依赖于pH和$PaCO_2$的调节。

3. 心脏移植术的适应证与禁忌证 所有的Ⅳ级（NYHA分级）终末期心衰患者，在经严格的内科治疗无效，预期寿命小于12个月者都可考虑实施心脏移植。心脏移植的具体适应证有：①内、外科治疗无效的终末期心脏病；②年龄<60岁；③治疗后心功能仍为Ⅲ～Ⅳ级（NYHA）；④1年存活率<75%；⑤无影响术后患者存活的其他疾病；⑥患者精神状态稳定、积极配合，要得到家人的支持。禁忌证有：①年龄>65岁；②严重的肺动脉高压，肺血管阻力>6Wood/m^2；③糖尿病伴有器官损害；④活动性感染；⑤严重的其他疾病（严重的不可逆的肝、肾及肺疾病）；⑥最近6～8周内出现过肺梗死；⑦严重的脑或外周血管疾病；⑧近期恶性肿瘤（<2年）；⑨近期消化道溃疡；⑩严重的凝血功能紊乱等。

4. 麻醉前病情评估 心脏移植通常是急症手术，麻醉医师没有充足的时间进行详细的麻醉前评估，只能了解患者当前的症状、活动能力、用药问题、手术麻醉史、最后进食进水时间及相关系统的疾病，可以对患者进行身体检查、呼吸道评估、回顾血液及放射和超声检查结果。患者的情况不尽相同，有些是可以活动的门诊患者，有些患者病情则非常严重，必须要依赖多种药物、主动脉内球囊反搏及心室辅助装置。

一般情况评估包括：①凝血功能检查，需行出凝血时间、凝血酶原时间和纤维蛋白原定量测定；②供、受体间血型测定，两者血型必须相符；③淋巴细胞毒性配合试验：淋巴细胞毒性反应<10%时，移植后不会发生超急性排斥，否则将导致供心迅速发生功能衰竭；④病毒和病原体检测：包括乙型及丙型肝炎病毒等的测定和鼻腔、鼻咽等部的细菌培养。

心血管功能评估是重点，NYHA Ⅳ级终末期心衰的晚期，心脏四腔都普遍扩大，每搏量低而固定，射血分数小于20%，对进一步增加前负荷不敏感，后负荷增加则每搏量和心排血量会显著降低。因此，需要足够的前负荷、适当偏快的心率来维持边缘状态的心室功能。术前需判定肺血管的病变程度和肺高压是否可逆。下列变量是移植的相对禁忌证：在一个或几个血管扩张药或正性肌力药应用后肺动脉收缩压>90mmHg；肺血管阻力>5Wood单位；跨肺梯度>15；肺血管阻力指数>6Wood/m^2。严重的、固定的肺高压（PVR大于8Wood单位）作为可能会出现移植心力。

衰竭的标志，在很多中心是移植的禁忌证，需考虑实施心-肺联合移植（heart-lung transplantation）或单肺移植（single lung transplantation）。

其他重要脏器功能的评估包括：

①术前肾功能。

②是否存在肝功能不全：慢性体循环低灌注（左心衰）以及肝静脉淤血（右心衰）两者共同作用降低了肝灌注压，甚至可造成肝功能衰竭。

③肺功能改变：严重心衰的患者常有限制性的通气功能障碍，衰竭而扩大的心脏导致肺总量和肺活量下降；肺血管和支气管血管血容量增加，肺毛细血管内压力升高，或因缺氧使肺毛细血管通透性增大，使血浆滤入肺泡，或因水肿液破坏肺表面活性物质，使肺泡表面张力增大，肺毛细血管内和肺间质水分增多，发生急性肺水肿。

④脑功能改变：严重心力衰竭时因大脑供血不足，患者常出现头晕等症状。此外，心排血量减少可致肌肉血流量不足而出现肌无力，体力活动时更为明显。

⑤水、电解质和酸碱平衡：左心衰竭主要引起肺水肿，右心衰竭主要引起全身水肿。其典型表现是皮下水肿，严重时可有腹水、胸腔积液和心包积液。心力衰竭时易出现缺钠性低钠血症和稀释性低钠血症。因长期使用排钾利尿药可致患者显示低钾血症和低镁血症。心力衰竭时低氧血症使有氧代谢减弱，往往发生代谢性酸血症。

二、心脏移植的术中麻醉管理

1. 麻醉前用药 心脏移植常为急诊手术，禁食时间难以得到保证，麻醉前用促进胃排空和抗酸的药物，可减少反流误吸的发生。麻醉前适当的镇静可解除患者恐惧心理，避免心动过速、血压升高等情况，可选用苯二氮䓬类如咪达唑仑等药物口服或静注，但用量需酌情减少。

2. 麻醉前准备 心脏移植受体手术组和供体组之间必须保持密切联络，以确定供体到达受体手术室时间，便于及时建立各种监测及静脉通道并对受体施行麻醉诱导。避免体外循环（cardiopulmonary bypass，CPB）前等待时间过久或长时间CPB运转，使衰竭的心脏更加恶化。麻醉前应做好器械、药物及输血等各种准备，所有心脏移植患者都要接受免疫抑制治疗，感染往往是心脏移植失败的原因之一，除了患者需要预防应用广谱抗生素外，无菌控制也极为重要，麻醉医师应重视并严格执行无菌操作。

麻醉前常规需监测ECG、无创血压、桡动脉穿刺置管测压、颈内静脉置管测压、经皮脉搏氧饱和度、呼气末CO_2分压、温度、尿量、血常规、血糖、动脉血气、电解质和凝血活酶激活等常规实验室检查。心脏移植的特殊监测项目包括肺动脉导管（Swan-Ganz），肺动脉导管在体外循环后阶段非常重要，可监测CO、PAWP、计算PVR和SVR，指导体外循环后心血管治疗。此外，经食管超声监测（TEE）是心脏移植患者另一有效的监测手段。TEE在移植前可实时评估患心收缩功能、心腔容积及肺动脉高压程度。移植后可以用于评价心室和瓣膜功能及外科吻合口；观察左室整体和节段性的收缩；在舒张末和收缩末，追踪腔内面积，测定左室缩短分数；连续多普勒波形可以测定吻合处的压力梯度。有条件的单位还可考虑Flow Trac，PICCO及麻醉深度监测如脑电双频指数（BIS）等新型监测以提供更详尽的信息。

3. 麻醉诱导 是整个手术过程中最关键的阶段，诱导时应避免使用对心肌有抑制或增快心率的药物，减少影响心肌功能的药物，保证充分供氧、保证体循环和冠脉灌注压以及体、肺循环间的有效平衡。由于循环迟滞，诱导药起效迟缓，诱导药应分次缓慢注入，以免造成循环不稳定。此外，诱导用药顺序很重要，因为这些患者高度依赖于内源性交感张力和麻醉药的作用，恰当的诱导顺序可以减轻药物引起的心肌收缩功能下降，如果前负荷过多则会导致突发的心血管虚脱。不管麻醉诱导用何种药物，必须要使其负性肌力作用最小、维持正常心率和血管内容量、避免全身血管阻力降低，同时要使误吸的风险降到最低。阿片类药物是诱导时的主要用药，芬太尼用量为10～15μg/kg（最大到60～75μg/kg），其用量还要取决于受体的肝肾功能情况。在垂危患者中应用咪达唑仑或东莨菪碱来产生遗忘作用，一些患者也可以辅助使用低浓度的吸入麻醉药。肌松药可选用对循环影响小的罗库溴胺或顺阿曲库胺。

4\. 麻醉与心血管功能的维持 麻醉的目标是保持血流动力学稳定和终末器官灌注。为保持血流动力学稳定,应维持合适的心率和心肌收缩力、避免前负荷和后负荷的急性改变、严防 PVR 升高,必要时用正性肌力药物维持。麻醉维持用芬太尼或舒芬太尼,可有效地减少术中应激反应,并且对心脏抑制轻,术中低血压发生率低。由于吸入麻醉药对心肌有抑制作用,一般不宜使用或使用低浓度。麻醉的目标是保持血流动力学稳定和终末器官灌注。为保持血流动力学稳定,应维持合适的心率和心肌收缩力、避免前负荷和后负荷的急性改变、严防 PVR 升高,必要时用正性肌力药物维持。此类患者常常对浅麻醉的交感神经反应比较迟钝,因此依靠血流动力学反应对麻醉深度进行评估比较困难,而且,以阿片类药物为主的麻醉方案也会减少术中知晓的发生率。与老年患者相比,年轻患者术中知晓的可能更大,因此,在体外循环开始及升温时应该补充芬太尼类药,并追加咪达唑仑。如体外循环阻力增加,心肌收缩力下降时,需及时加用血管活性药物,考虑到心衰患者的循环时间延长,药物起效可能较慢,给药要慢,随时注意调整剂量。

心脏移植患者因为术前的心衰造成明显的限制性通气功能障碍、肺顺应性下降和气道压力升高,为防止通气压力过大影响静脉回流和增加肺血管阻力,需采用较低潮气量(5~6ml/kg),较快的频率(16~18 次/分)达到适当的 $PaCO_2$。在体外循环前,应该尽量维持重要脏器有效的灌注,继续使用正性肌力药物和机械辅助设备。诱导后由于体内儿茶酚胺的水平下降,可能会出现血流动力学的不稳定,需及时调整正性肌力药物的剂量和配伍,常用多巴胺、多巴酚丁胺、肾上腺素、异丙肾上腺素和米力农增强心肌收缩力。心率对体外循环前循环的维持至关重要,宜保持相对偏快的心率来代偿固定的低输出量。应注意移植后的心脏去神经,心脏自主神经的调节均失去作用。去神经支配的心脏依赖于内在的固有节律性、循环中的儿茶酚胺、Frank-starling 机制、外源性激素来维持基本的心排血量。心脏复跳后心率可能较慢,使用阿托品无效。因此,常用异丙肾上腺素增快心率。难以脱离体外循环最常见的原因是右心功能衰竭。肺动脉压力梯度和肺血管阻力指数更能准确反映肺血管的功能状态,因为两者不受心排血量的影响,直接反映肺血管的流量变化,尤其对已经发生心衰的患者,除了常规的过度通气外,主要根据肺血管的阻力大小和左、右室的收缩状况选择合理的治疗方案,包括:①合适的容量负荷;②保持窦性节律;③正性肌力支持;④血管扩张药降低 PVR;⑤血管收缩药维持冠脉灌注压;⑥机械辅助设备。PDE-Ⅲ抑制剂改善右心衰患者的右室收缩功能较血管扩张药更有效。而血管收缩药在冠状动脉灌注压下降时可以改善右室的功能。一氧化氮吸入可以改善急性右心衰时的血流动力学。有学者建议经中心静脉输注血管扩张药可降低肺动脉压,经左心房(左心导管)输注去甲肾上腺素升高血压,维持冠脉灌注,但此法仅适用于严重肺动脉高压、右心衰,难以脱离体外循环的患者。经上述综合治疗右心衰仍无法控制,可采用右心辅助装置(从右房引出血液,经辅助装置返回到主肺动脉)。另外可用肺动脉球囊反搏(balloon counterpulsation)设备和体外膜肺设备,有时可以渡过难关。

总之,在当今现代医学时代,心脏移植水平在不断提高,应用不断推广,已经成为大型医疗中心治疗终末期心脏病的一种手段。影响心脏移植患者生存率的相关因素很多,其中对供体和受体、特别是对受体合理的围术期麻醉管理起着重要的作用。

三、肺移植的麻醉前准备

从 1963 年开展了第 1 例人类肺移植算起,肺移植(lung transplantation)的发展至今虽已有 50 多年,直至 20 世纪 80 年代末期,肺移植在全世界才得到公认,技术得到飞速进步。肺移植发展到今天,普及趋势加快,已经成为胸心外科领域最新最有前途的课题之一。肺移植是治疗晚期肺实质疾病及晚期肺血管疾病的唯一有效方法。临床上肺移植有三种主要方式:单肺移植(包括肺叶移植)、双肺移植(double-lung transplantation,包括整体双肺移植和序贯式双肺移植)以及心肺移植。从广义上讲,这 3 种方式都可达到移植肺的目的。从狭义上讲,肺移植是指单肺及双肺移植。无论心肺移植还是单肺移植,现均已获得临床成功。肺移植的适应证为终末期呼吸衰竭患者其原发病因包括:①肺阻塞性疾病:慢性阻塞性肺气肿和 α_1 抗胰蛋白酶缺乏症;②肺纤维化疾病:间质性纤维化及特发性肺纤维化疾病;③肺感染性疾病:结核毁损肺及双肺弥漫性支气管扩张进展为囊性纤维化;④肺血管疾病:原发性肺动脉高压和(或)合并心内畸形致艾森门格综合征患者等。其禁忌证包括:①两年内发生过恶性肿瘤。免疫抑制治疗可能诱发、促进恶性肿瘤的形成与复发；②无法治愈的另一主要器官系统功能障碍，如心、肝、肾等脏器功能衰竭；③无法治愈的慢性肺外感染：慢性活动性乙型肝炎、丙型肝炎、HIV感染乙肝抗原；④严重的胸廓或脊柱畸形；⑤缺乏稳固可靠的社会支持系统等。肺移植麻醉需要充分考虑终末期肺部疾病的病理生理，熟悉相关的药理学知识以及熟练的麻醉技术，并要求要有较好的围术期病情预测能力和调控处理。因此，肺移植麻醉对大多数有经验的麻醉医生仍然是一种挑战。

由于供肺来源的不确定性，一旦确定移植对象后，就尽可能在短时间内掌握患者的详细病史、一般情况。术前的体格检查应着重于呼吸道、心脏及肺部的检查。而且应该在有限的时间内将患者各器官功能尽可能地调整至最佳状态。麻醉医师需评估患者术中一侧肺通气能否提供足够氧供和排出CO_2，右心功能能否耐受可能的肺动脉压升高，移植后可能的呼吸动力学变化，决策术中氧供需方案并对可能出现的问题做出相应的应对预案。具体而言，应在术前通过肺功能、通气/血流比例（V/Q）和动脉血气结果评估限制性肺疾病的严重程度及弥散程度，如吸入空气时PaO_2<45mmHg则提示需要CPB。患者因可能存在严重的肺高压（80/50mmHg）会使肺动脉增粗，当增粗的肺动脉压迫喉返神经时可造成声带麻痹，也会造成此类患者增加误吸发生的风险。通过超声心动图或经食管超声心动图（TEE）检查评估右心功能不良及三尖瓣反流。当肺动脉平均压大于2/3体循环平均动脉压时，肺动脉高压可能引起右心衰竭。肺动脉平均压大于40mmHg及PVR大于5mmHg/（min·L）也需要CPB。双肺移植是否需要CPB一直是存在争论，最近有学者系统评价了14篇关于双肺移植用或不用CPB的文献发现CBP没有增加死亡率等副作用，因此在存在其他CPB应用指征的双肺移植手术中推荐继续使用CPB。此外，由于慢性缺氧常引起红细胞继发增多，术中应测定血细胞比容（Hct），并行凝血与血小板功能监测以指导治疗。术前对患者的心理状况的保护极其重要，可以同时使用药物及心理安慰等手段降低患者术前的焦虑症状，术前用药须根据患者病情和配合程度灵活谨慎应用，麻醉前用药应避免呼吸及循环抑制。

肺移植受体手术麻醉准备除了与常规心胸外科手术麻醉相同的准备外还需注意准备双腔气管导管（一般选用左支）、纤维支气管镜及经食管超声（TEE）。特殊药物的准备包括前列腺素E1（PGE1）、多巴胺、米力农、吸入NO等。术前用药一般取决于受体的基础疾病。因终末期呼吸衰竭患者呼吸和循环功能的脆弱性，一般镇静、镇痛药物可以免用或减量运用；患者可能存在发生误吸的风险，可于术前静脉注射抗酸剂等。为防患者口干、舌燥等引起不适也可免用抗胆碱能药物。对于长期运用支气管扩张药物的患者可持续运用，并带入手术室。根据抗排斥协议使用抗免疫药物，常规使用预防性抗生素。

麻醉前应建立全面监测。完善细致的监测，体、肺循环的药理学管理配合合理的单肺通气技术可使单肺通气的氧合效能最大化。常规监测包括ECG。无创和有创血压（NIBP/ABP）、脉搏氧饱和度SpO_2、呼气末二氧化碳分压（$ETCO_2$）监测、体温监测，尿量及血气监测等，此外重要的监测还包括：

①中心静脉压（CVP）和肺动脉导管PAP、PAWP压力监测，后者对术中循环功能的调控具有直接指导意义，如对肺移植术中一侧肺动脉阻断后是否需要体外循环，肺动脉压力有重要的参考价值。肺动脉压力监测可以持续到术后不再需要应用肺血管扩张治疗时。

②心排血量监测和持续心排血量监测了解术中的心功能情况，并可根据血流动力学公式计算体循环阻力和肺循环阻力，借以了解末梢血管和肺血管张力，指导血管活性药物的应用。

③TEE监测更有利于观察心脏活动和大血管情况。在肺移植术中，TEE监测可观察肺动脉阻断时心功能的变化，以判断心脏是否能耐受；也可在移植后观察肺静脉与左心房的吻合是否恰当，也可发现是否出现气栓等。

④脑电双频指数及脑电图监测由于肺移植术中循环功能波动较大，容易出现浅麻醉而发生术中知晓，脑电双频指数监测可以预防术中知晓。

⑤纤维支气管镜检查应贯穿于整个围术期，术中纤维支气管镜检查可确定双腔气管导管的准确位置。也可在直视下清理气道分泌物。移植肺支气管吻合后开放前观察支气管吻合口质量，排除吻合口漏气、狭窄等，并再次清理呼吸道。术后气管镜检查不仅为排异反应的重要诊断依据，而且在患者排痰困难时可做气管内吸引。

⑥监测呼吸动力学监测呼吸频率、潮气量、气道压力、气道阻力、肺胸顺应。实时监测呼吸动力学，可以反映患肺和供肺的功能状况，调整最佳通气参数，实现通气和换气。

⑦脑氧饱和度监测利用近红外光谱技术持续监测局部脑氧饱和度，如果低于55%应考虑有脑缺氧存在。在肺移植手术中也可作为是否需要体外循环支持的一个指标，有条件应该常规监测。

四、肺移植的麻醉管理

肺移植可采用单纯全身麻醉或者全身麻醉联合硬膜外阻滞麻醉。采用后者的优点是可减轻术中及术后应激反应、减少全身麻醉的用药量、延续至术后镇痛可减少阿片类药物的应用，避免呼吸抑制而促进呼吸功能的恢复。其弊端在于：硬膜外穿刺增加硬膜外穿刺相关的并发症，此外，部分患者难以配合硬膜外穿刺需要患者特殊体位。

麻醉管理的重点在于麻醉诱导和维持、麻醉初期正压通气、单肺通气的建立与维持、肺血管钳夹和移植肺再灌注时呼吸循环的维持、再灌注前后处理、全程内稳态的调控等。而对序贯双肺移植的另一挑战为先移植一侧肺水肿的防治与功能维护。麻醉诱导是整个麻醉中最关键的阶段。常采用头高位，可选快速诱导。可缓慢注射咪达唑仑，芬太尼和依托咪酯等药物避免血压骤降，从诱导到插管完毕要保持回路内压力，避免通气不足和高碳酸血症，以及浅麻醉导致肺动脉高压。麻醉维持通常是静脉麻醉药物的联合持续输注。全程强调个体化，麻醉用药应选择对生理干扰小、对心肺功能无明显影响的药物。

宜采用双腔支气管导管，并确保整个手术过程中导管位置正常、有效分隔双肺。呼吸管理是肺移植麻醉的重要内容，应选用合理的机械通气，可能需随时调整通气参数与呼吸模式。通气模式的选择有赖于患者基础病变的生理学改变，限制性通气功能障碍需要更长的吸/呼比，更小的潮气量和更快的呼吸频率。阻塞性通气功能障碍则相反，需要更低的吸/呼比，更高的潮气量和较低的呼吸频率。术前动脉血气的测量可以指导术中机械通气的管理。严重的气道阻塞常常造成术中肺的过度充气，降低静脉回流，压迫心脏而导致严重的低血压。因此机械通气后造成的持续低血压或原因不明的低血压，可尝试脱开呼吸机连接管，如果血压回升，循环得到改善，则可以明确诊断并治疗动态过度肺通气（DHI）。终末期的肺疾病患者，术前双肺通气下可能已经存在严重的呼吸功能下降甚至衰竭。因此，此类患者单肺通气的管理对于麻醉医生最具有挑战性。单肺通气时常常增加肺内分流而加重低氧状态，尽管分钟通气量不变，但患者储备功能有限，有效通气量下降与缺氧同步出现。此时，麻醉医师可以通过以下手段改善低氧状态，如：增加吸入氧浓度，改变正压通气模式，必要时可增加通气量，还可以适当增加 PEEP 以改善氧合。但需要注意增加 PEEP 的同时也增加肺循环的负荷，对存在肺高压的患者可能会使低氧血症进一步恶化，因此应该根据患者动脉氧分压及肺动脉压的监测结果进行调整。关于通过高频通气（high frequency ventilation，HFV）来改善低氧的技术，临床上效果不一，尚需进一步的研究，最近一篇荟萃分析比较了高频通气和传统通气方式在急性肺损伤中的作用，提示高频通气能明显改善氧合。肺动脉吻合完成后，应缓慢、温和膨肺，快速的膨肺可能会导致气压伤、手术吻合部的泄漏或肺水肿。注意膨肺前先清理移植侧肺内分泌物。

循环管理也是肺移植麻醉的重要内容，循环管理的目标为血动力学稳定。合理的循环容量与质量是调节重点。移植肺植入前的麻醉前半阶段，因术前禁食，麻醉用药引起的扩容状态需要补充液体，避免容量不足；移植肺植入后应以防治肺水肿为处理重点，由于该肺水肿不仅与缺血再灌注损伤有关，而且移植肺缺乏淋巴回流，因此应在保证机体最低有效循环血量的基础上尽可能限制液体输入，必要时还需利尿以防移植肺失功能。多巴胺、去甲肾上腺素、肾上腺素等血管活性药物可灵活使用，有时还需要前列腺素 E1、NO 吸入（10～40ppm）等。

移植手术过程中常采用试验性肺动脉阻断来预先判断是否需要 CPB，关键看肺动脉阻断后体循环压力和氧合是否能维持来决定是否采用 CPB。手术过程中也可使用肺动脉导管监测 SvO_2 作为判断是否进行 CPB 的标准，认为 SvO_2 低于 65% 时即需行 CPB。目前认为 CPB 增加出血和早期移植肺功能障碍的风险，经股血管插管小剂量肝素（5000U，24 小时），使用体外膜肺氧合（extracorporeal membrane oxygenation，ECMO）应用方便、导管不影响术野、术中心肺功能稳定、体温正常、失血少不增加输血，并可延续至 ICU，使移植后有移植肺水肿的病例在 ICU 治疗更加容易。

肺移植受体一般都有不同程度的肺动脉高压，原因是一种突然的急性反应（如一侧肺动脉阻断）造成动力性肺血管阻力增加、右心室负荷增加引起的急性右心衰竭。缩血管药物、高碳酸血症、酸中毒、激动或疼痛等也可引起急性肺血管阻力增加而损害右心室功能，术中应注意避免上述因素的影响。处理包括在有创压力监测下调整血管活性药物，以使心肌收缩力、血管张力、血容量对维持循环更为适宜。应避右心室前负荷超过15mmHg，防止增加右心室的室壁压对心肌灌注的不利。血管扩张药物如前列环素或前列腺素或吸入NO_2可改善右心功能。但同时可引起体循环低血压，这样不得不降低扩血管药物的滴注速率而增加对正性肌力药物的需要量，而后者又同时增加肺血管阻力。因此，需要权衡利弊。治疗严重低血压危急状态的方法是用缩血管药物去氧肾上腺素或去甲肾上腺素。旨在增加体循环压力而改善右心室灌注，以阻断因右心室缺血引起的恶性循环。

在肺移植手术中，移植肺缺血再灌注损伤的发生率高达25%，可导致原发性移植肺功能不全，功能延迟恢复以及急性、慢性排斥反应等，是影响移植术后短期和长期存活的重要因素之一。近年来普遍认为防治缺血再灌注损伤的方法有：

①再灌注供体肺吻合后，应缓慢、温和地膨肺和开放肺动脉血流。移植肺开放后，通气模式用低浓度氧吸入、小潮气量、低频率、5cm的PEEP使移植肺处于休息状态。再灌注最初的肺动脉压力非常关键，再灌注恢复过快会导致不可逆的肺损伤，运用控制性的再灌注可减轻缺血再灌注损伤。移植手术后在不影响心室收缩力和心排血量的情况下应保持尽可能低的肺毛细血管楔压。

②清除自由基，运用自由基清除剂对抗自由基损伤对肺起到保护作用。

③减少钙超载，在再灌注前或再灌注开始时给予钙拮抗剂，可抑制细胞内钙超载，减轻缺血再灌注损伤。

④吸入NO可改善移植肺功能，并可能有助于预防早期移植肺功能障碍。

术毕一般应更换单腔气管导管带管送达ICU，原则上呼吸支持至移植新肺可能出现的水肿期结束。术毕近期的呼吸支持利于移植新肺的功能恢复，并利于双肺的协调活动。但需呼吸支持的时间可能存在较大的个体差异。术毕于手术室内早期拔管，拔管后24h内可能会因为通气不足、肺水肿、出血或气胸再插管；大多数单肺移植患者可在手术室拔管，但仍需进一步的研究及探讨。肺移植术后的疼痛和常规胸科手术的疼痛治疗目的一样，适度的疼痛治疗、有利于维持患者术后足够的呼吸深度和咳嗽能力以防治术后肺部的并发症。

总之，肺移植麻醉对大多数有经验的麻醉医生仍然是一种挑战，麻醉管理中仍存在很多值得探讨的问题和研究的热点，如供体肺IR损伤的保护，围术期保护性肺通气及控制肺动脉高压和右心衰的发展，限制容量，抑制机体炎性反应，合理应用激素和免疫移植药物等均成决定肺移植手术成败的关键因素。此外，对终末期呼吸衰竭的肺移植患者，如何选择合理的通气模式和凝血方面的调整仍有待进一步探索。

五、心肺联合移植手术的麻醉管理

心肺联合移植最早报道于1968年，至2010年3月器官获得和移植网络公布了美国已完成1032例心肺移植，其1年存活率为60%。20世纪80年代后期是心肺联合移植的高峰期，90年代后随着心脏、单肺和双肺移植的技术日趋完善，且供体器官的严重不足的情况，导致了心肺联合移植趋于平稳态势。心肺联合移植的适应证主要为终末期肺部疾患，包括各种不可逆的肺血管病及肺实质性病变，内外科治疗无效的肺动脉高压、肺囊性纤维化及部分先天性心脏病也是心肺联合移植的主要适应证。麻醉医生应在术前掌握病情，制订周密计划。与手术组密切联系，明确外科手术的步骤和方法，从而制订围术期的麻醉处理方案。

1. 麻醉诱导与维持的注意事项 维持心脏收缩力、避免肺血管收缩是麻醉管理总的原则。麻醉诱导前宜适当补充血容量，因心肺移植受体术前均存在低排高阻，心肺功能严重受损，对各种麻醉药物耐受差。应选用对循环移植较小的药物诱导和维持麻醉。可选用咪达唑仑、依托咪酯和阿片药物芬太尼等，否则过度心肌抑制及血管扩张作用对患者不利。因此类患者多伴有呼吸功能不全，部分患者在机械通气时可出现高碳酸血症，只要循环功能稳定可以接受允许范围内的高碳酸血症。心肺移植术在体外循环下进行，相对呼吸管理较序贯性双肺移植简单，无需肺隔离技术，推荐应用加强钢丝导管以避免术中不慎压迫对气道通畅的影响，也不反对使用双腔支气管导管。手术开始后，应尽可能缩短建立体外循环的时间。遇有严重低血压甚至心搏骤停时，可紧急建立体外循环；对于极危重的患者术前必要时可考虑先在局部麻醉下建立股静脉-股动脉转流后再开始麻醉诱导，以免诱导时心搏骤停。麻醉维持可在BIS及肌松监测下用丙泊酚3～5mg/(kg·h)或低浓度七氟醚吸入，间断或持续静注芬太尼类及肌肉松弛药。

2. 呼吸、循环功能的维护 有创血流动力学和右心功能的监测格外重要。由于术前严重心力衰竭及肺动脉高压，漂浮导管置入困难者可用经食管超声心动图监测。如果已经放置了漂浮导管，在体外循环开始后应将导管退至上腔静脉内，待吻合完毕后再放至右心房，复跳、心脏充盈后再漂至肺动脉主干，肺动脉压力监测对于术后处理有一定的指导意义。

治疗肺动脉高压、增强右心功能的用药基本原则与肺移植患者一致，即需要注意静脉应用扩血管药物在扩张肺血管的同时也可引起体循环血管的扩张和低血压，因此，在用药时要谨慎，尽可能发挥其扩张肺血管、降低肺动脉压、增强右心功能，从而增加左心前负荷、提高左心室射血分数、升高体循环血压、改善心肌冠脉供血的有益作用，而避免引起动脉血压下降、肺内分流增加和心肌供血不足。也有学者推荐联合应用酚妥拉明和β-受体阻断药以控制心率和肺动脉压力。

3. 心肺移植后缺血再灌注损伤的防治 尽可能缩短供体心肺热、冷缺血时间，适宜的心肺保护液灌洗供体心肺等工作是整个心肺移植团队需要注意的问题。麻醉的重点是在移植心脏复跳、移植肺开始通气阶段对心、肺功能的保护，并要在后续缺血再灌注损害显现心肺功能下降时维护脏器的灌注和氧合。具体措施包括：①主动脉开放前应用甲泼尼松龙500mg；②使用升压药升高血压；③受体肺通气模式应从低浓度氧开始，用正常的呼吸频率和低潮气量，并增加5～10cmH_2O的PEEP降低肺内分流。主动脉开放后在避免缺氧的前提下尽可能降低吸入氧浓度，警惕多种因素所致的移植肺失功能和超排斥反应。如果移植肺失功能，可采用体外膜肺（ECMO）支持，使肺处于休息状态（低浓度氧吸入、小潮气量、低频率、PEEP 5cmH_2O），并加强循环功能的调控，等待移植肺功能的恢复。

4. 心肺移植中的体外循环（CPB）技术 国外移植中心一般采用低压低流量CPB技术，一般流量维持在40ml/(kg·min)，平均血压4～8kPa，直肠温度20～30℃。在分离病心阶段麻醉处理的关键是维持血压和肾功能保护，同时避免发生严重的细胞内酸中毒。可使用强心及血管收缩药物如多巴胺。心脏吻合时间一般为60～90分钟，吻合完毕升主动脉开放后常规予异丙肾上腺素强心和增加心率，复跳后待体温升至36℃即可停止CPB。停用CPB后心肌收缩无力可采用多巴胺、多巴酚丁胺等，如发生急性右心衰，可应用肺血管扩张剂处理。停CPB后另一个常见问题是各种室上性和室性心律失常，这与供心缺乏迷走神经及对儿茶酚胺敏感有关，可常规应用抗心律失常药物处理。但由于存在两个窦房结活动点，对上述心律失常的诊断提出了更高的要求。

第三节 肾移植的麻醉

自1954年Murry首次运用肾移植（renal transplantation）的方法治疗终末期肾脏疾病患者，到20世纪90年代，肾移植技术日臻成熟，受者的生存率及生活质量大为提高。目前肾移植已成为存活率最高的一种器官移植，其手术方式及麻醉方法均已比较成熟，肾移植已经成为各种原因引起的终末期肾病的首选治疗方法。

一、终末期肾病的病理生理

各种原发性或继发性慢性肾脏疾病将导致的肾功能进行性减退，体内代谢废物的潴留，水电解质酸碱平衡失调等内环境紊乱和内分泌异常，进而出现一系列症状的临床综合征，最终会发展为慢性肾衰竭。近年来，慢性肾脏病（chronic kidney disease，CKD）患者的发病率、住院率均明显升高，严重威胁人类的健康与生命。慢性肾衰竭是一个缓慢而渐进的过程，根据肾功能损害的程度，我国学者将慢性肾衰竭（chronic renal failure）分为4个阶段：

①肾功能不全代偿期：此阶段患者虽肾脏储备能力已降低，但通常无临床症状。实验室检查：肌酐清除率（Ccr）>50%，血肌酐（Scr）<133μmol/L。

②肾衰竭期：又称尿毒症早期，临床上多会出现明显的贫血及恶心呕吐等消化道症状，出现轻中度代谢性酸中毒和水钠潴留、钙磷代谢紊乱。可伴有乏力、精神不振等神经系统症状。实验室检查：Ccr 10%～25%，Scr 211～422μmol/L。

③肾功能不全失代偿期：此阶段患者可出现轻度贫血、乏力、夜尿增多等临床表现。实验室检查：Ccr 25%～50%，Scr 133～211μmol/L。

④尿毒症期又称尿毒症晚期，临床上表现出各种尿毒症的症状，如严重贫血、恶心呕吐、水钠潴留、低钙血症、高钾等，并因全身多器官受累而出现相应的临床表现。患者通常需要接受透析治疗。实验室检查：Ccr小于10%，Scr大于422μmol/L。

慢性肾衰竭患者早期通常无明显的临床症状，而仅仅表现为蛋白尿、夜尿增多等基础疾病的症状。终末期才会出现一系列的临床症状，最终引起全身多个器官系统的功能异常。终末期肾病常见的

表 26-3　终末期肾病常见合并症

系统	合并症
心血管病变	心肌疾病、动脉粥样硬化、小动脉硬化、高血压、慢性心力衰竭等
血液系统损害	贫血、血小板功能异常、血栓
神经系统损害	尿毒症脑病、外周神经病变、自主神经病变、透析相关性脑病
矿物质代谢紊乱及骨代谢异常	钙磷代谢紊乱、甲状旁腺功能亢进、肾性骨营养不良、血管钙化
免疫缺陷与感染	免疫功能低下，各种感染的发生率明显高于一般人群
胃肠道系统	胃排空延迟、恶心、呕吐、消化性溃疡、胃瘫
肝脏	低蛋白血症、肝炎

全身各脏器合并症见表 26-3；首先是：

①代谢的改变，肾衰竭患者由于其排泄功能障碍，常引起不同程度的水钠潴留，而水钠潴留又会进一步造成细胞外液增多和低钠血症。低钠血症是指血清钠低于 135mmol/L。按体内钠的情况及引起低钠血症的原因可以分为稀释性低钠血症和缺钠性低钠血症两种常见类型。高钾血症是慢性肾衰竭患者最致命的电解质紊乱。慢性肾衰竭患者由于肾单位减少，机体对钾的排泄减少，当摄入量超过排泄速度时可迅速出现高钾血症。其他离子如钙、镁、磷的紊乱也十分常见。此外，患者主要表现为代谢性酸中毒。酸中毒可引起心肌收缩力降低以及儿茶酚胺反应性降低。酸中毒亦可导致氧离曲线左移，组织的氧供减少。

②心血管疾病是引起终末期肾病患者死亡的首要原因，高血压、高血容量、酸中毒、贫血及血液透析引起的大量动静脉瘘等均可导致心包炎、心脏向心性肥大、心功能不全和充血性心衰。

③慢性肾衰竭患者水钠潴留可引起肺水肿，导致限制性通气功能障碍和氧弥散功能降低，造成低氧血症。

④绝大多数慢性肾衰竭患者都伴有贫血，主要与患者促红细胞生成素减少及红细胞寿命缩短有关。其他造成慢性肾衰竭患者贫血的因素包括消化道出血、叶酸和维生素摄入不足及尿毒症毒素对骨髓的抑制等。此类患者还常伴随白细胞功能受损，免疫力低下及血小板功能异常和凝血缺陷。

⑤慢性肾衰竭患者神经系统病变可分为中枢神经系统病变和周围神经系统病变。中枢神经系统病变早期可表现为淡漠、记忆力减退、扑翼样震颤、嗜睡昏迷等。周围神经病变主要表现为下肢远端感觉异常。伴有自主神经病变的患者常出现体位性低血压、发汗障碍等，全麻诱导时易出现低血压。

二、麻醉前评估和准备

1. **麻醉前评估**　肾移植术受体绝大多数为慢性肾衰竭患者，病情复杂，存在高血压、贫血、电解质酸碱平衡紊乱等严重并发症。因此，麻醉医生需在术前对接受肾移植手术的患者进行全面的医学回顾及评估，从而制订相应的防治措施。终末期肾病常合并多器官和系统的病变，并且这些潜在的病变通常与肾衰竭之间存在协同作用，可增加麻醉和手术后的死亡率。因此，在术前评估时因对每一器官、系统进行仔细的评价。

终末期肾病患者多数有各种心血管疾病的危险因素，因此，肾移植术前仔细检查患者是否患有心血管疾病是至关重要的。心血管疾病严重程度的初步评价包括仔细的临床检查、心电图、胸片等。中度或重度心肌缺血表现的患者则要接受冠状动脉造影检查。在许多肾移植中心，如果 ESRD 患者合并糖尿病，并且糖尿病史超过 25 年，则倾向于接受冠状动脉造影检查，因为积极地干预可改善患者的预后。拟接受肾移植手术的患者通常正在接受透析治疗，其液体状况很难评估。麻醉医生应根据透析的类型、透析频率及最后一次透析的间隔时间判断患者是高容量还是低容量。体格检查中应观察患者动静脉瘘的位置，术中避免在动静脉瘘的上肢行血压监测、静脉穿刺等操作，防止血栓形成。实验室检查应该在手术前进行。如果术前血钾超过 6.0mmol/L，应推迟手术，采取透析等治疗方式。由于患者术前常合并严重的贫血，术前应明确血红蛋白的水平。如果有出血史或者其他可能患有的凝血疾病，应进行凝血检查。所有心脏疾病风险的患者都应做心电图检查，必要时需做 24 小时动态心电图检查。

2. **术前准备**　良好的术前准备是肾移植后长期存活的重要因素之一。近年来研究发现，在改善患者全身基本状况的前提下，患者接受透析治疗的时间越短，越有利于移植肾的长期存活。拟接受肾移植手术的患者，必须经过充分的透析治疗，使患者的病情得到改善，有利于麻醉实施和术中管理。

肾衰竭患者尤其是尿毒症患者胃排空时间明显延长,并且可能存在消化系统的其他病变。因此,慢性肾衰竭患者肾移植术前禁食时间至少20小时。肾衰竭患者常合并严重贫血,术前可使用叶酸、促红细胞生成素改善贫血,使血红蛋白升至70g/L以上。慢性肾衰竭合并高血压患者应积极进行抗高血压治疗。心功能不全的患者手术危险大,术前应积极治疗,减轻心脏前后负荷,加强心肌收缩力。

三、肾移植受体的麻醉管理

1. 椎管内麻醉　肾移植麻醉的方法包括椎管内麻醉和全身麻醉。近年来,也有采用硬膜外麻醉与全身麻醉同时应用的复合麻醉。椎管内麻醉主要包括蛛网膜下腔麻醉(腰麻)、硬膜外腔阻滞和腰麻-硬膜外联合阻滞。对于拟接受肾移植的患者,只要无明显凝血功能障碍及其他椎管内麻醉禁忌证,均可选用椎管内麻醉。椎管内麻醉用药少,对机体生理干扰相对较小,局麻药中不应添加肾上腺素,以防止肾血流较少导致肾损害。椎管内麻醉术后肺部并发症较全身麻醉少,并且能够提供满意的术后镇痛。不足之处在于其难以应对术中出现的突发状况,导致术中管理较为被动。全身麻醉能够完善地控制呼吸,确保患者术中氧供,提供良好的肌松以满足各种手术条件,相对椎管内麻醉来说较为安全,但需根据患者的状况选择对循环、代谢等影响较小的全身麻醉药。此外,肾衰竭患者由于低蛋白血症和贫血,易导致药物使用过量。

由于药物作用时间的限制及术中不能追加药物,单纯蛛网膜下腔麻醉现在已经很少应用于肾移植麻醉。连续硬膜外阻滞是目前国内肾移植术首选的麻醉方法。操作时多采用“双管法”,即取T_{11}~T_{12}间隙穿刺并向头侧置管;L_2~L_3穿刺向尾侧置管。麻醉范围应覆盖下腹部和盆腔,阻滞平面不宜超过T_8。液体补充应当以维持血流动力学稳定为原则,避免麻醉药引起血管扩张而导致血压明显下降。脊麻-硬膜外联合阻滞也是临床上常用的麻醉方法,该法起效迅速,效果确切,不仅可避免全身麻醉对患者的影响,又可减少单纯硬膜外阻滞的局麻药用量,还便于术后通过硬膜外给予镇痛治疗,当手术时间长脊麻局麻药作用减弱或消失时,可通过硬膜外导管追加局麻药。

2. 全身麻醉　静脉麻醉药诱导药的选择取决于患者的整体健康状态、容量状态及心血管功能等,可选用对血流动力学影响较小的药物组合进行快诱导插管。为减轻气管插管时的应激反应,可用1%丁卡因1~2ml行气管表面麻醉。纠正术前低血容量可避免诱导时低血压。对于胃轻瘫和反酸患者可能出现胃排空延迟,应警惕胃内容物反流误吸。此外,诱导时给药速度不宜太快,用药剂量不宜过大。全麻维持全麻多采用吸入麻醉剂地氟醚或异氟烷。这两种药物都没有肾毒性,而且,无论是否合并肾脏疾病,这两种药物都不会使肾功能进一步恶化。七氟醚很少用于肾移植手术的麻醉。因为七氟醚经肝脏代谢后会产生一种无机氟化物,已经被证明具有肾脏毒性。麻醉过程中应给予芬太尼等麻醉镇痛药物,减少吸入麻醉剂的用量。在肾脏疾病的患者中,芬太尼、舒芬太尼、瑞芬太尼及阿芬太尼的药动学不会发生明显的改变,都可以应用于肾移植手术的麻醉。顺式阿曲库铵代谢方式为不依赖肝肾功能的血浆霍夫曼消除,不会延长肾衰竭患者的作用时间。

3. 术中管理主要事项　维持血流动力学稳定:慢性肾衰竭患者均伴有高血压,术中既要控制高血压,又应避免发生低血压。一般情况下宜维持血压在正常较高水平,特别是血管吻合完毕开放血流前扩充血容量可增加移植肾血流,提高移植肾的即时功能,从而提高移植肾的成活率和患者的生存率。血压偏低时,给予少量多巴胺静脉持续输注。液体疗法:接受肾移植的患者通常正在接受长期的透析治疗,其液体状况很难评价。患者进入手术室时是高容量还是低容量取决于透析的类型及末次透析后的时间间隔。必须监测中心静脉压,以判断体内血容量是否充足。贫血的患者需及时输血。利尿剂通常用于促进移植肾生成尿液。渗透性利尿剂,如甘露醇通常用于增加尿量和减少多余的体液,因渗透性利尿剂并不依赖于肾的浓缩功能而达到有效利尿。并且,研究表明甘露醇的渗透效应能够减少肾小管的肿胀,降低急性肾小管坏死及移植肾功能恢复延迟的发生率。术中由于药物、输血以及移植肾的含钾保存液都会使血清钾升高,因此应监测钾离子浓度,避免高血钾。

尿量监测:移植肾再灌注后,应重新记录尿量。低血容量、低血压、急性肾小管坏死、急性排斥反应或者外科引起的机械性的原因都会引起少尿或无尿。评价肾移植术后的尿量通常要先明确患者的容量状况。肾活检有助于判断是否发生急性肾小管坏死或者急性排斥反应。

四、儿童肾移植的麻醉管理

近年来随着外科技术的进步及新型免疫抑制

剂的应用，儿童肾移植的成功率及移植肾的5年存活率已明显提高，已经成为儿童终末期肾病的首选治疗。由于生理发育和心理成长的特点，儿童肾移植在临床特点、围术期处理及术后随访等诸多环节中与成人肾移植不完全相同。儿童终末期的主要原因是各种原发性肾小球肾炎、先天性泌尿系统畸形及遗传性疾病。一般小于5岁的患者通常为先天性的泌尿系统疾病，而大于5岁的患者多为获得性肾脏疾病或者遗传性疾病。

儿童肾移植通常接受的肾源是成人肾脏而不是年龄相似的儿童肾脏，因此存在移植物大小和髂窝空隙不成比例的情况，通常将移植肾置于后腹膜。随着受者年龄减小，外科手术技术的难度逐渐增高，尤其是2岁以下的受者，术后病死率较高。若引起患儿肾衰竭的原因是尿道先天畸形，则必须在移植前或移植的同时进行相应的处理，以恢复尿道的正常解剖和功能。一般认为2岁以下儿童肾移植的围术期麻醉管理则十分复杂。儿童的有效血容量相对较少，接受成人肾脏移植的儿童术中应密切监测血流动力学。在开放移植肾血流时应考虑小儿心搏量难以满足成人供肾血流动力学要求以及成人供肾将储存大量血液的情况，因此移植肾再灌注前应充分扩充容量以防止突然出现低血压。通常使用白蛋白等胶体将中心静脉压提高至16～20mmHg。此外，由于在进行血管吻合时需钳夹大动脉，再灌注时由于远端肢体缺血可引起酸中毒。再灌注时大量器官保存液进入血液也会引起高钾血症。

儿童免疫防御能力强，更容易发生急性排斥，并且年龄越小，免疫反应性越强。儿童对免疫抑制剂的耐受性不强，因此需要同时兼顾移植肾排斥反应和药物的肾毒性。目前主要使用钙调神经抑制剂（CNI）和麦考酚吗乙酯（MMF）等强效免疫抑制剂。儿童肾移植术后是否完全停用激素，目前仍存在较大争议。

五、肾移植术后注意事项

1. 肾功能的恢复情况　术后患者宜送监护病房专人护理，早期应持续吸氧，防止低氧血症对移植肾的损害。故术后应严格记录液体出入量，防止严重脱水、低钾血症、低钠血症和代谢性酸中毒等电解质紊乱及酸碱失衡的发生。对于术后无尿或者少尿患者，首先应明确原因，排除移植肾血管的问题，然后鉴别诊断是急性肾小管坏死引起的肾衰竭还是移植肾的排斥反应。移植肾的排斥反应是移植肾功能丧失的主要原因之一，可分为超急性排斥（hyperacute rejection）、加速性排斥（accelerated acute rejection）、急性排斥（acute rejection）和慢性排斥（chronic rejection）。而肾移植术后急性肾小管坏死主要是由于肾缺血缺氧引起，早期出现少尿或无尿，当移植肾无功能时，应及时进行血液透析治疗。

2. 防治感染　肾移植患者免疫力低下，术后放置导尿管、引流管以及免疫抑制剂的应用等易导致尿路、切口及肺部感染，故应早日拔除不必要的引流管。术后4～5天可用抗生素预防感染，拔去导尿管、引流管后停用。免疫力低下最易发生在术后1～2个月，国外报道发生巨细胞病毒（CMV）感染最高可达60%～70%，发病率20%～30%。预防性应用更昔洛韦和阿昔洛韦可有效减少CMV感染率和发病率。肾移植术后患者需长期使用免疫抑制剂，因此，接受其他手术时应考虑到免疫抑制剂的作用，特别注意药物之间的相互影响及预防感染。

总之，对于肾衰竭的患者，肾移植既能提高生存率，又能改善生活质量。但肾移植患者全身情况差，对麻醉管理者来讲是一个挑战。因此，麻醉医师对肾衰竭及相关疾病的病理生理变化应该有完整的认识，对移植肾再灌注的生理改变充分理解，才能对肾移植患者进行正确的麻醉和围术期处理。

第四节　胰肾联合移植的麻醉

自1966年Kolly和Lillehei首次进行胰腺移植（pancreatic transplantation）以来，随着新型免疫抑制剂的临床应用器官保存技术和手术方式的改进，成功率显著提高。据国际胰腺移植登记机构记录，至2004年全球已实施23 043例胰腺移植，目前国外约有3/4患者施行胰肾联合移植（simultaneous pancreas-kindey transplantation，SPK），1/4患者在肾移植后再行胰腺移植或仅施行胰腺移植。目前认为胰肾联合移植是治疗2型糖尿病合并终末期肾病最有效的方法。

2型糖尿病合并终末期肾病是胰肾联合移植的标准适应证。具体有如下适应证：①肾衰竭：进展期糖尿病肾病或依赖透析治疗，血肌酐>265μmol/L；②血清C肽浓度下降；③较低的心血管疾病风险（没有或轻微冠心病）；④无糖尿病血管并发症，如截肢等；⑤有良好的对的心理顺应性；⑥能很好地理解复杂性，并能顺从移植后的治疗方案。

胰肾联合移植是目前国内外多数移植中心采用的方案，长期生存的受者都具有良好的生活质量。中国糖尿病发病率约为5%，其中90%为2型糖尿病。因此，中国的SPK受者中，2型糖尿病所占比例较欧美国家大。与1型糖尿病受者比较，虽然2型糖尿病受者术后空腹血糖恢复正常的平均时间显著延长，但并不影响远期疗效，受者空腹血糖和餐后2小时血糖均可维持在正常范围。

一、术前评估和准备

胰岛素依赖型糖尿病的病变常累及机体许多重要器官，因此，接受胰肾联合移植的患者均合并有多器官终末期疾病如患者常伴有糖尿病肾病、心冠状动脉疾病、脑血管损害及神经损害等并发症，这些均为麻醉和手术的危险因素。因此术前应根据患者糖尿病的严重程度和重要器官损害程度及伴随疾病，全面予以病情评估。术前检查应包括血糖和电解质测定、心血管功能及肾功能，并详细检查患者有无自主神经病变。

胰岛素依赖型糖尿病患者中，胃轻度麻痹是一个经常被忽略的并发症，术前可使用H_2受体拮抗剂、质子泵抑制剂或制酸药防止误吸。术前使用镇静药应持谨慎态度，咪达唑仑和阿片类制剂在尿毒症患者血浆中游离浓度增加，可能导致严重的中枢抑制，同时阿片类制剂可引起胃排空延迟，使误吸的发生率增加。但阿托品或东莨菪碱可常规应用，它可降低迷走神经张力，减少呼吸道分泌物，有利于保持气道通畅。同时术前用药应尽量不使用肌内注射，因为糖尿病终末期肾衰竭患者出凝血机制存在障碍，使注射部位易发生血肿，可由静脉途径给药。

糖尿病合并终末期肾病患者心血管疾病的发生率显著增高，围术期应特别注意有无发生心肌缺血甚至心肌梗死的可能。自主神经系统评价自主神经病变是糖尿病的主要并发症之一，术前确定自主神经功能十分重要，常用的检查自主神经反射试验为卧立位试验。患者如在术前24小时内行血液透析，要关注血容量是否充足，此类患者在麻醉诱导时容易发生低血压，术前未行血液透析者，往往出现高血容量、高血压、高钾血症以及酸中毒等情况，但此类患者对慢性血钾升高是可以耐受的，术前血钾不应超过5.5mmol/L，应避免一些导致血钾升高的处理，如注射琥珀胆碱，使用低流量通气等。围术期血糖控制是否良好是PKT能否成功的关键。外源性胰岛素治疗和纠正糖代谢紊乱可防止移植胰腺的胰岛细胞发生功能衰竭，所以在围术期应根据血糖水平调整胰岛素维持血糖在5.6～11.1mmol/L范围。

二、麻醉管理

1. 麻醉选择　依据患者情况选择气管内插管静脉复合麻醉或连续硬膜外阻滞均可。术中麻醉管理原则在于：镇痛要完善，尽可能减少刺激所引起的代谢紊乱；正确使用胰岛素，合理选用电解质溶液，防止酮症酸中毒。硬膜外阻滞麻醉时，部分交感-肾上腺系统处于阻滞范围内，肾上腺素分泌减少，对控制高血糖有利。此类患者常合并有脱水和血管硬化，硬膜外阻滞麻醉时用药比常人要小，如药量稍大，易致阻滞范围过广，引起血压下降。局麻药可选择丁哌卡因和利多卡因，但尽量不加肾上腺素，必要时可加适量麻黄碱。

对不适合选用硬膜外阻滞麻醉者，当选用全身麻醉。有些药物可刺激交感神经使儿茶酚胺分泌增加，肝糖原和肌糖原分解增加，导致血糖升高。目前常用的氟烷、恩氟烷使血糖轻度升高，可以考虑应用。氧化亚氮对血糖无影响，宜当首选。一般静脉诱导药、和肌松药对血糖无影响，阿片类药物如吗啡和哌替啶因其代谢产物仍有活性，且依赖肾脏排泄，故在尿毒症患者体内容易蓄积，不建议使用芬太尼类药物的代谢物无活性，在尿毒症患者中药动学变化不大，而且使用时对血流动力学影响相对较小，较为适合。因此麻醉诱导可选用芬太尼、硫喷妥钠、依托咪酯、丙泊酚、维库溴铵等。麻醉维持可用氧化亚氮一氧、芬太尼和非去极化类肌松药，必要时加吸恩氟烷或异氟烷。

2. 术中监测　患者入手术室后，在局麻下经前臂静脉置入套管针，供采血行血糖和血电解质测定；经左侧桡动脉穿刺置入套管针备取血作血气分析和持续桡动脉压监测，有条件可用手指微量法测定。麻醉过程持续监测血压、脉搏血氧饱和度、心电图和尿量，间断测定血糖及尿糖。行颈内静脉或锁骨下静脉穿刺置管，连续监测中心静脉压，以便及时发现容量与心功能变化之间的关系。对于有心肺疾病史的患者还可置入漂浮导管（导管），监测肺动脉压和肺毛细血管楔压及心排血量，反映左心前负荷和右心后负荷的情况，对于评价患者的心功能具有重要的意义。

3. 术中管理　主要目标是尽量缩短开放后血压下降的时间，维持移植器官的高血流量，提高移植器官的灌注压。要需考虑以下方面：①充足的循环血量;②维持血压平稳;③提高心肌收缩力,上述要求可通过适度的扩容和合理应用血管活性药和正性肌力药物达到;④增加移植肾尿量,肾血管开放前给予甘露醇或呋塞米,增加移植肾尿量可明显减少移植肾早期无功能的发生。

血糖控制是PKT麻醉管理的重要环节,建立循环前每30分钟测定1次,建立循环后每10分钟测定1次,1小时后改为每30分钟测定1次。既要防止机体应激以及胰腺再灌注后由于保护液中和移植物中葡萄糖进入血液导致高血糖,也要警惕胰腺血管中的胰岛素未经肝首过效应一次性大量释放入体循环以及胰腺去神经后分泌调节严重削弱导致的低血糖前者应及时行外源性胰岛素予以纠正;后者可通过补充5%葡萄糖给予预防。

三、SPK患者的术后处理

术后患者应常规如ICU加强监护,严格消毒隔离持续吸氧至少48h,注意观察患者的精神状态和引流量、出血等情况。警惕静息状态心肌缺血,维持循环和容量稳定的基础上加强尿量监测,若<20ml/h,应停用环孢素CsA直至改善;特别注意血糖监测,防止出现低血糖和高血糖等意外。积极预防肺部和下尿路感染,加强抗感染治疗。同时预防和治疗高凝、血栓形成等术后并发症。警惕免疫抑制药所致的严重损害反应。

患者术后应特别注意排斥反应的发生,定期检查血糖、尿pH,尿淀粉酶。尿pH值改变时应收集尿液测定尿淀粉酶,如测定值降至其基础值的一半左右,即可考虑发生排斥反应的可能。发生排斥反应时胰腺受损可产生细胞内生物活性物质的释放,如血清胰腺特效蛋白(PASP)和胰蛋白酶分泌抑制因子(PSTI)等可显著升高,经抗排斥反应治疗后明显下降,因此可用于判断抗排斥反应治疗的效果。PKT术后排斥反应的早期还可表现为血清肌酐浓度升高;如出现血糖增高,C肽水平下降及血管炎,则已至排斥反应晚期。一旦出现排斥反应,应立即分别或联合甲泼尼龙、抗淋巴细胞球蛋白和单克隆抗体治疗。单独使用ALG或OKT3、OKT4抗排斥反应的优点是无激素增高血糖的不良反应。应根据受者的病情不同采用个体化的方案。

(杨立群 黄文起)

参考文献

1. 杭燕南,王祥瑞,薛张纲,等. 当代麻醉学. 第2版. 上海:上海科技出版社,2013
2. 庄心良,曾因明,陈伯銮. 现代麻醉学. 第3版. 北京:人民卫生出版社,2004
3. O'Mahony CA, Goss JA. The future of liver transplantation. Tex Heart Inst J,2012,39:874-875
4. Hannaman MJ, Hevesi ZG. Anesthesia care for liver transplantation. Transpl Rev,2011,25:36-43
5. Della Rocca G, De Flaviis A, Costa MG, et al. Liver transplant quality and safety plan in anesthesia and intensive care medicine. Transplant Proc,2010,42:2229-2232
6. Stock PG, Payne WD. Liver transplantation. Crit Care Clin,1990,6:911-926
7. Schure AY, Kussman BD. Pediatric heart transplantation: demographics, outcomes, and anesthetic implications. Paediatr Anaesth,2011,21:594-603
8. Ramakrishna H, Jaroszewski DE, Arabia FA. Adult cardiac transplantation: a review of perioperative management Part-I. Ann Card Anaesth,2009,12:71-78
9. Blasco LM, Parameshwar J, Vuylsteke A. Anaesthesia for noncardiac surgery in the heart transplant recipient. Curr Opin Anaesthesiol,2009,22:109-113
10. Rajek A, Pernerstorfer T, Kastner J, et al. Inhaled nitric oxide reduces pulmonary vascular resistance more than prostaglandin E1during heart transplantation. Anesth Analg,2000,90:523-530
11. Camann WR, Hensley FA. Anesthetic management for cardiac transplantation. In: Hensley FA jr, Martin DE ed. The practice of cardiac anesthesia. Boeton: Little Brown,1990:441-460
12. Kichuk-Chrisant MR. Children are not small adults: some differences between pediatric and adult cardiac transplantation. Curr Opion Cardiol,2002,17:152-159
13. Skhirtladze K, Zimpfer D, Zuckermann A. Influenza A-induced cardiogenic shock requiring temporary ECMO support and urgent heart transplantation. Thorac Cardiovasc Surg,2012,60:293-294
14. Ricaurte L, Vargas J, Lozano E, et al. Organ Transplant Group Anesthesia and kidney transplantation. Transplant Proc,2013,45:1386-1391
15. Sarin Kapoor H, Kaur R, Kaur H. Anaesthesia for renal transplant surgery. Acta Anaesthesiol Scand,2007,51:1354-1367
16. Smith CE, Hunter JM. Anesthesia for renal transplanta-

tion:relaxants and volatiles. Int Anesthesiol Clin,1995,33:69-92

17. Belani KG, Palahniuk RJ. Kidney transplantation. Int Anesthesiol Clin,1991,29:17-39
18. LaMattina JC,Sollinger HW,Becker YT,et al. Simultaneous pancreas and kidney(SPK) retransplantation in prior SPK recipients. Clin Transplant,2012,26:495-501
19. Dhanireddy KK. Pancreas transplantation. Gastroenterol Clin North Am,2012,41:133-142
20. Wai PY,Sollinger HW. Long-term outcomes after simultaneous pancreas-kidney transplant. Curr Opin Organ Transplant,2011,16:128-134
21. Nagendran M,Maruthappu M,Sugand K. Should double lung transplant be performed with or without cardiopulmonary bypass? Interact Cardiovasc Thorac Surg,2011,12:799-804
22. Glanemann M,Busch T,Neuhaus P,et al. Fast tracking in liver transplantation. Immediate postoperative tracheal extubation: feasibility and clinical impact. Swiss Med Wkly,2007,137:187-191
23. Kim HJ,Lee HW. Important predictor of mortality in patients with end-stage liver disease. Clin MolHepatol,2013,19:105-115
24. Ortazavi MM, Romeo AK, Deep A, et al. Hypertonic saline for treating raised intracranial pressure: literature review with meta-analysis. J Neurosurg, 2012, 116: 210-221
25. Della Rocca G,Brondani A,Costa MG. Intraoperative hemodynamic monitoring during organ transplantation: what is new? Curr Opin Organ Transplant,2009,14:291-296
26. Moola S, Lockwood C. Effectiveness of strategies for the management and/or prevention of hypothermia within the adult perioperative environment. Int J Evid Based Healthc,2011,9:337-345
27. Dhir M,Lyden ER,Smith LM,et al. Comparison of outcomes of transplantation and resection in patients with early hepatocellular carcinoma: a meta-analysis. HPB (Oxford),2012,14:635-645
28. Massicotte L,Beaulieu D,Thibeault L. Con:Low Central Venous Pressure During Liver Transplantation. J Cardiothorac Vasc Anesth,2008,22:315-317
29. Favre JB, Ravussin P, Chiolero R, et al. Hypertonic solutions and intracranial pressure. Schweiz Med Wochenschr,1996,126:1635-1643
30. Kim HJ,Lee HW. Important predictor of mortality in patients with end-stage liver disease. Clin Mol Hepatol,2013,19:105-115
31. Werawatganon T,Charuluxananan S. WITHDRAWN: Patient controlled intravenous opioid analgesia versus continuous epidural analgesia for pain after intra-abdominal surgery. Cochrane Database Syst Rev, 2013, 3:CD004088
32. Feltracco P,Carollo C,Barbieri S,et al. Early respiratory complications after liver transplantation. World J Gastroenterol,2013,19:9271-9281
33. Sørensen LT. Wound healing and infection in surgery. The clinical impact of smoking and smoking cessation: a systematic review and meta-analysis. Arch Surg,2012,147:373-383
34. Hilmi IA,Planinsic RM. Con: venovenous bypass should not be used in orthotopic liver transplantation. J Cardiothorac Vasc Anesth,2006,20:744-747
35. Mayer J, Boldt J, Poland R, et al. Continuous arterial pressure waveform-based cardiac output using the FloTrac/Vigileo: a review and meta-analysis. J Cardiothorac Vasc Anesth,2009,23:401-406
36. Roberts. Barbiturates for acute traumatic brain injury. Cochrane Database Syst Rev,2000,2:CD000033
37. Sud S,Sud M,Friedrich JO,et al. High-frequency ventilation versus conventional ventilation for treatment of acute lung injury and acute respiratory distress syndrome. Cochrane Database Syst Rev,2013,2:CD004085

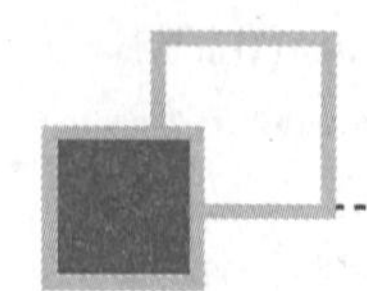

第二十七章　急诊与创伤手术的麻醉

急诊手术患者情况紧急、病情危重、术前准备不充分，因此急诊手术麻醉死亡率较择期手术约高 2 ~ 3 倍，对此要有足够的重视。

第一节　急诊与创伤患者的评估

了解急诊(emergency)手术患者的病理生理特点，准确评估病情，进行必要的术前准备，加强术中监测并积极做好各种抢救准备，对提高急诊手术患者麻醉的安全性、保证手术的顺利完成和改善患者的术后恢复具有重要的意义。

一、急诊与创伤患者的特点

1. 情况紧急　创伤发生后，早期、正确的处理最为关键，伤后开始至伤后一小时以内的时间被称为“黄金一小时”，它是以伤后在院前、院内抢救的连续性为基础，提高生存率的最佳时间。严重创伤患者的抢救强调快而不乱。初步检查后，对危及生命的急症需立即进行处理，待病情稳定后再作全面的检查。有时需手术中边了解病情，边处理。

2. 病情复杂、危重　严重创伤均伴有失血失液，常因急剧血容量丢失而造成失血性休克；烧伤、肠梗阻患者大量体液丢失也可造成低血容量性休克；腹膜炎、急性胰腺炎或其他严重外科感染可导致感染性休克。胸部创伤、颅脑创伤或复合创伤等病情发展迅速，可导致呼吸循环衰竭而死亡。

3. 疼痛剧烈　创伤、烧伤、急腹症尤其是骨关节损伤等多种急症患者均伴有严重疼痛，不仅增加患者痛苦，而且能加重创伤性休克，促使某些并发症的发生。

4. 饱胃　创伤患者多为非空腹。疼痛、恐惧、休克、药物的应用均可使胃排空延长。有人强调指出，急诊患者一律按饱胃处理。

二、急症与创伤后的病理生理改变

1. 失血和血容量减少　创伤后失血、严重外科感染、肠梗阻等造成的体液大量丢失，均引起有效循环血量急剧减少，引发组织低灌注，无氧代谢增加，乳酸性酸中毒，再灌注损伤，以及内毒素移位，细胞损伤，最终导致多器官功能衰竭。

2. 心功能改变　即使发病前心功能正常，患者仍可能出现心肌收缩力下降、心律失常、心衰，甚至心搏骤停。可能的影响因素包括：

（1）休克导致心肌缺血。

（2）创伤时心肌抑制因子的产生，可降低心肌收缩力。

（3）感染性休克时，大量毒素入血可抑制心肌。

（4）心脏直接受到损伤或挤压、移位。

（5）酸碱失衡及离子紊乱。

3. 肾脏改变　休克早期就会引起肾血流减少，肾小球滤过率降低，尿量减少。创伤后并发急性肾衰竭的死亡率仍高达60%左右。

4. 高血糖　创伤后代谢反应中糖代谢紊乱是重要的变化，严重创伤失血后，常发现血糖增高和乳酸血症。抢救休克时因葡萄糖的利用已受限制，不宜应用大量葡萄糖液。

三、急诊创伤患者的病情评估

当伤者到达医院后，须依据高级创伤生命支持(advanced trauma life support，ATLS)指南对创伤患者气道(airway)、呼吸(breathing)、循环(circulation)和伤残/神经功能(disability)进行评估，并广泛暴露(explore)进行全身检查。确定威胁生命的损伤，并同时进行治疗。在未证实之前，应假定所有患者有颈椎损伤、饱胃和低血容量。

1. 气道评估　包括检查异物、面部和喉部骨折(可触及的骨折和皮下气肿)，以及扩张的颈部血肿。呼吸困难、咯血、发音困难、喘鸣和气体从颈部伤口逸出都是气道损伤的标志。必须去除分泌物、血液、呕吐物及各种异物(牙齿或义齿)。气道操作期间尽量减轻颈椎活动。如果必须暂时移除制动固定装置，助手必须手法保持患者头部中立位。

当怀疑患者不能保持气道的完整性时,则必须建立确实可靠的气道。对于颈部钝性或穿通伤患者,经口腔气管插管可能会加重喉部或支气管的损伤。由于创伤患者易发生呕吐和误吸,因此必须备有吸引设备。

(1) 清醒患者:取决于患者的损伤程度、合作能力、心肺功能的稳定性,有几种处理方法供选择:最常采用快速气管插管;应用喉镜或纤支镜经鼻或经口清醒插管;经鼻盲探插管适于有自主呼吸的患者;个别病例需清醒环甲膜穿刺置管或气管造口。

(2) 躁动的患者:若排除神经肌肉阻滞问题,经口快速诱导气管插管是最好的选择。对于躁动的患者务必除外低氧血症。

(3) 无意识患者:经口插管通常是最安全最快速的方法。

2. 呼吸 快速评价肺、膈肌、胸壁的功能。对于所有的创伤患者必须通过面罩或气管导管供氧。

(1) 通过评估胸壁起伏和双肺听诊确认气体交换是否充分。视诊和触诊能够快速发现损伤,例如气胸。

(2) 张力性气胸、大量血胸和肺挫伤是迅速损伤肺通气功能的常见三种损伤,必须及时发现。正压通气会使张力性气胸进一步恶化,并迅速导致心血管衰竭。

(3) 创伤患者在气管插管或正压通气建立后,必须再次评价呼吸和气体交换。

3. 循环

(1) 通过触诊脉搏和血压测定进行血流动力学的初步评估。

(2) 静脉通路:检查已经建立的静脉通路并确认其通畅。至少需要建立两条粗的静脉通路(最好14G)。对于腹部损伤(可能会发生大静脉损伤)的患者,静脉通路应建立在膈肌水平以上。在怀疑上腔静脉、无名静脉或锁骨下静脉梗阻或破裂,静脉通路建立在膈肌水平以下则有利。

4. 伤残/神经功能评估 简要的神经功能评估能为脑灌注或氧合功能提供有用的信息,而且是预测患者预后的简便快速的方法。

(1) AVPU方法描述意识水平:A=警觉,V=对声音指令反应,P=仅对疼痛刺激有反应,U=对所有刺激无反应。

(2) 格拉斯哥昏迷评分(Glasgow coma scale,GCS):最为常用。最大得分15分,预后最好;最小得分3分,预后最差;8分或以上恢复机会大;3~5分潜在死亡危险,尤其是伴有瞳孔固定或缺乏眼前庭反射者。

5. 全身检查 脱去患者全身衣服,查找受损部位。如果考虑有颈部或脊椎损伤,制动就显得尤为重要。

6. 诊断性检查

(1) 实验室检查包括血型、交叉配血试验、血细胞计数、血小板计数、凝血酶原时间、部分凝血活酶时间、电解质、血糖、血尿素氮、肌酐、尿常规,如有指征可进行毒理学筛查。

(2) 影像学检查包括对所有钝伤患者侧位颈椎摄片、胸片(CXR)及骨盆前后位摄片。对于所有躯干穿通伤患者,胸片是最基本的要求。其他检查包括胸段、腰段、骶段的脊柱摄片以及胸部和腹部CT。

(3) 所有重大创伤患者均需做12导心电图(ECG)检查,有助于判断有无心肌损伤(如挫伤、心包填塞、缺血和心律失常)。

(4) 腹部超声检查着重检查肝脏周围、脾周、膀胱周围和心包积液(创伤患者的重点腹部超声),有助于排除腹部钝挫伤患者明显的腹腔内出血。

四、创伤评分

创伤评分(trauma score)是将患者的生理指标、解剖指标和诊断名称等作为参数并予以量化和权重处理,在经数学计算出分值以显示患者全面伤情严重程度的多种方案的总称。创伤评分通常分为院前评分和院内评分两大系统。院前评分指从受伤现场到医院确定诊断前这段时间内,医护人员根据伤员的各种数据(包括:解剖、生理、伤因、伤型和基本生命体征等)对患者进行伤情严重程度定量做出判断的方法。常用院前评分方法包括创伤指数(trauma index,TI)、创伤评分(trauma score,TS)、修正创伤评分(revised trauma score,RTS)、院前指数(pre-hospital index,PHI)和五功能评分(CRAMS)。院内评分是指患者到达医院后,根据损伤类型及其严重程度对伤情进行定量评估的方法,常用方法包括简明损伤定级(abbreviated injury scale,AIS)、损伤严重程度评分(injury severity score,ISS)和TRISS法(trauma score and injury severity score)。

第二节 急诊与创伤手术的麻醉前处理

一、血容量的估计和补充

血容量的丢失,包括血液中无形成分即血浆和有形成分（主要是红细胞）的丢失，血容量丢失过多（>30%）、过快，机体不能及时有效适应和体液补充，就可发生低容量性休克。因此，失血量的准确评估（包括血液无形成分和有形成分的丢失）对科学、合理输血输液、及时恢复有效循环血容量具有极其重要的临床意义，不容忽视。

（一）院前失血量评估和处理

1. 根据临床表现估计　可根据面色苍白、心率增快、低血压、血细胞比容或血红蛋白下降、患者烦躁、呼吸增快、发绀、低中心静脉压及尿量减少程度来进行评估。创伤出血分的分级及补液原则可参照美国外科学院的急性出血分级表（表 27-1）进行，但老人、贫血及衰竭患者即使出血较少，也可出现严重体征。

表 27-1　创伤出血的分级

项目	分级			
	Ⅰ	Ⅱ	Ⅲ	Ⅳ
失血量（ml）	750	750～1500	1500～2000	>2000
百分比（%）	15	15～30	30～40	>40
脉搏（次/分）	>100	>100	>120	>140
血压	正常	正常	降低	降低
脉压	正常或增高	减小	减小	减小
毛细血管再充盈试验	正常	延迟	延迟	不充盈
呼吸频率（次/分）	14～20	20～30	30～40	>35
尿量（ml/h）	>30	20～30	5～15	无
意识状况	轻度焦虑	中度焦虑	焦虑，精神错乱	精神错乱，昏迷
液体补充（晶体∶血=3∶1）	晶体	晶体	晶体+血	晶体+血

2. 休克指数（shock index，SI）　SI=心率/收缩压，正常值为 0.5～0.7，较单纯血压或心率更能反映患者的失血情况。

3. 根据骨折部位　闭合性骨折时，骨折断端出血量估计：前臂骨折，出血 400～800ml。肱骨骨折，出血 500～1000ml。胫骨骨折，失血 700～1200ml。股骨骨折失血 1500～2500ml。胸椎或腰椎骨折，失血 500～1000ml。骨盆骨折，失血 1500～2000ml。如合并有大面积软组织损伤，失血量必然更多。

（二）院内失血量的评估

1. 实际失血量的估算

$$估算失血量(ml)=\frac{术前\ Hct-实测\ Hct}{术前\ Hct}\times 体重(kg)\times 7\%\times 1000$$

2. 显性失血量的评估

（1）浸血纱布中出血量的计算，通常采用称重法，即：出血量（ml）=［浸血纱布重量（g）-干纱布重量（g）］*1ml/g-所用生理盐水量（ml）

（2）吸引液中失血量的计算，常用容量测定法：此法估计的失血量可能显著大于实际失血量，这是由于随着血液的不断稀释，出血过程中有形成分的丢失也相应减少。

3. 影响临床工作中显性失血量评估的因素　创面出血或渗血流至敷料、治疗巾或地面上的显性失血；渗出血的质量即渗出血中 Hct 或 Hb 水平，后者受原有体内 Hct 或 Hb 水平、血液稀释情况的影响；冲洗或清洗创面、或胸腹腔的用水量。

4. 非显性失液的评估　主要是手术创面的水分或血浆成分的丢失，与手术部位、创面大小、手术时间长短密切相关。其他如经气道、皮肤丢失的水分。

（三）血容量的评估

容量的概念包括血容量和体液容量两个方面。血容量按体重 7% 计算，体重 50kg 的成年人血容量为 3500ml。细胞外液（ECF）量为体重 20%，约 10 000ml。这部分细胞外液电解质含量与血浆相等，但蛋白质含量低，因此胶体渗透压低于血浆。在出血性休克和治疗过程中，ECF 起着重要的作用。当血容量降低时，ECF 首先进入血管，补充血容量，使得 ECF 减少，所以在估计血容量时应同时注意 ECF 容量。

低血容量时以左房压最敏感，但测左房压技术上有困难，一般以肺毛细血管楔压（PAWP）间接反映左房压。临床上常测定中心静脉压（CVP）来评估血容量，CVP只反映右房压，因此以CVP反映右心功能滞后于左房压，需动态观察。CVP正常值为5～12cmH_2O，CVP偏低为血容量不足；而心功能正常，CVP增高常是血容量过多或心功能不全。

（四）液体复苏（fluid resuscitation）

出血或体液丢失引起的低血压和低灌注会引起细胞缺氧，导致无氧代谢和乳酸堆积。对此类患者，应采取有效的止血措施，同时迅速纠正低血容量，促进循环功能的稳定。

1. 液体的种类与特点 晶体液主要包括生理盐水、乳酸钠林格液和醋酸钠林格液等。胶体分天然胶体和人工合成胶体，天然胶体主要包括白蛋白、血浆和各种血液制品，人工胶体主要包括明胶类、羟乙基淀粉类和右旋糖苷等。

晶体液的优点是费用低廉，使用方便，较少出现免疫变态反应，不干扰凝血系统，增加排尿及可以平衡电解质成分；缺点是维持血容量能力差、无携氧能力、无凝血作用且降低血浆胶体渗透压，有水肿的风险。

胶体液的优点是可以快速恢复心排血量和氧供、改善微循环灌注、致肺水肿和全身水肿的发生率很低；缺点是费用昂贵、易导致凝血功能障碍和变态反应发生及肾功能损害等。

2. 快速补液的选择 液体复苏的选择主要根据所丢失体液的类型来进行，确定应给予的液体量比选择液体的种类更重要。

在低血容量的早期首先应使用乳酸林格液或醋酸林格液，补充丢失的细胞外液恢复血容量。生理盐水和乳酸钠林格液可能会导致高氯血症和代谢性酸中毒。大量的晶体液输注还使血浆蛋白浓度下降和胶体渗透压下降，易发生组织和肺水肿。因此在后续液体复苏中，应该使用胶体液，以减轻重要脏器的水肿。对于严重失血患者，应给予输血治疗恢复其携氧功能。

3. 高张（渗）盐溶液（hypertonic saline solution，HS）复苏 此概念起源于80年代，一般情况下高张盐溶液的钠含量为400～2400mmol/L。一般认为，HS可使液体从组织间隙转移到血管内，从而扩充容量逆转由于休克或缺血引起的部分非失血性液体丢失。在出血情况下，应用HS可以改善心肌收缩力和扩张毛细血管前小动脉。对存在颅脑损伤的患者，由于可以很快升高平均动脉压而不加剧脑水肿。但是，目前尚缺乏大规模的循证医学证据。高张盐溶液主要的危险在于医源性高渗状态及高钠血症，甚至因此而引起神经脱髓鞘病变、蛛网膜下腔出血的风险。

4. 存在的争议

（1）关于液体复苏时应用胶体和晶体液的争议：这个问题已经争论了30余年。所有学者都赞同液体复苏的根本是纠正低血容量，但对使用哪种溶液仍存在分歧。

（2）液体复苏的时机：目前有关液体复苏开始的时间是液体复苏研究的热点和难点之一，特别是出血性休克，对于院前转运患者，液体复苏并不能改善预后。最好的策略是控制出血，尽快转运。

（3）液体复苏的终点：传统复苏的最终目标是心率、血压、尿量恢复正常。但在满足上述目标后，仍可发生低灌注，长时间的低灌注可导致多器官功能衰竭。目前很多研究在寻求判定复苏终点的最佳指标，包括心排血量和氧耗、CI>4.5ml/(min·m^2)、DO_2>670ml/(min·m^2)、VO_2>ml/(min·m^2)、酸碱平衡、血乳酸值和特殊器官的监测等。但都存在不足，并不能完全作为复苏的最终目标。

（五）输血问题

危重病患者的血液保护尤为重要，因为其贫血的发生率比一般患者高，诊断性失血也较多。对危重病患者的输血应持慎重态度，尽量采用限制性输血、输红细胞和去白细胞血。对危重病患者进行容量复苏时，要树立容量第一的观点，同时注意晶体液与胶体液的比例。对严重创伤，大量输血时，血液应加温至36℃，并输一定量的新鲜血或成分输血，以补充血小板及凝血因子，纠正凝血功能障碍。

二、反流误吸的预防和处理

急诊创伤患者在麻醉前都应视为“饱胃”而给予必要的处理。饱胃的危险在于胃内容物的呕吐及反流所致的误吸，造成呼吸道梗阻和吸入性肺炎，大量胃内容物误吸的死亡率可高达70%。

（一）增加误吸风险的因素

1. 误吸高风险人群

（1）消化道梗阻患者无论禁食多长时间，均应视为饱胃患者。

（2）孕期超过20周及产后24小时内的妊娠妇女。

（3）食管裂孔疝或胃食管反流的患者。

（4）术前恶心呕吐的患者，如刚开始使用阿片类药物镇痛的患者。

2. 误吸风险可能高的人群

（1）病理性肥胖的患者（体重指数>35）。

（2）糖尿病患者（可能存在胃轻瘫）。

（3）使用阿片类药物治疗急性疼痛而未出现恶心呕吐的患者。

（二）麻醉前饱胃患者的处理

1. 放置胃管　并不推荐急诊患者常规放置胃管，放置胃管可能引起颅内压和眼内压升高。如果有适应证，在应选择大口径双腔胃管。即使放置胃管，也不能完全避免误吸的发生。

2. 应用促胃肠动力药　术前90分钟使用甲氧氯普胺，能减少胃内容物，但对胃酸度没有影响。ASA不推荐术前常规应用。

3. 抑制胃酸药　对误吸高风险患者，应常规使用H_2受体阻断药（雷尼替丁50mg）或氢泵抑制药（如奥美拉唑40mg），能显著提高患者胃液pH值和减少胃内容物量。应在手术前6～12小时静脉注入，并在麻醉诱导前30分钟重复给药。

4. 应用抗酸药　仅在误吸高风险患者中使用。

5. 应用止吐药　ASA不推荐使用止吐药降低反流误吸的风险。

6. 应用抗胆碱药　ASA不推荐使用抗胆碱药来预防误吸。

（三）围麻醉期处理方法

1. 阻塞食管　必要时应用带食管阻塞器的导管插管，可减少误吸的风险。

2. 序贯快诱导插管　是无困难气道饱胃患者气道处理最常采用的方法。应准备吸引器及粗吸引管备用。给予患者预吸氧，依次静脉给予快起效静脉麻醉药、麻醉性镇痛药及肌肉松弛剂，不行控制呼吸，待药物起效后迅速行气管插管。从患者失去气道保护性反射开始到确认气管导管置入并将套囊充气整个操作期间，均应保持将环状软骨压向颈椎（Sellick法）。Sellick法可以预防插管前面罩通气期间，胃内进入太多的气体，并可闭合食管，降低胃内容物反流的风险。

3. 清醒插管　目的在于保留患者的咳嗽反射，避免贲门括约肌松弛导致胃内容反流。清醒插管因肌肉不松弛，有时可能出现声门暴露或插管困难。对神志不清、小儿等不合作患者也不适用。此外，插管时间长，插管反应较大，对心脏病或循环功能不稳定的急症患者也有顾虑。

4. 体位选择　早年有人用头低位的方法预防误吸，现在则认为其不仅不可靠，而且更易引起反流。目前，有人则主张采用头高位的方法预防反流。理论上胃内压通常为18cmH_2O，成年人头高位40°，咽部可高出贲门19cm，故胃内容不易反流至咽部。但低血容量患者，头高位后可能出现循环功能不稳定，须同时将双下肢抬高以助静脉回流。

5. 清醒后拔管　术毕待患者完全清醒后在拔除气管导管，以防拔管后反流。

（四）呕吐和误吸后的处理

全麻诱导过程中发生呕吐，应迅速使头偏向一侧，必要时采用头低位，以助呕吐物外流。发生误吸后，应立即行气管插管，先行气管内吸引，再辅助呼吸，并反复彻底吸引气道。必要时可行气管内灌洗。全身使用抗生素、激素。有缺氧表现时按急性呼吸窘迫综合征处理。误吸有固体物时，须行支气管镜将异物取出。

三、急诊患者麻醉前镇痛

急诊患者往往伴有严重疼痛。有效的疼痛管理，不仅能使患者感觉舒适，而且还有助于抑制应激反应、恢复器官功能和消除疼痛刺激所产生的继发性损害。

1. 治疗创伤疼痛的原则　在以稳定患者重要器官功能的前提下，提供完善的镇痛措施，最大限度地减少患者的痛苦和改善重要器官功能。

2. 院前处理　首要问题是维护患者重要器官的功能稳定，包括气道管理、止血和抗休克，其次是疼痛处理。

（1）镇痛方法包括：使用外周神经阻滞镇痛；静脉注射镇痛药物，如吗啡、氯胺酮或曲马多等。

（2）注意事项：实施疼痛管理前应对患者的诊断和伤情有一定的了解；对头部损伤患者一般不使用镇痛药，以免妨碍对意识和瞳孔征象的观察；尽量简化治疗措施；疼痛治疗不能明显抑制患者的呼吸、循环功能。

3. 院内早期处理　目的在于使患者既能配合检查，又感受不到明显的疼痛，同时不能抑制呼吸、循环功能，不影响病情的观察。严重颅脑外伤患者，如果出现烦躁，应给予药物控制，以防颅内压进一步升高。

第三节　急诊和创伤患者麻醉管理要点

一、麻醉前用药

1. 在不影响呼吸、循环稳定性的情况下，适当应用镇痛药。对危重患者，可免用镇静、镇痛药。对休克患者，应以小量、分次静脉给药为原则。

2. 急诊饱胃患者术前应给予 H_2受体阻断药或氢泵抑制药以降低胃酸度，减少胃内容物，预防 Mendelson 综合征（Mendelson syndrome）的发生。

二、麻醉选择

麻醉选择的原则是最大限度的不干扰呼吸、循环功能稳定，不影响复苏，又能满足手术操作基本要求。可使用局部麻醉、区域阻滞麻醉和全身麻醉（表 27-2）。

表 27-2　急诊患者区域阻滞麻醉和全身麻醉的优缺点

麻醉方式	优点	缺点
区域阻滞	允许继续评估意识状态 增加血流量 避免气管操作 改善术后精神状态 减少失血 降低深静脉血栓发生率 缓解术后疼痛 肺部引流较好 早期活动	难以评估外周神经功能 患者容易拒绝 需要镇静 麻醉起效时间较长 不适于多处创伤患者 麻醉维持时间受到一定限制
全身麻醉	起效快 维持时间可按需延长 允许对多发创伤进行多部位操作 患者更容易接受便于施行正压通气	影响神经系统检查 需行气管操作 血流动力学管理复杂 增加气压伤的可能

三、预充氧

为避免麻醉诱导期间氧饱和度下降，患者应尽可能预先氧合。院前使用合适的贮气面罩，并使用高流量吸氧，可以使患者吸入氧浓度接近 100%。如果患者血流动力学允许，可使用最高 $10cmH_2O$ 的持续正压通气、坐位或将胸部抬高 25°，以增加功能残气量。另外，使用适当的镇痛和镇静，可以减少患者的疼痛和恐惧，降低耗氧。如果患者能充分自主呼吸，可持续吸纯氧 3 分钟或进行至少 8 次深大呼吸。预充氧的目标是脉搏氧饱和度 99% 以上，呼气末氧浓度>80%。

四、麻醉管理

由于依托咪酯对肾上腺皮质功能的抑制作用，在危重患者特别是感染性休克的患者应权衡维持血流动力学稳定与肾上腺皮质功能的抑制的利弊选择使用。对血流动力学不稳定的患者，可选择氯胺酮。研究显示使用 0.1mg/kg 咪达唑仑或 0.5mg/kg 氯胺酮与丙泊酚联合诱导较单独使用丙泊酚，血流动力学更为稳定。麻醉诱导期的镇痛，血流动力学稳定的患者使用芬太尼或舒芬太尼，而氯胺酮用于循环状态不稳定的患者，可能更为适合。如果怀疑或已知患者存在颈椎损伤，在气管插管时一定避免头部的移动。

由于患者对麻醉药的耐受通常很差，以至不能抑制患者体动，因此须加用肌松剂。琥珀胆碱由于其明显的副作用其应用受到限制，罗库溴铵（1.2mg/kg）有可能成为急诊麻醉首选肌松剂。

麻醉维持期间，患者血流动力学的稳定依赖于手术止血和患者血容量的恢复。在麻醉和手术过程中，间隔一定时间需进行动脉血气分析、pH 和血细胞比容、电解质、血糖及凝血因子进行反复测定，以便随时进行调整。

五、麻醉中常见问题的处理

1. **手术时间长**　长时间手术和伴随的长时间麻醉均会对患者的预后及机体恢复产生不利影响。严重创伤的救治过程中应遵循"损伤控制外科（damage control surgery，DCS）"救治原则，将早期手术治疗作为整个救治过程的一个基本环节，不宜追求一次手术完成所有确定性修复，尽可能缩短手术时间，避免对患者生理机制的过度干扰，从而遏制以代谢性酸中毒、低温和凝血功能障碍为主要特征的"致死三联症"的发生。

2. **体温异常**　创伤患者大量输库存冷血、广泛暴露创面等，均可引起体温下降，应注意体温保护，但也要防止高热的发生。

3. **大量输血输液**　严重创伤、长时间手术、创面大量渗血或出血的患者，通常需要补充大量液体。大量快速输血指在短时间内一次输血量 3000ml 以上，或者 24 小时内超过 5000ml。对所输的液体要进行加温，必要时监测患者凝血功能，并根据监测结果补充适当的凝血因子。

4. **血管活性药物的应用**　急诊创伤患者发生大失血时必须首先补充有效循环血容量及止血，只有当输血、输液速度不能及时补充失血量时，为避免持久低血压的不良影响和防止心跳停止，才考虑短暂使用血管收缩药。血管收缩药的使用量应尽量小，时间应尽量短。同时应积极补充血容量，尽早减少升压药的使用。

5. 未控制出血的失血性休克 目前大量的基础研究证明失血性休克未控制出血时早期积极复苏可引起稀释性凝血功能障碍；血压升高后，血管内已经形成的凝血块脱落，造成再出血；血液过度稀释，血红蛋白降低，组织氧供减少；增加并发症和病死率。因此，提出控制性液体复苏（延迟复苏），即在活动性出血控制前应给予小容量液体复苏，在短期允许的低血压范围内维持重要脏器的灌注和氧供，避免早期积极复苏带来的副作用。

6. 酸中毒的纠正 只要循环维持稳定，依靠机体自身的代偿调节，便足以纠正酸血症。只有在血液 pH 值过低，剩余碱过低时，才考虑使用碳酸氢钠。

7. 麻醉恢复期的处理 在恢复室，创伤患者可能出现的问题包括苏醒时呕吐和误吸、苏醒延迟、苏醒后谵妄或躁动等。急诊术后患者气管拔管时间要相对延后，直到患者保护气道咳嗽反射的恢复。

第四节 特殊部位创伤的麻醉处理

一、颅脑创伤

创伤性颅脑损伤是指机械性外力（高能加速或减速力）作用对脑的损伤，可能导致暂时或永久性神经和认知功能损害，并伴有精神状态的改变。GCS 可对患者意识状态进行分级。低血压、高热、低氧和颅内压（ICP）升高都强烈提示患者预后不良。头颅外伤患者麻醉管理的关注要点包括：对颅内高压的识别和治疗、饱胃以及可能存在颈椎损伤。

1. 必须怀疑是否有颈髓损伤，同时颈部需固定到除外颈椎骨折。

2. 昏迷患者应立即行气管内插管以保护气道同时避免高碳酸血症及缺氧。而高碳酸血症及缺氧可加重 ICP 的升高，导致继发性脑损伤。

3. 气管内插管应快速完成，同时保持血压稳定并避免呛咳。常实施快速诱导，尤其是不能配合或 ICP 升高的患者。因为考虑到饱胃、气道操作过程中可能恶化颈部外伤以及因合并面部损伤的预期的困难气道，可以进行清醒插管（如经鼻盲插或纤维支气管镜插管）。

4. 鼻插管及鼻胃管放置在有颅底骨折表现时（如脑脊液鼻漏、耳漏或 LeFort Ⅲ颌面骨折）为相对禁忌。

5. 麻醉管理遵循控制脑灌注压并降低 ICP 和脑水肿的总原则。降低 ICP 的方法包括：头部抬高、使用渗透性利尿剂、高渗盐水或巴比妥类药物。为保护长时间意识丧失或咳嗽反射不足患者的气道，术后常常需要保留气管导管及机械通气支持。术前意识水平的改变有助于预测术后带管的必要性。

6. 甘露醇产生的利尿作用会引起急性低血容量和电解质异常（低钾血症、低钠血症），因而需要补充晶体液和胶体液行血管内液体替代治疗，提出根据尿量给予等量晶体液。一般不建议使用葡萄糖溶液，因为可能促使脑水肿进一步恶化。高渗盐水可以降低颅内压，改善脑血流。但是输注高渗盐水溶液和甘露醇治疗的患者，其预后无显著的差异。

7. 皮质类固醇激素的使用在头颅外伤的应用存在争议，可能增加发病率和致死率。

二、脊髓创伤

急性脊髓损伤的管理主要目标是避免已受伤的脊髓受到二次损伤。这可通过稳定脊柱并纠正循环及通气异常实现。颈髓损伤应考虑是否合并的头、面及气管外伤；胸腰段脊柱损伤常合并胸部或腹腔创伤。

1. 脊髓休克以血管扩张和低血压为特征。如果损害包括交感心脏加速神经（$T_1 \sim T_4$），可出现心动过缓、缓慢性心律失常、房室传导阻滞及心搏骤停。脊髓休克可持续数日到数周。心动过缓可用阿托品治疗，低血压可通过补液、血管活性药物或二者同时使用得到纠正。高位脊髓损伤患者因为无法增加交感神经张力，而对麻醉的心血管抑制效应异常敏感。

2. 高于 $C_3 \sim C_4$的脊髓损伤因为其失去了对膈肌的神经支配（$C_3 \sim C_5$）而需要气管插管及辅助机械通气。低于 $C_5 \sim C_6$的损伤亦可导致至多 70% 的潮气量及用力肺活量的减少，可合并有通气和氧合的降低。

3. 胃肠道及膀胱张力下降分别需要置入鼻胃管及导尿管。因血管收缩能力丧失，这些患者有热量丢失倾向。

三、小儿创伤

1. 需清楚了解成人、小儿和婴儿在解剖学和生理学的显著差异，以及熟练掌握小儿对麻醉的特殊要求。

2. 小儿最常见的是钝挫伤，多由于高空坠落或车祸所致。复合性损伤多见，但是由于小儿不能提供准确的病史，常使诊断更加困难。

3. 虽然创伤的儿童经常有明显的失血，但初期生命体征变化较小。单纯依靠生命体征会严重低估损伤的严重程度。

4. 为控制气道首选颈椎保护下的经口气管插管。对于年龄小于 12 岁的小儿不主张经鼻气管插管术。

5. 经骨髓输液适合那些不能建立静脉通道的严重创伤小儿。

6. 小儿低温可能引起难治性休克。在初期评估和处理阶段需要用头部加热器或加热毯以维持体温。

四、孕妇创伤

1. 所有孕期超过 24 周的孕妇需要接受至少 4～6 小时的分娩心电图监测。

2. 胎儿的复苏依赖于母体的有效复苏。子宫在孕 12 周前仍属于盆腔内器官，而孕 20 周就上升达到脐水平。孕 20 周后，增大的子宫压迫下腔静脉，减少静脉回心血量，从而降低心排血量，加重休克。孕妇在转运和检查时都需将子宫向左侧倾斜。

3. 虽然诊断性放射对胎儿能构成威胁，但必须的影像学检查仍需进行。如需通过离子射线进行多重影像学诊断，应请放射科医师会诊评估胎儿接受的射线总剂量。

4. 如果羊水进入血管内，可能产生羊水栓塞，导致广泛的血管内凝血。

5. 如果孕妇情况平稳，胎儿状况和子宫损伤程度将决定下一步治疗方案。应请产科医生会诊。

6. 可能存活而无窒息征象的胎儿，应采用体外超声监测。这些孕妇易出现早产，如果发生早产，应给予安胎治疗。

7. 当可能存活的胎儿在复苏成功后出现宫内窘迫征象时，必须尽快实施剖宫产术。对于不能存活的胎儿需在宫内采取保守治疗，以维持母体氧合和循环。

（崔湧　马虹）

参考文献

1. 姚尚龙，王国林. 麻醉学. 北京：人民卫生出版社，2012
2. 朱涛，左云霞. 麻醉学基础. 第 5 版. 北京：人民卫生出版社，2011
3. 盛卓人，王俊科. 实用临床麻醉学. 第 4 版. 北京：科学出版社，2009
4. 王俊科，于布为，黄宇光. 麻省总医院临床麻醉手册. 第 8 版. 北京：科学出版社，2012
5. 中华医学会重症医学分会. 低血容量休克复苏指南（2007）. 中国实用外科杂志，2007，27（8）：581-583
6. Jensen AG，Callesen T，Hagemo JS，et al. Scandinavian clinical practice guidelines on general anaesthesia for emergencysituations. Acta Anaesthesiol Scand，2010，54（8）：922-950
7. Sorensen B，Fries D. Emerging treatment strategies for trauma-induced coagulopathy. Br J Surg，2012，99（Suppl 1）：40-50
8. Paal P，Herff H，Mitterlechner T，et al. Anaesthesia in prehospital emergencies and in the emergency room. Resuscitation，2010，81（2）：148-154
9. Bednar DA，Toorani B，Denkers M，et al. Assessment of stability of the cervical spine in blunt trauma patients：review of the literature，with presentation and preliminary results of a modified traction test protocol. Can J Surg，2004，47（5）：338-342
10. WiggintonJG，RoppoloL，PepePE. Advances in resuscitative trauma care. Minerva Anestesiol，2011，77（10）：993-1002

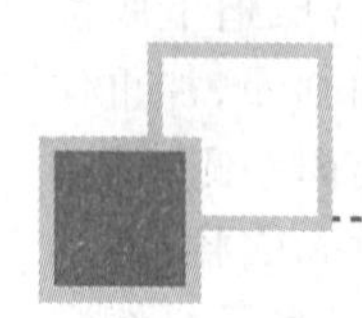

第二十八章　日间手术与手术室外麻醉

第一节　日间手术的麻醉

日间手术(ambulatory surgery)是指患者的住院、手术与出院在24小时内完成。其他的名称包括:门诊手术、非住院手术、当日手术以及诊室手术。20世纪初,Ralph Waters在美国依阿华州开设门诊麻醉诊所,主要为牙科及小型外科手术提供麻醉,这通常被认为是现代日间手术麻醉(ambulatory anesthesia)的雏形。1984年随着日间手术学会成立,日间手术麻醉正式作为亚专科开始得到发展。日间手术量不断增加,同时越来越多择期手术转为日间手术。有些国家,如美国,日间手术占所有手术的比例已达65%~70%。日间手术种类越来越多,患者疾病状况也越来越复杂。因此,麻醉医师的作用已从过去主要提供最佳的手术条件和将手术疼痛降至最低转变为在手术前、中、后为有并存疾病的患者提供最佳的管理、治疗,成为围术期医师。麻醉医师在患者的选择、术前评估和术后恢复中扮演越来越重要的角色。

与传统的住院手术不同,日间手术可以给患者、医疗服务提供者、甚至医院带来诸多益处(表28-1)。

表28-1　日间手术的优点

患者优先选择,特别是儿童和老年人
不必依赖于医院内可用的床位
手术时间安排上弹性更大
病死率和病残率更低
感染率更低
患者量更多(更高效)
手术等待更短
整体花费更低
术前检查和术后医疗更少

引自:Ronald D. Miller,著. 曾因明,邓小明,译. 米勒麻醉学. 第7版. 北京:北京大学出版社,2011:2440

一、患者的选择

适合日间进行的手术应该是术后生理影响少、恢复时不会发生并发症的手术。由于外科手术技术的迅速发展和微创外科技术的进展,现在已经有很多种类的手术可以在日间开展(表28-2)。

表28-2　适合在日间进行的手术种类

科别	实施手术
牙科	拔牙、复位、面部骨折
皮肤科	皮肤病变切除
普通外科	活检、内镜检查、包块切除、痔切除、疝修补术、腹腔镜下手术、静脉曲张手术
妇科	宫颈楔形切除术、扩宫和刮除术、宫腔镜、腹腔镜、息肉切除、输卵管结扎、阴式子宫切除
眼科	白内障摘除、睑板腺囊肿切除,鼻泪管再通、斜视矫正、测眼压
骨科	前交叉韧带修复、关节镜、拇囊炎切除、腕管松解、闭合减压等
耳鼻喉科	腺样体切除术、喉镜检查、乳突切除术、鼓膜切开术、息肉切除术、鼻整形术、扁桃体摘除术、中耳整复术
疼痛门诊	化学性交感阻断、硬膜外注射、神经阻滞
整形外科	基底细胞癌切除、唇裂修复、吸脂术,乳房整形、耳整形、瘢痕修复、鼻中隔鼻成形术、植皮术
泌尿外科	尿道手术、包皮环切、膀胱镜检查、碎石、睾丸切除、前列腺活检、输精管吻合术

引自:Ronald D. Miller,著. 曾因明,邓小明,译. 米勒麻醉学. 第7版. 北京:北京大学出版社,2011:2442

(一)手术时间

日间手术时间最初被限定在90分钟之内,然而现在日间手术持续3~4小时已很普遍,手术时间的长短不再是开展日间手术的障碍。

(二)患者的身体状况及年龄

一般来讲,患者ASA分级应为Ⅰ或Ⅱ级。然而,随着麻醉和手术技术的提高,一些病情相对稳定的ASA Ⅲ级患者也可在日间进行手术。年龄不能单独作为日间患者选择的障碍。

（三）日间手术的禁忌证

随着医疗水平的提高和经验的不断积累，不适合在日间实施手术的患者范围正逐渐缩小，这类患者主要有：

1. 病情不稳定的 ASA Ⅲ级和Ⅳ级患者　如不稳定性糖尿病、不稳定性心绞痛、有症状的哮喘。

2. 有恶性高热病史或恶性高热易感者。

3. 病理性肥胖合并有症状的心肺疾病（如心绞痛、哮喘），或复杂睡眠呼吸暂停综合征。

4. 急性药物滥用。

此外任何不适合实施择期手术麻醉的患者均不适合实施日间手术麻醉。

二、术前评估与准备

（一）术前评估

随着围术期医疗管理的改进，麻醉门诊在日间手术患者术前评估中发挥越来越重要的作用。术前评估的目的是了解有无并存疾病，术前是否需要进一步诊断或治疗。确定需应用特殊麻醉方法或易于发生麻醉、手术后并发症的患者（如困难气道、恶性高热易感人群）。术前评估内容与住院手术患者相同，其中病史非常重要，研究表明 86% 的日间手术患者诊断完全依据患者的病史信息，另有 6% 的诊断依据详细体检，仅有 8% 是由实验室检查或放射检查确定。

（二）术前准备

术前准备的目的是减少日间手术的风险、改善预后和使患者及其家属对整个手术经过无恐惧感。术前准备包括使用药物或非药物的方法减少患者焦虑，使用药物减少术后并发症的危险。历史上沿用的午夜后禁止摄入固体和液体的禁食方案已经不再使用。鼓励于麻醉诱导前 2 小时摄入适当的清饮料，诱导前 6 小时允许摄入“清淡饮食”。对于存在并存疾病患者的术前评估与特殊准备参见第十五章。

1. 非药物准备　患者术前均存在不同程度的心理压力，进一步恶化可变成焦虑。术前访视是减轻焦虑的有效方法。告诉患者手术过程，听音乐、看录像等方法值得尝试。对于小儿可使用游戏引导、书籍、小册子及录像等术前教育方法。

2. 药物准备　过去 20 年中对日间手术是否要术前用药一直争论不休，在美国许多医疗机构并不常规给予苯二氮䓬类术前药，主要是担心这些药物的应用会延迟恢复时间。

与择期手术相比，起效迅速、苏醒快的药物更适合日间手术，且术前药可在患者到达手术间内再使用。日间手术常见术前用药包括：

①抗焦虑与镇静药：咪达唑仑以其消除半衰期较短和手术后恢复较快成为日间麻醉时的常用选择。

②镇痛药：新型的 NSAIDs 能长时间减少阿片类药物用量、且不影响血小板功能，是有价值的镇痛辅助用药，可与阿片类镇痛药和局麻药联合用于复合麻醉，促进患者术后恢复。环氧合酶（COX-Ⅱ）抑制剂则选择性更高，出血、胃黏膜和肾小管毒性等副作用更小，复合地塞米松可以进一步提高术后镇痛效果。近年发现，加巴喷丁作为门诊手术术前用药时，亦有显著的镇痛效应。

③α_2肾上腺素受体激动剂：术前应用 α_2受体激动剂可产生镇静、抗焦虑作用，同时能降低麻醉期间的心率和血压，减少手术后阿片类药物用量。其中可乐定作为术前用药已经成功地应用于门诊患者。选择性更高的 α_2受体激动剂右美托咪定也已成为术中有价值的辅助用药。

④预防术后恶心、呕吐（postoperative nausea and vomiting，PONV）药：几种抗呕吐药联合应用，如地塞米松和昂丹司琼的联合应用，经济有效。氟哌利多由于其罕见的可能导致 QT 间期延长的副作用，使用受到限制。

⑤预防吸入性肺炎药：有误吸风险的门诊患者（如妊娠、硬皮病、食管裂孔疝、严重糖尿病、病态肥胖的患者），术前可使用 H_2受体阻断剂或质子泵抑制剂。H_2受体阻断剂中雷尼替丁较西咪替丁效果好。甲氧氯普胺与 H_2受体拮抗剂联合应用有助于进一步减轻术后呕吐、降低高危患者吸入性肺炎的风险。

三、麻醉方法

应用于住院患者的各种麻醉技术和药物也同样适用于日间患者。所使用技术或药物要能达到迅速、完全的苏醒，同时副作用最小（如残余的镇静作用、PONV、疼痛等）。

（一）全身麻醉

全麻仍是日间手术应用最广泛的麻醉方法。声门上的通气设备，如喉罩在日间手术麻醉中的应用越来越多，可作为气管插管或面罩的替代品用于气道管理。

可使用最小剂量的起效迅速、苏醒快的术前用药，如咪达唑仑。全麻诱导常用速效静脉麻醉药完成,丙泊酚最受欢迎,最常用的维持方法是复合低浓度七氟烷或地氟烷的静吸复合麻醉。随着计算机靶控药物输注技术(target controlled infusion,TCI)的出现,丙泊酚联合瑞芬太尼(或阿芬太尼)的全凭静脉麻醉技术也已普遍应用于日间手术麻醉。BIS 监测不仅有助于降低术中知晓风险,并可显著降低吸入麻醉药与丙泊酚用量,减少全麻后的恢复时间,促进全身麻醉后的早期恢复。此外,术中辅用艾司洛尔、可乐定、氯胺酮等非阿片类药物处理血流动力学不稳定状态或体动有助于改善患者苏醒质量。

在美国琥珀酰胆碱仍是门诊最常用的肌松剂。而短效和起效迅速的非去极化肌松剂(如阿曲库铵、美维库铵),也经常被用于短小手术。药理性拮抗剂可以促进日间手术麻醉后的恢复过程,但也存在副作用(如眩晕、头痛、术后恶心、呕吐),同时由于它们的作用时程常短于激动剂(如纳洛酮、氟马西尼),可能发生激动剂效应的"回弹",要尤其注意。

(二)区域阻滞麻醉

区域麻醉能够为手术提供完善的镇痛并可有效缓解术后疼痛。区域阻滞可以联合应用静脉镇静或者全身麻醉。

1. 蛛网膜下腔与硬膜外阻滞 蛛网膜下腔阻滞是最简单、可靠的区域阻滞麻醉方法。但在门诊使用其副作用的发生率极高,主要是对运动、感觉和交感神经系统的残留阻断效应,这可导致行走延迟、眩晕、尿潴留。此外,也可发生头痛、背痛,因而限制了其在门诊的应用。但近年仍有将新型短—中效局麻药用于蛛网膜下腔阻滞实施日间手术麻醉的研究。与蛛网膜下腔阻滞相比,硬膜外阻滞技术上更难实施,起效较慢,有误入血管或蛛网膜下腔的可能,感觉阻滞不完全的机率也更大,但避免了蛛网膜下腔阻滞穿刺后头痛和短暂神经症状。硬膜外阻滞的另一个优点是在手术时间有变化时可延长麻醉时间。

2. 外周神经阻滞 臂丛(如腋路、锁骨下或肌间沟阻滞)或股神经—坐骨神经这种较大的区域阻滞对上、下肢手术非常有用。超声引导使得这类神经阻滞更安全、成功率更高。外周神经阻滞可作为对全身麻醉的补充,增加出院后的镇痛效果,减轻阿片类药物的副作用,从而促进快通道恢复过程。

血管周围"三合一阻滞技术"(股神经、闭孔神经、股外侧皮神经)对膝关节镜和前交叉韧带修复的门诊患者有用,因其可提供很好的术后镇痛。踝神经阻滞可用于足部手术,神经阻滞可为足、踝部手术提供良好的术后镇痛。其他常见外周神经阻滞包括深、浅颈丛联合阻滞,这可减轻甲状腺手术患者术后疼痛并减少阿片类药物的需求。在儿科患者,外周神经阻滞可在全麻诱导后即刻进行,以减少全麻药的使用,并提供术后镇痛。骶管麻醉是减轻儿童下腹、会阴和下肢手术术后疼痛最常用的技术。其他常用于儿童的外周神经阻滞方法包括用髂腹股沟和髂腹下神经阻滞减轻疝修补术后痛,阴茎背神经阻滞和皮下环形阻滞减轻包皮环切术后痛。

3. 局部浸润麻醉 用稀释后的局麻药进行手术部位局部浸润是减轻术后痛最简便、安全的方法。局麻下行门诊泌尿外科手术(如输精管吻合术、睾丸固定术、阴囊积水和精索囊肿修复术)可明显降低整体医疗费用。有研究表明,浅表手术(如腹股沟疝修补术、乳腺和肛门直肠手术、肩部和膝关节腔镜手术)时,单纯局部浸润能提供充分的镇痛作用。当局部麻醉作为主要麻醉技术时,可使患者术后不必入 PACU,从而降低恢复费用。在全麻或蛛网膜下腔阻滞麻醉时,加用局部浸润麻醉也可明显减少出院后切口疼痛。

4. 监测下麻醉 监测下麻醉(MAC)指麻醉科医生对接受局部麻醉的患者进行监测或为接受诊疗操作的患者镇静、镇痛,其在门诊的应用已极为普遍。提供 MAC 最主要目标是保证患者术中安全、舒适。推荐使用能提供充分镇痛作用的最简单的局部麻醉技术以便将麻醉副作用和并发症的风险降至最低。MAC 必须包括完整的术前评估、术中监测和术后恢复管理。监测需要保持警惕,因为患者可能迅速从"浅"度镇静跃入"深"度镇静(或意识消失),从而有气道阻塞、脉搏血氧饱和度降低甚至误吸的危险。MAC 下给予麻醉药的目的是提供镇痛、镇静,并保证快速恢复而无副作用。

许多镇静催眠药(包括巴比妥类、苯二氮䓬类、氯胺酮、丙泊酚)及阿片类药物(包括芬太尼、瑞芬太尼)都已被用于 MAC 中,给药方式包括间断追加、持续输注、靶控输注、患者自控镇静等,最常用的镇静方法是给予小量咪达唑仑(1~2mg)或丙泊酚(0.5~1mg/kg)或二者兼用,随即以 25~125μg/(kg·min)的速率输注丙泊酚。芬太尼 25~75 μg 或瑞芬太尼 0.5~1 μg/kg 可于实施神经阻滞或切口部局麻前 1~2 分钟静脉注射。氯胺酮 75~150μg/kg 静脉注射可将术中阿片类药物的需要量降至最低。

四、麻醉后恢复与出院

疼痛、PONV、低血压、眩晕、步态不稳等是日间手术恢复过程中的常见并发症,也是导致出院延迟的主要原因,其中女性、高龄、手术时间较长、大量液体或血液丢失及使用阿片药、非去极化肌松剂等较易发生。为使患者出恢复室与出院标准更加规范，推荐使用客观的评分系统。其中改良 Aldrete 评分系统（aldrete scoring system）与改良麻醉后出院评分系统（post anesthetic discharge scoring system，PADSS）分别是评价患者出恢复室与出院的简单累计指数（表 28-3，表 28-4）。

表 28-3 改良 Aldrete 苏醒评分

评分项目	评分标准
活动度	2=活动四个肢体 1=活动两个肢体 0=不能活动
呼吸	2=能深呼吸和有效咳嗽 1=呼吸困难或浅呼吸 0=窒息
血压	2=基础血压±20mmHg 以内 1=基础血压±20～50mmHg 0=基础血压±50mmHg 以上
意识	2=完全清醒 1=呼唤可叫醒 0=无反应
SpO_2	2=呼吸空气 $SpO_2 \geq 92\%$ 1=呼吸氧气 $SpO_2 \geq 90\%$ 0=呼吸氧气 $SpO_2 < 90\%$

总分是 10 分，评分≥9 分方能离开手术室或恢复室（引自：From Aldrete to PADSS：Reviewing discharge criteria after ambulatory surgery. Ead H. J Perianesth Nurs，2006，21（4）：260）

表 28-4 改良麻醉后出院评分系统（PADSS）

评分项目	评分标准
生命体征	2=术前值的 20% 以内 1=术前值的 20% ～40% 0=超过术前值的 40%
运动	2=稳定步态/无眩晕 1=需帮扶 0=不能行走/眩晕
恶心、呕吐	2=轻度 1=中度 0=重度
疼痛	2=轻度 1=中度 0=重度
外科出血	2=轻度 1=中度 0=重度

总分是 10 分，评分≥9 分和有成人陪同即可出院回家（引自：Ronald D. Miller，著. 曾因明，邓小明，译. 米勒麻醉学. 第 7 版. 北京：北京大学出版社，2011：2466）

（一）疼痛治疗

给予患者安全有效的疼痛治疗是日间手术麻醉的重要部分之一。多模式镇痛已成为日间手术术后镇痛的主要策略，即联合应用不同类型镇痛药或不同的麻醉方法使其发挥相加和（或）协同作用，减少不良反应的发生或减轻其发生的程度。其中以小剂量阿片类药物复合非阿片类镇痛药，或复合局部麻醉的方法较常用。

1. 镇痛药物 虽然阿片类药物在术后中-重度疼痛的治疗中仍处于举足轻重的地位，但辅用非阿片类药物、减少阿片类药物用量已成为一种趋势。其中使用非阿片类药物进行预防性的超前镇痛较受推崇。常用的非阿片类镇痛药物包括：NSAIDs、COX-Ⅱ抑制剂、对乙酰氨基酚、加巴喷丁、氯胺酮及 α_2 受体激动剂可乐定、右美托咪定等。

2. 局部麻醉 局部麻醉、神经阻滞、关节腔内麻醉和表面麻醉均可以提供充分的术中和术后镇痛，减少阿片类药物用量，利于术后早期活动和离院。伤口局部浸润简单易行，通常于切皮前实施。超声引导可以提高神经阻滞的成功率并降低了并发症。

单次注药的周围神经阻滞或局部浸润麻醉后镇痛时间常局限于术后 12～16 小时或更短，故可通过在切口或神经周围置入导管持续注入低剂量长效局麻药延长镇痛时间，但应注意导管留置期间可能发生移位。

此外也有报道，使用经皮神经电刺激以及针灸样神经电刺激等非药物方法辅助术后疼痛治疗。

（二）出院指征

1. 全麻和 MAC 后出院 日间手术术后分为早、中、晚三个恢复期。早期恢复是患者自麻醉苏醒恢复至对保护性反射的控制和恢复早期活动。此期患者在 PACU 接受治疗，其生命体征和脉搏血氧饱和度应被严密监测。中期恢复，患者常在躺椅上休息，并逐渐开始能行走，并准备出院。对于术后有可能出现严重并发症（如出血）、需要进行大量输液、长时间固定不动和非胃肠道镇痛的患者应留观过夜。晚期恢复指正常的日常活动的恢复，在出院归家后。麻醉药、镇痛药和抗呕吐药对患者出院后期的恢复有影响。但是，手术操作本身对患者的整体功能恢复的影响最大。出院标准见表 28-4。

2. 区域阻滞后出院 区域阻滞恢复患者必须达到与全麻恢复患者相同的出院标准。椎管内麻醉后出院指征还应包括感觉正常、肌力和本体感觉的恢复以及交感神经功能的恢复。

五、前景展望

麻醉和手术操作的进步已促进日间手术的快速增长，外科医师可以在门诊进行日益增多的创伤性更大的手术操作。作为麻醉科医生应主动参与到这一不断扩大的患者群体的术前、术中和术后管理中去，从而在改进门诊（及短期停留）手术中起重要作用。

在麻醉实施方面：

①应尽量实施“快通道”麻醉。门诊术后绕过PACU被称为快通道。成功实施术后快通道的关键是由麻醉医生、外科医生、护士及患者和家属共同组成的围术期监护团队（图28-1）。而麻醉医生通过采用适当的麻醉方法与药物、积极预防术后疼痛、PONV与眩晕，及对重要脏器功能的维护，发挥关键作用。其中更速效、短效的吸入性麻醉药（如地氟烷、七氟烷）、阿片类镇痛药（如瑞芬太尼）、高选择性 α_2受体激动剂（如右美托咪定）、TCI给药技术、喉罩与麻醉深度监测技术以及超声用于引导神经阻滞等均给麻醉科医生提供了有力的武器。

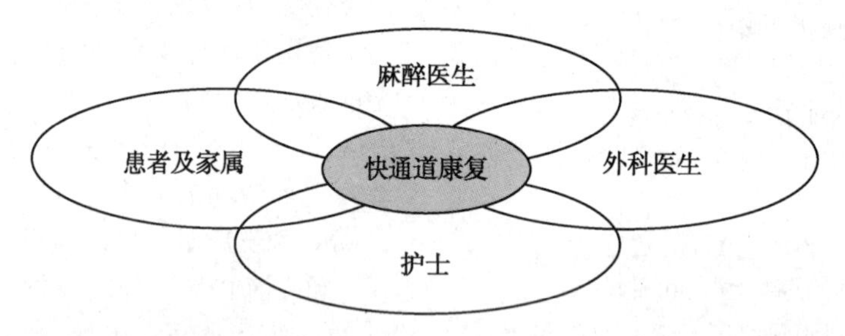

图28-1　由麻醉医生、外科医生、护士及患者和家属共同组成的围术期监护团队是成功实施术后快通道的关键

②近年较推崇的快速康复外科的理念同样涵盖了许多与麻醉相关的措施，包括鼓励麻醉诱导前2小时摄入适当的清饮料、术后早期进食、避免术中低体温、术后多模式镇痛与多模式策略防治PONV等，促进患者术后快速康复。

③多模式镇痛与多模式策略防治PONV对在门诊成功施行快通道程序，促进日常活动的更早恢复非常关键。

最后，为患者及其家人提供必要的指导，建立随访反馈机制，以持续改进和调整。近年有研究表明使用家庭远程医疗与移动监护系统可改善日间手术后的随访观察。这些系统是基于有拍照功能的移动电话，允许患者或其监护者将伤口、血压、心率及脉搏血样饱和度图片发送至医院，医院对图片进行分析并给予指导，该系统不仅使患者感觉更安全、更满意，并有助于降低日间手术后的并发症与不必要的急诊就诊。

科学研究方面：

①近年来关于小儿门诊麻醉的研究较多，现有的证据强烈支持在小儿门诊患者使用区域麻醉，尤其是超声引导下的区域麻醉，不但有助于对某些患儿成功实施“快通道”麻醉，还可提供高质量的术后镇痛，外周置管的持续镇痛方式更有希望被患儿带回家继续使用。然而对于不同类型门诊手术后患儿疼痛发生率以及严重程度仍需进一步的研究来证实；同时还需要高质量的前瞻性随机对照研究来比较不同区域麻醉方法之间，以及区域麻醉与当前最佳组合的口服镇痛药物之间镇痛效果的差别。

②虽然老年患者在日间实施手术具有较多潜在优势，然而除了POCD，其他关于老年患者的研究均很少。若前述的远程医疗与移动监护系统在老年患者中广泛应用，不仅有助于拓展老年患者日间手术的适应证，更可使其术后从该系统中获益。

第二节　手术室外患者的麻醉

麻醉医师在手术室以外对患者实施麻醉的情况日益增多，这些地点包括影像学诊治室、心导管室、内镜室等。麻醉医师在实施手术室外麻醉（anesthesia for procedures outside the operating room）时，由于环境所带来的限制、医护人员缺乏长期合作和经常缺少全套的监护手段与仪器会使得麻醉管理工作变得较为困难而危险。而无论在手术室内或手术室外，麻醉的基本原则都是一样的。

一、设施的设计与安全

手术室外麻醉地点不同于设备齐全的手术室，但必须配备足够的、可满足全身麻醉需要的所有设备，包括监护设备、面罩正压通气供氧条件、吸引器、机械通气设备、麻醉药物、除颤仪及应急辅助照明设施，在某些麻醉地点还需配备如加长型螺纹管这类特殊设备。

手术室外麻醉环境中的非麻醉人员对麻醉患者的管理不如手术室人员熟悉，因此有充足的麻醉人员及团队之间的公开交流非常重要。患者在术前必须由有资质的麻醉医师（如在麻醉门诊）进行术前评估，适当禁食，并签署知情同意书。麻醉结束后将患者送至人员和设备充足的恢复观察区，只有待其充分苏醒，达到规定的标准后方可离开（见表28-3）。

二、影像学诊治室

成像能力的进步和先进血管内设备、射频消融设备的应用，大大提高了影像学诊治室的使用频率，对麻醉的需求也不断增加。因此，麻醉医生有必要了解影像学诊治室。

（一）概述

需要镇静、镇痛的影像学操作，除X线、超声、CT和MRI等大量成像检查之外，还包括许多在成像设备引导下的介入手术。在诊断性尤其是治疗性操作过程中，患者必须长时间静止不动，合作的患者可以在不麻醉状态下进行手术，但行为异常的患者及儿童必须给予最低程度的镇静、镇痛。

影像学诊治室里通常很拥挤，手术过程中为了要配合成像检查，患者及仪器经常需要移动，如果没有和麻醉医师协调好，呼吸管道和血管通路有可能脱出，危及安全。高电压仪器或者强磁场可能会导致漏电现象，电流可通过导电的监测导联通向患者发生危险。

因此，要保证麻醉安全，麻醉医师熟悉麻醉实施场所、与影像科医务人员之间的交流至关重要。

（二）辐射安全

影像学诊疗室有一特殊的危害就是辐射暴露，麻醉医师必须知道辐射危害，并尽可能采取防护措施。

（三）显影剂

显影剂经常用于影像学诊断及治疗以辅助成像。高渗透性的离子型显影剂毒性相对较大。而非离子型显影剂则呈低渗性，副作用少，被越来越多地用于临床。显影剂不良反应表现有轻有重（表28-5），及时发现并早期治疗非常重要。治疗措施包括对症治疗、如吸氧和支气管解痉药处理支气管痉挛。严重或顽固的支气管痉挛则需要肾上腺素治疗。确定由免疫因素引起症状的，皮质激素和抗组胺药是对症治疗的代表药物。既往有显影剂过敏史的患者可以在应用显影剂前12小时、2小时分别给予泼尼松龙50mg，术前即刻静脉注射苯海拉明50mg。同时应准备急性显影剂反应的治疗方案和预防措施。在显影前、中、后充分补液，并应用低渗性显影剂，有利于防止显影剂相关的肾功能减退。服用二甲双胍的患者应停药48小时后再行造影检查。最近研究表明，乙酰半胱氨酸或抗坏血酸维生素可以降低显影剂相关的肾毒性。

表28-5 显影剂的不良反应

分级	临床表现
轻度	恶心、干呕、燥热、头痛、发痒的皮疹和轻微的风疹
重度	呕吐、僵直、乏力、胸痛、重度荨麻疹、支气管痉挛、呼吸困难、腹痛、腹泻、心律失常和肾衰竭
致命性	声门水肿、支气管痉挛、肺水肿、致命性心律失常、心搏骤停、惊厥和意识丧失

引自：Ronald D. Miller，著．曾因明，邓小明，译．米勒麻醉学．第7版．北京：北京大学出版社，2011：2484

三、常见检查与治疗的麻醉

手术室外麻醉地点的麻醉技术从无麻醉到轻度、中度或深度镇静、镇痛，乃至全身麻醉（表28-6）。其中苯二氮䓬类（如咪达唑仑）和阿片类（如芬太尼、舒芬太尼、瑞芬太尼）联用是静脉镇静、镇痛的主要方式。其他常用药物还包括丙泊酚、依托咪酯、氯胺酮、右美托咪啶等。

表28-6 不同程度镇静与全麻的比较

	最低镇静（抗焦虑状态）	中度镇静/镇痛（清醒镇静）	深度镇静/镇痛	全麻
反应性	对言语刺激做出正常反应	对言语刺激或触觉刺激做出有目的的反应	对重复的言语刺激或疼痛刺激做出有目的的反应	对疼痛刺激没有反应
气道	不受影响	不需要干预	可能需要干预	经常需要干预
自主呼吸	不受影响	足够	可能不足	经常不足
心血管功能	不受影响	通常能够维持稳定	通常能够维持稳定	可能受损

（一）影像学诊疗的麻醉

CT 检查通常用于诊断性目的，偶尔也可代替 X 线透视用于有创治疗。对于接受镇静或全麻患者的气道管理和提供充分的氧供是麻醉医师关注的要点。麻醉医师面临的问题包括检查过程中不能接近患者和需要控制患者体动。因此，必须确保扫描隧道两侧不会在检查中阻塞或脱出呼吸回路、静脉输液管和监测导联。麻醉药物选择也应注意。如氯胺酮可引起大量唾液分泌，并有不可预见的不自主运动，可能会影响安全和扫描质量。依托咪酯也有类似情况，所以一般不单独用于 CT 检查的麻醉。疑有颅内高压的患者慎用深度镇静，因 $PaCO_2$ 增高可进一步加重颅内高压。另外，扫描时温度较低，一些患者应注意监测体温。

MRI 检查时应注意：金属物品可以飞向扫描仪造成患者和工作人员的伤害；置入体内的含有铁磁性的生物装置或其他物品也有可能发生移位和功能异常，包括弹片、加强气管导管、置入式自动心脏除颤仪以及置入式生物泵、体内安装起搏器、血管夹和宫内金属节育环的患者都是 MRI 的绝对禁忌证。所有接受镇静、镇痛的患者均需辅助吸氧和标准监护。目前普遍使用的方法是患者在非铁磁性专用运输床上，通过传统的设备在接近舱的非磁场外的诱导麻醉区，对患者实施麻醉诱导，然后用运输床把患者运进舱，继续应用相容性设备维持麻醉和监测。紧急情况时也用该运输床把患者快速转移出扫描舱。

血管造影一般无需进行麻醉。介入放射操作时为解除患者不适，可选用 MAC（详见第一节）或全身麻醉。由于患者禁食禁饮和高渗性显影剂的渗透性利尿作用，麻醉中应根据患者情况充分补液。如需过度通气降低脑血流和颅内压最好采用气管插管机械通气。麻醉选择应当综合考虑患者情况，颅内压升高、蛛网膜下腔出血、脑动脉瘤或动静脉畸形，应选择插管或操作时对颅内压和血压影响较小的方法。麻醉药物的选择应注意用短效药，便于术后患者很快唤醒，迅速进行神经学检查。

成人心导管检查通常在局麻下进行，但适当的镇静和镇痛对患者有益。对于实施全麻的患者，小剂量依托咪酯在诱导时非常有用。由于检查导管直接在心腔内，在检查中经常发生心肌缺血和心律失常，要加强监测并及时处理。小儿心导管检查多需要全身麻醉，并维持足够的麻醉深度，以避免应激引起的血压和心率变化，影响已存在的心内分流，同时应注意气道管理。维持正常的 CO_2 分压是机械通气的目标。

（二）电休克治疗的麻醉

电休克治疗（electroconvulsive therapy，ECT）是使用适量的电流刺激大脑，引起患者意识丧失、皮质广泛性脑电发放和短暂全身抽搐发作，以达到治疗患者精神症状的一种方法。电休克治疗中，因为患者全身抽搐产生了许多并发症，如骨折、骨关节脱臼、口唇舌咬伤等。于是改良电休克治疗开始用于临床，即采用静脉麻醉药物使患者入睡，后给予肌肉松弛剂，待肌肉松弛后再行电休克治疗。目前，改良电休克治疗已成为临床上一种快速、有效、安全的治疗方案，对抑郁障碍（尤其是重度耐药抑郁症患者）、躁狂障碍、精神分裂症等疾病的治疗意义不断增加。

1. 电诱导癫痫的特点 为了达到最佳疗效，电诱导癫痫的发作持续时间是很重要的，必须足够长（>20 秒）。因此，麻醉医师必须考虑到所选麻醉药对癫痫活动的影响。电诱导癫痫的特点是，在最初的紧张期（持续时间 10～15 秒）后有一个肌颤期（持续 30～60 秒）。癫痫持续状态常通过单通道脑电图和运动活动度来监测。

2. 麻醉管理 麻醉管理的两个目标是：①提供神经肌肉阻滞，因为持续的肌肉活动会导致长骨骨折和骨骼肌受伤；②在电刺激时使患者意识短暂消失。

麻醉准备：麻醉过程需使用标准监护，全程吸氧。在下肢或者前臂应另外连接一袖带，在给予肌松剂前充气，以监测在癫痫发作时肌肉的运动活性。给氧去氮后，建立外周静脉以给予全身麻醉药和神经肌肉阻滞剂，放置刺激电极以及脑电图记录电极。

麻醉诱导：目前国内普遍使用丙泊酚（1～1.5mg/kg）或依托咪酯（0.15～0.3mg/kg），可联用或不用艾司洛尔和短效阿片类药如瑞芬太尼和阿芬太尼。丙泊酚可能会缩短癫痫发作持续时间，而依托咪酯可以延长癫痫发作持续时间。如果已放置了口咽通气道，则需要取下，代之以牙垫来保护患者舌头。在电极放电之前，给予 0.5～1.0mg/kg 的琥珀胆碱。如有琥珀胆碱使用禁忌，可选用非去极化肌松剂美维库铵、顺阿曲库铵。琥珀胆碱能增加胃内压，必须准备吸引器以防反流误吸。患者一般不需要行气管插管，但应备好各种必要的插管设施，以防万一。高碳酸血症能增加癫痫发作的阈值，应确保操作过程充分通气。事实上，ECT 治疗医师更希望对患者进行过度通气，以降低癫痫发作的阈值。

术后恢复：术后面罩通气，直至患者清醒并呼吸良好，在此期间若出现持续的心动过速及高血压，应及时治疗。

3. 合并用药的影响　绝大多数接受ECT治疗的患者都在服用抗精神病药物。其中三环类抗抑郁药和单胺氧化酶抑制药的过度升压反应可致高血压危象，但治疗前是否应停药仍有争论。长时间服用锂剂的患者常伴有甲状腺功能低下。

（三）内镜检查的麻醉

对于能够合作的患者可采用表面麻醉复合最低镇静，但对于不能良好配合的患者，或为使患者舒适、避免操作所带来的各种痛苦与精神创伤，可采用中-深度镇静至全身麻醉。药物需选择诱导快（1～2分钟）、持续时间短（5～10分钟）、恢复快（15～20分钟）、有可预测的药效学特性、对心肺系统抑制作用最小、最好具有拮抗剂的药物。

1. 胃肠镜　镇静通常采用小剂量咪达唑仑复合阿片类药物（如芬太尼1μg/kg或舒芬太尼0.1μg/kg）。全身麻醉可选择丙泊酚、依托咪酯，辅用咪达唑仑与芬太尼或舒芬太尼。丙泊酚用量为负荷量0.5～1.5mg/kg缓慢静注，此后可间断推注10～20mg。也有靶控输注丙泊酚、雷米芬太尼及应用患者自控镇静技术输注丙泊酚进行无痛胃肠镜检查的报道。麻醉过程中需警惕呼吸抑制、反流误吸、心动过缓及心搏骤停的风险。

2. 纤维支气管镜　镇静与全身麻醉时，在保证患者安全的前提下，应尽量将气道让给操作医生，可选择喉罩或内镜面罩进行气道控制；也可选择气管插管，但应选用尽可能粗的气管导管，降低通气阻力，方便检查医生操作。可在喉罩或气管导管上连接一次性呼吸机螺旋接头，以保证在进行纤支镜检查的同时给予一定量的通气，从而减少通气造成的检查中断。诱导药物通常选择咪达唑仑、丙泊酚、小剂量舒芬太尼（可同时复合小剂量雷米芬太尼）和短效肌松药（如琥珀胆碱），再放置喉罩或气管导管。由于检查刺激强，麻醉维持通常需要持续输注较大剂量丙泊酚与雷米芬太尼，并间断推注小剂量琥珀胆碱。检查过程中需特别注意通气功能的监测，并警惕心律失常、喉、支气管痉挛、气道梗阻等风险。

（四）人工流产的麻醉

多采用镇静或全身麻醉。麻醉药物可选择丙泊酚、依托咪酯，辅用咪达唑仑与芬太尼（1μg/kg）。丙泊酚负荷量为1～2.5mg/kg缓慢静注，此后可间断推注20～40mg；依托咪酯负荷剂量为0.1～0.2mg/kg，此后每次推注2～4mg。也有使用氯胺酮、靶控输注丙泊酚与雷米芬太尼的报道。

四、前景展望

麻醉和诊疗技术的进步促进手术室外麻醉的不断增加，如近年来开展的无痛取卵、无痛TEE、无痛超声内镜及内镜逆行胰胆管造影（ERCP）等，与此同时老年、小儿以及危重患者在手术室外镇静、麻醉下检查操作的机会亦不断增加，这些均给麻醉医生提出了更大的挑战。

对手术室外患者实施镇静、麻醉时，呼吸抑制、呼吸道梗阻十分常见，有研究表明CO_2监测对发现即将出现的气道或呼吸道问题有重要意义。在某些医疗机构非麻醉医生也可对手术室外患者实施镇静，但对于不同专业人员实施手术室外镇静的效果与不良事件发生率的比较还缺乏大样本、高质量的研究。

关于ECT麻醉，虽然丙泊酚是目前国内最常用诱导药物，但一项对于ECT的系统评价表明，美索比妥（methohexita）0.75～1mg/kg是ECT麻醉诱导的首选药物，因丙泊酚较美索比妥更具有潜在的抗癫痫作用，其他诱导药物包括硫喷妥钠、依托咪酯和氯胺酮。近期也有使用超短效药物雷米芬太尼替代至少一种诱导药物进行ECT麻醉的报道，但该方法还未被广泛应用。

此外，随着超声引导神经阻滞技术的推广，神经阻滞在手术室外麻醉中应用也将得到不断发展。TCI技术，由于诱导时血药浓度平稳，改善了血流动力学和呼吸系统的稳定性，在手术室外麻醉、尤其是老年、危重患者中有广阔应用前景。

（姜春玲　朱涛）

参考文献

1. Ronald D Miller，著. 曾因明，邓小明，译. 米勒麻醉学. 第7版. 北京：北京大学出版社，2011：2439-2503
2. Ronald D Miller，著. 曾因明，邓小明，译. 米勒麻醉学. 第6版. 北京：北京大学出版社，2006：2591-2663
3. 庄心良，曾因明，陈伯銮. 现代麻醉学. 第3版. 北京：人民卫生出版社，2004：1641-1671

4. Robert K Stoelting,著. 朱涛,左云霞,译. 麻醉学基础. 第5版. 北京:人民卫生出版社,2011:380-395
5. 姚尚龙,王国林. 麻醉学(住院医师规范化培训教材). 北京:人民卫生出版社,2012:611-621
6. Wu J, Yao S, Wu Z, et al. A comparison of anesthetic regimens using etomidate and propofol in patients undergoing first-trimester abortions: double-blind, randomized clinical trial of safety and efficacy. Contraception,2013,87(1):55-62
7. Vlahos NF, Giannakikou I, Vlachos A, et al. Analgesia and anesthesia for assisted reproductive technologies. Int J Gynaecol Obstet,2009,105(3):201-205
8. Lichtenstein DR, Jagannath S, Baron TH, et al. Sedation and anesthesia in GI endoscopy. Standards of Practice Committee of the American Society for Gastrointestinal Endoscopy. Gastrointest Endosc,2008,68(5):815-826
9. Amornyotin S, Leelakusolvong S, Chalayonnawin W, et al. Age-dependent safety analysis of propofol-based deep sedation for ERCP and EUS procedures at an endoscopy training center in a developing country. Clin Exp Gastroenterol,2012,5:123-128
10. Ead H. From Aldrete to PADSS: Reviewing discharge criteria after ambulatory surgery. J Perianesth Nurs,2006,21(4):259-267
11. White PF, Kehlet H, Neal JM, et al. The role of the anesthesiologist in fast-track surgery: from multimodal analgesia to perioperative medical care. Anesth Analg,2007,104(6):1380-1396
12. White PF. The Role of Non-Opioid Analgesic Techniques in the Management of Pain After Ambulatory Surgery. Anesth Analg,2002,94:577-585
13. Lönnqvist PA. Blocks for pain management in children undergoing ambulatory surgery. Curr Opin Anaesthesiol,2011,24(6):627-632
14. White PF, White LM, Monk T, et al. Perioperative care for the older outpatient undergoing ambulatory surgery. Anesth Analg,2012,114(6):1190-1215
15. Metzner J, Domino KB. Risks of anesthesia or sedation outside the operating room: the role of the anesthesia care provider. Curr Opin Anaesthesiol,2010,23(4):523-531

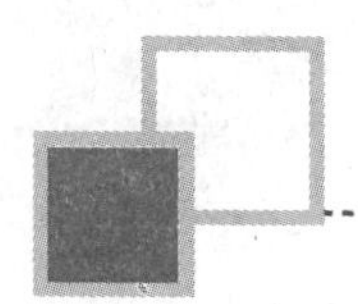

第二十九章　小儿麻醉

第一节　小儿解剖生理与药理特点

一、解剖生理特点

（一）呼吸系统

1. 小儿头颅及舌相对较大，颈较短，鼻腔、声门及气管均较狭窄，易被分泌物或黏膜水肿所阻塞。

2. 小儿主要经鼻腔呼吸，鼻腔阻塞可产生呼吸困难。扁桃体及腺样体增大，可伴有睡眠性呼吸暂停。

3. 婴儿喉头位置较高，声门位于 $C_3 \sim C_4$ 平面（成人位于 $C_4 \sim C_5$ 平面）。会厌较大较长，呈U形，与声门成45°角，妨碍声门暴露。婴幼儿喉腔呈漏斗形，喉头最狭窄部位在环状软骨平面，此处黏膜水肿可造成呼吸道阻塞（图29-1）。

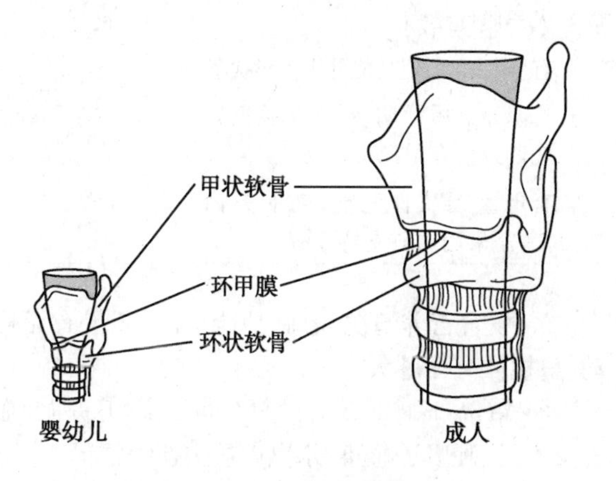

图29-1　婴幼儿与成人喉腔比较

4. 小儿膈肌位置高，肋骨呈水平位。呼吸时胸廓运动的幅度小，主要靠腹式呼吸。

5. 新生儿呼吸道阻力是成人的10倍。婴儿需氧量（每分钟6ml/kg）是成人（每分钟3ml/kg）的2倍，主要通过增加呼吸频率来满足高代谢的需要。

（二）循环系统

小儿心脏每搏量较小，心排血量通过加快心率来代偿，心动过缓时心排血量相应降低。小儿脉搏较快。6月以下婴儿，麻醉期间如脉搏慢于100次/分，应注意有无缺氧、迷走神经反射或深麻醉。小儿血容量小，稍有出血血容量即明显降低。正常小儿心血管指标见表29-1。

（三）神经系统

小儿神经系统发育尚未成熟，神经活动过程不稳定，陌生环境、检查、注射等都会导致小儿恐惧心理或精神过度紧张。新生儿能感知疼痛，对疼痛性刺激有生理及生化的应激反应。

（四）体温调节

新生儿体温调节机制发育不全，产热量少，皮下脂肪少，而体表面积相对较大，容易散热，体温易随周围环境改变。

（五）体液平衡及代谢

小儿细胞外液占体重的比例大，液体转换率快，新陈代谢率高，氧耗量也高。婴幼儿对禁食及液体限制的耐受性差，易引起低血糖及代谢性酸中毒。

（六）肾功能

新生儿肾功能发育不全，按体表面积计，肾小球滤过率是成人的30%。出生1月时肾功能发育已达90%，1岁时已达成人水平。小儿对葡萄糖、钠、磷、氨基酸及碳酸氢盐的吸收较差。小儿对液体过量或脱水的耐受性差。

二、药理特点

小儿分布容积较大，药物在细胞外液中被稀释，按体重给药常需较大剂量。新生儿与药物代谢有关的肝微粒体酶系统发育不全，药物代谢速度慢，药物的血浆半衰期较长。各类药物与血浆蛋白结合量在新生儿、婴儿与成人有所不同。至婴幼儿期酶系统已成熟。新生儿肾小球滤过率低，影响药物的排泄。

表 29-1 正常小儿心血管指标($\bar{X}$±s)

年龄	心率(次/分)	心指数(L/min·m²)	动脉压 mmHg		氧耗量 ml/(kg·min)
			收缩压	舒张压	
早产儿	150±20	–	50±3	30±2	8±1.4
新生儿	133±18	2.5±0.6	67±3	42±4	6±1.1
6 月	120±20	2.0±0.5	89±29	60±10	5±0.9
12 月	120±20	2.0±0.6	96±30	66±25	5±1
2 岁	120±25	3.1±0.7	99±25	64±25	6±1.2
3 岁	101±15	–	100±25	67±23	6±1.1
5 岁	90±10	3.7±0.9	94±14	55±9	6±1.1
12 岁	70±17	4.3±1.1	109±16	58±9	3±0.6

第二节 麻醉前评估与麻醉前准备

一、麻醉前评估

参照美国医师协会(ASA)的分级标准,对患儿体格健康情况分级。第1、2级患儿麻醉耐受力一般均良好。第3级患儿对接受麻醉存在一定危险,麻醉前应做好充分准备,对可能发生的麻醉并发症,采取积极的有效预防措施。第4、5级患儿,麻醉危险性极大,应充分做好抢救的准备工作。根据患儿对麻醉手术的耐受能力,也可将其全身情况归纳为两类4级(表29-2)。第Ⅰ类患儿无需特殊处理,仅做一般准备。第Ⅱ类患儿,需对营养状况、中枢神经、心血管、呼吸,血液、凝血功能、代谢(水电解质代谢)及肾功能等做好全面的准备。

表 29-2 手术患儿全身情况分级

分级	评级依据			麻醉耐受力估计
	全身情况	外科病变	重要生命器官	
Ⅰ1	良好	局限,不影响或仅有轻微全身影响	无器质性疾病	良好
2	好	对全身已有一定影响,但易纠正	有早期病变,但功能处于代偿状态	好
Ⅱ1	较差	对全身已造成明显影响	有明显器质性病变,功能接近失代偿或已有早期失代偿	差
2	很差	对全身已有严重影响	有严重器质性病变,功能失代偿,需采用内科支持疗法	劣

二、麻醉前准备

(一)术前访视

1. 心理评估和护理　通过术前访视,评估患儿心理状态,减少患儿恐惧心情,取得信任与合作。

2. 掌握病史、体格检查及实验室检查资料　详细了解患儿的病情、麻醉和手术史以及药物过敏史。

3. 详细了解手术目的、部位、切口大小、体位、手术创伤程度、术中可能出血量及手术难易程度和手术时间。

4. 发育营养情况、心肺功能情况、牙齿有无松动、扁桃体有无肿大。

5. 重视各项检查及化验结果　纠正贫血、血容量不足、呼吸道感染、水电解质失衡等情况。

(二)术前禁食

1. 术前禁食目的　减少患儿胃内容量,防止胃酸过低,避免围术期出现胃内容物反流而导致误吸。

2. 注意事项

(1)婴儿及新生儿接台手术,禁食2小时后可在病房静脉补充含糖液体。择期手术延迟时间过长时，术前应静脉输液。

（2）下列误吸风险高，必要时延长禁食时间（fasting time）（表 29-3）：①严重创伤的患儿，创伤时间至禁食时间不足 6 小时；②消化道梗阻；③食管手术、食管功能障碍；④肥胖、困难气道；⑤中枢神经系统病变。急诊手术，按饱胃患儿处理，麻醉前可给予 H_2受体阻断药（如雷米替丁 1.5～2mg/kg 或西咪替丁 7.5mg/kg）。

表 29-3 麻醉前禁食时间（h）

年龄	固体食物、牛奶	清流质
新生儿	4	2
1～5 月	4	3
6～36 月	6	3
>36 月	8	3

三、麻醉前用药

（一）目的

术前镇静，减少呼吸道黏膜分泌，阻断迷走神经反射以及减少全麻药用量。

（二）常用药物和用药途径

1. 口服 1 岁以上小儿，可经口服或直肠给药。口服药液总量不超过 10ml：①常用咪达唑仑 0.25～0.5mg/kg 加适量糖浆口服，10～15 分钟产生镇静作用，20～30 分钟达作用高峰；②口服氯胺酮 4～6mg/kg 和阿托品 0.02～0.04mg/kg，10～15 分钟产生镇静作用。

2. 肌内注射 疼痛是对小儿的不良刺激，麻醉前一般不经肌注用药，必要时麻醉诱导时经静脉用药。

3. 舌下含服 舌下口腔黏膜血管丰富，药物可迅速吸收。

4. 静脉注射 常用咪达唑仑 0.05mg/kg 或氯胺酮 0.5～1mg/kg 静脉注射。

第三节 麻醉方法和麻醉装置

一、全身麻醉

（一）常用药物

1. 吸入麻醉药 小儿肺泡通气量/功能残气量之比相对较高，吸入麻醉诱导和苏醒均较快。

（1）氟烷：具有芳香味无刺激性，抑制咽喉反射，减少吸道分泌物，适用于小儿全麻诱导。血/气分配和脂肪/血分配系数高，起效慢、维持时间长。氟烷麻醉期间心肌对儿茶酚胺的应激性增强，应避免使用肾上腺素。

（2）恩氟烷：血/气分配系数低（1.9），代谢降解产物少，对肝肾和循环功能影响小。恩氟烷是强效支气管扩张剂，适宜于哮喘患儿麻醉。

（3）异氟烷：血/气分配系数低（1.4），对肝肾毒性小，对呼吸道有刺激性较大，易引起咳嗽、屏气、喉痉挛和支气管痉挛，不宜用于麻醉诱导。

（4）七氟烷：具有特殊芳香味，对呼吸道无刺激性，分泌物不增加，适宜于小儿麻醉诱导和维持。血气分配系数低（0.63），麻醉诱导及苏醒迅速。麻醉效能较低，其 MAC 在小儿为 2.45%。麻醉诱导时常用 3%～4%。七氟烷对呼吸循环抑制轻微，对肝肾功能影响小。七氟烷与碱石灰接触可能产生有毒物质，采用高流量吸入麻醉法，不致产生问题。

（5）地氟烷：血/气分配系数很低为 0.42，诱导及苏醒迅速。对气道刺激性较强，诱导时引起难以忍受的咳嗽、缺氧和喉痉挛，故只用于麻醉维持。

2. 静脉麻醉药

（1）氯胺酮：镇痛作用好，对各器官毒性作用小，可经静脉注射或肌内注射用药，适用于浅表小手术、烧伤换药、诊断性操作麻醉以及全麻诱导。静脉注射 1～2mg/kg，注射后 60～90 秒入睡，维持 10～15 分钟。肌内注射 5～7mg/kg，2～8 分钟入睡，维持 20～30 分钟。氯胺酮引起唾液及呼吸道分泌物增加，麻醉前应用颠茄类药可减少呼吸道分泌物。

（2）丙泊酚：起效迅速，诱导期平稳，少有躁动。麻醉诱导常用剂量 3～4mg/kg，眼睑反射消失时间约 57 秒。起效时间与注速有关，注速快效果出现快。丙泊酚麻醉维持剂量为 9～15mg/（kg·h）静脉输注。

（3）咪达唑仑：起效快，镇静作用强，无注射点疼痛，小儿消除半衰期（$t_{1/2\beta}$）1.24～1.72 小时。咪达唑仑糖浆口服或从直肠注入 0.3～0.5mg/kg，最大量为 15mg，15～30 分钟起效。麻醉诱导静注 0.2～0.3mg/kg，2～3 分钟起效，产生睡眠和遗忘作用。

（4）羟丁酸钠：有镇静、催眠、抗惊厥和遗忘作用，但无镇痛、肌松作用。浅麻醉时心率增快、血压增高、心排量增加。麻醉较深时血压可稍下降，心率减慢，心排血量无明显改变。麻醉诱导 80～100mg/kg 静脉注射，10 分钟入睡，20～30 分钟才能充分发挥作用，持续 1 ~1.5 小时。

3. 阿片类药物

（1）吗啡：常用作术中及术后镇痛。

（2）芬太尼：功效为吗啡的 50 ~100 倍，起效快，作用持续时间短。大剂量或持续输注时作用持续时间延长。芬太尼可能引起心动过缓。

（3）瑞芬太尼：超短时强效的阿片受体激动药，具有起效快、作用时间短、恢复迅速、无蓄积作用等优点。半衰期极短，不依赖于输注的剂量和输注的持续时间，$T_{1/2\alpha}$0.5 ~1.5 分钟，$T_{1/2\beta}$5 ~8 分钟。瑞芬太尼经静脉途径给药，负荷剂量 1μg/kg，维持 0.25 ~1μg/(kg·min)，需要时可单次追加 1.0μg/kg，停止输注后即需镇痛处理。

4. 肌松药(muscle relaxants)

（1）琥珀胆碱：静注琥珀胆碱易产生心动过缓，重复给药时尤为明显。常静注 2mg/kg 可获得满意肌松，30 秒即产生作用，维持 3 ~6 分钟。琥珀胆碱可引起血钾升高，对严重烧伤、创伤，截瘫、破伤风或神经肌肉疾病患儿禁用琥珀胆碱。琥珀胆碱可引起肌震颤和眼内压升高，因此禁用于青光眼、穿透眼外伤、视网膜剥离患儿。琥珀胆碱可诱发恶性高热。

（2）阿曲库铵：为中短时效肌松药，大剂量用药可促使组胺释放。阿曲库铵 0.4 ~0.5mg/kg 静注用于气管插管，作用维持 20 ~25 分钟，无积蓄作用。

（3）顺阿曲库铵：是阿曲库铵十个立体异构体之一，无组胺释放作用，肌松作用约为阿曲库铵的 4 倍，而作用持续时间相仿，但起效时间较慢。小儿静注 0.12 ~0.15mg/kg，2 分钟后可获得良好的气管插管条件，作用维持 30 ~50 分钟。小儿的 ED_{50} 和 ED_{95} 分别为 30μg/kg 和 45μg/kg。

（4）维库溴铵：为中短时效肌松药，不引起组胺释放，无心血管不良反应。常用量 0.08 ~0.1mg/kg。维持可采用静脉连续输注方式，60 ~80μg/(kg·h)。

（5）米库氯铵：短效非去极化肌松药，ED_{95} 为 0.08 ~0.1mg/kg。静注 2 倍 ED_{95} 剂量的起效时间为 1.6 ~1.9 分钟，维持作用时间 14 分钟。起效较快、作用时间短，恢复迅速，无蓄积作用，主要由血浆胆碱酯酶水解。气管插管剂量为 0.2mg/kg，维持剂量为 0.1mg/kg。

（6）罗库溴铵：为单季铵甾类肌松药，ED_{95} 是 0.3mg/kg，按 2 倍 ED_{95} 剂量(0.6mg/kg)给药，起效时间 1 ~2 分钟，如按 1.2mg/kg 给药，可在 60 秒时达到满意的气管插管条件。罗库溴铵具有中度迷走神经阻滞作用，使血压轻度增高，心率有时可加快，但无组胺释放作用。常用剂量 0.3 ~0.6mg/kg，维持 20 ~24 分钟。静脉连续输注为 0.4mg/(kg·h)。

（7）泮库溴铵：为长效非去极化肌松药，无神经节阻滞作用，不释放组胺，用药后心率增快、血压升高。泮库溴铵与芬太尼合用，可代偿芬太尼所致的心动过缓作用。泮库溴铵与氯胺酮合用，可引起血压显著升高及心动过速。常用剂量 0.1mg/kg，维持 45 ~60 分钟。

（8）哌库溴铵：为长效非去极化肌松药，无神经节阻滞作用，不释放组胺，对循环功能影轻微。单次用药剂量为 0.05 ~0.08mg/kg，维持作用时间可达 1 小时。

（二）基础麻醉(basic anesthesia)

1. 适应证 ①短小手术：包茎、腹股沟斜疝、清创、拆线，换药等；②诊断性检查：如 CT、MRI 及心血管造影等；③辅助部位麻醉：不合作小儿在施行其他部位麻醉前需先作基础麻醉。

2. 剂量和用法 ①氯胺酮 4 ~8mg/kg 肌注，维持 30 分钟左右，1 ~2mg/kg 静注维持 10 分钟左右；②与咪达唑仑 0.1mg/kg 合用，氯胺酮作用时间延长，术后躁动和幻觉等副作用减少。

3. 注意事项 ①麻醉前应用阿托品或东莨菪碱以减少呼吸道分泌物；②准备面罩及气管插管的全部用具；③准备吸引器，及时清除呼吸道分泌物；④吸氧，头后仰，背后垫高，保持呼吸道通畅；⑤与麻醉性镇痛药如芬太尼等合用易发生呼吸抑制；⑥密切观察呼吸、血压及心率和脉搏血氧饱和度的变化。

（三）气管内麻醉及其麻醉装置

1. 适应证 ①颅脑及胸腹腔手术；②头颈部、口腔手术；③特殊体位的手术；④危重患儿手术。

2. 气道器具准备

（1）合适大小的面罩、小口径螺纹管、储气囊和通气道：备有不同规格面罩，无效腔量应较小。透明制品的面罩，以利于观察口唇颜色、口腔分泌物和呕吐物的情况。新生儿用 0.5L，1 ~3 岁用 0.75L，3 ~6 岁用 1L，6 ~10 岁用 1.5L，10 岁以上用 2L 的储气囊。

（2）通气道：①口咽通气道(图 29-2)：一侧口角至下颌角或耳垂的距离为适宜口咽通气道的长度，避免放置过深或过浅，过浅则可能将舌体推向后方阻塞气道，过深可将会厌推向声门，影响通气；②鼻咽通气道：根据鼻尖至耳垂距离选用合适的鼻咽通气道。

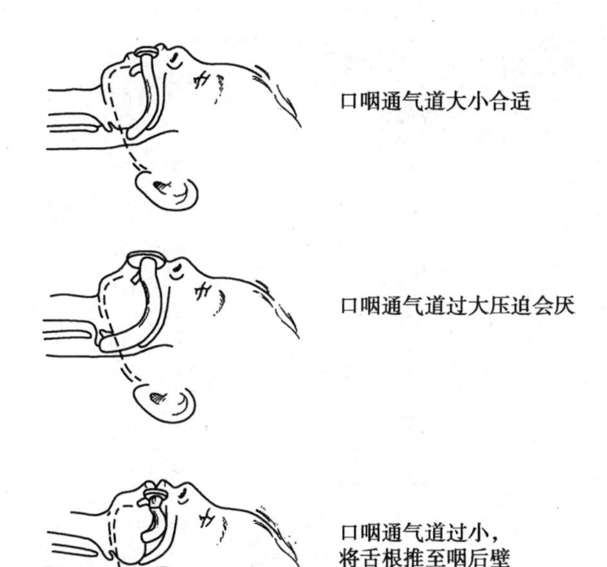

图 29-2　口咽通气道合适大小示意图

（3）咽喉镜（laryngoscopy）：①直喉镜片适用于新生儿或小婴儿，可直达咽后部过会厌，挑起会厌显露声门；②较大儿童可选用弯喉镜片，将镜片顶端推入会厌与舌根交界处，镜柄垂直抬起以显露声门。喉镜片尺寸见表 29-4。

表 29-4　喉镜片类型和尺寸

小儿	直喉镜片（Miller）	弯喉镜片（Macintosh）
1 月～12 月	0	–
1～2 岁	0～1	–
2～6 岁	1	–
6～12 岁	1	2
早产儿	2	2
足月婴儿	2	3

（4）气管导管：6 岁以下小儿，气管导管内径 <5.5mm，以不带气囊为宜。理想的导管口径应在气道压力达 10～15mmHg 时有轻度漏气，否则说明导管偏粗。6 岁以上小儿，为了避免控制呼吸时漏气，可以使用带气囊导管。2 岁以上儿童选择气管导管可按传统计算公式，即导管内径=4+年龄（岁）×0.25。也可按 4.5+年龄（岁）×0.2 公式选择气管导管（表 29-5）。同时准备大于和小于所选导管号码的导管各一根。气管导管有长度（cm）标志，一般经口腔插管时的长度（cm）为=12+[年龄（岁）]/2。插管后听诊，适当调整导管深度后妥善固定。体位变动后需再次确认导管深度，以免滑出或误入一侧支气管。

（5）麻醉呼吸回路：紧闭回路适用于体重 15kg 以上的患儿。<15kg 患儿，有时需采用半紧闭回路，常用 Mapleson D、F 或 Bain 回路。2～2.5 倍于每分通气的新鲜气流可防止重复吸入。Bain 回路（Bain circuit）（图 29-3）是 Mapleson D 的改良型，一旦供气管接头脱节，可能引起严重的重复吸入。Jackson-Rees 回路（jackson-rees loop）（图 29-4）的无效腔及呼吸阻力小，可单手操作。半紧闭回路吸入干燥气体，易丧失体热。现代麻醉机在压力控制通气（PCV）模式下进行机械通气，已适用于从早产儿到成人，小儿只需用 15mm 塑料螺纹管替代麻醉机上的 22mm 橡胶螺纹管，储气囊改用 750～800ml 容量。

3. 麻醉诱导和维持

（1）静脉诱导（intravenous induction）：①快速静脉诱导：适用于多数患儿，常用丙泊酚（2～3mg/kg）及肌松药（维库溴铵 0.1mg/kg 或罗库溴铵 0.6mg/kg）后气管插管；②慢速静脉诱导：估计气管插管有困难者，可使用羟丁酸钠 100mg/kg 静注诱导，不用肌松药。

表 29-5　气管导管的选择

年龄	导管号码内径（mm）	插入深度（cm）		吸引管（F）
		经口	经鼻	
早产儿	2.5～3.0	6～9	8～11	6
新生儿	3.5	10	12	6
1～11 月	4.0	12	14	6
1 岁	4.0	12	14	8
2 岁	4.5	13	15	8
3 岁	5.0	14	16	8

续表

年龄	导管号码内径(mm)	插入深度(cm)		吸引管(F)
		经口	经鼻	
4岁	5.0	15	17	8
5岁	5.5	16	18	8
6岁	5.5	16	18	10
7岁	6.0(可选套囊)	17	19	10
8岁	6.0(可选套囊)	17	19	10~12
9岁	6.5(可选套囊)	18	20	10~12
10岁	6.5(可选套囊)	18	20	12
11~12岁	7.0(套囊)	20	22	12
>12岁	7.5~8.0(套囊)	20	22	12

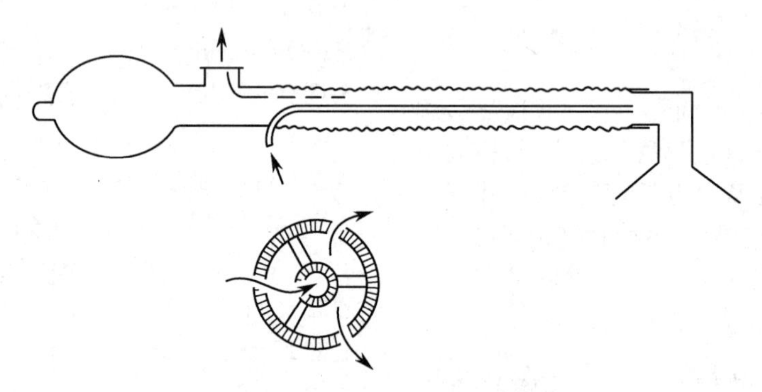

图29-3 Bain麻醉装置(横截面示气流方向)

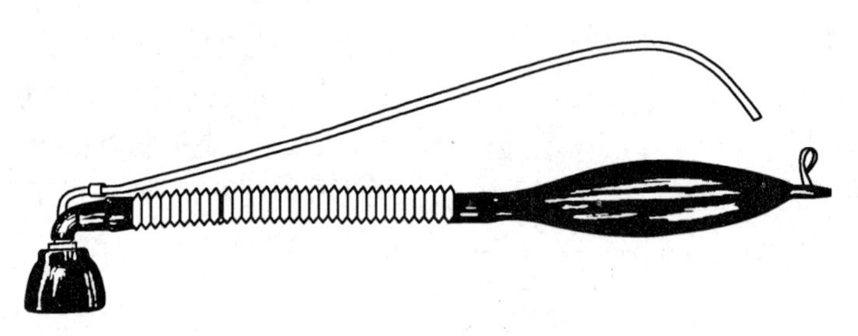

图29-4 Jackson-Rees回路装置

(2)吸入诱导(inhalation induction):主要适用于一般情况良好、合作的患儿:

①经典吸入诱导:患儿经面罩吸入70%氧化亚氮和30%氧气约1min后,慢慢打开氟烷或七氟烷。每隔3~5次吸入浓度增加0.5%~1%。如果患儿出现咳嗽或屏气,不应增加浓度。

②快速诱导:经面罩吸入70%氧化亚氮、30%氧气和3%~5%氟烷或6%~8%七氟烷,诱导成功后应降低氟烷和七氟烷浓度。

③隐蔽渐进诱导:可用于已入睡的患儿,面罩贴近患儿面部并逐渐增加氟烷或七氟烷浓度,达到完成麻醉诱导又不惊醒患儿的目的。

(3)麻醉维持(anesthesia was maintained):多采用以静脉麻醉为基础、联合吸入麻醉以及肌松药的静—吸联合方式维持麻醉深度。

4. 苏醒及拔管(awakening and extubation) 停

止麻醉后，患儿逐渐苏醒。循环呼吸功能稳定、咳嗽反射恢复、气管内和咽喉部分泌物吸引干净后即可考虑拔管。一般患儿可平卧位下拔管。有反流危险的患儿需待完全清醒并在侧卧位下拔管。

5. 气管插管的并发症　包括插管损伤、喉水肿、导管扭曲、导管阻塞、呼吸阻力增加、拔管喉痉挛等。小儿气管内麻醉后喉水肿发生率约0.05%。预防气管插管后喉水肿的措施有：①选用合适大小及优质的导管；②导管严格消毒；③麻醉期间避免导管与气管黏膜摩擦；④疑有喉水肿者，喉头局部用麻黄碱及地塞米松喷雾，同时静注地塞米松。

（四）喉罩的应用

喉罩通气道简称喉罩，经明视法或盲探法将喉罩插至咽喉部，覆盖声门部位，充气后在喉的周围形成一个密封圈，既可让患儿自主呼吸，又可施行正压通气。与气管插管比较，喉罩刺激小，不引起呛咳。喉罩插入和拔出对心血管系统反应小，术后很少引起喉痛，不会发生喉水肿。肠梗阻、饱胃、俯卧位手术禁用喉罩。选择详见表29-6。

表29-6　喉罩尺码的选择

尺码	患者体重(kg)	最大充气量(ml)
1	新生儿、婴儿<5	2~5
1.5	婴儿5~10	5~7
2	婴儿/幼儿10~20	7~10
2.5	幼儿20~30	10~15
3	幼儿/成人	15~20
4	青少年/成人	25~30
5	个头较大的青少年/成人	40

二、部位麻醉

（一）局部麻醉

适用于门诊小手术（如包皮环切术、皮脂囊肿切除术等），常用0.5%利多卡因，最大剂量不超过5mg/kg。

（二）蛛网膜下隙阻滞（subarachnoid block）（脊麻）

1. 穿刺间隙、体位及方法　由于婴儿脊髓下端达L_3水平，所以穿刺间隙应选择L_4~L_5或L_3~L_4，穿刺体位常用侧卧位，屈髋屈膝，颈部不屈。会阴部手术可采用坐位穿刺。确定穿刺点后，1%利多卡因作局部浸润。一般采用25G穿刺针。

2. 局麻药用量　可按体重、年龄或脊柱长度（C_7棘突至骶裂孔距离）计算局麻药剂量（表29-7）。丁卡因及布比卡因麻醉时间维持1.5~2小时，利多卡因维持麻醉1小时左右。利多卡因已较少使用。按脊柱长度计算，下腹部手术布比卡因0.15mg/cm，下肢及会阴部手术0.12mg/cm，注药后2分钟起效，麻醉维持1.5~2小时。

表29-7　小儿蛛网膜下腔阻滞用药剂量

计量方法	丁卡因	布比卡因	利多卡因
体重(mg/kg)	0.2	0.2	2
年龄(mg/岁)	0.8	0.8	8
脊柱长度(mg/cm)	0.15	0.12~0.15	0.8

3. 并发症及其防治

（1）阻滞平面过高：可能抑制呼吸循环：①用药剂量要精确；②穿刺间隙勿超过L_1，控制注药速度；③及时调整体位；④虚弱、脱水患儿应在适当纠正后才能实施蛛网膜下腔阻滞。

（2）恶心呕吐：高阻滞平面时容易发生恶心呕

吐：①及时调整体位，控制平面上升；②避免低血压；③阿托品、咪达唑仑可预防发生或减轻症状。

（3）蛛网膜下腔阻滞后头痛：与穿刺针粗细直接相关。穿刺针斜面与韧带纤维平行（斜面指向上侧或下侧）可较少降低发生率。

1）治疗措施：①止痛药，卧床，补液：可用0.45%氯化钠或2.5%葡萄糖液等低渗液静脉点滴；②静脉注射稀释的苯甲酸钠咖啡因125mg；③生理盐水10～20ml注于硬膜外腔；④对症状严重者，可采用自体血硬膜外充填治疗。

2）预防措施：①严格无菌操作，防止消毒液或滑石粉进入蛛网膜下腔；②术中适量补液，避免血容量不足；③选用细针穿刺。

（4）阻滞平面过广：小儿脊柱生理弯曲尚未形成、相对药量较大以及脑脊液循环较快，阻滞容易平面过广。应严格控制局麻药量和及时调节平面。

（5）背痛：小儿腰椎穿刺后背痛并不少见，发生率约为32%～55%，其中严重疼痛者仅<3%。疼痛发生与下列因素有关：①穿刺针斜面对韧带纤维的切割数；②骨膜损伤；③肌肉血肿；④韧带损伤或反射性肌肉痉挛。熟练的穿刺技术，减少对组织的损伤可减少并发症的发生。

（6）神经损伤：蛛网膜下隙阻滞引起重要神经损伤诸如脊髓损伤，脊神经根损伤等较为少见。发生神经损伤往往跟穿刺损伤、药物污染、局麻药毒性反应、蛛网膜下隙出血以及脊髓缺血等因素有关。

（三）硬膜外腔阻滞（epidural）

1. 方法　穿刺点应选L_3～L_4或L_4～L_5，以避免损伤脊髓。

2. 药量　小儿硬膜外阻滞常用药物为0.7%～1.5%利多卡因、0.1%～0.2%丁卡因、0.25%～0.5%布比卡因。利多卡因剂量为8～10mg/kg，丁卡因1.2～2.0mg/kg，布比卡因2mg/kg。加入肾上腺素（5μg/ml）可延长药效。试验剂量为总量的1/4。

3. 并发症及其防治

（1）局麻药全身毒性反应：①严格掌握用药剂量，使用最小的有效剂量；②穿刺及置管轻柔，避免损伤。

（2）误入蛛网膜下腔：穿刺针和导管刺破硬膜或误入蛛网膜下腔，就可能发生局麻药意外注入蛛网膜下腔，导致高阻滞平面或全脊麻，引起不同程度的呼吸抑制，C_3～C_5脊神经受累即可发生膈肌麻痹。处理要点：维护呼吸和循环功能的稳定，心搏骤停时按心肺复苏处理。

（3）误入硬膜下腔：小量局麻药就可产生广范围阻滞，阻滞速度慢于蛛网膜下腔阻滞。“试验剂量”后仔细观察神经阻滞范围，一旦出现广范围阻滞，就应慎重决定是否继续用药。

（4）神经损伤：多与操作不够轻柔、导管置入方法欠妥或反复穿刺有关。神经根损伤、脊髓损伤、蛛网膜炎、脊髓前动脉栓塞、硬膜外腔血肿等均可产生不同程度的临床症状，必须及时诊断和处理。

（四）骶管阻滞（caudal block）

小儿骶管腔容积较小，从骶管腔给药，麻醉药可向胸腰部硬膜外腔扩散。多单次骶管阻滞，局麻药用量多按体重计算（表29-8）。阻滞平面如欲达T_7～T_8，应用1ml/kg；阻滞平面欲达T_{12}～L_1，应用0.75ml/kg；阻滞平面欲达L_5～S_1，应用0.5ml/kg。局麻药以1%利多卡因或0.25%布比卡因较为常用。利多卡因最大剂量为10mg/kg，布比卡因为2.5mg/kg。

表29-8　骶管阻滞各年龄局麻药浓度（%）

年龄	利多卡因	丁卡因	布比卡因
<3岁	0.50	0.1	0.125
3～5岁	0.75～1.0	0.15	0.2
5～10岁	1.0	0.2	0.25
>10岁	1.2～1.5	0.2	0.375

（五）臂丛神经阻滞（brachial plexus block）

通常使用的阻滞径路（腋路法、锁骨上法、肌间沟法）均可用于小儿。由于后两种径路需以患儿确切的主诉来确定穿刺针的正确位置，因此不能正确表达的患儿不宜选用。采用神经刺激器有助于精确定位置，提高阻滞效果。腋路法适用于任何年龄的儿童。麻醉前应给予咪达唑仑（0.5mg/kg口服或0.2mg/kg肌注）。局麻药容量（表29-9）为0.6～

0.7ml/kg。常用0.75% ~1.5%利多卡因8~10mg/kg，可加入肾上腺素5μg/ml，作用超过120min。0.1% ~0.2%丁卡因2mg/kg，作用达150min。0.25% ~0.5%布比卡因2mg/kg。

表29-9　小儿臂丛神经阻滞药物容量

年龄(岁)	药量(ml)
<1	3
1~3	6~9
4~6	9~11
7~9	14~20
10~12	21~25
13~15	28~35

第四节　麻醉期间监测及管理

对于中等以上手术，监测项目通常包括：①血压及心率；②心电图；③脉搏氧饱和度(SpO_2)监测；④呼气末CO_2($P_{ET}CO_2$)监测；⑤体温；⑥尿量。

一、一般观察

麻醉期间应不断观察皮肤黏膜色泽是否红润，有无发绀或苍白，呼吸幅度大小，有无呼吸费力现象，以及脉搏强弱及频率。将听诊器放心前区，可以监测心音强弱、心率及心脏节律及呼吸音。心音低是低血容量的早期反映。

二、循环功能

心电图反映有无心律失常、传导阻滞或心肌缺血，是麻醉中不可缺少的监测项目。麻醉期间所有患儿均应监测血压。血压表袖套宽度约为患儿上臂长度的2/3(表29-10)。袖套太宽，血压值偏低；袖套太窄，血压值偏高。直接穿刺动脉测动脉压适用于心、脑手术、嗜铬细胞瘤切除术等复杂手术。一般用22或24号外套管针穿刺桡动脉测压，也可经足背动脉、股动脉或肱动脉测压。常用颈外静脉、颈内静脉或锁骨下静脉穿刺测定中心静脉压。

表29-10　间接测压的压脉带规格

编号	长(cm)	宽(cm)	适用者
9	25	14	成人
8	19	10	成人(小)
7	16	8	儿童
6	13	6	婴儿
5	13	5.4	新生儿
4	12	4.6	新生儿
3	10	3.5	新生儿
2	7.5	2.8	新生儿
1	6.7	2.5	新生儿

三、呼吸功能

听肺泡呼吸音及观察麻醉机呼吸囊活动，监测潮气量及每分钟通气量。必要时作动脉血气分析。脉搏氧饱和度呼气末CO_2($P_{ET}CO_2$)已成为小儿临床麻醉的常规监测项目。$P_{ET}CO_2$及时发现通气不足或过度。气管导管和麻醉机脱节、气管插管误入食管时CO_2波形消失，$P_{ET}CO_2$数值为零。呼吸活瓣功能失调时，$P_{ET}CO_2$升高。

四、体温

小儿麻醉期间体温改变大。术中常用电测温计测量体温，探头放置直肠内测直肠温度，也可测食管温度(代表心脏温度)或鼓膜温度(代表脑温度)。

五、尿量

尿量代表内脏血流灌注情况，大手术及危重患儿应放置导尿管测尿量，正常尿量每小时1~2ml/kg。

六、血电解质

血糖及电解质如钾、钠、氯、钙和酸碱测定，指导输液时血糖及电解质的补充。

七、肌松

神经刺激器监测肌松药作用程度,指导追加肌松药和应用肌松药拮抗药。

八、失血量

可用干纱布称重法或血红蛋白的定量比色法或经验估计法来计算,加上吸引瓶及敷料上的血液即为术中失血量。

第五节 围术期输液输血

一、输液

小儿围术期液体治疗可提供基础代谢的需要,补充术前禁食和手术野的损失量,维持电解质、血容量、器官灌注和组织氧合正常。

(一) 术前评估

严重创伤、肠梗阻、伴有胸、腹水的患儿可能存在进行性的血容量的丢失和第三间隙的液体转移。术前有发热、呕吐和腹泻等临床情况者可伴有不同程度的脱水。低渗性脱水(血浆渗透浓度<270mOsm/L,血钠<130mmol/L)、等渗性脱水(血浆渗透浓度 270 ~ 300mOsm/L,血钠 130 ~ 150mmol/L)或高渗性脱水(血浆渗透浓度>310mOsm/L,血钠>150mmol/L)。

(二) 输液量

手术期间输液应包括:①正常维持量;②术前禁食所致的液体缺失量;③手术麻醉引起的体液丢失量;④手术创伤引起的液体向第三间隙转移量。

1. 正常维持量　在手术期间,维持体内正常功能所需的液体量可根据体重按小时计算(表 29-11)。在实际应用时,需要根据患儿对液体治疗的反应加以调整。

表 29-11　小儿正常维持输液需要量

体重	每小时液体需要量(ml)
<10kg	4×kg
10 ~ 20kg	2×kg+20
>20kg	1×kg+40

例如 25kg 小儿,每小时液体维持量为 4×10+2×10+1×5=65ml

2. 术前禁食引起的失液量　以禁食时间的倍数计算需补偿的失液量,即正常维持量×禁食时间。10kg 小儿术前禁食 4 小时,将丧失液体 40ml×4=160ml,手术第一小时应输给每小时维持量+1/2 禁食失液量=40ml+80ml=120ml,第 2、3 小时再各补充维持量+1/4 禁食失液量=40ml+40ml=80ml。如患儿进手术室前已静脉输液,可不考虑禁食所致的失液量。

3. 手术创伤丢失量(表 29-12)

表 29-12　手术创伤丢失量

手术类型	举　例	每小时补液量
微小手术	腹股沟疝	0 ~ 2ml/kg
小手术	输尿管再植术	2 ~ 4ml/kg
中等手术	择期肠吻合	4 ~ 8ml/kg
大手术	坏死性小肠结肠炎切除术	≥10ml/kg。

(三) 输液种类

1. 低渗性补液　维持补液可选用轻度低张液,如 0.25% ~0.5% 氯化钠溶液。

2. 等渗性补液　等渗液的丢失继发于创伤、烧伤、腹膜炎、出血和上消化道的液体丢失。小儿手术麻醉期间损失的是细胞外液,故手术中输注乳酸钠林格液为主,以补充血容量,减少术中及术后低血压,减少输血量,维持肾血流,增加尿量,预防术后肾功能不全。

3. 葡萄糖　小儿手术期间一般不输注葡萄糖液。对术前的缺液量及术中第三间隙液体的丧失量用平衡盐液补充,而术中的每小时维持输液量可用 5% 葡萄糖液补充,按每小时 120 ~ 300mg/kg 的速度缓慢静脉滴注。葡萄糖 2.5mg/(kg · min)或每小时 6ml/kg 输注 1.25% ~2.5% 葡萄糖的平衡盐液,可提供适当的葡萄糖和液体需要量。

二、输血

(一) 术前估计

择期手术患儿术前血红蛋白应>100g/L(新生儿 140g/L)。贫血患儿需进行较紧急手术时,术前可输浓缩红细胞,输注 4ml/kg 的浓缩红细胞约可增高血红蛋白 10g/L。预计手术出血量达血容量 10% 或以上，术前应配血型并充分备血。

（二）血容量估计

了解血容量（blood volume）和失血量（blood loss）在小儿尤为重要，1000g 的早产儿失血 45ml 已相当于其循环血容量的 50%。不同年龄段机体血容量变化较大，与年龄相关的血容量及血红蛋白含量见表 29-13。

表 29-13　与年龄相关的血容量及血红蛋白含量

年龄	血容量（ml/kg）	血红蛋白（g/L）
早产儿	90～100	130～200
足月新生儿	80～90	150～230
<1 岁	75～80	110～180
1～6 岁	70～75	120～140
>6 岁和成人	65～70	120～160

（三）估计失血量

小儿术中应尽量精确估计失血量，但小儿失血量的精确估计较困难，可采用纱布称量法、手术野失血估计法等估计失血量。对吸引瓶中的血液、消毒巾及敷料上的血液均应计入总失血量。注意可能存在的体腔内（腹腔、胸腔）积血。某些诊断性操作的抽血，可能造成婴幼儿明显的失血。

（四）术中输血

术中应根据患儿年龄、术前血红蛋白、手术出血量及患儿的心血管反应等决定是否输血。婴幼儿术中少量出血，已丢失其相当大部分的血容量，因此，失血操作一开始就必须积极、快速、等量地输血或适量的胶体液。

通常将 30% 作为血细胞比容（Hct）可接受的下限，小儿正常 Hct 和可接受的 Hct 详见表 29-14，根据下列公式可以简单估计小儿最大可允许失血量（the maximum allowable blood loss，MABL）：

表 29-14　小儿正常 Hct 和可接受的 Hct

年龄	正常 Hct（%）		可接受的 Hct（%）
	均值	范围	
早产儿	45	40～45	35
新生儿	54	45～65	30～35
3 月	36	30～42	25
1 岁	38	34～42	20～25
6 岁	38	35～43	20～25

MABL＝估计小儿血容量×（患儿的 Hct－25）/患儿的 Hct

例如，10kg 的小儿，术前 Hct 为 42%，估计其最大可允许失血量计算如下：

MABL＝10×70（估计小儿血容量）×（42－25）/42＝285ml

当失血量在 MABL 以下，可用平衡盐液或胶体液补充。如失血量<MABL 的 1/3，可输注乳酸钠林格液；失血量>MABL 的 1/3，可输注适量胶体液；失血量>MABL，应输注浓缩红细胞，同时应用晶体液作为维持液，不同年龄失血与血容量的关系（表 29-15）。

表 29-15　不同年龄失血与血容量的关系

	新生儿	6 周	6 个月	5 岁	10 岁	成人
平均体重（kg）	3	4	7	20	32	60
10% 血容量（ml）	26	30	53	144	230	420
14% 血容量（ml）	36	42	74	202	323	568
20% 血容量（ml）	52	60	105	288	460	840
100% 血容量（ml）	260	300	525	1440	300	4200

小儿术中输血除根据失血量补充外，还应考虑出血量占血容量的百分比。麻醉前应估计患儿血容量。对小儿失血量的估计必须有绝对量和相对量的概念。

第六节　麻醉并发症及其防治

一、呼吸系统

1. 喉梗阻(laryngeal obstruction)　小儿喉腔面积小，喉部黏膜轻度水肿(喉水肿)即能产生严重的喉梗阻症状，常与炎症、损伤、过敏和过量输液等因素有关。与麻醉因素直接相关的是气管内麻醉后引起的喉梗阻，引起的原因有：①上呼吸道感染期间；②气管导管过粗；③呼吸管理不当；④特殊手术体位；⑤手术操作因素；⑥对导管消毒剂过敏。喉梗阻发生时间多在拔管后2小时以内，更多的是在拔管后即刻出现程度不等的吸气性凹陷，严重者出现明显“三凹”，血氧饱和度下降。直接喉镜检查可见喉部充血、黏膜水肿，以杓状软骨部位最明显。处理：①镇静和吸氧；②静注地塞米松2～5mg；③局部喷雾(麻黄碱30mg+地塞米松5mg+0.9%氯化钠至20ml)。

2. 喉痉挛(laryngospasm)　喉痉挛可发生在拔除气管导管后，故拔管前应清除咽喉部分泌物。喉痉挛常由于浅麻醉下喉部局部刺激(机械性或分泌物)所致，也可由气管内麻醉毕拔管操作所致。一般可经吸氧或加深麻醉(由浅麻醉所致)得到缓解。对于严重喉痉挛面罩加压吸氧困难者应及时使用琥珀胆碱，重新气管插管。

3. 支气管痉挛(bronchospasm)　通气阻力骤然增高，呼气性呼吸困难，呼吸做功明显增加，听诊肺部广泛哮鸣音，低氧和二氧化碳蓄积并影响循环功能。患儿多有支气管哮喘或呼吸道炎症病史，以及浅麻醉下气管插管、气管内吸引或手术操作所致。麻醉过浅引起的支气管痉挛，应加深麻醉，并使用氨茶碱等支气管平滑肌扩张药。

4. 反流误吸(regurgitation and aspiration)　反流误吸容易发生在小儿的麻醉并发症，可能导致严重后果。常见原因有：①饱胃情况下实施全身麻醉；②对全麻诱导期间发生胃肠胀气未及时做恰当的处理；③硫喷妥钠、阿托品等药物致贲门括约肌松弛。④偏长的禁食时间，引起患儿不适，增加低血容量甚至低血糖的发生。研究表明，健康儿童胃排空纯液体很快，麻醉前2～3小时适当饮用液体，一般不会产生不良后果。

二、循环系统

1. 心律不齐(arrhythmia)　小儿麻醉期间心动过缓常提示危险性存在因素，如低氧血症、迷走神经刺激、心肌抑制或心脏传导阻滞，需及时查明原因和积极处理。小儿静注琥珀胆碱后可能出现多种类型的心律失常，在婴幼儿甚至可发生心脏停搏。因此，琥珀胆碱前应注射阿托品，以防止心动过缓。

2. 心脏停搏(cardiac arrest)　小儿麻醉期间心脏停搏发生率(0.47‰)明显高于成人(0.14‰)。3岁以下小儿在麻醉期间发生心脏停搏数占全部心脏停搏数的比率67.6%，明显高于其他年龄组。心脏停搏的发生与患儿的疾病状态、麻醉方法、外科操作等有关。

三、体温改变

(一) 体温下降(temperature drops)

1. 病儿年龄　年龄越小，麻醉期间体温越易下降。新生儿基础代谢低，汗腺调节机制不健全，体表面积与体重之比相对较大，分钟通气量与体重之比较高，因此麻醉期间体温易降低。

2. 手术室温度　麻醉期间手术室温度是决定小儿体温的重要因素。手术室温度保持24～26℃，病儿常能保持正常体温。室温低，手术范围广，可引起体温下降。

3. 手术种类　胸腹腔手术热量丧失多，体温易下降。四肢小手术热量丧失小。

4. 麻醉　阿托品作为术前药，肛温增高0.12℃。麻醉药可干扰正常体温调节机制，椎管内麻醉及氟烷麻醉使外周血管扩张，肌松药使肌肉松弛，产热减少，同时寒战反应消失，均引起体温下降。

5. 大量输注冷的液体和血液可使体温迅速下降　预防方法包括手术时用保温毯或红外线辐射热加温装置保暖，四肢用棉垫包绕，输血输液前先对其加温，吸入气加温加湿。

(二) 体温升高(elevated body temperature)

1. 环境温度过高　手术室无空调设施、室温过高、覆盖物过厚、手术灯光照射以及其他加温设施均可使体温升高。

2. 呼吸道阻塞　气管导管过细而又未作控制呼吸，病儿用力呼吸以克服呼吸道阻力，产热增加，使体温升高。

3. 术前有脱水、发热，感染、菌血症等均易引起体温升高。

4. 输血反应　发热反应可引起体温升高。

5. 恶性高热（malignant hyperthermia，MH）系由某些药（氟烷、琥珀胆碱）激发的遗传性疾病。处理包括降低室温，体表用冰袋降温，除去覆盖物，应用控制呼吸替代自主呼吸。呼吸道有阻塞应及早解除．适当补液（冷溶液），应用抗生素。必要时可行胸腹腔手术部位冰盐水灌注或直肠、胃内冰盐水灌注，使体温下降，同时应用碳酸氢钠纠正代谢性酸中毒。丹曲林是针对恶性高热的特殊药物，首次剂量为3mg/kg静脉注射。

四、神经系统

麻醉期间缺氧可造成中枢神经系统缺氧性损伤。脑缺氧患儿术后出现昏迷，甚至抽搐。必须及时用低温、脱水治疗，并给加压氧吸入，抽搐时使用地西泮或硫喷妥钠治疗。麻醉期间惊厥常因局麻药中毒或高热所致。周围神经损伤常因体位不当所致，上肢外展过度可造成臂丛神经损害，腓总神经也可因体位压迫而损伤。

五、其他方面

1. 恶心、呕吐　可发生在麻醉各阶段。麻醉诱导期间的恶心呕吐多与饱胃、某些吸入麻醉药及疾病因素（肠梗阻等）有关。大量呕吐物涌出有可能发生误吸。恶心、呕吐还可发生在脊麻期间，与阻滞平面过高有密切关系，也与使用的局麻药有关。

2. 脊麻后头痛　见有关章节。

第七节　术后管理和术后镇痛

一、术后管理

麻醉结束，应仔细清除全麻患儿呼吸道及口咽部分泌物，待呼吸道通畅、通气良好、心血管稳定后拔除气管导管，送麻醉苏醒室。转送至苏醒室途中应将患儿头转向一侧，途中吸氧，监测脉搏—氧饱和度。可按神志、呼吸、肢体运动、血压、皮肤色泽而对小儿进行麻醉后恢复情况评分，以10分为满分。

1. 呼吸系统　密切观察呼吸道的通畅程度、呼吸频率和节律、口唇颜色、血氧饱和度。全麻药、麻醉性镇痛药，特别是肌松药的残余作用，可引起苏醒期呼吸抑制而导致通气不足。上腹部及胸部手术因切口疼痛，限制了患儿的深呼吸。手术后胃肠胀气也可引起通气不足。苏醒期患儿应常规吸氧，必要时面罩加压吸氧。

2. 循环系统　维持正常的血容量和心排血量，纠正低血压，适当输液和补充电解质，同时要防止输液过量。

3. 体温　新生儿手术后要保温，应将新生儿置于暖箱内观察及护理，便于保温。幼儿及儿童要防止体温升高。

4. 苏醒期寒战　寒战使氧需要量增高，故寒战患儿应面罩给氧，寒战可能与血管扩张、散热增加有关，故患儿应保温。

5. 术后躁动（postoperative agitation）　小儿麻醉恢复期可表现为哭闹、喊叫、胡言乱语、四肢无意识地躁动等兴奋现象。应加强保护，适当固定肢体，防止损伤、坠床、敷料脱落。严重者可给予镇静药物。

6. 恶心、呕吐　清醒前应将患儿的头偏向一侧，床边备好吸痰器，及时吸出口腔和咽喉的分泌物，以防误吸和窒息。

7. 部位麻醉患儿手术后，还需关注麻醉平面恢复情况。

8. 麻醉恢复平稳、离开麻醉恢复室的指征　①患儿意识完全清醒或易唤醒；②呼吸平稳、气道通畅，哭闹或能听从指令咳嗽，两肺呼吸音对称、无异常呼吸音，气道内无分泌物；③能主动进行与其年龄相适应的肢体运动，如举手、抬头等动作，并有一定肌力；④血压平稳、脉搏正常、心律无异常；⑤皮肤无发绀。

二、术后镇痛（postoperative analgesia）

（一）疼痛评估

1. 自我评估　患儿根据提供的量表评估和描述疼痛的程度，与成人疼痛评估的方法相同。

（1）视觉模拟评分法（visual analogue scales，VAS）：适用于8岁以上的儿童。

（2）数字等级评分法（numerical rating scale，NRS）（图29-5）：4以下为轻度痛，4～7为中度痛，7以上为重度痛。

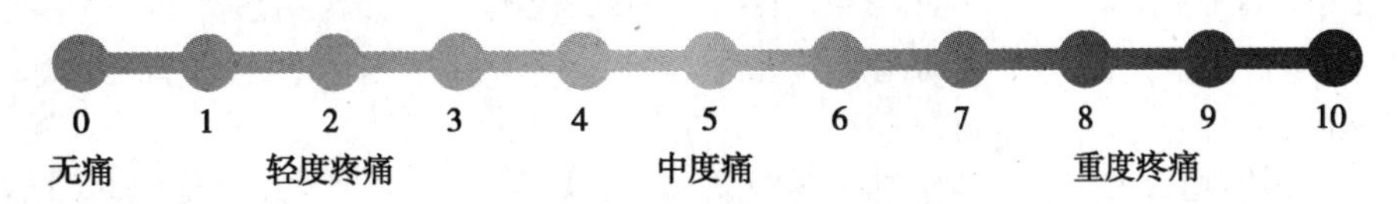

图29-5　数字等级评分法（NRS）
（引自中华医学会麻醉学分会儿科麻醉学组．小儿术后镇痛专家共识．2009）

2. 面部表情评估 医务工作者或患儿照顾者根据患儿的面部表情,与面部表情图比对后进行疼痛评分。

(1) 脸谱疼痛评分法(适用于婴幼儿)(图29-6)。

(2) 改良面部表情评分法(图29-7):适用3~7岁的儿童。

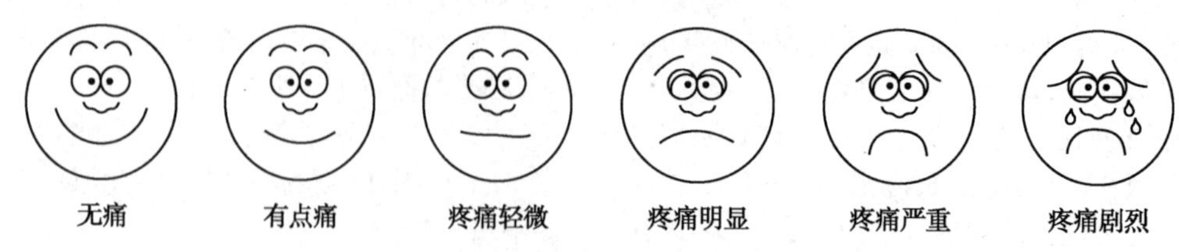

图29-6 脸谱疼痛评分法(适用于婴幼儿)
(引自中华医学会麻醉学分会儿科麻醉学组. 小儿术后镇痛专家共识. 2009)

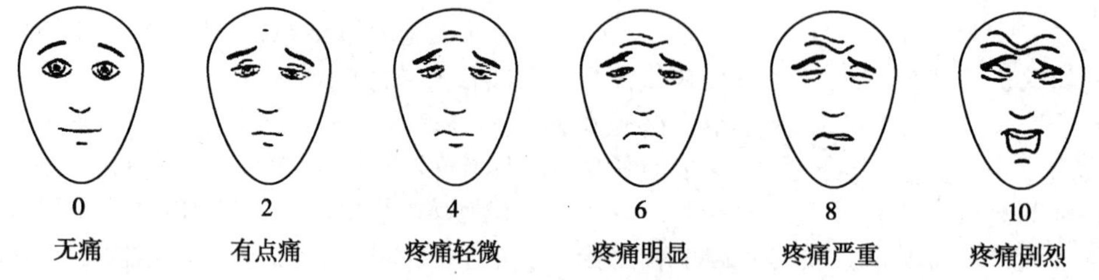

图29-7 改良面部表情评分法
(引自中华医学会麻醉学分会儿科麻醉学组. 小儿术后镇痛专家共识. 2009)

3. 行为学、生物学混合评估 适用于婴幼儿或者交流有困难的患儿。

(1) CRIES(crying, requires O_2 saturation, increased vital signs, expression, sleeplessness)评分(表29-16):通过哭泣、呼吸、循环、表情和睡眠等进行评估。适用于新生儿和婴儿。分值0~10分。

(2) FLACC(face, legs, activity, crying, consolability)评分(表29-17):常用于2月~7岁患儿术后疼痛的评估。分值0~10分。

表29-16 CRIES评分表

	0	1	2
哭泣	无	哭泣声音响亮,音调高	不易被安慰
维持 SpO_2>95%是否需要吸氧	否	氧浓度<30%	氧浓度>30%
循环体征	HR和BP <或=术前水平	HR and BP 较术前水平升高<20%	HR and BP 较术前水平升高>20%
表情	无特殊	表情痛苦	表情非常痛苦/呻吟
睡眠困难	无	经常清醒	始终清醒

表29-17 FLACC评分表

	0	1	2
脸	微笑或无特殊表情	偶尔出现痛苦表情,皱眉,不愿交流	经常或持续出现下颚颤抖或紧咬下颚
腿	放松或保持平常的姿势	不安,紧张,维持于不舒服的姿势	踢腿或腿部拖动
活动度	安静躺着,正常体位,或轻松活动	扭动,翻来覆去,紧张	身体痉挛,呈弓形,僵硬
哭闹	不哭(清醒或睡眠中)	呻吟,啜泣,偶尔诉痛	一直哭泣,尖叫,经常诉痛
可安慰性	满足,放松	偶尔抚摸拥抱和言语可以被安慰	难于被安慰

（二）镇痛药物

1. 局麻药

（1）常用局麻药：0.0625%～0.25%布比卡因和罗哌卡因浓度，单次最大用量2mg/kg。

（2）术后局麻药镇痛方法：

1）局部浸润：简单易行，缝皮前在切口皮下注射长效局麻药。适用于各类小型和中型手术。

2）外周神经阻滞：适用于相应神经丛或神经干支配区域的术后镇痛，如肋间神经、臂丛神经、椎旁神经、腰丛、股神经和坐骨神经阻滞等，对意识水平、呼吸、循环影响小，特别适于危重患儿。使用留置导管持续给药，可以获得长时间的镇痛效果。

3）硬膜外腔给药：局麻药中加入阿片类药物可提高镇痛效果，降低药物副作用，减轻运动阻滞。可以患儿自控、家长控制或护士控制方式给药。适用于胸、腹部及下肢手术后中度和重度疼痛。常用局麻药的浓度：罗哌卡因0.065%～0.12%，布比卡因0.065%～0.1%，左旋布比卡因0.065%～0.2%。阿片药浓度：吗啡10μg/ml，舒芬太尼0.5μg/ml，芬太尼2μg/ml。给药方案：首次剂量0.1～0.3ml/kg，维持剂量0.1～0.3ml/(kg·h)，冲击剂量0.1～0.3ml/kg，锁定时间20～30分钟。

2. 阿片类药物 可引起恶心呕吐、瘙痒、尿潴留和呼吸抑制等副作用，使用镇痛药前给予抗呕吐药。常用阿片类药物的患儿静脉自控镇痛（children intravenous analgesia，PCIA）方案见表29-18。

表29-18 患儿静脉自控镇痛（PCIA）推荐方案

药物	负荷剂量（μg/kg）	单次冲击剂量（μg/kg）	锁定时间（min）	持续背景剂量[μg/(kg·h)]
吗啡	50	10～20	5～15	0.4
芬太尼	0.5	0.1～0.2	5～10	0.3～0.8
舒芬太尼	0.05	0.01～0.02	5～10	0.02～0.05
曲马多	0.5	100～200	5～10	100～400

（1）吗啡：口服：新生儿80μg/(kg·4～6h)，儿童200～500μg/(kg·4h)。静脉和皮下：起始剂量新生儿25μg/kg开始，儿童50μg/kg，根据患儿反应确定持续输注速率10～25μg/(kg·h)。

（2）芬太尼：强效镇痛药，起效较快，作用时间较短，可经皮肤和经黏膜使用。单次静脉注射：0.5～1.0μg/kg。持续静脉输注：0.3～0.8μg/(kg·h)。

（3）舒芬太尼：镇痛强度是芬太尼7～10倍，起效迅速。单次静脉注射：0.05～0.1μg/kg。持续静脉输注：0.02～0.05μg/(kg·h)。PCA：配制时，1.5～2μg/kg溶于100ml生理盐水，背景输注为2ml/h，单次冲击剂量为0.5ml。

（4）曲马多：弱阿片类镇痛药，可通过口服、静脉给药，用于缓解轻到中度疼痛。常见副作用为恶心呕吐、呼吸抑制（较阿片类药物少见）、过度镇静和大小便潴留。推荐剂量为1～2mg/(kg·4～6h)。

3. 非甾体类抗炎药（NSAIDs） 适用范围：①中小手术后镇痛；②大手术后与阿片类药物联合镇痛；③治疗PCA停用后残留痛；④术前给药，发挥抗炎和抑制神经系统痛觉敏化作用。小儿推荐剂量如表29-19。

表29-19 小儿NSAIDs推荐剂量

NSAID	口服（mg/kg）	间隔时间（h）	日最大剂量[mg/(kg·d)]	应用年龄
布洛芬	10	6～8	40	>6月
双氯芬酸	1	8	3	>1岁
酮洛芬	1	6	4	>6月
塞来昔布	1.5～3	12	6	>1岁

4. 对乙酰氨基酚(paracetamol) 轻度疼痛可单独使用,中度疼痛可与NSAIDs或阿片类药物联合应用。口服30~60分钟后药物浓度达到峰值,直肠给药后需经过1~2.5小时才能达到最大血药浓度。静脉给药起效快,但需在15分钟内缓慢输入。直肠给药剂量为30mg/kg,间隔时间6~8小时,最大剂量维持时间48小时。

小儿术后镇痛应根据患儿年龄、手术类型和临床情况合理给药,提供安全、有效、个体化的镇痛方案,努力达到最大的镇痛效果、最小的不良反应和最佳的生理功能恢复。

第八节 小儿麻醉现状、任务和研究

一、中国小儿麻醉现状

在国际上,小儿麻醉与危重医学和疼痛学一道,是麻醉学专业中最早的亚专业,说明小儿麻醉的重要性和特殊性。由于各方面的原因,我国小儿麻醉相对于发达国家还比较落后。近年来,我国的小儿麻醉学有了长足的进步。中华麻醉学分会下的小儿麻醉学组每年主办全国小儿麻醉年会,已制定了十余项涵盖小儿麻醉各领域的指南和专家共识并组织宣讲和学习。各省和直辖市也相应成立了小儿麻醉学组并开展学术活动。国内大型综合性医院或儿科专科医院多设立了小儿麻醉培训基地。2004年制定的全国住院医师培训细则中已经将小儿麻醉作为麻醉学专科住院医师培训的重要内容,为每个县医院培养至少1名小儿麻醉骨干的庞大计划也从2013年开始实施。

二、小儿麻醉学近期的任务

近期小儿麻醉学主要任务有:严格把握住院医师培训中小儿麻醉培训时间和内容;制订小儿麻醉亚专科医师的培训与考核制度;监控小儿麻醉质量和安全;普及小儿麻醉常用技术和引进发展新监测技术、新医疗设备;大量开展小儿麻醉领域的临床与基础科研工作。

三、基础和临床研究

1. 临床麻醉 小儿外科领域很广,包含小儿神经外科、心脏外科、普通胸科、普通外科、骨科、泌尿外科、眼耳鼻喉科、新生儿科等,因此,小儿麻醉有一些共同的临床问题,也有一些亚专科特有的问题。因此小儿临床麻醉研究一方面可以针对小儿麻醉普遍的问题进行研究,如新的吸入、静脉全麻药、局麻药、肌松药、镇痛药等的小儿药动学和药效学,如麻醉技术、术中监测、气道管理、液体治疗、输血和血液保护和术后镇痛等问题。另一方面,临床麻醉研究还需要针对各小儿外科手术亚专科存在的问题,如小儿神经外科的脑保护、神经功能监测、术中唤醒、术后并发症的防治;小儿普通胸外科的肺隔离、单肺通气、术后急慢性疼痛和如何降低术后肺部并发症问题等;小儿心脏外科的复杂先心病麻醉管理问题,小儿经胸超声和经食管超声的应用问题,小儿各类心脏介入手术的问题;新生儿外科的各类消化道畸形急诊手术围术期反流误吸防治问题,早产儿的麻醉安全和术中监测问题,先心病患儿非心脏手术的问题等。近年来,小儿门诊手术开展越来越多,手术室外各种小儿伤害性检查的镇静越来越多,如何提供安全、有效和快速恢复的麻醉方案也是值得研究的问题。

值得注意的是,在小儿麻醉相关临床研究中,我们不仅仅要关注麻醉期间的一些问题,而应该更多去探讨这些问题是否在麻醉前就已经埋下了种子,因此麻醉前的病情评估和安全有效的降低麻醉手术风险的一些措施应该深入研究。同时,临床麻醉研究不应该以手术结束或者患者意识恢复为终点,我们要跟进到复苏室、病房甚至到患儿回家后,关注患儿的长远转归。同时,我们要有开拓进取的精神,深入钻研各种新技术对小儿麻醉和围术期安全的改进作用,如可视化技术在小儿麻醉领域的应用等。

2. 危重病医学研究及疼痛诊治研究 随着医学的发展,越来越多疑难危重的患儿接受外科手术,小儿围术期ARDS、MOF、败血症、多发性创伤等都较常见,如何采取最有效的监测治疗措施,最大程度降低重症患儿病死率和伤残率,减少对心灵的创伤,是值得我们研究的问题。

小儿疼痛学的临床问题很多,这方面我们与国际水平相差非常大。近期,我们开展一项针对全国近40家医院麻醉科小儿术后镇痛开展状态的问卷调查和11家医院1000余例小儿手术患者术后镇痛的回顾性调查显示：小儿年龄越小，术后镇痛开展越少，新生儿只有30%左右接受术后镇痛药物治疗；多模式镇痛开展不好，以所谓静脉PCA为主，实际上仅用其背景输注；小儿术后疼痛评估严重不足；小儿ICU医生和小儿外科医生都非常不重视疼痛治疗。这些问题既是临床问题，也是值得研究的问题。目前急需建立常规术后疼痛评估制度，建立各类手术的术后镇痛方案，同时要加强各类镇痛药物小儿适应证的研究和镇痛相关的各种并发症的防治。

我国小儿慢性疼痛治疗的现状不容乐观。一方面，小儿专科医师的疼痛知识和处理技术有限，又很少有儿童专科医院建立了疼痛专科。另一方面，综合性医院的疼痛科往往又不重视儿科患者的诊治。希望有部分小儿麻醉医生或者儿科医生对小儿慢性疼痛有兴趣，在临床诊疗技术和临床科研上面诊断各类小儿慢性疼痛开展工作。

3. 基础研究　小儿麻醉相关的基础研究牵涉到机体的各器官系统。麻醉药物在中枢神经系统的作用机制和麻醉药物对中枢神经系统的长远影响一直是研究的热点。近年来尤其关注麻醉药物对小儿中枢神经系统发育、学习和记忆的影响。用各种动物做的实验研究都发现了麻醉药物可以增加脑细胞的凋亡，引起动物的行为学改变等。但是，麻醉药物的使用是为了减少外科手术创伤对患儿的伤害，而抑制伤害性刺激导致的逃避反应这种最原始的机体保护性反射肯定会有一定的副作用。目前我们需要关注的是以下这些方面：麻醉药物对中枢神经系统的伤害是短暂的还是有长期影响？是否会造成中枢神经系统的发育障碍？各类动物的生理、药理、代谢等特点与人类毕竟存在极大的差异，动物实验的结果与人的差别？合理的麻醉药物配伍和各种麻醉方法的联合是否会最大程度降低麻醉药物的不良影响？国际麻醉研究协会（IARS）非常重视麻醉药物对小儿神经系统发育影响的研究，专门成立了一个有关小儿麻醉安全研究的基金，取名“Smart tots”，定期在网页上公布这方面的研究进展（www. smarttots. org）。

麻醉药物对心脏发育似乎也有影响，新华医院有关麻醉药物对斑马鱼心脏发育的影响的研究在 *Anesthesiology* 上公开发表。华西医院有关未成熟心肌缺血再灌注损伤的研究也在 *Pediatric Cardiology* 上发表。针对小儿心血管系统的研究相对于成人少，这方面的基础研究和转化医学研究有待于加强，如小儿血管系统的麻醉药物敏感性，肺动脉高压的防治问题，各种辅助装置的研发。

有关小儿基础与应用基础研究的内容还很多，建议多关注国内国际相关文献。

（王英伟　左云霞）

参考文献

1. 陈煜，连庆泉. 现代小儿麻醉学. 北京：人民卫生出版社，2011
2. 连庆泉，陈锡明，等. 小儿麻醉手册. 上海：世界图书出版社，2007
3. 王英伟，连庆泉. 小儿麻醉学进展. 上海：世界图书出版社，2011
4. 姚尚龙，王国林. 临床麻醉学（住院医师培训规范化教材）. 北京：人民卫生出版社，2012：452-477
5. 中华医学会麻醉学分会儿科麻醉学组. 小儿术前禁食指南. 2009
6. 中华医学会麻醉学分会儿科麻醉学组. 小儿围术期液体和输血管理指南. 2009
7. 中华医学会麻醉学分会儿科麻醉学组. 小儿术后镇痛专家共识. 2009
8. 中华医学会麻醉学分会儿科麻醉学组. 小儿麻醉气道和呼吸管理指南. 2009
9. 中华医学会麻醉学分会儿科麻醉学组. 低体重新生儿麻醉指南. 2009
10. 庄心良，曾因明，陈伯銮. 现代麻醉学. 第3版. 北京：人民卫生出版社，2003：1413-1440
11. Davis PJ，Cladis FP，Motoyama EK. Smith's Anesthesia for infants and children. 8th Edition. Philadelphia：Elsevier Mosby，2011
12. Dunn PF，Alston TA，Baker KH，等，著. 于永浩，译. 美国麻省总医院临床麻醉手册. 第7版. 天津：天津科技翻译出版公司，2009：402-439
13. Gregory GA. Pediatric Anesthesia. 4th Edition. New York：Churehill Livinston，2001

14. Lerman J, Cote CJ, Stward DJ. Manual of Pediatric Anesthesia. 6th Edition. Philadelphia: Elsevier Churehill Livinston, 2010

15. Miller RD. Miller's Anesthesia, 7th Edition. Philadelphia: Elsevier Churchill Livingston, 2009

16. Stoelting RK, Miller RD, 著. 朱涛, 左云霞, 译. 麻醉学基础. 北京: 人民卫生出版社, 2011

第三十章　老年患者的麻醉

联合国规定,在一个国家或地区的总人口中,如果60岁以上人口所占比例>10%,或65岁以上人口所占比例>7%即为老年型国家或地区。1865年法国成为世界上第一个老年型国家;1999年2月20日,中国也正式进入老年型社会。到2040年,全球65岁或65岁以上的老年人将占全部人口的24%,他们的医疗费用要占到医疗总费用的50%,而且围术期的死亡风险是年轻人群的3倍,他们中的50%会有至少一次外科手术的经历。

老年患者作为特殊的人群,多存在与年龄增长相关的脏器退行性改变和代偿功能的衰减。掌握老年患者的基本生理变化以及麻醉药物的药动学和药效动力学的改变仅是良好麻醉管理的基础,本章节将回顾相关基础知识,进一步探讨影响老年外科手术患者进行最佳麻醉管理的特殊因素。

第一节　与年龄相关的解剖学和生理学改变

一、衰老的机制

衰老包括自然的生理性衰老和异常的病理性衰老。生理性衰老是指生物体随着年龄的增长而自然发生的不可逆的退行性变化,它主要受遗传因素的影响,并且表现出渐进性的复杂的形态结构与生理功能变化。而病理性衰老则是指由于疾病或其他异常因素所导致的衰老加速现象。衰老的特征性表现是机体器官的储备减少和功能减退,并伴有不断加重的机体内稳态平衡功能紊乱,以及病理过程发病率增加。现在认为衰老是不同程度和不同作用的众多复杂因素共同作用在不同通路上的交汇。广义而言,衰老理论可分为进化机制和生理机制。这些机制可定义为"程序化"理论(program theory)或生物钟学说(clock doctrine),即遗传机制制定了机体功能减退的进程;或者定义为"误差"学说(error doctrine),即环境损害导致机体功能不全和进行性衰退。衰老过程在整体、组织、细胞,乃至分子水平皆有所体现。衰老的这些过程相互交错重叠,因此也可更进一步地定义为机体的组织水平按照既定的程序自然出现的过程。分子水平的作用将影响细胞功能的改变,由此导致主要器官和系统改变,最终可能通过影响生存和繁殖而改变物种的进化过程。Weinert和Timiras近来回顾了衰老的主要理论,总结如表30-1。

表30-1　衰老理论的分类和简要说明

生物学水平/理论	内容说明
进化学说	
基因突变积累	老年人基因突变对健康的影响是不可抗拒的选择
一次性体细胞	体细胞仅仅是确保持续的成功繁殖,繁殖后体细胞即可抛弃
矛盾基因多效性	年轻时有益的基因而在年老时变得有害
分子水平	
基因调节	衰老是由调节生长和成熟的基因表达发生变化所致
密码子限制	由于不能正确破解mRNA密码子使mRNA的保真度/精确度受损
误差突变	伴随年龄增长的基因表达保真度下降,导致异常蛋白碎片增加
体细胞突变	主要由分子损害累积于DNA/遗传物质
异常分化	任意分子破坏逐渐积累影响到基因表达的调节
细胞水平	
衰老端粒	衰老表型是由于端粒损失或细胞应激造成的衰老细胞的频率增加所致
自由基	由氧化代谢形成的自由基引起的损害
耗损与撕裂	正常耗损的积累
凋亡	程序化细胞死亡
系统水平	
神经内分泌	内稳态的神经内分泌控制改变引起的生理变化
免疫	免疫功能的降低导致感染和自身免疫性疾病的发病率的变化
生命度	假定所有生物体均有其固定量的新陈代谢的可能性(生长得越快,死得越早)

二、神经系统

随着年龄的增长,中枢神经、外周神经及自主神经系统均发生年龄相关性的退变和功能下降。中枢神经系统的老年化改变在解剖上表现为脑组织体积缩小、重量减轻和脑沟增宽。年龄超过60岁后人脑体积减少速度明显加快、记忆力下降超过40%。然而,这种随衰老而产生的记忆力下降也不是不可避免的。与年龄相关的记忆力下降是非常严重的,因为这会明显影响日常生活活动(activities of daily living,ADL)。有用的ADL的降低是大脑储备功能减退的表现,临床可表现为对麻醉药的敏感性增加,出现围术期谵妄和术后认知功能障碍的风险增高,然而导致功能储备下降的确切机制尚不明确。

从结构上观察,随着年龄的增长大脑会以一种选择性和特异性方式产生萎缩。表现为灰质和白质体积的减少。灰质体积减少是继发于神经元的固缩而不是神经元的缺失。最近较多的研究集中于正常衰老对人类大脑皮质的影响,结果表明仅有少量的全脑神经元从大脑皮质丢失。这种神经元数量的减少远不及早期研究所提示的那么多。一些大脑新皮质区域神经元的数量并不随着年龄的增长而减少,而白质区域可能只有15%的丢失。这种丢失导致脑回萎缩和脑室体积的增大。(老年人常见的)高血压和血管疾病可加速皮质下白质和海马神经元的固缩。

老化过程是否改变皮质内现有的突触数量仍具有争议。以往非人类的灵长动物的研究表明,重要区域的神经递质如多巴胺、乙酰胆碱、去甲肾上腺素、酪氨酸、5-羟色胺等随年龄增长而相应减少,而皮质中最重要的神经递质谷氨酸盐的含量未发现受到影响。中老年人的脑电活动的耦合、脑代谢率、脑血流量等仍较完整。大脑皮质和皮质下中枢对局部代谢的调节方式也无明显改变。只要没有明显的脑动脉硬化和卒中危险因素,老年人的脑血管能维持对体循环血压变化的舒缩反应及对过度通气和低氧的缩血管反应。

衰老过程中脊椎解剖也发生改变如硬膜外腔体积减小,硬脑膜渗透性增高,脑脊液容量的减少,伴随神经传导通路的改变,包括中老年人背侧和腹侧神经根的有髓神经纤维的直径及数量的减少和排列紊乱,周围神经施万细胞的距离减小并导致其传导速度的改变,这些变化使中老年人对椎管和周围神经阻滞更为敏感。老年人的皮肤痛觉小体大量减少,脑内许多区域的阿片受体随年龄增加而减少,所以老年人对各种感觉的阈值普遍提高。

自主神经系统同样经历着衰老性退变,包括神经元丧失、受体和神经递质数量和功能的改变,最终导致自主神经功能减弱。交感-肾上腺系统的重要组成部分肾上腺素髓质的体积也随着年龄的增加而减少。由于靶器官上α和β肾上腺素能受体作用下调,老年人在静息或运动、应激状态下血浆去甲肾上腺素和肾上腺素水平均较年轻人增高,但是交感神经调控的压力反射在老年人明显减弱,因此当麻醉药物使血浆儿茶酚胺浓度降低或麻醉方法迅速产生交感神经阻滞时,以及麻醉诱导后和翻身摆体位时,均易发生严重的低血压。

三、循环系统和呼吸系统

随着年龄的增长,循环系统的衰老过程包括原发性心脏病变,继发性心脏病变,原发的心血管改变以及心脏自律性的改变。随着衰老的进程,心脏在形态学上表现为心肌细胞数目减少,左心室壁增厚,心壁脂肪浸润,心瓣膜钙化并关闭不全,传导纤维的密度和窦房结细胞数量降低,这些改变在功能上使心肌收缩力降低、弹性下降、心室充盈压增加及传导功能减退。心血管系统的衰老在形态学上表现为大弹性动脉直径和硬度的增加,功能上表现为平均动脉压升高和脉压增大。随着血管阻力的增加,脉搏波向下沿血管床的传导速度增加。随着脉搏波速度增加所出现的脉搏波反射提前,当脉搏波反射到达心脏时尚处于心室的射血后期,就会增加心脏负荷。左心室后负荷的升高会导致左心室壁增厚、肥大,使舒张期充盈受限。心室顺应性降低和后负荷增加两者共同引起心肌收缩期代偿性延长,由此导致心脏早期舒张期充盈时间减少。在这种情况下,心房收缩的作用对心室晚期充盈具有重要的价值,这也是中老年患者对非窦性心律的耐受性极差的原因。

衰老引起的心脏自主神经系统的改变包括对β受体刺激反应性的降低和交感神经系统活性的减弱。受体亲和力的降低与信号传导的变化所导致的β受体应答性的降低,及对β肾上腺素能药物的灵敏性降低,使老年群体调节血压和血容量的压力感受器的生理功能下降,易发生体位性低血压,并易导致运动或应激状态下产生的最大心率和峰射血分数降低,从而使机体满足外周血流量需求的增加主要依赖于心脏前负荷储备,使心脏更易发生心力衰竭。衰老心脏舒张期松弛受损易导致心脏舒张期功能紊乱,甚至发展为舒张性心力衰竭,左心室肥厚的高血压、缺血性心脏病、肥厚性心肌病和心脏瓣膜病往往是重要的发病基础。近来较多的群体研究资料表明心肌舒张期功能紊乱很常见,并导致死亡率的增加。在有明显临床症状的心力衰竭患者中,射血分数正常者占一半以上,而其中40%的患者表现为明显的舒张期心力衰竭。对列研究表明射血分数正常与射血分数降低的患者有相同的死亡率。

衰老引起的肺部结构变化包括肺实质胶原质和弹力蛋白重组后肺弹性回缩能力的损失。肺弹性回缩力损失与肺表面活性物质的改变共同引起了肺顺应性的降低。顺应性降低导致最大呼气量受限和对运动的通气反应降低。而肺内弹性纤维的损失与呼吸性细支气管和肺泡管扩张相关,引起呼气早期小气道萎陷的倾向,伴随肺泡小孔的增大,肺泡表面积进行性的减少,增加肺解剖无效腔、减少肺弥散量、增加肺闭合量,并最终导致气体交换受损。随年龄增加,肺活量降低,闭合气量增加,而残气量以5%~10%/10年的速率增加,功能残气量和闭合气量间关系的改变导致了通气/血流比例失调,这是造成衰老时肺泡一动脉氧气梯度的增高最重要的机制。在年轻人,闭合气量低于功能残气量;44岁时,仰卧位的闭合气量等于功能残气量;66岁时,直立位的闭合气量等于功能残气量。当闭合气量影响到潮气量时,通气/血流比例将发生失调。当功能残气量小于闭合气量时,肺内分流增加,动脉含氧量降低,这将损害预充氧呼吸法。随着老化的进程,身高萎缩、脊柱和胸廓钙化以及膈肌下降变平,扁平膈肌做功效率降低,肌肉的萎缩使膈肌的功能也受到明显影响,功能上使胸壁顺应性降低,呼吸做功增加。而肌肉量减少引起的闭合气量的增加可导致第一秒用力呼气量下降,通常每十年下降6%~8%。同时值得注意的是,由于肺毛细血管床横截面积逐渐减少,将继发肺血管阻力和肺动脉压增高,中老年人低氧性肺收缩反应减弱,将导致单肺通气管理困难。预防老年患者单肺通气缺氧的方法包括麻醉诱导前较长时间吸氧、在麻醉期间吸入高浓度氧气、小量增加呼吸末正压通气和肺换气。

四、肝肾功能和药物代谢

随着衰老的进程,肝体积减少20%~40%,肝细胞显著减少,细胞内脂质浸润,空泡形成,线粒体减少。肝血流量以每十年约减少10%的速度下降。肝脏合成蛋白质能力降低、血浆蛋白减少、白蛋白和球蛋白比例下降。因此,老年人功能性肝组织减少和随之发生的肝血流灌注降低使药物生物转化减慢,作用持续时间延长,主要影响肝脏Ⅰ相反应(liver Ⅰ phase reaction)。肝血流量减少可以降低快速代谢药物维持的需求剂量,而对于代谢缓慢的药物,其药动学变化受肝本身能力的影响大于受肝血流量的影响。由于肝微粒体细胞色素P450酶系统的生成与活性随年龄的增长而降低,对药物代谢解毒功能减弱,所以老年人用药易出现毒副反应。

随着衰老的进程,肾血流量和肾单位(肾小球数量和肾小管长度)随年龄增加而减少,肾皮质逐渐被脂肪和纤维组织所取代。由肾小球滤过率和肌酐清除率所代表的肾功能是降低的,血清肌酐水平因为肌肉组织和肌酐生成减少而保持不变,血清尿素氮逐渐增加(每年0.2mg/dl)。由于肾功能的减退,老年患者排泄药物的能力降低,将会使部分或者全部经肾脏排出体外的药物作用时间延长,并易发生反复给药后的蓄积现象。随着钠离子处理能力、浓缩功能、稀释功能的损害,老年患者易发生脱水和液体超负荷。由于对抗利尿激素和醛固酮的反应减低,老年患者更容易发生进行性的低血钾和高血钾,这就使利尿剂的应用变得复杂。肾血流量减低和肾单位减少的多种因素使得老年患者在手术后发生急性肾衰的风险增加了。由于老年人肾皮质的减少影响氨的产生和H^+的排泄,使其对抗代谢性酸中毒的能力明显下降,易发生失代偿改变。由于高血压和糖尿病易损害靶器官,并存此类疾病的老年人的肾功能保护在围术期必须重视。

第二节 与年龄相关的功能状态和储备的评估

一、活动功能及健康相关生活质量评估

判断老年患者手术成功与否的最终指标应该是患者是否恢复至术前的行动能力和独立能力。术前的功能评估可为判断手术是否能保持患者原有的生活质量提供参考。各种不同工具或量表被用于评估患者的活动功能以及健康相关的生活质量。术前评估常用的测定患者自立性和功能水平的筛查工具就是日常生活活动量表(表30-2)和工具性日常生活活动量表(instrumental activities of daily living,IADL)(表30-3)。ADL代表日常生活自理的功能,而IADL代表更复杂的活动能力,能够使用工具有助于判断患者目前的行动能力。如果对患者使用工具的能力

纵向地进行评估，就可以看出患者的活动能力是进步还是退化。ADL和IADL在功能预测方面也很重要。ADL中的任何一项受到损害，提示患者90天死亡率的相对危险度为1.9(1.2~2.9;95%可信区间)，IADL的任何一项损害，提示患者90天死亡率危险度是2.4(1.4~4.2;95%可信区间)。ADL中任何一项到两项的损害，提示患者从丧失的能力中恢复独立功能危害比的风险度是1.47(1.08~2.01,95%可信区间)。有数据表明只需术前有重点的检查，没有必要做一套完整的ADL和IADL评估。即使老年人有日常生活活动和行为困难，自报在居住区的行走能力是预测全身体能最好的指标。还有研究证明行走能力可预测死亡率。因此，自报行走能力在术前评估中就变得尤为重要。

体弱(frail)是指人体失去生理储备，在遭受应激打击期间或之后更容易致残。体弱综合征包括活动性差、肌肉无力、活动耐力下降、平衡失调，以及与机体构成有关的因素如体重减轻和营养不良等(表30-4)。据估计在社区居住的年龄大于65岁人群中，体弱发生率为6.9%。体弱的患者与其同龄人相比，更易住院、跌倒、致残、死亡。如果随访3年以上，体弱则可以预测致残、住院及死亡，有关体弱对手术结果的影响的数据尚不充分，但体弱对外科手术治疗效果的评估非常重要。

表30-2 日常生活活动能力(ADL)量表(Barthel指数)

项目	评分	标 准
大便	0	失禁或昏迷
	5	偶有失禁(每周<1次)
	10	控制
小便	0	失禁或昏迷或需由他人导尿
	5	偶有失禁(每24h<1次)
	10	控制
修饰	0	需要帮助
	5	自理(洗脸、梳头、刷牙、剃须)
用厕	0	依赖他人
	5	需部分帮助
	10	自理(去和离开厕所、使用厕纸、穿脱裤子)
进食	0	较大或完全依赖
	5	需部分帮助(切面包、抹黄油、夹菜、盛饭)
	10	完全自理(能进各种食物，但不包括取饭、做饭)
转移	0	完全依赖他人，无坐位平衡
	5	需大量帮助(1~2人，身体帮助)，能坐
	10	需少量帮助(言语或身体帮助)
	15	自理
活动	0	不能不行
	5	在轮椅上能独立行动
	10	需1人帮助步行(言语或者身体帮助)
	15	独立步行(可用辅助器。在家及附近)
穿衣	0	依赖他人
	5	需一半帮助
	10	自理(自己系、开纽扣，关、开拉锁和穿鞋)
上下楼梯	0	不能
	5	需帮助(言语、身体、手杖帮助)
	10	独立上下楼梯
洗澡	0	依赖
	5	自理(无指导进出浴室并自理洗澡)
		总得分
		评估人

表 30-3 工具性日常生活活动能力(IADL)量表

工具性日常生活活动能力(IADL)(以最近一个月的表现为准)	
1. 上街购物【□不适用(勾选“不适用”者,此项分数视为满分)】 □3. 独立完成所有购物需求 □2. 独立购买日常生活用品 □1. 每一次上街购物都需要有人陪 □0. 完全不会上街购物	勾选 1. 或 0. 者为失能项目
2. 外出活动【□不适用(勾选“不适用”者,此项分数视为满分)】 □4. 能够自己开车、骑车 □3. 搭乘大众运输工具 □2. 能够自己搭乘出租车但不会搭乘大众运输工具 □1. 当有人陪同可搭出租车或大众交通工具 □0. 完全不能出门	勾选 1. 或 0. 者为失能项目
3. 食物烹调【□不适用(勾选“不适用”者,此项分数视为满分)】 □3. 能独立计划、烹煮和摆设一顿适当的饭菜 □2. 如果准备好一切佐料,会做一顿适当的饭菜 □1. 会将已做好的饭菜加热 □0. 需要别人把饭菜做好、摆好	勾选 0. 者为失能项目
4. 家务维持【□不适用(勾选“不适用”者,此项分数视为满分)】 □4. 能做较繁重的家事或需偶尔家事协助(如搬动沙发、擦地板、洗窗户) □3. 能做简单的家事,如洗碗、铺床、叠被 □2. 能做家事,但不能达到可被接受的整洁程度 □1. 所有家事都需要别人协助 □0. 完全不会做家事	勾选 1. 或 0. 者为失能项目
5. 洗衣服【□不适用(勾选“不适用”者,此项分数视为满分)】 □2. 自己清洗所有衣物 □1. 只清洗小件衣物 □0. 完全依赖他人	勾选 0. 者为失能项目
6. 使用电话的能力【□不适用(勾选“不适用”者,此项分数视为满分)】 □3. 独立使用电话。含查电话簿、拨号等 □2. 仅可拨熟悉的电话号码 □1. 仅会接电话,不会拨电话 □0. 完全不用使用电话	勾选 1. 或 0. 者为失能项目
7. 服用药物【□不适用(勾选“不适用”者,此项分数视为满分)】 □3. 能自己负责在正确的时间用正确的药物 □2. 需要提醒或少许帮助 □1. 如果事先准备好服用的药物分量,可自行服用 □0. 不能自己服用药物	勾选 1. 或 0. 者为失能项目
8. 处理财务能力【□不适用(勾选“不适用”者,此项分数视为满分)】 □2. 可以独立处理财务 □1. 可以处理日常的购买,但需要别人协助与银行往来或大宗买卖 □0. 不能处理钱财	勾选 0. 者为失能项目

表 30-4 诊断体弱的标准

体重降低标准
询问患者:"在过去的一年中,你是否有不是因为节食或运动而体重下降超过 10 磅?"
患者回答"是",则满足体重下降的标准
疲惫标准
请患者阅读下面两种句子:①我感到我做的每件事情都很费力。②我不能继续走了。询问患者:"在上周是否经常有上述想法? 其频率是多少?"患者的回答按以下评分:0=很少或几乎没有(<1d);1=有时(1~2d);2=经常(3~4d);3=绝大多数时间
若患者的答案在"2"或"3"则符合虚弱的疲惫标准
体力活动标准
询问患者每周的体力活动
若患者回答为很少活动,则满足虚弱的体力活动标准
行走时间标准
让患者行走一小段距离并计时
若患者行走缓慢则满足本条标准
握力标准
测量患者的握力
若患者握力降低则满足本条标准

虚弱是一种临床综合征,如满足上述 3 条以上的标准则可诊断

二、中枢神经系统疾病及意识状态评估

(一) 谵妄

老年患者术后谵妄的发生率随着手术的不同差异很大。谵妄是急性发作的意识水平的改变和波动,并伴随着一系列的精神症状的临床综合征。按照惯例,谵妄的诊断是根据精神障碍诊断和统计手册第 4 版的诊断标准:"谵妄的基本特征是意识障碍伴有认知功能的改变,而这种认知改变不能用已有或新近发生的痴呆解释"(表 30-5)。据估计老年患者接受大型择期手术后谵妄发生率接近 10%,谵妄的发病率是预测更长住院时间的重要指标。在 Cleveland 医学中心进行了 500 例择期手术的队列研究,发现术后谵妄发生率达 11.4%,每个患者在护理方面的平均费用增加了 908 美元,在医疗器械上的费用增加了 1400 美元,在医疗专家上费用增加了 400 美元。每例术后谵妄的患者增加的费用总计超过了 2500 美元。目前非精神科临床医师快速准确地判断谵妄是通过临床量表——意识障碍评定方法(consciousness assessment method, CAM),其由 DSM-Ⅲ-R 中的诊断标准衍生而来,很容易地与 DSM-Ⅳ标准相适应,对精神病学诊断的敏感性是 94% ~100%,特异性是 90% ~95%。

Inouye 和 Charpentier 为内科患者中的谵妄患者制定了风险评估模型,预先设定的重要风险因子有视觉障碍、严重疾病、认知损害和脱水。这个模型表明,预先存在的风险因子越多,越少的应激原就可以引发谵妄。管理谵妄的根本是认识和治疗可能引发谵妄的必然和可能的风险因子(表 30-6)。新近较多研究表明采用标准方案干预这些已知的风险因素(如认知障碍、失眠、行动不能、视觉损害、听力损害和脱水)可使住院老年患者谵妄的发生率和持续时间明显下降。麻醉专科干预措施包括纠正代谢和电解质紊乱,围术期持续抗神经精神疾病药物治疗。其他措施包括消除诱发因素如药物(抗胆碱类)和镇痛不完全。麻醉方法的选择(区域麻醉 vs 全身麻醉)和术中血流动力学不稳定并不影响谵妄的发生。围术期输血的差异可以影响谵妄的发生率,因为谵妄与术中失血增多、术后输血增多以及术后血细胞比容小于 30% 有关。

表 30-5 DSM-Ⅳ 293.0 谵妄诊断标准

A. 伴随注意力、持续性或转移能力减退的意识障碍,如不能清晰认识周围环境
B. 认知功能改变(包括记忆力减退、定向力障碍、语言障碍),或知觉障碍,且不能用已有的、确诊的或新发的痴呆所解释
C. 短期内发病(通常数小时到数天),并在一天中多有起伏变化
D. 从病史、体格检查或实验室检查可找到证据证明这种症状是由常用的药物引起的直接生理学改变

表 30-6 术后谵妄的易感因素和诱发因素

人口学特征——男性,年龄>65 岁
认知损害或抑郁
功能损害
感觉功能损害,尤其是听力和视力
经口摄入量减少
药物——多种药物联合应用、酒精中毒、精神活性药物、镇静剂、麻醉性镇痛药、抗胆碱药物
同患多种疾病——严重疾病和神经疾病
某些手术类型——高风险手术(见美国心脏协会指南)和整形外科手术
入住重症监护病室
疼痛
失眠
行动不能/或身体健康很差

(二) 抑郁

社区居住的 65 岁以上老年人群中抑郁发病率估计为 10%。抑郁是很严重的问题,因为它的出现不仅会影响谵妄的发生率及住院时间的长短,同时也对术后的生活质量有重大的影响。在冠状动脉旁路移植术中,有抑郁基础的患者死亡风险增加。抑郁很容易通过药物和心理疗法进行治疗。如果无特殊禁忌,抗抑郁药物可以在围术期继续使用,中断抗抑郁药物治疗可能加重抑郁和意识障碍的症状。

(三) 老年痴呆

老年痴呆(alzheimer)是老年人群的常见疾病。65 岁及以上人群中 6% ~8% 患有阿尔茨海默病。术前评估时正确地认识到患者是否存在认知功能障碍非常重要的。术前的认知障碍与术后苏醒和术后并发症有直接关系。认知功能障碍直接影响到术后恢复,甚至会增加术后死亡率。在麻醉方式选择上,全身麻醉是否会加快老年痴呆的进程这种说法仍有争议,因为不是所有的研究都支持这种观点。或许老年痴呆是术后谵妄的一个很重要的预测因素。有时不容易对痴呆作出正确的诊断。就术前评估的目的来说,使用简易心理状态量表(mini-mental status examination, MSE)(表 30-7)可以快速筛查基本认知水平。另外,与患者家属交谈也能够更深入获取老年患者基本功能和日常生活能力的相关信息。

(四) 帕金森病

帕金森病的病因尚未明确。有 3% 的年龄在 66 岁以上的老年人患有此病,典型的三联症——静息性震颤(resting tremor)、肌肉强直(muscle rigidity)、运动迟缓(bradykinesia),是黑质纹状体的多巴胺能神经元破坏所致。患者可能会因治疗该病或其他外科疾病而需要手术,目前许多文献都强调对帕金森患者制订特殊麻醉管理方案的复杂性。这类患者术后发生咽部功能失调的危险性增高,使咽部分泌物难以控制并存在误吸的危险。自主神经功能不稳可能是由帕金森病的治疗导致,也可以是由疾病本身和治疗共同导致。疾病的恶化可导致骨骼肌功能失调相关的并发症,包括呼吸窘迫、震颤加剧、运动不能、意识不清或幻觉。

通常抗震颤麻痹的药物治疗应持续到术前。常用药左旋多巴的半衰期很短,其治疗效果可能被计划的手术减弱。其他常用于帕金森治疗的药物包括单胺氧化酶抑制剂,但该药与阿片类药物有明显的药效冲突,阿片类药物会加重肌肉强直。吩噻嗪类、丁酰苯类和甲氧氯普胺均会加重帕金森患者的症状,因此要避免使用。丙泊酚可能会对运动功能产生不可预测的影响,因此在立体定向手术时也最好避免使用。

三、营养状态评估

老年患者多合并多种慢性疾病,并伴随牙齿咀嚼、味觉、消化功能的减退,显著影响了营养状态,加上应激大手术,可因目前营养状况和因应激代谢的需求增加,而影响术后恢复。手术前应根据病史和体格检查、疾病状态、功能评估、实验室检查、体液平衡进行营养评估。首先应术前进行营养不良的筛查和评估,如存在营养不良应予营养支持。术前进行 1 ~2 周以上的营养支持,能明显降低术后并发症发生率和病死率,可根据病情、患者胃肠道功能及肝功能情况选择肠外营养(PN)或肠内营养(EN)支持方式,但尽可能选择 EN 方式。

表 30-7 简易智能精神状态检查量表(MMSE)

患者姓名： 性别： 年龄： 文化程度： 电话：
家庭住址： 初步诊断：

项目	分数	最高分
定向力		
现在是： 星期几？几号？几月？什么季节？哪一年？	( )	5
我们现在在哪里：省？市？医院？科室？第几层楼？	( )	5
记忆力		
现在我要说三样东西的名称，在我讲完后，请您重复一遍。请您记住这三样东西，因为几分钟后要再问您的。(请仔细说清楚，每一样东西一秒钟)。 "皮球"、"国旗"、"树木" 请您把三样东西说一遍(以第一次答案记分)	( )	3
注意力和计算力		
请您算一算100减去7，然后所得数目再减去7，如此一直计算下去，请您将每次减一个7后答案告诉我，直到我说"停止"为止。(若错了，但下一个答案是对的，那么只记一次错误)。 93 86 79 72 65	( )	5
回忆能力		
现在请您说出刚才我让您记住的那三样东西？"皮球"、"国旗"、"树木"	( )	3
语言能力		
(出示手表) 这个东西叫什么？	( )	1
(出示钢笔) 这个东西叫什么？	( )	1
现在我要说一句话，请您跟着我清楚的重读一遍。 "四十四只石狮子"	( )	1
我给您一张纸请您按我说的去做，现在开始："用右手拿着这张纸，用两只手将它对折起来，放在您的大腿上"。(不要重复说明，也不要示范)。	( )	3
请您念一念这句话，并且按它的意思去做。(见下面)	( )	1
您给我写一句完整的句子。(句子必须有主语、谓语、宾语) 记下所叙述句子的全文：	( )	1
这是一张图，请您在同一张纸上照样画出来。(见下面)	( )	1

(1) 闭上您的眼睛

(2) 请您照下边的图重画一个

分数在27~30分：正常

分数<27分：认知功能障碍

营养不良风险筛查(malnutrition risk screening)应重视4项基本问题：近期体重下降、近期进食量、目前体重指数、疾病严重程度或预测其他营养不良风险。营养风险指目前营养状况和因应激代谢导致需求增加，而影响患者生存状况。根据2003年欧洲肠外肠内营养学会(ESPEN)颁布营养风险筛查指南(NRS)2002评分标准(nutrition risk screening 2002)(表30-8)，营养风险筛查方法分为两步。第1步为初筛：①体重指数是否<20.5；②近3个月体重有无下降；

③本周进食量有无减少；④病情危重程度（是否进行加强治疗）。上述任何问题回答“是”，则进入第2步进行营养状态评分；所有问题回答“否”，则继续进行随访。第2步为终筛：即将患者的营养状况及疾病严重程度两项评分相加，以总分是否≥3分作为判断患者有无营养风险的标准，决定患者是否需要启动营养治疗计划。营养风险评分≥3分的患者大致分为4种类型：①重度营养不足（3分）；②严重疾病状态（3分）；③中度营养不足+轻度疾病状态（2+1分）；④轻度营养不足+中度疾病状态（1+2分）。

表30-8 营养风险评分标准

营养状况	风险	评分
营养状况正常	无	0分
3个月体重下降>5%或本周进食量<50%~75%的正常需要量	轻度	1分
2个月体重下降>5%或BMI 18.5~20.5+影响全身状况，或进食量为正常量的25%~50%	中度	2分
1个月体重下降>5%（3个月>15%）或BMI<18.5+影响全身状况或进食量为正常量的0~25%	重度	3分
疾病严重程度（需求增加）		
营养需求正常	无	0分
髋关节骨折、慢性病、cirrhosis、COPD，尤其有急性并发症者	轻度	1分
腹部大手术、脑卒中、严重肺炎、恶性血液病	中度	2分
脑外伤、骨髓移植需加强治疗者，急性生理功能和慢性健康状况评分（APACHE>10）	重度	3分

四、老年相关疾病与围麻醉期用药风险评估

老龄化与一些慢性全身性疾病的发生和发展有关，如心血管系统的高血压、冠心病、心律失常；呼吸系统的慢性阻塞性肺炎、肺心病、肺部感染；神经系统的脑血管病、老年性痴呆；内分泌系统的糖尿病等。通常很难区分这些疾病的发病率增加仅仅是受老龄化影响还是其他疾病并发症的影响。在生理储备功能逐渐衰退的基础上发生的急性或慢性的病理损害，会严重影响机体的正常代偿机制，致使一些疾病的临床表现不典型且呈多变性，因此在围术期评估老年患者手术风险更为复杂。临床上要鉴别老年患者的急性疾病或慢性疾病的急性发作比较困难。通常急性疾病可能会有不典型的临床表现，如肺炎在老年患者身上可能表现为意识混乱、嗜睡以及全身状况的恶化。疾病的临床表现在痴呆患者和非痴呆患者之间也有很大差别。研究表明，老年人疾病的非特异性临床表现与痴呆有着更大的联系，但不是老龄化进程的特征。有研究推测，65岁以上的老年人平均每天用药可达8种之多。在65岁以上的门诊患者中，5%~35%都发生了药物不良反应，这与他们用药种类成正比关系。有专家研究了造成药物不良反应的危险因素，包括12种药物因素和9种患者自身因素。许多药物的不良反应代表了围术期所使用药物的种类和老年外科患者的共同特征。围术期多种药物相互作用确实存在很大风险，与年龄增长伴随的功能性肝组织减少和肝血流灌注降低会减少药物维持的需求剂量、肝微粒体细胞色素P450酶系统生成与活性的降低减弱了药物代谢解毒功能，使老年人用药易出现毒副反应；与年龄增长相关的肾功能的减退，将会使部分或者全部经肾脏排出体外的药物作用时间延长，易发生反复给药后的蓄积现象。

五、风险评估

随着更为安全的麻醉和微创手术技术的开展，手术治疗可增加预期寿命，使很大一部分老年患者有可能考虑手术治疗。决定手术与否并不应该只局限于年龄，而应该针对每个患者分析风险-收益比值。65岁及以上患者手术风险和手术结果主要取决于四个因素：①年龄；②患者的生理学状态和合并的疾病（ASA分级）；③择期手术还是急诊手术；④手术方式。

早期的研究提示麻醉并发症与年龄相关，手术死亡率随年龄增加而增加。年龄是预测任何围术期严重不良事件的独立指标。这些数据强调年龄过大确实会增加风险。在90~99岁的老年患者中根据手术操作不同，围术期死亡率从0~20%不等。

与相对年龄较低的患者相比,90 岁及其以上的患者在骨盆骨折修复术后的住院期间更易发生死亡。尽管如此,单一的年龄因素不应该成为手术的禁忌证。

在75岁及以上的患者术后前瞻性生存分析研究表明,除术后早期的高死亡率之外,这组人群的生存率接近年龄匹配的人群。比较90~99岁的人群和其年龄、性别、出生年匹配的普通人群手术的患病率和死亡率发现,患者的生存率在第1年有所下降,在第2年有所反弹,在第5年末基本达到预期生存率。在100岁及以上老年手术患者中,报道的48小时、30天、1年的死亡率分别为0、16.1%和35.5%。与年龄匹配,性别匹配和出生年匹配的普通群体对比时,这些接受了手术和麻醉的百岁老人的生存率基本和非手术患者相同。

虽然年龄是高手术风险的预测因子,然而年龄的影响却不能同ASA麻醉分级和潜在的合并症分开。在颈动脉动脉内膜切除术中,80岁以上的患者死亡率更高。然而疾病的严重程度比起80~89岁这种年龄状态本身对颅外血管手术后的死亡率有更大的影响。很难明确地定位年龄到底是如何影响手术的风险。年龄对手术风险的影响可能是与老化进程和同期的功能器官储备下降有关。

急诊手术是老年患者非心脏手术后不良结果的独立预测因子。术前生理情况和术前准备较差与不良结果有极大关系。急诊医疗有其独特的问题,如在生理储备下降的情况下不典型的临床表现,心肺功能受损和水电解质失衡。

老年患者的手术死亡率依照其手术方式而各不相同。不同手术方式存在不同风险这种观点已被广泛接受。现在对非心血管手术患者的心血管评估指南提供了一种将手术分为低危、中危、高危的有效方法。

第三节　麻醉管理

一、麻醉药物的临床药理学

影响老年患者药理学反应的因素主要包括:①躯体物质组成;②血浆蛋白结合;③药物代谢作用;④药效动力学。老年人肌肉重量的进行性减少和脂肪的进行性增加(特别是老年妇女)都将导致整个身体内水的含量降低,这将降低水溶性药物的分布容积而增加其血浆浓度;反之,增加脂溶性药物的分布容积而降低其血浆浓度。这些分布容积的变化可影响药物的消除半衰期。如果药物的分布容积增加,其消除半衰期将延长,除非其清除率增加。然而,由于老年人肝、肾功能随着年龄增加而降低,药物的清除率降低,从而延长多种药物的作用时间。但有研究显示,健康有活力的老年人不像老年患者那样,其血浆容积少有或无变化。分布和清除同样也受血浆蛋白结合率的影响。循环中的白蛋白主要结合酸性药物(如:巴比妥类、地西泮、吗啡类),其水平随年龄增加而下降。α1-酸糖蛋白主要结合碱性药物(如:局麻药物),其随年龄增加而上升。血浆蛋白含量的变化对药物的影响取决于药物与哪种蛋白结合,以及未结合药物的比例。与蛋白质相结合的药物不能与末梢受体相互作用并且不能被代谢和排泄。这种关系很复杂,但是血浆结合蛋白水平的一般变化并不是决定年龄改变药动学的重要因素。

在老年患者,所使用药物的物理学性质和受体数目或敏感性的改变决定了麻醉药物作用的药效动力学的变化。老年人的主要的药效学变化是麻醉药的需求量减少了,其代表性的表现是MAC减低,对麻醉药物更加敏感。施以较少的药物通常就可以达到所需的临床效果,而且药物作用时间通常会延长,异常的血流动力学波动更是常见而且也更严重。受老年化的心脏与血管双重作用影响,使用静脉的麻醉药物后可能会出现更强烈的血流动力学反应。受正常老化和老年相关性疾病的影响,正常的代偿功能或反射反应会变得迟钝甚至消失。无论是否存在任何改变药理作用的因素,老年患者的用药剂量都应适当减少。仔细的药物的滴注有助于避免药物的副作用和药物的作用时间的延长;老年患者特别适用短效的药物如丙泊酚、地氟烷、雷米芬太尼和琥珀酰胆碱。不显著依赖肝肾代谢和血流的药物如米库氯胺、阿曲库铵和顺阿曲库铵对于老年患者也非常有意义。本文归纳了老年患者的麻醉药物的临床药理学(表30-9)。

表 30-9 老年患者麻醉药物的临床药理学

药物	大脑敏感度	药动学	剂量
吸入麻醉药	↑	—	↓
硫喷妥钠	—	↓初始分布容积	↓
依托咪酯	—	↓初始分布容积 ↓清除率	↓
丙泊酚	↑	↓清除率	↓
咪达唑仑	↑	↓清除率	↓
吗啡	↑	↓清除率	↓
舒芬太尼	↑	—	↓
阿芬太尼	↑		↓
芬太尼	↑		↓
瑞芬太尼	↑	↓清除率 ↓中央室容量	— ↓
泮库溴铵	不适用	↓清除率	↓
阿曲库铵	不适用	—	—
顺阿曲库铵	不适用	—	—
维库溴铵	不适用	↓清除率	↓

二、麻醉技术的选择

老年患者麻醉方式的选择主要取决于①全身状况、重要器官功能受损情况；②手术的部位及大小；③麻醉的条件及设备；④麻醉医师的操作技巧及临床经验；⑤患者的意愿。术前用药时，必须注意老年人群对镇静催眠药敏感性增加，易因意识消失而呼吸抑制，年龄每增加 10 岁，咪达唑仑应减少 15%；对镇静药的耐量减少，易发生呼吸循环抑制、恶心呕吐等不良反应，因此镇静药不作为常规术前用药，60 岁用成人剂量的 1/3，70 岁用成人剂量的 1/4;80 岁用成人剂量的 1/5；而使用抗胆碱药易发生老年术后急性谵妄，由于东莨宕碱的中枢作用比阿托品更易致术后急性谵妄。而老年患者麻醉管理的要点在于：①尽力维持适合于该患者的心律及血压。心动过速比低血压更易造成心肌缺血；②注意诱发心律失常的因素：二氧化碳蓄积和缺氧、儿茶酚胺的增高、血压的波动、电解质及酸碱平衡紊乱（尤以钾离子为著）、手术刺激及低温；③加强监测。

大多数证据表明区域麻醉与全身麻醉相比，对老年患者手术效果的影响甚微。与全身麻醉相比，区域麻醉并不会降低术后认知功能障碍的发生率。但是区域麻醉的一些特殊作用可能有一定的优势。首先，区域麻醉药通过减少术后纤溶系统的抑制而影响凝血系统。某些高危的手术后患者深静脉血栓形成和肺静脉栓塞发生率为 2.5%，而区域麻醉可以降低全髋关节置换术后的深静脉血栓形成的发生率。然而这些结果是有争议的，因为在全膝关节置换术后没有得到类似结果。与全身麻醉相比，区域麻醉在下肢血管重建手术中使术后移植血管内血栓形成的概率下降。其次，由于区域麻醉对血流动力学的影响，可使盆部手术及下肢手术失血减少。此外，区域麻醉不需要气道通气设备，有利于保持患者的自主呼吸以及肺功能水平。有数据显示，老年人在复苏室中对低血氧的耐受能力降低。然而目前尚不清楚与全身麻醉相比，区域麻醉肺部并发症的发生率是否会有所降低。因此，麻醉方法的选择应首选对生理干扰较少，麻醉停止后能迅速恢复生理功能的方法，同时应注意在麻醉、手术实施的过程中能维持和调控机体处于生理或接近生理状态，维持呼吸、循环和内环境的稳定。总的原则：简单、安全、效果确切。

三、术后注意事项

术前及术后对肺部问题的关注非常重要。有

研究表明，在65岁及以上接受普通外科手术治疗的患者中，常见术后并发症的发病率为：肺不张17%、急性支气管炎12%、肺炎10%、心力衰竭或心肌梗死6%、谵妄7%、新出现的局灶性神经系统症状1%。在高危手术中，如血管手术，较严重的肺部并发症的发生率达15.2%。目前已经明确许多行择期非心脏手术后肺部并发症的危险因素，一些风险指数已被用于预报术后肺炎的发生。老年患者因为咽喉感觉随年龄进行性的减退而导致误吸的风险增高，而吞咽功能的障碍也使老年患者更容易发生误吸。在心脏手术后，吞咽功能障碍的发生率为4%，在老年患者中更为常见。心脏手术后吞咽功能障碍的发生与术中使用经食管超声心动图检查密切相关，致使吸入性肺炎的发生率高达90%。因此，对于呼吸功能恢复较慢，术后苏醒延迟的患者，不宜积极催醒，应适当等待让患者自然苏醒。对循环、呼吸不稳定或术前有明显心肺功能障碍者，应予以呼吸机辅助呼吸至病情稳定及完全苏醒，以避免拔管后误吸等并发症的发生。

实验室和临床研究均支持痛觉随年龄增加而下降的观点，然而，目前还不能明确这种改变是由于老化进程引起还是其他年龄相关效应的反映，如合并症增加。一个较大的问题是患者出现认知功能障碍。证据表明，对老年病学家来说，对患者特别是那些严重认知功能受损的患者进行疼痛评估，是很困难的。然而，评估老年人疼痛的基本原则与其他年龄组的原则并没有差异。对于老年患者语言疼痛量表优于非语言疼痛量表。由于老化进程会改变功能器官储备和药动学。疼痛评估和药理剂量调节共同成为老年患者术后镇痛管理的挑战。术后疼痛会对老年人产生不利影响，诸如心率加快、心肌耗氧增加。完善的术后镇痛能使患者早期活动，减少下肢血栓形成及肺栓塞的发生，减少术后并发症。但是老年患者术后镇痛的安全性应基于呼吸、循环的稳定。处理衰弱的老年患者术后疼痛时候，应谨记以下几条基本原则。第一，尝试多模式镇痛方法很重要，如患者自控静脉镇痛与区域神经阻滞联合，可提高镇痛效果和减轻镇痛药毒性。对于虚弱的老年患者此原则尤其重要，因为他们常常对全身应用麻醉性镇痛药的耐受极差。第二，使用位点专一镇痛是对全身镇痛方法的有效补充。某些手术部位，如上肢，特别适合局部神经阻滞。其他手术，如胸廓切开术，疼痛剧烈，可以考虑椎管内镇痛或肋间神经阻滞术。第三，尽可能使用非甾体类的抗炎药物，以减少麻醉性镇痛药用量，提高镇痛效果和减少炎性介质的释放。除非患者有禁忌证，或是有出血和消化性溃疡的强烈倾向，非甾体抗炎药应当常规使用。以阿片类药物为主的术后镇痛管理适用于老年患者，但应牢记剂量需根据年龄来调整。术后充分镇痛，抑制交感神经反射，降低过度的应激反应，能明显降低心肌缺血的发生，有助于维持机体内环境稳定，对高龄患者和个体差异大的情况，似乎有更大优点。

术后的早期至数周内，认知功能测试结果的短期改变已有文献报道，典型表现包含了多个认知区域，如注意力、记忆力、计算能力和综合思维能力。早期的术后认知功能减退大部分在3个月内可逆转。心脏手术后6周内认知减退的发生率为36%。据报道，在65岁以上的老年患者行非心脏大手术后第1周认知减退的发生率为26%，第3个月为10%。术后早期认知功能减退的预测因素包括年龄、低教育水平、术前认知损害、抑郁和手术方式。短期的术后认知功能障碍可能与多种病因有关，包括微栓塞（特别是心脏手术）、低灌注、低体温、全身性炎症反应（体外循环）、麻醉、抑郁和遗传因素（E4等位基因）。

麻醉是否与远期术后认知功能障碍有关存在争议，而且也是一个迫切需要研究的领域。在非心脏手术中，麻醉对远期术后认知功能下降有中等程度的影响，并且这种影响随年龄增大而增强。在实施冠状动脉旁路移植术（CABG）的患者中，Newman及其同事报道了术后5年内认知减退发生率为42%。而且，5年总体认知功能评分较低者与全身健康状差和从事体能工作量少有关。纽曼的研究并没有包括非手术的对照组。其他的关于认知功能和CABG并且有非手术对照组的研究表明，远期的术后认知功能异常可能有多种因素，而不仅仅是麻醉和手术造成的。首先，有基础冠脉疾病的患者与没有冠脉疾病的患者相比，基础认知水平测试的得分更低。其次，使用体外循环和非体外循环冠状动脉旁路移植术患者术后远期认知损害结果相似。这些数据表明，麻醉和手术后远期认知水平的改变病因学与潜在的脑血管病变风险因素相关。控制这些风险因素，如血压，胆固醇和糖尿病，可能有助于减缓远期认知水平减退。另外，短暂的医疗事件，如新发卒中、全身麻醉下的手术或心导管检查等，在远期认知水平减退方面的作用还有待进一步明确。

对该并发症的处理：

①应以预防为主，提高麻醉医师及临床医师对

疾病的认识，做好充分的术前准备，尽可能纠正术前存在生理功能紊乱。

②加强术前访视及谈话，对术前存在易发生POCD风险因素的患者应向家属说明术后精神障碍谵妄的可能性，减少不必要的医疗纠纷，对患者进行耐心细致的解释工作以消除恐惧心理。加强术前心理支持和术后随访有利于及时诊断治疗。

③术中及术后严密观察，合理选择麻醉用药，在病情许可的情况下，尽量不用可引发谵妄的药物，加强围术期管理。

④药物治疗的目的是镇静、改善睡眠、控制精神症状。

新近一些内科新技术已成熟的应用于老年患者的器官功能不全时的治疗，如原有肾功能减退的老年患者，术后易发生肾衰竭，可采用持续肾脏替代疗法（CRRT）辅助肾功能恢复。主动脉内球囊反搏（IABP）技术，可用于部分左心功能不全的辅助治疗。起搏器可用于部分心律失常的治疗。纤支镜下取痰栓，有助于老年人肺功能的恢复；无创呼吸机有助于慢阻肺患者早期脱离有创通气等。麻醉医师可利用这些新技术，促使更多的术后老年危重患者转危为安。而老年患者在重症监护治疗后的远期效果研究正在不断涌现。能否从ICU中幸存，似乎与收入ICU时疾病的严重程度最为相关，而年龄和院前功能状态则与远期生存率最为相关。痊愈通常是一个长期的过程，许多老年患者需要在出ICU后的一年内使用IADL的辅助。

第四节　老年患者麻醉的未来发展趋势

外科手术的未来发展势将以更小侵入、更短住院时间为目标。目前腹主动脉血管瘤血管内修复技术已成功应用于高危患者，腔镜辅助下小切口胸廓切开肺叶切除技术为老年患者平均减少1天住院时间。早期拔管和加速出院的医疗护理流程亦已成功应用于单纯冠状动脉移植术的老年患者。虽然有研究显示，在门诊手术中，老年患者发生术中不良事件，尤其是心血管不良事件的风险增高，但是老年患者的门诊手术正在大范围推行。虽然老年患者理想的围术期治疗模型还不太明确，但研究表明建立含老年科医师在内的多学科综合医疗小组可能会影响到外科治疗的最终效果。未来麻醉医师在老年患者围术期医疗的挑战将是探讨如何应对老年人相关的合并疾病和日益增加的风险，并把握合适麻醉技术与手术需求的平衡。

（顾小萍　王天龙）

参考文献

1. 庄心良，等. 现代麻醉学. 北京：人民卫生出版社，2004
2. G Edward Morgan，著. 岳云，译. 摩根临床麻醉学. 第4版. 北京：人民卫生出版社，2007
3. 郭曲练. 临床麻醉学. 北京：人民卫生出版社，2011
4. Ronald D Miller，著. 曾因明，邓小明，译. 米勒麻醉学. 第7版. 北京：北京大学医学出版社，2011
5. 姚尚龙. 麻醉学. 第7版. 北京：人民卫生出版社，2011
6. Behrends M. Association between intraoperative blood transfusions and early postoperative delirium in older adults. J Am Geriatr Soc，2013，61(3)：365-370
7. Brown EN，Purdon PL. The aging brain and anesthesia. Curr Opin Anaesthesiol，2013，26(4)：414-419
8. Edwards C. Managing musculoskeletal pain in an elderly woman. J Pain Palliat Care Pharmacother，2013，27(3)：286-288
9. G Edward Morgan，Jr. Clinical Anesthesiology. New York：McGraw-Hill，2006
10. Han H，Kass PH，Wilsey BL，et al. Age，gender，and earlier opioid requirement associations with the rate of dose escalation in long-term opioid therapy. J Opioid Manag，2013，9(2)：129-138
11. Liu P，Li YW，Wang XS，et al. High serum interleukin-6 level is associated with increased risk of delirium in elderly patients after noncardiac surgery：a prospective cohort study. Chin Med J（Engl），2013，126(19)：3621-3627
12. Lonjaret L，Lairez O，Minville V. Continuous spinal anaesthesia for a total hip arthroplasty in a patient with an atrial septal defect. Middle East J Anesthesiol，2012，21(4)：623-626
13. Luk JK，Chan WK，Ng WC. Mortality and health services utilisation among older people with advanced cognitive impairment living in residential care homes. Hong Kong Med J，2013，19(6)：518-524
14. Neufeld KJ，Leoutsakos JM，Sieber FE. Outcomes of early delirium diagnosis after general anesthesia in the elderly. Anesth Analg，2013，117(2)：471-478
15. Ronald D Miller. Miller's Anesthesia. New York：

Churchill Livingstone, 2009

16. Schofield P. Managing chronic pain in older people. Nurs Times, 2013, 109(30): 26-27
17. Stubbs B, Binnekade TT, Soundy A, et al. Are older adults with chronic musculoskeletal pain less active than older adults without pain? A systematic review and meta-analysis. Pain Med, 2013, 14(9): 1316-1331
18. Sethi S, Ghai B, Ram J, et al. Postoperative emergence delirium in pediatric patients undergoing cataract surgery-a comparison of desflurane and sevoflurane. Paediatr Anaesth, 2013, 23(12): 1131-1137
19. Westhoff D, Witlox J, Koenderman L, et al. Preoperative cerebrospinal fluid cytokine levels and the risk of post-operative delirium in elderly hip fracture patients. J Neuroinflammation, 2013, 10: 122

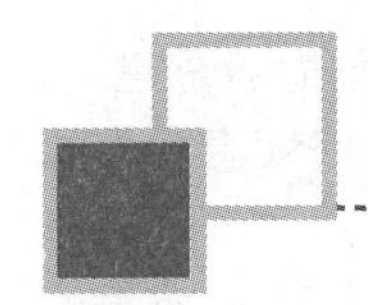

第三十一章　特殊疾病的麻醉

第一节　心脏病患者非心脏手术的麻醉

社会人口老龄化已是当今社会的现实问题，心血管的患病率随着年龄的增长而不断增高，心脏病病患者进行非心脏手术的机会将会倍增。心脏病患者施行非心脏手术，麻醉和手术的并发症及死亡率可显著高于无心脏病者。围术期心肌梗死、肺水肿、充血性心衰、心律失常、血栓栓塞等最常见于心血管病史的患者。心血管并发症占非心脏手术术后死亡的25%～50%。因此，麻醉医师必须掌握心脏病变的基本病理生理，有关心脏和循环的代偿情况，术前评估、准备，具有能充分评估并及时处理各项早兆、危象及术中监测、术后管理的能力。缺血性心脏病（ischemic heart disease）在欧美国家发生频率颇高，已成为心脏病患者进行非心脏手术的主要对象。本节将以缺血性心脏病进行非心脏手术的麻醉为重点阐述。

一、术前评估

心脏病患者能否承受麻醉与手术，主要取决于心血管病变的严重程度和代偿功能，以及其他器官受累情况和需要手术治疗的疾病等。因此情况较为复杂，需要对患者作全面了解与评估。术前病史采集可了解缺血性心脏病的严重程度、进展情况以及功能实现程度。病史采集的重点是鉴别严重的心血管症状，包括不稳定性冠脉综合征，以前出现过心绞痛，最近或过去有过心肌梗死，失代偿性心衰，明显的心律失常，以及严重的血管疾病等。评估者还应该明确患者是否安装过心脏起搏器或植入过心脏除颤器等情况。对患有心脏病的患者，近期症状的变化、目前的治疗方法（包括中药治疗以及其他的营养补充）以及所用的剂量都必须明确。吸烟史，饮酒史以及应用违禁药物史也应该作记录。病史采集还应该了解患者的机体功能储备状态，要注意评估患者在活动（如散步或爬楼梯）的各种反应。美国心脏病学会（ACC）和美国心脏学会（AHA）发表了ACC/AHA非心脏手术患者围术期心血管评估指南，可作为当今临床麻醉工作者的参考和依据。该指南为确定术前心脏评估的需要提供了围术期阶梯式心脏评估。

第一步：评估者要考虑该非心脏手术的紧迫性。如急诊手术不允许进一步评估，则应将重点放在围术期加强监测（如动态心电图、血清酶学检查、心电监测）和治疗（如控制心率、他汀类药物、疼痛管理等）上。

第二步：患者是否伴有1个或以上的临床危险因素（表31-1）或活动性心脏病。如果没有，那么进入第三步。对要接受选择性非心脏手术的患者，如果存在不稳定型冠状动脉综合征，失代偿性心衰，或严重的心律失常及瓣膜性心脏病时，通常要取消或推迟择期手术，直到心脏问题得到合理的控制和治疗。

第三步：患者是否接受低风险手术（心脏的风险小于1%的手术，内镜手术、浅表部位的手术、白内障手术、乳房手术、门诊手术）对于这样的患者，基于心血管系统检查所采取的干预措施通常不会导致治疗方案的改变，这些类型的患者通常适应手术的全部过程。

第四步：患者是否具有良好的功能储备，有没有临床症状？对于有强大功能储备的患者，任何进一步的心血管检查都不会影响治疗。因此这种患者适应手术治疗。对于有心血管疾病或至少1个临床危险因素的患者，在围术期要应用β受体阻断剂来适当的控制心律。

第五步：如果患者的功能储备状况很差，则要进一步评估患者活动的临床危险因素。如果患者没有临床危险因素，那么他将适应手术的治疗，没必要改变治疗方案。如果患者存在1或2个临床危险因素，则或接受择期手术，并在术中应用β-受体阻断药来控制心率；或进一步检测心血管功能，并更改治疗方案。对于存在3个或以上的危险因素的患者，其手术特异性心脏风险显著增大。

表 31-1 围术期导致心血管风险增加的临床预测因素

分层	危险因素
高危	不稳定型冠状动脉综合征 不稳定型或严重的心绞痛(CCA 心绞痛分级Ⅲ or Ⅳ级) 急性心梗(7d 以内)或近期心梗(发生心梗 8~30d) 同时伴有心肌缺血的危险因素 失代偿的心力衰竭 严重的心律失常 高度房室传导阻滞 在心脏疾病基础上有症状的室性心律失常 无法控制室性心率的室上性心律失常 严重的瓣膜疾病
中危	轻度心绞痛 陈旧性心肌梗死病史或病理性 Q 波 代偿性或既往的心力衰竭病史 脑血管疾病史 糖尿病 肾功能不全
低危	高龄(≥70 岁) 异常心电图(左心室肥大、束支传导阻滞、ST-T 改变) 非窦性心律(房颤、起搏心律) 低运动耐量(<4METS) 卒中史 未控制的高血压(SBP≥180mmHg、DBP≥110mmHg)

二、围术期治疗

在择期非心脏手术之前可有数种治疗方案可供选择:手术实现心肌血运重建;由 PCI 实现血运重建;优化药物治疗。

(一) 冠状动脉搭桥术

术前冠状动脉血运重建的适应证与非手术患者相同。对于稳定型缺血性心脏病患者,则没有必要进行术前冠状动脉介入治疗。

(二) 经皮冠状动脉介入

择期非心脏手术术前进行血管成形术可改善预后。然而,目前血管成形术常需要联合支架植入,需要在术后进行抗血小板治疗来防止急性冠状动脉血栓形成,保持血管长期通畅。因此,需明确:确定支架的种类、植入日期以及植入后出现的相关并发症;考虑近期支架植入患者(裸金属支架<6 周,药物洗脱支架<1 年)为高风险,请心脏介入医师会诊;重新确定手术时机。中止或修改抗血小板治疗应征求多学科团队的意见。

(三) 药物治疗

很少患者需要术前进行冠状动脉血运重建术,许多稳定性缺血性心脏病或高风险因素患者可通过药物来进行治疗。

β-受体阻断药,可通过降低心率、心肌收缩力和血压而降低心肌氧耗,心率减慢可延长心脏舒张期从而延长冠状动脉灌注时间。β-受体阻断药亦可在细胞水平经抗氧化作用而保护心肌线粒体。虽然研究表明,术前应用 β-受体阻断药治疗可有效降低围术期心脏病发病率和患者的死亡率,但另有研究表明,竞争性 β-受体阻断药能导致心动过缓和低血压而增加卒中和死亡的风险。

他汀类药物,到目前为止,越来越多的证据显示了在非心脏手术中应用他汀类药物的心脏保护作用。指南要求对目前在使用他汀类药物的患者,在接受非心脏手术时要继续使用(Ⅰ类,级证据等级:B)。对要接受血管手术的患者,无论有没有临床危险因素,他汀类药物都推荐使用(Ⅱa 类,证据等级:B)。对于伴有至少 1 个危险因素的患者,要进行中等风险的手术时,可以使用他汀类药物(Ⅱb 级证据等级:C)

α_2受体激动剂具有镇痛、镇静以及影响交感神经的作用。在血管手术中 α_2受体激动剂能降低死亡率和心梗的发生率。对患有冠心病或存在至少 1 个危险因素的患者,在围术期可以应用 α_2受体激动剂来控制高血压(Ⅱb 类,证据等级:B)。

围术期硝酸甘油预防性应用:对高风险的患者,在非心脏手术的围术期预防性应用硝酸甘油来防止心肌缺血和心脏病发病率,其有效性还不明确,预防性应用硝酸甘油对于活动性缺血有明确的作用,但预防性应用硝酸甘油必须考虑到麻醉方案和患者的血流动力学。必须认识到在麻醉和手术期间,很容易发生血管扩张和低血容量(Ⅱb 类,证据等级:C)。

(四) 围术期血糖的控制

对于存在心肌缺血高风险患者,或接受血管或其他非心脏手术并且术后计划送入 ICU 的患者,如果他们患有糖尿病或急性高血糖症,那么在术中要求控制血糖浓度(Ⅱa 类,证据等级:B)。对于接受非心脏手术但术后不计划送入 ICU 的糖尿病患者或急性高血糖症患者,在围术期控制血糖浓度的益处还不明确(Ⅱb 类,证据等级:C)。

三、麻醉的考虑和围术期的管理

在麻醉诱导和维持期间,对于缺血性心脏病患者须考虑的问题包括:通过优化心肌供氧和减少心肌耗氧来预防心肌缺血;监测缺血的发生,并及时治疗。

对心脏病患者的麻醉管理有许多方法,包括应用特异性的麻醉药,或麻醉技术(如全身麻醉,区域麻醉或麻醉监测等)。每一种方法都要涉及麻醉和术中的监护。此外,没有研究表明常规应用下列技术会导致预后的改变:肺动脉导管的置入,ST段的检测,经食管超声心动图的应用,静脉注射硝酸甘油。因此,麻醉技术的选择和术中的监护主要由麻醉医师来决定。术中的管理可能会受到围术期治疗计划的影响,包括术后监护,机械通气,术后镇痛的需要,以及术中抗凝药物或抗血小板药物等的应用。因此,术前讨论这些问题将有利于患者平稳地过渡到围术期。

相比术前评估和危险分级管理的研究,对术后的管理还没有能够具体实施的改善预后的循证策略。术后管理和术中管理的目标相一致:防止心肌缺血,监测心肌的损伤,并及时治疗。

从心脏的角度来看,疼痛的管理是围术期管理的一个重要方面。尽管没有研究表明镇痛能够改善预后,但是患者自控镇痛技术的应用能够明显的提高患者的满意度,降低疼痛指数。一个有效的镇痛治疗方案应该包括在围术期的管理计划中,而且该方案应该是针对不同患者的不同情况而特别制订的。

目前,对有心脏疾病危险因素的患者围术期的管理仍面临着许多挑战,尽管β受体阻断剂、α_2受体激动剂以及他汀类药物等在围术期提供心肌保护作用,但有关围术期药物使用的时机、需要治疗的时间、药物的选择、药物的联合应用和准确的患者分级等问题还需更为全面的评估和进一步的研究。另外,近年来大量的试验和初步的临床观察表明,药物尤其是麻醉药物的预处理和缺血后处理、肢体缺血预处理和远程缺血后处理等可产生确切的心肌保护效应,但仍需对其保护机制和临床应用行进一步的研究,从而为临床工作中实际应用提供可靠的依据和参考。

第二节 慢性阻塞性肺疾病患者的麻醉

术前存在呼吸系统疾病的患者,麻醉与手术创伤可进一步引起肺功能受损,故在围术期发生呼吸系统并发症的可能性增加,而慢性阻塞性肺病(chronic obstructive pulmonary disease,COPD)是麻醉中最常见的肺部疾病,术前呼吸功能评估及麻醉前准备的目标是预测术中、术后肺部并发症的风险性。根据病情选择合适的麻醉药物及方法,并加强术中术后管理,减少围术期肺部并发症,改善预后。

一、术前情况

慢性阻塞性肺疾病是具有气流阻塞特征的慢性支气管炎和(或)肺气肿,但部分具有可逆性,可伴有气道高反应性,是常见的疾病,其患病率的增加与年龄有关,发生COPD的危险因素包括:吸烟;呼吸道感染;职业粉尘暴露,特别是矿产和纺织工业;基因的缺陷,如α_1-抗胰蛋白酶缺乏症。

肺功能的检查(FEV_1/FVC,FEV_1%,RV/TLC,RV)对确立气流阻塞及其严重程度,对肺气肿诊断有重要意义,FEV_1下降与COPD严重程度和预后有很好的相关性。

根据动脉血气可将COPD患者分为"红喘型"(PaO_2通常高于60mmHg,$PaCO_2$可正常)和"紫肿型"(PaO_2通常低于60mmHg,$PaCO_2$缓慢增加到45mmHg以上)。红喘型患者通常较瘦,右心衰竭的体征不明显,有严重的肺气肿。紫肿型通常咳嗽、咳痰,频繁呼吸道感染,肺心病反复发作。这两种分型在心血管系统的效应也有所不同。

COPD的治疗以支持治疗为主,旨在缓解症状,减慢病情进展。戒烟和长期氧供是能够改善COPD自然进程的治疗干预措施。存在慢性低氧血症的患者(PaO_2<55mmHg)和肺动脉高压的患者需要低流量吸氧治疗(1~2L/min)。有可逆的气道梗阻患者(使用支气管扩张剂后,FEV_1改善>15%)应长期使用支气管扩张剂。吸入β_2受体激动剂、糖皮质激素、异丙托溴胺都有治疗作用。尽管使用支气管扩张剂后,肺功能检查未见明显好转,但其运动耐受性有所改善,临床转归改善。病情加重通常是支气管炎发作,痰性质改变,需要使用广谱抗生素。存在肺心病时,可使用利尿剂减轻水肿。体能训练项目能够增加COPD患者的运动能力,有研究发现,运动时氧耗增加值与肺部并发症成反比。

当肺气肿患者存在一定肺组织区域的过度膨胀、肺功能极差时,可考虑应用肺减容手术。

二、麻醉管理

(一)术前评估

COPD患者病史和体格检查可为术后肺部并发症发生的可能性提供比肺功能检查或动脉血气分析更为准确的评估。询问患者呼吸困难,痰变化及喘鸣病史。肺功能、胸片、动脉血气分析都应检查,如胸片有肺大疱应予以重视。术前肺功能的评价指标的适应证包括：吸入空气时存在低氧血症或需要家庭供氧治疗且原因不明；既往未作肺疾病评估的患者，碳酸氢盐高于 33mEq/L 或 $PaCO_2$ 高于 50mmHg；存在呼吸衰竭病史，且其致病因素持续存在；由于存在呼吸性疾病而引此严重呼吸急促；择期肺切除术；从临床体征上难以评估肺功能；鉴别明显呼吸障碍的潜在病因；确定患者对支气管扩张剂的反应；可疑肺动脉高压。

对晚期肺疾病患者，常合并心脏疾病，应通过临床检查和超声心动图进行仔细的心血管功能评估。

COPD 患者术前治疗干预的目的是纠正低氧血症，缓解支气管痉挛，排出减少分泌物和治疗感染以减少术后肺的并发症。对于高危患者术后机械通气呼吸支持可能性大的应与患者及外科医生讨论。

吸烟的患者术前戒烟值得推荐。戒烟可使术后肺部并发症减少，可能与改善生理性纤毛运动、巨噬细胞活性和小气道功能以及减少痰量有关。但戒烟后气道各项功能的修复需要一定的时间，戒烟后 4~6 天纤毛运动开始恢复，气道的高敏感性 24~48 小时开始下降，完全恢复需要 5~10 天，产痰量 2~6 周恢复正常，而自净能力的完全恢复需要 3 个月以上。吸烟可抑制气管黏膜纤毛运动，增加气道敏感性，诱发咳嗽，这一作用反而有助于排痰。尽管长期戒烟的益处显而易见，但术前立即戒烟也存在一些缺点，包括痰量增加，患者对于应对压力的不足，诸如烦躁、易怒、睡眠障碍和抑郁等尼古丁戒断症状。术后肺部并发症的主要危险因素见表 31-2。

表 31-2 术后肺部并发症的主要危险因素

与术后肺部并发症有关的主要危险因素
患者相关因素
1. 年龄>60 岁
2. ASA 分级>Ⅱ级
3. 充血性心力衰
4. 已有肺部疾病(COPD)
5. 功能性依赖
6. 吸烟
手术相关因素
1. 急诊手术
2. 颈、胸、上腹部、神经外科、血管/主动脉手术
3. 麻醉时间延长(>2.5h)
4. 全身麻醉
实验室指标
白蛋白<3.5g/dl

（二）术中管理

麻醉选择应根据术前对患者年龄等基本情况的了解，呼吸循环功能的评估及手术部位、创面大小等情况的了解。

对于 COPD 患者，局部麻醉是非常有益的选择，通常认为局部麻醉优于全身麻醉，尤其是患者不需要大量的镇静和抗焦虑药物时，COPD 患者对镇静药物的呼吸抑制作用特别敏感。但高位脊麻或硬膜外麻醉可减少肺容量，限制呼吸辅助肌肉的运动，可导致无效咳嗽，分泌物的潴留。另外，胸部本体感受器的缺失和非正常体位，都可加重清醒患者的呼吸困难。

局部麻醉适合四肢手术，下腹部手术同样可以应用局部麻醉。上腹部手术和胸部手术中，全身麻醉是常用的麻醉方式。全身麻醉原则上选用静吸复合麻醉，少用吸入麻醉可以减少对呼吸道的刺激和对循环的影响，或者选择对呼吸道无刺激、不增加呼吸道分泌物、对循环影响轻微的麻醉药；但吸入性麻醉因为它的支气管扩张作用，甚至在分级较严重的哮喘中而被有效的运用在围术期。合理使用肌松剂，术毕拮抗残余肌松作用，以免延迟患者呼吸功能的恢复。COPD 患者更容易出现急性呼吸衰竭。

COPD 患者因呼吸道阻力增加导致呼气末呼吸道陷闭和肺的弹性回缩力减弱，使呼气末肺泡内潴留的气体形成一定的内源性呼吸末正压（PEEP internal respiration，PEEPi）。因此，在选择机械通气模式和参数时可尽量选用较小的潮气量，较慢的呼吸频率，延长呼气时间，或采用可允许性高碳酸血症通气模式，以减少 PEEPi。

对 COPD 患者的研究显示，全身麻醉的患者术后呼吸衰竭的发生率更高，但这是否反映了手术本身、手术部位、麻醉药物、麻醉方式等尚不明确。对麻醉时间和术后肺部并发症的发生是否相关尚存争议，但有报道认为，手术时间的延长是术后肺部并发症发生的危险因素。

（三）术后管理

手术结束，在拔管时机的选择上，要权衡支气管痉挛的风险和肺功能不全的利弊，有证据表明，早期拔管有益。但对存在严重 COPD 且接受腹部大手术或胸内手术的患者，在术后的一段时间内进行持续的机械通气可能是必要的。对于无气管内插管的患者，可用面罩进行辅助呼吸，呼吸方式采用压力支持通气（pressure support ventilalion，PSV），直至呼吸功能恢复到术前水平。鼻（面）罩行 PSV

时,呼吸机输出的潮气量、呼吸频率、吸气流速都受患者自主呼吸的调控,更易受患者接受。COPD 患者行 PSV 时,气道被动扩张,功能残气量增加,肺顺应性改善,吸入气在肺内分布均匀有利于气体交换,有利于 COPD 患者术后的恢复,PSV 能有效降低呼吸肌的能耗,减少呼吸功,维持呼吸频率,解除呼吸窘迫。对伴有中重度呼吸功能不全的 COPD 患者,除常规治疗外,术后采用无创正压通气,尤其是术后早期进行预防性无创正压通气支持是十分有利的。

术后应用阿片类药物进行椎管内镇痛有利于早期拔管,可使患者下床提早活动,有助于增加 TRC 和氧合。在高风险的胸部、腹部和大血管手术后推荐术后椎管内镇痛。肋间神经阻滞也是可供选择的方法。

防止术后肺部并发症应基于保持足够的肺容量,特别是 FRC 并促进有效咳嗽。在高危患者,肺扩张锻炼对预防术后肺部并发症有益。

术后胸部理疗(拍背,体位引流)和抗生素的应用都可减少痰量,适当的体位有助于促进松动的黏液栓子排出,可能会降低术后肺部并发症的发生率。

机械通气应用于临床后,许多通气模式相继出现,而肺保护性通气策略(lung-protective ventilation strategy, LPVS)在急性呼吸衰竭/急性肺损伤(acuterespiratory distress syndrome/acute lung injury, ARDS/ALI)患者的临床治疗中已被广泛应用,在改善患者的预后上最为突出,它主要包括小潮气量、PEEP、肺复张策略等,但是对于 COPD 患者采取相应的通气策略模式还需进一步的临床研究。围术期存在多种影响肺功能的因素,但如何选择合理的麻醉方法学进行围术期管理减少肺部并发症的发生率以及如何采取围术期肺保护措施等仍需进一步研究。

第三节 糖尿病患者的麻醉

糖尿病是威胁人类健康的常见疾病,据世界卫生组织统计,糖尿病发病率为 3% ~ 4%,目前世界上糖尿病患者人数超过 1.5 亿。我国目前 60 岁以上人群糖尿病的患病率高达 20.4%。

糖尿病患者麻醉管理的目标包括周密的术前评估、深入了解糖尿病的病理生理和代谢应激反应、胰岛素的认识和了解以及可能合作的内分泌医师。围术期高血糖主要与患者术前状态、神经内分泌应激反应、急性胰岛素抵抗、手术及时中管理等因素相关。急性和慢性高血糖通过减少冠状动脉侧枝血流和冠状动脉血管扩张,损害冠状动脉微循环,导致血管内皮功能障碍等方面增加心肌缺血性损伤的风险。急性高血糖会导致脱水,伤口愈合障碍,感染率增加,中枢神经系统/脊髓缺血性损伤的恶化,高黏血症与血栓形成。感染和伤口愈合延迟源于中性粒细胞数量减少和功能降低、趋化/吞噬功能受损、毛细血管数量减少、伤口弹性降低、成纤维细胞和胶原合成减少、水肿的增加。即使围术期出现血糖中等程度的升高,仍与术后预后不良相关。

一、术前评估

糖尿病本身对围术期的影响没有其靶器官病变对围术期的影响严重,手术期间的主要危险因素来自糖尿病所引此的靶器官疾病:心血管功能障碍、肾功能不全、关节胶原组织异常(颈部活动受限、伤口愈合能力差)、白细胞生成不足以及神经病变。如果已发生自主神经病变,可能出现无症状性缺血,患者具有两个或更多的心脏风险因素并且经历大手术时应考虑做负荷试验。如果存在冠状动脉疾病,应用 β_1-受体阻断药可降低围术期发病率和死亡率。对于肾脏疾病,控制高血压优先使用 ACE 抑制剂,避免使用肾毒性药物,保证肾的灌注。糖尿病的自主神经病变可以限制心脏对血管内容量变化的代偿功能并使患者处于心血管系统不稳定状态(如麻醉诱导后低血压)甚至心源性猝死,后者的发生率在合并使用血管紧张素转换酶抑制剂或血管紧张素受体拮抗剂时升高,而且自主神经的失调可导致胃排空的延迟。伴有重度自主神经病变的糖尿病患者其呼吸系统对低氧的反应性降低,对有呼吸抑制作用的药物特别敏感。肌肉骨骼系统的术前评价应侧重于颈部关节活动受限,源于蛋白的非酶糖基化和胶原蛋白的异常交联。后颈部和上背部僵硬、木质感、非凹陷性水肿加上关节灵活性受限限制颈部的活动,可能导致气管插管困难。

术前血糖的评估和调控,除了血浆血糖水平,HbA1c(正常值<6%)是评价糖尿病术前治疗是否有效的一项重要指标。HbA1c 不受近期血糖水平的影响,其升高提示糖尿病患者存在微血管及大血管的并发症。研究表明,糖尿病患者术前血糖控制质量与预后相关。术前血糖控制不良者,开胸手术术后感染并发症的风险增加。

糖尿病患者行择期手术,建议术晨停用口服降糖药;长效的一代磺脲类药至少停药24小时。对于应用胰岛素泵治疗的患者行短小的晨间手术时,术晨正常进食,并停用短效胰岛素,改用中效或长效胰岛素既往剂量的1/2或2/3。对于次日行长时程手术的患者,或不允许术晨进食的患者,建议持续输注胰岛素。

许多因创伤或感染需行急诊手术的糖尿病患者存在明显的代谢紊乱,包括酮症酸中毒。通常没有充足的时间使患者病情稳定,但只要有数小时就足以纠正潜在威胁生命的水、电解质紊乱。如果基础的外科病因会进一步加剧代谢紊乱,就没必要为了完全纠正酮症酸中毒而延期手术。容量不足和低钾血症得到部分纠正即可减少术中心律失常及酮症酸中毒引此的低血压的发生率。

二、术中管理

麻醉药物及镇静剂可通过间接降低代谢激素的释放或直接抑制胰岛素的分泌而影响围术期的血糖水平。后者主要作用于仍具有胰岛素分泌功能的2型糖尿病患者。

区域麻醉,包括椎管内麻醉和区域阻滞技术,可以良性调节代谢性激素和胰岛素的分泌。虽然,并没有研究表明区域麻醉在降低术后患者病死率方面优于全身麻醉;但对与维持围术期血糖稳态,区域麻醉仍具有优势。

对于术中血糖控制在何种水平最优,目前还未达成一致。术中血糖的管理受到许多特定条件的影响,如手术类型、妊娠、中枢神经系统是否广泛受损、患者基层保健医师的治疗偏倚以及糖尿病类型。1型糖尿病患者需要胰岛素替代,需要严格控制血糖水平。2型糖尿病患者体内有一定的胰岛素水平,目前研究表明,只有需要加强监护的患者才会从围术期严格血糖控制中获益。综合众多研究表明,无论糖尿病患者或非糖尿病患者,高血糖与术后预后不良显著相关,因此术中血糖不高于11.1mmol/L。

三、术后管理

危重患者最佳血糖控制靶标一直存在争议,NICE-SUGAR对入住ICU的危重患者的研究表明,与靶控血糖范围4.5~6.0mmol/L相比,血糖维持在7.8~10.0mmol/L能有效降低危重患者的死亡率。同时,其强烈建议不必将血糖控制<7.8mmol/L,进一步的严格控制(<6.1mmol/L)将增加低血糖的风险。同样的一项荟萃分析也表明,严格血糖控制并不能降低病死率但却增加低血糖症的风险。

美国糖尿病协会(ADA)指南建议,输注胰岛素治疗高血糖的分界值为10.0mmol/L。

总之,糖尿病患者围术期血糖管理的关键是制定明确的目标血糖浓度,然后严密监测血糖并调整治疗以达到目标血糖水平。

第四节 血液病患者的麻醉

血液系统由血液和造血器官组成。血液系统疾病种类繁多,血液系统疾病又常导致其他器官功能或器质性病变。因此,患有血液系统疾病的患者,一旦并发外科系统疾病而需行急诊或择期手术时,这些疾病势必给麻醉的管理和选择带来困难,其麻醉处理具有特殊要求,需作全面考虑。

一、红细胞异常

(一)红细胞异常

红细胞异常可能与血红蛋白的异常浓度(贫血、红细胞增多症)或异常结构有关。贫血是指人体外周血红细胞容量减少,低于正常范围下限的一种常见的临床症状;其最重要的不利影响,是动脉血的氧含量下降所引起的组织的氧输送降低;是最常见的术前血液系统疾病。红细胞结构异常如遗传性球形红细胞增多症等,是由膜蛋白异常所致,可导致终身性溶血性贫血。镰状细胞疾病(sickle cell disease)与镰状细胞素质(sickle cell quality)是β-珠蛋白基因发生突变导致血红蛋白合成异常的疾病,这种异常的血红蛋白被称为血红蛋白S(hemoglobin S,HBs),镰状红细胞比正常红细胞生存期缩短且容易破坏而引起溶血性贫血;同时镰变的红细胞由于变形能力差易阻塞微循环导致急性和慢性组织损伤,如果阻塞大血管可导致器官梗死。真性红细胞增多症(polycythemia vera)是一种以克隆性红细胞增多为主的骨髓增殖性疾病,可同时有血小板,白细胞的增多;血管充血,内皮损伤,血小板第Ⅲ因子减少及功能异常、血块回缩不良是真性红细胞增多症出血倾向的原因;同时血小板增多、血流缓慢又有血栓形成、栓塞;血容量增多,血黏度增高,血流缓慢引起组织缺血;高血黏滞度是大血管血栓形成主要原因。

(二)麻醉注意事项

对于贫血患者的术前评估需要考虑到手术类型和大小、预期失血量、可能影响氧合或低氧限制的合并疾病(如肺部、心血管或脑血管疾病)。慢性贫血的患者进行择期手术之前测得的可接受的最低血红蛋白浓度没有明确的定论。贫血所致的组织氧输送降低因人而异,取决于现有的疾病、年龄、失血程度。因此,决定围术期的血液输注需要考虑到诸多因素。虽然贫血的围术期的管理和红细胞的输注已有相关的指南可循,但没有确切的研究表明在特定的血红蛋白的浓度下输血可以防止心肌的缺血,改善临床症状。我国的围术期输血指南关于红细胞的输入指征为:通常血红蛋白>100g/L的患者围术期不需要输红细胞,但在下列情况应考虑输入:①血红蛋白<70g/L,尤其在急性失血时;②术前有症状的难治性贫血患者;③对铁剂、叶酸和维生素 B_{12}治疗无效者;④术前心肺功能不全和代谢率增高的患者;⑤心脏病患者(充血性心力衰竭、心绞痛),心功能Ⅲ~Ⅳ级,应保持血红蛋白>100g/L,以保证足够的氧输送;⑥血红蛋白在70~100g/L之间,是否输入红细胞取决于:患者心肺功能代偿,有无代谢率增高,有无进行性出血。在慢性贫血存在的情况下进行择期手术,应尽量减少影响组织氧输送的相关因素(如低温、呼吸性碱中毒所致的氧合血红蛋白解离曲线左移)。围术期可进行血液保护的相关措施。

对于红细胞结构异常的麻醉风险主要在于其所致的贫血严重性和急剧程度,另避免应用可以促发溶血危象的药物。

对镰状细胞疾病与镰状细胞素质患者的术前评估包括有无血管阻塞症状、发热、感染、脱水以及一些后遗症,特别是肺部后遗症。应根据患者的全身情况、手术来决定是否需要术前输血。建议在行大手术时进行部分交换输血,使循环血中 HbS 低于30%可减少红细胞的镰变。输血的目的是为了使血细胞比容达到35%~40%,正常血红蛋白达到40%~50%,降低血液黏滞度,增加携氧能力,降低镰变趋势。对低氧血症、低温、低灌注及酸中毒是引起红细胞镰变的诱发因素。由于麻醉和手术容易出现这些情况,对这类患者的麻醉应注意避免和预防。

对于真性红细胞增多症患者,围术期血栓形成及出血的风险增加。虽然血细胞比容与血栓形成和出血无关,但是血细胞比容降低伴随血液黏滞度的降低减少了血栓形成和栓塞的风险,改善器官循环,血管功能的修复减少了出血倾向。因此,术前准备重点在器官功能的评估,降低血液黏滞度。术前推荐维持血细胞比容男性低于45%,女性低于42%,孕妇低于36%,血小板计数低于 $400\times10^9/L$。年龄大于65岁、有血栓形成史、糖尿病、吸烟和脾切除术后血栓形成发生率增高。抗血小板治疗可减少心血管事件的发生。

二、凝血异常

(一)血友病(hemophilia)及其他凝血因子缺乏症

血友病是一种性连锁遗传出血性疾病,由因子Ⅷ和因子Ⅸ缺乏引起,分别称为甲型和乙型血友病。以凝血因子活性分为轻、中、重度,正常凝血因子活性的5%为轻度血友病,正常凝血因子活性的1%~5%为中度血友病,低于正常的1%为重度血友病。血友病患者常发生关节出血、肌肉血肿、泌尿系出血等,约1/4患者死于颅内出血。大多数凝血因子缺乏是后天获得性,且多呈多因子综合性缺乏,常见于肝脏的疾病、维生素 K 缺乏、DIC 及大量输血等。

(二)麻醉注意事项

不论是先天性还是后天性凝血因子的缺乏,在手术中均可能出现异常广泛渗血,且常因通气不足及高碳酸血症而加重,可试用加强通气和皮质激素、维生素 C 及 K、钙剂等治疗、渗血面局部可采用冷、热敷或血管收缩剂湿敷以减少渗血。对凝血因子缺乏的患者,术前都应作补充疗法,以使凝血因子恢复达到止血所需的水平。各种凝血因子的补充量各异,取决于出血程度及凝血因子性质。手术要求患者的血浆Ⅷ因子浓度达正常的80%~100%,术后30%以上持续10~14天。这个浓度对于行广泛性的骨科手术建议延长期限(4~6周)。乙型血友病手术要求血浆Ⅸ因子活性达正常的60%,术后至少20%维持10~14天,大的骨科手术应适当延长。去氨加压素可使轻、中度甲型血友病患者因子Ⅷ活性增加2~4倍,择期手术在术前需进行去氨加压素试验性治疗。Ⅷ因子的半衰期为12小时,每8~12小时需要重复输注25~30U/kg来维持血浆Ⅷ因子水平大于50%;1U/kg体重可提高血浆Ⅷ因子水平0.02U/ml。止血的最低水平是0.3U/ml,严重的关节和肌肉出血最低水平是0.5U/ml,大手术或危胁生命的手术如颅内手术的目标水平是1U/ml至术后10~15天。Ⅷ因子的儿童半衰期约为6小时,需要更频繁输注以及实验室检测以确定效能。

麻醉应注意避免肌内注射药物,麻醉的选择应禁忌椎管内麻醉,在围术期维持正常因子Ⅷ水平,中、重度血友病患者行四肢手术可用外周神经阻滞。

三、血小板异常

（一）血小板数量和功能异常

血小板在机体的止血过程中起着重要的作用。特别在手术期间和手术后，血小板的重要性显得尤为突出。血小板数量和功能的异常可加剧术中和术后出血。正常血小板计数$(100\sim300)\times10^9/L$，血小板计数低于下限为血小板减少，可由血小板生成障碍、破坏或消耗亢进、分布异常等所致。血小板增多计数高于$400\times10^9/L$时为血小板增多，可能为生理性（运动、妊娠）、原发性（骨髓增殖性疾病）或继发性（铁缺乏、肿瘤、手术、慢性炎症）。血管性血友病是最常见的遗传性影响血小板功能的异常；获得性血小板功能异常可见于造血疾病、尿毒症、肝脏疾病以及药物抑制等。

（二）麻醉注意事项

对于血小板减少的患者，如果需要紧急手术治疗，应考虑输注血小板。长期的管理则需要其他的治疗，改善血小板的生成或降低血小板的破坏。患者的血小板计数高于$50\times10^9/L$时进行手术是安全的。当血小板低于$50\times10^9/L$出血风险与血小板计数呈负相关。贫血、感染、发热和药物可以影响血小板的功能，在技术正常时出现出血事件。围术期输血指南血小板的输入指征：血小板计数$>100\times10^9/L$，不建议输入血小板。下列情况时可考虑输入：

（1）术前血小板计数$<50\times10^9/L$。

（2）经实验室检查证实血小板功能低下且有出血倾向者。

（3）血小板介于$50\times10^9/L\sim100\times10^9/L$之间时，是否输入取决于：①术中出（渗）血是否不可控制；②腔隙内手术有继续出（渗）血可能；③其他相关因素，如肾衰竭、肝功能衰竭等。每人份机采浓缩血小板可使成人增加约$(7\sim10)\times10^9$。血小板数量血小板水平高于$100\times10^9/L$时进行椎管内麻醉是安全的。

血小板高于$1000\times10^9/L$可使患者血栓栓塞风险增加，如卒中、心肌梗死、肺栓塞、肠系膜栓塞、外周动脉和静脉血栓栓塞等。原发性血小板增多症的患者存在出血倾向，当使用药物（如阿司匹林）时可加重。

血管性血友病（von willebrand disease，vWD）是血管性血友病因子（von willebrand factor，vWF）异常的遗传性出血疾病。vWF异常引起血小板黏附功能受损，患者有皮肤黏膜下出血，瘀斑、鼻出血、伤后小手术后过多出血、月经过多是vWD的特点，不发生血友病的关节和肌肉出血。对于血管性血友病，去氨加压素可使血浆vWF浓度增加2～6倍，适用于轻中度Ⅰ型vWD。去氨加压素可静脉注射，0.3μg/kg，20～30分钟以上，或鼻内用药，每个鼻孔75μg，12～24小时1次。ⅡA型患者，去氨加压素只释放vWF低分子量单体，因此作用短暂或者无效。同样，去氨加压素使ⅡB型患者释放大量异常vWF多聚体加速了血小板减少。ⅡM型vWD患者由于是血小板缺陷需要用血小板替代治疗。Ⅲ型患者无vWF，去氨加压素也就不能释放vWF，需要浓缩血浆、冷沉淀替代治疗。vWF替代是对严重出血和手术预防更加可靠的治疗方法。对于该类患者禁忌选择区域麻醉，应选择全身麻醉。

血小板功能障碍的患者，血小板绝对数量不能预测出血点的风险，其治疗目标不甚精确，可能需要频繁地进行评估。在低温（<35℃）和酸中毒（pH<7.3）条件下血小板功能失调，并且在任一情况下输注至患者的血小板功能也会迅速失调。

（张野　郑宏）

参考文献

1. Hines RL，著. 于泳浩，喻文立，译. Stoelting麻醉与并存疾病. 天津：天津科技翻译出版公司，2012
2. Fleisher LA，Beckman JA，Brown KA，et al. ACC/AHA 2007 Guidelines on Perioperative Cardiovascular Evaluation and Care for Noncardiac Surgery：Executive Summary：A Report of the American College of Cardiology/American Heart Association Task Force on Practice Guidelines. J Am Coll Cardiol，2007，50(17)：1707-1732
3. London MJ，Hur K，Schwartz GG，et al. Association of Perioperative β-Blockade With Mortality and Cardiovascular Morbidity Following Major Noncardiac Surgery. JAMA，2013，309(16)：1704-1713
4. Poldermans D，Schouten O，van Lier F，et al. Perioperative strokes and beta-blockade. Anesthesiology，2009，111(5)：940-945
5. Smetana GW，Lawrence VA，Cornell JE. Preoperative pulmonary risk stratification for noncardiothoracic surgery：systematic review for the American College of Physicians.

Ann Intern Med,2006,144(8):581-595

6. Xu Y,Tan Z,Wang S,et al. Effect of thoracic epidural anesthesia with different concentrations of ropivacaine on arterial oxygenation duringone-lung ventilation. Anesthesiology,2010,112(5):1146-1154
7. Smetana GW,Lawrence VA,Cornell JE,et al. Preoperative pulmonary risk stratification for noncardiothoracic surgery: systematic review for the American College of Physicians. Ann Intern Med,2006,144(8):581-595
8. Needham DM, Colantuoni E, Mendez-Tellez PA, et al. Lung protective mechanical ventilation and two year survival in patients with acute lung injury:prospective cohort study. BMJ,2012,344(5):e2124
9. NICE-SUGAR Study Investigators,Finfer S,Chittock DR, et al. Intensive versus conventional glucose control in critically ill patients. N Engl J Med, 2009, 360 (13): 1283-1297
10. Lipshutz AK,Gropper MA. Perioperative glycemic control: an evidence-based review. Anesthesiology,2009,110(2): 408-421
11. Donatelli F,Vavassori A,Bonfanti S,et al. Epidural anesthesia and analgesia decrease the postoperative incidence of insulin resistance in preoperative insulin-resistant subjects only. Anesth Analg,2007,104(6): 1587-1593
12. Karaban N,Aksun M,Anm G,et al. Anaesthetic management of a case with sickle cell anemia undergoing coronary artery bypass grafting. The Intemet Journal of Anesthesiology,2008,16(1):25
13. Di Nisio M, Barbui T, Di Gennaro L, et al. The haematocrit and platelet target in polycythemia vea. British Journal of Hnematology,2007,136(2):249-259
14. Sripada R,Reyes JJ,Sun IL. Peripheral nerve blocks for intraoperative management in patients with hemophilia A. J Clin Anesth,2009,21(2):120-123
15. Nichols WL,Hultin MB,James AH,et al. von Willebrand disease (VWD):evidence-based diagnosis and management guidelines,the national Heart,lung,and blood Institute (NHLBI) expert panel report (USA). Haemophilia,2008,14(2):171-232

第三十二章　全身麻醉常见并发症

麻醉并发症(anesthesia complications)发生原因大致可归纳为两类:其一,由于疾病本身的原因或病情突然发生变化,以及手术麻醉应激和药物作用所导致的后果,如麻醉药过敏反应,恶性高热和心脑血管的意外等。另一类是由于麻醉实施中一些失误,如麻醉机装置的失灵或操作不当,用药不当或过量,病情观察或判断失于粗疏等。

本章仅介绍全身麻醉期间可能发生的重要并发症。全身麻醉的并发症主要发生在呼吸系统、循环系统和中枢神经系统,如病情特殊也可能发生其他系统并发症。对于这些并发症,重在预防,一旦发生立即处理,否则会贻误成严重后果,甚至危及患者的生命。因此,平时一定要对麻醉医师进行安全教育,并强化业务水平的提升,以最大程度减少并发症的发生。

第一节　呼吸系统的并发症

呼吸系统的并发症,是全身麻醉后拖延术后的康复、威胁着患者生命的安危的主要原因之一。除了呕吐、误吸之外还包括气道阻塞、低氧血症和通气不足等。

一、呕吐、反流、误吸

反流(regurgitation)指由于贲门松弛或胃内压力过高等原因,胃内容物逆流到咽喉腔的现象。误吸(aspiration)指由于患者咽喉反射迟钝或消失,胃内容物进入气道,造成气道阻塞或吸入性肺炎(Mendelson syndrome,1946 年首先由 Mendelson 描述)。麻醉下反流较呕吐更常见,因为是一种“无声”的动作,不易被发现,更易发生误吸,最常见于麻醉诱导和苏醒期以及牵拉腹腔脏器时。误吸属于全身麻醉严重并发症之一,可引起急性吸入性肺水肿,呈急性哮喘样发作,明显发绀,甚至造成患者死亡。正常人由于喉保护性反射和吞咽的协同作用,一般食物和异物不易进入下呼吸道,即使误吸少量液体,亦可通过咳嗽排出。在全身麻醉后,防御功能减弱或消失,反流物即可吸入气管发生吸入性肺炎。

误吸后果严重,应将重点放在预防。麻醉前应严格禁饮食,使用镇静、镇吐或抗胃酸类药,必要时作胃肠减压等减少胃内容量和胃液 pH 值。对饱胃患者的全麻应行清醒气管插管,或高流量面罩预吸氧、非正压通气序贯快速诱导、压迫环状软骨气管插管,亦可用食管阻塞器,麻醉诱导力求平稳。待患者完全清醒后拔除气管导管。呕吐及反流常发生于饱食后、腹内压增高(如肠梗阻、产妇)、创伤、失血、休克、高颅压及昏迷患者。

发生呕吐和反流、误吸处理:①立即将患者头偏向一侧,充分吸引咽部胃液和食物残渣等;②气管插管后立即在纤支镜指引下气管内吸引和冲洗,用生理盐水 10ml 进行气管内多次冲洗和吸引;③出现胃酸误吸综合征时,除气管内吸引外,应使用大剂量糖皮质激素地塞米松、氨茶碱、抗生素等药物治疗;④给予高浓度氧吸入,呼吸支持,加用呼气末正压呼吸(PEEP)治疗“急性呼吸窘迫综合征”;⑤纠正血容量不足宜用白蛋白或低分子右旋糖酐等。为避免左心室负担过重和胶体液渗漏入肺间质,可使用利尿剂。

二、呼吸道梗阻(airway obstruction)

上、下呼吸道分界点为环状软骨下缘。上呼吸道梗阻常见原因为机械性梗阻,如舌后坠、口腔内分泌物及异物阻塞、喉头水肿、喉痉挛等。下呼吸道梗阻常见原因为气管导管扭折、分泌物或呕吐物误吸入后堵塞气管及支气管、支气管痉挛等。自主呼吸状态下上呼吸道梗阻不全梗阻表现为呼吸困难并有鼾声,完全梗阻者有鼻翼翕动和三凹征,呼吸困难,虽有强烈的呼吸动作而无气体交换。控制呼吸时梗阻不严重者可无明显症状;梗阻严重者可呈现潮气量降低、气道阻力高、缺氧发绀、心率增快和血压降低。

(一)舌后坠

舌后坠(glossocoma)是全身麻醉后气道梗阻最

常见的原因,因神志未完全恢复,舌自然地向下坠堵住气道而发生咽部的阻塞,造成上呼吸道部分梗阻或完全梗阻。

全身麻醉患者未醒前头底下不宜垫枕,以免发生舌后坠。对舌后坠采用最有效的手法,是将患者头后仰、双手托起下颌,使患者下门齿反咬于上门齿,同时清除咽喉部的分泌物及异物,多数可解除梗阻。据患者不同的体位进行适当的调整,以达到气道完全畅通。如果上述手法处理未能解除阻塞,则应置入鼻咽或口咽通气道。但在置入口咽通气道时,有诱发患者恶心、呕吐、甚至喉痉挛可能,故应密切观察。极少数患者需重行气管内插管。

(二) 分泌物,脓痰,血液,异物梗阻气道

预防处理:术前禁食、肌内注射抗胆碱药物;急性呼吸道感染者暂缓手术,慢性呼吸道感染者术前用抗生素治疗;及时清除口咽部及呼吸道分泌物、血液及异物。

(三) 气管插管位置异常,管腔堵塞,气管导管扭折,麻醉机故障

气管导管可以因为过深或脱出导致呼吸道无效通气,应加强监护、仔细检查排除。

气管导管堵塞:多发生于婴幼儿。原因:导管前端尖、气管黏膜幼嫩、渗血、分泌物混合后易在前端形成结痂。表现:CO_2蓄积致心率增快、面色潮红,进一步发展则致血压下降、心动过缓、心脏骤停。发现后应紧急更换气管导管。

(四) 喉肿物,过敏性喉水肿

喉肿物常见于肿瘤,如喉乳头状瘤,应手术切除。喉水肿多发生于婴幼儿急性喉炎及气管内插管困难者,也可因手术牵拉或刺激喉头引起。轻者可静注皮质激素或雾化吸入肾上腺素缓解症状;严重者应行紧急气管内插管或气管切开。

(五) 喉痉挛

喉痉挛(laryngospasm)指喉部肌肉反射性痉挛收缩,使声带内收,声门部分或完全关闭而导致患者出现不同程度的呼吸困难甚至完全性的呼吸道梗阻。喉痉挛是全身麻醉严重并发症之一,如果处理不当会引起严重后果。

1. 发生原因　常发生于浅麻醉状态下以及麻醉苏醒期拔出气管导管后,尤其常见于小儿上呼吸道手术后。当麻醉深度过浅,分泌物或血液、口咽通气道、直接喉镜、气管插管操作等直接刺激喉部均可诱发喉痉挛,浅麻醉下手术操作有时也可引起反射性喉痉挛。

2. 临床表现　喉痉挛轻者可表现为轻微吸气性喘鸣,重者可出现完全性上呼吸道梗阻。尽管前者不属致命性发作,但是处理不当可迅速发展成后者。完全性上呼吸道梗阻表现为吸气性喘鸣消失,尤为重要的是这种“无声”性梗阻不能误认为临床表现改善。

3. 紧急处理措施

(1) 立即请求他人协助处理。

(2) 立即停止一切刺激和手术操作,给予纯氧吸入,必要时纯氧正压通气,轻提下颌可缓解轻度喉痉挛。

(3) 如系麻醉过浅引起,应用静脉或吸入麻醉药加深麻醉,直至喉痉挛及其他反射消失。加深麻醉可缓解轻、中度喉痉挛,常用的方法为:静脉注射麻醉诱导药剂量的20%或增加吸入麻醉药浓度。

(4) 对重度喉痉挛亦可应用琥珀胆碱1.0～1.5mg/kg静脉注射后行气管插管。紧急情况下可采用16号以上粗针行环甲膜穿刺给氧或行高频通气。

(六) 支气管痉挛(bronchospasm)

在麻醉过程和麻醉后均可发生急性支气管痉挛,表现为支气管平滑肌痉挛性收缩,气道变窄,气道阻力骤然增加,呼吸困难,引起严重缺氧和CO_2蓄积,呼气末CO_2下降,心率增快,心律失常,呼吸阻力增高,肺哮鸣音等。若不即时予以解除,患者因不能进行有效通气,不仅发生血流动力学的变化,甚至发生心律失常和心搏骤停。

1. 发生原因

(1) 气道高反应性:患有呼吸道疾病的患者如支气管哮喘或慢性炎症,使气道对各种刺激反应较正常人更为敏感。这与兴奋性神经和受体活性增强,而抑制性神经和受体活性减弱有关。

(2) 与麻醉手术有关的神经反射:如牵拉反射、疼痛反射,乃至咳嗽反射和肺牵张反射都可成为诱发气道收缩的因素。

(3) 气管插管等局部刺激:由于气道上皮下富含迷走神经传入纤维,尤其隆嵴部位。气管插管过深直接刺激隆嵴,或浅麻醉下行气管插管、吸痰也都可引起反射性支气管痉挛。

(4) 麻醉诱导期间发生气道痉挛最常见的原因:应用了具有兴奋性迷走神经、增加气道分泌物促使组胺释放的麻醉药、肌松药或其他药物。

手术后早期的支气管痉挛,多非哮喘所致,常见的原因是由于气管内导管移位或受阻,以至气管发生部分梗阻或受到刺激而引起支气管痉挛。应该指出的是,支气管痉挛可能是急性肺水肿早期唯一的症状，远比啰音或泡沫痰出现得更早。

2. 紧急处理措施

(1) 立即请求他人协助处理。

(2) 明确诱因、消除刺激因素，若与药物有关应立即停用。

(3) 如因麻醉过浅所致，则应加深麻醉。

(4) 面罩吸氧，必要时施行辅助或控制呼吸。

(5) 紧急采用选择性 β_2受体激动药如吸入特布他林(terbutaline)，尤其适用于心脏病患者。若无心血管方面的禁忌，可用β受体激动药如异丙肾上腺素稀释后静脉点滴或雾化吸入。静脉输注激素氢化可的松、氨茶碱等，两药同时应用可能收效更好。

(6) 如果血流动力学受影响较大，血压下降明显，应按照过敏反应处理，立即静注肾上腺素。

3. 预防措施

(1) 对既往有呼吸道慢性炎症或支气管哮喘史的患者应仔细了解其过去发病的情况，分析可能存在的诱发因素。择期手术术前应禁吸烟2周以上。若呼吸道有炎症急性发作，则应延缓择期手术。术前患者应行呼吸功能的检查，可请呼吸专科医师会诊，必要时应用激素、支气管扩张药、抗生素等作为手术前准备。

(2) 避免应用可诱发支气管痉挛的药物，如吗啡，苄异喹啉类肌松药右旋筒箭毒碱、阿曲库铵和米库氯铵等，吸入性麻醉药则可选用异氟烷、七氟烷等。氯胺酮因拟交感效应，促进内源性儿茶酚胺释放可明显减低支气管痉挛的气道阻力，还能抑制肥大细胞释放组胺，故对气道高反应患者，可选用氯胺酮行麻醉诱导。

(3) 阻断气道的反射，选用局麻药进行完善的咽喉部和气管表面的麻醉，可防止因刺激气道而诱发支气管痉挛。

三、低氧血症与通气不足

低氧血症(hyoxemia)与通气不足(hypoventilation)表现为呼吸频率慢及潮气量降低，PaO_2低，和(或)$PaCO_2$高，不仅是全身麻醉后常见的并发症，而且可导致严重的后果。

(一) 易引起麻醉后低氧血症的因素

1. 年龄　患者的年龄>65岁。

2. 体重　体重超重的患者，如>100kg。

3. 麻醉方式　施行全身麻醉的患者要比区域性麻醉更易于发生；复合硬膜外阻滞(高平面阻滞)。

4. 麻醉手术时间>4小时。

5. 手术部位　施行腹部手术者对呼吸的影响显著于胸部，肢体手术影响较为轻微。

6. 麻醉用药　如苯二氮䓬类与阿片类药物并用，用硫喷妥钠诱导麻醉对呼吸的影响要显著于丙泊酚。术前应用阿片类药物则影响更为显著。尤其非去极化肌松药的应用剂量、时效和肌松是否已完全反转都是极其重要的因素，例如术中应用阿曲库铵>0.25mg/(kg·h)，则将增加发生低氧血症的危险。至于术前患者一般情况(ASA分级)对此的影响似无明显的差异。

7. 低血钾　可表现为通气不足，低氧血症。

8. 肺通气/灌流(V/Q)的失衡　如因麻醉药的影响损害了低氧下肺血管收缩的补偿，V/Q的失衡加重。同时，术后患者的心排血量低下也促进了这种失衡。

9. 不正确的吸痰方法　吸引负压过高、吸引时间长，可以引起患者 SaO_2的显著下降，尤其是危重和大手术后患者。

(二) 麻醉中导致低氧血症的因素

1. 由于供氧浓度的低下或因设备的故障引起吸入氧浓度过低。尽管发生此意外并不多见，但发生误接气源或混合气体装置的失灵的可能性仍然存在。

2. 麻醉机故障致机械通气不足。

3. 肺内右致左的分流增加，如发生急性肺不张、急性气胸或急性肺梗死等，使经肺的静脉血得不到充分的氧合，提高了动脉内静脉血的掺杂，造成动脉低氧血症是必然的结果。

4. 气管导管位置不当　气管导管插入食管或插入一侧支气管。

(三) 通气不足

通气不足系指因肺泡通气的降低引起 $PaCO_2$的增高。手术后通气不足的原因：

1. 中枢性呼吸驱动的削弱。

2. 呼吸肌功能恢复不足；非去极化肌松药的残留效应。

3. 体内产生 CO_2增多。

4. 由于呼吸系统急性或慢性疾病所影响。

5. 肥胖患者、胃胀气、胸腹部的敷料包扎过紧也会影响到呼吸肌功能。

目前认为膈肌功能障碍是造成术后肺功能异常的一个重要的原因。用麻醉药、镇静药或疼痛等对膈肌功能虽有一定的影响，但对膈肌功能障碍的原因不能全面加以说明。如今较能为人们所接受的观点:由于手术创伤通过多渠道传入神经途径减弱了中枢神经系统的驱动,对膈神经传出冲动减少,而引起术后膈肌功能障碍。

手术后应常规加强患者呼吸功能的观察与监测,包括脉搏血氧饱和度、$P_{ET}CO_2$和$PaCO_2$的监测。同时临床上不能忽视肉眼的观察如呼吸的深度、呼吸肌的协调和呼吸模式等。对高危患者应加强术后的呼吸功能监测和氧的支持。

四、肺部并发症

(一) 急性肺栓塞

急性肺栓塞(acute pulmonary embolism,APE)是指来自外源性或内源性栓子突然堵塞肺动脉或分支引起肺循环障碍,使其所累及肺区组织血流中断或极度减少的临床和病理生理综合征。尽管肺栓塞的发生与麻醉没有直接相关,但仍是围术期的肺部严重并发症之一。

1. 病因 栓子的来源,大多数是由于盆腔内静脉或下肢深静脉血栓的脱落,以及空气、脂肪、肿瘤细胞脱落、羊水和肺动脉血栓形成等也是手术期发生肺栓塞的原因。充血性心力衰竭及心房纤颤患者的栓子可来自右心房或右心室的血栓脱落。

肺栓塞多发生于中年以上患者,常见于胸、腹部大手术中,或术后短时间内。促发急性肺栓塞的因素:腹部大手术;腹腔镜二氧化碳气腹;恶性肿瘤;心脏瓣膜病;血液病;肥胖;下肢静脉曲张;盆腔或下肢肿瘤;长期卧床;长期口服避孕药。

2. 肺栓塞临床表现与诊断 临床上易误诊或漏诊,约20%~30%的肺栓塞患者未及时或未能获诊断和治疗而死亡,若能及时诊断和给予抗凝治疗,病死率可望降至8%,故早期诊断十分重要。

术中突然发生低氧血症、低血压、严重的以右心功能衰竭为主要表现的血流动力学紊乱、对血管活性药物不敏感的情况,应高度怀疑肺栓塞可能。相关检查可表现为:血清LDH升高,动脉血PO_2下降、$PA\sim aO_2$增宽。心电图有T波和ST段改变(类似心肌梗死图形)、P波和QRS波形改变(类似急性肺心病图形)。X线显示斑片状浸润、肺不张、膈肌抬高、胸腔积液,尤其是以胸膜为基底凸面朝向肺门的圆形致密阴影(Hamptom驼峰)以及扩张的肺动脉伴远端肺纹稀疏(Westermark征)等对肺栓塞的诊断都具有重要价值。术中经食管超声对鉴别诊断有一定意义。核素肺通气/灌注扫描、肺动脉造影是诊断肺栓塞特异的方法,适用于非术中病例。磁共振为肺栓塞诊断的有用的无创性技术,较大栓塞时可见明显的肺动脉充塞缺损。

3. 肺栓塞治疗原则 治疗肺栓塞起病急,发病迅速,在治疗上,必须立即进行抗凝和溶栓治疗否则患者会死亡,但一定要根据临床具体情况而定,如果用药不规范常常影响治疗结果。

对急性大面积肺栓塞的治疗原则是进行复苏、纠正和支持呼吸与循环衰竭、抗休克和抗凝治疗。同时,请心血管专科医生会诊。若临床上高度怀疑有急性肺栓塞,且又无应用抗凝药的禁忌,则可应用肝素,或链激酶、尿激酶进行血栓溶解。发生气栓时,应将患者置于左侧卧头低位,使空气浮留于右心房内并尝试插入导管进行抽气。

4. 肺栓塞预防措施 ①避免术前长期卧床;②下肢静脉曲张患者应用弹力袜,以促进下肢血液循环;③治疗心律失常,纠正心力衰竭;④对血细胞比容过高患者,宜行血液稀释;⑤对血栓性静脉炎患者,可预防性应用抗凝药;⑥保持良好体位,避免影响下肢血流;⑦尽量避免应用下肢静脉进行输液或输血。

(二) 急性肺不张

急性肺不张(atelectasis)是指患者骤然出现肺段、肺叶或一侧肺的萎陷,从而丧失通气的功能。急性肺不张是手术后严重的并发症之一,多见于全身麻醉之后。但局部麻醉、区域性神经阻滞同样也会发生肺不张。大面积急性肺不张,可因呼吸功能代偿不足,使患者因严重缺氧而致死。

1. 肺不张发生的机制

(1) 压迫:呼吸肌张力的消失引起肺功能残气量(FRC)减少,以及对肺基底部的压迫可能是促进麻醉中发生肺不张的重要因素。平卧位时由于腹内压增高或腹内容物增大时,使膈肌向头部移动。

(2) 小气道早期闭合使其远侧气体吸收。

(3) 肺泡表面活性物质缺失。

2. 临床表现 小区域的肺不张一般临床无明显的症状或体征,易被忽略。急性大面积肺不张时,可突发气急、咳嗽、发绀以及急性循环功能障碍。肺底部或背部可出现小水泡音,呼吸音和语颤消失。气道梗阻性肺不张,通过X线检查多可确诊。但由于肺容量小,或肺表面活性物质减少所致的小区域或散在性肺泡萎陷,则X射线检查结果可呈阴性。动脉血气分析有助于诊断。

3. 处理 主要目的是消除呼吸道梗阻的原因,积极预防感染,并使萎陷的肺复张:①积极鼓励患者咳嗽排痰;②施行纤维光导支气管镜检查,明确梗阻的部位和原因,且可进行分泌物的吸引和异物的钳取；③若患者存在明显低氧血症，可用机械性正压通气（$FiO_2 \leqslant 0.6$），附以PEEP（10～15cmH_2O），有助于肺泡的复张；④雾化吸入，祛痰药，支气管扩张药，激素等应用有助于改善通气的功能；⑤根据痰液细菌培养结果和药敏试验，选用有效的抗生素。

4. 预防　①术前禁烟2～3周；②有急性呼吸道感染的患者，至少应延期手术2～3周；③对慢性阻塞性肺病（COPD）或慢性支气管炎患者，术前应加强胸部物理治疗（如体位引流，胸壁扣击等），以减少气道的梗阻，增强排痰能力，训练深呼吸和咳嗽，增加肺容量；④麻醉期间保持气道通畅，避免长时间固定的潮气量通气，应定时吹张肺（"叹气"）；⑤术毕尽早使患者清醒，充分恢复自主呼吸；在拔气管导管前应反复吸引分泌物，避免纯氧吸入；⑥回恢复室后，定时变换患者体位，鼓励咳嗽和早期离床活动；⑦术后减少或避免应用麻醉镇痛药，代以神经阻滞或硬膜外腔注射局麻药与小剂量麻醉镇痛药。

（三）张力性气胸

在麻醉过程和手术后发生张力性气胸（tension pneumothorax），多与有创性监测，手术麻醉的操作不当有关。若不立即解除张力性气胸，患者可在短时间因呼吸循环衰竭而致死。

1. 术中张力性气胸发生原因

（1）气道压力过高，使有先天性缺陷或病变的肺泡破裂，对肺气肿、支气管扩张或肺大疱患者施以过大压力的辅助或控制呼吸就可造成肺泡破裂。

（2）施用喉镜和气管插管时损伤咽后壁，以及行臂丛神经阻滞、肋间神经、椎旁神经阻滞时伤及胸膜、肺组织而引起张力性气胸。

（3）中心静脉穿刺置管（颈内静脉或锁骨下静脉）、气管造口术、甲状腺切除术、颈部广泛解剖（尤其累及颈深筋膜），即使膈肌下的手术如脾、肾切除术、腹腔镜手术也都有损伤脏层或壁层胸膜之可能，或一侧胸内手术时损伤了对侧胸膜没有及时的发现和修补。

2. 临床表现　依气体进入胸腔的速度和积存气体量、肺受压的程度，表现出不同的临床症状和体征。在全身麻醉下首先发现的体征可能是心动过速和低血压。由于受压肺的顺应性下降，进行人工呼吸时会感到气道阻力的增加，需提高气道压方能保持通气。若超过1/5肺组织丧失通气功能，即可出现发绀，心动过速等。血压开始可无明显的变化，随着病情进展如纵隔移位，缺氧加重则出现低血压，甚至休克。对比两侧胸部叩诊，患侧可呈反响过强。动脉血气分析呈PaO_2显著下降和$PaCO_2$的升高，胸部X线检查则可明确诊断。

3. 张力性气胸紧急处理　对张力性气胸患者应立即采取措施，除了给予必要的呼吸循环支持外；应在无菌条件下，用粗径针头对患侧经锁骨中线第2或第3肋间进行穿刺抽气。如果抽气后症状仍不缓解或需多次抽气时，则应在胸腔内置管进行闭式胸腔负压吸引，以促进萎陷肺的复张。同时应积极预防感染。

五、气管插管术并发症

1. 牙齿脱落　术前牙齿已有松动或有突出畸形，因上喉镜片触碰引起脱落。一旦牙齿脱落，应立即找出，防止滑入气管或食管。并浸泡于盐水中，准备做牙齿再植。

2. 软组织损伤　①气道插管困难，唇、舌、咽后壁皆可擦伤出血，黏膜水肿等，有些损伤不需处理如口唇损伤、黏膜损伤出血，如出血不上则可局部压迫止血，必要时用含肾上腺素的棉球或小纱布压迫；②气管黏膜损伤：多因套囊压力过高所致；③咽喉痛、喉水肿、声带麻痹、勺状软骨脱位：偶见，多与插管困难时机械性损伤或感染、反复探插有关。预防：插管动作力求轻柔，用力方向准确、选择型号合适、质量过关的导管。勺状软骨脱位患者表现为声带运动受限，发声困难，多数需要耳鼻喉科医生会诊进行局麻下复位。

3. 喉溃疡及肉芽肿　多因导管摩擦声带突上的黏膜，尤以头部过度后伸以及长时间留管者（6～7天）为多见，需在直接喉镜下切除。

第二节　循环系统并发症

一、低血压（hypotension）

收缩压低于80mmHg（或高血压患者低于基础水平的20%）就要影响到组织血流灌注，严重低血压可导致循环功能衰竭而致死。

术中低血压常见原因：①药物抑制或麻醉过深或患者体质差、耐量小，合用硬膜外麻醉，术中血管扩张药；②血容量不足；③过敏反应；④神经反射；术中牵拉迷走神经等；⑤严重缺氧和酸血症心肌缺血，心力衰竭及急性心肌梗死；⑥手术操作的影响。

预防和处理：治疗应针对病因。如麻醉前注意补充血容量；控制麻醉药用量或麻醉深度；封闭神经反射区；纠正缺氧、水和电解质紊乱及酸碱平衡失调；手术操作中应避免对心脏或大血管的压迫，必要时使用升压药。合用硬膜外麻醉，应注意硬膜外用药选择低浓度、低剂量局麻药，以避免硬膜外麻醉对交感神经系统阻滞作用加重低血压。如确认系药物过敏反应所致血压过低，应立即按过敏反应紧急处理方案进行处理。

二、高血压(hypertension)

围麻醉期高血压指血压升高超过基础水平的20%或血压升高达165/95mmHg。全麻期间可因插管操作、麻醉过浅、二氧化碳蓄积、药物作用等原因所致。全身麻醉恢复期，随着麻醉药作用的消退、疼痛不适，以及吸痰、拔除气管内导管的刺激等原因极易引起高血压的发生。

(一) 术中高血压常见原因

1. 全麻期间可因插管操作、麻醉过浅、二氧化碳蓄积、药物作用等原因所致。

2. **高血压病史** 如果在术前突然停用抗高血压药物，则发生高血压情况更呈严重。

3. **疼痛** 除了手术切口刺激外，其他造成不适之感还来自胃肠减压管、手术引流和输液的静脉路等，同时还伴有恐惧、焦虑等精神因素的影响。

4. 合并嗜铬细胞瘤等副神经节肿瘤，术前准备不充分。

5. **低氧血症与高碳酸血症** 血内CO_2分压的升高，可直接刺激颈动脉和主动脉化学感受器，以及交感—肾上腺系统反应，导致心动过速和血压的升高。

6. 术中补充液体超荷(volume overload)和升压药使用不当。

7. 吸痰的刺激，吸痰管对口咽、气管隆嵴的刺激，尤其操作粗暴或超时限吸引更易引起患者的呛咳和躁动、挣扎。

8. **其他** 如术后寒战，尿潴留膀胱高度膨胀也会引起血压的升高。

对术后持续重度高血压，若不能及时消除其发生原因和必要的处理，则可因心肌氧耗量的增高，而导致左室心力衰竭，心肌梗死或心律失常，高血压危象则可发生急性肺水肿或脑卒中。

(二) 术中高血压预防和处理

1. 首先要发现和了解引起高血压的原因，并给以相应的处理，如加强镇痛，呼吸支持以纠正低氧血症以及计算液体的出入量以减缓输液的速率或输入量。如高度怀疑合并嗜铬细胞瘤等副神经节肿瘤，应立即停止手术并按照嗜铬细胞瘤麻醉方案进行处置。

2. 减少不必要的刺激，使患者处于安静姿态。当患者呼吸功能恢复和血流动力学稳定时，应尽早拔除导管，减少拔管时的刺激和心血管副作用。

3. **药物治疗** 由于多数患者并无高血压病史，且在术后4小时内高血压能呈缓解，故不必应用长效抗高血压药物。值得选用的药物：硝普钠、压宁定、β-受体阻断药如拉贝洛尔(labetalol)和艾司洛尔(esmolol)、α_2受体激动剂如右美托咪啶，对高龄、体弱或心脏功能差的患者，则可采用硝酸甘油降压。它对心脏无抑制作用，可扩张冠脉血管，改善心肌供血和提高心排血量。停药后血压恢复较缓，且较少发生反跳性血压升高。

三、围术期心律失常

术中各种心律失常(arrhythmia)均可发生，老年人、原有心脏病、原有心律失常者多发。

(一) 常见围术期心律失常原因

1. 电解质紊乱(高钾血症、低钾血症、低钙血症、低镁血症)、代谢性碱中毒。

2. 药物，如洋地黄、茶碱类。

3. 体温过低。

4. 交感神经刺激(缺氧、手术或麻醉操作如气管插管术)、副交感神经刺激(疼痛、膀胱或肠道扩张)。

5. 中心静脉或肺动脉插管。

6. 组胺作用(心肌缺血、鱼精蛋白、肌松药等引起的组胺释放)。

7. 心肌缺血与再灌注损伤。

(二) 围术期心律失常的一般处理原则

纠正诱发因素，注意维持血流动力学的稳定、麻醉深度及电解质紊乱等。常见心律失常的特异处理方法。

1. **窦性心动过速**

(1) 血压低时用去氧肾上腺素50～200μg静注。注意补充血容量、纠正贫血。

(2) 血压正常时可以用艾司洛尔30～60mg静注。

(3) 心衰时可用洋地黄制剂。

(4) 如系麻醉过浅，加深麻醉。

2. **窦性心动过缓**

(1) 如因迷走神经反射造成，及时停止相关刺激。

(2) 血压和心率都低可先静注麻黄碱10～

20mg,如心率还是低于 50 次/分在给予阿托品 0.3~0.5mg 静注。

(3) 血压正常而心率偏低可先给予阿托品,仍低于 40 次/分可给予异丙肾上腺素 1~5μg 静注。

3. 房性、交界性期前收缩

(1) 无症状或非频发者可暂不处理。

(2) 频发并低血压可用去氧肾上腺素,心率慢者可给予阿托品。

(3) 血压正常可用维拉帕米,首次静注 1~5mg。

4. 阵发性室上速

(1) 低血压时静注去氧肾上腺素 50~200μg,血压正常可用维拉帕米、胺碘酮等。

(2) 心衰时可用洋地黄制剂。

(3) 注意纠正低血钾症。

(4) 直流电复律和(或)超速起搏。

5. 心房扑动

(1) 电转复或调搏。

(2) 毛花苷丙(西地兰)、维拉帕米或奎尼丁。

6. 心房颤动

(1) 用洋地黄类、普萘洛尔、地尔硫䓬和维拉帕米控制心率在 80~90 次/分。

(2) 直流电复律。

7. 室性期前收缩

(1) 偶发可不处理。

(2) 频发或多源性首选利多卡因,伴有窦缓加用阿托品。

(3) 利多卡因无效时可用普鲁卡因胺、普萘洛尔、维拉帕米或索他洛尔治疗。

8. 室性心动过速

(1) 首选利多卡因,普鲁卡因胺、胺碘酮或索他洛尔。

(2) 疑有洋地黄中毒,苯妥英钠 100~250mg。

(3) 药物治疗无效时可直流电复律。

9. 房室传导阻滞

(1) Ⅰ度与Ⅱ度房室传导阻滞可不予处理。

(2) Ⅱ度房室传导阻滞伴有血流动力学障碍或Ⅲ度房室传导阻滞者可给予异丙肾上腺素 2~5μg,可持续使用,用微量泵输注。药物无效者须尽早安装起搏器。

10. 预激综合征

(1) 对出现 QRS 波不增宽的心动过速,用腺苷、普萘洛尔或普鲁卡因胺,增宽的用普罗帕酮。

(2) 当心动过速伴有低血压时首选直流电复律。

(3) 维拉帕米和洋地黄可以增快预激综合征患者的心室率,从而诱发室颤,应避免使用。

四、围术期心肌缺血

冠脉供血量不能满足心肌对能量的需要时即发生心肌缺血(myocardial ischemia)。心肌缺血既可发生在冠脉供血量明显减少时,也可发生在心肌对能量的需要明显增加时。心肌缺血时不仅有心肌组织缺氧,并且不能把具有潜在毒性的代谢产物移走,因而同时有乳酸,二氧化碳和氢离子的堆积。此外,血流恢复可能进一步加重损伤的程度(再灌注)。

(一) 与围术期心肌缺血不良后果相关的危险因子:

1. 已患冠状动脉缺血性心脏病(coronary artery disease,CAD)。

2. 高危手术。

3. 充血性心脏病史。

4. 脑血管病史。

5. 术前接受胰岛素治疗,糖尿病史。

6. 术前血清肌酐大于 110μmol/L。

其他可能的危险因素还包括包括:外周血管疾病,高龄,体力严重受限,未控制的高血压与左心室肥厚,以及应用洋地黄者。失代偿性心脏疾病如心律失常或慢性充血性心力衰竭与不良后果尤其相关。临床可控制的增加术后心肌缺血的因素包括:心动过速,贫血,低温,颤抖,低氧血症,气管内吸引,镇痛不全。非心脏手术患者围术期心肌梗死可能与术后心率较快,疼痛阈值较高有关。

(二) 围术期心肌缺血的监测与诊断

1. 心电图 标准十二导联 ECG 是最常用的监测围术期心肌缺血的方法,主要依据 ST 段和 T 波变化诊断。确诊标准:ST 段升高或降低大于 0.1mv;在无 Q 波的导联 ST 段升高大于 0.15mv;T 波低平或倒置。ST 段下移提示心内膜下缺血,ST 段抬高表明透壁性心肌缺血,临床上轻或中度心肌缺血不易发现。推荐联合应用Ⅱ/V_5导联。

2. 其他方法 运动心电图、超声心动图、放射核素、冠脉造影。经食管超声心动图是监测心肌缺血的高度敏感性指标。TEE 时心肌缺血表现为新的节段性室壁运动异常(RWMAs)、收缩期室壁增厚减少以及心室扩张。

3. 实验室检查 心肌缺血性损害 1 小时内出现血清天冬氨酸氨基转移酶增高。2 小时乳酸脱氢酶减少,心肌细胞肌酸磷酸酶失衡而血清 CPK 升高,对诊断急性心肌梗敏感性与特异性高达95%。

（三）围术期心肌缺血的预防

1. 充分做好术前准备，纠正贫血，电解质失衡，控制血压及心率在适当水平，术前用β-受体阻断药治疗者不停药。

2. 加强麻醉管理与监测、麻醉方式选择适当、用药合理、维持平稳、防止麻醉过浅、过深，避免血压与心率剧烈变化，维持心肌氧供需平衡。

（四）围术期心肌缺血的治疗

1. 麻醉镇静镇痛药物的合理使用，对疑有冠心病或曾有心肌缺血病例，术前选用吗啡、地西泮，消除恐惧紧张心理及心血管反应。

2. 药物 β-受体阻断药、钙通道阻滞剂、硝酸甘油、α_2受体激动剂等抑制围术期心动过速、降低心肌氧耗、改善心肌缺血。

3. 硬膜外镇痛 可降低心脏前负荷和后负荷，减轻肾上腺素能反应和凝血反应，胸部硬膜外镇痛还可扩张冠状血管。

4. 如心肌缺血严重出现心源性休克和泵衰竭，应紧急行冠状动脉造影排除急性心肌梗死。

肺水肿时应吸氧，静脉注射吗啡、速尿，静脉点滴硝普钠。心源性休克可用多巴胺、多巴酚丁胺或间羟胺静脉滴注，如能维持血压，可在严密观察下加用小量硝普钠。药物反应不佳时应在主动脉内气囊反搏术支持下行直接经皮冠状动脉介入治疗（PCI），若冠状动脉造影病变不适于PCI，应考虑急诊冠状动脉搭桥手术。

五、围术期急性肺水肿

（一）急性肺水肿（acute pulmonary edema）发生原因

1. 心脏负荷过重 输入过多液体、应用缩血管药等，尤以小儿及心功不全多见。

2. 心功能不全。

3. 低蛋白血症 原有或输入晶体液过多使血液稀释。

4. 呼吸道梗阻 严重缺氧和CO_2蓄积，误吸，过敏等。

（二）急性肺水肿临床表现

1. 间质肺水肿 频繁刺激性咳嗽；胸闷、呼吸急促，心率增快、颈静脉怒张；可闻及哮鸣音、干湿啰音；胸片可见肺纹理模糊，Kerley A线和B线；PaO_2下降、$PaCO_2$正常。

2. 肺泡肺水肿 呼吸困难；肺部广泛湿啰音；咳粉红色泡沫痰；末梢发绀；胸片显示两肺广泛絮状阴影；PaO_2下降、$PaCO_2$升高。

（三）急性肺水肿治疗原则

1. 充分供氧和机械通气治疗维持气道通畅吸痰，应用去泡沫剂。充分供氧，轻度缺氧，鼻导管吸氧；重度缺氧，应予以气管插管，机械通气。机械通气方式可以采用间歇式正压通气、持续正压通气或呼气末正压通气。

2. 降低肺毛细血管静水压 增强心肌收缩力，应用适当的正性变力药物，包括速效强心甙、拟肾上腺素药和能量合剂等。降低心脏后负荷，应用血管扩张药降低外周血管阻力和主动脉阻抗，提高左心室排血的效应。减少循环血浆容量和减轻心脏前负荷，注意体位，限制输液，静注利尿药，静注吗啡。

3. 降低肺毛细血管通透性 消除引起毛细血管损伤的因素；应用皮质醇类，如氢化可的松、地塞米松、甲泼尼龙等。

4. 镇静及感染的防治 镇静：应用咪达唑仑、丙泊酚等；预防和控制感染：应用抗生素及肾上腺皮质激素。

六、心室纤颤与心搏骤停

心室纤颤（ventricular fibrillation）与心搏骤停（cardiac arrest）是麻醉中出现的最严重的意外事件，两者都能心脏失去排血功能，导致全身血液循环陷入停顿状态。麻醉中引发心搏骤停与心室纤颤的原因错综复杂，但多发生在已有心肌缺氧、低血容量、高碳酸血症、高钾或低钾血症、体温过低的患者，而麻醉深浅不当、呼吸道梗阻、强烈的手术刺激、牵拉内脏等，都可以成为触发因素。一旦发生应立即就地开始心肺脑复苏（CPCR）：包括胸外按压、气管插管、人工呼吸、电除颤、给予强心药与升压药、头部降温和脱水以及降低颅内压等一整套措施。

第三节 中枢神经系统并发症

一、术中知晓

术中知晓（awareness）专指在全身麻醉过程中发生意识的恢复，患者对周围环境或声音存在着一定程度的感知与记忆，全身麻醉后患者能回忆术中发生的事情，并能告知有无疼痛等情况。术中知晓属于全麻严重并发症之一，它会对患者造成严重的心理和精神障碍。

(一) 常见术中知晓发生原因

麻醉过浅、麻醉药的耐量较大、仪器故障或使用不当导致麻醉药输入不足,由于术中知晓所导致的心理应激,精神障碍等,可能产生严重不良后果,同时也容易形成医疗纠纷,必须引起麻醉医生的重视。术中知晓对患者与麻醉医师具有同样重要的意义:就患者而言,这些不良刺激造成患者自身权益的损害,导致精神及工作、生活上的障碍;就医师而言,术中知晓极易形成医疗事故隐患,会引起医疗诉讼的增多以及医患关系的紧张,据报道美国1.9% ~12.2%的麻醉诉讼案涉及术中知晓。

(二) 预防措施

1. 麻醉医师应对监测的患者和仪器保持高度的警觉。所有的器械都需进行细致检查,需持续监测吸入混合气体。脑电双频指数、听觉诱发电位(auditory evoked potential,AEP)等监测近年来的广泛应用,明显减少了术中知晓的发生率。

2. 苯二氮草类药可作为术前用药,这对严重血流动力学不稳定的患者在长时间内用浅麻醉有利。

3. 给予琥珀胆碱后要立即插管,诱导药的剂量要超过"睡眠剂量"。应用足够剂量的镇痛药。

4. 插管延迟(或插管困难)或给了非去极化肌松药,则应增加诱导药或吸入麻醉药的剂量。

5. 不需要插管患者,应避免用肌松药。

6. 如要用 N_2O,至少要达到 1.0 ~ 1.2MAC。若只用吸入麻醉药不用 N_2O,则吸入麻醉药浓度至少0.8 ~1.0MAC,并注意监测呼气末麻醉药浓度。

7. 应用全凭静脉麻醉时应谨慎,由于药动学变化,由于患者体内药物的广泛分布降低了药物浓度,但相对于吸入麻醉更易发生知晓。

二、苏醒延迟

全身麻醉包括吸入性、静吸复合、全凭静脉麻醉,在停止给药后,患者一般在60 ~90 分钟当可获得清醒,对指令动作、定向能力和术前的记忆得以恢复。若超过此时限神志仍不十分清晰,可认为全麻后苏醒延迟(delayed recovery)。

常见引起苏醒延迟的原因,如表32-1所示。

表32-1 引起全麻后苏醒延迟的常见原因

药物作用的延长	代谢性疾病	中枢神经系统的损伤
剂量过大	肝、肾、内分泌和神经系统疾患	脑缺血
增加中枢对药物的敏感	酸中毒	颅内出血
高龄	低糖血症	脑栓塞(空气、钙、纤维或脂肪)
生物学差异	血高渗综合征	低氧症和脑水肿
药物一蛋白结合的降低	电解质失调(Na^+,Ca^{2+},Mg^{2+})和水中毒	
麻醉消除排出的延迟	低体温和高热	
麻醉药的再分布	神经毒性药物	
降低药物在肝脏代谢、药物相互作用和生物的转换		

苏醒延迟处理原则:

1. **支持疗法** 无论何种原因引起的苏醒延迟,首先是保持充分的通气(包括机械性通气),补充血容量的不足,保持电解质的平衡。

2. **实验室检查** 包括血清 K^+、Na^+、Cl^-水平,血糖、酮体;动脉血气分析以及尿常规(尿糖、酮体)。若有异常,则可行纠正采用相应治疗。

3. 若是吸入性药物麻醉过深,在停止给药并保持充分通气后,当可逐渐苏醒,不必盲目应用呼吸兴奋药。若疑为麻醉性镇痛药和肌松药联合用药的残留作用,除了进行肌松的监测外,一般可先拮抗麻醉性镇痛药(如钠络酮)的效应,随后再拮抗肌松药的残留效应。

4. 请内分泌或神经科有关专业医师进行会诊与治疗。

三、全麻苏醒期躁动

全麻恢复期,大多数患者由嗜睡、安静或有轻度定向障碍和脑功能逐渐恢复趋于正常,但仍有部分患者出现较大的情感波动,表现为不能控制的哭泣和烦躁(躁动)不安。躁动的出现除了与术前、术中用药有关外,术后疼痛可能是引起躁动的重要因素。对强烈躁动的患者必要时应予适当的防护措施,以防止对患者本身或PACU人员造成伤害。

（一）引起术后患者躁动的可能因素

1. 躁动多见于术后疼痛，儿童和年轻人多发。有脑疾患、精神病病史者是术后躁动的危险因素。

2. 因低氧血症、高碳酸血症和胃胀气，以及尿潴留膀胱膨胀、尿管刺激等也都可引起躁动，故临床上应细心观察，排除这些可能潜在的因素。

3. 术前药物如仅用东莨菪碱、酚噻嗪类（phenothiazines）或巴比妥类而没有并用麻醉性镇痛药；单用氯胺酮麻醉。

4. 术中未用麻醉性镇痛药。

（二）预防和处理

1. 维持合适的麻醉深度、充分的术后镇痛，保持充分通气供氧和血流动力学的稳定，避免不良的刺激，外环境的安静对患者平稳的恢复也很重要。

2. 消除引起躁动的因素，包括减少或即时拔除有创性各种导管和引流管刺激，定时地变动患者体位不仅有利于呼吸功能改善，且避免长时间固定体位的不适。必要时适当地应用镇痛药和镇静药。

3. 防止因躁动引起的患者自身的伤害，定时进行动脉血气分析，以免发生低氧血症或二氧化碳的潴留。

四、围术期低体温

围术期低体温（hypothermia）是手术中常见的热紊乱现象之一，通常体温降低2～3℃，即中心体温（常用食管体温）在34～36℃之间，一般认为是麻醉药物抑制体温调节中枢和环境因素共同作用的结果。

（一）围术期低体温发生的主要原因

1. 对患者的体温保护不到位。

2. 手术室环境温度迎合了外科医师的需求，环境严重低温，而忽略了患者的需求。

3. 重大手术时，大量输入未经预热和保温的液体、血液（包括腔镜灌洗液，胸腹腔冲洗液）。

4. 手术切口长期暴露，大量热能散发。

5. 冲洗时，冲洗液未经加温，未形成整套的输血输液加温设施。

6. 其他因素，比如净化手术室空调的应用，手术室护士对患者的保温措施不够彻底；更重要的因素是对保温的重视程度不够。

7. 某些麻醉药的中枢降温作用。

8. 呼吸道丢失水分与热量（开放式或半禁闭式吸入麻醉）。

（二）临床表现

体温不升，心率、血压、SpO_2下降，神志不清，无自主呼吸，苏醒延迟，凝血功能下降等。

（三）处理及预防措施

快速复温，严密监测，控制呼吸，直至恢复。应积极预防：包括常规使用保温毯、控制手术室温度不要过低、手术区域冲洗液要加温等。

五、恶性高热

恶性高热系临床上多因吸入强效的全身麻醉药和琥珀胆碱时诱发以肌肉强直、挛缩为特征的骨骼肌高代谢状态，呼出CO_2和体温骤然增高、心动过速，并出现肌红蛋白尿等综合征。务必与麻醉过程中发热甲亢危象、中暑和神经抑制性高热综合征等相鉴别。

（一）发病诱因

1. 易于诱发恶性高热的药物，最常见的为氟烷和琥珀胆碱。此外，还有地氟烷、异氟烷、安氟烷、七氟烷、环丙烷和乙醚等。

2. 恶性高热患者或家族内其他成员常存在有肌肉性疾患，如先天性骨骼肌畸形，因肌力失衡而引起的脊柱侧弯、前凸、后凸，以及肌肉抽搐、睑下垂和斜视等。

（二）临床表现

1. 早期表现

（1）麻醉诱导时，应用琥珀胆碱后出现从颌面部开始肌强直，以致气管插管发生困难，继而扩展到全身骨骼肌、腹肌，以至关节不能活动。这种肌强直也可持续1～3分钟而自行缓解；若继续进行麻醉则恶性高热可在数分钟内出现，也可延至数小时才发生。

（2）手术麻醉过程中，患者体温骤升（>40℃）。

（3）呼气末CO_2显著升高，可能是急性发作最早的体征。皮肤呈斑状潮红并迅速转为发绀，手术野血色呈暗红。

2. 晚期表现

（1）因肌肉过度强直而呈角弓反张。

（2）持续进展性高热，体温可达46℃，集中于骨骼肌和肝脏的产热更显过多。

（3）凝血的异常，手术野呈出血、渗血的倾向。

（4）左心衰竭，急性肺水肿，神志昏迷。

（5）少尿，或出现肌红蛋白尿，肾衰竭。

3. 生化改变

（1）动脉血气分析：低氧血症，$PaCO_2$升高可达100mmHg，pH下降（<7.00），并迅速转成混合型酸中毒。

（2）血电解质检查呈高血钾、高磷血症，血钙先升高后下降，甚至低于正常水平。

（3）肌酸激酶（CK）异常升高（>2000IU/L），在发病后12～24小时血内达到峰值，主要是CK-BB同工酶增高，而不是CK-MM的增加。同时，乳酸脱氢酶（LDH）和丙氨酸氨基转移酶也升高。

（4）血小板减少，可出现DIC。

4. 急性恶性高热危象后的表现

（1）肌肉疼痛可持续数天至数周，并有肌肉肿胀。

（2）中枢神经系统损害，可遗留有四肢麻痹、失明、耳聋等。

（3）肾功能障碍。有的患者虽渡过急性危象期，但经数小时后又复发而死亡。

（三）处理

1. 立即请求帮助，停用一切麻醉药和终止手术，用纯氧进行过度通气，如果可能应更换麻醉机。

2. 应用拮抗骨骼肌挛缩的药物——丹曲林（硝苯呋海因，dantrolene），目前对其诱发肌肉松弛的真正机制还不完全了解，但仍是治疗MH肌挛缩最有效的药物。

3. 积极降温包括体表冷却降温，若是开腹或开胸手术，可用冷却的生理盐水反复进行胸腹腔冲洗；更有效的方法是行体外循环，利用变温器进行血液降温。为了避免意外的低温，体温保持在38～39℃即可；

4. 纠正代谢性酸中毒；补充液体和利尿。

5. 应用较大剂量的氢化可的松。

6. 加强观察和监测，注意尿量和肌红蛋白尿的出现可能。

（四）麻醉选择

MH易感患者选用合适的麻醉（表32-2）。

对MH易感患者进行手术，可以选用如下麻醉方法：

1. 神经安定镇痛术。

2. 区域性神经阻滞。

3. 可用氧化亚氮-氧、巴比妥类药、镇痛药和非去极化肌松药（不包括筒箭毒碱）。丙泊酚可以安全应用于MH患者，因它对MH受累骨骼肌膜具有稳定作用，恰与吸入全麻药的激发作用相反。无论采用何种麻醉方法，对MH易感患者的术前用药宜包括口服丹曲林。宜谨慎应用钙通道阻滞剂，尤其在采用丹曲林时，两者不仅有诱致高钾血症的危险，同时还增加高钾血症激发易感的骨骼肌发生MH。

表32-2 MH易感患者可以应用的药物

药　物
酰胺类局麻药/酯类局麻药
氯胺酮
巴比妥类
二氧化氮（NO_2）
钙剂
非去极化肌松药
洋地黄制剂
去甲肾上腺素
阿片类
依托咪酯/丙泊酚
神经安定药（不包括氯丙嗪）
丹曲林（不包括筒箭毒碱）

六、脑血管意外

麻醉状态下发生脑血管意外的原因：脑梗死；脑血栓形成；脑出血；脑血管痉挛、急性脑水肿。

预防和处理：对有高血压动脉硬化、糖尿病或脑血管意外既往史的患者，应积极进行预防，充分供氧，力求血压平稳；疑有颅内压增高时可过度通气，并用硫喷妥钠和甘露醇药物。

第四节　其他并发症

一、术后恶心呕吐

术后恶心呕吐（postoperation nausea and vomiting，ponv）是全麻后最常见的问题，尽管不是严重的并发症，但仍造成患者的不安不适而影响休息；甚至延迟出院的时间，尤其是非住院患者的手术。PONV发生率为20%～30%。

（一）易于发生PONV的危险因素

1. 倾向性因素　包括年轻患者，妇女，早期妊娠，月经周期的天数（与排卵和血内黄体酮的水平有关），以及糖尿病和焦虑的患者。

2. 胃容量增加　如肥胖、过度焦虑等。

3. 麻醉用药与方法　全麻远比区域性麻醉或局部麻醉多见；用药以阿片类药物、氧化亚氮、乙醚酯和氯胺酮，以及新斯的明为多见。

4. 手术部位与方式　如手术时间、牵拉卵巢和宫颈扩张术，以及腹腔镜手术，斜视纠正术，中耳的手术等为多见。

5. 手术后的因素　如疼痛、应用阿片类药、运动、低血压和大量饮水等。胃肠减压导管刺激也常引起呕吐。

（二）PONV 预防治疗

1. 针对基础病因，去除 PONV 的促发因素或病因；识别中到高危患者，并给予有效地预防；术前禁食可减少反流和误吸的发生；减低胃容量也有助于减少反流和误吸，对肠梗阻、上消化道出血和幽门狭窄等消化道梗阻的患者，术前应插入管腔粗大的鼻胃管它单次抽吸或持续引流；高危患者的选择包括：使用丙泊酚复合瑞芬太尼全身麻醉，术中充足补液，术后使用非甾体消炎药镇痛，地塞米松、氟哌利多或阿扎司琼防治 PONV。

2. 用来预防和治疗恶心、呕吐的药物主要有如下几类：丁酰苯类（butyrophenones）、吩噻嗪类、胃动力性药、抗胆碱能药、抗组胺药、5-羟色胺拮抗剂、皮质激素类，非药物性疗法推荐应用针刺（acupuncture）疗法。

二、围术期过敏反应

围术期的过敏反应（anaphylaxis）是一种严重的，危及生命的，全身性或系统性速发超敏反应，多为突发和偶发，难于预测。围术期严重过敏反应大多属于Ⅰ型变态反应，可能会引起剧烈的循环、呼吸系统变化，严重者可能对患者的生命造成威胁。围术期过敏反应最常见的三类过敏原是肌松药，天然乳胶，抗生素。

全身麻醉过程中突然发生的过敏反应大部分有心血管系统表现（低血压、心动过速）、支气管痉挛（起到压力突然升高）和皮肤、黏膜荨麻疹症状，也有部分患者仅有其中 1～2 种表现。

一旦出现典型症状，考虑出现过敏反应，须立即采取正确措施，稳定呼吸和循环系统，挽救患者生命。

1. 立即停止可疑药物。立即请求他人协助处理。

2. 稳定循环　快速输注电解质溶液，补充因毛细血管渗漏的液体丢失，维持有效循环容量。及时静注小剂量肾上腺素。肾上腺素是过敏性休克的首选抢救药物，可静注 30～50μg，5～10 分钟重复注射，必要时持续静脉输注 1～10μg/min 或肾上腺素 0.3～0.5mg 大腿外侧肌内注射。循环受严重抑制时还可以持续静脉输注去氧肾上腺素、去甲肾上腺素、血管加压素和胰高血糖素。

3. 缓解支气管痉挛（见本章第一节支气管痉挛）。

4. 补充血容量、抗组胺治疗。

综上所述，发生麻醉意外和并发症的因素很多而且复杂，有的是单一因素所致，但多数为诸种因素综合作用所致，处理的难度相对更大。这些因素通常涉及诸如医院管理制度、术前准备、对病情的了解与评估、麻醉医生的理论知识和临床经验、操作技术的熟练程度、应急能力、手术操作、药物作用、伴发疾病、麻醉设施、监测条件和急救措施等各个方面。在整个麻醉期间，这众多因素对麻醉与手术的成败以及患者安危构成一种“多米诺样效应”，任何一个方面或因素的不良作用均可能导致麻醉意外与并发症的发生。

附：

一、目前麻醉并发症领域存在的争议

一切麻醉工作都是围绕安全、有效、以患者为中心这样的理念展开的，但是局限于人类对某些问题的认识，很多并发症还是没法完全避免，譬如，过敏反应、术后恶心呕吐、术中心血管意外等。这也告诫我们，必须建立麻醉安全系统以应对。但是建立什么样的安全系统保护患者免受潜在危害在各地区存在较大的差别。

由于麻醉并发症的发生、收集没有统一的方法，造成各研究中心报道的发生率差异很大。

部分麻醉并发症是突发的，例如恶性高热，目前除了唯一的特效药丹曲林还没有其他有效的治疗药物，由于丹曲林的有效期短、价格昂贵，各地医院是否需要常规配备、是否需要建立一个地区联动救援机制等都是目前面临的重要问题。

二、麻醉并发症热点研究方向

围术期器官功能保护。目前集中在麻醉方法、药物对呼吸、循环、中枢神经系统分子机制影响。

脓毒症、急性肺损伤分子机制研究。

麻醉与记忆、知晓机制研究。

（吴剑波　林财珠）

参 考 文 献

1. 徐启明. 临床麻醉学. 第 2 版. 北京：人民卫生出版社，2000

2. 庄心良，曾因明，陈伯銮. 现代麻醉学. 第 3 版. 北京：人民卫生出版社，2004

3. Ronald D. Miller MD, Lars I. Eriksson, et al. Miller's Anesthesia. Churchill Livingstone Inc, 2009
4. Agnelli G, Becattini C. Acute pulmonary embolism. New England Journal of Medicine, 2010, 363(3): 266-274
5. Sackel DJ. Anesthesia awareness: an analysis of its incidence, the risk factors involved and prevention. J Clin Anesth, 2006, 18(7): 483-485

第三十三章　麻醉恢复室

麻醉恢复室是麻醉后监护治疗室(post-anesthesia care unit, PACU)、麻醉后恢复室(post-anesthesia recovery room)的简称,是对手术结束后患者进行严密观察,预防和处理麻醉后近期并发症,保障患者安全,提高医疗质量的重要场所,是麻醉科重要组成部分。麻醉恢复室必须配备经验丰富的医护人员,以保证患者安全地从麻醉状态顺利恢复。PACU 中可发生各类并发症,预防和及时处理对患者平稳渡过围术期具有重要意义,需切实加强管理。

第一节　概　　述

一、历史与现状

尽管现代麻醉学已有近 170 年历史,PACU 仅在 20 世纪 50 年代后才在发达国家开始普及,而国内仅有 20 余年历史。最早记载 PACU(1801 年,英国纽卡斯尔医院)却早于现代麻醉学。1923 年在美国的约翰霍普金斯大学医院首先出现了类似目前 PACU 的设施。在第二次世界大战中,为保证术后患者得到足够的护理,建立了许多麻醉后恢复室。以后,随外科手术复杂性增加、危重手术患者数量的增多以及麻醉手术总量的增加,PACU 逐渐普及和发展。而目前 PACU 主要收治普通患者,病情复杂或危重患者则入外科监护病房(SICU)诊治。由于麻醉恢复室建立和运行并开展卓有成效的工作,术后早期并发症发生率及死亡率大大降低。更重要的是,临床中积累的知识与经验,丰富了人们对术后常见并发症的认识。1988 年,美国麻醉医师学会发布了一系列 PACU 的标准。20 世纪 90 年代,随着日间手术的发展,门诊手术患者的恢复也纳入 PACU 的工作范畴。近 20 年来,我国各大医院已经建立和逐渐普及 PACU,卫生行政部门及麻醉质控中心把 PACU 的管理作为评定麻醉科质量的重要组成部分。目前各医院 PACU 运行模式仍有较大差异,与手术类别、数量、收治病情严重程度以及管理模式等有关,有待规范。

二、麻醉恢复室的任务与特点

麻醉恢复室主要收治当日全麻后患者、部位麻醉术后未清醒者和部位麻醉可能存在生命体征不稳的患者。PACU 需及时处理在麻醉复苏过程中出现的各类生理紊乱和各种并发症。如果患者恢复满意,生命体征稳定,即可送返普通病房。如病情危重需要进一步加强监测和治疗则进入 SICU。

麻醉恢复室具有如下特点:收治的患者病情差异大,麻醉残余效应不一,麻醉并发症多,周转率高,医护人员工作忙闲不均等。因此,PACU 应配备经验丰富的医护人员并加强管理,以确保患者顺利渡过麻醉恢复期。

三、建制

麻醉恢复室在麻醉科领导下,由分管的主治医师与护士长共同管理。根据择期手术与急症手术量,麻醉恢复室可全日开放,亦可仅日间开放。非开放时间的麻醉复苏常由该手术麻醉责任医师承担。

麻醉恢复室应位于手术室的中心或手术室出口处,邻近放射影像、血库、中心检验室和外科监护病房等。大间的 PACU 设计应便于同时观察所有患者,但至少应有一小间或一区域供病情危重或有特殊感染患者临时使用。PACU 医护人员安排要灵活,在患者苏醒的最初 15 分钟护士与患者的比例宜 1∶1,之后可 1∶2 或 1∶3。一旦有危重患者或有严重并发症如严重烦躁不安,比例应 2∶1。PACU 中主治医师应为具有丰富麻醉经验的医师。护理人员由接受专科培训的护士承担。PACU 中护士必须具有气道管理和心肺复苏的经验,还有伤口处理、引流管和术后出血处理的专业知识。当手术室的日常工作包括小儿患者术后恢复或短小手术较为频繁时,需再配备一备班护士。

理想的 PACU 床位与手术室的比例是 1∶1 ~2。也可根据每日麻醉复苏量 1/5 左右设定床位,并有备用床位1~2张。每张病床应光线充足,床间距2米,病床四周均不靠墙,头项端需留有空间供气管插管、颈内静脉穿刺等使用。应有多个电源插座、中心供氧、压缩空气源和负压吸引装置等。应选用舒适、坚固、可推动、能调节高度和体位的病床,床底坚实适于行心脏按压,床边护栏包括头端栏边均可活动起落,有静脉输液架插孔。PACU一般不接受感染患者,以避免交叉感染的发生。每天早晚各一次用紫外线照射30分钟,每月一次进行空气菌落培养。

四、设备和药物

(一) PACU的仪器

1. **监测仪器** 每个病床需配备一套基本生命体征监测系统,包括心电图(ECG)、有创动脉血压(IBP)、无创动脉血压(NBP)、脉率(HR)、脉搏氧饱和度(SpO_2)、呼气末二氧化碳($PetCO_2$)、温度和中心静脉压(CVP)等。

2. **基本急救设备** 包括吸氧装置及负压吸引装置,具备有吸痰管、各种面罩、口咽通气道、鼻咽通气道、咽喉镜、气管内导管、简易呼吸器等。此外,还需有起搏器和除颤器。有条件医院应备有肌松监测仪和麻醉深度监测仪等。

3. **呼吸治疗器** 需配备型号统一、功能齐全的呼吸机。呼吸机应具有完善报警系统,呼吸参数调控简单、易行。此外,还可配有雾化器、纤维支气管镜等。

(二) PACU常备药物

恢复室内应备有各种急救药物,并且分门别类放置于急救车内,药品应有明显标记。

常备的急救药品包括:

1. **升压药** 肾上腺素、去甲肾上腺素、去氧肾上腺素、麻黄碱、多巴胺、异丙肾上腺素等。

2. **降压药** 硝酸甘油、硝普钠、压宁定、柳胺苄心定等。

3. **抗心律失常药** 利多卡因、胺碘酮、普罗帕酮(心律平)、维拉帕米(异搏定)、硫酸镁等。

4. **强心药** 地高辛、毛花苷丙、多巴酚丁胺、安力农、米力农等。

5. **抗胆碱药** 阿托品、东莨菪碱等。

6. **抗胆碱酯酶药** 新斯的明等。

7. **平喘药** 氨茶碱、沙丁胺醇(舒喘灵)等。

8. **镇静、镇痛药及拮抗药** 咪达唑仑、丙泊酚、哌替啶、芬太尼、吗啡、曲马多、纳洛酮、氟马泽尼等。

9. **肌肉松弛药** 琥珀胆碱、阿曲库铵、维库溴铵、罗库溴铵等。

10. **其他** 如凝血药及抗凝药、激素、缩宫素、利尿剂及各种治疗类液体50%葡萄糖、10%氯化钠、10%氯化钙、10%葡萄糖酸钙、5%碳酸氢钠、生理盐水、平衡液、5%葡萄糖、10%葡萄糖及各种人工胶体液等。

第二节 麻醉恢复室日常工作

一、收治指征

1. 全身麻醉后患者未清醒、自主呼吸未完全恢复或肌肉张力差或因某些原因气管导管未拔除者,均应入恢复室。

2. 各种神经阻滞发生意外情况,手术后需要继续监测治疗者。

3. 其他麻醉责任医师认为需入PACU诊治的患者。

二、日常工作

1. **运送** 麻醉患者由麻醉医师护送至麻醉恢复室,必要时与手术医师共同护送。搬运与护送过程中应密切观察病情,防止躁动,防止各种导管脱出,注意有无呼吸道梗阻等。运送中须有供氧装置,并有基本监测,如心率、脉搏氧饱和度等。

2. **交接班** 麻醉医师应向麻醉恢复室医师或护士详细交班,包括:

(1) 患者姓名、年龄、术前情况、麻醉方式及麻醉中情况、手术方法及术中的特殊情况等。

(2) 所用麻醉药物、肌肉松弛药、镇痛药的种类、剂量、应用方法、停药时间等。

(3) 手术中生命体征(血压、脉搏、呼吸、尿量和体温等)情况,有无险情或重大病情变化等。

(4) 经过何种治疗性药物处理,效果如何。

(5) 手术中失血量、输血及输液、尿量等。

(6) 各种导管,如胸腔、腹腔引流管,胃肠道减压管,动静脉穿刺导管,导尿管等。

(7) 估计术后可能发生的并发症。

值班护士立即接受患者,测量血压、脉搏、呼吸、脉氧饱和度等。并向麻醉医师询问有关病情。将患者妥善固定,以免摔伤或擅自拔除各种导管。

3. **监护和治疗** 所有患者应吸入30%~50%的氧气,常规监测ECG、SpO_2和BP,用呼吸机患者还需监测FiO_2和$P_{ET}CO_2$。未清醒应放置口咽或鼻咽通气道。在术后第1小时内至少每隔15分钟记录一次患者的生命体征。护士需鼓励患者咳嗽、深呼吸及必要的活动。

4. **拔除气管导管或喉罩** 适时拔除气管导管或喉罩,从辅助通气转到自主呼吸是麻醉恢复室主要工作,也是患者安全渡过恢复期的关键时期,必须严密观察、认真评估、审慎拔管,并有重新插管或辅助通气准备。目前没有单一的指征能保证可以安全、成功地拔除气管导管。下列指征有助于把握拔管时机。

(1) 患者基本清醒,血流动力学稳定,血压基本正常。

(2) 自主呼吸恢复,咳嗽反射、吞咽反射活跃;意识恢复,能完成睁眼,抬头,握手等指令;自主呼吸频率≤20次/分,潮气量≥8ml/kg,脉搏氧饱和度 SpO_2≥95%,可考虑拔管。

(3) 必要时拔管前后进行血气分析,指导围拔管期处理。

拔管前吸净气管内、口、鼻、咽喉部存留的分泌物,气管内吸引的时间一般每次不宜超过10秒,否则可导致低氧,可按间歇吸引、轮换吸氧的方式进行。常规拔管宜先将吸引管前端略超过导管前端斜口,避免过度刺激引致患者呛咳。拔管时将吸引管与气管导管一同徐徐拔出。然后再吸净咽喉、口腔内分泌物。

有困难插管患者以及肥胖睡眠呼吸暂停综合征等可能发生拔管困难。在拔管前应有充分准备。对此类患者必须更严格掌握拔管指征,待患者完全清醒合作,各项呼吸指标已达到正常水平,分析和预防各项拔管后可能发生气道梗阻的因素,并准备困难插管工具,准备再行气管插管或气管切开。口鼻腔以及颌面部手术后患者应严格掌握拔管指征:①完全清醒,能明确回答问话;②安静状态下患者的通气量应达满意程度,呼吸频率应大于12次/分(小儿20次/分);③喉反射及咽反射完全恢复;④拔管后患者清醒能取半坐位;⑤拔管时麻醉医师和外科医师在场,以便随时抢救或气管切开等。

即使是常规拔管后,都应严密监测患者的呼吸运动、频率、SpO_2及血压、心率,待患者神志清醒,各项呼吸和循环监测指标正常,并有足够的观察时间,符合出PACU标准,才能考虑送回病房。

三、PACU疼痛管理

疼痛是影响术后恢复的重要原因之一。镇痛管理是PACU中重要工作应始于手术结束之时。PACU中镇痛宜考虑:①手术因素,手术部位是决定镇痛药需要量最主要因素;②麻醉方式、术中镇痛药用量、停药时间、是否应用负荷量镇痛药;③患者病情,如年龄、性别、疼痛阈值、社会经历、宗教信仰、性格、学历等;④镇痛效应与生命体征关系,应从心率、血压、呼吸频率、潮气量、患者活动、主诉等综合评估镇痛效果;⑤备有应对镇痛不足的药物,以便及时追加用药。追加镇痛药后需评估效应,依此调整术后镇痛方案。

四、离开PACU指征

所有的患者须由主管医师评估后确定是否离开PACU,将离开PACU的标准记录在病史上。全麻患者离开PACU的最低标准应包括:①容易唤醒;②定向力完全恢复;③咳嗽、吞咽功能恢复;④生命体征稳定至少1小时;⑤在需要的情况下有能力呼救;⑥无明显手术并发症。同时在离PACU前,对术后疼痛有良好的控制,体温达到正常。根据皮肤色泽、清醒程度、循环、呼吸和运动能力评分,大部分患者在PACU 60分钟后能达到标准(表33-1)。转至重症监护室的患者离开PACU标准是能耐受转运。

表33-1 麻醉后恢复期评分标准

项目	分	标准
活动	2	四肢可活动
	1	二肢可活动
	0	不可活动
呼吸	2	可深呼吸,可咳嗽
	1	呼吸浅,但通气足够
	0	窒息或气道梗阻
循环	2	血压变化为术前20%左右,无ECG变化
	1	血压变化为术前20%~50%左右,ECG轻微变化
	0	血压变化为术前50%左右,ECG明显变化
清醒	2	完全清醒
	1	能唤醒
	0	无反应
皮肤色泽	2	红润
	1	苍白或灰暗
	0	发绀
总分	0~10	

理想的离开PACU的评分为10分

患者在转运原病房途中，应由护士护送。危重患者转运至ICU途中，应由麻醉医师、手术医师、护士共同护送。并向病房值班护士或ICU医师与护士详细交代病情，并移交病历，包括监护与治疗记录。在转运途中患者可能发生躁动、恶心呕吐、呼吸抑制、坠床等，另外有可能出现电梯停电或出现故障、转运车损坏等意外情况。护送人员均应考虑到并及时处理，安慰患者，保持患者安静，以保证患者在运送途中的安全。

第三节 麻醉恢复室常见并发症与处理

全身麻醉后由于残余麻醉药物的影响、手术的创伤以及患者原有病理生理的变化等，麻醉恢复期可出现各种并发症。预防和及时处理并发症对患者预后和早日康复具有重要意义。

一、呼吸系统并发症

呼吸系统问题是PACU中最常遇到的并发症。常见并发症有舌后坠、喉痉挛、喉水肿、支气管痉挛、呼吸抑制、呼吸遗忘等，可致气道梗阻、通气不足、低氧血症等。如未得到及时救治可危及生命。因此，需对呼吸系统并发症早期判断与处理，以减少不良后果的发生。

（一）气道梗阻

麻醉恢复期间，气道梗阻最常见的原因是舌后坠，其次为气道水肿、喉痉挛、气道分泌物、颈部血肿、喉梗阻等。气道部分梗阻常表现为呼吸时喘鸣；完全梗阻时可导致气流停止，无呼吸音和显著的胸廓反常运动。

1. 舌后坠 常见原因为全麻和(或)神经肌肉组织恢复不完全，气道本身和外部肌肉张力降低和不协调引起舌后坠及气道梗阻。最简单有效的处理方法是：①使患者头部尽量往后过仰，托起下颌；②经鼻或经口放置通气道，辅助吸氧，必要时行气管插管。小儿的肩部应垫高，充分开放气道，并置侧卧位或者放置口咽通气道。若上述处理无效，应考虑可能发生了喉痉挛。

2. 喉痉挛 喉痉挛是喉头肌肉痉挛使声门关闭而引起上呼吸道的功能性梗阻。多发生于术前有上呼吸道感染而未完全愈合者，这类患者气道应激性增高，咽喉部充血，在麻醉变浅时，分泌物过多刺激声门引起；有时在吸痰或放置口咽通气道时也可诱发。小儿手术发生喉痉挛较高。为防止喉痉挛的发生，应掌握好拔管时机，同时在插管与拔管过程中，动作轻柔，避免过度刺激或损伤咽喉部。处理除使头后仰外，还要去除口咽部放置物，发生重度喉痉挛导致上呼吸道完全梗阻，应快速静脉内注射肌松药，同时尽快建立人工气道，进行控制通气。

3. 气道水肿 以小儿多见，术前有上呼吸道感染者、过敏反应、头低位长时间手术、支气管镜检查以及头颈、口腔、鼻腔、下颌和口底手术者等多见；其次为反复插管导致咽喉及气管周围软组织水肿。拔管瞬间出现呼吸困难、口唇发绀，面、颈胸前青紫者应尽快诊治。处理方法是纯氧吸入，辅助通气，同时静脉内注射地塞米松，必要时紧急气管切开。

4. 颈部手术切口血肿压迫 甲状腺及甲状旁腺手术等手术后早期可能由于手术部位出血而并发血肿。颈部血肿压迫可引起静脉和淋巴回流受阻、严重水肿。麻醉医师用面罩给予吸入纯氧，随后行气管内插管，并积极外科处理，解除压迫。不能迅速完成气管插管，切口必须立即重新打开，以解除受压和改善气道，并及早手术处理。

5. 声带麻痹 可能是一过性的，是由于喉返神经受累引起的；或者是永久性的，由于喉返神经切断所致。一过性单侧声带麻痹较常见，主要的危险是可能引起误吸。双侧声带麻痹是严重的并发症，可能导致上呼吸道完全梗阻，需要气管内插管，如果为永久性，还需要气管造口。

（二）通气不足

通气不足是指$PaCO_2$高于45mmHg，常出现在全身麻醉之后。多数情况下，通气不足较轻。明显的通气不足通常表现为$PaCO_2$高于60mmHg，或者动脉血pH<7.25。

1. 常见原因

（1）残余麻醉药的呼吸抑制作用。

（2）肌松药残余作用：肌松药过量、肌松拮抗不充分、低体温、药理学相互作用（如氨基糖苷类抗生素和镁剂）、药动学改变（由于低温、分布容积变化、肝肾功能障碍）或代谢因素（低血钾或呼吸性酸中毒）都会影响在PACU中的肌松药残留作用。

（3）膈肌运动功能受限：手术切口疼痛或胸部手术之后膈肌功能障碍导致的肌僵直，腹部膨隆，腹带过紧等都会导致通气不足。

（4）寒战、高热或败血症导致CO_2产量增加，即使在全麻恢复正常的患者也会使$PaCO_2$增高。

（5）患者本身存在肺部疾患和神经系统疾

病等。

2. **预防和处理** 治疗时应针对原因处理，同时辅助或控制通气，避免发生低氧血症。目前临床应用的静脉麻醉药、吸入麻醉药不会是恢复室通气不足的主要原因。镇痛药过量则比较常见，虽有拮抗药（纳洛酮），但通常不是首选。镇痛药过量导致的通气不足需辅助通气，必要时适度刺激。肌松药残余效应导致的通气不足，辅助或控制呼吸是最好的选择，期间需适度镇静，避免知晓。适度追加肌松拮抗药，并注意观察拮抗效应。不明原因或原因不能及时解除时宜确保辅助或支持通气。

（三）低氧血症

麻醉恢复期易出现不同程度的低氧血症，除了上述呼吸道梗阻、通气不足外，肺不张、气胸、肺水肿、肺栓塞、肺淤血、支气管痉挛等也可致低氧血症。低氧血症的诊断主要通过脉搏氧饱和度及血气分析，表现主要有呼吸困难、发绀、意识障碍、躁动、迟钝、心动过速、高血压和心律失常等。

恢复室内低氧血症的及时诊断和处理对患者预后非常重要，必须争分夺秒。及时去除病因，同时选择合适的氧疗，改善氧合。氧疗包括鼻吸氧、面罩通气、面罩控制呼吸、气管插管辅助或控制通气，难以建立人工气道改善氧合时需紧急气管切开人工通气。

二、循环系统并发症

（一）低血压

低血压是手术后常见并发症之一，低血容量是最常见原因。恢复室中外科术后出血致血容量进行性下降导致低血压，需及时判断并外科处理。除血容量不足外，心肌收缩功能减弱也是重要的原因，苏醒过程中发生心律失常、急性心肌缺血缺氧等也可导致心排血量下降。原有心脏疾病或心功能不全者，手术后更容易发生低血压。偶有治疗药物过量导致，如右旋美托嘧啶过量。治疗措施主要是针对低血压的原因进行处理，如根据失血量补充血容量；对心功能不全者，重点支持心功能，增强心肌收缩或改善心肌缺血。同时纠正心律失常、严重酸中毒等。发生低血时在治疗引起低血压原因的同时，应合理使用升压药和增强心肌收缩药，使血压恢复至正常水平，防止重要脏器血流灌注减少而发生严重后果。

（二）高血压

全麻恢复期随着麻醉药物的消退、痛觉与意识恢复，患者逐步感觉疼痛和不适，此时如处理不当，加上拔管刺激，易引起高血压。恢复期高血压发生率为4% ~65%，是最常见并发症。

1. **原因**

（1）疼痛：镇痛不全是发生高血压的首要原因。除了手术切口刺激外，其他造成不适感还来自胃肠减压管、手术引流等，同时还伴有恐惧、焦虑等精神因素的影响。

（2）原有高血压病史：高血压患者是恢复室中高血压易感人群。术中应用抗高血压药物，随着药物代谢，血药浓度降低，恢复期则易出现高血压。

（3）吸痰刺激：吸痰管对口咽、气管隆嵴的刺激，尤其操作粗暴或超时限吸引更易引起患者的呛咳和躁动、挣扎，导致显著高血压。

（4）低氧血症与高碳酸血症：轻度低氧血症引起循环系统反应性心率增快与血压升高，以高动力的血流动力学来补偿血氧含量不足。CO_2分压的升高，可直接刺激进动脉和主动脉化学感受器，以及交感-肾上腺系统反应，则呈现心动过速和血压的升高。

（5）其他：如术中补液不当、术后寒战，尿潴留膀胱高度膨胀、恶心、呕吐也会引起血压的升高。

2. **预防和处理**

（1）充分镇静、镇痛：在吸痰和拔管前给予丙泊酚0.5 ~1mg/kg或芬太尼0.05mg等，不仅可消除气管内吸引及拔管时的心血管反应，使循环稳定，且可避免咳嗽反射，降低耗氧量。近年恢复期应用右旋美托嘧啶已有许多经验，效果良好。

（2）减少吸痰刺激：一旦呼吸功能恢复正常，循环稳定，应考虑尽早拔管。吸痰操作时，动作应轻柔，滞留时间不要过长。

（3）应用心血管活性药：去除可能的原因后血压仍持续升高，平均动脉压>90mmHg，收缩压>160mmHg可给以血管扩张药为主的心血管活性药。硝酸甘油滴鼻可减轻气管拔管时的高血压反应。硝酸甘油按4μg/kg经双鼻孔给药。亚宁定具有外周和中枢两部分的扩血管作用。它主要通过减少外周阻力降低血压，一般不影响心率和心排血量。在全麻拔管时用亚宁定0.5mg/kg可有效地预防拔管引起的短暂高血压反应；心率较快患者应用小量艾司洛尔，可减慢心率和降低术后高血压。心率较慢患者可选择钙通道阻滞剂尼卡地平，10 ~30μg/kg静注，或每分钟5 ~15μg/kg连续输注。

（三）心律失常

麻醉恢复期最常见心律失常是窦性心动过速、窦性心动过缓、室性早搏、室性心动过速、室上性心动过速等。PACU 患者出现心律失常,通常表明存在代谢或灌注问题,应分析原因,对因处理。

三、苏醒延迟

全身麻醉后超过预期苏醒时间仍未苏醒者,称苏醒延迟(delayed recovery)。如全麻后超过 2 小时意识仍不恢复,即可认为麻醉苏醒延迟。应立即查明原因,及时处理,以防意外。

(一) 常见原因

目前临床使用的吸入或静脉麻醉药一般情况下不会引起苏醒延迟。过量镇静或镇痛药可以导致苏醒延迟,但容易判断和处理。肌松药过量或残余肌松也容易鉴别。真正的苏醒延迟多数为脑血管意外或严重水、电、酸碱、代谢等紊乱所致。各种原因所致的脑水肿和脑血管意外(如脑出血和脑梗死等)所致的意识障碍苏醒延迟可依据定位性症状,CT 扫描检查或腰穿脑脊液检查,即可明确诊断。潜在的代谢失调可导致麻醉苏醒延迟,包括以下情况:

(1) 低血糖:麻醉和手术应激反应血糖浓度一般升高,术中危险性低血糖罕见,但当小儿血糖<2.8mmol/L时;成人<2.2mmol/L 时亦可出现意识不清。

(2) 高血糖:可见于糖尿病患者出现酮症酸中毒。一般多发生在重症糖尿病患者胰岛素用量不足的情况。

(3) 高渗性昏迷:昏迷的原因是因脑细胞脱水;多发生在过分利尿、脱水或大量高渗糖溶液的输入。如术后发生苏醒慢、多尿、瞳孔散大、反射迟钝、肢体抽动的症状,且血糖在 22~110mmol/L、血浆渗透浓度达 350mOsm/L 以上,则应考虑为高渗性昏迷。

(4) 电解质紊乱:当血钠高至 160mmol/L 或<100mmol/L 时均可引起意识不清。此外,血清钾<2mmol/L 时还可并发心律失常;当血清镁<2mmol/L(正常值 3~4.4mmol/L)时亦可出现意识障碍。

恢复期低温通过降低药物的生物转化、增加吸入麻醉药溶解度而使术后麻醉苏醒延迟。中心体温低于 33℃会产生明显的麻醉效应,并可加强麻醉药的中枢神经系统抑制作用。高温(>40℃)也可导致意识丧失。

(二) 预防和处理

1. 一般治疗:加强护理,维持呼吸道通畅、确保良好的通气和血流动力学稳定。

2. 拮抗药:如因麻醉药物所致的苏醒延迟最妥当的方法是等待自然恢复,而非应用拮抗药。如因麻醉性镇痛药所致,可用纳洛酮拮抗,但必须考虑其后的镇痛问题。巴比妥类药物可用哌甲酯(利他林)拮抗,现代麻醉已很少应用巴比妥类药。苯二氮草类药物(如咪达唑仑、地西泮等)可用氟马西尼拮抗。单次注射氟马西尼 0.2~0.5mg,1 分钟内起效,持续 15~40 分钟。

3. 围术期低体温可加重苏醒延迟,应及时排除或处理低体温。高热也可致苏醒延迟,但很少发生。

4. 发生苏醒延迟最重要是及时判断是否发生脑血管意外。在排除麻醉药物所致后及时神经学检查和头颅 CT 检查,以便及时诊断和处理。

四、躁动(agitation)

全麻恢复期可出现意识模糊、嗜睡、定向障碍等脑功能障碍。通常是患者意识恢复后,大脑高级中枢的功能仍未全面恢复,影响其对感觉的反应和处理,这种脑功能完整性的缺失可表现为多种形式,大多数患者呈安静、嗜睡,并且轻度定向障碍,脑功能反应迟钝。有些患者则经历较大的情感波动,表现为不能控制的哭泣及明显的躁动不安。苏醒期躁动诊断采用 Riker 镇静、躁动评分,根据患者表现评为 7 个等级,1~4 分为无躁动,5~7 分诊断为苏醒期躁动(表 33-2)。

表 33-2 Riker 镇静、躁动评分表

评分	患者表现
7	患者试图拔除气管导管或导尿管,翻越床栏,攻击医护人员,在床上翻来翻去
6	反复言语提示劝阻,但不能平静;需要保护性束缚,经常咬气管导管
5	焦虑或适度的躁动,尝试着坐起来,听从口头指令
4	平静,容易唤醒,服从指令
3	难于唤醒,语言刺激或轻轻摇动可唤醒,但停止后又入睡,能服从简单指令
2	可以本能移动,身体刺激可唤醒,但不能交流和服从指令
1	对伤害性刺激反应没有或很小,不能交流或服从指令

1~4 分为无躁动,5~7 分诊断为苏醒期躁动

(一) 影响术后躁动的因素

1. 年龄　术后躁动多见于儿童和年轻人,老

年患者常见谵妄。

2. 术前脑功能障碍 有脑疾患、精神病病史者术后发生谵妄、躁动的危险因素。

3. 药物 术前用药中东莨菪碱、盐酸戊乙奎醚可致术后定向障碍及躁动不安。麻醉用药中依托咪酯、氯胺酮、丙泊酚和高浓度吸入麻醉药，均可引起术后躁动，肌松药残留作用也可导致术后严重的焦虑和躁动。

4. 呼吸、循环功能障碍 低氧血症、高碳酸血症、低血压都可引起术后意识模糊、定向障碍和躁动不安。

5. 其他 代谢紊乱、中枢神经系统并发症以及体为不适和制动不恰当及尿潴留、胃胀等也可导致术后躁动。

（二）预防和处理

1. 维持合适的镇静深度，充分地镇痛，保持充分通气氧供和血流动力学的稳定，避免不良的刺激。外环境的安静对患者平稳的恢复也很重要。

2. 去除可能的原因，如不能耐受气管导管者宜尽早拔管。

3. 必要时可适当使用小剂量、作用时间短的镇静催眠药物和镇痛药，如丙泊酚、芬太尼等。用药期间及时发现和处理可能出现的呼吸抑制。右美托嘧啶在处理躁动方面亦有很好的效果。

4. 注意保护、防止发生意外伤害等严重并发症，并注意维持呼吸和循环功能，避免缺氧和二氧化碳潴留。

五、术后恶心呕吐

术后恶心呕吐、是全麻后很常见的问题，尽管不是很严重的并发症，但仍造成患者的不安、不适感觉，需积极防治。

（一）发生 PONV 的危险因素

PONV 与患者的情况、手术及麻醉均有关系。女性高于男性，小儿高于成人，老年人低于年轻者，肥胖患者发生率较高。

麻醉前用药，术中使用芬太尼、吗啡或术后用吗啡镇痛等可增加术后恶心、呕吐发生率。吸入麻醉药氟烷、异氟烷、安氟烷等也可引起恶心、呕吐；静脉麻醉药氯胺酮、依托咪酯均可诱发术后的呕吐，而丙泊酚和咪达唑仑则可降低术后恶心呕吐发生率。

PONV 与手术部位、时间与方式相关。前庭、头颈部、上腹部手术及腹腔镜手术容易发生呕吐，宫颈扩张术后亦多见。手术后的因素如疼痛，应用阿片类药物、运动、低血压和大量饮水等。胃肠减压刺激也常引起呕吐。手术麻醉时间越长，更易于发生恶心呕吐。

（二）预防和处理

1. 非药物措施

（1）减少患者移动。

（2）清醒患者避免过度的咽部刺激：咽部吸引最好在送恢复室前进行。同样，气管导管应在患者自主恢复后尽早拔除，并尽量避免放置口咽通气道。

（3）避免胃部过度膨胀：诱导期面罩加压给氧时，正确地托下颌，保持呼吸道通畅，同时在胃部适当加压，有助于避免气体进入胃内，减少术后恶心呕吐发生率。

（4）维持呼吸循环稳定：由于低氧血症、低血压也可致恶心呕吐，故在整个麻醉手术过程中以及手术后应维持呼吸循环稳定，确保充分氧合。

（5）适当镇痛：由于某些镇痛药如阿片类药物也可致恶心呕吐。因此要权衡利弊，选择适当的镇痛药、给药途径及给药剂量。

2. 药物治疗 常用预防术后恶心呕吐药主要为氟哌利多、昂丹司琼（枢复宁、枢丹）、甲氧氯普安（胃复安或灭吐灵）等。

（1）氟哌利多是丁酰苯类药物，有很强的镇静、镇吐作用，同时也可产生嗜睡、低血压和锥体外系反应，该药物是通过阻滞中枢神经系统的多巴胺受体而发挥作用。其预防作用要强于抗术后呕吐作用。氟哌利多抗术后呕吐作用与剂量有关，目前认为氟哌利多术中 1～2.5mg 单次静注或肌注，即可产生抗呕吐作用，而<0.75mg 可能无效，>2.5mg 也不能进一步增加其作用，儿童术后抗呕吐剂量为 75μg/kg。氟哌利多可导致或加重长 QT 综合征发生，围术期应用逐渐减少。

（2）昂丹司琼（枢复宁，枢丹）是 5-HT_3 受体阻滞药，预防和治疗全麻后恶心、呕吐取得有显著效果。枢复宁 4mg 和 8mg 静注后均明显降低术后恶心、呕吐的发生和术后抗呕吐药物的应用。

（3）甲氧氯普安（胃复安、灭吐灵）：该药同时作用于多巴胺和 5-HT_3 受体，因此理论上应具有氟哌利多和枢复宁的抗呕吐作用。通常用于术后恶心、呕吐的预防和治疗，一般剂量为 10～20mg 肌注或静注。

六、寒战

麻醉后寒战(shivering,chilling)是指麻醉后患者苏醒期间出现不随意的肌肉收缩。全麻和椎管内麻醉后均会发生,据报道全身麻醉苏醒过程中寒战的发生率为6%～53%,如果不处理可持续数分钟或数小时。一般先表现为外周血管收缩和中心体温下降。寒战 Wrench 分级见表 33-3。

表 33-3 寒战 Wrench 分级表

寒战分级	临床表现
0	没有出现寒战
1	竖毛和(或)外周血管和(或)外周发绀,但无肌颤
2	仅一组肌群肌颤
3	超过一组肌群肌颤
4	全身的肌颤

(一) 引起寒战的因素

1. 体温 尽管麻醉后寒战与体温和外界温度的关系无明显相关,但控制和调节热信息的输入可影响寒战的发生,其机理可能是由麻醉恢复期大脑中枢对寒冷反应减低,而脊髓反应正常引起。

2. 患者因素 寒战的发生男性患者高于女性患者,择期手术患者高于急诊患者,ASA I级患者高于其他 ASA 分级患者,青壮年高于小儿和老年人。

3. 麻醉用药 术前使用抗胆碱药与苯二氮䓬类药物的患者可减少寒战的出现。挥发性麻醉药易产生寒战,芬太尼和哌替啶可减少寒战的发生。

(二) 预防和处理

1. 注意保温,防止体温下降 围术期注意患者的保暖对防治麻醉后寒战效应确切。高热并出现寒战的原因有感染(特别是处理感染和坏死的组织后),输液输血反应,甲状腺功能亢进,恶性高热等。常用的处理方法先物理降温。

2. 药物治疗 常用哌替啶、曲马多、芬太尼等。以哌替啶为主的阿片类药物能有效治疗麻醉后寒战,其有效率在73%以上。芬太尼对寒战的治疗效果比哌替啶差,且维持时间短,并且阿片类药物有呼吸抑制作用,限制了其在临床中的使用。而曲马多属于非阿片类镇痛药,曲马多(1mg/kg)对各种程度的寒战均有一定的治疗作用,对术后轻中度的寒战效果较好,对重度寒战有一定效果,需要追加剂量才能达到满意的临床效果。另外,新型的高选择性 α_2 肾上腺素能受体激动剂右美托咪定也开始应用于术后预防寒战的治疗中,右旋美托咪啶(1μg/kg)可以通过抑制大脑体温调节中枢,降低寒战阈值,在脊髓水平抑制体温传入信息,从而抑制寒战。恢复期发生寒战是否用激素仍有争论,多数临床医师习惯使用。

七、低体温

麻醉恢复期常有被疏忽的低体温(中心温度<36℃)。围术期低温增加伤口感染、出血、循环并发症和延长 PACU 停留时间的风险。预防和及时处理低体温有利于手术康复。

(一) 术后低温与下列因素有关

1. 手术时间长 尤其在冬季手术,手术中静脉输入大量冷液体、库血及体腔内冷液体冲洗、胸腹腔暴露时间长等;机械通气可造成体热丧失,对小孩、老年人及消瘦患者尤其明显。

2. 麻醉 通过以下几个方面对体温产生影响:降低基础代谢率,抑制产热过程;扩张血管,增加体热向外环境的丧失;抑制寒战反应,减少体热的产生。

3. 手术室的环境温度 手术室的适宜温度为(25±1)℃,湿度应在65%～75%之间,而且应无气流干扰,因气流所造成的空气对流也可降低体热。

(二) 处理

麻醉恢复期低温一经确定,应外部加温和输注加温的液体或血液。外部加温可用保温毯、加温装置、提高室温,以取暖器、调高空调温度等方式将外界环境温度调至28℃。复温时注意体温恢复速度,如果过快,可能导致局部烫伤。出现寒战时应给予哌替啶、曲马多等,抑制寒战降低氧耗。

第四节 麻醉恢复室相关研究热点和争议

一、麻醉恢复室感染控制的相关研究

目前的麻醉恢复室多为开放式的空间,不像 ICU 具有隔离措施,而且患者在恢复室的停留时间是以小时计算的,并不像 ICU 患者可以停留几天。因此即使发生了院内感染也很难考证到底是不是源于麻醉恢复室。在 PACU 中是否引入类似 ICU 中的隔离措施是值得研究的问题。同时在入口和每个患者的床边增加快速洗手液能否减少 PACU

的院内感染也是值得研究的问题之一。

二、PACU 内拔管与拔管后入 PACU

目前国内和国际上的 PACU 存在着两种模式，一种是手术结束后只要患者情况允许则马上入 PACU，并在 PACU 内复苏拔管。此模式的优点在于可以提高患者的周转速度，增加手术床的利用率，减少接台患者的等候时间。这种模式的缺点是要增加 PACU 护士的培训和 PACU 麻醉医生的配备，并有增加并发症的风险。另外一种模式则是在手术室内拔管，然后入 PACU 观察至患者达到出 PACU 标准后送到普通病房或者 ICU。该种模式的优点在于减少 PACU 的工作量，减少 PACU 护士的压力，减少了 PACU 拔管的风险。其缺点在于手术室内复苏可能增加患者周转需要的时间，增加接台患者的等候时间。支持这一模式的人认为现有的麻醉技术和药物完全可以达到在术后马上苏醒，因此没有必要在 PACU 拔管。支持在 PACU 拔管的学者则认为，由于有复苏的压力，因此在手术要结束的时候可能麻醉过浅有术中知晓的可能，并且总有患者不能在术后结束后马上苏醒，因此应该在 PACU 内拔管。目前还没有循证医学的证据证明何种模式最佳。

三、在 PACU 中实施 ICU 治疗

目前大部分医院的 ICU 床位都明显不足，PACU 具备护士和麻醉医生，因此在 ICU 床位不足的情况下在 PACU 收治 ICU 患者似乎是一个理想的选择。但是这涉及 PACU 护理人员的培训，人员是否充足，家属如何探望，院内感染如何控制等问题。是否可以将原来拟转入 ICU 治疗的患者如肝移植患者，心脏手术患者等在 PACU 早期拔管后送回病房也是一个值得研究的课题。

四、PACU 中并发症防治的相关研究

麻醉相关的并发症中大部分可能出现在 PACU 中。这些并发症的发病原因和治疗方法都可能成为进一步研究的内容。比如残余肌松的诊断和处理；管理模式对麻醉并发症发生率的影响；麻醉与恢复室并发症、预后相关性的研究等。切实减少 PACU 期间并发症发生率仍是目前和将来研究和临床工作的重点。

（陈杰　邓小明）

参考文献

1. 杭燕南，王祥瑞，薛张纲，等. 当代麻醉学. 第 2 版. 上海：上海科技出版社，2013
2. 庄心良，曾因明，陈伯銮. 现代麻醉学. 第 3 版. 北京：人民卫生出版社，2003
3. Miller RD. Anesthesia. 7th Edition. New York：Churchill Livingstone. 2010
4. Conti G，Costa R，Pellegrini A，et al. Analgesia in PACU：Intravenous Opioids. Current Drug Targets，2006，6：767-772
5. Morgan GE，著. 岳云，译. 摩根临床麻醉学. 第 4 版. 北京：人民卫生出版社. 2007

第三十四章 疼痛诊疗

疼痛始终贯穿着人类社会发展的历史。目前仍在使用的多种镇痛药物和方法就来源于古代人类与疼痛的长期斗争。公元前4世纪,希腊医生希波克拉底就开始用柳树皮给患者止痛。18世纪初,人类从植物中分离出水杨酸。1899年拜耳公司用水杨酸生产阿司匹林,广泛用于疼痛治疗。人类在新石器时代就发现罂粟是一种"快乐植物"。Serturner用罂粟进行实验于1804年发现了吗啡。吗啡至今仍是临床疼痛治疗的重要药物。可卡因是从古柯叶里提取的生物碱,古印加人一直咀嚼古柯叶止痛和提神。可卡因于1884年用于临床。针灸是中国古代用于治疗疼痛和疾病的重要手段,至今仍在临床使用,并进行了深入研究。

疼痛是一种与生俱来的保护性反射。疼痛可以使动物逃避外界对身体的伤害,从而获得生存的机会。因此,医学界传统观点将疼痛视为一种必要的警戒性信号,然而慢性持续性疼痛总是超越其警戒功能而导致严重的躯体、精神和功能上的疾病。难以缓解的疼痛可以降低我们的果敢、机智与能力。持续性疼痛可以引起心率、血压、心脏负荷、呼吸和氧耗的增加,同时新陈代谢增加、氮丢失和激素失衡。疼痛可以干扰胃肠功能,导致食欲缺乏、消化不良、过敏性肠炎,并且也抑制生殖系统功能如性欲降低。另外,持续性疼痛影响个体的精神状态,导致焦虑、易怒、生气、抑郁,在复杂的人际关系面前退缩。慢性疼痛患者难以获得工作的机会,从而导致经济困难,并大量浪费社会劳动力。在过去的几十年中,医学界开始认识到慢性疼痛应该同其他慢性疾病如糖尿病、高血压、冠心病等一样得到有效的治疗。回溯到20世纪50年代,被誉为"疼痛治疗之父"的美国麻醉医生John Bonica创建了疼痛临床的概念,并在1953年出版了第一本精美的疼痛学教科书。1972年全世界的疼痛科学家,组织成立了IASP(国际疼痛研究会)。随着医学的进步,人类控制和治疗疼痛的技术和方法越来越多,但慢性疼痛仍是个巨大的医学、经济和社会问题。目前,疼痛治疗作为一个医学专业正在被越来越多的国家认可。

第一节 疼痛的传导通路及编码痛情绪的脑区

一、神经系统内疼痛的传导通路

传递躯干和四肢痛觉的第一级神经元细胞体位于脊神经节内,属中、小型假单极神经元,纤维较细,具有薄鞘或无鞘。其周围突构成脊神经的感觉纤维,分布到躯干和四肢部皮肤浅部感受器,中枢突组成脊神经后根,进入脊髓背外侧束(Lissauer束),在背外侧束内分成短的升支和降支,上行1~2个脊髓节段,然后再分支终止于后角灰质(Ⅰ、Ⅳ~Ⅵ层)。由上述各层起始为第二级神经元,它们的轴突经白质前连合交叉至对侧腹外侧索组成脊髓丘脑侧束,在脊髓小脑前束的内侧上行,至延髓位于下橄榄核的背外侧,至脑桥和中脑行于内侧丘系的外侧,向上中止于丘脑腹后外侧核、丘脑后区核和板内核。脊髓丘脑侧束也称为新脊丘束或称外侧痛系,位于脊髓和脑干外侧部,在种系发生上较新。它传导的是尖锐并具有辨别性能和定位较为明确的痛觉信息,经丘脑的整合后第三级神经元的轴突经过内囊后肢和辐射冠终止于大脑半球的次级躯体感觉区,一些纤维终止于初级躯体感觉区中央后回中、上部和中央旁小叶后部。

痛觉也可通过脊髓灰质的Ⅰ、Ⅳ~Ⅷ板层神经元中继换元后交叉至对侧参加脊髓网状丘脑通路系统传导,脊髓网状纤维在颈、腰膨大处多在中线交叉,但在颈部大部分不交叉,脊髓网状束和脊髓丘脑侧束的痛觉纤维在脊髓位于脊髓的腹外侧索,腹外侧索的深层纤维终止在延髓和脑桥的网状结构,位于浅层纤维终止在导水管周围灰质和上丘深层,有少量纤维可达丘脑的板内侧核群。这些痛觉纤维在脑干网状结构内形成突触而终止,使这些分散的多突触和多神经元的通路得到整合,最后终止于丘脑板内核群,这一通路成内侧痛系,也称旧脊丘系。Malzack认为此通路与痛觉的情绪活动有关。

头面部的痛、温、触觉是由三叉神经和第Ⅶ、Ⅸ

和Ⅹ对脑神经经一般躯体传入纤维传导，它们第一级神经元的胞体分别位于三叉神经节、膝神经节、上神经节和颈静脉神经节内，其周围突分布至头面部皮肤包括眼球以及眶、鼻腔、鼻窦和口腔黏膜浅部的感受器。三叉神经中枢突进入脑桥后分成短的升支和长的降支，升支传导触压觉止于三叉神经脑桥核，降支和Ⅶ、Ⅸ、Ⅹ的中枢突组成三叉神经脊束，主要传导痛温觉，止于三叉神经脊束核。三叉神经脑桥核和脊束核的二级纤维越过对侧，组成三叉丘脑束，全部的三叉丘脑纤维合成三叉丘系，止于丘脑腹后内侧核。自腹后内侧核发出的三级纤维，经内囊后肢投射至中央后回下1/3。

脊髓背外侧索内有一个脊颈束，也负责痛温觉的传导。此束的神经元细胞体位于脊髓后角第Ⅲ～Ⅴ层，该层接受同侧肌、皮神经的传入，也有接受初级传入的侧支，其轴突沿外侧索的背内侧上行，投射到脊髓颈1～2节段的外侧颈核内，此核在人很小，无明显界限，此核对伤害性刺激起反应。感觉传入经此核换元后发出纤维经对侧内侧丘系投射至丘脑腹后外侧核及内膝体大细胞区的内侧部，再由此换元投射至大脑皮质感觉区。

传统观念认为，脊髓侧索是一条传递伤害性信号的通路，而脊髓背柱-内侧丘系系统主要传递躯体精细触觉等非伤害性信息，不参与疼痛的感知过程。然而，越来越多的临床研究对这一观点提出质疑，因为在许多临床情况下，切断脊髓侧索并不能缓解内脏痛，而切断脊髓背柱却能获得明显的内脏痛止痛效果。电生理实验已证实，切断下胸段脊髓背柱或损毁延髓背柱核能显著降低大鼠、猴丘脑腹后外侧核神经元对内脏伤害性刺激的反应。行为学研究表明，对高位颈髓行点状中线脊髓背柱离断术，可明显减轻腹腔注射醋酸后小鼠的躯体扭曲反应。切断同侧背根神经或对侧脊髓侧索能防止皮下注射辣椒素（躯体痛）所引起的动物探索行为的减少，而切断脊髓背柱则无影响；与之相反，在给予内脏伤害性刺激（如炎症）前切断双侧脊髓背柱，可对抗内脏伤害性刺激引起的动物探索行为的减少。因此脊髓背柱参与内脏痛信息的上行传递，是内脏痛重要整合部位。

二、编码痛情绪的脑区和神经通路

（一）与疼痛感觉和情绪维度相关的脑区和神经通路

一旦从脊髓背角发出的冲动到达脑内不同靶区，顺序和平行的情绪相关通路都会被激活。顺序通路是对丘脑腹后外侧核和躯体感觉皮层通路的延续。躯体感觉皮层在解剖上经由腹侧一条直接的皮层—边缘通路与边缘系统形成纤维联络，对躯体感觉信息、其他感觉（包括视觉、听觉）信息以及学习、记忆等功能进行整合。这条通路从初级和次级躯体感觉皮层到达后顶叶，然后投射到岛叶，再从岛叶发出纤维到皮层下的边缘结构如杏仁核、嗅皮层和海马，这一皮层—边缘系统躯体感觉通路对于编码疼痛情绪是至关重要的，它最终与另外一条直接投射到边缘系统和皮层下结构的脊髓上行通路汇合。这种双重汇聚反映了顺序的和平行的通路对疼痛信息的共同处理，这就是多个神经结构包括躯体感觉皮层共同参与疼痛情绪编码的机制。这条皮层—边缘系统的顺序通路直接提示了躯体感觉皮层在痛情绪中的作用，它与心理物理学的研究结果是一致的，后者证明疼痛的不愉快感系由于痛感觉的强度所致；还有研究证实，损伤躯体感觉皮层会导致痛感觉和不愉快感缺失。

（二）前扣带回皮层在痛情绪编码中处于枢纽位置

前扣带回皮层接受包括岛叶在内的多个来源的解剖投射。前扣带回皮层是大脑注意和动机神经网络的一部分，它投射到与执行功能有关的前额叶和与反应选择功能有关的辅助运动区。前扣带回的部分结构在疼痛发生时总是被激活，实际上，在利用脑功能成像研究疼痛时，前扣带回是最常被激活的脑区。脑功能成像的研究表明前扣带回直接地参与痛情绪编码而较少参与评价疼痛的感觉特性，提示前扣带回在情绪的形成过程中比躯体感觉皮层更为重要。但是，躯体感觉皮层也参与痛情绪编码，因为它与岛叶有解剖上的联系，可以通过岛叶传递冲动到前扣带回。

前扣带回接受包括丘脑、岛叶、后扣带皮层和前额叶，这些投射纤维在前扣带回的汇聚证实疼痛的躯体感受、认知过程、注意以及初步的情绪机制在此发生整合。研究证据表明，前扣带回在情绪和反应选择相关的任务中能够整合注意和评价功能，反应选择任务与运动前区的功能密切相关，后者参与对动机和情绪的编码，并且与即刻应对、逃走、避开疼痛或引起疼痛的环境有关。反应选择会随时间而改变，当一段时间后疼痛产生的不愉快感被耐受时，前额叶会参与进来，对这种持续存在的疼痛所造成的远期后果进行评价和反思，前扣带回通过整合疼痛的感觉特性协助前额叶完成这一功能，从而形成继发的痛情绪。因此，前扣带回对感受躯体疼痛的顶叶和参与痛行为策划和反应的额叶起着协调作用，这两部分功能都能够解释前额叶切除患者的异常表现和岛叶损伤患者出现的示痛不能的症状。前者在注意到痛刺激时能够体验到即刻的疼痛威胁，但对此漠不关心。相反，示痛不能患者看起来在任何情况下都不能感受到伤害性刺激的威胁。前额叶神经活动增强的疼痛患者,其继发的痛情绪也处于较高水平。

第二节 疼痛的临床和心理学评估

疼痛是一种不愉快的感觉和体验,是临床医师最常听到的就诊患者的主诉,是许多疾病的常见症状和体征,疼痛的临床和心理学评估是疼痛治疗的前提和基础。疼痛的评估直接决定着疼痛治疗的效果。临床评估主要通过病史的采集,心理学评估主要包括患者身体功能状态的评估、患者疼痛负性情绪的评估和患者疼痛应对行为的评估。

一、疼痛的临床评估

临床上对疼痛的定位诊断和病因诊断,要依靠详细的询问病史,获得完整准确的病史资料。疼痛性疾病的临床评估主要有以下几方面:

(一)疼痛的部位

疼痛的部位和病变的部位有密切的关系,对于疼痛的诊断,首先应了解疼痛的部位。多数疼痛性疾病,疼痛的部位就是病变的所在部位。由某些内脏器官疾病所引起疼痛,由于常发生牵涉痛及放射痛等原因,往往表现在远离该器官的某些部位。如腰椎间盘突出症时,疼痛可放射至单侧或双侧下肢。因此,在诊断疼痛性疾病时,不能仅根据疼痛的部位即确诊,还需结合疾病可能引起放射痛或牵涉痛的特点,进行综合分析和判断。

(二)疼痛的性质

疼痛是一种主观感觉,疼痛的性质对诊断有非常重要的作用。一般把疼痛描述为绞痛、刺痛、钝痛、酸痛、胀痛、烧灼样痛、撕裂样痛、刀割样痛、过电样痛等。腹部绞痛多见于空腔脏器的痉挛或梗阻,如肠梗阻、泌尿系结石梗阻。心肌梗死有胸骨后闷痛或压榨性疼痛。烧灼样和过电样痛多见于神经病理性疼痛患者。酸痛、胀痛和钝痛多见于炎性疼痛患者。

(三)疼痛的程度

一般把疼痛分为轻度、中度、重和极重度疼痛。但疼痛的程度缺乏客观性指标,主要由患者陈诉。目前临床上多采用疼痛评价表对疼痛程度进行评定。科学研究中多采用疼痛患者镇痛药需求量进行疼痛程度的比较。

视觉模拟评分法(visual analogue scale,VAS)是一种简单、有效、疼痛强度最低限度地参与的测量方法。它已广泛地用于临床和研究工作中,可获得疼痛的快速指标,并设计了数量值。VAS 通常采用10cm 长的直线,两端分别标有“无疼痛”(0)和“最严重的疼痛”(10)(或类似的词语描述语),患者根据自己所感受的疼痛程度,在直线上某一点做一记号,以表示疼痛的强度及心理上的冲击。从起点至记号处的距离长度也就是疼痛的量。

口述描绘评分法(verbal rating scales,VRS)是另一种评价疼痛强度和变化的方法,该方法是采用形容词来描述疼痛的强度。文献报道有许多不同的 VRS,包括 4 级评分、5 级评分、6 级评分、12 级评分和 15 级评分。这些词通常按从疼痛最轻到最强的顺序排列,最轻程度疼痛的描述常被评估为 0 分,以后每级增加 1 分,因此每个形容疼痛的形容词都有相应的评分,以便于定量分析疼痛。这样,患者的总疼痛程度评分就是最适合其疼痛水平有关的形容词所代表的数字。

数字评分法(numerical rating scales,NRS)常用于测定疼痛的强度。最早由 Budzynski 和 Melzack 等提出,目前临床应用广泛,是术后疼痛机构诊治大量患者时最易使用的方法。此方法要求患者用 0 到 10 这 11 个点来描述疼痛的强度。0 表示无疼痛,疼痛较强时增加点数,10 表示最剧烈的疼痛。此是临床上最简单最常使用的测量主观疼痛的方法,容易被患者理解和接受,可以口述也可以记录,结果较为可靠。

(四)疼痛的伴随症状

疼痛性疾病除疼痛症状之外,又同时出现一系列的其他症状,常可提示疾病的原因和性质,这些伴随症状常常是诊断和鉴别诊断的有用依据。如丛集性常伴有鼻塞和流泪,老年全身性疼痛常伴有骨质疏松。

(五)疼痛的诱发因素

许多疼痛性疾病有明显的诱发因素,如功能性疼痛在潮、湿、凉的环境中易发病;许多疼痛的出现或加重也有明显的诱发条件及因素,如咳嗽、大便、憋气时出现向肢体放射性疼痛的病变多来自椎管;舌咽神经痛常在吞口水和进食时诱发。带状疱疹常于情绪低落、感冒、疲劳和发热后发作。

二、慢性疼痛的心理学评估

疼痛是个人的主观感觉,尚没有简单宜用的仪器能精确地评价个体的疼痛体验。对慢性疼痛患者的全面心理评估必须包括与患者个人相关的心理、社会和行为学因素的评价,可以使用一些标准化的问卷表并结合一些访谈技巧来完成这一评估。心理学的评估不仅仅包括疼痛的心理学方面,而且还要对患者的精神状态进行检查,以了解患者目前或过去有无精神问题如抑郁。虽然临床有许多结构化的心理学评估方法可供使用,但大多数临床执业者通常选择使用半结构化的心理学评估。原因是大多数慢性疼痛患者面对心理学评估会沉默寡言。因此，我们推荐，第一步先采集病史，了解疼痛的强度、发作频率、情绪反应和以前的治疗效果等。然后进一步询问哪些因素会加重疼痛感受，并评价患者的日常活动、身体功能受影响情况；接着评估影响患者疼痛感受的家庭或社会因素；确认患者有无精神疾患。由于抑郁与慢性疼痛具有共患性，我们推荐要仔细评价慢性疼痛患者的抑郁状态。另外，还要对患者有无焦虑、饮酒、药物滥用或依赖、个人史和相关的家庭成员精神病史加以了解。

（一）慢性疼痛患者身体功能状态的评价

慢性疼痛患者在描述疼痛感受、身体功能状态方面，有很大的差异。精确评价慢性疼痛患者身体残障和功能状态对于有效的心理干预十分重要。世界卫生组织的一个疼痛研究组为了评价不同国家的癌痛患者受疼痛折磨程度，曾制定了一个简化疼痛评分表（simplified pain scoring）（表 34-1）。近来，这一评分表也被用于非癌痛患者的疼痛评估，包括骨性关节炎、神经病理性痛和脑瘫等。这一简化的疼痛评分表采用 11 分制，在一般活动能力、心情、行走能力、正常工作能力、与他人的关系、生活愉悦度和睡眠等方面对患者受疼痛折磨程度进行数字评价（0 = 不受疼痛折磨，10 = 受疼痛折磨最深）。该表可以对患者过去 24 小时，甚至一周内疼痛的程度进行评价。已经证实，该表对各类慢性疼痛造成的患者身体残障和功能状态变化的评价很有效，且对药物治疗的效果检测很敏感。

表 34-1 WHO 简化疼痛评分表

请选择最能体现你在过去一周内疼痛程度的数字										
请选择过去一周内疼痛最厉害的程度										
0	1	2	3	4	5	6	7	8	9	10
没有疼痛										所能想象的最厉害的疼痛
请选择过去一周内疼痛最轻时的程度										
0	1	2	3	4	5	6	7	8	9	10
没有疼痛										所能想象的最厉害的疼痛
请选择过去一周内的平均疼痛程度										
0	1	2	3	4	5	6	7	8	9	10
没有疼痛										所能想象的最厉害的疼痛
请选择最能体现你在过去一周内受疼痛折磨程度的数字										
一般活动										
0	1	2	3	4	5	6	7	8	9	10
不受影响										完全受影响
心情										
0	1	2	3	4	5	6	7	8	9	10
不受影响										完全受影响
行走能力										
0	1	2	3	4	5	6	7	8	9	10
不受影响										完全受影响
正常工作能力（包括外出工作和在家做家务）										
0	1	2	3	4	5	6	7	8	9	10
不受影响										完全受影响
与他人关系										
0	1	2	3	4	5	6	7	8	9	10
不受影响										完全受影响
睡眠										
0	1	2	3	4	5	6	7	8	9	10
不受影响										完全受影响
生活愉悦度										
0	1	2	3	4	5	6	7	8	9	10
不受影响										完全受影响

（二）疼痛负性情绪的评价

慢性疼痛往往伴有抑郁和其他类型的负性情绪，同时这些情绪也可以影响患者对疼痛的体验。因此判断慢性疼痛患者是否存在心情和情绪的变化十分重要。最常使用的方法是Beck抑郁量表（beck depression inventory，BDI）（表34-2）是美国心理学家Beck于20世纪60年代编制的，系美国最早的抑郁自评量表之一，至今仍有一定影响。BDI是一个包含21个项目的量表，要求患者在每项的四个陈述中选择最能描述他们主观体验的选项。四个陈述项主要描述了症状的严重程度。BDI主要用来评价患者的抑郁或沮丧症状，包括心情上的变化、与自我低估和自我责备相关的负性自我理念、自我惩罚意愿和自主神经症状等。BDI最常用于精神病和一般患者群。BDI量表简单明了，易于评分和解释，但它往往过高估计了慢性疼痛患者的抑郁程度，这与该量表主要涉及评价感觉和自主神经症状有关。

Beck将抑郁表述为21个“症状—态度类别”，Beck量表的每个条目便代表一个类别。这些类别包括：心情、悲观、失败感、不满、惩罚感、自厌、自责、自杀意向、痛哭、易激感、社会退缩、犹豫不决、睡眠障碍、疲劳、体重减轻、活动受抑制、有关躯体的观念与性欲减退。其目的是评价抑郁的严重程度。对每个类别的描述分为四级，级别值为0～3分，21个类别的每类都分四级评分，总分范围0～63。≤4分为无抑郁，5～13分为轻度。14～20分为中度，≥21分以上为重度。同其他自评量表一样，一定要让患者对评定方法了解清楚后，方可开始评定。一定要强调评定的时间范围，本量表评定此时此刻——今天和现在的情况/心情。一般而言，本量表不适合于文盲和低教育人群。

表34-2 贝克抑郁量表（BDI）

说明：这份问卷有21组陈述。仔细阅读每一组陈述，然后根据您近一周（包括今天）的感觉，从每一组选一条最适合您情况的项目，将旁边的数字圈起来。先把每组陈述全部看完，再选择圈哪个项目。
一、A我太悲伤或不愉快，不堪忍受 B我始终悲伤，不能自制 C我感到悲伤 D我不感到悲伤
二、A我觉得将来毫无希望，无法改善 B我感到全景暗淡 C对未来我感到心灰意冷 D我对将来并不失望
三、A我觉得我是一个完全失败的人 B回首往事，我能看到的是很多次失败 C我觉得比一般人失败要多一些 D我没有感到失败
四、A我对一切事情都不满意或感到枯燥无味 B我不再能从各种事件中得到真正的满足 C我不像往常一样从各种事件中得到满足 D我和以前一样，从各种事件中得到满足
五、A我在任何时候都觉得有罪 B我在大部分时间里觉得有罪 C我在相当部分的时间里感到罪过 D我不感到罪过
六、A我觉得正受到惩罚 B我预料将受到惩罚 C我觉得可能受到惩罚 D我没有觉得受到惩罚
七、A我恨我自己 B我对自己感到讨厌 C我对自己感到失望 D我对自己并不失望
八、A我责备自己所有的事情都弄坏了 B我在所有的时间里都责备自己的过错 C我对自己的弱点和错误要批判 D我觉得我并不比其他人更不好
九、A如果有机会我就自杀 B我想自杀 C我有自杀的想法，但我不会去做 D我没有轻生的想法
十、A我过去能哭，但现在要哭也哭不出来 B我现在一直要哭 C我比往常哭的多 D我哭泣和往常一样
十一、A过去使我生气的事，现在一点也不能使我生气了 B我觉得现在所有的时间都容易生气 C我现在比往常更容易生气发火 D和过去相比，我现在生气并不多
十二、A我对别人的兴趣已全部丧失了 B我对别人的兴趣大部分失去了 C和过去相比，我对别人的兴趣减少了 D我对其他人没有失去兴趣
十三、A我再也不能作出决定了 B我作决定比以前困难大的多 C我推迟作出决定比过去多了 D我作决定和过去一样好
十四、A我相信我看起来很丑陋 B我觉得我的外貌有些固定的变化，使我难看了 C我担心看上去我显得老了，没有吸引力了 D我觉得看上去我的外表并不比过去差
十五、A我什么工作也不能做了 B无论做什么事我必须努力催促自己才行 C要着手做事，我现在要额外花些力气 D我工作和以前一样好

续表

十六、A 我比往常早醒几个小时,不能再睡 B 我比往常早醒 1~2 小时,难以再入睡 C 我睡觉不如过去好 D 我睡觉与往常一样好
十七、A 我太疲乏无力,不能做任何事情 B 几乎不管做什么,我都感到疲乏无力 C 我比过去更容易感到疲乏 D 我并不感到比往常更疲乏
十八、A 我一点也没有食欲了 B 我现在的食欲差得多了 C 我的食欲不如过去好 D 我的食欲与往常一样
十九、A 我的体重下降 7kg 以上 B 我的体重下降了 4.5kg 以上 C 我的体重下降了 2.25kg 以上 D 最近我的体重并无很大减轻
二十、A 我对身体问题如此担忧,以致不能想其他任何事情 B 我非常担心身体问题,想别的事情很难 C 我担心身体上的问题,如疼痛、胃不适或便秘 D 我对最近的健康状况并不比往常更担心
二十一、A 我对性的兴趣已经完全丧失 B 现在我对性的兴趣大幅下降 C 我对性的兴趣比过去降低了 D 没有发现我对性的兴趣最近有什么变化

(三) 慢性疼痛患者疼痛应对行为的评价

疼痛应对(coping)策略是指患者用于控制或耐受疼痛所使用的各种方法。疼痛应对策略的使用有助于改善慢性疼痛程度。心理学干预的目的也是更有效地增加应对策略的有效性。出于对疼痛应对策略的兴趣,学者们发展了许多可应用于慢性疼痛患者的应对策略测量方法。应对策略问卷(coping strategies questionnaire)包含 50 个测量项目,用于评价 6 项认知和 2 项行为学应对策略,如转移注意力、反复解释疼痛感受、应对性自我陈述、忽视疼痛感受、祈祷和希望、增加活动等。被认为可有效地用于慢性疼痛患者疼痛应对策略的评价。

另外,还可采用慢性疼痛应对量表(chronic pain coping inventory)对慢性疼痛患者的应对行为加以评价。该量表包括 65 个项目,涉及保护、休息、要求帮助、放松、任务持续、锻炼、寻求社会支持和药物使用等。

第三节 常见的临床慢性疼痛综合征及治疗

一、带状疱疹后遗神经疼痛(postherpetic neuralgia,PHN)

(一) 病因及临床表现

水痘—带状疱疹病毒是引起带状疱疹的病因。急性带状疱疹是体内潜伏病毒再发作的结果。患者通常在幼年时期接触水痘—带状疱疹病毒引起水痘发作,水痘痊愈后病毒潜伏在脊髓背根节。患者成年后由于各种因素引起免疫力的下降,潜伏的病毒可重新激活导致带状疱疹的发生。患者皮肤分布区疼痛的主诉可较典型的皮疹早 7~10 天,疼痛往往伴随皮疹出现。皮疹在 4~7 天内发展成脓疱,10~21 天左右结痂,然后痊愈,遗留皮肤瘢痕和色素沉着改变。

急性期剧烈疼痛的患者极有可能发展为一种持续痛,即带状疱疹后遗神经痛。带状疱疹后遗神经痛好发于老年人,系指带状疱疹皮损恢复后,受累皮肤区疼痛持续超过 3 个月。60 岁以上的老年患者,带状疱疹后遗神经痛的发病率为 24%。其发病机制与初级传入伤害感受性神经元的过兴奋、周围神经炎症、中枢神经突触再生和敏化有关。患者多表现为自发痛、持续性烧灼痛、刀割样疼痛、电击样疼痛等。目前没有可靠的检测方法筛选出哪些患者会发展成疱疹后神经痛。其风险因素主要有:高龄、急性期剧烈疼痛、皮肤损害严重、皮肤感觉丧失程度、没有使用抗病毒药物、急性期伴高热等。

(二) 临床治疗

有些患者带状疱疹后遗神经痛的疗效不佳,治疗措施主要包括药物治疗,心理治疗,无创局部治疗,微创治疗。

1. 药物治疗 药物治疗是主要手段。通常使用的药物包括:三环类抗抑郁药、抗惊厥药。三环类抗抑郁药如阿米替林止痛的主要机制是阻断 5-羟色胺和去甲肾上腺素的再吸收到神经末梢。其不良反应有嗜睡、口干、便秘、直立性低血压和心脏传导阻滞。禁忌证为青光眼、良性前列腺肥大和急性心肌梗死。抗惊厥药包括卡马西平、加巴喷丁和普瑞巴林。加巴喷丁和普瑞巴林主要作用机制与调制钙通道 α21 亚基有关。目前已作为治疗神经病理性疼痛的一线药物使用。卡马西平,对游走性疼痛有效。阿片类药物以前被认为治疗神经病理性疼痛无效。此观点现今得到明显的改变。阿片类药物已被应用于带状疱疹后遗神经痛的辅助治疗。

2. 心理治疗 许多患者在疼痛期出现失望、焦虑、失眠、烦躁和愤怒等心理变化。疼痛医生应从心理上帮助患者排解烦恼,同时给予鼓励,使患者恢复信心。对患者的心理治疗应个体化。

3. 无创局部治疗 超激光,超声电导药物透皮吸收治疗。

4. 微创治疗

(1) 神经阻滞:根据皮损神经感觉支配区选择性神经阻滞,可即刻缓解原皮损区域的剧烈疼痛,但效果短暂,需重复多次治疗。星状神经节阻滞可用于上肢和头颈部的带状疱疹后遗神经痛治疗。硬膜外腔阻滞术:单次或连续阻滞、穿刺部位视病变部位而定,药物为2%利多卡因或0.25%丁卡因注射液,药液中可加入激素类药物,有的加入2～3mg吗啡等。

(2) 刺血拔罐:不通则痛,利用三棱针挑刺局部皮肤,负压拔罐引流出黑紫色淤血,一周一次。创伤小,镇痛作用明显。

(3) 交感神经阻滞或射频治疗:射频针穿刺到达椎骨旁边的神经节,专门阻断火烧火燎样的痛与皮肤超敏痛。机理是利用可探温度作用于神经节,神经干,神经根等部位,使蛋白质凝固变性,阻断神经冲动的传导从而达到止痛的目的,是一种物理性神经破坏性阻滞疗法,已经由阻滞三叉神经发展到治疗所有神经痛。

(4) 注射多分子活性氧调整神经:将三个氧原子结合而形成的三氧分子注射到受损的神经根旁边,发挥局部消炎、镇痛、营养神经作用。

(5) 脊神经根射频消融:多种方法未能缓解疼痛的神经用射频高温毁损,阻止该神经传导之痛。但目前大多数专家并不提倡这种治疗方法。因为毁损神经后,可在背根节和脊髓背角发生神经重塑,导致疼痛的加重。鞘内给药也是一种治疗方法。部分难治性疼痛可采用安装鞘内药物输注装置的方法进行治疗。

(6) 电刺激治疗:各种新式的神经刺激可减轻神经病理性疼痛,最常用的是经皮电刺激神经治疗(TENS)和脊髓电刺激(SCS)治疗。TENS通过表皮电极刺激A-β纤维产生镇痛作用。其主要优点是副作用少。另有部分患者对TENS产生的电冲动不能耐受,不适宜TENS治疗。对于持续时间长、顽固性的带状疱疹后遗神经痛可采用SCS治疗。但价格昂贵,不是一项常规治疗措施。

二、复杂性区域疼痛综合征(complex regional painful syndrome,CRPS)

CRPS是由神经、骨、肌肉组织损伤引起感觉神经、运动神经、自主神经、免疫系统的病变而产生的慢性疼痛综合征。国际疼痛研究会(IASP)提出的CRPS诊断标准如下:①患病区有外伤史;②持续的与致痛刺激不相称的剧烈疼痛;③伴有某些部位的自主神经改变如出现水肿、皮肤血流改变或排汗异常;④用其他理由可解释者除外。CRPS分为Ⅰ型及Ⅱ型两种,分别为过去认为的反射性交感神经萎缩症及灼痛。Ⅰ型和Ⅱ型之间的不同在于是否有神经损伤,Ⅰ型没有神经损伤,而Ⅱ型有神经损伤。

(一) Ⅰ型CRPS的临床表现

1. 诱因 通常在外伤、特殊手术等伤害性事件后发生,如挤压伤、撕裂伤等。也可发生在带状疱疹、心绞痛、脑血管意外和心肌梗死后。

2. 临床表现 伤病后一月内出现灼痛、跳痛、刀割样疼痛,与热、机械刺激后出现痛敏,其范围不一定沿一个神经的走行,可在附近部位弥散性扩大,有时甚至扩散到对侧。随着时间的推移可出现皮肤温度及色泽等皮肤血液循环方面的变化,如皮肤水肿、排汗增多或减少。骨X线检查有骨质疏松,甚至出现骨萎缩像。随病程进展出现运动功能障碍、关节制动和萎缩。

(二) Ⅱ型CRPS的临床表现

Ⅱ型CRPS是指主要神经干损伤导致的自主神经系统功能紊乱和烧灼样疼痛的一种综合征。多发于正中神经、坐骨神经等。桡神经的灼痛较少。

1. 诱因 一般因四肢神经损伤引起,疼痛多数在伤后立即出现发病。受累神经严重受损。

2. 临床表现 损伤后发生疼痛,多伴有深部放射痛和刺痛。运动或交感神经系统的活化常使疼痛恶化。在神经损伤的感觉区可出现持续性灼痛、触诱发痛及痛觉过敏等症状,皮肤可有温度异常、水肿及排汗异常等交感神经萎缩症状。

(三) 治疗

分为交感神经阻滞治疗、药物治疗和心理干预等方面。

1. 交感神经阻滞 可行局部交感神经阻滞如星状神经节阻滞或腰交感神经阻滞,通常3～7次交感神经阻滞已足以将临床症状缓解到最小程度。也可利用止血带分隔体循环技术将胍乙啶静脉注射至肢体末端阻滞局部交感神经系统。对于下肢灼痛可选择交感神经化学性破坏术。

2. 药物治疗 疾病早期非甾体类镇痛药物可通过抑制受累区如肌腱和关节的炎症,有效缓解疼痛。三环类抗抑郁药能有效改善患者的临床症状,对疼痛感知和情绪调节有双重的作用。α 受体激动剂可乐定治疗 CRPS 效果较差,治疗时可先输注交感神经阻滞剂或酚妥拉明,观察是否有效,这可作为可乐定能否缓解疼痛的指标。钙通道阻滞剂如硝苯地平等有治疗 CRPS 的作用。抗惊厥药治疗 CRPS 有效,加巴喷丁使用起来非常安全。

3. 心理干预 沮丧、焦虑、烦躁和愤怒常伴随疼痛的发展。进行全面的心理学评估通常是必需的,其目的是调整患者的期望值,使患者产生自我激励和自我控制。行为治疗、松弛术、催眠术等均可使用于 CRPS。

4. 脊髓电刺激和外周神经刺激治疗已经成功应用于 CRPS 的治疗,在其他技术失败后,可考虑使用。

三、纤维肌痛综合征

纤维肌痛综合征(fibromyalgia syndrome)是一种非关节性风湿病性的软组织疼痛性疾病,主要表现,可伴疲劳、睡眠障碍、晨僵、焦虑、抑郁及头痛等症状,并在特殊部位有广泛的压痛点。本病并非罕见病,美国的患病率为 2%,其中男女患病率分别为 0.5% 和 3.4%,患病率随年龄增长而升高。

(一)病理生理机制

1. 中枢神经系统功能异常 纤维肌痛综合征患者存在疼痛刺激阈值降低及痛觉过敏现象,较低痛觉刺激就会导致患者明显疼痛,中枢神经系统异常可能在发病机制中起核心作用。研究发现,纤维肌痛综合征患者血清和脑脊液中去甲肾上腺素、5-羟色胺、内啡肽及前体色氨酸等下调痛觉信号的神经递质浓度降低,P 物质和兴奋性氨基酸水平等放大痛觉信号的神经递质浓度增高。

2. 神经内分泌功能异常 研究证实,纤维肌痛综合征患者存在下丘脑—垂体—肾上腺轴和下丘脑—垂体—甲状腺轴应激障碍,同时血清中生长抑素水平升高。

3. 免疫系统异常 免疫功能紊乱可参与了纤维肌痛综合征发病。研究发现,患者外周血 CD4 及 CD4/CD8 比值明显升高。纤维肌痛综合征皮肤细胞中的白细胞介素-10、白细胞介素-6 与肿瘤坏死因子-α 较健康对照组升高,提示这些细胞因子释放参与了该病发生。

4. 遗传因素 本病存在家族聚集性,患者直系亲属患病几率为 6.4%,明显高于对照组,提示该病有遗传倾向。关于基因多态性与纤维肌痛综合征的相关性,目前结论不一。

5. 环境因素 感染、社会压力、躯体创伤及其他疾病可能促发本病。有遗传易感性的患者受到上述环境因素影响,可促进纤维肌痛综合征发生。研究发现,莱姆病和感染艾滋病、乙型肝炎、丙型肝炎和细小病毒的患者发生纤维肌痛综合征几率较未感染者明显升高。另有研究发现,女性受虐待频率与纤维肌痛综合征发病率也有关。躯体创伤如急性颈椎棘突劳损患者中高达 22% 的患者出现纤维肌痛综合征症状。

(二)临床表现

1. 疼痛 纤维肌痛综合征主要表现为全身广泛性慢性疼痛。一般起病隐匿,劳累、应激及寒冷等诱因下出现全身弥漫性疼痛,尤以中轴骨骼(颈椎、胸椎、下背部)及肩胛带、骨盆带等处常见,呈对称性和持续性,疼痛性质多样,酸痛、刺痛、灼痛甚或撕裂样痛,程度时轻时重,休息不能缓解,不适当活动可使上述症状加重。

2. 压痛 查体有特殊压痛点,而压痛点邻近区正常。患者对压痛点的按压敏感,出现痛苦表情或拒压、后退等动作。9 对(18 个)压痛点分布呈现弥散性和对称性,多位于肌腱附着处,具体位置为:枕骨下肌肉附着点两侧、$C_5 \sim C_7$ 横突间隙前面的两侧、两侧斜方肌上缘中点、两侧肩胛棘上方近内侧缘的起始部、两侧第 2 肋骨与软骨交界处的外上缘、两侧肱骨外上髁远端 50px 处、两侧臀部外上象限的臀肌前皱襞处、两侧大转子后方、两侧膝脂肪垫关节褶皱线内侧。检查时医生用右手拇指以 4kg/cm 的压力平稳按压压痛点几秒钟即可出现疼痛,同时对照性按压前额中部、前臂中部、手指中节指骨、膝关节内外侧等部位没有疼痛,以排除患者的"伪痛"。

3. 疲劳及睡眠障碍 约 90% 以上的患者有明显疲劳感,充分休息不能缓解。90% ~98% 的患者伴多梦、易醒及失眠等。

4. 神经、精神症状 35% ~62% 患者伴焦虑,58% ~86% 患者伴抑郁,11% 患者可同时伴焦虑和抑郁。注意力难以集中、记忆丧失和执行功能减退等认知障碍也很常见。部分纤维肌痛综合征患者伴偏头痛、发作性头晕、四肢麻木和蚁走感,但无任何器质性病变的客观证据。

5. **关节症状** 部分患者也可表现为关节痛伴晨僵，但无关节红肿及发热等客观体征。

6. **其他症状** 部分患者可出现腹痛、稀便、盗汗、口干、眼干、尿频、尿痛和雷诺现象等。

（三）辅助检查、诊断与鉴别诊断

1. 辅助检查

（1）实验室检查：除非合并其他疾病，纤维肌痛综合征患者的血常规、血生化检查、肌酶、红细胞沉降率（ESR）、C-反应蛋白（CRP）、类风湿因子等均正常。部分患者存在体内血清促肾上腺皮质激素、促性腺激素释放激素、生长激素、类胰岛素生长激素-1、甲状腺素等激素异常，脑脊液中P物质浓度可升高，偶有血清低滴度抗核抗体阳性或轻度补体C3水平减低。

（2）功能性磁共振成像（fMRI）：是协助诊断纤维肌痛综合征的一种敏感又特异的新技术，纤维肌痛综合征患者可能出现额叶皮质、杏仁核、海马和扣带回等激活反应异常，以及相互之间的纤维联络异常。健康人感到急性疼痛时，背侧丘脑局部脑血流量升高，而纤维肌痛患者背侧丘脑血流改变较小。

（3）评估量表：国外研究显示纤维肌痛影响问卷（F1Q）、疼痛视觉模拟评分法（VAS）、Beck抑郁量表（BDI）、McGi Ⅱ疼痛问卷调查、汉密尔顿焦虑量表和汉密尔顿抑郁量表等有助于评价纤维肌痛综合征病情。

2. **诊断标准** 诊断主要根据1990年美国风湿病学会提出的纤维肌痛综合征分类标准，其内容如下：①持续3个月以上的全身性疼痛：即分布于躯体两侧，腰上、下部及中轴（颈椎、前胸、胸椎或下背部）等部位的广泛性疼痛；②18个已确定的解剖位点中至少11个部位有压痛。同时符合上述2个条件者，诊断即可成立。睡眠障碍、疲劳和晨僵为纤维肌痛综合征为常见临床表现，诊断时考虑上述症状，可减少误诊率。

3. 鉴别诊断

（1）慢性疲劳综合征（chronic fatigue syndrome）：该病也以疲劳、睡眠障碍、肌肉关节痛、注意力受损和轻度抑郁等为特征，与纤维肌痛综合征表现极为相似，但前者起病急，伴提示病毒性疾病的症状，如低热、咽喉痛、颈或腋下淋巴结压痛，辅助检查血液中EB病毒、柯萨奇病毒和单纯疱疹病毒等抗体水平升高。

（2）肌筋膜痛综合征（myofascial pain syndrome）：肌筋膜痛综合征是一种局部疼痛综合征，男性多见，以有肌筋膜扳机点为特征。查体可发现肌肉激发点周围常有痛性拉紧的带状或条索状包块，可伴受累肌肉的运动和牵张范围受限、肌力减弱等，多无疲劳和睡眠障碍等伴发症，局部注射局麻药后症状缓解。

（3）风湿性多肌痛（rheumatic polymyalgia）：风湿性多肌痛发病年龄多在50岁以上，为急性或亚急性起病，主要表现为颈、肩带、骨盆带肌肉对称性疼痛，无肌无力或肌萎缩，血沉明显增快（>50mm/h）、C-反应蛋白升高（>12mg/L），并与巨细胞动脉炎关系密切，对小剂量糖皮质激素敏感。

（4）神经、精神系统疾病：纤维肌痛综合征患者出现头痛、头晕、四肢麻木、刺痛、蚁走感等症状时需与神经系统疾病相鉴别。出现情感障碍或认知障碍时需注意排除原发性精神疾病或某些器质性疾病所致的精神症状。

（5）多发性肌炎：多发性肌炎患者多表现为近端肌无力，肌酶升高，肌电图提示肌源性损害，肌活检可见肌纤维坏死、退变和淋巴细胞浸润等。

（6）其他疾病：应与系统性红斑狼疮、类风湿关节炎、甲状腺功能减退症等鉴别。

（四）临床治疗

纤维肌痛的治疗是一个棘手的工作，但通过积极的治疗达到改善患者的运动功能、提高生活治疗的目的，这也是患者和医生所追求的目标。

1. 药物治疗

（1）抗抑郁药：为治疗纤维肌痛综合征的首选药，可缓解疲劳，改善睡眠，但对压痛点无作用。三环类抗抑郁药阿米替林（睡前12.5～25mg/d），1～2周起效，可明显改善睡眠质量、疼痛，可提高患者生活质量，服药期间可能出现口干、便秘、视物模糊、排尿困难和体位性低血压等副作用。选择性5-羟色胺（5-HT）再摄取抑制剂（SSRIs）疗效不优于三环类抗抑郁药，可与三环类抗抑郁药联合使用改善患者睡眠、疲劳、疼痛等症状，提高患者情绪。常用药物有氟西汀、舍曲林和帕罗西汀等。另外，5-羟色胺和去甲肾上腺素（NE）再摄取抑制剂（SNRIs）也用于纤维肌痛的治疗。度洛西汀和文拉法辛也有一定疗效，具有良好的安全性和耐受性。需注意的是度洛西汀与地昔帕明、帕罗西汀、苯妥英、华法林、利奈唑胺等合用时，可能会增加合用药物的血药浓度。

（2）促进肌肉松弛的药物：盐酸乙哌立松（妙纳）、乙哌立松等可减轻疼痛症状。

（3）抗惊厥药：普瑞巴林是γ-氨基丁酸类似

物,可减少P物质、谷氨酸等兴奋性神经递质的过度释放,发挥镇痛作用。是首个被美国食品药品监督管理局批准用于纤维肌痛综合征治疗的药物,不良反应较轻,可与三环类抗抑郁药、5-羟色胺再摄取抑制剂或去甲肾上腺素再摄取抑制剂等联合应用。

(4) 镇静和镇痛药:镇静催眠类药物可缩短入睡时间,提高睡眠质量,但对疼痛缓解效果不明显。非阿片类中枢性镇痛药曲马多对纤维肌痛综合征有效。非甾体抗炎药可能对纤维肌痛综合征有效,常作为临床辅助用药,但是目前无有效证据。

2. 心理治疗 应注重医患沟通,让患者充分了解病情,使之认识到紧张和压力是病情持续及加重的重要因素,帮助患者解除心理负担,重新建立起战胜疾病的信心。让患者行认知—行为治疗、肌电图生物反馈治疗、放松训练治疗、催眠治疗、额肌电反馈治疗等有助于改善症状。

四、癌痛综合征(cancer-related pain syndrome)

恶性肿瘤的发患者数及死亡人数逐年增加,世界卫生组织的最新数据表明,约四分之一新诊断恶性肿瘤的患者、三分之一正在接受治疗的患者以及四分之三晚期肿瘤患者合并程度不同的疼痛。随着肿瘤研究和治疗的进步,患者带瘤生存期也逐步延长,患者在相当长时间内都将面临癌痛的威胁,生活质量受严重影响。癌痛是影响癌症患者生活质量的非常重要因素,有时甚至是患者迫在眉睫的唯一要求。世界卫生组织癌症疼痛治疗专家委员会认为,合理应有现有的镇痛药即可能解除大多数癌症患者的疼痛。

(一) 癌痛的原因

1. 癌症本身因素 癌症浸润和破坏周围组织器官导致的疼痛约占癌症疼痛的85%。如癌瘤侵犯骨质、压迫神经、挤压内脏器官等。

2. 癌症相关性疼痛:癌症引起的骨质破坏和椎体压缩性骨折、褥疮等均可引起疼痛。

3. 抗癌治疗引起的疼痛:化疗和放疗可导致疼痛的发生。化疗后神经损伤性疼痛近年已受到重视。

(二) 癌痛的评估

评估癌症患者的疼痛比评估非癌症患者的慢性疼痛困难。1/3以上的慢性癌痛患者有4种以上的表现形式的疼痛。癌痛可分为躯体疼痛、内脏疼痛和神经病理性疼痛等。躯体疼痛是指皮肤、肌肉和骨骼等部位的疼痛,定位明确,临床多表现为刺痛、锐痛、压痛、跳痛等。内脏器官的疼痛定位不准确,表现为痉挛样、绞窄样、游走样疼痛。神经病理性疼痛的表现较为复杂,多为烧灼样痛、触痛、过电样痛、麻木样痛、刀割样痛、枪击样痛等。通过患者的疼痛描述,及辅助检查结果可判定疾病的进展和疼痛的性质,从而做到标本兼治,去除疼痛。

(三) 癌痛治疗的三阶梯原则

癌痛治疗的目的在于持续、有效地缓解疼痛,限制药物的副作用,最大限度的提高患者生活质量。WHO提出的癌痛三阶梯止痛方案已为全世界广泛接受,具有安全、有效、简单及可行等优点。WHO癌痛三阶梯止痛治疗方案的基础是:用药方法的"阶梯"概念,并同时遵循5项基本原则:

1. 口服用药 首选口服及无创途径给药。口服用药,无创、方便、安全、经济。随着止痛药新剂型研究进展,及患者不同病情对给药途径的不同需求,除口服途径给药外,选择其他无创性给药途径日趋广泛应用,如透皮贴剂止痛治疗。若患者有吞咽困难,严重呕吐或胃肠梗阻时,可选用透皮贴剂、直肠栓剂等。必要时使用输液泵连续皮下输注。

2. 按阶梯用药 是指止痛药物的选取用应根据疼痛程度由轻到重,按顺序选择不同强度的止痛药。即轻度疼痛首选三阶梯的第一阶梯:非阿片止痛药物(以阿司匹林为代表);如果达不到止痛效果或疼痛继续加剧为中度疼痛,则选用非阿片类药物加上弱阿片类药物(以可待因为代表);若仍不能控制疼痛或疼痛加剧为重度疼痛,则选用强阿片类药(以吗啡为代表),并可同时加用非阿片类药物,后者既能增加阿片类药物的止痛效果,又可减少阿片类药物用量,降低药物成瘾性。

3. 按时用药 是指止痛剂应有规律的按规定间隔给药。使用止痛药,必须先测定能控制患者疼痛的剂量,下次剂量应在前一次药效消失之前给予,这样可以保持疼痛连续缓解。有些患者因突发剧痛,可按需给药。

4. 个体化给药 由于个体差异,阿片类药物无理想标准用药剂量,医学教育网收集整理能使疼痛得到缓解的剂量就是正确的剂量,故选用阿片类药物,应从小剂量开始,逐步增加至理想缓解疼痛及无明显不反应的剂量为止。

5. 注意具体细节 对使用止痛药的患者要注意监护,密切观察其疼痛缓解程度,并及时采取必要措施,尽可能减少药物的不良反应,提高止痛治疗效果。

6. 阿片类药物交轮替应用 阿片药物反应的个体差异很大,甚至同一患者在不同治疗阶段产生的药物反应也存在差别,因此要找到一种副作用小、疗效又长的镇痛药很困难。早期使用的阿片药物很可能在某个阶段需要更换。通常在两种情况下需要考虑换药:①在治疗剂量下产生明显的不良反应,而低于该剂量又难以发挥镇痛作用(opioid switching);②长期用药后,镇痛效果逐渐降低(opioid rotation)。对于上述两种情况,需要通过序贯试验才能找到理想的阿片药物。没有单一的机制能够解释个体内或个体间的药物疗效变异。现有证据表明,一系列因素包括神经生物学、人口统计学、医学以及患者本身等都影响个体对特定阿片药物的反应。此外,还有一些因素与阿片镇痛效能降低有关,包括耐受、阿片诱导的痛觉过敏以及原有病情恶化。轮替用药的原则是效能等价原则,即根据等价换算表计算新的阿片药物剂量,使其等同于先前药物的镇痛效能。由于阿片药物的药效和生物利用率变异很大且依赖给药途径,因此在轮替用药过程中需要慎重考虑药物转换比例。要想有效地运用阿片药物就必须全面了解相关的药理学知识,包括结构、给药途径以及药物配伍。

(四)癌痛的药物治疗

癌痛仅仅是一种严重的症状,其基本的治疗原则应该是标本兼治,即治疗癌痛为治标,治疗癌症为治本,治标为治本提供最佳条件,二者互补才能起到更好的治疗效果。在癌痛治疗的各种手段中,药物治疗是最基本、最有效、最常用的方法。尤其早期轻度的癌痛患者应采用药物治疗。在选择药物治疗疼痛症状或其他症状之前,要确定引起疼痛的特定原因、评估疼痛的强度和性质,然后再选择用药。止痛应从最简单的剂量方案开始,并密切观察治疗效果。治疗癌痛有三大类药物:①非自体类抗炎镇痛药物即一般镇痛药;②阿片类镇痛药;③辅助镇痛药、镇静药和营养神经药等。

1. 轻度癌痛 轻度癌性疼痛可以忍受,能正常生活、睡眠基本不受干扰,应按照第一阶梯治疗。第一阶梯治疗原则上是口服非甾体类抗炎镇痛药,该类镇痛药具有解热镇痛抗炎的效果,能抑制前列腺素 E 的合成与释放,对前列腺素含量较高的骨转移患者的疼痛非常有效。代表药有阿司匹林、对乙酰氨基酚、双氯芬酸二乙胺乳胶(扶他林)等。在治疗中还应经常更换药物种类,如布洛芬、芬布芬等,以减少胃肠道并发症及不良反应。

2. 中度的癌痛 常为持续性疼痛,睡眠已受到干扰,食欲有所减退。此类疼痛患者需应用镇痛药物,但用药原则上应采取逐步向第二阶梯过渡的原则,即在给予非甾体类抗炎镇痛药的同时,辅助给予镇痛药,如曲马多或弱效阿片类镇痛药,如可待因等。晚间可服用安定药和催眠药等。

3. 重度癌痛 难以忍受的剧烈疼痛可使患者睡眠和饮食受到严重干扰。此类患者用一般镇痛药已基本无效,用其他镇痛药或弱效阿片类镇痛药已起不到镇痛作用。重度的剧烈疼痛应由第二阶梯向第三阶梯治疗过渡,正规使用强效阿片类镇痛药,目前口服药中较常用的是奥施康定(羟考酮)和美施康定(即吗啡控释片),若不能口服时,可经肛门给药。其他强效阿片类镇痛药有吗啡、盐酸二氢埃托啡、哌替啶、芬太尼、丁丙诺啡等。

五、三叉神经痛(trigeminal neuralgia)

三叉神经痛是三叉神经一支或多支分布区的典型神经痛。其特点是:发作性疼痛,每次发作持续时间为若干秒或数分钟,间歇期无痛或仅有轻微钝痛,面部可有扳机点,疼痛局限于一侧三叉神经区,不超过中线;一般无感觉减退或过敏。三叉神经痛分原发性和继发性两类。原发性三叉神经痛又称特发性三叉神经痛,是指无明显病因的三叉神经痛。而继发性三叉神经痛主要由脑肿瘤等所致。

(一)临床表现

1. 疼痛特点 突然发作突然停止,发作前无任何先兆,发作间期无疼痛。疼痛极为尖锐,如电击、刀绞、火烧、撕裂样、针刺样等。患者表情极为痛苦,常以手捂面,每次发作数秒至 1~2 分钟。间歇时间不等,因病情发展,发作次数增加,严重时每分钟发作数次,夜间安静时发作次数减少。

2. 疼痛部位 疼痛部位仅限于三叉神经分布区内,且不超过正中线,即为单侧三叉神经痛,双侧发病者占患者的3%,一般一侧发作间隔数年后出现对侧发作,但每一次发作未见双侧性的。除三叉神经分布区外,少数患者疼痛可扩展到面神经、舌咽神经和迷走神经分布区。第Ⅱ、Ⅲ支同时受累最多见,最少见的是Ⅰ、Ⅲ支同时受累,病变可位于三叉神经的某一支或二、三支同时受累。第Ⅱ支发病超过患者的44%,第Ⅲ支占35%,第Ⅰ支占19%。

3. 扳机点 是指对触发点处非伤害性刺激可诱发三叉神经痛发作的剧烈发作。如触摸面部、咀嚼、谈话、吞咽、刷牙、漱口、面部皮肤受风、受凉等。触发点位于疼痛的同侧,但可在三叉神经痛的不同支区。极少数触发点在三叉神经分布区外或对侧，也可能在上颈区、头皮等。刺激触发带可诱发疼痛发作，使患者日常生活受到很大影响，如患者不能刷牙洗脸，位于头皮不能梳头洗头，若吞咽、咀嚼诱发疼痛。

4. 间歇发病 多数三叉神经痛为间歇发病，其间隔数月或数年不等，每次复发总是在同一区域，但疼痛范围可能扩大。

（二）诊断及鉴别诊断

1. 继发性三叉神经痛的疼痛多为持续性疼痛或阵发性加重，患者可有相应分布区感觉减退、角膜反射及听力减弱等，CT、MRI 有助于检查原发病灶。

2. 非典型面部痛 头面部疼痛与神经分布无关，呈持续性，位置深且不易定位。多见于年轻女性。

3. 颞颌关节痛 与颞颌关节咬合运动时发生疼痛，但疼痛可能为持续性，程度较轻，局限在耳前，关节处可有压痛。

4. 丛集性头痛 为短暂发作性头痛，同时伴有自主神经功能紊乱。但疼痛位于眼眶附近，且疼痛为持续性，每次发作至少半小时以上。

5. 舌咽神经痛 舌咽神经痛与三叉神经的疼痛特点相似，触发点及诱发因素可混淆不清。并且二者可合并存在，二者疼痛可同时发作或前后发作。但两者疼痛部位不同，必要时可做丁卡因试验加以区分。

（三）临床治疗

1. 初发病历及病史短、症状轻的病例或其他方法治疗后还遗留轻度疼痛者，首先考虑药物治疗。神经阻滞方法应从末梢支开始，局麻药效果不佳或病史长、需反复阻滞或分支阻滞无效、症状重的患者需用神经破坏药或射频热凝。外科手术损伤大、副作用严重，复发率高，应慎用，现已应用较少。

2. 药物治疗是三叉神经痛的主要治疗手段。卡马西平可使 2/3 患者疼痛缓解。开始每天 100mg，每隔一天增加 100mg，直到 600mg/d，以此剂量维持 1 周，若疼痛不缓解，可增加到 800mg/d，最大剂量 1.2～1.6 g/d，再增加剂量效果不再增加。疼痛停止后，调小剂量维持。服用卡马西平期间应监测血细胞变化和肝功能。苯妥英钠是治疗三叉神经痛的二线药物，约 25% 的患者获得满意效果。有效的血药浓度 15～25μg/ml。最初应用每次 200mg，每日 2 次，3 周内逐渐增加到 300～400mg，即可达到有效血药浓度。如果疼痛无缓解应停药。副作用包括：眼球震颤、共济失调、白细胞减少、肝功异常、骨质疏松等。

3. 神经阻滞治疗 根据疼痛所分布的区域，采用相应的神经阻滞。第Ⅰ支神经痛可行眶上神经阻滞、滑车上神经阻滞治疗。第Ⅱ支神经痛可行眶下神经阻滞、上颌神经阻滞。第Ⅲ支神经痛可行颏神经阻滞、下牙槽神经阻滞、下颌神经阻滞。如果两支以上同时发病者，首先阻滞症状严重的一支或首先发作的一支，或交替进行，Ⅱ、Ⅲ支并发或 3 支同时发作者可行半月神经节阻滞。

4. 射频热凝治疗 射频热凝术可调节温度以控制破坏的范围和程度，一般 50℃ 可产生较重的感觉减退，70℃ 痛觉消失，加热至 70～75℃ 后传导痛觉的 A 及 C 纤维变性，而粗纤维可以保留。术后痛觉消失，触觉保持良好，可以避免角膜溃疡等并发症。本法短期疗效达 90% 以上但远期效果不理想，复发率 6%～53%，也可产生角膜炎、角膜反射消失、感觉异常等并发症。

5. 微血管减压手术 适应证：①药物或经皮穿刺治疗失败的病例；②不能接受其他方法治疗后出现的面部麻木的病例；③三叉神经第 1 支疼痛的病例；④患者一般状况较好无严重器质性病变能耐受手术；⑤排除多发性硬化或小脑脑桥角肿瘤等病变。

六、中枢性疼痛综合征

中枢性疼痛综合征（central pain syndrome，CPS）指的是由于原发于神经系统的疾病所引起的疼痛，其主要损害或病理改变在脊髓、脑干及大脑半球。在 CPS 中，中枢神经系统可以在任何水平发生部分的或完全性的躯体感觉神经通路的中断，特别是脊髓丘脑束，由此产生的这种病理性变化便可导致疼痛。脊髓水平的变化通常由创伤所致，而大脑水平则通常由脑血管意外造成。

（一）病理机制

大脑是接受传入信息的中枢，大脑中的信息被不断传入的冲动所调整。即使在无正常信息传入时，大脑也在不断地、主动地调整和整合已有的传入信息。幻肢痛本身也否定了伤害性冲动传入模式的解释，且临床证据表明在无肢体存在的情况下大脑仍可感受伤害性刺激所引起的疼痛。疼痛也可以出现在中枢神经传导路径受到完全阻断干扰（如截瘫）的患者中。临床观察还表明中枢神经损害不仅阻断干扰了冲动向大脑的传入，同时也可以导致痛感觉。这可能是该损害破坏了现存的神经元模式。

（二）临床表现

CPS 常常有明显的中枢神经系统损害的表现，如躯体感觉缺失，这反映了脊髓丘脑束功能部分或完全性障碍。CPS 的主要临床特点是疼痛。中枢性疼痛基本位于躯体感觉丧失的部位，也可感觉在皮下深层。疼痛常延迟于诱发因素之后出现，有时甚至"潜伏"数月或数年。疼痛的典型表现与外周神经损害所致的非传入性疼痛相类似，常为持续性钝痛、针刺样痛或烧灼痛，此性质通常变化不大，但在强度上常有增减，甚至在分布上也有改变。CPS 除疼痛症状外，还同时伴有一般神经损害后躯体感觉异常的症状，如痛觉过敏，非伤害性刺激即可引起疼痛。CPS 患者的临床检查可发现某些神经损害或缺损体征，表明其存在着中枢源性疾病。患者常伴有针刺感和深感觉丧失，但触觉、震动觉及运动觉仍正常。该病的诊断方法较少，中枢神经系统的疾病用 CT 和 MRI 检查可确诊。

（三）治疗

CPS 的治疗十分棘手。

1. 药物治疗　阿米替林（抗抑郁药）和卡马西平（抗惊厥药）大约可使近一半的患者感到不同程度的缓解。抗抑制性药物作用的机制尚不清楚，可能是影响去甲肾上腺素能、胆碱能或多巴胺系统，最终抑制中枢神经系统对 5-羟色胺的再摄入。抗惊厥药物已有效地用于周围神经源性疾病，机制可能是通过钙通道失活而发挥作用。肾上腺素能药物也已有效地应用于神经源性疼痛的治疗。可乐定：一种 α_2 肾上腺素能激动剂，调节脊髓后角 5-羟色胺和去甲肾上腺素的释放。多发性侧束硬化症是 CPS 的原因之一，可乐定可以有效地解除该病的痛性痉挛和 CPS 的症状。胆碱能药物可以提高痛阈，这些药物包括乙酰胆碱和毒扁豆碱等。

2. 物理疗法　经皮神经电刺激（TENS）在 CPS 的治疗中疗效不满意，但该法对某些患者有缓解作用，故仍有研究的价值。

3. 手术疗法　脊髓破坏术会影响脊髓后根的传入性结构，这种破坏术的方法是通过外科切除或射频电极实施的。据报道，颈椎水平的前外侧脊髓切除其疗效可达一年。在中脑和延髓水平行脊髓丘脑束切断已被用于诸如癌症引起的慢性深部疼痛的治疗。在 CPS 的治疗中也有应用。皮质部位的手术已获成功，但长期使用疗效有限。过去，只在严重 CPS 或在其他方法均无效的情况下才使用本技术。

第四节　争议及未来方向

目前疼痛领域存在严重的"分裂"。一方面，感觉通路中产生疼痛信号的分子和细胞机制的研究已经取得了令人兴奋的进展。另一方面，对于许多患者疼痛仍然严重地影响着他们的生活质量。目前临床上的大多疼痛治疗仅仅是部分有效的，且常伴随严重副作用或药物滥用。社会人群中老年人口的比例增高意味着越来越多的年龄相关的疾病（如骨关节炎）产生的疼痛需要得到成功的治疗。癌症治疗水平的提高增加了患者的预期寿命，但同时也增加了肿瘤相关疼痛综合征和治疗相关的疼痛（如化疗诱发的疼痛性多发神经病）的发病率。可见疼痛所带来的临床需要、社会经济成本都是巨大的。为了衔接疼痛神经生物学研究的巨大进展和临床疼痛治疗的严重滞后之间的"缺口"，必须付出努力阐明疼痛机制和寻找针对新的镇痛靶点的镇痛药物，疼痛机制的阐明将使疼痛治疗由治标（症状）走向标本兼治，给疼痛的诊断和管理带来革命。临床疼痛治疗模式也需要再评价，应从经验性疼痛管理策略转换到先识别疼痛患者的疼痛机制然后给予针对性治疗上来。

试图找到一种能够减轻所有疼痛的广谱药物用于镇痛的想法是十分陈旧和应该摈弃的。疼痛是可按病因、产生机制来分成不同类的。因此，在疼痛治疗时我们的目光不应放在解除一般症状和急性或慢性上，而应放在隐藏在疼痛背后的产生疼痛的神经生物学机制上。第一个需要是明确参与临床疼痛综合征的主要疼痛机制。研究中确认动物模型和人类相应疼痛机制的一致性十分重要。虽然制造一个有固定疼痛样行为的动物模型是完全可能的，但这并不意味着动物模型的疼痛机制和人类疼痛机制具有一致性，人类疼痛的复杂性以及疼痛的发作和持续与动物明显不同。一些传统上采用的动物神经损伤模型并不能模拟临床神经病理性痛的所有特点。而且，临床上常见问题之一的自发性疼痛在动物模型上也是无法测量。虽然功能成像技术可以揭示疼痛期间人脑被激活的区域，并可作为评价疼痛及对疼痛治疗的反应一种客观方法，但它并不能反应疼痛机制。第二个需要是针对不同的疼痛机制发展特异性的治疗工具（药物和方法）。这就要求识别疼痛机制所涉及的关键分子靶位，找到特异性的兴奋剂或抑制剂，然后再以循证试验进行高通量的药理筛选。目前临床镇痛措施需要基于疼痛机制进行再评价。目前临床镇痛试验是基于疾病选择患者然后使用粗劣的治疗措施加以治疗,而没有努力去识别疼痛机制。应该先通过症状、体征和特异性检查来明确参与疼痛发生的机制。目前神经病理性疼痛的需要治疗数(the number needed to treat,NNT)(需要治疗多少患者才能了解某种治疗方法或措施50%有效的一种量度方法)变动在1.7和超过10之间。这反映凭经验选择的镇痛药物缺乏镇痛效率,部分可能作用于某些在疼痛患者并未表达的靶点上。例如,COX2特异性抑制剂仅仅对有COX2表达的疼痛患者有效。通过了解疼痛的本质、机制和分子成分,进行药理学筛选从而发展新的镇痛药物,这将使征服疼痛成为非常现实的前景,同时也是令人兴奋的挑战。

(王云 王祥瑞)

参考文献

1. 张传汉,田玉科. 临床疼痛治疗指南. 北京:中国医药科技出版社,2008
2. Carol A Warfield,著. 王新,傅强,译. 疼痛治疗手册. 北京:人民卫生出版社,2005
3. 邓小明,姚尚龙,曾因明,编. 2013麻醉新进展. 北京:人民卫生出版社,2013
4. Daly AE, Bialocerkowski AE. Does evidence support physiotherapy management of adult complex regional pain syndrome type one? A systematic review. Eur J Pain, 2009, 13(4):339-353
5. Doth AH, Hansson PT, Jensen MP, et al. The burden of neuropathic pain: a systematic review and meta-analysis of health utilities. Pain, 2010, 149(2):338-344
6. Moore RA, Derry S, Aldington D, et al. Amitriptyline for neuropathic pain and fibromyalgia in adults. Cochrane DatabaseSyst Rev, 2012, 12:CD008242
7. Wiffen PJ, Derry S, Moore RA, et al. Carbamazepine for acute and chronic pain in adults. Cochrane Database Syst Rev, 2011, 19(1):CD005451
8. Dworkin RH, O'Connor AB, Kent J, et al. Interventional management of neuropathic pain: NeuPSIG recommendations. Pain, 2013:s0304-3959
9. Moore RA, Wiffen PJ, Derry S, et al. Gabapentin for chronic neuropathic pain and fibromyalgia in adults. Cochrane Database Syst Rev, 2011, 16(3):CD007938
10. Cepeda MS, Berlin JA, Gao CY, et al. Placebo response changes depending on the neuropathic pain syndrome: results of a systematic review and meta-analysis. Pain Med, 2012, 13(4):575-595
11. Cohen JI. Clinicalpratice: Herpes zoster. N Engl J Med, 2013, 369(3):255-263

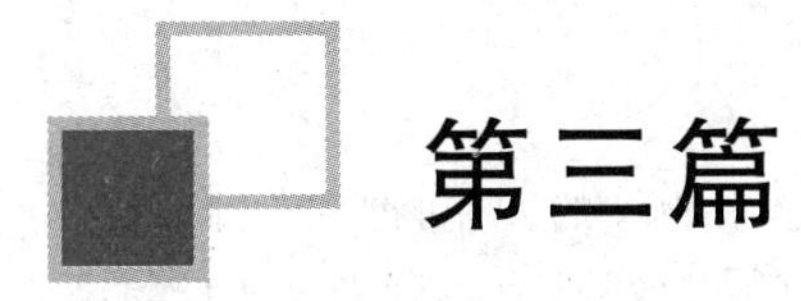

第三篇

麻醉学科研总论

第三十五章　麻醉学实验室建设

第一节　麻醉学实验室建设的基本目的和现状

一、建设麻醉学实验室的基本目的

建设麻醉学实验室（anesthesiology laboratory）是麻醉学学科发展的需要。科学研究和教学是教学医院麻醉学学科建设的两大任务，麻醉学实验室既是进行教学、科学研究和技术开发的重要基地，又是进行麻醉学相关基本科研知识教育的场所。是麻醉学课堂教学的延伸，是医学学生理论联系实际的重要手段，是麻醉学学科教学和科研工作的重要组成部分，是体现一个学科发展水平，反映学科教育质量、科学研究水平和管理水平的重要标志之一，是培养麻醉学科学生的素质和能力的主要实践基地，因此麻醉学实验室的建设是麻醉学专业建设的重要组成部分。

麻醉学实验室的规划、建设和管理必须贯彻国家的教育方针，不断改革、创新实验环节、积极开展科技开发，培养具有“知识、能力、素质”的综合型、现代化的麻醉学人才，取得高水平的科研成果，为社会和医药卫生事业服务。麻醉学实验室的建设必须从麻醉学发展的实际出发，有本科生和研究生教学任务的学科只要条件成熟，尽快创建实验室；有条件的医学院附属医院麻醉科，应该重点建设一批具有现代化技术、设备先进、符合环保标准的一流实验室，适应高科技发展和高层次人才培养的需要。实验室的建设要注重投资效益的评价，为加强加快麻醉学科的发展提供保障。

二、麻醉学实验室建设的国内外现状和前景

经过麻醉界专家学者的不懈努力，我国麻醉学科发展很快。无论是从患者的安全、无痛、监测、调控的手段，还是麻醉科在 ICU 领域、疼痛诊疗领域、体外循环领域、急救领域的作用，都取得了长足的进步。而且，现在随着外科治疗有创手术的增多、患者对于术中和术后舒适度要求的提高，使得医院对麻醉科的需求越来越大，所以在综合医院，麻醉科是最大的临床科室，医生的数量也是最多的。在学科建设方面，随着近几年大量的研究生进入麻醉学科，使得这个学科目前在科研方面，比如国家自然科学基金的申请和 SCI 论文的发表方面，近年均在飞速进步。很明显我国麻醉学科的发展离不开麻醉学实验室的建设，同时麻醉学科的进步也带动了麻醉学实验室的发展。

麻醉学科独立的实验室在国外已经普遍存在，并且占据着越来越重要的地位。随着我国麻醉学科的发展和壮大，麻醉学独立的实验室的需要也日益迫切。在麻醉学科独立的实验室内，研究人员的研究时间可以更加灵活；麻醉学科的研究方向可以更加宽广、全面；研究的内容可重复性、可补充性强；实验人员可以根据课题及文章的需要随时补充实验，资源共享性强。建立了高档次的麻醉学独立实验室，不仅可以培养高素质、创新性的麻醉学专业学生，也可以督促麻醉医师进行科研开发，做到临床教研并重、以研促教，带动麻醉学科向更高水平迈进。

自从 60 年代国内第一个麻醉学实验室的建立，国内不少医学院附属医院和教学医院现在都创建了自己独立的实验室。目前国内麻醉学科实验室的建设处于一种多模式状态，也就是以下几种情况：①没有独立的实验室，科研主要靠临床资料的收集，或主要依靠其他部门或单位的研究平台进行研究；②具有一部分独立的实验室，这些实验室可做一些简单的实验研究，复杂的研究还需要求助于其他部门或单位的研究平台；③具备一整套完善的独立实验室，这些学科的研究人员可以不出实验室即可完成本领域的实验研究。比较一下麻醉学科的状况，具备完善独立的麻醉学实验室的学科还不是非常多。在完全没有独立实验室的麻醉科，科研虽然没有实验室的设备和场所要求，但需要临床的

设备条件相对较高，并且受诸多因素的限制。

我们相信，随着麻醉学科的发展，随着中国对医学基础科研（basic medical research）和临床科研（clinical research）的重视，麻醉学科独立的实验室将会越来越多，将会为麻醉学科的发展提供坚定的支持。

第二节　麻醉学实验室建设的基本内容

一、麻醉学实验室建设的特点

一般来说，医疗卫生事业，既从属于上层建筑范畴，又有一定的经济属性，但又与一般工商企业的经济属性不同。就医学实验室的建设而言，除了一些转化医学做得比较成功的医学实验室以外，一般医院的各临床科室科研实验室是看不到短期经济效益的。对于麻醉学实验室，同样存在这个问题。而且一个比较好的麻醉学实验室的建设是需要比较大的资金、场所和其他人力物力投入的，这就需要科室领导站在比较高的角度为了学科的发展去力争，同时也要得到医院领导和各方面的支持才能实现。

麻醉学实验室虽然不一定能直接产生经济效益，特别是基础研究，短期是看不到收益的，但实际上实验室产生的研究成果都在不同程度地、直接或间接地为科室、医院甚至整个社会创造社会效益和经济效益。医院和科室只有处理好社会效益和经济效益的关系，短期效益和长期效益的联系，才能最终取得二者统一的正效益。

麻醉学实验室的建设需要医院和科室的共同投入，主要是医院物力的投入和科室人力的投入。医院在对实验室投资时，特别是在大型仪器设备的引进方面，要分清是长期建设还是短期建设，要根据国家卫生部门的方针政策，在做好市场调查的同时，结合医院的院情和实力，避免盲目引进和重复建设。实验室在进行建设规划时，要着眼于学科的发展方向和建设目标，既要抓重点，又不能失衡。因为麻醉学科研几乎涉及医学的各个系统，从神经系统、心血管系统到内分泌系统，所有系统都有麻醉医师关注的研究方向，因此，在一些条件不很成熟的医院麻醉科可以通过与其他科室实验室横向联合，实现资源共享，减少重复投入。

实验室人员（laboratory personnel）是实验室建设的重要内容之一。建设一流的麻醉重点学科，必须要有一流的临床医生队伍、教师队伍，同时必须建设一支与之相匹配的科研队伍。

建设麻醉学实验室另一个重要方面是构建研究平台（research platform），购置相关的仪器设备。研究设备是非常重要的一个要素。虽然先进研究设备不是科研成功的唯一因素，但肯定是做好高新的科研工作的有效保障。

最后是建立起稳定的方向性研究课题。这是实验室建设非常重要的一个方面，也是提高研究水平最重要的要素。

二、麻醉学实验室建设的场所规划

建设麻醉学独立实验室需要独立的场所。一般的实验室场所分为实验场所（experimental sites），办公场所和用于学术交流、开会等场所。由于其使用性质不同，实验用房宜与办公等其他功能用房分开设置，不同类别实验室技术平台宜独立设置，合理分区，便于安全管理。实验区位于楼层一端，实验人员办公及生活等其他区域位于楼层另一端，与实验有关的辅助用房可置于上述二个区域之间。此外，也要重视实验室的服务系统的规划，譬如：供电、上下水、惰性及氧化性气体供气管线、通讯、电脑网络、消防、安防、通风及净化、空调、废弃物处置以及消毒等科学合理布局使之达到相应的国家标准。

（一）实验场所

实验场所是实验室的主体，应该占用实验室的大多数用房。应根据科室的研究方向规划实验室的重点研究设备和重点研究技术。宜按照毒理（包括动物实验室）、理化、药理、微生物、电生理、影像等技术特点分别安排用房。医疗机构和科研、教学医学实验室因其工作目的的不同，配备的仪器装备区别很大；而实验人员的数量和实验内容区别更大，因此他们的区域划分理念会有很大区别。虽然各科室实验室功能分区以及名称不尽相同，但一些基本的配置是由微生物实验室、理化实验室、洁净室、培养室、洗涤消毒室以及纯水制备室、气体存放间等附属功能间构成。各功能间内根据专业要求再配备中央实验台、边台、超净工作台、洗涤台、仪器台、天平台、烘箱台试剂柜、毒品柜、通风柜、气瓶柜、仪器柜、文件柜、更衣柜等实验室器具。

比如涉及分子生物学和微生物学等技术平台（technology platform）等主要设施是实验台。对实验台的要求一般是：①实验台面积一般不小于2.4×1.3m；②实验台位置应在实验室中心位置或者边台，要有充足光线；③实验台两侧安装水盆与水龙头；④实验台中间设置试剂架，架上装有日光灯与插座；⑤实验台材料要以耐热、耐酸碱为宜。

（二）办公和学术交流场所

办公室是实验人员进行数据分析、文献查找、学习等各项工作的场所，是与非本室人员交往较多的场所，因此，应设在整体综合实验室的最外层，只需有桌、椅、计算机等设施即可。

有条件的实验室应该配备大小合适的会议室。会议室除了用作开会以外，还可以用作多种用途，比如学术交流，学生老师阅读等。根据需要，会议室应配备多媒体投影仪、办公桌椅等。

（三）其他场所

实验室需要设计的其他场所包括阅读室和休息间等，休息间里配置饮水机等基本设施。

三、麻醉学实验室的人员管理

科研队伍问题是麻醉学实验室建设的根本性问题，一个医学实验室的科研水平不仅取决于仪器设备，更取决于人。麻醉学专业在中国发展较其他临床专业较为滞后，所以不仅麻醉学科的临床专业人才较为缺乏，麻醉学科研人才更是相对短缺。为了提高麻醉学科的整体科研水平，首先是提高科研人员的素质。逐步引进高学历、高层次人才充实到研究队伍中来。建立起以年轻科研人员为骨干的科研梯队。对现有科研人员制订培训计划，定期到国内名校进修，有条件到国外大学医院研究结构学习。应特别重视新技术的学习与消化，提高业务水平和实践技能以适应科研的需要。注重培养科研人员的科研理念，不断开展创新性科研工作。

同时要稳定科研队伍（research team），制定并调整相关政策，提高科研人员及实验技术人员的待遇和地位，使研究工作不断深入地顺利进行。

（一）实验室管理机构

目前麻醉学实验室在各个医学院附属医院是属于麻醉学教研室的一个重要部分，有些医院的麻醉科成立了麻醉学研究所或医学中心，实验室主任、研究所主任或医学中心主任一般是由麻醉科主任兼任或者由科室分管科研的副主任担任，这样一种形式便于麻醉学实验室和麻醉科的紧密结合，便于麻醉学教研室研究生和年轻医师的培养，也有利于实验室的研究方向结合临床麻醉，以服务于临床麻醉为目的和导向，有利于麻醉学科的发展。

麻醉学实验室在实验室主任、研究所主任或医学中心主任领导下，可以组织实验室运行管理委员会（laboratory operation and management committee）和学术委员会（academic committee）负责实验室的运行管理和学术活动。

实验室的管理方法决定了实验室的运行模式和运行质量。理想的实验室管理应当是使实验室达到：技术上有特色，学术上有建树，人才上有储备，发展上有后劲，质量上有保证，社会上有影响。在实验室管理实践中，是否应用现代的管理学观点实施主动管理；实验室管理是否标准化、规范化、制度化；实验室管理采用的方法和手段是否科学、实际、可操作等。都直接关系着实验室运行的质量，影响着实验室乃至整个科室的形象和声誉。只有加强了麻醉学实验室管理，才能保证麻醉学科研的高质量、高水平、高效益，才能使麻醉学科得到发展。

实验室管理以实验队伍建设为基础，实验室的正常运行以规范管理作保证，为加强实验室规范化管理，建立“实验室工作制度”、“岗位职责”、“考核制度”等实验室管理各项规章制度，实施日常管理。

（二）研究生、实验技术人员和科研人员的管理

麻醉学实验室的主体是研究技术人员，包括麻醉学实验室技术人员、本科学生、研究生、博士生和科研人员包括科室教授、研究生导师和博士生导师等。科研技术人员是实验室产生科研成果的主体，是实验室发展的生力军，同时科研技术人员的管理也可能是实验室产生问题的根源。

研究生包括硕士研究生和博士研究生是实验室的主力。近年来，各大学医学院的研究生有分为专业学位和科学学位的倾向，这两种学位的区别和培养模式在各大学医学院虽然不尽相同，基本上是侧重科研还是临床培养的差别。作为科室的管理者，应该从麻醉学科的发展整体着想，协调好专业学位和科学学位研究生的比例和协调好两种学生的综合能力培养。当前的学术发展倾向于学科之间的交叉，强调多学科之间的整合。因此麻醉学科招收的研究生当前也体现了这种倾向。麻醉学实验室的学生不仅有麻醉学的研究生，同时还有其他与麻醉学相关联的学科包括药学、生理学甚至光电物理等专业的研究生，这种形式极大地丰富了麻醉学科研的内容和层次，提高了麻醉学科研的水平。

对于有条件的麻醉科，应该为实验室配备专职的实验技术人员（laboratory technicians）和其他实验辅助人员，有利于科研技术和科研课题的连贯性，有利于提高实验室的整体科研水平。

实验室的高年资的科研人员是实验室的核心，一般是由科室学科带头人领导的一群有科研素养的研究人员。大多数是由研究生导师和博士生导师组成。这些人员决定了麻醉学学科的研究方向。目前国内麻醉科实验室的科研人员大多数是临床医生，在一些有条件的麻醉学实验室，已经有一些专职的科研人员加盟，这些发展趋势促进了麻醉学科研的进步。

对于实验室科研技术人员应该加强基本素质和技术素质两方面的培养。基本素质包括人员的思想素质、文化风格和工作作风等。实验室人员是否具有正确的人生观、价值观，是否具有高尚的医德医风，能否在科学工作中严谨、务实，能否为事业无私奉献、拼搏进取，是决定实验室能否正常运行并实现良性循环的关键因素。技术素质包括科研技术人员的知识层次、文化水准和科研技术等。最后需要制定实验室科研技术人员的管理规则，以规则管理，一视同仁，有利于实验室良性运行。

研究人员在实验室工作期间，必须遵守学校、医院、科室及实验室的各项规章制度，服从实验室的统一安排，做好实验前的准备工作和实验后的整理工作，爱护仪器设备，规范操作，爱护实验室仪器，严格遵守仪器操作步骤和登记制度。

研究人员使用实验室特殊试剂需经管理人员同意并登记；为减少交叉污染及样品丢失，冰箱内存放标本及试剂采取自我保护措施，有毒物质特殊标记后专门放置；特殊洗涤过程请自行完成，有毒试剂请在指定场所操作。

研究人员请自觉保持并维护实验室台面、地面及公共区域整洁；不得在实验室内吸烟；不得向下水槽乱扔废纸、污物；实验器皿请及时交由专人清洗；需灭菌物品及时送至指定位置由专人高压；实验完毕后请及时关闭所用仪器，检查所在实验室门、窗、水、电方可离开。

研究人员之间和睦相处，相互谦让，共同创造一个和谐实验室氛围。

分子生物学实验中使用的试剂有些对人体有较大危害的，应特别注意实验人员自身安全和避免污染环境。所有物品再利用或丢弃前均须确保其对人体和环境的无毒害性。

所有实验人员须遵守实验室卫生值日的安排，定期值日，保证实验室卫生，发现任何安全隐患请及时联系管理教师。

四、麻醉学实验室的设备管理

麻醉学实验室设备管理（device management）涉及设备的购置、使用、维护等多方面的问题。仪器设备的选择应做到先进性和实用性相结合，起点高与设备利用率高并重，面向科学研究服务。

新购仪器设备到货后，及时组织安装、调试、验收，经检验人员签署验收报告的仪器设备才能投入使用。对于中大型设备要有固定人员负责定期检查、清洗、维护、维修和保养，确保仪器设备安全正常使用。实验人员或研究人员使用仪器设备必须按操作要求进行：①操作前认真查阅仪器操作说明和使用注意事项；②检查仪器运行是否正常，并在仪器使用本上登记，记录仪器运行状况、使用时间等，使用人发现问题，请立即向管理人员报告；③仪器一旦在运行中出现故障，应立即停止使用，在使用本上写明情况并报告管理人员；④管理人员将设备维护情况及时向实验室主任汇报，并提出处理意见。然后联系修理事宜；⑤制止违反规章的操作；⑥仪器管理人员应对初入实验室的研究人员进行仪器操作培训，研究人员在使用过程中有任何疑问，应及时向管理人员咨询；⑦维护公共卫生、保持清洁，保证仪器的正常运转。

建立仪器设备档案。主要包括以下内容：仪器设备名称、生产厂家及型号、序列号、实验室收到日期与启用日期、人员、仪器操作说明书及有关技术资料、损坏和故障记录、维修及校验报告等。由各仪器设备管理人员进行登记，由实验室指定专人管理档案。每台设备建立专门档案。

对多年不用或已损坏并无修复价值的仪器设备要主动向管理人员通报，经专家组确认后，按积压或报废仪器设备处理。

对丢失的仪器设备，一经发现要立即汇报，认真查找。如不能找到，应说明原因，并追查有关责任者。

提高设备利用率。具体措施有：①强化管理意识，健全各项规章制度，加强实验人员业务能力的培训和管理人员责任心教育；②实验室实行开放式管理，满足科研人员和学生进行科学实验的需求，提高仪器利用率；③做好仪器使用及检修情况记录，定期进行安全维护保养工作；④加强实验室安全管理，提高环境保护意识。

实验室的设备性能是实验室运行的重要因素，但仪器设备是否正常运行和发挥作用，与实验室对仪器设备能否正确使用，是否及时保养和维护密切相关。因此，实验室的各项仪器设备都应有专人负责保管，由保管人员负责对仪器设备进行管理、维护、保养、校正、定标等，解决疑难问题，并有义务向实验室其他人员介绍仪器的性能、参数、各功能键的作用以及正确使用方法等，这样可以使全科人员的自身素质得以提高，减少操作失误和仪器故障的发生。

实验人员必须严格执行仪器设备运行记录制度，记录仪器运行状况、使用时间及使用人员等。发现仪器有故障，应立即向管理教师报告，不能擅自处理、拆卸、调整仪器主要部件。仪器用后切断电源，各种按钮回到原位，并做好清洁工作。

五、麻醉学实验室研究方向和研究平台

麻醉学学科相关的研究涉及的范围非常广，从中枢神经系统到内分泌系统，都有麻醉医师感兴趣的研究主题。这样的特点决定了麻醉学实验室研究方向和研究平台设置的复杂性。麻醉学临床研究主要涉及临床麻醉的现象观察总结，探讨临床麻醉方法、技术和设备的使用，因为手术种类和麻醉技术、方法的多样性，课题研究也呈多元化。麻醉学基础研究从系统来看研究方向也非常宽，几乎每一个系统都是麻醉医师关注的方向。中枢神经系统包括神经元的兴奋，感觉、运动、疼痛信号的传递等涉及麻醉机理、疼痛机理、认知、记忆、神经保护等，以及呼吸中枢、心血管中枢涉及麻醉药理等研究都是麻醉学研究的重点；呼吸系统从气管、支气管、肺泡、膈肌等都是麻醉药物作用的靶点，和麻醉药物有着直接的联系，涉及麻醉药物对呼吸系统的作用和肺保护等研究；心血管系统包括心脏和血管也是麻醉药物作用的重要系统，可以成为优化麻醉方法，麻醉药物选择和心血管保护的重要立足点；其他肝脏、肠道和生殖系统都是麻醉药物作用和器官保护的重要系统，比如产科麻醉药物的基础药理研究；脊髓方面的研究因为涉及疼痛机制的研究在国外是麻醉医生研究的重点，但国内的研究因为条件限制目前在这方面投入不足；相反中国麻醉学科在器官保护方面的研究兴趣比较大。

目前我国麻醉学领域的研究方向大致有如下几个主要方向：麻醉临床及基础药理（clinical and basic pharmacology）、新药研发（drug development）、麻醉药物作用机制（mechanism of action of narcotic drugs）、疼痛和镇痛机制（pain and analgesic mechanisms）、器官保护（organ protection）以及其他方向。一份研究总结有关麻醉学科的研究课题表明，麻醉领域自1999—2009年共获得250项国家自然科学基金资助项目，主要集中在麻醉基础（84项）、疼痛研究（65项）、器官保护（88项）三大领域，均呈逐年上升趋势。2009年71项所获资助项目中，麻醉基础占20项，疼痛研究17项，器官保护28项。在器官保护领域，所获资助项目中涉及神经、心血管、肺脏、胃肠、肝脏以及多器官保护6个方面，涵盖了人体各大重要系统及器官。其中，神经保护方面获资助项目最多。虽然近年麻醉领域获得的课题有非常快的增长，但大致的趋势和比例与以上的结果相似。

为了支持麻醉领域的以上研究课题和研究方向，麻醉科实验室需要配置相应的研究平台。目前国内麻醉实验室配置比较多的研究平台有如下方面：临床研究平台，包括提供临床麻醉病例的电子数据收集，大样本多中心的临床麻醉研究的组织系统，麻醉新药的临床前试验和临床伦理申请等方面的支持；动物行为学研究平台，包括动物手术、制作动物模型和动物行为学检测相关的技术和设备支持，比如大小动物呼吸机、麻醉机，大小动物手术器械，大小动物血压、心电图、呼吸等参数的连续记录，评估动物意识、认知、学习和记忆的技术比如动物失去翻转反射（loss of righting reflex，LORR）实验，MORRIS水迷宫、Y迷宫；评估动物精神状况的Open Field实验、悬尾（tail suspension）实验、强迫游泳（forced swimming）实验，以及评估疼痛行为的动物甩尾实验等技术和相关设备；细胞分子生物学研究平台，包括核酸、DNA、蛋白质的定性和定量分析技术和转基因动物、干扰RNA等调节基因表达的技术的应用，以及细胞分离培养等技术设备；新药研发平台，包括药学和化学的相关技术设备以及药物测量的技术设备如气相、液相色谱测量等；电生理学技术平台，包括离体心脏灌流技术，肌肉张力测量技术以及涉及大脑、脊髓等神经元电活动测量记录技术和设备。

六、麻醉学实验室学术活动

实验室学术活动（laboratory academic activities）的目的是为了增强科研人员的创新思维和创新能力，加强学术交流，提高实验室的科研水平、加速人才培养。学术活动对麻醉学实验室的建设非常重要，有利于在实验室内形成学术氛围。实验室学术活动可以分多种形式，可以组织学生层面的读书报告、杂志俱乐部、科研技术探讨会等；每个研究小组可以每周组织小组会；实验室层面可以组织重大学术活动，麻醉科实验室学术活动可以由实验室主任或学术委员会主任主持日常学术活动，制订年度学

术活动计划，组织学术活动计划的实施，解决学术活动中存在的问题。每学期至少安排一次学术活动总结。

学术活动内容涉及研究工作的进展、国内外麻醉学科及相关领域的研究现状、发展方向以及前沿学科综述和论文报告、国内外学术会议汇报、专题学术讨论、系列学术讲座等。为加强与国内外同行间的学术交流，有条件的实验室可邀请本学科领域国内外有成就的学者来实验室作学术报告。实验室的学术活动是培养研究生学术素养，扩展研究生学生研究视野的重要方法，在学术活动中可以多鼓励实验室硕、博士生作学术报告。

麻醉学实验室还可以专门为实验人员开设一间电子资料室，实验人员根据自身需要查阅麻醉学相关的文献、资料。

七、麻醉学相关科研课题的申请(research project application)

除了转化医学研究可以直接产生经济效益外，其他的绝大多数科研活动是以科研论文或临床报告等形式发表，一般是不能产生直接效益的，同时绝大多数科研活动包括临床研究和基础研究是需要比较大的经费支持，因此申请课题经费是大多数科研活动得以实施的保障。麻醉学科研可以申请的课题包括国家自然科学基金委的基金，教育部的基金，地方政府比如省市卫生科技行政部门的基金，以及一些来自于公司、企业的横向课题资助。不管是来自哪个部门的科研经费支持，都需要书写基金申请书，都需要通过各个部门的基金评审。如果想从众多的申请者中脱颖而出成为胜利者，申请书必须展示出突出的理由得到支持。首先，课题需要有符合资助方要求的社会经济学价值和科学价值；其次，课题必须有创新性，不是重复以前的研究；最后，申请书必须证明申请者及其团队的科研能力加上申请单位的科研条件，能保障设计课题的完成，同时完成设计的课题能回答申请书提出的科学问题，回答这个科学问题有重要意义。

近年麻醉学领域申请国家和地方政府的课题有快速增长的趋势，在这些基金的支持下，麻醉学科的学科带头人应更重视麻醉学实验室的建设，以使麻醉学科得到持续健康快速发展。

第三节　麻醉学实验室的基本规则和制度

建立健全规章制度是实验室良好运行的基础。建设优良的麻醉学实验室需要健全的实验室管理，需要有正确的管理手段和制度来保证其实施。因此，每个实验室在开始运行都应首先建立和健全管理制度，并在以后的常规工作中不断补充和完善这些制度，使实验室工作中每个问题都有人管理，有据可依，有章可循。

一、实验人员入室、离室规则

一般教学医院的实验室为了提高使用效率大多要求作为开放实验室使用，也就是实验室需要向医院、学校甚至外校学生、研究者开放，这就要求实验室制定明确、细致的实验研究人员入室和离室规则。

首先实验室可以为入室人员提供统一规格的入室申请表，填写内容可以包括申请人相关情况、课题名称、操作步骤、标本量、拟完成时间、所需仪器设备、试剂器皿、耗材等。入室的申请表须由课题负责人或研究生导师签字同意，并由所在教研室或研究生部盖章确认；实验室安排专职人员对申请课题进行审议，批准后方可入室。外院研究人员的申请表须由课题负责人签字同意、并由所在单位盖章确认后才能进入实验室进行研究。

实验室负责人应保证对实验室所有相关人员包括实验技术人员、运输和清洁员工等工作人员安全培训计划的实施。培训应强调安全工作行为，应包括对新入室科研人员、学生的指导以及对专职科研人员的周期性再培训。实验室应保证全体人员受过急救培训。应提供物品和程序以减少涉及潜在传染性材料、化学品或有害物质的不利作用和事件的发生。实验室应有救治指南，必要时，还应有与实验室内可能遇到的危险相适应的紧急医学处理措施。所有入室学生和科研技术人员应熟悉在实验室受伤后所执行的程序。

二、动物伦理(animal ethics)及动物使用规则

麻醉学科研很多研究都需要使用各种实验动物。为了维护实验动物的福利，需要规范实验动物的伦理审查和实验动物从业人员的职业行为，并保护实验人员的安全，根据国家有关法律、法规、参考国际惯例，现在很多研究结构都制定了动物伦理及动物使用规则。

实验动物管理委员会及实验动物伦理委员会一般负责本单位实验动物福利伦理及动物实验安全的审查、监督和管理工作。实验动物管理委员会

及实验动物伦理委员会履行以下职责：审查和监督本单位各种实验动物的研究、饲养、繁殖、生产、经营和运输过程，动物实验的设计、实施过程是否符合实验动物福利伦理原则，是否采取有效措施保护实验人员的安全。

新开研究、课题等的动物实验，申请福利伦理审查，应先提交实验动物福利伦理及动物实验安全审查申请表，获得所在单位实验动物管理委员会及实验动物伦理委员会的批准方可实施，并接受日常监督检查。

三、危险化学药物和电、气的使用安全规则

为了加强对危险化学物品的安全管理，保证科室和实验室教学、科研的顺利进行，保障实验室人员生命、财产安全，保护环境，根据国务院《危险化学品安全管理条例》的规定，麻醉学实验室应该制定规则，规范危险化学药物和电、气的使用。

危险化学物品的管理范围包括爆炸品、压缩气体和液化气体、易燃液体、易燃固体、自燃物品和遇湿易燃物品、氧化剂和有机过氧化物、有毒品和腐蚀品、放射性核素物品等。危险化学药物和电、气的使用安全规则包括危险化学物品的申请及购置、转运、使用和废弃物的处理。凡需使用危险化学物品的单位，采购危险化学品应提交危险化学物品使用申请报告，经部门分管领导批准后，根据实际需要适量采购。危险化学物品的提运应严格遵照国务院《危险化学品管理条例》和其他相关条例的规定到公安部门和交通运输部门办理各种准运手续，装运时要严防震动、撞击、摩擦、重压和倾倒。使用、储存危险化学物品时，必须建立健全危险化学物品的安全管理制度，明确安全使用注意事项，并督促严格按照规定操作。

在实验室中，应按照相关标准在每个储存容器上标明每个产品的危害性质和风险性，还应在“使用中”材料的容器上清楚标明。对化学、物理及火灾危害应有足够可行的控制措施。应定期对这些措施进行监督以确保其有效可用。应保存监督结果记录。应要求所有人员按安全操作规程工作，包括使用被认为适用于所从事工作的安全装备或装置。

应培训实验室工作人员安全操作尖利器具及装置。包括针头、玻璃、一次性手术刀在内的利器应在使用后立即放在耐扎容器中。禁止用手对任何利器剪、弯、折断、重新戴套或从注射器上移去针头。安全工作行为应尽可能减少使用利器和尽量使用替代品。尖利物容器应在内容物达到三分之二前置换。所有样本、培养物和废弃物应被假定含有传染性生物因子，应以安全方式处理和处置。所操作样本血清或培养物的全过程应穿戴适当的且符合风险级别的个人防护装备。操作实验动物应穿戴耐抓咬、防水个人防护服和手套；应戴适当的面部、眼部防护装置，必要时，增加呼吸防护；应在生物安全柜内操作。摘除手套后一定要彻底洗手。应最好采用电子灼烧灭菌装置对微生物接种环灭菌。

（陈向东　姚尚龙）

参考文献

1. 李文志. 麻醉学科实验室建设初探. 国际麻醉学与复苏杂志 2008 年 10 月第 29 卷第 5 期，480-482.

2. 马丽，孙立，熊利泽，中国麻醉学领域科研工作现状分析. 中华麻醉学杂志 2010 年 30 卷第 6 期，641-643.

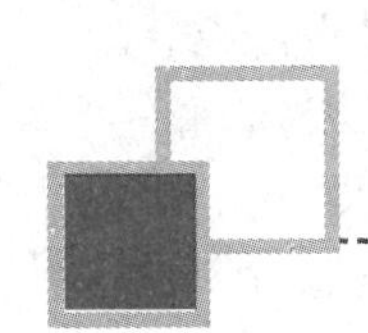

第三十六章　医学统计分析方法在麻醉科研中的应用

第一节　麻醉科研中常用的医学统计描述

在实际的医学科学研究中，经常需要用到医学统计学的知识，用以阅读文献、总结经验和分析科研数据等，因此医学统计学对于当今医学研究生而言是很重要的学习内容。医学统计学涵盖的内容丰富，涉及的概念和方法众多，针对麻醉学研究生的需要，在本章中主要介绍在麻醉科研中常用的一些医学统计分析理论和方法。随着科技的进步，已有软件能够实现医学统计分析方面的具体计算，因此正确运用统计学思维、选用恰当高效的统计方法、合理进行统计描述和推断显得相对更为重要。本章着重介绍医学统计描述和统计推断中的相关概念及其在麻醉科研中的应用。

本节将首先介绍医学统计描述中的一些概念和应用。

一、定量资料的统计描述

（一）分布特征的描述

1. **频数分布表**　为了解所收集的定量数据的分布规律，可以通过编制频数分布表（frequency table，频数表）来实现。

编制频数表的步骤为：①求极差（range）：也称全距，即最大值和最小值之差，常以 R 表示；②确定组段数和组距；③根据组距标出组段；④分组统计频数。

例 36-1：研究者检测了 50 名患者全麻后静脉血中的血管紧张素Ⅱ浓度，为了解其分布规律，编制频数分布表详见表 36-1。

2. **频数分布图**　以变量值为横坐标，各组段的频数为纵坐标，制作频数分布图（graph of frequency distribution），能够直观和形象地表现所收集数据的分布情况。

例 36-2：对表 36-1 中所示的数据做频数分布图，如图 36-1 所示。

表 36-1　50 名患者全麻后静脉血中血管紧张素Ⅱ浓度的频数分布

血管紧张素Ⅱ浓度（ng/L）	频数	频率（%）
26 ~	2	4
28 ~	3	6
30 ~	5	10
32 ~	6	12
34 ~	9	18
36 ~	9	18
38 ~	6	12
40 ~	5	10
42 ~	3	6
44 ~ 46	2	4
合计	50	100

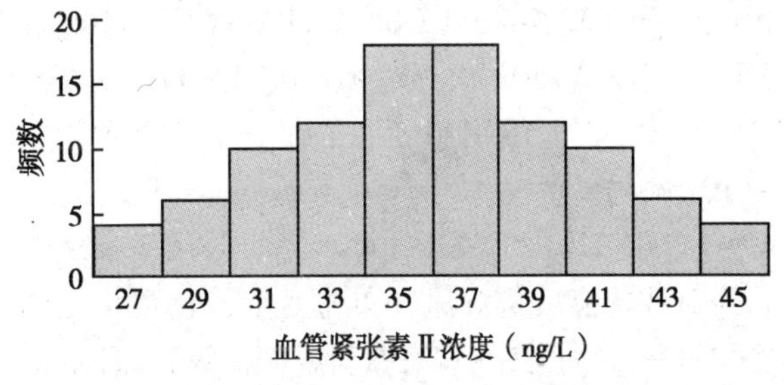

图 36-1　50 名患者全麻后血管紧张素Ⅱ浓度的频数分布图

3. **对称分布和偏态分布的基本特征**

（1）对称分布（symmetric distribution）的基本特征：在频数分布图上表现为两头低中间高，左右对称（例如：图 36-1 的资料属于对称分布。）。

（2）偏态分布（skewed distribution）的基本特征：在频数分布图上频数最多的组段不在中间位

置,各组段以频数最多的组段为中心、呈不对称分布。

例 36-3:有 100 名行剖宫产手术的患者术前接受了硬膜外阻滞麻醉,患者术后采用标准视觉模拟评分法(VAS)评价腰背痛。研究者为描述所收集的腰背痛 VAS 评分资料的分布规律,编制频数分布图,如图 36-2 所示。该资料的频数分布类型属于偏态分布。

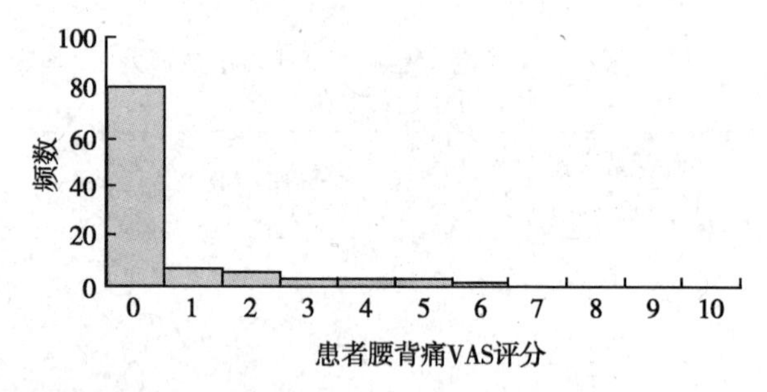

图 36-2 100 名硬膜外阻滞麻醉患者腰背痛 VAS 评分的频数分布图

(二) 集中趋势的描述

医学统计学用于描述一组变量值的集中趋势(同质性存在的生物规律)的特征指标为平均数(average)。常用的平均数包括算术均数、几何均数和中位数。

1. 算术均数(arithmetic mean) 样本均数用 $\overline{X}$ 表示,总体均数用 μ 表示。适用于描述观察值相差不大的小样本资料、近似正态分布的大样本资料数量上的平均水平或集中趋势。

例 36-4:10 名甲亢患者麻醉前的心率分别为 101 次/分、105 次/分、97 次/分、106 次/分、110 次/分、113 次/分、102 次/分、107 次/分、111 次/分、118 次/分,则这 10 名患者麻醉前心率的算术均数为 107 次/分。

2. 几何均数(geometric mean) 用于反映一组经对数转换后呈对称分布的变量值在数量上的平均水平。适用于正偏态资料或等比级数(即取值呈倍数关系)资料。常用符号 $\overline{X}_G$ 表示。

例 36-5:某种麻醉药物在 5 名患者中的血浆结合率的分别为 10%、1%、0.1%、0.01%、0.001%,则该麻醉药物在这组患者中血浆结合率的几何均数为 0.1%。

3. 中位数(median) 将一组数据按照大小顺序排列,形成一个数列,如果数据的个数是奇数,则处于处于数列中间位置的数就是这组数据的中位数;如果数据的个数是偶数,则中间两个数的平均数就是这组数据的中位数。常用符号 M_d 表示。

例 36-6:一组患者 6 人拟接受麻醉,麻醉前的心率分别为 60 次/分、62 次/分、64 次/分、66 次/分、68 次/分和 120 次/分。在本例中,患者心率的数据分布不对称,患者心率的中位数为(64+66)/2 =65 次/分。

(三) 离散趋势的描述

医学统计学中除了计算反映数据平均水平的指标外,还需要描述离散趋势(变异程度)的指标,包括:极差、四分位数间距、方差、标准差、变异系数。

这里主要介绍最为常用的描述离散趋势的指标,即方差和标准差:

1. 方差(variance) 用于描述一组数据的平均离散情况,也称均方差(mean square deviation)。总体方差用符号 σ^2 表示,样本方差用符号 S^2 表示。方差越大表示样本的变异程度越大。

2. 标准差(standard deviation) 是方差的正平方根。常用来表示对称数据的离散程度。总体标准差用 σ 表示,样本标准差用 S 表示。标准差越大表示样本的变异程度越大。文献中常用“$\overline{X}\pm S$”作为定量资料数值特征描述的专用符号。

例 36-7:有 A、B 两组患者各 10 人接受麻醉,研究者想要比较这两组患者的年龄情况,详见表 36-2。

表 36-2 A 组和 B 组患者的年龄情况

序号	A 组患者年龄(岁)	B 组患者年龄(岁)
1	20	35
2	37	40
3	41	46
4	42	47
5	44	49
6	56	51
7	58	53
8	59	54
9	63	60
10	80	65
平均数	50	50
标准差	16.67	8.83

表 36-2 中所示，A 组患者和 B 组患者的平均年龄都是 50 岁，但 A 组的标准差为 16.67 岁，B 组的标准差为 8.83 岁，说明 A 组患者之间的年龄差距要比 B 组患者之间的年龄差距大很多。

二、定性资料的统计描述

定性资料常见的数据形式是绝对数，但是因为绝对数通常不具有可比性，因此需要在绝对数的基础上计算相对数。常用的相对数包括率、构成比和相对比。

1. 率（rate）　又称“频率指标”或“强度指标”，说明某现象发生的频率或强度。

例 36-8：有 100 名患者接受全身麻醉，其中有 10 名患者术后出现了恶心呕吐，则在这 100 名患者中恶心呕吐的发生率为 10%。

2. 构成比（constitute ratio）　又称构成指标。它说明某事物（或现象）内部各组成部分所占的比重或分布，常以百分数表示。

例 36-9：有 20 名接受了全麻的患者术后出现了恶心呕吐，其中男性 5 人，女性 15 人，即男性占 25%，女性占 75%。

3. 相对比（relative ratio）　是指 A、B 两个有关指标之比，说明 A 为 B 的若干倍或百分之几。其中 A、B 两个指标可以是性质相同的，也可以是性质不同的；两个指标可以是绝对数，也可以是相对数或平均数。

例 36-10：在 20 名全麻恢复期出现恶心呕吐的患者中，男性有 5 人，女性有 15 人，则在这批出现恶心呕吐的患者中男女相对比为 1∶3。

三、统计表和统计图

（一）统计表

表达被研究对象的特征、内部结构及研究项目分组之间的数量关系的表格称为统计表。基本结构包括：表号、标题、标目、线条、数字以及备注（例如表 36-1 和表 36-2）。

（二）统计图

统计图包括直条图、百分条图、圆图、线图、直方图、散点图等。通常独立资料用直条图，连续资料用线图或直方图，构成比资料用百分比图或圆图，双变量资料用散点图等。

第二节　麻醉科研中常用的医学统计推断方法

一、差异性检验

（一）正态性检验和方差齐性检验

实际科研工作中，一些常用的统计推断方法比如 t 检验、u 检验、方差分析等，只适用于正态分布或近似正态分布资料，并且有些情况下还要求总体方差一致，因此在用这些方法前，常要进行正态性检验和方差齐性检验，以判断资料是否属于正态分布和方差齐性。

1. 正态性检验　方法主要有图示法和计算法。

（1）图示法：其中最常用的有概率图（probability-probability plot，P-P 图）和分位数图（quantile-quantile plot，Q-Q 图）法。P-P 图是以实际累计频率为 X 轴、被检验分布（如正态分布）的理论累计频率为 Y 轴作图；Q-Q 图是以实际分位数为 X 轴、被检验分布的理论分位数为 Y 轴作图。如果数据服从正态分布，则 P-P 图或 Q-Q 图上的数据点大致呈一条从左上到右下的直线分布。

（2）计算法：对偏度和峰度各用一个指标来评定的方法，常用矩法；用一个指标来综合评定的方法，如 W 检验法、W' 检验法和 D 法。本部分主要介绍矩法。

矩法的步骤一般为：提出原假设（总体偏度系数 $\Upsilon_1=0$ 且总体峰度系数 $\Upsilon_2=0$，即总体服从正态分布）和备择假设（总体偏度系数 $\Upsilon_1\neq0$ 或总体峰度系数 $\Upsilon_2\neq0$，即总体不服从正态分布）、规定显著性水平 α→计算检验统计量，得出 u 值→确定 P 值，作出推断结论（接受或拒绝原假设）。

计算检验统计量，得出 u 值的方法：

样本偏度系数

$$g_1=\frac{n\sum fX^3-3\sum fX\sum fX^2+2(\sum fX)^3/n}{(n-1)(n-2)\sqrt{\{[\sum fX^2-(\sum fX)^2/n]/(n-1)\}^3}}$$

样本峰度系数

$$g_2=\frac{(n+1)[n\sum fX^4-4\sum fX\sum fX^3+6(\sum fX)^2\sum fX^2/n-3(\sum fX)^4/n^2]}{(n-1)(n-2)(n-3)\{[\sum fX^2-(\sum fX)^2/n]/(n-1)\}^2}-\frac{3(n-1)^2}{(n-2)(n-3)}$$

其中 X 为变量值，f 为相同 X 值的个数，n 为样本含量。

g_1标准误 $\sigma_{g_1}=\sqrt{\dfrac{6n(n-1)}{(n-2)(n+1)(n+3)}}$

g_2 标准误 $\sigma_{g_2}=\sqrt{\dfrac{24n(n-1)^2}{(n-3)(n-2)(n+3)(n+5)}}$

$u_{g_1}=\dfrac{g_1}{\sigma_{g_1}},u_{g_2}=\dfrac{g_2}{\sigma_{g_2}}$

通过 u 界值表可以查出 P 值,从而得出总体是否符合正态分布的结论。

2. **方差齐性检验** 一般步骤为:提出原假设(总体方差相等)和备择假设(总体方差不等)、规定显著性水平 α→计算检验统计量 F 值→确定 P 值,作出推断结论(接受或拒绝原假设)。

检验统计量 $F=\dfrac{S_1{}^2}{S_2{}^2}$,$v_1=n_1-1$,$v_2=n_2-1$(其中,$S_1{}^2$ 为较大的样本方差,$S_2{}^2$ 为较小的样本方差,v_1 为分子的自由度,v_2 为分母的自由度,n_1、n_2 分别为相应的样本例数。)

通过 F 界值表可以确定 P 值,从而判断是否符合方差齐性。

正态性检验和方差齐性检验现在可以通过统计学软件(SPSS、SAS 等)较快得出检验结果,推断统计结论。

例 36-11:A、B 两组患者麻醉前心率如表 36-3 所示,研究者在比较两组患者麻醉前心率总体均数是否相等前,想知道两组心率是否符合正态分布并且方差齐性。

表 36-3 A、B 两组患者麻醉前心率情况

组别	麻醉前心率
A	61,65,73,75,76,76,77,79,87,89
B	65,67,78,79,80,81,82,83,92,95

对两组患者麻醉前心率分别进行正态性检验,原假设均为心率符合正态分布,两组数据均计算得 $P>0.10$,因此均符合正态分布。对两组患者麻醉前心率进行方差齐性检验,原假设为两组心率方差一致,计算得 $P>0.10$,因此可认为两组患者心率符合方差齐性。

(二)参数检验方法之 t 检验

参数检验(parameter test),是在已知总体分布的条件下(一般要求总体服从正态分布),对一些主要的参数(如平均数、百分数、方差、相关系数等)进行的检验。

t 检验(t test)为常用的参数检验方法,用于当总体标准差 σ 未知,且样本含量较小(例如 $n<60$),样本取自的总体符合正态分布时(两小样本均数比较时还要求两样本对应的总体方差齐性),进行定量资料的统计分析。当样本含量较大,或总体标准差 σ 已知时,采用 u 检验(又称 Z 检验),实际上它是 t 检验的特殊形式。

t 检验的步骤一般为:提出原假设(两组数据均数相等)和备择假设(两组数据均数有显著差异)、规定显著性水平 α→计算检验统计量 t 值→确定 P 值,作出推断结论(接受或拒绝原假设)。

现在通过统计学软件可以直接输出 P 值。如用传统的方法,需先计算出检验统计量 t 值,计算公式列如下:

1. **单样本 t 检验** 已知样本平均数 $\overline{X}$ 与已知总体平均数 μ_0 的比较。

$$t=\frac{\overline{X}-\mu_0}{S/\sqrt{n}},\nu=n-1$$

2. **配对样本 t 检验** 将受试对象按照某些特征配对,再将每对中的两个对象分配到两组进行比较。

$t=\dfrac{\overline{d}}{S_d/\sqrt{n}}$,$\nu=n-1$ 其中 $\overline{d}$ 为差值的样本平均数,S_d 为差值的标准差。

3. **两样本 t 检验** 用于完全随机设计的两组样本平均数的比较。

当两样本所属总体方差齐性:

$$t=\frac{\overline{X}_1-\overline{X}_2}{\sqrt{\dfrac{S_1{}^2(n_1-1)+S_2{}^2(n_2-1)}{n_1+n_2-2}\left(\dfrac{1}{n_1}+\dfrac{1}{n_2}\right)}},\nu=n_1+n_2-2$$

当两样本所属总体方差不齐,可采用近似 t 检验——t'检验或非参数检验(本节二):

$$t'=\frac{\overline{X}_1-\overline{X}_2}{\sqrt{\dfrac{S_1{}^2}{n_1}+\dfrac{S_2{}^2}{n_2}}},\nu=\frac{\left(\dfrac{S_1{}^2}{n_1}+\dfrac{S_2{}^2}{n_2}\right)^2}{\dfrac{\left(\dfrac{S_1{}^2}{n_1}\right)^2}{n_1-1}+\dfrac{\left(\dfrac{S_2{}^2}{n_2}\right)^2}{n_2-1}}$$

其中 $\overline{X}_1$ 和 $\overline{X}_2$ 分别为两组样本平均数,S_1 和 S_2 分别为两组样本标准差,n_1 和 n_2 分别为两组样本含量。

计算检验统计量 t 值后,在 t 分布界值表中查出 P 值范围。

P 值是直接关系到 t 检验统计结论的关键部分。

例 36-12：两组患者全麻后分别使用气管导管、喉罩进行机械通气，苏醒拔管期血浆去甲肾上腺素（norepinephrine，NE）浓度如表 36-4 所示。研究者要比较两组患者的苏醒拔管期血浆 NE 浓度是否存在差异。

表 36-4　使用气管导管和喉罩进行机械通气的患者拔管期血浆 NE 浓度情况

机械通气装置	患者 NE 浓度（pg/ml）
气管导管	310，432，375，557，560，627，571，608，480，725
喉罩	220，269，386，371，320，279，339，318，478，520

本例中需要比较的两组数据符合正态分布且方差齐性，采用两样本 t 检验。原假设（零假设）为两组患者拔管期血浆 NE 浓度没有差异。气管导管组患者 NE 浓度平均数为 525（标准差 125），喉罩组患者的 NE 浓度平均数为 350（标准差 1.14）。本例 t 为 3.541，P 值 0.002，按 $\alpha=0.05$，因此拒绝原假设，认为气管导管组和喉罩组患者拔管期血浆 NE 浓度存在差异。

（三）参数检验方法之方差分析

方差分析（analysis of variance，ANOVA），又称“F 检验”，常用于多组（两组以上）定量资料的比较。方差分析的前提条件是各组样本服从正态分布且方差齐性。方差分析可分为单因素方差分析、两因素方差分析和多因素方差分析。本部分主要介绍单因素方差分析，即分析按单一因素各水平分组对应的总体平均数是否存在差异。

单因素方差分析步骤一般为：提出原假设（多组总体均数相等）和备择假设（多组总体均数不等）、规定显著性水平 α→计算检验统计量 F 值→确定 P 值，作出推断结论（接受或拒绝原假设）。

检验统计量 F 值的计算方法：

设处理因素有 g 个水平，即随机分为 g 组，其中第 i 组（$i=1,2,\cdots,g$）的样本含量为 n_i，第 i 组第 j 个（$j=1,2,\cdots,n_i$）数据为 X_{ij}，第 i 组均数为 $\overline{X}_i$，总体均数为 $\overline{X}$，样本总数为 N。

组间差异 $SS_{组间}=\sum_{i=1}^{g} n_i(\overline{X}_i-\overline{X})^2$，$v_{组间}=g-1$，组间均方 $MS_{组间}=\dfrac{SS_{组间}}{v_{组间}}$

组内差异 $SS_{组内}=\sum_{i=1}^{g}\sum_{j=1}^{n_i}(X_{ij}-\overline{X}_i)^2$，$v_{组内}=N-g$，组内均方 $MS_{组内}=\dfrac{SS_{组内}}{v_{组内}}$

$$F=\frac{MS_{组间}}{MS_{组内}},v_1=v_{组间},v_2=v_{组内}$$

计算方差分析检验统计量值 F 后，在 F 界值表中查出 P 值范围。通过统计学软件也可以直接输出 P 值。依据 P 值作出统计推断结论。

例 36-13：30 个患者被随机分到 3 组，分别采用方案 A、B 和 C 进行麻醉诱导，诱导后 5 分钟患者血浆皮质醇浓度如表 36-5 所示。研究者想知道这三组患者麻醉诱导后 5 分钟患者血浆皮质醇浓度有无差别。

表 36-5　接受不同麻醉诱导方案的患者血浆皮质醇浓度情况

麻醉诱导方案	患者血浆皮质醇浓度（nM/ml）
A	371，450，625，671，655，682，508，552，560，589
B	360，448，492，539，199，236，260，307，346，352
C	356，370，418，540，380，605，447，434，467，520

本例为单一因素三组数据的比较，三组数据符合正态分布且方差齐性，采用单因素方差分析。原假设为接受三组不同麻醉诱导方案的患者血浆皮质醇浓度没有差异，备择假设为三组患者血浆皮质醇浓度有差异。$\alpha=0.05$。计算得 $P<0.001$，拒绝原假设，认为接受三组不同麻醉诱导方案的患者血浆皮质醇浓度存在差别。

（四）非参数检验方法之 Wilcoxon 秩和检验

非参数检验（non-parametric test），是指在总体分布情况不明、或不符合正态分布、或符合正态分布而方差不齐性时，用来检验数据资料是否来自同一个总体假设的一类检验方法。

Wilcoxon 秩和检验（Wilcoxon rank sum test），是一种常用的两组独立样本的非参数检验方法，可用于推断完全随机化设计的两组样本所来自的总体分布是否存在差别，适用于定量资料和等级资料（有序定性资料）的统计分析。

Wilcoxon 秩和检验的步骤一般为：提出原假设（两组总体分布相同，即两组样本来自同一总体）和备择假设（两组总体分布不同）、规定显著性水平 α（通常为 0.05 或 0.01）→计算检验统计量 T 值→确定 P 值，作出推断结论（接受或拒绝原假设）。

计算检验统计量 T 值的方法：先把两组样本数

据混合，由小到大编秩，即由小到大排序，最小数据秩为1，第二小的数据秩为2，以此类推，如数据相等则取平均秩。再把样本量较小的一组（样本量为n_1）秩的和（T_1）取为T，如两组样本量相同，可取任一组的秩和（T_1或T_2）为T。

P值可以通过统计学软件快捷算出，也可以通过传统方法得出：

1. **查表法** 当样本量较小一组$n_1 \leqslant 10$和两组样本含量之差$n_2-n_1 \leqslant 10$时，查T界值表（两样本比较秩和检验用）得出P值范围。

2. **正态近似法** 当样本量较小一组$n_1>10$或两组样本含量之差$n_2-n_1>10$时，超出T界值表范围，按以下公式计算统计量u，得出P值：

$$u=\frac{|T-n_1(N+1)/2|-0.5}{\sqrt{\frac{n_1 n_2(N+1)}{12}\left(1-\frac{\sum(t_j^3-t_j)}{N^3-N}\right)}}$$

其中$n_1+n_2=N$，$t_j(j=1,2,\cdots)$表示第j个相同秩的个数。

P值是得出Wilcoxon秩和检验结论的关键。

例36-14：两组患者分别使用A组、B组药物进行术后镇痛，VAS镇痛评分如表36-6所示，研究者要比较两组患者的VAS评分有无差别。

表36-6 A组和B组药物镇痛的患者VAS镇痛评分情况

A组患者VAS镇痛评分	B组患者VAS镇痛评分
1	5
1	0
1	5
1	6
0	5
1	5
1	5
8	6
1	6
1	5
	1
	7

本例中的两组数据不符合正态分布，因此采用Wilcoxon秩和检验分析两组患者VAS评分情况。原假设：两组患者VAS评分总体分布相同；备择假设：两组患者VAS评分总体分布不同。$\alpha=0.05$。计算得$P=0.014$，拒绝原假设，接受备择假设，认为两组患者VAS评分存在差别。

（五）非参数检验方法之卡方检验

卡方检验（chi-squared test，即χ^2 test），是一种主要的计数资料（无序定性资料）的假设检验方法，常用于比较两组或多组样本的率或构成比是否有差别。卡方检验对于总体的分布不作任何假设，因此它属于非参数检验的范畴。

卡方检验的基本步骤为：提出原假设（各组的率或构成比相同）和备择假设（各组的率或构成比不相同）、确定显著性水平α（通常为0.05或0.01）→计算检验统计量χ^2→确定P值，作出推断结论（接受或拒绝原假设）。

通过SPSS、SAS等统计学软件可以直接得出P值，作出推断结论；也可以通过传统方法计算出χ^2，通过χ^2界值表查得P值范围。χ^2计算方法列如下：

1. **四格表资料的比较** 用2×2列联表，即四格表来表示两组二分类资料。四格表的一般格式如表36-7所示。

表36-7 四格表资料一般形式

组别	属性		合计
	阳性（+）	阴性（-）	
1组	a	b	$n_1=a+b$
2组	c	d	$n_2=c+d$
合计	$m_1=a+c$	$m_2=b+d$	$n=a+b+c+d$

第i行第j列的理论频数T的计算公式为$T_{ij}=\frac{n_i m_j}{n}$，n_i为第i行合计数，m_j为第j列合计数。n为总例数。

（1）当$n \geqslant 40$且所有$T \geqslant 5$时，用普通χ^2检验公式；当$P \approx \alpha$，改用Fisher确切概率法。

（2）当$n \geqslant 40$但有$1 \leqslant T<5$时，用校正的χ^2检验公式，也可用Fisher确切概率法。

（3）当$n<40$或有$T<1$时，用Fisher确切概率法。

四格表普通χ^2检验公式：

$$\chi^2=\frac{|(ad-bc)|^2 n}{(a+b)(c+d)(a+c)(b+d)},v=(行数-1)(列数-1)=1$$

四格表校正χ^2检验公式：

$$\chi^2=\frac{\left(|ad-bc|-\frac{n}{2}\right)^2 n}{(a+b)(c+d)(a+c)(b+d)},v=(行数-1)$$

(列数-1)=1

Fisher 确切概率法:保持四格表周边合计数不变,四格表内 a、b、c、d 变动的组合共有"周边合计数中的最小数+1"种,第 i 种组合的概率 $P_i=\frac{(a+b)!(c+d)!(a+c)!(b+d)!}{a!b!c!d!n!}$,其中!表示阶乘符号。现有样本的四格表概率设为 P^*。计算所有 $P_i \leqslant P^*$ 的累积概率 P,与事先确定的显著性水平 α 相比较,作出推断结论。

2. 配对四格表资料的比较 配对四格表资料常用于临床上两种检验方法、诊断方法等的比较。一般格式如表 36-8 所示。

表 36-8 配对四格表资料四格表资料一般形式

处理1结果	处理2结果		合计
	阳性(+)	阴性(-)	
阳性(+)	a	b	$n_1=a+b$
阴性(-)	c	d	$n_2=c+d$
合计	$m_1=a+c$	$m_2=b+d$	$n=a+b+c+d$

当 $b+c \geqslant 40$ 时,$\chi^2=\frac{(b-c)^2}{b+c}, v=1$

当 $b+c<40$ 时,$\chi^2=\frac{(|b-c|-1)^2}{b+c}, v=1$

3. 行×列资料的比较 通常用 R×C 列联表来表示,可用于多组多分类资料的比较,一般格式如表 36-9 所示。

表 36-9 行×列资料所用 R×C 列联表一般形式

组别	属性				合计
	1	2	…	C	
1组	A_{11}	A_{12}	…	A_{1C}	n_1
2组	A_{21}	A_{22}	…	A_{2C}	n_2
R组	A_{R1}	A_{R2}	…	A_{RC}	n_R
合计	m_1	m_2	…	m_C	n

$$\chi^2=n\left(\sum_{i=1}^{R}\sum_{j=1}^{C}\frac{A_{ij}^{\ 2}}{n_i m_j}-1\right), v=(\text{行数}-1)(\text{列数}-1)$$

其中 A_{ij} 为第 i 行第 j 列的实际频数,n_i 为第 i 行合计数,m_j 为第 j 列合计数。n 为总例数。

不论是通过统计学软件还是传统方法进行 χ^2 检验,P 值是得出推断结论的关键。

例 36-15:有 300 个患者术中进行控制性降压,分别用 A 组药物和 B 组药物进行处理,结果见表 36-10。研究者需分析两组药物的控制性降压效果是否不同。

表 36-10 A 组、B 组药物进行控制性降压效果

组别	控制性降压效果		合计
	有效	无效	
A组	100	50	150
B组	75	75	150
合计	175	125	300

此例是进行率的计算,用 χ^2 检验。原假设为两组药物的控制性降压效果相同,备择假设为两组药物控制性降压效果不同。取显著性水平 $\alpha=0.05$。计算后得出双侧近似 P 值为 0.003,因而拒绝原假设,认为两组药物的控制性降压效果不同。

二、关联性分析

(一)相关分析

相关分析(correlation analysis)是研究两变量间相互联系的密切程度和相关方向的统计分析方法。相关关系分为直线相关和曲线相关。本部分主要介绍直线相关。

直线相关是指变量 X 和变量 Y 之间存在直线关系,常用于双变量正态分布资料。将 X、Y 的数值,在平面直角坐标中确定为一个点,点的分布情况大致散布在一条直线的周围。直线样本相关系数用 r 表示(总体相关系数为 ρ)。

$$r=\frac{\sum(X-\bar{X})(Y-\bar{Y})}{\sqrt{\sum(X-\bar{X})^2}\sqrt{\sum(Y-\bar{Y})^2}}$$

$-1 \leqslant r \leqslant 1$。$r$ 为正值时,称正相关;r 为负值时,称负相关。$r=0$ 时或接近于 0 时为无相关。r 绝对值越大,说明两个变量间的关系越密切,反之亦然。

由于是从样本资料求得,r 不等于零,并不表示 ρ 不等于零,故在应用时还应做统计学显著性检验(采用 t 检验)。提出原假设($\rho=0$)和备择假设($\rho \neq 0$),规定显著性水平 α,计算检验统计量 $t=\frac{|r|}{\sqrt{\frac{1-r^2}{n-2}}}, v=n-2$,查 t 分布界值表确定 P 值,作出推断结论(接受或拒绝原假设)。现在统计学软件可以进行相关分析,直接得出 r 和 P 值。

需注意,直线相关关系的有效范围仅限于原资料中 X 变量和 Y 变量的实测范围,超出此范围就不一定保持现有的直线相关关系。而且相关关系只说明两个变量在数量上的关系,不表明它们之间有

因果关系，但相关关系却为进一步探求因果关系提供重要线索。

例 36-16：某麻醉药以某浓度静脉注射 30 分钟后，在 10 个患者血浆和脑脊液中的浓度如表 36-11 所示，研究者想要知道该麻醉药在血浆和脑脊液中的浓度的相关关系如何。

表 36-11 10 个患者血浆和脑脊液中某麻醉药物浓度

患者序号	血浆药物浓度（μg/ml）	脑脊液药物浓度（ng/ml）
1	2.25	23.95
2	3.10	25.11
3	3.05	32.70
4	4.71	48.75
5	3.55	30.78
6	3.91	42.50
7	2.85	31.96
8	4.91	41.12
9	5.21	50.17
10	3.76	32.16

本例需要研究两变量的相关关系，采用相关分析。绘制表 36-11 数据的散点图，如图 36-3 所示：

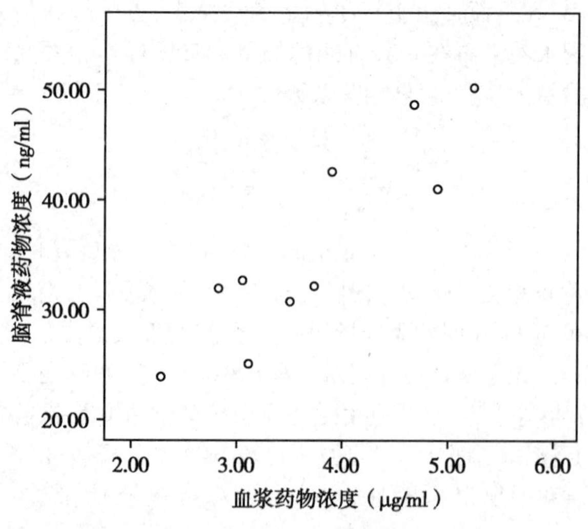

图 36-3 10 个患者血浆和脑脊液中某麻醉药物浓度的散点图

计算得 $r=0.897$。提出原假设（$\rho=0$，即该麻醉药在血浆和脑脊液中的浓度无直线相关关系）和备择假设（$\rho\neq0$，即该麻醉药在血浆和脑脊液中的浓度有直线相关关系），规定显著性水平 $\alpha=0.05$。计算得 $P<0.001$，拒绝原假设，因此可以认为该麻醉药在血浆和脑脊液中的浓度存在正直线相关关系。

（二）回归分析

回归分析（regression analysis）是分析两个或两个以上变量间相互依赖关系的一种统计方法。按照自变量和因变量之间的关系是否可用一条直线近似表示，可分为线性回归分析和非线性回归分析。本部分主要介绍包括一个自变量 X 和一个因变量 Y 的一元线性回归分析，以介绍回归分析的基本思想。

线性回归分析要求数据满足线性、独立、正态分布和方差齐性等前提。进行回归分析，可绘出散点图，以便直观地考虑两个变量间的关系。根据散点图可以假定，在一元线性回归中，对于 X 的各个取值，相应的 Y 的总体平均数 $\mu_{Y|X}$ 在一条直线上。总体回归方程 $\mu_{Y|X}=\alpha+\beta X$（α 为常数项，为回归直线在 Y 轴上的截距；β 为总体回归系数，即回归直线的斜率。）

样本回归方程 $\hat{Y}=a+bX$（$\hat{Y}$、a、b 分别为 $\mu_{Y|X}$、α、β 的样本估计值。）

b 的计算公式：$b=\dfrac{\sum(X-\bar{X})(Y-\bar{Y})}{\sum(X-\bar{X})^2}$，$a$ 的计算公式：$a=\bar{Y}-b\bar{X}$

由于是从样本资料求得，b 不等于零，并不表示 β 不等于零。（如果 $\beta=0$，则总体直线回归方程并不成立。）故在应用时还应做统计学显著性检验。原假设为 $\beta=0$，备择假设为 $\beta\neq0$。统计学检验可用 t 检验法或方差分析法。

t 检验法：$t=\dfrac{b}{S_b}$，$v=n-2$ 其中样本回归系数的标准误 $S_b=\dfrac{S_{Y\cdot X}}{\sqrt{\sum(X-\bar{X})^2}}$，

剩余标准差 $S_{Y\cdot X}=\sqrt{\dfrac{\sum(Y-\hat{Y})^2}{n-2}}$。查 t 分布界值表确定 P 值，作出推断结论（接受或拒绝原假设）。

方差分析法：$F=\dfrac{SS_{回归}/v_{回归}}{SS_{残差}/v_{残差}}$，$v_{回归}=1$，$v_{残差}=n-2$

其中回归平方和 $SS_{回归}=\sum(\hat{Y}-\bar{Y})^2$，残差平方和 $SS_{残差}=\sum(Y-\hat{Y})^2$。（$Y$ 的离均差平方和 $\sum(\bar{Y}-Y)^2$ 即 $SS_{总}=SS_{回归}+SS_{残差}$，$SS_{总}$ 表示 Y 的总变异。）查方差分析用的 F 界值表，得 P 值，作出推断结论。

实际工作中还应考虑回归方程的决定系数 R^2，其反映在 Y 的总变异中、由 X 引起的变异占多大比重，也反映回归直线的拟合程度，即回归方程估测

可靠程度的高低。其计算公式为：$R^2=\frac{SS_{回归}}{SS_{总}}$。$0\leqslant R^2\leqslant 1$，通常 R^2 越趋近于1，说明回归方程拟合得越好。当 X 和 Y 均为随机变量时，R^2 为相关系数 r 的平方。

回归分析也可以通过统计学软件进行，方便快捷得出结果。

例36-17：有10个患者接受麻醉，其年龄和麻醉前收缩压如表36-12所示。研究者要分析患者年龄和麻醉前收缩压之间的数量关系。

表36-12　10个患者的年龄和麻醉前收缩压情况

患者序号	患者年龄	麻醉前收缩压（mmHg）
1	16	105
2	25	127
3	37	137
4	32	116
5	40	138
6	46	150
7	56	161
8	58	142
9	68	155
10	70	160

本例要研究两变量的相互依赖关系，因此采用回归分析。绘制表36-12数据的散点图，如图36-4所示：

由散点图知，患者年龄与麻醉前收缩压呈线性关系。计算得 $a=97.533$，$b=0.928$，因此回归方程

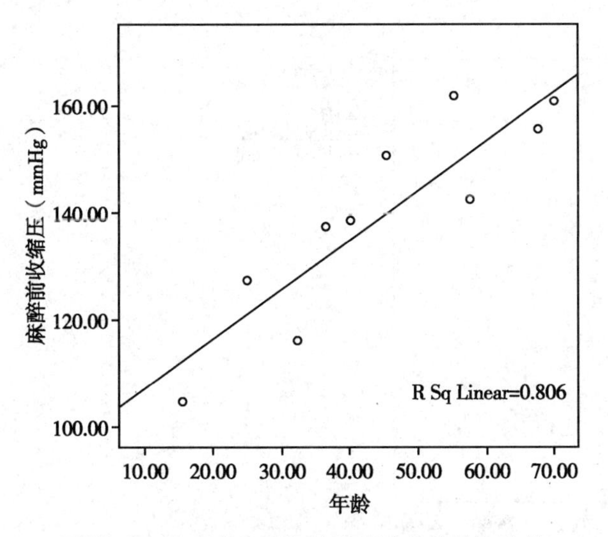

图36-4　10个患者的年龄和麻醉前收缩压的散点图

为：麻醉前收缩压=97.533+0.928×年龄。进行 t 检验，计算得 $P<0.001$，认为该直线回归方程成立。决定系数 $R^2=0.806$，认为该回归方程有较好的拟合程度。

三、生存分析

（一）生存率的估计

生存分析（survival analysis），又称为事件时间分析，是将事件的结果和出现这一事件的时间结合起来分析的统计分析方法。生存分析起源于对“生存或死亡”的分析，因此得名，现在其应用领域广泛，比如疾病的发生和预后等。

生存时间，是指从观察起点到某一终点事件之间的时间跨度（记为变量 T，取值记为 t）。生存结局包括“死亡”（或其他感兴趣的终点事件）和“删失”。其中“删失”是指在规定的观察期内，因为某些原因，对某些对象未能观察到感兴趣的终点事件结局，并且也不知道确切的生存时间。

生存分析中的生存概率

$p=\frac{活过某时段的人数}{某时段开始时的总人数}$，死亡概率

$q=\frac{某时段内的死亡人数}{某时段开始时的总人数}$，生存率（survival rate）指观察对象经过 t_k 时段后仍存活的可能性。如无删失数据，则生存率 $\hat{S}(t_k)=P(T>t_k)=\frac{t_k\text{时刻仍存活的例数}}{观察总例数}$；如有删失数据，则须分时段计算生存概率再得到生存率 $\hat{S}(t_k)=p_1\cdot p_2\cdot\cdots\cdot p_k=\hat{S}(t_{k-1})\cdot p_k$，其中 $p_i(i=1,2,\cdots,k)$ 为各时段的生存概率。

生存率的估计常采用Kaplan-Meier法，适用于小样本或大样本且有精确生存时间的资料分析；也可采用寿命表法，适用于大样本或粗略的生存资料。本部分主要介绍Kaplan-Meier法。

Kaplan-Meier法步骤：由小到大排列生存时间 $t_i(i=1,2,\cdots,k)$，对于完全数据与删失数据相同的情况，删失数据排在后→列出观察时间 $[t_i,t_{i+1})$ 内的死亡例数 d_i 和删失例数 c_i→列出恰在时刻 t_i 之前的生存例数 n_i（期初例数）$n_i=n_{i-1}-d_{i-1}-c_{i-1}$→计算死亡概率 q_i 和生存概率 p_i→计算生存率 $\hat{S}(t_i)$。以生存时间为横轴，生存率为纵轴绘制阶梯状生存曲线，即Kaplan-Meier曲线。生存曲线上对应生存率为50%的生存时间即中位生存期，是生存分析中常用的统计量。

例 36-18：对于 20 个接受脑血管手术的老年患者（患者术前一般情况无显著差异），分别采用方案 A 和 B 进行麻醉管理，患者生存时间如表 36-13 所示（“+” 表示删失数据）。研究者要估计接受方案 A 和 B 的患者术后的生存率。

本例要估计小样本生存率，采用 Kaplan-Meier 生存分析。计算得本例中接受麻醉管理方案 A 和 B 的患者术后生存率如表 36-14 所示。

表 36-13 接受麻醉管理方案 A、B 的患者术后生存时间情况

麻醉管理方案	患者术后生存时间（月）
A	10，12，13，15，20+，22+，11，19，25+
B	23，20，21，25 +，30 +，33，35，29，37 +，27，22

表 36-14 接受麻醉管理方案 A 和 B 的患者术后生存率

麻醉管理方案	序号	生存时间（月）	生存率	生存率标准误
A	1	10. 000	0. 889	0. 105
	2	11. 000	0. 778	0. 139
	3	12. 000	0. 667	0. 157
	4	13. 000	0. 556	0. 166
	5	15. 000	0. 444	0. 166
	6	19. 000	0. 333	0. 157
	7	20. 000	0. 333	0. 157
	8	22. 000	0. 333	0. 157
	9	25. 000	0. 333	0. 157
B	1	20. 000	0. 909	0. 087
	2	21. 000	0. 818	0. 116
	3	22. 000	0. 727	0. 134
	4	23. 000	0. 636	0. 145
	5	25. 000	0. 545	0. 150
	6	25. 000	0. 545	0. 150
	7	27. 000	0. 436	0. 155
	8	29. 000	0. 327	0. 150
	9	30. 000	0. 327	0. 150
	10	33. 000	0. 164	0. 138
	11	37. 000	0. 164	0. 138

绘制 Kaplan-Meier 生存曲线如图 36-5 所示。

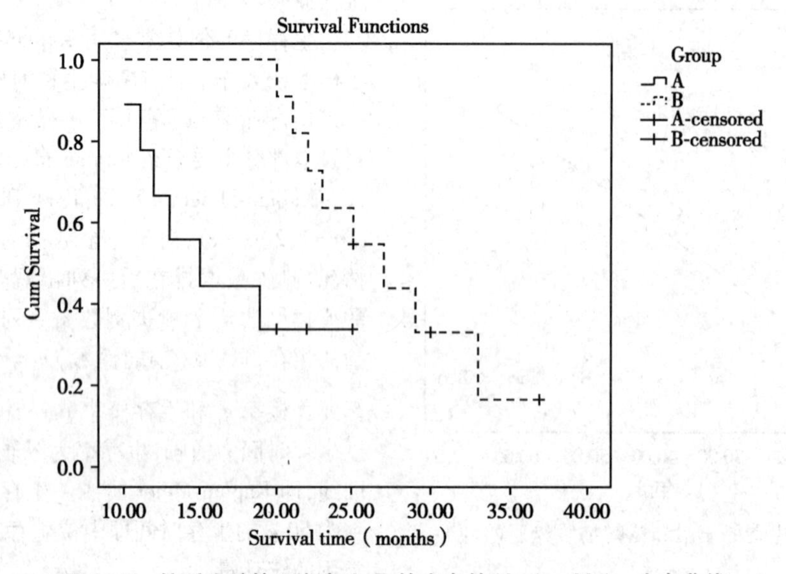

图 36-5 接受麻醉管理方案 A、B 的患者的 Kaplan-Meier 生存曲线

接受麻醉管理方案 A、B 的患者的中位生存期分别为 15 个月和 29 个月。

（二）生存率的比较：Log-rank 检验和 Breslow 检验

生存曲线可以直接给人关于生存率的印象，但两组或多组生存率的比较仍需要通过假设检验，常用的方法有 Log-rank 检验和 Breslow 检验（又称 Wilcoxon 检验）。

Log-rank 检验和 Breslow 检验的步骤一般为：提出原假设（各组生存率相同），和备择假设（各组生存率相同）、规定显著性水平 α→计算检验统计量 χ^2（计算方法列如下）→查 χ^2 界值表确定 P 值，作出推断结论（接受或拒绝原假设）。

Log-rank 检验统计量 $\chi^2=\frac{[\sum(d_{gi}-T_{gi})]^2}{V_g}$，$v=$ 组数−1，其中 $T_{gi}=\frac{n_{gi}d_i}{n_i}$，$V_g=\sum\frac{n_{gi}}{n_i}\left(1-\frac{n_{gi}}{n_i}\right)\left(\frac{n_i-d_i}{n_i-1}\right)d_i$。$g$ 表示组序号，i 表示时间段序号。n_{gi}、d_{gi} 和 T_{gi} 分别为各组在 t_i 上的期初例数、实际死亡数和理论死亡数，n_i 和 d_i 分别为 t_i 上多组合计的期初例数和死亡数。

Breslow 检验统计量 $\chi^2=\frac{[\sum\omega_i(d_{gi}-T_{gi})]^2}{V_g}$，$v=$ 组数−1，其中 d_{gi} 和 T_{gi} 意义同 Log-rank 检验中所描述，$V_g=\sum\omega_i^2\frac{n_{gi}}{n_i}\left(1-\frac{n_{gi}}{n_i}\right)\left(\frac{n_i-d_i}{n_i-1}\right)d_i$，$\omega_i$ 为权重（Breslow 检验中 $\omega_i=n_i$，Log-rank 检验中 $\omega_i=1$）。

通过统计软件也可以得出 P 值，从而得出推断结论。

例 36-19：表 36-13 中示 20 个老年患者脑血管术后生存时间情况，比较术中接受麻醉管理方案 A 组和 B 组的患者生存率是否存在差异。

本例需要进行生存率的比较，可采用 Log-rank 检验或 Breslow 检验。原假设为两组患者生存率相同，备择假设为两组患者生存率不同。取显著性水平 $\alpha=0.05$。两种检验均可得出 $P<0.05$，因而拒绝原假设，认为接受麻醉管理方案 A 和 B 的老年患者脑血管术后生存率不同。

注意：在实际应用中，“有统计学意义”与“有实际专业意义”并不一定一致。

第三节　医学统计分析方法在麻醉科研中应用的案例分析

一、差异性检验

例 36-20：有 10 名患者进行肝移植手术，术中无肝前期、无肝期和再灌注期采用肌松药 A 维持恒定的肌松程度，所用肌松药 A 的剂量如表 36-15 所示。分析术中三期所用肌松药 A 的剂量是否存在差异。

表 36-15　10 个患者无肝前期、无肝期和再灌注期所用肌松药 A 的剂量

序号	肌松药 A 的剂量 [$\times10^{-2}$ mg/(kg·h)]		
	无肝前期	无肝期	再灌注期
1	26	29	23
2	24	33	29
3	32	22	20
4	36	36	32
5	33	32	28
6	30	31	26
7	38	30	24
8	41	24	30
9	37	40	22
10	39	25	27

分析：本例中需要比较患者无肝前期、无肝期和再灌注期三期中肌松药 A 的剂量，为三组定量数据的比较，考虑采用方差分析的统计方法。

对三组数据进行正态性分析和方差齐性分析，结果为三组数据均符合正态分布，且符合方差齐性，满足进行方差分析的条件。

对三组数据进行单因素方差分析，原假设为三期所用肌松药 A 的剂量没有差异，备择假设为三期所用肌松药 A 的剂量有差异。$\alpha=0.05$。计算得 P 值约为 0.010，拒绝原假设，统计推论为：维持相同的肌松程度时，患者无肝前期、无肝期和再灌注期所用肌松药 A 的剂量存在差异。

二、关联性分析

例 36-21：有 10 个无糖尿病的女性患者进行择期手术，术前记录患者体重指数（body mass index，BMI）。麻醉诱导中给予患者单次相同剂量的肌松药 A，监测 T1 恢复至 10% 的时间作为肌松恢复时间。患者 BMI 和肌松恢复时间如表 36-16 所示。分析患者 BMI 和肌松恢复时间是否相关。

表 36-16 10 个患者的 BMI 和肌松恢复时间情况

患者序号	患者 BMI	肌松恢复时间(min)
1	16.78	15.20
2	17.25	17.25
3	20.51	16.75
4	23.76	17.80
5	22.41	20.60
6	25.80	22.70
7	26.37	22.25
8	29.55	25.75
9	24.11	18.17
10	23.67	21.92

分析:本例需要分析患者 BMI 和肌松恢复时间的相关关系。以患者 BMI 为 X 轴、肌松恢复时间为 Y 轴作散点图,如图 36-6 所示。

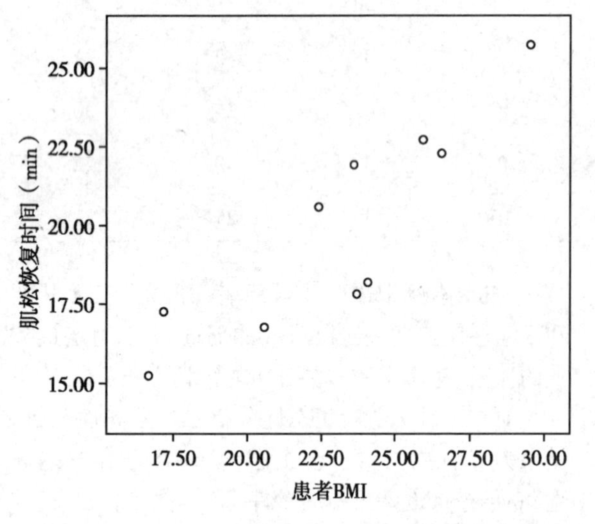

图 36-6 10 个患者 BMI 和肌松恢复时间的散点图

如图 36-6 所示,散点图成线性趋势。对患者 BMI 和肌松恢复时间进行正态性分析,得出两组数据均符合正态分布,且各观察值之间相互独立。因此对本例采用直线相关分析。

计算得 $r=0.876$。提出原假设(BMI 和肌松恢复时间无直线相关关系)和备择假设(BMI 和肌松恢复时间有直线相关关系),取显著性水平 $\alpha=0.05$。计算得 $P<0.01$,拒绝原假设,因此可认为患者 BMI 和肌松恢复时间存在正直线相关关系。

三、生存分析

例 36-22:有 30 个合并冠脉疾病的高龄患者进行某择期手术,其中 15 人围术期采用药物 A 控制心率,另外 15 人采用安慰剂 B 作为对照。两组患者术后生存情况如表 36-17 所示。分析两组患者术后生存率是否存在差异。

表 36-17 围术期接受药物 A 和安慰剂 B 的患者术后生存情况

围术期麻醉管理	患者术后生存时间(月)
药物 A	23,22,40,50,60,37,40,28,27,33,52,60+,51+,29+,30+
安慰剂 B	24,26,27,10,20,22,23,22,19,27,30,36+,33+,35+,29+

分析:本例需要对两组患者进行生存分析。采用 Kaplan-Meier 法绘制生存曲线(图 36-7)。围术期接受药物 A 的患者中位生存期为 40 个月,接受安慰剂 B 的患者中位生存期为 26 个月。

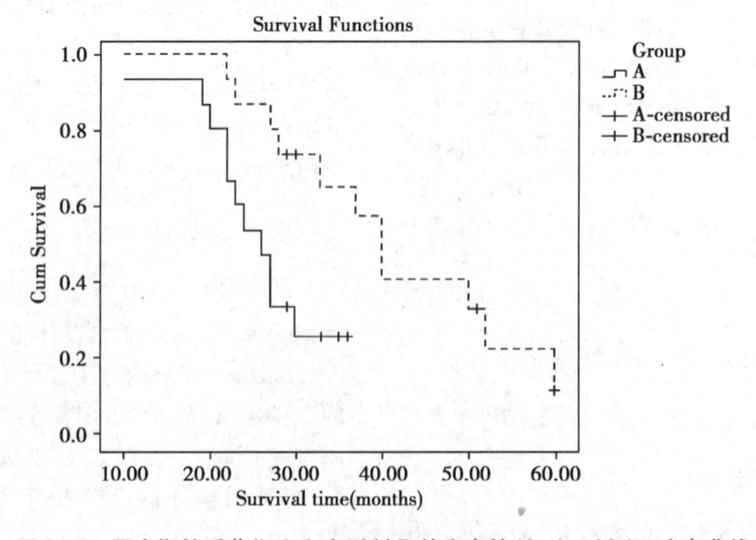

图 36-7 围术期接受药物 A 和安慰剂 B 的患者的 Kaplan-Meier 生存曲线

为比较两组患者生存率是否存在差别,采用 Log-rank 检验或 Breslow 检验:原假设为两组患者生存率相同,备择假设为两组患者生存率不同。取显著性水平 $\alpha=0.05$。两种检验均可得出 $P<0.05$,因此可以认为两组患者生存率不同。本例中围术期接受药物 A 的患者生存时间长于接受安慰剂 B 的患者。

(俞敏 彭云水)

参考文献

1. 方积乾. 生物医学研究的统计方法. 北京:高等教育出版社,2007
2. 孙振球. 医学统计学. 第 3 版. 北京:人民卫生出版社,2010
3. Campbell MJ, Machin D, Walters SJ. Medical Statistics: A Textbook for the Health Sciences. 4th Edition. Chichester Wiley,2007
4. Feinstein AR. Principles of Medical Statistics. Boca Raton CRC Press,2002
5. Harris M, Taylor G. Medical Statistics Made Easy. London: Taylor & Francis Group,2004
6. Kirkwood BR, Sternc JAC. Essential Medical Statistics. 2nd Edition. Oxford: Blackwell Publishing,2003

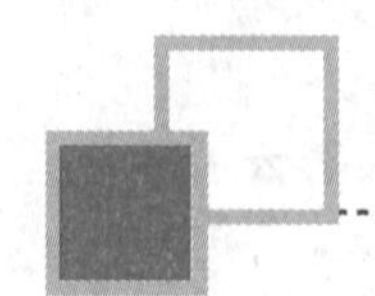

第三十七章　麻醉科研论文写作

第一节　概　　述

一、医学科研论文的定义

医学科研论文(medical research papers)是科技信息交流和新知识及时传播的重要手段,并且发表论文是公布研究成果,取得同行承认的主要途径。论文写作是每位医学研究生必须掌握的基本功之一。撰写出符合规范、高质量的医学论文(包括学位论文)是每位医学研究生科学素质和基本功训练的重要环节,是获取学位必经途径。

论文(thesis),是一种议论性文章,其通过数字、文字和图表总结、表达、解释和传播研究结果。医学论文(medical paper,medical thesis)是科学论文(scientific treatise)的一种,可就医学方面的任何一个问题加以论说,文章的形式也多种多样。医学科研论文一般具有较鲜明的学术论文(academic thesis)的特点,通常是:特定历史背景下对医学科学研究成果和临床工作经验进行总结的文字性报告;某一时期医学某一领域发展的文献记载;医学工作者阐述和表达医学研究成果的书面报告;医学科技信息产生、存储、交流和推广的主要媒介形式。

二、医学科研论文的分类(classification of medical research papers)

医学论文依其论述内容的不同、揭示的事物或问题的形式与深度的不同等,可有各种各样的格式和写法。几种最常见的医学论文的类型如下:

(一) 研究论文(research paper)

该类论文一般以学术论著(original article)为主,是对“某一学术课题在实验性、理论性或观测性上具有新的科学研究成果或创新见解和知识的科学记录;或是某种已知原理应用于实际中取得新进展的科学总结”。学术论著不同于实验报告、阶段报告和工作总结,其应对实验工作素材有整理和提高,要形成论点。学术论著的内容应提供新的科技信息,有所发现、有所发明、有所创新,而不是重复、模仿、抄袭前人的工作。

在某些情况下,由于版面字数等的限制,有些专题研究论文常以研究简报(brief report)的形式发表。研究简报主要展现作者的观点和独到的研究方法,其篇幅一般以2500~3000字为限。

学位论文(dissertation;academic dissertation)是表明研究者从事科学研究后取得创造性的结果或获得新的见解,并以此为内容撰写而成、作为提出申请授予相应的学位时评审用的学术论文。学位论文分为学士、硕士和博士学位论文三种。学位论文也是医学研究论文中的一种,但对其内容与撰写方法等另有要求:学位论文为说明研究者的知识程度和研究能力,一般都较详细的介绍研究课题的研究历史和现状、研究方法和过程等,而一般学术论文则大多开门见山,直切主题,把论题的背景等以注解或参考文献的方式列出;学位论文中一些具体的计算或实验等过程都较详细,而学术论文只需给出计算或实验的主要过程和结果即可;学位论文比较强调文章的系统性,而学术论文是为公布研究成果,强调文章的学术性和应用价值。

(二) 综述(review article)

医学综述是以当代某医学领域的科学技术成果为对象,通过对广泛的国内外研究资料的鉴别、整理、重新汇编组合,进而反映自己见解观点的文章。其目的是使读者在短期内了解某问题的历史、现状、存在问题、最新成果以及发展方向等。“综述算不算论文”是一个长期有争议的问题。公正的答案应该是“按质论价”。如果仅是简单的资料罗列和归纳,只能算是三次文献;若是以已发表的一系列文献为研究对象,通过深刻的思维加工进行高度抽象与概括,并透过大量的经验性资料发现事物的本质及其规律性,在分析与综合的过程中产生自己的观点与体系,则同样是一种科学研究活动,此类综述当然也是论文,而且可能是更重要的论文。

(三) 病例报告(case report)

病例报告属于描述性研究,主要任务是通过对一两个生动的病例(如新发现的病、罕见病或表现极为特殊的一些病例)进行记录和描述,并提供现象与事实。病例报告的目的主要是为未来的阐述性研究积累事实材料,当某一疾病(亦包括综合征等)的病例累积到一定数量之后,人们便可对其本质的了解从感性认识上升到理性认识,发现其规律性,阐明其外部现象或特征之间的内在联系。过去病例报告类论文多是报告一些首次发现的新病例,如艾滋病、军团病都是通过病例报告被人发现的。但随着时间的推移,病例报告类论文目前已主要集中在已知疾病的特殊临床表现、影像学及检验学等诊断手段的新发现、疾病的特殊临床转归、临床诊断治疗过程中的特殊的经验和教训等。

(四)读者来信或称信稿(letter to the editor)

读者来信,是医学研究者以第一人称向科研期刊反映研究工作中的出现新情况、新问题和新经验的一种论文形式,所写的内容都是研究者的亲身经历和感受;有时还对既往的某些科研论文提出问题并加以分析,发表自己的意见和建议,以影响该领域的医学研究。医学研究生可以来过信件交流与医学期刊编辑和相同研究方向的其他研究工作者进行各方位交流,进而提升自身的思维水平和研究技能。

(五)医学述评或编辑述评(editorial, leading article)

医学述评有时亦称为评论或社论,亦是另一种体裁的论文形式,大多出自名家或高级编辑之手,其往往具有学术指导性文件的性质。这就要求撰写此类文章者必须高瞻远瞩,对于复杂的现实情况和发展趋势能作出有见解的评论。

三、医学科研论文的作用

医学论文往往能反映一个医学工作者的学术水平,在某些情况下可以根据论文对该研究者的技术业务进行衡量和评价;但若只是某些个人目标而撰写论文,那就偏离了科学活动的方向,也歪曲了医学科研论文的作用和撰写论文的目的。医学科研论文的主要作用有:

(一)医学研究积累

现代的医学科学知识是人类智慧的结晶,其形成绝非朝夕之功,而是自古以来经过无数医学研究工作者的实践和认识活动逐步积累起来的。医学研究生们通过科研活动所获得的种种知识和经验亦应以文字记录下来,发表于世后便可成为科学文献而纳入知识宝库,为今人和后人所共有。

(二)学术交流

通过科学研究活动所获得到的新知识应以最快和最有效的方式加以传播,进行国内外学术交流。研究成果以论文形式通过学术期刊公开发表,即可评判该研究及发现的价值;确定该研究与同类或相关研究方法、结果的异同;并便于后来者重复。

(三)完善和促进科研工作

医学科研论文的撰写以及在期刊上的发表,是科研工作不可缺少的一步。在研究项目即将结束之际,通过撰写论文不仅可进一步完善该项科研项目,而且能为下一步奠定一些基础。

第二节 医学科研论文的基本要求

一篇合格的医学科研论文需要满足以下几方面的要求:

一、创新性

科研论文首重创新性,也就是说没有新的观点、见解、结果和结论,就不成其为合格的科研论文。医学科研论文是对医学科学和技术进步的科学记录和历史性文件,没有新意的论文又怎能体现医学的发展,因而创新性或新意是写作与发表每篇医学科研论文必备的条件之一。科研论文都应是“新”的,但其创新程度有大小之分。由于医学研究生的知识范围有限,在论文写作中要特别谨慎使用“首创”、“首次提出”、“首次发现”等词。以上等词一般是指具有重大价值的研究成果。如在论文引用他人的研究方法、成果等则需要给出参考文献或作简要交代。

二、科学性和准确性

科学性是科研论文同一般议论文以及一切非科技文体的基本区别。科学性主要包括两方面:一方面是指科研论文的内容是科学技术研究的成果;另一方面是指科技论文表达形式的科学性和实事求是的科学精神,即论文的结构严谨、思维符合逻辑规律、材料真实、方法准确可靠、观点正确无误。准确性主要是指科研论文的实验过程、实验结果具有可重复性。

三、规范性

科研论文必须按一定格式和要求进行规范写

作。目前医学论文的写作已有被广泛接受的写作指导规范。个别医学期刊对论文写作有一定的特殊要求，研究生们可以通过对该期刊杂志的投稿须知（instruction for authors）进行详细阅读以获得信息。总体而言，科研论文要求准确、简明、通顺、条理清楚。

四、逻辑性

医学论文的逻辑性是指论题、论点、论据、论证之间的联系一环扣一环，循序撰写，首尾呼应，顺理成章，并做到资料完整，设计合理，避免牵强附会，虎头蛇尾，空洞无物。

五、可读性

撰写医学科研论文的目的就是进行同行学术交流。因此，论文必须具有可读性，文字通顺，结构清晰，所用词汇具有专业性，是最易懂、最有表达力的字眼。使读者用较少的思考和时间就可理解所表达的观点和结论，并留下深刻的影响。

各医学专业刊物正是根据以上几点要求对科研论文投稿进行审核评价，进而决定是否接收该论文进而发表。举例而言，麻醉学领域的顶尖期刊 *Anesthesiology* 对每份科研论文投稿均由杂志编辑和审稿人在以下 5 项目进行评分：①新颖性（novelty）；②临床影响力（clinical impact）；③科学影响力（scientific impact）；④准确性或明确性（definitive）；⑤专业吸引力（interesting to the specialty）。每项目评分为 1 ~ 5 分，综合分数高或某项目分数特别突出的论文才会被该杂志接受。

第三节　医学论文的基本格式与写作方法

本章节主要介绍医学实验研究论文的基本格式与写作方法（writing methods），将从前导部分、论证部分、图表和附属内容四大方面来分别阐述。

一、前导部分

主要包括标题、作者、摘要和前言等。它是论文的主纲，撰写应提纲挈领，言简意赅。

1. 标题　是对论文内容的高度概括，应选用最简明、最恰当的词语反映论文最主要的内容。应阐述具体、用语简洁，需细心推敲、反复锤炼，不要笼统空泛、过于冗长，一般不宜超过 20 字。而当一个短标题不足以概括论文的内容时，可以添加副标题进行补充和说明，使标题更为准确、具体、完善。

2. 作者　其署名则是有一定条件和原则的，“署名的个人作者，只限于那些选定研究课题和制定研究方案，直接参加全部或主要部分研究工作并做出贡献，以及参加撰写论文并能对内容负责的人”。署名应实事求是，按贡献大小、工作主次与多寡，依次排名，且署名不宜过多，一般不超过 6 人，其余参加者或提供资料者的单位和人员及指导者、协作者、审阅者均可列入致谢中，排在文末或首页下角，不应混淆作者和致谢对象。而关于通讯作者，则是论文的责任作者，对论文负全责，一般应是论文的指导者、研究生导师或课题负责人。通讯作者可以是第一作者，也可以是其他位次的作者。通讯作者一般为一位，特殊情况，也可以有两位，且需要以脚注的方式表明通讯作者的联系电话、E-mail 地址等。

3. 摘要　其内容主要包括：研究工作的宗旨、要解决的问题及其重要性；研究内容和过程，包括研究对象、研究途径、研究方法和步骤、实验范围和分析方法；阐述论文完成的工作并提供重复该实验的资料，突出的成果，列出重要数据及统计学分析结果；研究结果的学术及应用价值。摘要应连续写出，不分段落，格式要规范化，尽可能采用专业术语，避免用非专业语言。一般说来，摘要的文字占全文的 3% 左右，不对论文内容加以注释和评论，也不可自作评价，使用第三人称，不用第一、二人称，摘要虽然位于论文的前导位置，但它是在论文全部完成之后再写的，这为作者进一步提炼自己的科学思想提供了一个机会。同时，论著还应有与中文摘要内容基本一致的英文摘要，以便对外学术交流。

4. 前言　是论文的开场白，其作用是为了引出论文要点，向读者介绍全文的目的或结论，引导读者领会全文的主题和总纲。应言简意赅，简明扼要地介绍研究工作的来龙去脉及课题的概貌、价值和意义，即开门见山地向读者交代本文的目的、范围和主要收获，历史背景和国内外现状，本研究的设想、方法、理论根据、预期结果及意义。而前言与摘要有着很大区别，切记前言不要写得与摘要雷同，或者变成摘要的注释。篇幅不宜过长，字数的多少虽无统一规定，但以 200 ~ 500 字为宜。

二、论证部分

论证部分是医学论文的核心组成部分，是展现研究工作的成果和反映学术水平的主体。一般包括材料与方法、实验结果、讨论三个部分。

1. 材料与方法　是论文中论据的主要内容，是阐述论点、引出结论的重要步骤。这一部分是论文的核心部分，是论文的基础，是判断论文的科学性、先进性的主要依据。这一部分需阐述的要点是：实验对象和实验材料的性质和特性、选取的方法和处理的方法、实验的目的、使用的仪器设备和器材、实验及测定的方法和过程、出现的问题和采取的处理方法等。

2. 实验结果　是论文的价值所在，是作者调查、观察或实验研究成果的结晶，是论文的关键，全文的讨论由此引发，判断推理和建议由此导出，结论由此得出。需如实、具体、准确地写出经统计学处理过的实验观察数据资料，而不需要全部原始数据。在处理原始数据时，要将其分组重新排列，制作频效表，并算出均数或百分率、标准误或标准差等相关数据，进行显著性检验等统计学处理。分析实验中得到的各种现象和数据，对实验结果进行定性或定量分析，并说明其必然性。在表达实验结果时，大多采用图表的形式，而关于图表的制作与格式，则会单独在下一小节中进行详细的叙述。一篇科技论文的质量高低，主要取决于结果这部分内容的科学性、准确性。所以，一定要实事求是，一丝不苟，认真地将这部分内容写好。

3. 讨论　是论文的重要主体部分，是作者对所进行的研究、实验、观察中得到的材料进行归纳、概括和探讨，做出理论分析。即从理论上解释本实验观察是否与有关假设相符，说明观察中与预期以外的事实现象与自己过去的或他人的结果及其理论解释的比较，分析异同及其可能原因，阐明事物的内在关系，提出自己的见解，评价其意义。讨论部分作者可引证前人的材料进行论证，充分发挥作者的才能，对所得的实验数据指标进行多方面的探讨，从现象到本质，提炼出新观点、新发现。可以说，讨论是论文中最难写的一部分，讨论写得成功与否，直接关系到论文的结果能否被他人承认和接受。

而讨论的内容主要包括以下几个方面：实验观察过程中，各种数据或现象的理论根据或解释，作者可用已有的理论对自己的研究结果进行讨论；实验结果的理论根据及其应用价值，需指出结果（阳性、阴性）和结果的理论意义及对实践的指导作用与应用价值（经济效益、社会效益）等；作用机制或变化规律的探讨，可以引用他人或其他领域的研究成果以说明和支持自己的结果和观点，但对于无把握的看法，则不能草率做出结论；同类课题国内外研究动态及与本文的关系，本研究资料的独特之处（新、异、优）；结果和结论与国内外水平比较所居地位，实事求是地提出自己的见解；实验结果与前人的结果进行比较，有何异同，其原因是什么，如何减少或避免实验过程中的误差，以及作者在研究过程中的实践经验和体会研究过程中遇到的问题、误差和教训，同预想不一致的原因，尚待解决的问题及其解决方法，提出今后的研究方向、改进方法的设想和建议，以便读者从中获益，同时可以对同类研究课题提出一些相关的展望或建议等。

而在讨论的写作过程中需要注意以下几个问题：首先讨论的内容一定要从实验结果出发，紧紧扣住研究课题的假设，简明扼要，有的放矢。归纳分析问题须以实验材料或临床资料为依据，要观点明确，摆事实讲道理，而实验观察中的不足之处，须加以说明；其次，用科学的理论阐述自己的观点和分析实验结果或临床资料。在论证自己提出的假说的过程中，提倡应用或提出有科学根据的假说，但在陈述中要有一定的把握，切不可用未经实践证明的假说当作已被证明的科学理论。讨论中的逻辑性要强，要有新的或独特的见解。提出新观点、新理论时，不能模棱两可、含糊其辞，一定要讲清楚，以便读者参考和接受。而对发现的异常现象，暂无资料支持或未能解释，讨论中也应提及，留待今后研究解决。不要回避实验本身的缺点及与已有理论相反的结果。必要时可列出不同的观点和理论，明确肯定什么或反对什么，并说明理由；同时，凡是实验结果中提不出讨论线索和依据的内容，可不纳入讨论中来，应避免做出不成熟的论断和结论。切忌未经充分检索就提出“首例”、“首创”或“首次发现”，或工作尚未完成就提出暗示，要求首创权。“首”字应慎用，代以“初”字更合适；最后，如果讨论的问题有多个方面，可按逻辑顺序并结合文献分段撰写，或列出分标题、标出序号。先后次序应从时间、因果、重要性、复杂程度、相似与相反的对比等方面来考虑，使内容有条理、有联系、重点突出。每段应集中围绕一个论点，提出论据，加以论证。每段的论点都是论文主论点的一部分，要服务为主论点。不可离题太远或过多地重复他人的内容和意见。

总之，讨论的内容要严格选择，按照逻辑推理的顺序，根据实验结果，逐项分析，然后归纳、综合，由现象到本质，由感性认识到理性认识，进行正确的判断和推理，做出相应的结论。

三、表格和图

实验结果是医学论文的中心内容,必须如实、具体、准确地叙述,并进行统计学处理。实验结果的表达形式有3种:文字、表格和图描述。其中,表格要重点突出,内容精炼,栏目清楚,数字准确,一目了然。图要主题明确,重点突出,便于显示变化的特殊性和规律性。我们将重点介绍科研论文中的表格和图的正确使用。

(一)表格

医学文稿中经常遇到繁复的数据或文字,如实验数据、疾病的鉴别诊断和同一药物的不同作用等。我们应该将其分类、对比,排列成表格的形式,使复杂的内容简单明了,易读便记。医学论文最常用的是统计表,亦有文字性表和非统计表。前者是经统计学处理的数字化语言;后者是经过归纳整理的、简化地展示研究结果,有着用文字叙述难以达到的效果。

一般而言,作者需要精选表格,一篇论文,不是表格越多越好,而是要恰到好处;亦应根据不同种类表格的特点和适用场合,按表述内容的需要,选取合适的表格形式;同时表格的设计要合理,能应准确、清晰、简明地表达内容,同时便于排版和阅读。下面我们就论文写作中最常用的三线表做示范讲解。

三线表是由一般卡线表经简化和改造而成,通常一个表只有3条线,即顶线、底线和栏目线,三线表由此而得名。当然,三线表其实并不一定只有3条线,必要时可以加辅助线。三线表由以下几部分构成:

(1)表序:即表格的序号,系按表格在论文中出现的先后用从“1”开始的阿拉伯数字对它们所作的连续编号,如“表1”、“表2”等,表序后不加标点符号。

(2)表题:指表格的名称,表题应准确得体,能确切反映表格的特定内容,简短精炼,一般用以名词或名词性词组为中心词语的偏正词组。表序与表题之间留1个汉字的空格。

(3)标目:是表内各项目的名称,是用以表明表内数字的含义。

(4)表注:表格内应尽量少用文字说明,遇到某些内容必须加以说明时,则用表注,写在表底线下面。表注文字前不写“表注”或“注”字,而是按编号顺序从左至右,或从上至下,采用符号*、**或△、△△等表示。每项可与前项接排,也可另起一行。

以下(表37-1)是一个三线表范例:

表37-1 LMA组和ETT组患者的一般及手术情况

	LMA组 n=66	ETT组 n=68	P值
年龄(岁)	37±11	33±15	0.686
体重(kg)	56±17	60±14	0.724
身高(cm)	164±15	169±18	0.446
性别(男/女)	24/16	27/13	0.485
ASA分级(Ⅰ/Ⅱ)	38/2	37/3	0.644
手术类型(例)			0.619
腹腔镜胆囊切除术	26	29	
腹腔镜子宫切除术	12	11	
腹腔镜阑尾切除术	22	26	
腹腔镜卵巢肿物切除术	4	1	
其他	2	1	
手术时间(min)	51±16*	63±20	0.048

LMA:喉罩;ETT:气管内导管;ASA:美国麻醉医师协会;数据使用均数±标准差或例数表示;两组数据有统计学差异

(二)图

医学论文中,最常用的是统计图和各种影像图,其次是菜单式框图和示意图。它们都是医学论文写作的极为重要的表达方式,是形象化的语言。在医学论文中采用合适的图形,能客观地展示研究成果,产生直观效果,起到文字叙述难以达到的作用。

一般而言,医学插图应该具有以下特征:①自明性:论文中的图应能突出重点,清晰易辨,对照鲜明,数据一目了然,使读者通过图题和图注,就可以完整地理解图的内容；②直观性：用文字难以描述清楚的内容，如复杂的解剖结构、作用机制及手术操作步骤等，图可以形象直观地表达出来，同行一看就懂；③示意性：医学论文中的图主要用于辅助文字表达，特别是用来表达用文字叙述难以讲清楚的内容；④写实性：论文中的图应严格、忠实、准确地表达所描述的对象，完整而清晰地表达出物体的构造形态及其与其他物体的相关关系，提供科学而准确的信息，不允许随意作有悖于事物本质特征的取舍，更不能臆造和虚构；⑤规范性：目前已有有关标准详细规定了图中的线型、符号，分辨率，图形设计与绘制的要求，未作规定者也大都已约定俗成；⑥局限性：某些杂志由于制版技术和书刊印制费用的限制，只能在有限的范围内选用插图，如仅能用单线条的墨线图，用黑色印刷。投稿前，要仔细阅读杂志的投稿须知，根据要求修改论文中的图。

图可以分为非统计图和统计图。前者一般包括人像照片、大体标本照片、病例解剖图片、影像学检查图片，仪器描记图及电泳图，流式图等，而统计图在统计表资料的基础上绘制的，是利用几何学上的点、线、面、体等图形，有时也利用自然地图来表示资料的多少和分布以及变化趋势或相互关系。常用的统计图有直条图、百分条图、圆图、线图、散点图、半对数图、直方图、多边图及统计地图等。在论文中，两类图可分开单独使用亦可联合应用。论文中的图一般由以下几部分组成：①图序和图题：其与表格的要求相同；②插图与植字：图中需要重点说明处可通过绘图软件在图中加入说明文字或着重符号（如箭头等）使读者着重注意；③图注与说明：为帮助读者更易读懂图而提供必要的信息，诸如试验或观测条件，其他有关参变量的符号、数值和单位，多条曲线中各曲线的代号或名称及其相应的注释，图中符号的含义以及必要的其他说明语等，图注可置于图形中或图形外；④其他：如标目、标值、坐标轴、曲线等。

以下（图 37-1）是一个统计与非统计图联合使用的范例：

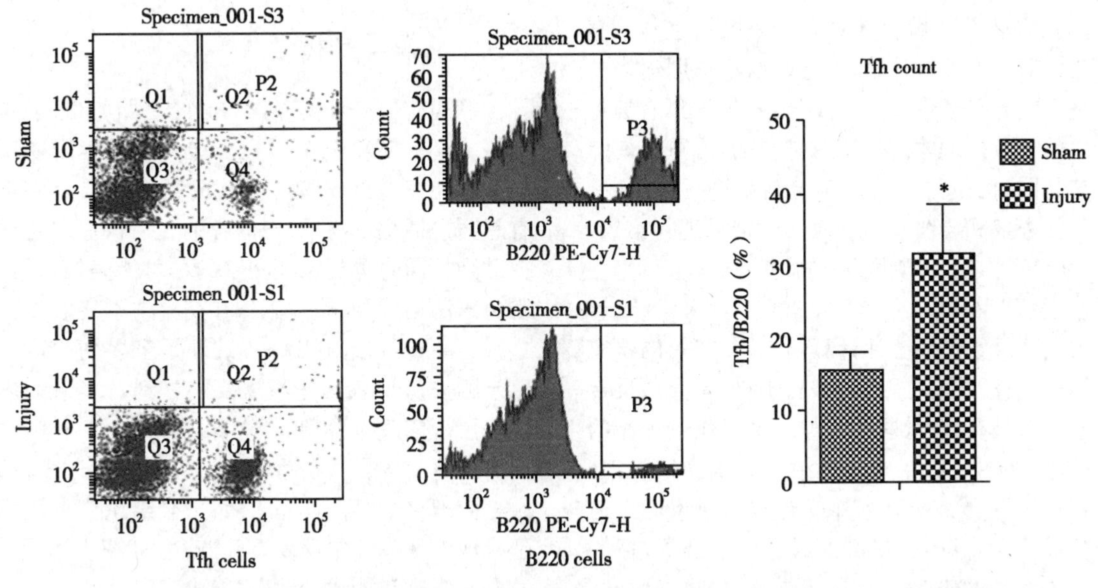

图 37-1　复灌 24 小时后小鼠 Peyer 淋巴结中滤泡辅助性 T 细胞（Tfh）和 B 细胞（B220）细胞数量

使用流失细胞检测技术测定假手术组（sham）和损伤组（injury）小鼠在肠缺血复灌注 24 小时后小肠 Peyer 淋巴结中 Tfh 和 B220 的数量；数据使用百分比表示，2 组数据比较运用 *student' s t* 检验；* 表示 2 组间数据有统计学差异，$P<0.05$

四、附属内容

论文通常还包括有致谢、参考文献释等内容，主要陈述何人协助和指导了论文的写作和研究工作，有哪些依据和需要向读者补充交代的内容等。这些内容属于附属性内容是论文主体部分的一个重要补充。致谢是以书面形式对课题研究与论文撰写中给予帮助者的肯定和感谢。致谢并非是科技论文必不可少的组成部分，只在很必要时使用。而文后的参考文献则是指明自己的论据和数据出处，或为提供读者参阅、查找和直接引用的文献，是科技论文不可或缺的组成部分。参考文献的著录内容包括著作者、题名、书名、出版事项，包括版次、出版地、出版年、卷、期、页。不同期刊对参考文献的格式有不同的要求，投稿前要注意阅读投稿须知。选择参考文献的原则：着录最必要、最新的文献，着录亲自阅读过的和在文中直接引用的文献，只着录公开发表的文献，同时采用规范化的著录形式，采用统一的书写符号、标注方法和书写次序。

第四节 医学科研论文的写作和发表

一、写作前的准备

（一）实验材料和方法的资料处理

根据论文的类型和拟投刊物的要求对整个实验中的研究对象，试剂，仪器等的资料进行整理归纳，亦对各实验步骤、研究方法进行详细描述。研究生们可以参照既往发表文献的写作方法，但切忌原文照搬。

（二）处理实验数据

把在实验后所做的计算和所得数据重新检查并核对。对于需要统计分析的数据，应选用适当的方法进行差异显著性检验，并求出 P 值。只有通过统计学的比较处理才能得出有把握的，可重复的结论。与此同时，应尽可能把实验结果进行绘图、制表处理。表格和绘图有助于对实验结果进行比较、分析、解释和讨论，对撰写论文很有益处。

（三）初步结论

研究记录数据和统计计算结果，与初始的研究假设结论比较，看看是否有例外、不符、差异或反常的现象。如果有，应对这些数据或结果作进一步的仔细核对，往往可以从异常的结果会得到启发，甚至会有新的发现。对于例外或异常的现象应作适当的解释，同时根据这些例外或异常的现象，把假设结论作适当的修改。如有必要，且时间许可时，可重复或补充一些实验，收集更多的数据。最终做出该研究的初步结论，并检查该结论是否与类似的已知事物一致。

二、拟订写作提纲

制订提纲是作者进一步完善论文构思的过程，拟写提纲是写作论文的一个必要的步骤。深入分析研究材料，分清主次和从属的关系，然后以严密的科学论证，有层次、有步骤和有说服力地解答问题。

通过拟订提纲，帮助作者从全局着眼，构建全篇论文的基本骨架，明确层次和重点，简明具体，一目了然；通过提纲把初步酝酿形成的思路、观点、想法用文字固定下来，写作时就会全局在握、目标明确、思路开通，避免松散零乱、脱节游离；依据提纲行文，随着文思的畅游和思路的深化，会有许多新的想法、新的发现，会使原来的设想得到修改、补充，或放弃。

提纲项目包括有：标题；文章的宗旨目的；中心论点所隶属的各个分论点；各个分论点所隶属的小论点；各个小论点所隶属的论据材料（理论材料、事实材料）；每个层次采取哪种论证方法、结论、意见。尽量做到纲目清楚，主题明确，才能较好地阐述文章的观点。

拟写提纲一般有标题式和提要式两种方法。标题式提纲应用较为普遍，其以简要的词语构成各级标题。并把该部分的内容概括出来，引申出每一部分或每一段中所要讨论的内容。而提要式提纲是把标题或提纲中每一内容的要点展开，对论文全部内容作粗线条的描述。提纲中的每一句都是正文里每一段落的基础。

三、撰写初稿

撰写初稿是任何写作的必经之路，它一般包括草稿、清稿、定稿三个过程。这三个过程需要反复多次才能完成。作者写初稿的目的主要是要把所有想写的话全都写出，把内容的先后次序尽可能安排适当。同时也要保证文字的尽可能确切，尽可能避免语法错误，而修辞工作在初稿中不甚重要。

写草稿阶段所用材料最好是宁多勿少。不要急于删去初步认为是不需要的材料。多余的内容最好留待修改时再删去，这要比翻阅原始材料来补充内容更为容易。在写草稿过程中不要过多修改，而是应把整个草稿写完之后，把全篇论文草稿由自己或他人从头到尾反复看几遍，再订修改计划。经过多次修改和抄清，最终才能成为定稿。

在撰写初稿时，研究生们需要做到：

（一）拟好标题和分标题

在写草稿和修改清稿过程中，应尽可能把每一节和每一段的所有标题和分标题全都写出来。通过各种标题，理清全篇论文的结构层次。在定稿里，标题的位置，序号的字体和层次，都应该合乎拟发表刊物的规定式样。

（二）标记好引用文献

在草稿中凡是引用他人文献的地方，都应使用数字或其他符号加以标记。并在他处列出该数字或符号代表关联的参考文献(包括著者的姓名、刊物名称、年份、卷、期和页数,并用括号括起)。这样做不至于因内容的调整而使参考文献的编序混乱,也便于在定稿时改成刊物中规定的格式。

（三）脚注要适当

在草稿或清稿里,凡是需要加的脚注,应该在正文的相应位置把脚注的全文写出。如果脚注很多,应在另页附注,把每条脚注加标号,同时在正文的相应位置上分别加以同样的标号。

四、修改文稿

科研论文的写作是一个反复修改的过程,没有那一位作者写的稿子是不需要修改的。在绝大多数情况下,一篇稿子总是需要作者的反复修改,才能最终成文。投稿后亦需经过刊物编辑人员的审核,再作修改才能发表。作者应该把修改文稿看成是自己的重要工作,是锻炼的必要过程,应该尽一切力量把论文文稿修改的完整无缺。一篇文稿要修改多少次才能最后发表,很难预料。笔者建议每次修改都使用 WORD 软件自带的修改模式,并且根据具体修改情况保存多个修改版本,以利于回溯和再修。

修改文稿有两个主要目的:一是修改篇幅和结构。把在题目范围之内必须表达的思想完全清晰表述,把不必要的内容完全删去,并把留下内容的次序安排妥当。二是修改文字。要使论文真正能够达到交流技术和学术经验的目的。即把叙述、解释、判断、推理、分析、综合、总结等各方面的文字写得清清楚楚、明明白白,使有足够业务水平的读者在阅读论文时,除对于所论述的问题本身作必要的思考外,不会遇到任何文字方面的困难。一般地说,在前几次修改时,着重在内容和结构,后来则着重在修辞和其他细节。

以下从几个主要方面给出修改文稿建议:

（一）篇幅的修改

多数期刊都有篇幅字数的限定,因此写初稿时就应注意到篇幅长短的问题。篇幅短而且内容充实、文字清楚论文是很受读者欢迎的。但是一般地说,草稿或最初清稿的篇幅总是会比规定的要长。如果篇幅过长,可首先考虑哪些内容可以删去,或是考虑把一篇论文中的几个主题分开写成 2 篇或 3 篇论文。同时,如文章的措辞烦琐可通过修改词句大为缩短篇幅。必须指出,修改自己写的文稿,特别是削减内容和词句,不是一件容易事。作者往往看不出自己文稿中的缺点,或是不肯轻易改动。此时,作者应该以读者或编辑的身份来对待自己的文稿,要有勇气,能够大刀阔斧地修改;又或是请教专业的同行专家,请他们仔细通读你的文稿后再行删减。

（二）结构的修改

作者可通过合理地使用各级标题把论文内容的次序排列妥当。一般说来,期刊论文多采用三级标题,学位论文的篇幅较长,可采用四级或五级标题。作者在修改时应注意各主标题和分标题排列的先后次序是否自然,是否便于推理,即是否合乎逻辑。各分标题是否应该属于该标题之下,或是归到其他主标题下更合适。在提纲中原定为分标题的,在写出论文后,是否因显得更为重要,进而可以改为一个主标题。相反,原列为主标题的,是否应改为分标题或归属于其他主标题之下。在一个主标题下,是否需要增加分标题,其内容是否与主标题的相符合。每一标题之下各段的内容是否符合该标题的涵义,各段的先后次序是否合理。段落里的句子是否符合该段的主题,某些句子能否归在其他段里更为合适。

（三）内容的修改

内容的修改主要是增删某些内容,可从下面 4 个方面考虑:①在每个内容方面,材料是否充足,是否已运用了足够的材料(无论是自己的实验结果,或是由文献中引用别人的结果)来支持自己的论点,如果材料不够充足,应该增加;②论文是否过于简要,以致不能使读者很容易看明白,如果有这种情况,应该考虑把内容描述限制在较为重要的几个方面而把其余部分删去;③论文里所有的材料是否都符合作者的主要目的,是否有不必要的材料在内,是否对于推论都有用处;④论文里是否有不必要的重复,重复部分对于说明某些问题和使前后文衔接是否有帮助。

（四）文字修辞的修改

作者在完成上述各方面的修改后,首先应自己把文章通读多次后对文稿内的文字和修辞进行修改。在自己修改后再把文稿交给同学或老师再次通读,尽可能找出这方面的错误或不足,避免文字方面某些低级错误的出现,给期刊编辑留下不好印象。在投稿国外期刊时,如有条件应尽可能请以该期刊语种(一般是英语)为母语的人士(非本专业亦可)加以文字和修辞方面的修改,这样能大大提高文章接收率。

五、投稿和发表

在科研论文最终定稿后,作者就应将该文章投稿到各医学期刊进行发表。如何选择合适的期刊杂志就显得尤为重要。一般而言,研究生们应首先根据研究内容初步筛选出备选杂志。如麻醉专业的研究一般可向麻醉学、危重病医学或外科学专业期刊或某些综合期刊(如PLOS,BMC系列)投稿。作者亦可在文章内的参考文献中选择备选目标。同时,研究者应准确、客观地评价自己的研究工作,从而选择合适的影响系数(IF)的期刊进行投稿,以免浪费时间。目前,国内外的医学期刊都建立了网站,采用了电子投稿系统。在最终投稿前,研究生们可以登录期刊的网站,注册后仔细阅读投稿须知,了解该期刊的审稿、发表周期,是否收费等必要信息。选择出合适的目标期刊,无疑将大大节省作者的时间、精力和金钱。

目前国内有几个较优秀的医学网站可对医学研究人员的论文投稿进行帮助,如丁香园(http://www.dxy.cn)和Medsci(http://www.medsci.cn)。研究生们可在这些网站中获得相应的信息,并可与其他研究者进行交流,这无疑也能大大增加论文被接受的可能。

(刘克玄 彭云水)

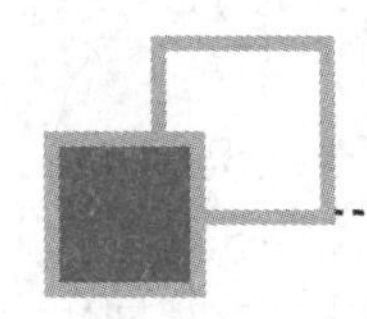

第三十八章　麻醉学相关转化医学研究

第一节　转化医学简介

一、转化医学的提出、目的、概念和意义

20世纪90年代至本世纪初,生命科学研究飞速发展。例如人类基因组测序的顺利完成,癌基因与抑癌基因的相继发现,使人类对征服疾病抱有巨大的希望与向往。与此同时,各国投资于医学科学研究的预算也在飞速增长。以美国为例,在1998—2003年的5年内,NIH的预算成倍增长。然而,巨大的投资和医学科技的快速发展并没有显著改善患者的生存质量和健康状况。例如在此期间,肿瘤的发生率和肿瘤患者的死亡率并没有显著改变。如何使用这些研究成果而改善健康? 这些问题给研究人员提出了一系列挑战,并导致医学研究的重新定义。为解决这个问题,2003年美国NIH负责人Zerhouni EA在与生物学家、医学家等谈话后,提出了转化医学(translational medicine)的概念。在此后的10年内,从美洲到欧洲到亚洲,各主要经济科技大国都相继跟进,建立了自己的转化医学中心。

医学科学研究的目的是将研究中的重大发现应用于临床,以提高对疾病的认识,改变临床实践,从而改善医疗质量,将医学科学研究的成果转化为提高人类健康,因此称为转化医学。目前认为,转化医学的发展模式为临床—实验室—临床模式(from bedside to bench to bedside)。根据转化医学的发展规律,我国刘进教授于2010年先提出4B、4P、4S的转化医学研究发展模式(图38-1,摘选自刘进教授讲演稿)。转化医学研究课题来源于临床工作中存在的问题(from bedside),经过实验室研究(to bench)后,产生新产品(products)、新治疗方案(protocols)、新手术方式或者诊断方法(procedures)和新证据(proofs)(4P),然后将产生的这些成果用于临床(to bedside),从而改善患者治疗转归(better outcome)。而体现治疗转归的4大指标(4S)为:降低死亡率挽救更多生命或者延长寿命(save more life)、提高患者生活质量(save high quality of life),提高患者满意度(save higher satisfaction)和节约医疗资源(save more resources)。可以看出,转化医学使临床与实验室研究联系更加紧密,因此其效率高,使患者更早、更容易获益。

转化医学的提出使临床与实验室研究成为双向互动关系,它不仅避免了临床医师对目前认识不

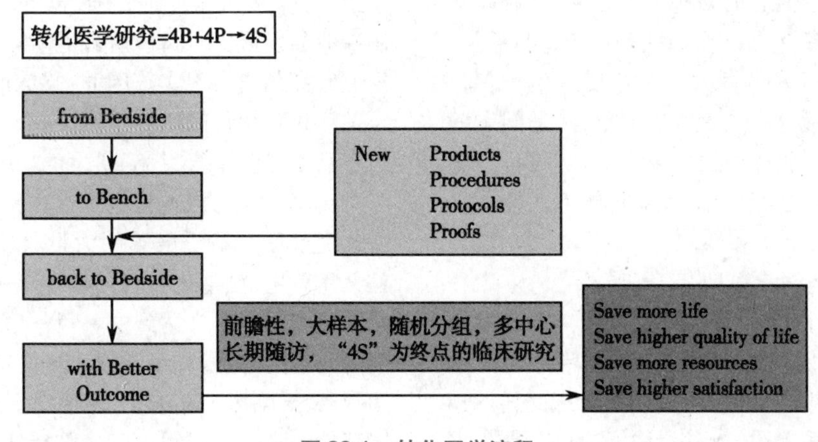

图38-1　转化医学流程

够的疾病的诊断、治疗过程中的盲目性，而且大大提高了基础研究的目的性和实用性。经过基础研究后进入临床研究阶段，使临床研究的科学性和创新性得到提高，最终改变临床实践。然而需要注意的是，转化医学的研究中并非均能够一帆风顺，可能要经过多次 from bedside 到 bench 的重复，才能真正用于临床，使患者受益。

二、转化医学的主体——临床医学科学家的培养

转化医学围绕着临床问题进行的基础和临床研究，因此转化医学的主力军应该是工作于临床一线、具有医学背景的科学家，称为临床医学科学家。在临床工作中，临床医学科学家密切与患者接触，并能够在临床工作中敏锐地发现影响患者预后的问题。随着这一临床问题的提出，他们还需要根据患者的临床表现等提出可能的机制，并提出可能的解决方案，然后与基础科学研究家或者实验室研究人员一起制订研究计划，从动物实验着手探寻临床问题的发生机制和预防治疗方法，并通过系列研究证明其在动物身上的有效性和安全性。随后，临床医学科学家还需要将实验室的研究成果用于临床研究，根据临床研究结果确定 4P 研究成果临床应用的可行性、安全性和有效性。

临床医学研究生经过系统培训后，将会成为临床医学科学家的主要来源。一方面他们将会主要从事临床工作，另一方面，他们具有科学家的基本条件：扎实的基础知识、科学的思维方式和科研经历。除此之外，临床医学科学家还应当具备以下特质：

（一）对科学研究具有浓厚的兴趣

科学研究往往要经历枯燥而漫长的过程，需要全身心的投入，但有时难以从中得到回报。因此，科学家需要有持之以恒、耐得住寂寞的精神。这就需要临床医学科学家对于科学研究的浓厚兴趣。对这些科学家来讲，最大的回报就是问题解决后，随着患者预后的改善而获得的自我价值体现的满足感，这也是产生临床科学研究兴趣的主要来源。

（二）敏锐的洞察力

临床工作的特点是大量而重复的体力和脑力劳动。在日复一日的繁重劳动中往往导致临床医生对临床问题的熟视无睹，认为一些临床问题的产生是必然的而无需解决，或者无法解决的问题。而临床医学科学家不同的是，他具有敏锐的洞察力，以发现临床上的这些问题，特别是影响患者预后的问题，并通过患者临床表现和对治疗的反应而推导出可能的产生机制。

（三）丰富的临床知识和基础医学知识

临床医学科学家是转化医学的主体和核心人物，是推动项目进展的原动力。在临床中发现问题后，需要对这些问题进行深入的剖析，并通过科学的思维加工，从而找出可能的发病机制和解决途径。在此过程中，扎实的临床医学知识和丰富的基础医学知识是必不可少的有力工具。因为临床问题往往涉及多方面内容，例如，当研究如何避免围术期患者发生心肌梗死时，不仅需要掌握冠状动脉血管的解剖、生理、病理生理知识，还需要了解血小板的生物学活性、凝血反应、炎性反应，以及心肌解剖、代谢、病理生理等方面的知识。运用这些知识，经过科学的思维加工，才能推测出可能的发病机制，并根据机制，与基础研究人员一起制定出实验室研究方案，提出解决方案。

（四）良好的合作精神

转化医学尽管以临床医学为主体，但毫无疑问，医学转化过程中需要的条件复杂，有时并非单个领域、单个机构能够完成。因此必须打破专业、学科之间的壁垒，建立一个有效的研究开发团队，多个科学家通力合作，各自发挥优势，才能完成研发。可以看出，研发团队是解决问题的主体，而非个人。因此成功的临床医学科学家需要淡化个人英雄主义，正确对待利益和荣誉。这也是能够维持团队高效运转、工作，从而顺利解决临床问题的重要条件。

（五）知晓其他科学领域的进展

现代科技在各个领域均取得了突飞猛进的成绩，将这些科技手段用于转化医学的研究可能带来意想不到的效果。例如，随着光学研究、材料学和制造业的发展，使可视喉镜和超声引导下的各类神经血管穿刺成为现实。因此，临床医学科学家还需要关注相关学科的研究进展，应用这些科技的进步与自己本专业结合，找到研发的切入点。

转化医学的根本目的是促进医学技术的发展，在这个过程中需要培养一大批具备现代科研意识且又具有生理、生化、遗传、病理等基础领域丰富知识的临床医生。为达到这一目的，需要注意两个方面的问题：①把研究经费投入到既能解决临床实际问题，又与临床比较接近的基础研究领域，以利于把有限的科研经费用在解决临床实际问题上；②提高临床医生科学研究素质，培养出基础领域知识丰

富的临床医学科学家。

转化医学是以提高临床治疗效果为最终目的，无论是充分利用基础研究成果，依靠基础解决临床问题，还是加快诊断和治疗手段研究，都离不开临床医学研究。因此，转化医学任何时候都无法摆脱临床研究的中心地位。现今开展的常规临床实践源于昨日基础科研成果的转化和临床科研提供的证据。而当前发现临床问题并进行相应的转化医学研究必将改变明日的临床实践。临床医学科学家的责任是应该为患者提供与当代医疗技术发展相适应的诊断和治疗方法，并要打破墨守成规的僵化思想，要敢于创新和勇于创新，更要遵循转化医学研究的规律科学创新。

第二节 麻醉科学中的转化医学

麻醉科学是临床问题在麻醉相关领域的表现，因此既具有临床科学问题的特点，又有麻醉相关的学科特色。然而近年来麻醉医师已逐渐深入至术前病情的评估、患者准备和术后治疗，不再限制于麻醉手术过程中。麻醉学科也从传统上关注外科手术患者术中生命功能的调控，逐步发展为对围术期安全和患者长远转归的关注。因此麻醉学科相关的转化医学研究涉及范围广，如麻醉药物研发（见本书第 41 章）、生命功能监测新技术研究（见本书第 8 章）、围术期血液保护和器官保护（见本书第 7、9、11 章），围术期器官功能支持新技术研发，急性和慢性疼痛治疗技术研发等。而针对困难气道的各种新技术研发更是盛况空前（见本书第 15 章）。

近年来，超声技术的发展极为迅速，并逐步应用到麻醉领域（见本书第 16 章），例如使用超声技术实时、准确、无创监测心脏功能、心肌缺血性改变，对循环功能状态进行综合评估，对气胸、肺栓塞和术中非手术部位出血及术后出血的诊断。此外，麻醉医生的很多操作或者药物注射都是在机体的重要部位如椎管内脊髓旁或者血管和神经附近，因此仅仅根据解剖定位盲目的穿刺可能带来穿刺失败、损伤，甚至将局部麻醉药物注射至血管内或者神经内，给患者带来致命并发症或者远期神经损害。特别在慢性疼痛治疗中，有时需要永久性毁损某一根神经或者神经的分肢，不难想象准确定位是多么重要。临床上为了最大限度避免对患者的损伤，实施神经阻滞时一般维持患者清醒，利用患者异常感觉确定针尖的位置。但这依然不能保证注射位置的准确，另外对于不合作患者如儿童神经阻滞麻醉的开展就受到极大限制。因此临床医生希望针尖长眼睛，能够实时看到针尖的位置，以避免上述盲目操作存在的问题。问题提出来了，现有的技术能够解决吗？2004 年有人尝试使用超声探测神经，但结果是血管能比较清晰的显示，神经基本看不清楚。转化医学的课题提出来了，如何让神经在超声下显示更清楚？之后超声技术专家研发了高频超声探头，此探头能清晰显示距离探头下方数厘米的神经结构。将此技术应用于临床后产生了麻醉科专用超声机器，后来被临床研究证明使用麻醉科专用超声机器引导的神经血管穿刺更准确，更安全。更重要的是，它很大程度改变了小儿麻醉临床实践，使更多的小儿全身麻醉联合使用外周神经阻滞成为常规，从而减少了全身麻醉药物的使用，加速了患儿的术后康复，使高风险的小儿麻醉变得更加安全。

可以看出，所有这些转化医学的研究均遵循临床-实验室-临床研究过程。在此我们仅举血液保护领域的一实例予以说明。

一、临床问题的提出(bedside)

随着我国医疗制度的深入改革和人口老龄化，肿瘤发病率正逐年稳步上升，各医院手术量逐年攀升，尤其是肿瘤手术量增加更加迅猛。我国现有的资料显示，肿瘤手术的患者数量占外科手术的 1/3 以上。随着手术量的增加和手术复杂程度的提高，患者的失血量也在增加，库血需求量迅速上升，全国不少医院的血库时常告急。因此肿瘤手术中的血液保护成为一个突出问题，日益受到临床医师的重视。

与其他类型手术不同的是，肿瘤手术中血液保护具有突出的四个肿瘤学特点：

①手术多，用血量大；肿瘤组织（特别是恶性肿瘤）血流丰富，手术常引起大量出血而导致急性失血性贫血。

②输异体血增加患者死亡率。除了输血相关并发症如移植物抗宿主病、病毒、细菌感染以及输血相关肺损伤等外，输异体血可能给肿瘤患者带来更为严重的问题：临床研究发现，随着输血量的增加，其肿瘤复发率和转移率也显著增加，患者的生存质量下降，生存时间显著缩短。即使输入去白的异体血也仍不能改善患者的预后。提示输异体血能加速患者死亡。

③自体输血的使用受限。自体输血是临床血液保护的一个重要措施，然而由于肿瘤患者多数伴有红细胞生成障碍，术前 Hb 水平较低，因此自体输血在实际操作中仍存在困难，多数肿瘤患者不适用。有限的几个研究也显示，自体输血不改善患者生存率；甚至增加患者的死亡；为避免异体血对机体的不良作用，临床上常使用自体输血，即使用扩容剂代替血液，将患者的部分血液置换出来并暂时储存于体外，在手术主要步骤结束时再将血液回输给患者。

④维持较低的 Hb 依然会增加患者的死亡率，缩短生存时间。例如当术中 Hb>12 g/dl 以上时，患者的 5 年生存率较 Hb<12g/dl 患者高 2 倍。

如何才能避免异体血液的输入，并能提高肿瘤手术患者 Hb，改善患者的预后？这为临床医学科学家提出了一个严峻的问题。

自体血液回收技术是一个重要的"开源"手段，目前广泛用于临床。但对于肿瘤手术，由于惧怕肿瘤细胞污染血液，一直是自体血液回收的禁忌证。早在 20 世纪 90 年代中期，德国的 Hansen 教授使用放射性杀伤的方式去除血液内的肿瘤细胞取得了突破性进展：根据人类大多数肿瘤细胞的放射敏感性计算，使用 50Gy 的剂量照射回收血液后，肿瘤细胞数量可降至 10～12。但由于该方法操作复杂、不能及时回输回收的血液，以及环境污染等问题，目前依然没有广泛应用于临床。与此同时，使用过滤的方法去除肿瘤细胞的研究也在开展，但由于过滤器不能完全去除有核细胞，仍存在残存肿瘤细胞造成血行转移的可能。

2012 年的 meta 分析为自体血液回收带来了新希望。分析发现，即使给患者输入未经肿瘤细胞去除的术野回收血液，其患者的转移率、复发率，以及患者生存时间，依然优于输入异体血患者，这提示尽管回收的洗涤红细胞内含有大量肿瘤细胞，但对患者的影响依然优于异体血，换句话说，新鲜的含肿瘤细胞自体血液优于保存的异体血液。两者的对比显示（表 38-1），混杂的肿瘤细胞对患者的影响依然小于异体血液对患者的影响。

表 38-1 术中常用的 5 种血液的对比

	异体血液	白细胞去除异体血液	储存的自体血液	术中回收血液	清除器处理的回收血液
免疫抑制	+++	++	-	-	-
红细胞储存损伤	+++	+++	++	-	-
释放促肿瘤生长因子	+++	+	+++	-	-
炎性反应	+++	+++	+++	-	-
肿瘤细胞	-	-	++	+++	-

尽管如此，从自体血液回收是解决的一个重要手段，去除混杂的肿瘤细胞是必要的措施。理论上，黏附是肿瘤细胞的最基本特性，也是造成转移的必要条件，它决定了细胞的存活、繁殖和抗杀伤能力；也就是说，细胞的成瘤能力越强，其黏附能力就越强，这种细胞将优先被过滤器去除。如给予肿瘤细胞的一个黏附能力极强的表面，则这些肿瘤细胞将按照细胞的黏附能力的强弱（即成瘤能力的大小）依次被清除，即使剩余极少数量的肿瘤细胞，因其缺乏黏附特性、繁殖能力和抗杀伤能力，这种细胞不能存活，因此不会造成医源性转移。

经过与肿瘤内科学、肿瘤外科学、基础医学、材料学、血液学、统计学等相关专家对使用改良的白细胞滤器（我们称为有核细胞清除器）进行肿瘤手术的自体血液回收可行性进行论证，并制定出实验方案，项目进入实验室研究阶段。

二、研发（to bench）

肿瘤手术自体血液回收处理的目的是，最大限度的回收红细胞，保持其形态和功能的完整性，并能完全去除混杂在血液内的肿瘤细胞。依据这两个目的，我们在实验过程中碰到了两个最为棘手的问题。

第一，洗涤液的问题。目前多使用生理盐水做洗涤液，由于 NS 的 pH 值异常偏酸，不能为血液细胞提供能量和必要的缓冲物质，因此经生理盐水洗涤液对红细胞破坏极大，洗涤后的红细胞功能下降，生存时间<2 天。更重要的是，生理盐水能够改变有核细胞细胞膜表面的电荷，从而使滤膜与细胞的黏附性能大大下降。研究发现，经过改良的清除器能够去除全血内至少 4 个 log 的有核细胞，但仅

能够去除 1 个 log 的洗涤红细胞内的有核细胞。为寻找一个较为合适的洗涤液,我们筛选了 6 种临床使用的液体。最后发现,将 MAP(甘露醇—腺嘌呤—磷酸)液替换生理盐水做洗涤液不仅能够减少红细胞的破坏,保存红细胞功能,而且它不改变有核细胞的表面电荷,改良的清除器仍能够有效去除 MAP 洗涤红细胞内混杂的有核细胞。

第二,无论有核细胞清除器去除能力多强,依然会后少量有核细胞漏出。是否这些漏出的细胞内含有可以增殖的肿瘤细胞?这是我们碰到的第二个棘手的问题。为此,我们使用裂解法观察剩余的有核细胞,结果发现,这些"细胞"并非完整的有核细胞,而是裸露细胞核!随后的分段收集过滤血液内的有核细胞证实,这些裸露细胞核主要在过滤的早期,再次证明过滤早期快速的血流导致的有核细胞膜破坏是形成裸露细胞核出现的主要原因。

随后研究团队的 3 个研究小组分别独立完成了 3 个实验,取得了一致的结果:①有核细胞净化器能去除 5 log 的有核细胞,即使增加 30% 的肿瘤细胞依然不改变其去除能力,远高于目前的各种滤器,按此计算,回收血液内残存肿瘤细胞数量为 1 个/升,仅为肿瘤患者循环肿瘤细胞数量〔(50 ~ 100)个/毫升左右〕的 1/10 万;②有核细胞净化器对有核细胞具有极强的黏附能力和破坏作用,剩余细胞因破损或缺乏黏附能力,使用常规的方法难以捕捉到;③使用免疫荧光实验、细胞培养、裸鼠种植培养等一系列检测方法,依次证明了经净化器处理后的血液内无完整有核细胞、无上皮特性细胞、无活性细胞、无增殖能力细胞。

三、临床验证(to bedside)

以上这些实验室研究成果均说明,经过有核细胞清除器处理后的红细胞悬液内不含具有转移能力的肿瘤细胞,其质量优于自体血液和异体血液,因此可以安全用于肿瘤患者的术中自体血液回收。然而在产品上市后,依然需要进行一期、二期和扩大临床,以期证明以下问题(4P):

①临床使用有核细胞清除器回收肿瘤手术自体血液是否能够有效减少异体血的需要量,减少输血相关并发症?

②通过与输异体血比较,输入回收处理的血液是否能够改善患者的生存质量,延长生存时间?

③实施肿瘤手术自体血液回收对住院时间和住院费用的影响;以及对术后再次入院的影响。

通过以上临床大样本研究,还能够发现产品可能存在的问题和缺陷。这就需要再回到实验室,进行及时的改进,以提高产品的稳定性和可靠性。

以上实例可以看出,转化医学研究经过临床-实验室-临床多次反复,才能完成整个研究过程。

第三节 转化医学中存在的问题与展望

随着我国国力的强盛,国家也逐渐重视医学科学的研究和进步,特别是转化医学的研究,其表现为国家的投入逐渐增加,甚至每个大学和研究机构均大量投资成立自己的转化医学中心。国家对创新的鼓励和对知识产权的保护力度也逐渐加大。这将有力鼓励从业人员的积极性。然而,在积极参与转化医学的同时,需要注意以下问题:

1. 并非所有人都需要成为临床医学科学家,不能蜂拥而上。事实上,大多数临床医学研究生依然从事大量而非常重要的临床工作,他们的努力是患者安全和生命的保障。但他们对科学研究并不感兴趣,或者不愿意从事科学研究。然而他们的工作仍然非常有意义而不可缺少,因此不需要因为追求时髦和个人名利而勉强从事临床科学研究。

2. 需要有科学的、实事求是的精神。时刻保持冷静,踏实的工作态度是转化医学必备的条件。

3. 患者的利益至高无上。任何实验研究均应当尽可能改善患者预后,不能损伤患者利益。

目前我国从事麻醉事业的医生群体巨大,整体素质也在逐年提高。在众多的从业人员中,正涌现出一批具有良好素质的临床医学科学家,他们已同时具备丰富的临床医学知识和科学家的基本素质,可能成为麻醉科学中转化医学的主体。在客观条件上,我国人口极大,而病例量也很大,在临床医疗中将会出现大量的临床问题期待解决,这也会大大促进我国转化医学的发展。相信我国的转化医学将会在不久的将来做出骄人的成绩。

(杜磊 左云霞)

参考文献

1. 刘进. 肿瘤手术中血液回收：从理想迈向现实. 中国输血杂志,2011,24(8):643
2. 李玲,宫丽娜,朱昭琼,等. 肿瘤患者围术期血液保护—困惑、机遇与挑战. 中国输血杂志,2011,24(8):655-657
3. 杜磊,宫丽娜,李玲,等. 有核细胞净化器用于恶性肿瘤患者术中回收血液的可行性研究. 中国输血杂志,2011,24(8):644-649
4. 梅开,张兆辉,张杰,等. 有核细胞净化器用于恶性肿瘤血液回收的安全性能研究. 中国输血杂志,2011,24(8):650-654
5. Zerhouni E. The NIH Roadmap. Science,2003,302:63-72
6. Zerhouni EA. Translational and clinical science—time for a new vision. N Engl J Med,2005,353:1621-1623
7. Siegel R,Naishadham D,Jemal A. Cancer statistics,2013. CA Cancer J Clin,2013,63:11-30

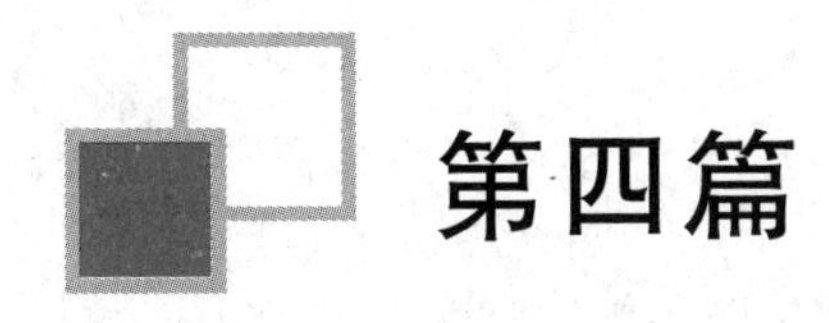

第四篇

麻醉学基础科研

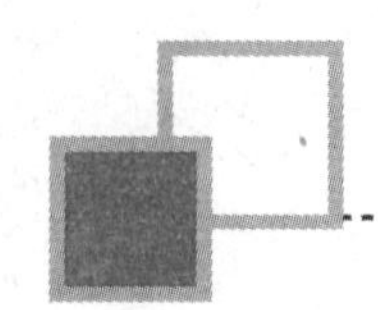

第三十九章　麻醉学基础科研选题

第一节　概　　述

麻醉学研究生，特别是毕业后主要从事临床麻醉工作的研究生，如果有基础科学研究（basic research）的经历，对自身的发展有重要意义，通过基础研究的训练，可以培养科学研究思维，对促进临床思维逻辑的形成大有裨益。另一方面，研究生需要具备创造知识的能力，而不是像本科生那样只单纯地接受知识，这样才能促进学科的发展；通过基础研究的训练，可以提高自己对新知识评判的能力，提高以后在临床实践中对新技术和新知识的判断能力，从而最大限度地促进麻醉学科的发展。

一项科研项目，需要经过选题（topics）和定题两个阶段之后，才会形成一套比较成熟的设计方案，其中首要问题便是选题。选题是科学研究过程中的首要环节，是科研工作中具有战略性、关键性、决定性的重要环节。这是因为选题决定了科研内容的设计，指导科研工作的全过程，影响着科研的成败、优劣及其价值。科研选题的质量，实际上是研究能力和研究水平的综合体现，能够比较客观地反映科研人员的综合素质。所以在研究生科研基本功培训中，选题也是最重要、最困难的一个环节。

麻醉学作为临床医学的一个分支，一方面其基础研究选题具有与其他学科选题的共性；另一方面，与其他学科相比，麻醉学科本身又具有一定的特殊性。如果说其他学科的选题更多是以疾病为主线进行纵向研究的话，例如骨质疏松症的发病机制、治疗和转归；糖尿病病因、发病机制以及治疗的研究进展；老年痴呆症的最新研究动向等；麻醉学科的研究更多关注的则是与麻醉主题相关的问题，比如围术期重要器官的保护，这可涉及多个学科手术围术期的器官保护。

虽然科学研究的成功始于选题的成功，创新的成功也始于选题的成功，但是作为专业型的麻醉学研究生，有以下几个特点：较熟悉临床医学知识，而生化和分子生物学知识薄弱；本科阶段基本没有基础研究经验；读研期间从事科研时间短，而且日后主要从事临床麻醉工作。如何将创新与实际情况相结合，选出一个具有创新性、合理性和可行性的课题，这对临床专业的研究生乃至导师都提出了非常高的要求。一般来讲，选题不应该太难，同时实验方法应相对简单，这些有助于课题的顺利完成，同时也达到使医学研究生熟悉基础研究过程、学习一些实验技术、培养科研思维能力的目的。

本章首先介绍麻醉基础科研选题的原则和影响因素，其后简介基础研究选题的基本方式和基本流程，最后列举部分当前麻醉领域基础科研的热点。

第二节　选题的原则和影响研究生选题的因素

麻醉基础科研选题的原则、方式及其基本流程与其他医学学科基本相似。其中选题的原则是指导基础研究的核心，遵循这些原则是保证科学研究顺利实施的前提，也是在选题过程中，须时刻注意的事情。

一、选题的原则

（一）创新性原则

科研的本质特征是创造性和非重复性，并同时具有探索性、继承性和复杂性的特征，其表现形式为知识产品。创新性（innovative）是科学研究的最本质特征，也是科研选题必须遵守的首要原则。因此，创新性是研究生选题过程中必须时刻思考的问题。就基础研究而言，“创新”主要指针对可公开性和抢先发表的论著，即与现在已有的成果（包括观点、结论、方法和发明等）有所不同。然而在实践中，“尚无”一般指的是“尚未发现”，即与能够检索到的成果不同的研究就是“创新”。“创新”的方法有多种，包括好奇、兴趣、质疑和探索等。就麻醉学科而言，有许多值得研究的问题和方向。比如说，全身麻醉的作用机理、全身麻醉深度监测方法及进展、疼痛的机制及治疗等。然而“创新”和学术价值的“先进性”并非紧密相关，“新”的成果并非就具有很大的“学术价值”和很强的“先进性”。

（二）科学性原则

选题的科学性（scientific）是指课题的选择要以科学思想为指导，以事实为依据，它是科研的最根本原则。科学研究虽然是探索未知，但必须符合客观实际，反映客观规律，要有充分的依据，可以用科学研究的方法去解决，并且经得起重复和实践检验。只有以科学思想为指导，使所选课题具有理论基础，才能保证其科学性。但要特别注意一个问题：如何对待与传统或当前观念相冲突的新观点或问题。需要知道的是，传统常识或观点并不一定是科学的，可能隐藏着人们尚未发现的科学规律，需要科学研究进一步探索并对其更新。因此，研究者要敢于怀疑和批判，敢于运用已证明的科学原理对这些问题提出质疑，这也是尊重科学性的表现。在国家自然科学基金申请书中，就有一项是“拟解决关键的科学问题”，这便是选题科学性原则的重要体现。唯有通过多读文献，并且对临床工作细心观察，才能使选题尽量达到科学性的要求。

（三）需要性原则

研究的需要性（necessity）也就是科研的目的性，明确为什么要进行这个研究项目。需要性包括两方面，一是临床实践相关的需要，如临床上面临的一些难题如围术期重要器官功能保护和血液保护等，解决这些问题在临床上具有重要意义；二是科学本身发展的需要，这是它的学术意义所在。在临床工作中，只要细心观察，追本溯源，就会发现当前医学无法解答的问题层出不穷，有许多是目前学者和文献未能认识或记载的，正是这些问题促使临床医生寻求新的、更有效的诊治方法。若能结合这些问题进行选题，研究目的有明确的针对性，就属于紧密结合临床需要的题目。虽然有些基础研究课题，在开始时也许没有显示出实用价值，甚至学术价值也不很明显，但是在日后却显示出重大的学术意义和巨大的应用价值，但这不是临床专业研究生选题的主流。

（四）可行性原则

可行性（feasibility）原则是指在选题时要考虑现实可行性。可行性原则体现了科学研究的“条件原则”。一个课题的选择，必须从研究者的主、客观条件出发，选择有利于展开的题目。否则，无论临床意义如何重要，实验方法如何先进，实验设计如何科学，如果没有实现的可能，课题也是徒劳，选题等于零。在国家自然科学基金申请书中，其中一项就是要分析课题的可行性。这就包括从理论上、技术上及硬件条件上对课题的可行性进行评估。因此选题要从实际出发，脚踏实地，结合本人和本单位情况考虑有无开展课题研究的主客观条件。研究生的科研周期还有很强的时间局限性，必须在规定的期限完成论文答辩，不能拖延。为此，若从事动物实验，还要考虑有无合格的动物供应、饲养条件等；从事高新技术试验，则要考虑试剂供应，仪器设备条件及技术能力等。合理协调好各个方面的因素，保证及时完成科研任务。

（五）其他原则

选题还包括了效益性原则和简化性原则等。效益性原则是指课题的预期研究成果有可能起到某些效果，包括它的临床应用价值或社会经济效益等。因此，对所选课题的预期成果起码在某一方面或某一点上优于传统或现行的东西。否则该课题就不符合效益性原则。

科学的简化性原则是指对问题的分解，即对问题的细化或具体化，也包括模型简单化。例如术后躁动的问题，由于混杂因素很多，因此可以细化成多个具体的、较为明确的问题，如吸入麻醉药对术后躁动的影响等。这样避免研究过于浮泛，使课题更加具体深入。

二、选题的影响因素

影响临床研究生选题的因素是多方面的，主要包括临床专业型研究生本身的特点、个人因素、客观条件及导师等。研究生及导师在选题的时候，除了遵循科研选题的基本原则外，也必须充分考虑这些因素，才能够保证课题顺利的实施。

（一）临床专业研究生本身的特点

由于知识结构的缺陷，主要是缺乏生物学理论与技能的基础知识；科研时间短（一年左右）。因此，这就对选题提出了很高的要求：必须在有限的时间，运用较为简单的基础实验技能，最好是一两项实验技术就可以验证课题。

（二）实验条件

很多医院的麻醉科缺乏完善的用于基础研究

的实验基地及相关实验设备,这也大大限制了研究生选题的范围。研究生应当因地制宜,选择实验室现有的硬件条件及成熟的技术,这样才有助于完成课题。

（三）导师

导师在选题过程中具有决定性作用,不同的导师对研究生选题可能采取不同的策略。有的导师已经具有非常明确、具体的研究方向,研究生在选题时比较确定;更多的导师可能给予的是比较粗犷的研究方向,需要研究生自己深入查阅文献,初步拟题,而后再和导师讨论,最终定题;还有些导师没有研究方向,需要研究生自己选题,这对研究生来讲是最难的。

（四）经费

基础研究必然涉及经费的问题,经费决定了该课题的实施情况,没有足够的经费,则基础研究基本上是不可行的。

总而言之,研究生选题的过程中,需时刻牢记选题的基本原则,同时也需结合自身的情况及客观条件。由于相关生物学基础知识较弱、科研时间周期短、客观条件所限,因此有时不能过于追求创新、需要经过严谨论证的课题,而应根据实际情况设计相对简单、可行性好的课题。

第三节 选题的方式和基本流程

科研选题一般包括前瞻式和回顾式两种方式,这两种方法均可以采用,最终确定研究目标。

一、选题方式

（一）前瞻式科研选题(forward-looking research topics)

前瞻式是一种往前看的,探索未知、追寻新知的科学研究方式。首先需彻底检索感兴趣领域的文献,精读最新杂志中的最热门的文章,充分了解该领域里已解决和未解决的问题,这些问题往往是该领域的研究热点。然后针对这些未解决的问题设计实验,力图探讨甚至解决这个问题。但是,这种方式对新入门的研究人员极具挑战性。因为首先这要求研究人员对该领域非常熟悉;其次,也许设计好课题,实施并完成涉及的实验之前,类似的实验可能早已被该领域有成就的实验室先发表。所以,除非是实验室条件非常成熟,研究小组在这个领域已经取得了领先的地位,此时研究生在导师的指导下,才可采用这种方法进行科研选题,否则对临床型研究生来说不太建议采用该方法。

（二）回顾式科研选题(retrospective research topics)

回顾式的科研选题则是首先精读几篇拟开展的研究领域里最近的权威综述,从这些综述中选出自己感兴趣的、在这个领域内已被公认的、比较新的概念和假说。然后寻找这些假说所依据的原始文献,仔细阅读这些文章之后,设计实验,采用不同实验方法和手段再次测验这个假说;或者对在某种模型上得到的结果在其他模型进行测试,如远程缺血预处理具有心肌保护作用,那么可以观察肝脏、肾脏等是否有保护作用。这种方法对于新入门的科研人员来说具有一些优点:首先可以通过不同角度及不同方法证实旧的实验的正确性,为一个公认的重要假说提供新证据,对这个领域有一定的贡献,可以发表在高水平的杂志上;其次,通过这个过程,对仔细研读重要理论方法很有帮助,同时也锻炼了实验能力,为后续产生自己的创新想法打下扎实的基础;第三,在验证假说的过程中,往往能够认识到原来方法产生的背景、前因后果,且发现过去方法的不足、激发新的灵感。这些对研究生科研思维的培养都具有重要意义。

二、选题的基本流程

各种科学选题的方式不尽相同,这和导师的关系非常大。很多研究生从事的是导师在某个基金(如国家或省自然科学基金)赞助下的课题,因而拟研究的领域已经限定,甚至课题的框架也已打好。而对于更多需要自己寻找课题的研究生,则需要从粗犷的问题开始,通过阅读文献,对问题进行凝练和评价后,最后对课题进行确定。

（一）问题的发现

在科学选题及定题过程中,我们首先需要一个问题,然而这个问题相对而言是比较泛散的、抽象的。例如血红蛋白在 7~10g/dl 的患者术中是否需要输血的问题,这种问题比较大而又分散,需要对问题进一步的拆分、凝练。这种初步的问题可来源于学术交流、临床工作的发现、突发的灵感及杂志俱乐部(journal club)的讨论等。当有了初步的想法或问题后,通常应与导师进行商讨,初步拟定研究的领域和方向。

（二）文献的阅读

在初步拟定课题的领域方向或问题后，必须大量阅读文献。如前所述，可采用前瞻式及回顾式两种方法进行文献阅读，综合了解此领域的动态情况。就麻醉学科来讲，除了阅读发表在医学顶级杂志如《柳叶刀》或《新英格兰医学杂志》等之外，也可阅读发表在麻醉学领域权威杂志包括 *Anesthesiology*、*Anesthesia & Analgesia* 等的综述；如果对该领域不太熟悉，也可从麻醉学专著如《米勒麻醉学》开始研读。通过精读这些专著或权威综述，分析自己提出的问题是否已有定论，如有结论性的结果，就无需再进行研究。然后进一步提炼科学问题，让问题更加清晰化、具体化和条理化。进而根据综述查阅相关的原始文献，了解相关的研究内容，此时需注意研究方法，模型，实验手段等。对尚未解决的问题需在不同模型上进一步证实研究所得的结论；同时，也可分析研究中是否存在缺陷，需要进一步改进等。

（三）课题的进一步评价

对于经过自己研读文献后凝练出来的课题，由于经验及知识方面的限制，所选的课题往往难度较大、可行性较差。因此研究生需要和导师（组）进行充分讨论，进一步明确课题的创新性、合理性、可行性、需要性及所需相应的条件和经费等；必要时还需重新阅读文献，对课题进行修正和改进后，再进一步评价。此时，可在导师的指导下，开始撰写综述，这可加深自己对拟研究领域的理解，也能为其他从事该方面研究的人提供参考。

（四）确定课题

经过上述流程后，课题基本确定。有时还需通过预实验进行测试，预计实验的走势（流程图见图39-1）。

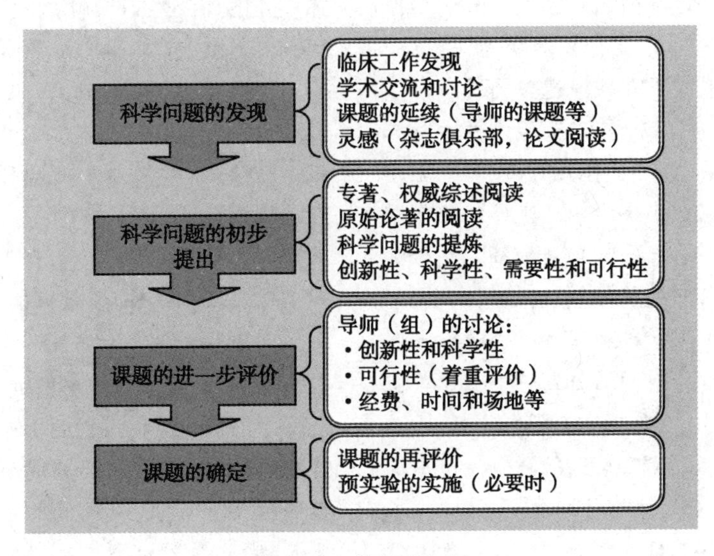

图 39-1　选课流程图

第四节　麻醉学领域部分研究热点

总体而言，麻醉学涉及的范围很广，包括临床麻醉、重症监护和疼痛诊疗等方面。麻醉药物对人体记忆功能的影响、麻醉药物对重要脏器的保护作用、麻醉与镇痛药物的作用机制等，都是非常专业但又影响巨大的研究领域，对保证每年上千万例手术患者的生命安全具有极为重要的意义。麻醉药物对新生儿脑发育的影响和麻醉药物对老年患者发生手术后认知功能障碍的潜在影响，更是关系到民生及国家竞争力的重大课题。因此，麻醉学领域研究热点非常之多，已有很多相关参考书作出详尽介绍，本节主要简单列举部分麻醉学基础研究热点。

一、全麻药物的作用机制

自 1846 年使用氧化亚氮麻醉开始，全麻药物是临床麻醉和外科手术使用最广泛的麻醉药物。然而时至今日，全麻药物特别是吸入麻醉药的作用机制尚不清楚。因此，对于全身麻醉药的作用机制及其潜在的长期作用，始终是麻醉学研究的热点，也是研究的难点。

（一）吸入麻醉药的作用机制

吸入麻醉药具有多重药理作用，除了其麻醉相关作用（镇静、制动、意识消失、神经毒性和保护等），还有心血管作用等。尽管吸入麻醉药的作用机制尚不清楚，但比较公认的观点是吸入麻醉药可作用于中枢神经系统不同区域达到其麻醉作用，另外吸入麻醉药的分子靶点不局限于单个分子，相反有多个分子靶点。目前的观点认为离子通道是吸入麻醉药主要的作用靶点，但近年来其他的潜在分子靶位也引起了较多的重视，如调节突触传递的代谢型受体、蛋白激酶和磷酸酶、G-转导蛋白、蛋白泵等。然而，鉴于中枢神经系统的复杂性，目前发现的一些对全身麻醉药物较敏感的分子靶位，其特异性及在整体动物麻醉中的介导作用和机制尚难以得到确认或验证，所有关于分子靶位的研究也均不能解释药物在分子水平的作用是通过何种方式转变为临床观察到的整体麻醉状态，吸入麻醉药物作用的分子机制研究尚有太多的谜团需要逐一解开。

因此，研究者可根据研究兴趣选择药理学方法（激动剂或抑制剂）研究何种受体参与了吸入麻醉药的作用机制；也可采用在不同脑部区域注射激动剂或抑制剂观察吸入麻醉药的中枢神经系统作用部位；还有可采用遗传学方法研究某个基因是否参与吸入麻醉药的作用，如前脑限制性的基因敲除γ-氨基丁酸A型（$GABA_A$）受体α亚单位后，对异氟烷遗忘作用的敏感度降低，说明$GABA_A$受体α亚单位是吸入麻醉药遗忘作用的重要分子靶点。另外，功能影像学、膜片钳、X-线衍射等新方法和新技术均是研究吸入麻醉药分子机制的有效手段。

（二）静脉麻醉药的作用机制

相对而言，静脉麻醉药的作用机制比较清楚，但仍尚未完全阐明。像临床上使用最广泛的静脉麻醉药丙泊酚，其作用机制就尚不完全清楚。虽然目前主流观点认为丙泊酚作用于$GABA_A$受体上，但$GABA_A$受体具有多个亚单位，至于哪个亚单位是丙泊酚主要的作用靶点，尚不明确，是值得探讨的问题。最近关于丙泊酚作用机制的研究热点主要在于探讨丙泊酚如何通过阻滞大脑的信息整合能力引起意识消失。有研究显示丙泊酚减少丘脑皮层的功能连接达43%（特异性核团）和79%（非特异性核团），以左侧明显，恢复意识后功能连接增加，由此提出丘脑皮层的功能连接改变可能与丙泊酚的意识消失作用有关。最近Hanrahan等的研究从单个神经元和局部新皮质网络的方面研究了丙泊酚引起意识消失的机制，发现丙泊酚浓度依赖性的导致高频的局部场电位功率谱和动作电位激发率下降，提示新皮质信息处理能力下降可能是丙泊酚诱导意识消失的另一机制。这些发现提示，需要在细胞和分子水平进一步的验证和探讨丙泊酚的作用机制。

二、麻醉药物对器官系统的作用和影响

麻醉药物对器官功能的近期及远期影响一直是麻醉学基础研究的热点，这包括麻醉药物对中枢神经系统、心血管系统、免疫系统的作用等。其中麻醉药物对机体的损伤和保护作用是麻醉学领域非常关心的问题。几乎所有临床使用的麻醉药物（包括挥发性麻醉药）、镇痛药能引起发育未成熟脑神经元的广泛性退行性病变，有研究显示N-甲基-*D*-天冬氨酸受体（NMDA受体）和$GABA_A$受体可能参与了这一神经毒性过程，从而部分解释了挥发性麻醉药神经毒性的机制。然而，其内在的分子机制仍不清楚，需要进一步研究和探索。另一方面，麻醉药处理（conditioning）的器官保护作用也是研究的热点。有趣的是，吸入麻醉药（异氟烷或七氟醚）对机体具有损害作用，但同时采用不同处理后却呈现出对重要器官的保护作用。这看似相矛盾的现象可能是因为：①吸入麻醉药所致的损伤和保护具有一定时效性，即在特定的时间段呈现出器官保护作用，而在另一时间段呈现损伤作用；②在不同的器官损伤基础上，如脑部神经元已有β淀粉样蛋白（Aβ蛋白）淀粉样变性等基础上，吸入麻醉药会呈现出不同的作用；③吸入麻醉药各种重要器官的保护作用有特异性，如肺保护和心肌保护的机制有所不同等；④吸入麻醉药的保护可能是相对的，即对缺血再灌注后的器官是保护作用，而对正常的器官则可能是损伤的作用。这些都非常值得进一步的研究和探讨。

三、围术期重要器官保护作用及机制研究

围术期重要器官保护作用一直是麻醉医师所关心的重点，其中麻醉药的重要器官保护研究甚多，比如吸入麻醉药及阿片样受体激动剂的器官保护作用。最近关于远端缺血预处理（remote ischemia preconditioning，RIPC）对围术期重要器官的保护及其作用开展了大量的研究，这主要是该方法简单易行，具有潜在的临床应用价值。一系列的临床研究显示 RIPC 对围术期缺血再灌注后心肌具有保护作用；我国刘克玄教授研究团队也发现 RIPC 可减轻肾下型主动脉瘤的肺和肠道的损伤；然而，田玉科教授研究团队则发现 RIPC 并不能改善早期活体肾移植患者的肾功能，这一研究对 RIPC 在围术期重要器官的保护作用提出了质疑。这也说明 RIPC 在围术期对重要器官是否具有保护作用尚需进一步验证和研究，这包括了 RIPC 方案的优化，如阻断时间，间隔时间，何时完成，RIPC 器官保护的适应证，以及和器官保护其他方式是否有协同或者抵消作用等。另一方面，RIPC 器官保护的作用机制仍然不是很清楚，值得进一步探讨。总体而言，RIPC 至少包括三个部分：首先是远端器官（如上下肢等）缺血后的生物学反应（如释放各种因子）；远端器官产生的生物学反应通过某种方式传导至靶器官（心脑肺等重要器官）；以及靶器官在接到远端器官传来的信息后通过激活细胞内的信号传导通路从而达到器官保护作用。尽管有大量的研究显示腺苷、缓激肽、炎症因子及线粒体 ATP 敏感性钾通道等参与了 RIPC 的过程，但哪个通路或者因子在 RIPC 的器官保护起着核心作用尚不清楚，需进一步的研究和探索。

四、围术期输血相关研究

临床上常常面临围术期患者是否要输血的问题，关于围术期输血相关的研究也得到了广泛的开展，从基础研究角度讲至少包括了血小板保存的优化方案、采用更多的分子生物学技术对血液病原体检测，基因工程血红蛋白、交联血红蛋白、微囊化血红蛋白、全氟化碳、人造血用品等血液代用品等；免疫治疗中血液成分的应用、脐血库的建立、血型转换等均需要深入的研究。例如，血红蛋白含量作为评价是否需要输血的最重要指标之一，仍然有众多的问题值得探讨。这包括输血的最低血红蛋白值的界定，贫血对机体的影响及血红蛋白替代品等等。总体而言，目前学术界公认不同疾病状态、不同组织器官对贫血的耐受值（即 Hb 最低值）不同。临床调查研究显示急性贫血（Hb 在 7 g/dl 左右）对于“健康”患者被认为是可以耐受的；但蛛网膜下腔出血和创伤性脑损伤 Hb 触发值被认为是 9.0g/dl；而也有研究将 9～10g/dl 设定为急性心脏疾病患者输血治疗的 Hb 触发值。但是，现有的知识并不足以完整地定义特定人群或个体、不同器官损伤时血红蛋白阈值。就后者而言，动物实验则可以提供更多的信息。例如，在猪的研究显示，血流动力学、代谢参数、氧耗均不能显示在达到 Hb 限值之前组织氧合被限制。但 Hb 为 4.3g/dl 时肾脏和骨骼肌哌莫硝唑加合蛋白和血管内皮生长因子成强阳性（阳性提示该细胞缺氧）。相反，心脏、脑和肝脏并没有证据显示在 Hb4.3g/dl 时缺氧。因此其结论为心脏、脑、肾、肝脏、小肠和骨骼肌在不同程度的急性贫血时组织缺氧程度不同，进而提示不同器官 Hb 触发值不同。

另一方面，贫血诱导不良结局的病理生理过程十分复杂并且尚未被阐释清楚。为了解释该机制，目前已有实验研究探讨急性贫血时氧稳态的维持机制，包括：①有效感知贫血诱导的组织缺氧；②心血管系统产生适应性应答来维持足够的氧运输；③器官自身产生氧运输变化来维持重要器官的存活；④有证据显示心血管应答机制干扰后可导致重要器官损伤；⑤细胞水平适应性应答激活可维持氧稳态和生存支持。探索这些机制有助于我们确定 Hb 治疗阈值，通过组织缺氧生物学标志（如脑组织氧含量，区域性脑氧饱和度，血管内皮生长因子等）制定新的围术期贫血治疗策略及指南。

五、术后认知功能障碍

术后认知功能障碍（postoperative cognitive dysfunction，POCD）的发生机制尚不清楚，其中麻醉与 POCD 产生的机制一直是麻醉学领域研究的重点。目前研究认为 POCD 的产生机制和老年痴呆症（alzheimer disease，AD）非常相似，由于 AD 的机制已被广泛研究，因此 AD 作为研究麻醉与 POCD 产生的纽带，其与麻醉之间关系也被广泛研究。在这方面可以开展很多的基础研究工作，包括麻醉药物对 Aβ 蛋白的影响等。例如，Xie 等在过表达 Aβ 前体蛋白的神经胶质瘤细胞模型上，采用 2% 的异氟烷处理 6 小时后可导致细胞死亡，改变 Aβ 前体蛋白分解过程和增加 Aβ 蛋白，提示吸入麻醉药在中枢神经系统促进 Aβ 蛋白的产生；Wan 等的研究也表明，手术麻醉能引发神经胶质细胞增生、Aβ 蛋白的沉积以及 Tau 蛋白过度磷酸化，这些病理学过程都与术后认知功能下降有关。

除了通过研究麻醉药对AD的作用来了解麻醉与POCD的关系外，也有研究显示麻醉可以影响细胞内钙稳态，如抑制钙调蛋白依赖性酶Ⅱ（calmodulin-dependent protein kinase Ⅱ，CaMK Ⅱ）；也有报道胆碱能功能降低及中枢性炎症参与了麻醉促进神经变性的分子机制。但麻醉促进POCD作用机制远未阐明，这包括了整个分子通路，以及是否还有其他的因子或机制参与了这一进程，均需要进一步研究。

六、疼痛机制的相关研究

疼痛相关的研究一直是麻醉学领域研究最重要的一部分，尽管历经多年的研究，但鲜有新型镇痛药物能够根本上改善患者的生活质量、减轻其家庭和社会的经济与精神上的双重负担。这说明疼痛的发病机制尚未完全阐明，非常需要进一步的研究。疼痛机制的研究非常广泛，可从多个角度对其进行研究，如从神经解剖通路角度讲，疼痛机制包括了外周敏感化、中枢敏感化（脊髓水平和脊髓上水平）等；而从分子生物学角度讲，则更关心某个因子在疼痛发生和维持的作用等。而最近表观遗传学和非编码RNA在疼痛中作用的研究，也成为疼痛机制研究的重要热点，这给研究生选题提供了大量的切入点。

当然麻醉学领域研究非常广泛，绝非尽限于此。由于篇幅所限，仅简单介绍几个相关的研究热点。像麻醉与免疫系统、麻醉与肿瘤的关系等都是非常值得研究的方向。而对于专业型的麻醉学研究生，更需要根据实际情况，把握住科学研究选题的原则，因地制宜，选择合适研究课题，为接下来的科学工作指明方向。

（戴茹萍　黄宇光）

参考文献

1. 邓小明，姚尚龙，曾因明. 2013麻醉学新进展. 北京：人民卫生出版社，2013
2. 陆贤杰. 医学科研设计与论文写作教程. 广西：广西科学技术出版社，2006
3. 郭政，李荣山. 医学研究生科研设计技巧. 北京：军事医学科学出版社，2004
4. 俞卫锋. 麻醉学科研究的现状与热点. 现代实用医学，2013，25(2)：121-123
5. 马璐璐，刘薇，黄宇光. 疼痛的分子生物学研究新进展. 基础医学与临床，2011，31(2)：222-224
6. 左蕾，李琪英，刘丹彦. 麻醉和术后认知功能障碍. 医学综述，2013，19(10)：1847-1849
7. 常晶，陆菡，于布为. 全麻机制研究—细胞内钙离子信号通路研究进展. 中国药理学通报，2013，29(1)：11-14
8. Alkire MT，Hudetz AG，Tononi G. Consciousness and Anesthesia. Science，2008，322(5903)：876-880
9. Bandeiras C，Serro AP，Luzyanin K，et al. Anesthetics interacting with lipid rafts. Eur J Pharm Sci，2013，48(1-2)：153-165
10. Chen Y，Zheng H，Wang X，et al. Remote ischemic preconditioning fails to improve early renal function of patients undergoing living-donor renal transplantation：a randomized controlled trial. Transplantation，2013，95(2)：e4-6
11. Hare GM，Tsui AK，Ozawa S，et al. Anaemia：can we define haemoglobin thresholds for impaired oxygen homeostasis and suggest new strategies for treatment? Best Pract Res Clin Anaesthesiol，2013，27(1)：85-98
12. Hare GM.，Freedman J，Mazer DC. Review article：risks of anemia and related management strategies：can perioperative blood management improve patient safety? Can J Anaesth，2013，60(2)：168-175
13. Hanrahan SJ，Greger B，Parker RA，et al. The effects of propofol on local field potential spectra，action potential firing rate，and their temporal relationship in humans and felines. Front Hum Neurosci，2013，7：Article136
14. Lauscher P，Kertscho H，Meier J. Determination of organ-specific anemia tolerance. Crit Care Med，2013，41(4)：1037-1045
15. Lel-Noval SR，Múñoz-Gómez M，Murillo-Cabezas F. Optimal hemoglobin concentration in patients with subarachnoid hemorrhage，acute ischemic stroke and traumatic brain injury. Curr Opin Crit Care，2008，14(2)：156-162
16. Lee UC，Ku SW，Noh GJ，et al. Disruption of Frontal-Parietal Communication by Ketamine，Propofol，and Sevofurane. Anesthesiology，2013，118(6)：1264-1275
17. Li C，Li YS，Xu M，et al. Limb remote ischemic preconditioning for intestinal and pulmonary protection during elective open infrarenal abdominal aortic aneurysm repair：a randomized controlled trial. Anesthesiology，2013，118(4)：842-852
18. Lim SY，Hausenloy DJ. Remote ischemic preconditioning：from bench to bedside. Frontiers in Physiology. 2012，3(27)：1-11

19. Liu XL, Lauer KK, Ward BD, et al. Differential Effects of Deep Sedation with Propofol on the Specifc and Nonspecifc Thalamocortical Systems. Anesthesiology, 2013, 118(1):59-69
20. Miller RD, Eriksson LI, Fleisher LA, et al. Miller's Anesthesia. 7th Edition. New York: Churchill Livingstone, 2010
21. McEwen J, Huttunen KH. Transfusion practice in neuroanesthesia. Curr Opin Anaesthesiol, 2009, 22(5):566-571
22. Wan Y, Xu J, Meng F, et al. Cognitive decline following major surgery is associated with gliosis, beta-amyloid accumulation, and tau phosphorylation in old mice. Crit Care Med, 2010, 38(11):190-198
23. Xie Z, Tanzi RE. Alzheimer's disease and post-operative cognitive dysfunction. Exp Gerontol, 2006, 41(4):346-359
24. Yang H, Liang G, Hawkins BJ, et al. Inhalational anesthetics induce cell damage by disruption of intracellular calcium homeostasis with different potencies. Anesthesiology, 2008, 109(2):243-250

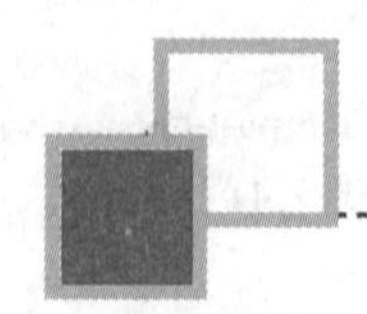

第四十章　麻醉学基础科研常用实验技术

第一节　概　　述

近代麻醉学的发展已经历了160余年的历史，科学的进步以及麻醉工作者的不断探索使得麻醉学已在其长期的实践中汲取了多种学科与麻醉学相关的理论与技术，经过发展形成了麻醉学自身的理论与技术体系，从而使得其工作领域已从手术室拓展到门诊与病房，涵盖了临床麻醉学、危重病医学与疼痛诊疗工作。随着上述领域的发展，麻醉学的工作要求在不断地拓展，为更好地完成上述任务和提高质量，进行与麻醉学各领域有关的基础和临床方面的科学研究便成为基本要求。

众所周知，实验技术是进行科学研究的基本手段，是解决科学问题的基本方法，也是研究生教育的重要内容。在医学教育蓬勃发展的今天，培养和造就一大批具有高学历、高水平的研究生，是医学教育的紧迫任务。

该章对分子生物学实验、细胞生物学实验、免疫组化实验等常用和新颖的麻醉实验技术，从技术的基础理论、实验方法和医学应用等方面进行了全面、系统地阐述(图40-1)。特点是突出麻醉实验技术的理论性、先进性和实用性，希望为麻醉研究生研究课题奠定基础，对培养研究生的思维能力、创新能力和动手能力起到有益的作用。

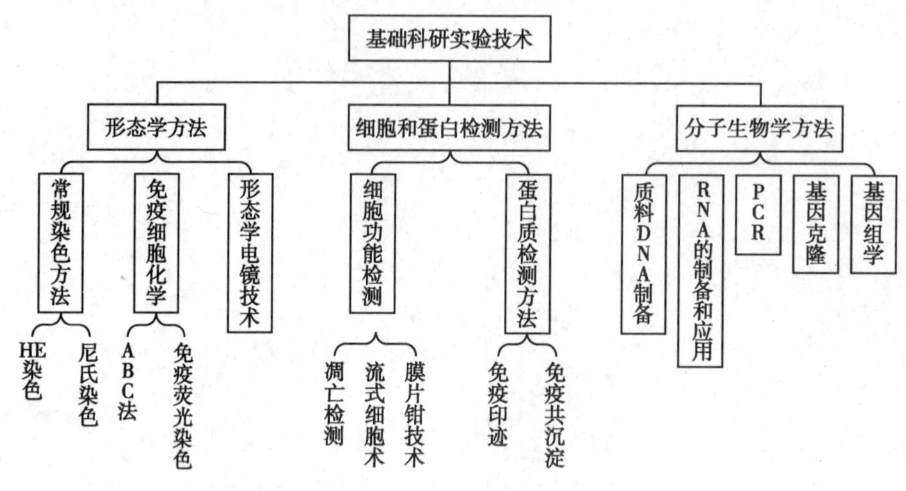

图40-1　科研实验技术

第二节　形态学方法

形态学观察是麻醉实验技术中最基本、最简单、最快速的常规方法。它对于研究麻醉相关机制的细胞大小、形态、排列方式、特殊结构等有着重要的作用。

一、常规组织形态学染色方法

染色就是利用染料给组织切片上色，使其与组织或细胞内的某些成分发生作用，经透明后通过光谱吸收和折射，使各种微细结构显现不同颜色，可在显微镜下显示出组织细胞的各种成分。最常用的组织染色法为苏木精—伊红染色法(HE染色)。

(一) HE染色的应用

1. HE染色原理　苏木精-伊红染色法(hematoxylin-eosin staining)，简称HE染色法，是石蜡切片技术里常用的染色法之一。苏木精染液为碱性，主要使细胞核内的染色质与胞质内的核糖体着紫蓝色；伊红为酸性染料，主要使细胞质和细胞外基质中的成分着红色。HE 染色法是组织学、胚胎学、病理学教学与科研中最基本，使用最广泛的技术方法。

2. 染液　苏木精染液、伊红染液。

3. 染色步骤（图 40-2）

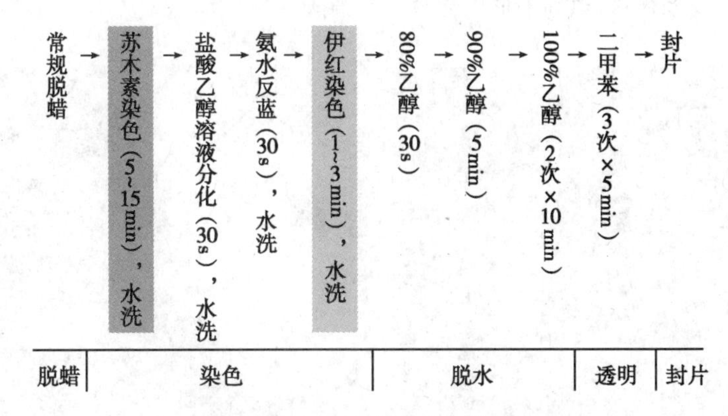

图 40-2　HE 染色步骤

染色的时间，应根据室温，及组织的具体情况来确定，做之前做预实验

4. 染色结果　切片经过脱蜡、染色、脱水、透明和封固后，细胞核被苏木精染成鲜明的蓝色，软骨基质、钙盐颗粒均呈深蓝色，黏液呈灰蓝色，细胞质被伊红染成程度不同的粉红色至桃红色，细胞质内嗜酸性颗粒呈反光强的鲜红色，胶原纤维呈淡粉红色，并随胶原纤维老化和透明变性而着色由浅变深。弹力纤维呈亮粉红色，红细胞呈橘红色，蛋白呈粉红色（图 40-3/文末彩插 40-3）。

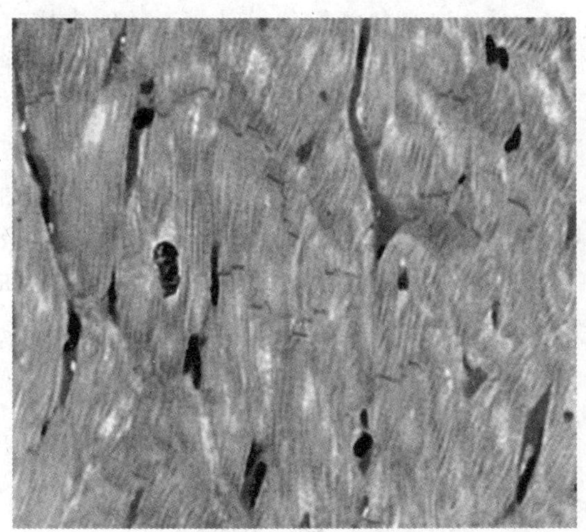

Cardiac muscle,H&E

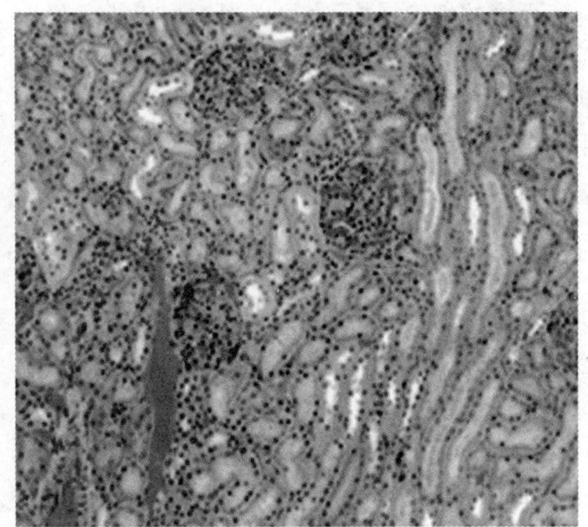

Kidney,H&E

图 40-3　HE 染色结果（见书后彩插）

5. HE 染色的应用范围及局限性　HE 染色是生物学尤其是医学领域中组织学、病理学及细胞学等工作必不可少的最基本染色方法。已经被广泛应用，具有重要价值。

但是 HE 染色在进行组织学尤其是病理组织学形态观察时，往往存在一定程度的局限性，常常不能显示、区分或确定组织或细胞中某些正常物质的性质，不能显示某些病变或病原体特殊或特殊性的结构。因此必须借助于一些特殊染色方法来加以区别和判定。

（二）尼氏染色的应用

1. 尼氏染色的原理　尼氏染色法是德国病理学家 F. Nissl 于 1982 年创立的，主要用来观察神经元胞体中尼氏小体和尼氏变性。尼氏体是神经元内的特征性结构之一，在光镜下为嗜碱性的小体或颗粒。甲苯胺蓝为碱性染料，可将尼氏体染成紫蓝色。

2. 尼氏染色的经过及结果　经过脱蜡、染色、分色、脱水、透明和封片，在尼氏染色中尼氏体清晰可辨，胞核、核仁也非常清晰，而且很容易区分轴突和树突，起到了既可辨认器官又可同时观察细胞质特殊结构的效果（图 40-4）。尼氏染色中尼氏体受染后呈块状（形如虎斑）或颗粒状，核周围尼氏体颗粒较大，近边缘处较小而细长，如在生理情况下，尼氏体大而数量多，反映神经细胞合成蛋白质的功能较强，在神经元受损时，尼氏体的数量可减少甚至消失。

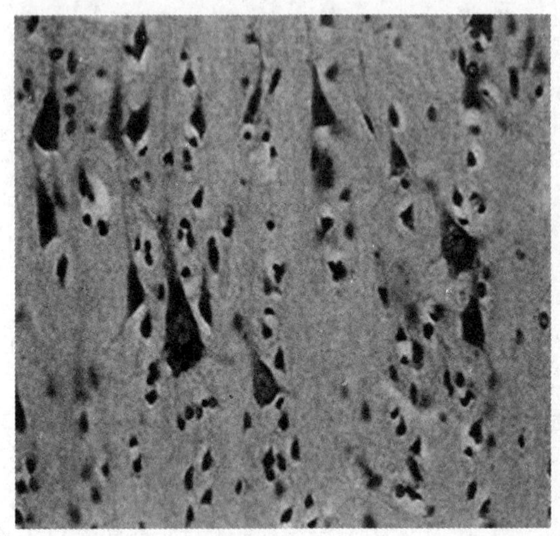

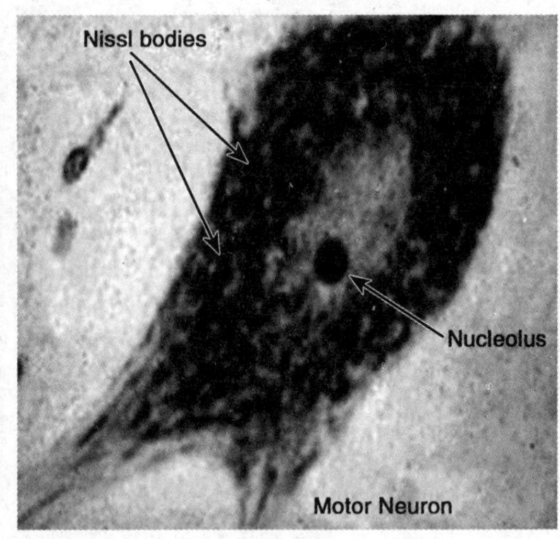

图 40-4　尼氏染色结果

3. 尼氏染色的应用范围　尼氏染色主要用来观察神经元内的细胞结构，也可以通过尼氏染色后对尼氏体的观察来了解神经元的损伤，其次对检验实验动物脑区损毁或埋藏电极的位置也发挥着重要作用。

二、免疫细胞化学方法

（一）抗生物素蛋白—生物素—过氧化物酶复合体法（ABC 法）

1. 原理及应用　免疫组化是应用抗原抗体反应，对组织细胞内抗原进行定位、定性及定量的研究。ABC 法是免疫组化最具代表性的常用方法。ABC 法实施原理分为三个层次：首先是无标记的一抗结合于抗原，然后利用生物素标记的二抗结合一抗，最后利用抗生物素蛋白—生物素的特异性结合反应结合上过氧化物酶复合体，借助酶对底物的特异催化作用，生成有色的不溶性沉淀，镜下进行定性和定位研究。理论上一切可作为抗原或半抗原的均可作为研究对象，包括蛋白质、多肽、氨基酸、多糖、磷脂、受体、酶、激素、核酸及病原体等（图 40-5）。

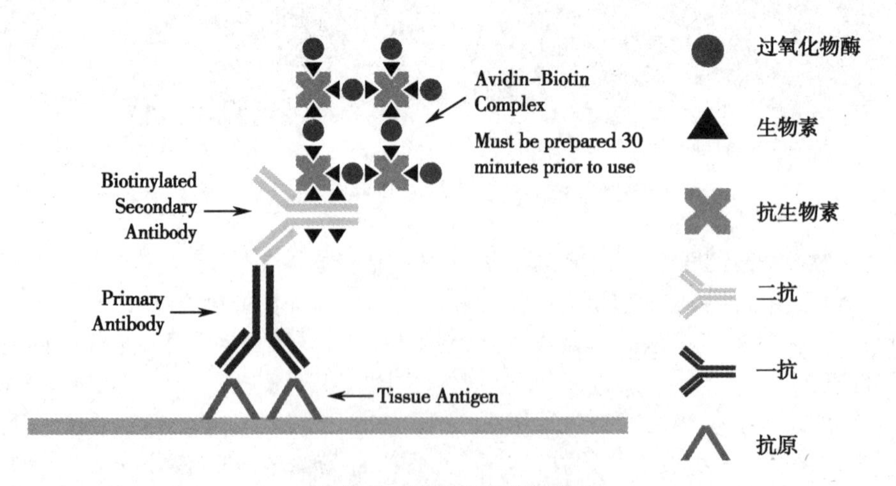

图 40-5　ABC 法实验原理

（引自：Kumar, G. L. and L. Rudbeck, eds. 2009. Immunohistochemical (IHC) Staining Methods. 5th edition. Carpinteria: Dako North America.）

2. 实施方法

（1）切片水化。

（2）抗原修复或根据抗体要求不予处理。

（3）血清封闭：根据二抗来源选择血清封闭液。

（4）一抗孵育后清洗。

（5）阻断内源性过氧化物酶后清洗。

（6）二抗孵育后清洗。

（7）按说明书滴加 ABC 复合物。

（8）清洗后行 DAB（即 3,3'-二氨基联苯胺，3,3'-diaminobenzidine）显色 3～10 分钟。

（9）流水清洗后脱水，透明，封固。

3. 结果判定　如图 40-6 所示，DAB 染色呈现棕黄色，在高倍镜下为细颗粒状分布。特异性染色应具有下列特点：

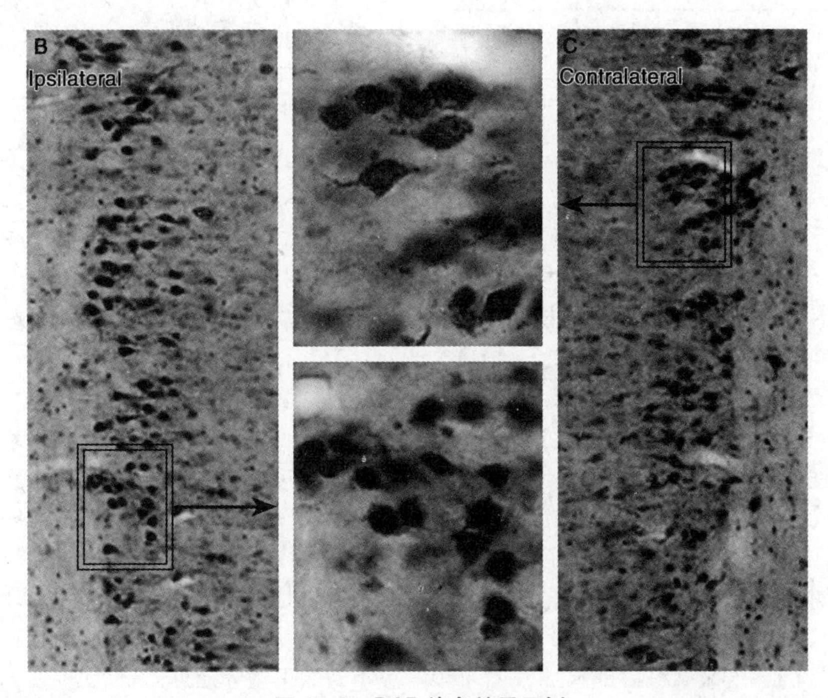

图 40-6　DAB 染色结果示例

远端神经离断 1 周后，同侧（B）及对侧（C）腰段脊髓中间外侧柱神经元内 c-jun 阳性细胞 DAB 染色，方框内显示高倍镜下情况（引自：Peddie，C. J. and J. R. Keast. Front Neurosci，2011. 5：p. 6）

（1）特定的定位：在实验前就需尽可能判断靶抗原存在的部位——特定组织、细胞和细胞的特定部位。如出现意外位置，应怀疑染色结果。

（2）染色的不均一性：在实验前需预测靶抗原在不同组织、不同细胞可能存在的含量。阳性染色的强弱和分布多不均一。应避免对假阳性染色部位，如切片边缘，刀痕及褶皱处进行分析。

（3）颗粒型显色：DAB 染色需在高倍镜下观察是否为细颗粒状，均匀的棕黄色很有可能使非特异性染色。

对染色结果的判定将直接关系到实验结论，为避免出现如无染色、染色过深、过浅及位置或数量与预期实验结果出入较大等各种现象影响实验结论，最为明智、严谨的方法就是“在实验初始阶段设置各种对照，如空白对照、阴性对照及阳性对照等”。

4. 注意事项

（1）过氧化氢氧化作用极强，避免皮肤接触或吸入。

（2）DAB 具有致癌性，需戴手套在通风柜内配制操作。

（3）所有操作过程中避免组织干裂。

（4）根据二抗来源选择血清封闭液。

（5）对于丙酮固定的冰冻切片，如需阻断内源性过氧化物酶，应在一抗孵育之前实施。

（6）为避免造成假阳性染色，DAB 染色时间不宜过长。

5. 关于 ABC 法的优缺点（表 40-1）

（二）免疫荧光染色

免疫荧光技术（immunofluorescence technique）

表 40-1 ABC 法的优缺点

优点	缺点
灵敏度更高	一些组织需要封闭内源性生物素以避免非特异性标记
与直接法相比节省一抗使用量	ABC 复合物较大,不利于组织穿透
与 PAP 方法相比节省操作时间	

注:PAP 方法,即过氧化物酶—抗过氧化物酶复合物法(peroxidase antiperoxidase complex,PAP)

是建立在免疫学、生物化学和显微镜技术基础上的一门实验技术,主要包括两种方法:用荧光抗体示踪或者检查相应抗原的方法称为荧光抗体法,用已知的荧光抗原示踪或者检查相应抗体的方法称荧光抗原法。在实际工作中荧光抗原技术应用很少,所以免疫荧光技术主要是指荧光抗体技术。用免疫荧光技术示踪或检查细胞,组织内抗原性物质的方法称为免疫荧光细胞(或组织)化学技术。

1. 基本原理 免疫荧光技术是利用抗原与抗体特异性结合的原理,通过化学反应使标记抗体的荧光显色剂显色来确定组织细胞内抗原,对抗原进行定位,定性和定量的研究。该实验技术的特点是高度的特异性,灵敏性和精确性,并且可以把形态研究和功能,代谢等联系起来。按照染色步骤又可以分为直接法和间接法。按照染色后的检测技术可分为荧光显微镜技术和荧光测定技术(用特殊仪器测定荧光强度从而推算检测抗原浓度)。

2. 注意事项 直接法注意事项:

(1) 对荧光标记的抗体的稀释,要保证抗体的蛋白有一定的浓度,一般稀释度不应超过 1 ∶ 20,抗体浓度过低,会导致产生的荧光过弱,影响结果的观察。

(2) 染色的温度和时间需要根据各种不同的标本及抗原而变化,染色时间可以从 10 分钟到数小时,一般 30 分钟已足够。染色温度多采用室温(25℃左右),高于 37℃可加强染色效果,但对不耐热的抗原(如流行性乙型脑炎病毒)可采用 0 ~ 2℃的低温,延长染色时间。低温染色过夜较 37℃,30 分钟效果好得多。

(3) 为了保证荧光染色的正确性,首次实验时需设置下述对照,以排除某些非特异性荧光染色的干扰:

1) 标本自发荧光对照:标本加 1 ~ 2 滴 0.01mol/L,pH 7.4 的 PBS。

2) 特异性对照(抑制试验):标本加未标记的特异性抗体,再加荧光标记的特异性抗体。

3) 阳性对照:已知的阳性标本加荧光标记的特异性抗体。

如果标本自发荧光对照和特异性对照呈无荧光或弱荧光,阳性对照和待检标本呈强荧光,则为特异性阳性染色。

(4) 一般标本在高压汞灯下照射超过 3 分钟,就有荧光减弱现象,经荧光染色的标本最好在当天观察,否则随着时间的延长,荧光强度会逐渐下降。

间接法注意事项:

(1) 荧光染色后一般在 1 小时内完成观察,或于 4℃保存 4 小时,时间过长,会使荧光减弱。

(2) 每次实验时,需设置以下三种对照:

1) 阳性对照:阳性血清+荧光标记物。

2) 阴性对照:阴性血清+荧光标记物。

3) 荧光标记物对照:PBS+荧光标记物。

(3) 已知抗原标本片需在操作的各个步骤中,始终保持湿润,避免干燥。

(4) 所滴加的待检抗体标本或荧光标记物,应始终保持在已知抗原标本片上,避免因放置不平使液体流失,从而造成非特异性荧光染色。

3. 染色结果 荧光抗体的荧光颜色可有多种,可根据不同的实验需要选择不同的颜色,不同的抗体在标记不同的目的蛋白时,注意要用不同来源不同颜色的荧光抗体。

下图(图 40-7/文末彩插 40-7)为以抗凋亡药物 TAT-Bcl-xL 对缺血后脑保护作用的研究中应用免疫荧光染色的方法观察组织中血凝素的变化。A 图应用红色荧光抗体标记组织中的血凝素,B 图蓝色的荧光染料 DAPI 标记细胞核,并与 A 图 merge 精确定位。

三、形态学电镜技术

20 世纪 60 年代,人们发明了电子显微镜。与光镜相比,电镜用电子束代替了可见光,用电磁透镜代替了光学透镜并使用荧光屏将肉眼不可见电子束成像。电镜分为透射电镜(transmission electron microscope,TEM)和扫描电镜(scanning electron microscope,SEM)。下面将着重介绍医学领域我们常用的透射电镜。

(一) 透射电镜的原理

透射电镜是以经加速和聚集的电子束投射到非常薄的样品上,由于样品的密度和厚度不同,因此电子与样品中的原子碰撞后所产生的立体散射角不同,从而在荧光屏上形成电子密度高低不同的影像。透射电镜可以用于观察样品的精细结构,甚

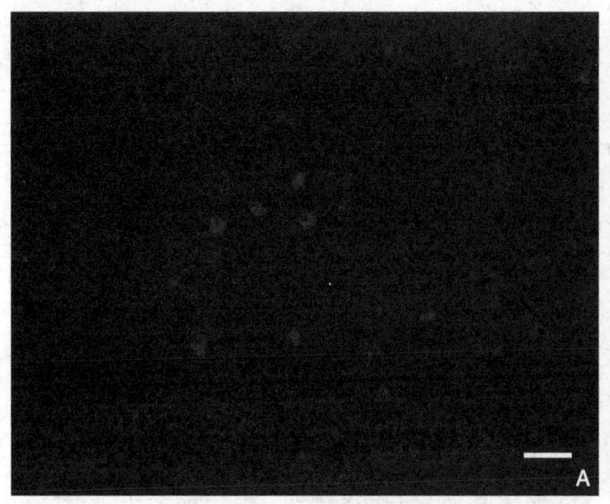

图 40-7　组织中血凝素（见书后彩插）

至可以观察仅仅一列原子的结构。也由于电子的波长很短，易散射或被物体吸收，故穿透力低。因此，透射电镜样品的制备要求很严格，要在机体死亡后的数分钟内取材，组织块要小（1 立方毫米以内），常用戊二醛和锇酸进行双重固定树脂包埋，用特制的超薄切片机切成超薄切片（通常为 50 ~ 100nm），再经醋酸铀和柠檬酸铅等进行电子染色。

（二）电镜的结果分析

近期有一项研究观察大鼠蛛网膜下腔内间断注射不同浓度的罗哌卡因 12 小时对其神经行为学和脊髓超微结构的影响，以探讨罗哌卡因的神经毒性。其取 SD 大鼠的脊髓腰膨大组织，在透射电镜下观察其超微结构的改变。

电镜结果显示，N 组和 1 组（图 40-8）脊髓超微结构正常，2 组（图 40-9）脊髓髓鞘纤维板层结构疏松，轴索肿胀，局灶变性。从而得出结论：大鼠蛛网膜下腔内间断注射 0.75% 罗哌卡因 12 小时可使其脊髓超微结构产生浓度依赖性的改变。

（三）电镜在应用及局限性

1. 应用　无论是扫描电镜还是透射电镜，目前已成为研究机体微细结构的重要手段，它使得人们能够更直观的探索病毒和细胞亚显微结构的奥妙，并且其广泛应用众多研究领域中。下面主要介绍其在生物医学领域的应用。

（1）细胞学：由于超薄切片技术的出现和发展，人类利用电镜对细胞进行了更深入的研究，观察到了过去无法看清楚的细胞超微结构。例如，用电镜观察到了生物膜的三层结构以及细胞内的各种细胞器的形态学结构等。

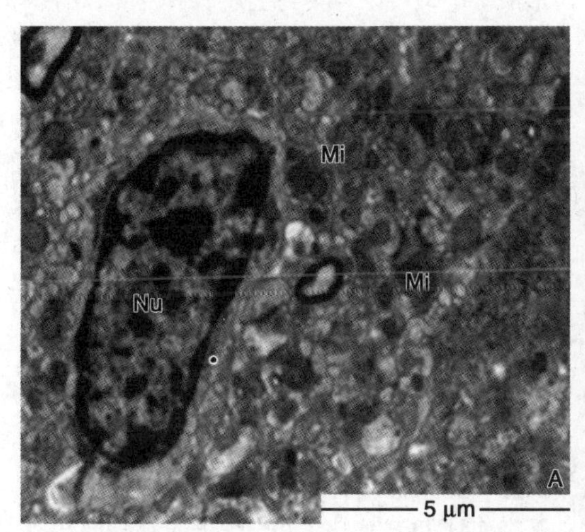

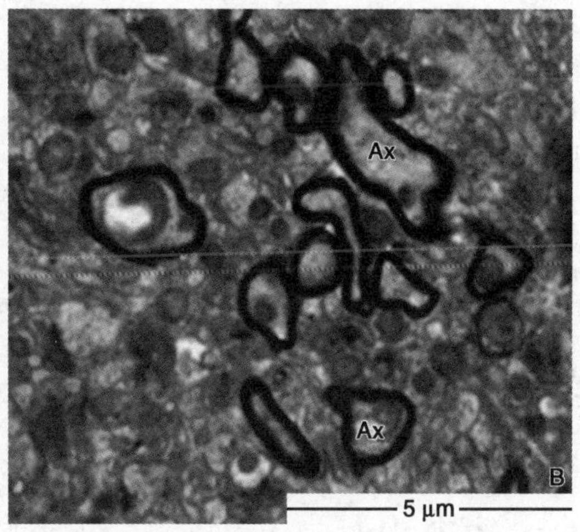

图 40-8　电镜下 1 组脊髓超微结构（醋酸铀、硝酸铅染色，×8000）
A. 脊髓神经元；B. 脊髓轴索
Nu：细胞核；Mi：线粒体；Ax：轴突

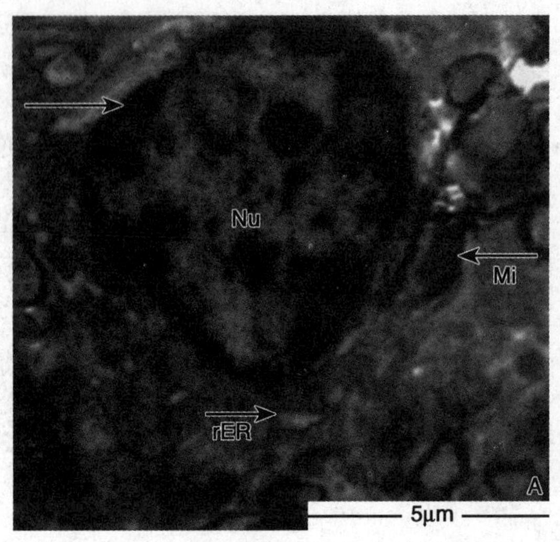

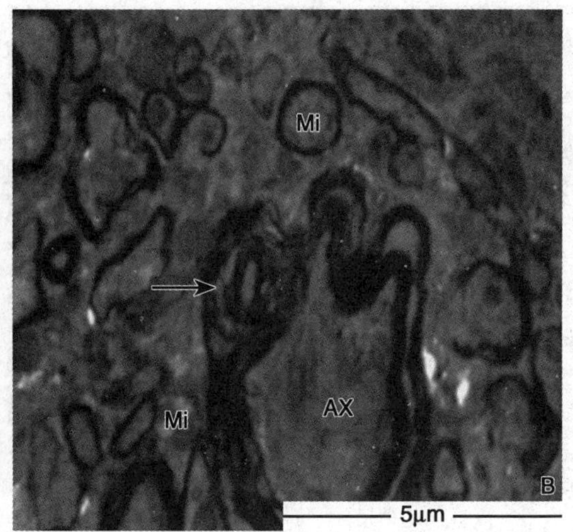

图 40-9 电镜下2组脊髓超微结构(醋酸铀、硝酸铅染色,×8000)

A. 脊髓神经元(箭头示细胞核染色质边聚,线粒体肿胀结构模糊,内质网中度扩张);B. 脊髓轴索(箭头示髓鞘板层结构明显疏松)

Nu:细胞核;Mi:线粒体;Ax:轴突;rER:粗面内质网

(2) 病毒研究和诊断:许多病毒,尤其是肿瘤病毒就是用电镜发现的。电镜的发明为病毒的分类提供了最直观的依据。

(3) 超微结构病理诊断:在病理学方面,特别是肿瘤方面,电镜可以观察到各种组织损伤的早期轻微病变、修复再生的过程,可以观察到细胞的转化,从而能在分子水平对细胞转化的机制进行研究。同时可以通过对病变区细胞的电镜观察为疾病诊断提供有力依据。

(4) 分子生物学:电镜技术能够研究酶蛋白质的功能与其分子结构的关系和蛋白质合成的机制,能够观察到正在进行转录和翻译过程的基因片段,使得更直观地从分子水平研究遗传的问题。

2. 局限性　电镜技术的发展及局限:电镜由于观察范围小,样品制备的要求高等原因仍存在一定的局限性,但由于与生命科学中新兴的技术相结合,促进了新技术的应用。使得电镜技术与免疫学技术相结合产生了免疫电镜技术,它可以对细胞表面及细胞内部的抗原进行定位,可以了解抗体合成过程中免疫球蛋白的分布情况等。

第三节　细胞和蛋白检测方法

一、细胞功能检测

(一) 凋亡检测

凋亡(apoptosis)是一种程序性的细胞死亡,这种程序性的细胞死亡发挥着重要生理调节作用,这包括胚胎发育、正常的组织更新、一些自身免疫细胞的耐受、肿瘤发生等。同时凋亡在组织或者细胞损伤中也发挥着重要的作用,例如在收到一些缺血、缺氧、毒性物质刺激时细胞可发生凋亡改变。而不论是基础研究还是临床试验,凋亡检测都有着重要的意义。总的来说,凋亡的检测分为形态学观察、DNA 降解检测、流式细胞术方法、3'-OH 末端标记。另外的一些间接的方法包括测定线粒体膜电位,cytochrome C 的释放,以及凋亡因子检测等。

1. 形态学观察　细胞凋亡的一系列形态变化包括细胞皱缩、细胞质深染、染色体浓集并在核膜附近分解为细线样物质、泡状突出物即凋亡小体的形成。电镜可以观察到上述所有变化,相差显微镜可观察到细胞的出泡及凋亡小体,而通过共聚焦荧光显微镜可以观察染色质及核的一些变化(图 40-10)。但这些方法最大的缺点就是不能定量的观察细胞凋亡。根据细胞凋亡的形态学特点,如细胞水丢失、细胞皱缩、细胞核片段化,也可以用流式细胞仪来定量评价细胞凋亡。需要注意的是,虽然流式细胞检测快捷客观,但不同类型细胞的这种凋亡变化不尽一致。

2. DNA 降解的检测　细胞凋亡的最特征性生化改变就是 DNA 在核小体之间裂解,形成数倍于约 185bp 的 DNA 片段。通过琼脂糖凝胶电泳检测细胞核提取物可观察到典型的"DNA 梯"。基于此基本原理方法衍生出了一些更为敏感的检测手段,但是这些方法相对比较耗时、需要大量的细胞、有放射性危害,不能确定凋亡的程度等。

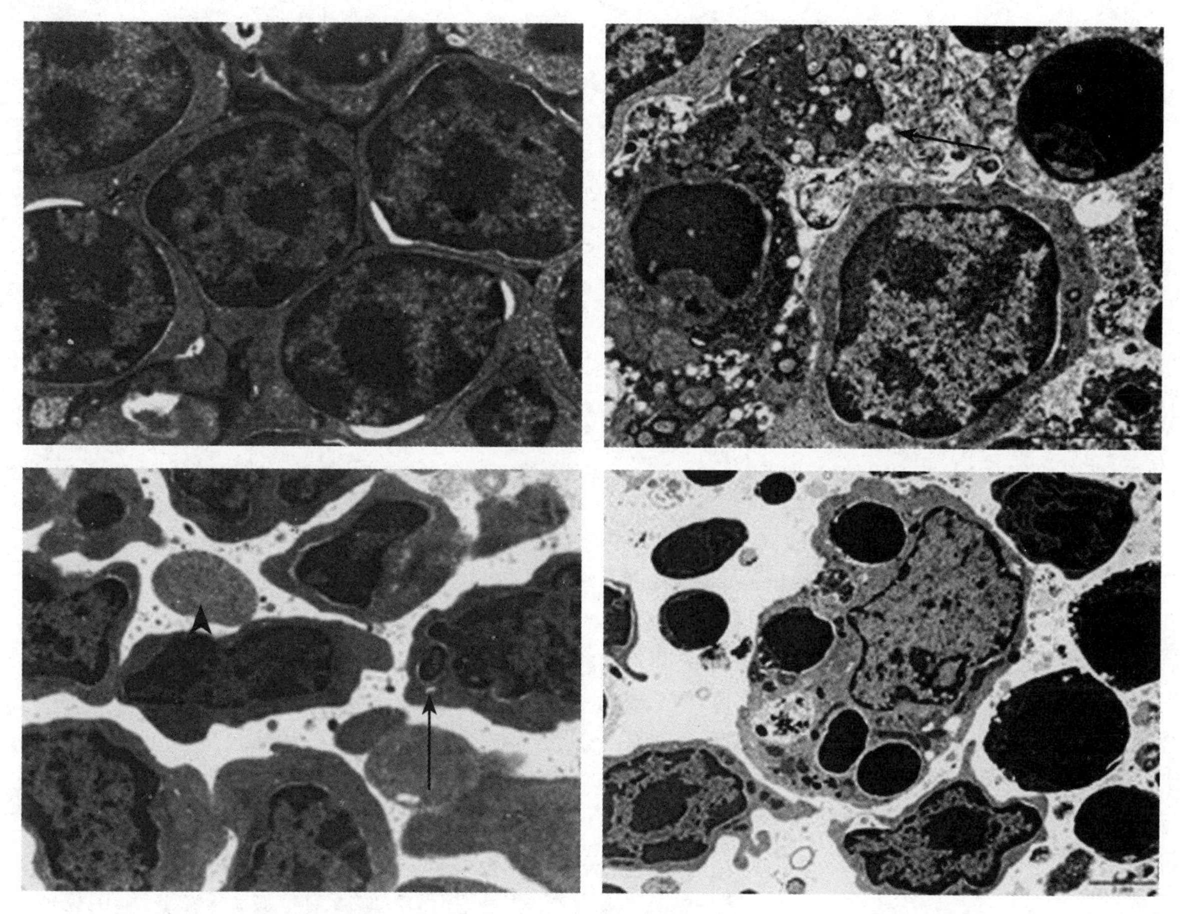

图 40-10　细胞凋亡的电镜观察

左上为正常胸腺组织，右上为正在出泡的凋亡淋巴细胞，左下为凋亡早期的胸腺细胞，右下为各个不同时期的凋亡细胞（摘自 Elmore，S. Toxicol Pathol，2007）

3. 流式细胞检测　主要用于研究正在进行凋亡细胞的 DNA 降解，由于核酸内切酶的激活以及随后的细胞 DNA 含量丢失，因此可以通过一些 DNA 插入性染剂例如 PI（propidium iodide，碘化丙啶）、溴化乙啶（ethidium bromide）、吖啶橙（acridine orange）或者 DNA 外接性染剂 Hoechst 33342、DAPI 等来检测细胞 DNA 的含量。凋亡的细胞其 DNA 染色性相对较低。应用 PI 可以标记死亡的细胞，而 Hoechst 33342 则可以用来标记活的细胞。利用 PI 和 Hoechst 33342 双标则可以区分活细胞、凋亡细胞及坏死的细胞。

正常细胞的细胞质膜脂质双分子层是不对称的，其中磷脂酰丝氨酸 phosphatidylserine 存在于在细胞膜的胞质面。而细胞凋亡的早期，细胞膜脂质双分子层的这种不对称性丢失，磷脂酰丝氨酸暴露于细胞外。膜联蛋白 annexin V 可以强力的与磷脂酰丝氨酸特异性结合，因此通过带标记的 annexin V 可以检测早期细胞凋亡，包括固定的细胞及活细胞。同时还可与 PI 进行双标来区分凋亡细胞与坏死细胞。

4. PI/Hoechst 33342 双标步骤

（1）以冰的 PBS 或者培养基洗涤凋亡的细胞，并将细胞密度调至 1×10^6个/ml 左右。

（2）加入 10μl 稀释好的 Hoechst 33342 至 1ml 细胞悬液里，充分混匀，37℃孵育 5～15 分钟。

（3）1000rpm，4℃离心 5 分钟，弃上清。

（4）重悬细胞至 1ml，加入 5 μl 稀释好的 PI，充分混匀，避光室温孵育 5～15 分钟。

（5）立即行流式细胞检测，激发光为 UV/488nm 双激发，Hoechst 33342 的发射光为 346～460nm，PI 的发射光为>575nm。低水平荧光部分为活细胞，高水平蓝色荧光部分为凋亡细胞，低水平蓝光和高水平红色荧光部分为死亡细胞（图 40-11）。

5. 3'-OH 末端标记　凋亡细胞的核酸内切酶活性激活，从而破坏了 DNA 链，这样就可以通过

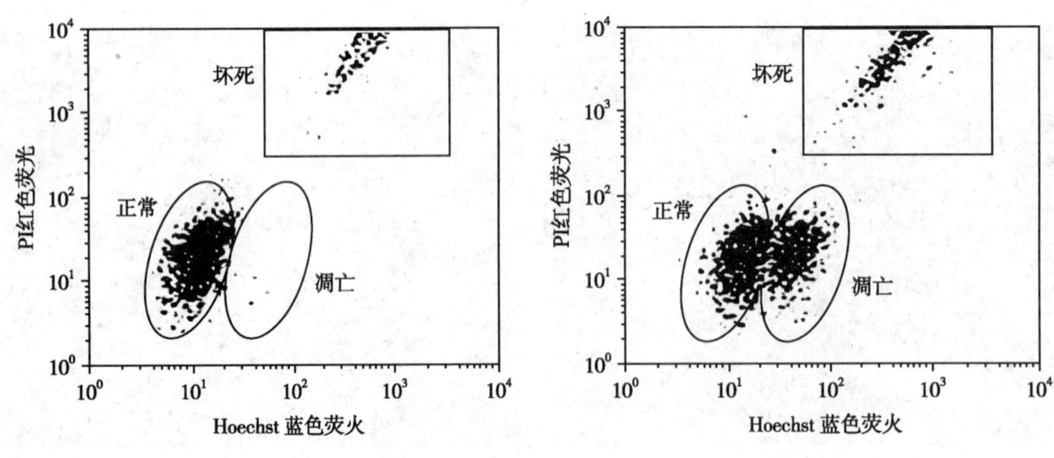

图 40-11 PI/Hoechst 双标、annexin V/PI 双标过程基本相似(摘自 Beyotime Biotech)

ISNT(*in situ* nick translation,原位缺口转移)或者TUNEL(terminal deoxynucleotidyl transferase mediated dUTP nick end labeling),末端脱氧核糖转移酶介导的 dUTP 缺口末端标记(图 40-12)技术来标记凋亡细胞的 DNA 损伤。这两种技术分别利用 DNA 聚合酶或者脱氧核糖转移酶将带标记的 dUTP 转移至 DNA 缺口的 3'-OH 末端,具有较高的敏感性,可进行定量分析。检测之前需要固定及通透细胞或者组织。

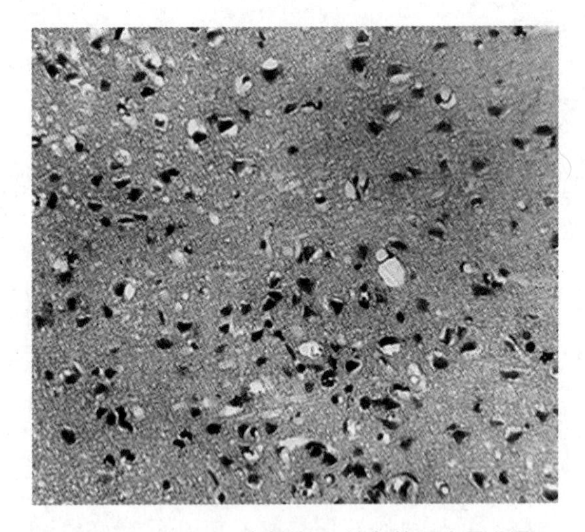

图 40-12 TUNEL 染色结果,棕色的即为 TUNEL 阳性细胞,蓝色为正常细胞

6. 其他检测方法 凋亡早期线粒体的膜电位(ΔΨ-m)也发生变化,线粒体膜电位的丢失导致凋亡因子的释放,最终导致细胞死亡。可以通过阳离子、脂类荧光物如 JC-1 和 DiOC6(3),罗丹明 123 及流式细胞技术来分析线粒体膜电位的改变。凋亡细胞对线粒体膜电位敏感的染剂吸收减少。

凋亡过程伴随着各种凋亡因子的释放,通过检测各种凋亡相关因子,可间接反映细胞的凋亡程度。这包括 Bcl-2、Bax、cytochrome C、caspase-3 活性等。这些都可以通过免疫组织化学或者生物化学的方法进行分析。

(二) 流式细胞术

流式细胞术(flow cytometry,FCM)发展于 20 世纪 70 年代,它是对处在快速直线流动状态中的细胞或生物颗粒进行多参数的快速定量分析和分选的技术,集激光技术、电子物理技术、光电测量技术、计算机技术、流体力学、细胞化学、细胞免疫学为一体,同时具有分析和分选细胞的功能。它不仅可以测量细胞的大小、内部颗粒的性状,还可以检测细胞表面和细胞质的抗原、细胞内 DNA 和 RNA 含量等,能够对大量群体细胞在单细胞水平上进行分析。最后将得到的数据利用特定的软件储存处理,进行多参数定量分析,从而得出结论。

1. 流式细胞术的实验准备

(1) 样品的制备:流式细胞术的样品一定要确保高质量的单细胞悬液。首选外周血细胞或者骨髓细胞,因其为天然的单个细胞分散的细胞悬液,是流式细胞分析较理想的样品。还可选择一些悬浮的培养细胞,或者胸腹水等的脱落细胞。

(2) 样本流速的选择:流式细胞仪的流速分为高流速和低流速,高流速一般用于定性分析,如免疫分型。低流速一般用于对分辨率要求较高的分析,如 DNA 分析。

(3) 荧光标记抗体的选择:尽量使用直标抗体,使用双标以上抗体需要做荧光补偿。

(4) 对照设置

1) 阴性对照:

①空白对照:即不进行任何标记的细胞。主要用于确定待测标本的基础荧光域值。

②同型对照：即用同型抗体作平行实验。同型抗体为没有特异性、与荧光抗体蛋白亚型一致的免疫球蛋白，通常是未进行免疫小鼠血清的纯化 IgG1 或 IgG2。

2）阳性对照：阳性对照即应用已知表达某种抗原的细胞（阳性细胞）进行平行实验。通常用于检测抗体是否有问题或确定实验方法的稳定性、准确性。

3）补偿对照：多色荧光分析时进行荧光补偿。即将用于多色标记的各种荧光抗体分别与样本反应，一一进行单色标记，以测定荧光信号的重叠并做适当调整。

2. 流式细胞术的应用

（1）流式细胞术在细胞生物学中的应用：流式细胞术最早被应用于生物学研究领域，就是生物细胞周期和动力学的分析。近年来，DNA 倍体分析已经越来越广泛应用于临床和基础研究，发挥越来越重要的作用：①有利于肿瘤的早期诊断和鉴别诊断；②有利于判断肿瘤的预后；③有利于判断药物对细胞周期的影响；④监测病情的预后程度和药效。

（2）流式细胞术在凋亡研究中的应用（详述见细胞凋亡检测）。

（3）流式细胞术在免疫学中的应用：①淋巴细胞表面标志的检测，淋巴细胞及其亚群的分析及功能的分析；②在白血病和淋巴瘤免疫分型中的应用；③在血栓与出血性疾病中的应用：a. 血小板功能的测定；b. 血小板相关抗体的测定；④通过 FCM 检测移植后 CD34+/CD33+造血干细胞，对移植后状态进行监测；⑤可通过检测 HLA-B27，早期发现强直性脊柱炎，从而早期治疗，改善预后。

3. 流式细胞术的局限性　流式细胞仪由于其设备昂贵，需专业的操作人员，标本需前处理等。另一局限性是需要制备单细胞悬液。若悬液中细胞聚集成团，则将影响结果。因此，必须用机械的或酶的方法将细胞分散，制备成单细胞悬液。使用荧光染料时，需将细胞打孔以使荧光染料或抗体进入细胞内。测定细胞内成份时，要有反复冲洗步骤。探针的前处理也是费时的，而且细胞大小也受校正颗粒的折光指数的影响，这可能是误差产生的来源。

（三）膜片钳技术

1. 膜片钳基础知识　电生理学是生命科学的基础，是研究生物体在生理过程中生物电信号的性质及其功能的一门学科。而电生理学的核心技术是微电极技术（图 40-13）。膜片钳是现代的微电极技术。

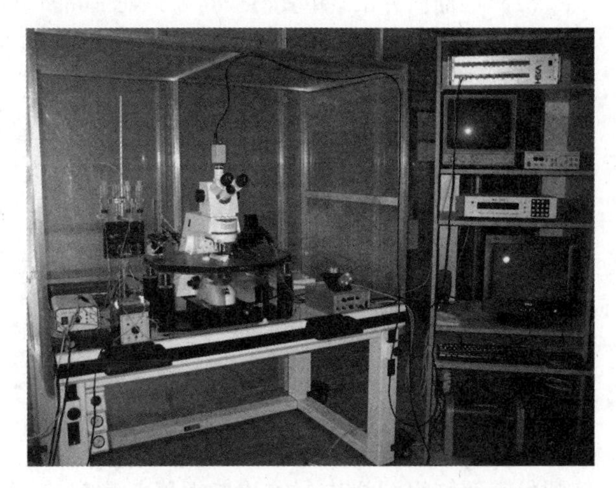

图 40-13　电生理设备

严格来说，膜片钳技术本质上属于电压钳技术，这里先介绍一下电压钳和电流钳的概念。

电压钳技术是通过向细胞内注射一定的电流，抵消离子通道开放时所产生的电流，从而将细胞膜电位固定在某一数值。电流钳技术用来观察或者记录整个细胞膜或者一大块细胞膜上的离子通道活动即电流变化向细胞内注射恒定或变化的电流刺激，记录由此引起的膜电位的变化。

膜片钳技术是一种通过微电极与细胞膜之间形成密切基础的方法，采用电压钳或电流钳技术对生物膜上离子通道的电活动进行记录的微电极技术。

膜片钳技术主要有四种基本记录模式（图 40-14）：

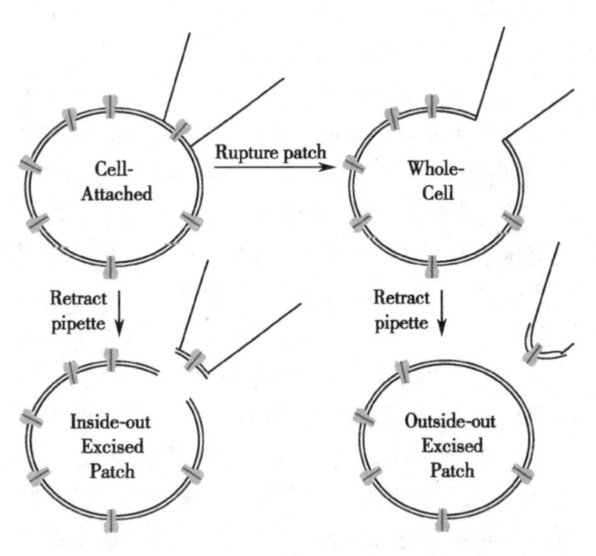

图 40-14　膜片钳的四种基本记录模式

(1) 细胞贴附记录模式(cell-attached recording)。

(2) 内面向外记录模式(inside-out recording)。

(3) 全细胞记录模式(whole-cell recording)。

(4) 外面向外记录模式(outside-out recording)。

最常用的是全细胞记录模式。它不仅能记录一个整体细胞产生的电活动,并且通过电极进行膜电位固定,也可记录到全细胞膜离子电流。可研究直径小于20μm以下的小细胞的电活动,同时可以在电流钳模式下测定细胞内电位。

2. 膜片钳技术的实际操作

(1) 标本的准备及全细胞记录模式:膜片钳技术进行电生理学研究需要分离的或培养的单个活体细胞或新鲜组织切片上的活体细胞作为标本。实验时将标本用黏有平行细尼龙丝的U形铂金压片固定于灌流槽内,置于显微镜载物台上选取合适的细胞。将一个玻璃微电极(尖端直径1~5μm)轻轻接触在细胞膜表面,然后给电极尖端施加负压,这样在玻璃电极壁与细胞膜之间就形成了一个紧密接触,电阻可高达1G欧以上,稳定后给予电压脉冲刺激(zapping)破膜形成全细胞记录模式。

(2) 兴奋性的研究

1) 静息电位的测量:膜片钳实验中,通过膜片钳放大器可直接测量出静息膜电位值。以axon700b放大器为例,形成全细胞记录模式后,将mode设为I=0,主仪表Vm所显示的就是细胞静息膜电位。通过观测细胞静息膜电位树脂可以帮助判断细胞状态的好坏,如果在未接受刺激时RMP偏低(偏向于去极化)表明细胞状态不好。实验中将细胞膜电位钳制在静息膜电位水平对维持细胞良好的功能状态非常有利。在有些药物的作用下,神经元可以在静息膜电位水平出现自发放电,可以很好的观察药物对兴奋性的改变(图40-15)。

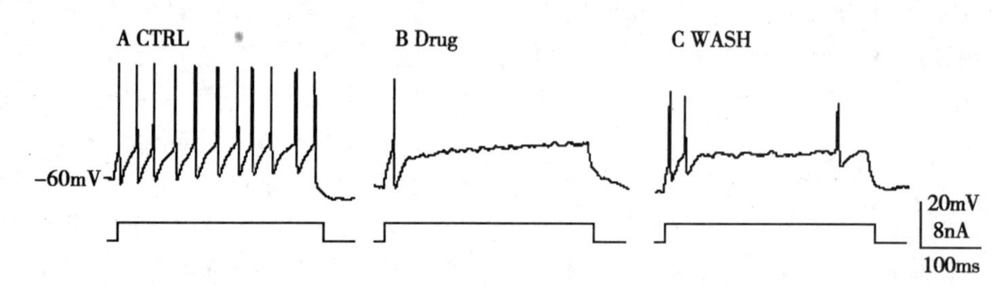

图40-15 某药物对神经元影响

2) 动作电位:测量全细胞记录模式下,将mode设为电流钳,给予细胞一个去极化方波刺激或者斜波刺激,可诱发动作电位的产生。因此,对比加药前后同样刺激强度下神经元的反应性即动作电位的发放频率可以研究某一药物对神经元的影响,进一步在宏观整体研究某药物的作用机制。

在疼痛机制的研究过程中,经常利用膜片钳技术观察疼痛模型动物的感觉神经元的兴奋性的改变、通道电流的大小及放电模式的变化。图40-16所示为正常大鼠DRG神经元与疼痛模型(慢性背根节压迫模型,CCD)后大鼠DRG神经元上记录到动作电位。正常DRG神经元在刺激强度为1.8nA时刻诱发一个动作电位,而CCD奇偶仅需要1.1nA的强度就可以诱发一个动作电位,可见疼痛模型后的DRG神经元的兴奋阈值降低了。

3. 膜片钳技术的应用 膜片钳技术发展至今,已经成为现代细胞电生理的常规方法,它不仅可以作为基础生物医学研究的工具,而且直接或间接为临床医学研究服务,目前膜片钳技术广泛应用于神经(脑)科学、心血管科学、药理学、细胞生物学、病理生理学、中医药学等多学科领域研究。应用的标本种类繁多,包括肌细胞、神经元、肝细胞、耳窝毛细胞等。研究对象也已经不局限于离子通道。还包括对离子泵、交换体以及可兴奋细胞的胞吞、胞吐机制的研究等。膜片钳还可以结合分子克隆和定点突变技术,用于离子通道分子结构与生物学功能关系的研究。将膜片钳技术与单细胞反转录聚合酶链反应技术相结合,对特异mRNA的检测为同一结构中形态非常相似但功能不同的事实提供分子水平的解释。在麻醉学领域,可应用膜片钳技术研究麻醉药对心肌、血管以及支气管平滑肌的电生理作用机制和全麻药对中枢神经系统的作用机制。目前研究发现,一些麻醉药(安氟烷、异氟烷、丙泊酚等)对心肌和血管平滑肌的抑制作用主要与心肌细胞上的“L型钙通道活性”有关,提出这与全麻药的催眠作用相关。可以预料,随着对膜片钳技术的应用和研究不断发展,不久的将来,有可能弄清全麻的作用机制,为麻醉学的发展揭开新的一页。

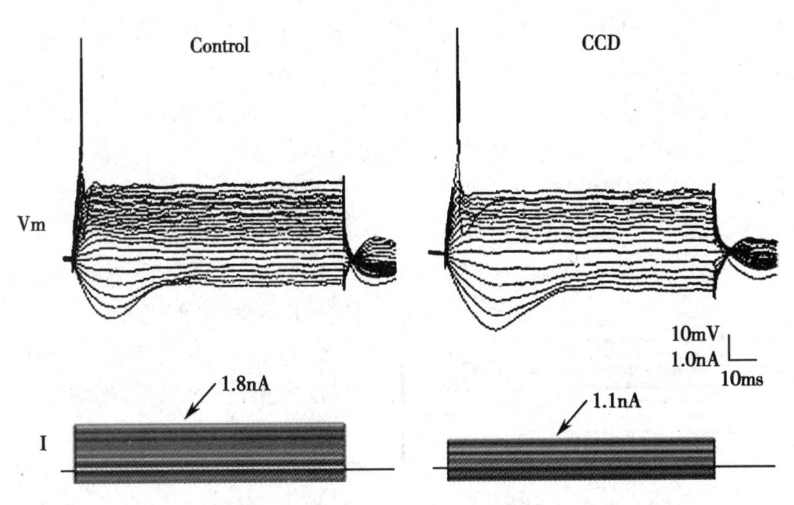

图 40-16　DRG 与 CCD 电位记录

二、蛋白质检测方法

蛋白质是各种生命活动的物质基础，蛋白质检测技术在麻醉学研究中的应用一直举足轻重，其对研究围术期重要器官功能的保护，麻醉并发症、危重病及疼痛的病理机制及诊断标记物的发现，识别新的治疗靶点有深远的意义。目前我们常用的是免疫印迹、免疫沉淀等。

（一）免疫印迹

免疫印迹（immunoblotting）又称蛋白质印迹（western-blot），是基础实验技术中常用的一种方法。其基本原理是通过特异性抗体对凝胶电泳处理过的细胞或生物组织样品进行着色。通过分析着色的位置和着色深度获得特定蛋白质在所分析的细胞或组织中的表达情况的信息。大体流程包括蛋白样品的制备，SDS 聚丙烯酰胺凝胶电泳、转膜、封闭、一抗杂交、二抗杂交和底物显色。

1. 蛋白样品的制备及定量

（1）制备

1）实验对象为组织样品，取适量（250～500mg）新鲜组织样品或正确保存的组织样品，加 1ml 含蛋白酶抑制剂的总蛋白抽提试剂（或核蛋白抽提试剂），匀浆后抽提总蛋白（或核蛋白）。

2）实验对象为细胞样品，每份样品取 1×10^6～1×10^7 个细胞，PBS 清洗细胞，去 PBS 加 0.1～1ml 含蛋白酶抑制剂的总蛋白抽提试剂（或核蛋白抽提试剂）抽提总蛋白（或核蛋白）。

（2）蛋白质定量

按考马斯蓝染色法（bradford）、Folin-酚法（lowry）、BCA 蛋白质定量法等操作，测定样品浓度。

2. 免疫印迹操作

（1）大体流程如下（图 40-17）：

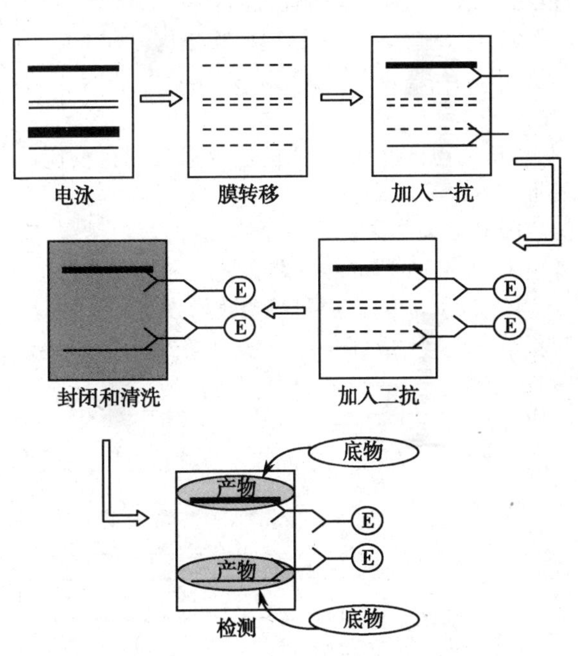

图 40-17　蛋白质印迹法基本操作过程

1）电泳：利用聚丙烯酰胺凝胶电泳（SDS-PAGE）分离蛋白。根据目的蛋白的性质，配制合适浓度的凝胶（表 40-2），利用电泳方法将其进行分离。为提高电转移的效率，通常采用 SDS/PAGE 技术。

表 40-2　配胶浓度选择

凝胶浓度（%）	线性分离范围（kD）
15	12～43
10	16～68
7.5	36～94
5.0	57～212

分离实验结束后，首先将样品墙的上边缘用小刀去除，然后在胶板的右上角切一个小口以便定位，小心放入转移缓冲溶液中待用。

2）转膜：将已经分开的蛋白质从胶上转移到PVDF（polyvinylidene difluoride，聚丙烯酰胺）膜上（图40-18）。

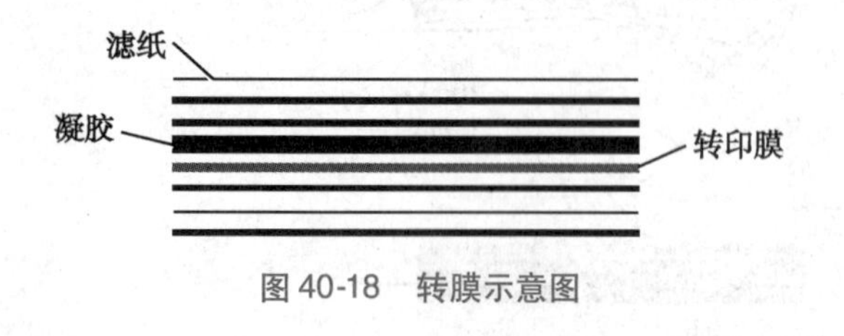

图40-18　转膜示意图

3）封闭：封闭滤膜上的非特异性蛋白结合位点，以消除背景。

4）一抗杂交：初级抗体（一抗）与蛋白的特异性结合，并漂洗除去非特异性结合的一抗。

5）二抗杂交：带酶标记的第二抗体（二抗）与一抗特异性结合，并漂洗除去非特异性结合的二抗。

6）底物显色：加入酶的底物启动颜色反应并显带。

（2）实验结果的检测：检查膜上显色结果，蓝紫色带所对应的即是目标蛋白的位置。

1）western blot结果检测：化学发光法检测，膜与化学发光底物孵育，经X线片曝光显影（图40-19）。

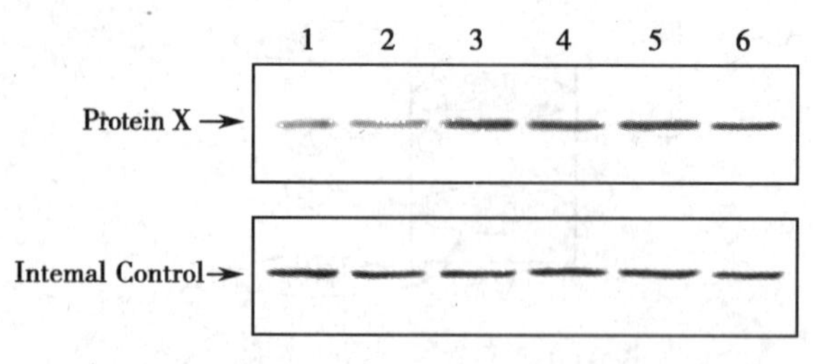

图40-19　western结果示意图

2）western blot数据分析：目的蛋白的灰度值除以内参GAPDH/Actin的灰度值以校正误差，所得结果代表某样品的目的蛋白相对含量。

3）提供实验报告，包括详细的实验方法及免疫印迹实验结果的相关数据。

（3）western blot的注意事项

1）配制TBST缓冲液时，要认真调节pH值，缓冲液pH值范围为7.4～7.6。

2）注意标记膜上的Marker条带及膜的上下角，记清每一个标记所代表的蛋白分子量大小，分清膜的前后面及上下左右，标有Marker一面为正面。

3）封闭缓冲液也可使用牛血清白蛋白配制，除非牛血清白蛋白中含有目的蛋白。

4）刚在脱脂奶粉中封闭完的膜现在TBST缓冲液中泡一下再封闭一抗。

5）一定要确定封有膜的塑料袋没有渗漏，否则极可能最后没有结果。

6）确保膜在封闭抗体时保持平整，避免外界因素造成蛋白结合抗体不均匀。

7）使用荧光二抗时一定要避光操作，并注意荧光二抗的保存期限，一般4℃可保存2周。

（二）免疫共沉淀

免疫共沉淀（co-immunoprecipitation，Co-IP）是以抗体和抗原之间的专一性作用为基础的用于研究蛋白质相互作用的经典方法。是确定两种蛋白质在完整细胞内生理性相互作用的有效方法。

1. 免疫共沉淀原理　当细胞在非变性条件下被裂解时，完整细胞内存在的许多蛋白质-蛋白质间的相互作用被保留了下来。如果用蛋白质A的抗体免疫沉淀A，那么与A在体内结合的蛋白质B也能沉淀下来。这种方法常用于测定两种目标蛋白质是否在体内结合；也可用于确定一种特定蛋白质的新的作用搭档。

2. 实验步骤

（1）沉淀过程及利用western blot确定捕获蛋白（图40-20）。

（2）通过质谱确定捕获的蛋白（图40-21）。

3. 优点

（1）相互作用的蛋白质都是经翻译后修饰的，处于天然状态。

（2）蛋白的相互作用是在自然状态下进行的，可以避免人为的影响。

（3）可以分离得到天然状态的相互作用蛋白复合物。

4. 缺点

（1）检测不到低亲和力和瞬间的蛋白质-蛋白质相互作用。

（2）两种蛋白质的结合可能不是直接结合，而可能有第三者在中间起桥梁作用。

（3）如用western blot检验，必须在实验前预测目的蛋白是什么，以选择最后检测的抗体，若预测不正确，实验就得不到结果，实验本身具有风险性。

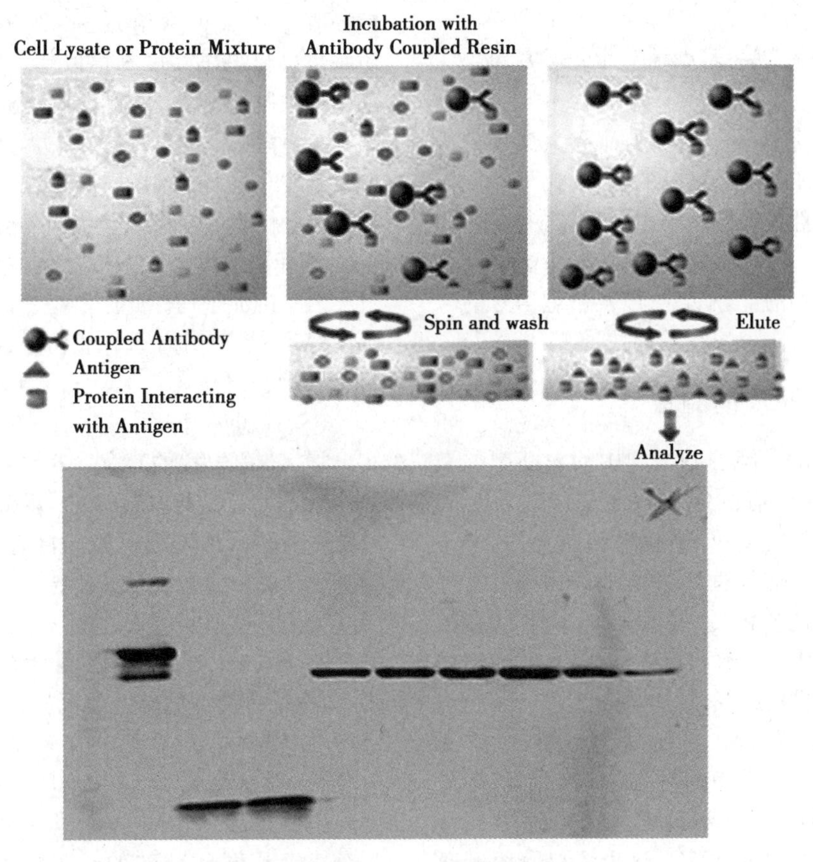

图 40-20　免疫共沉淀过程及捕获蛋白

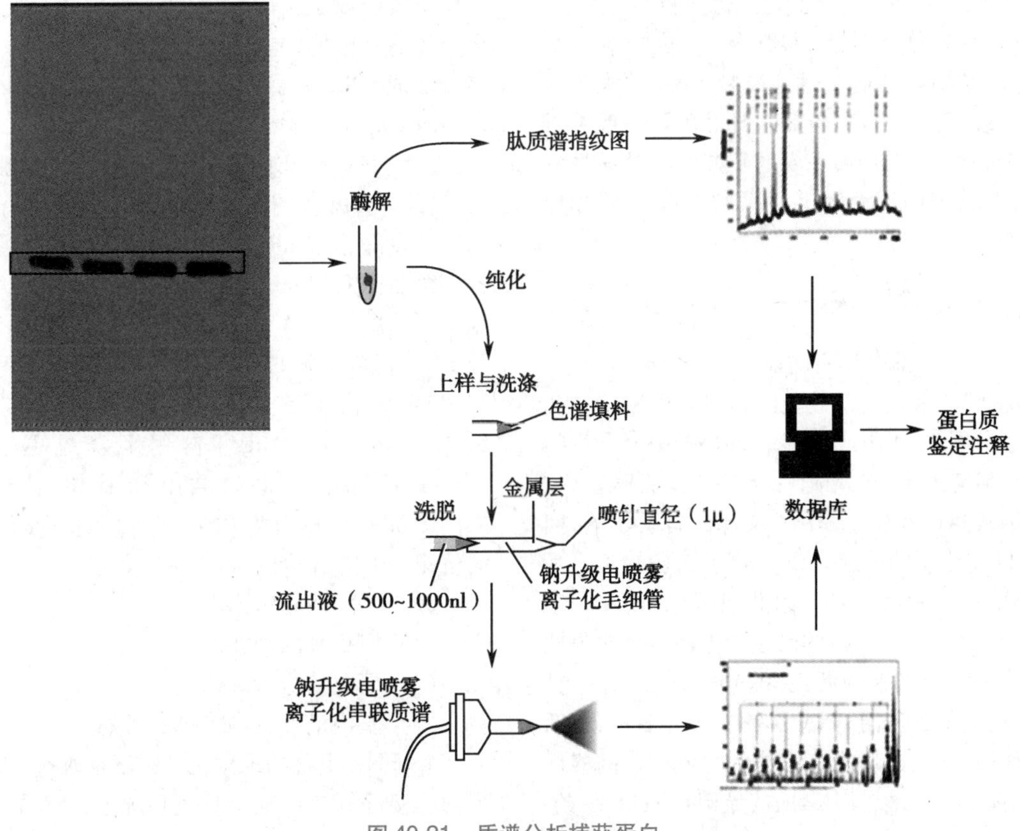

图 40-21　质谱分析捕获蛋白

第四节 分子生物学方法

分子生物学是从分子水平上研究生命现象物质基础的学科。研究细胞成分的物理、化学的性质和变化以及这些性质和变化与生命现象的关系，如遗传信息的传递，基因的结构、复制、转录、翻译、表达调控和表达产物的生理功能，以及细胞信号的转导等。

一、质粒 DNA 的制备

质粒(plasmid)是附加到细胞中的非细胞的染色体或核区 DNA 原有的能够自主复制的较小的 DNA 分子(即细胞附殖粒、又胞附殖粒)。其中一些质粒还含有某种抗药基因(如大肠杆菌中就有含有抗四环素基因的质粒)。一般来说，质粒的存在与否对宿主细胞生存没有决定性的作用，然而它却是基因工程最常见的运载体。

原理：目前质粒 DNA 的制备有碱裂法、煮沸法、SDS 裂解法等，而采用何种方法进行制备需要根据菌株大小、质粒大小以及对细菌染色体 DNA 变性条件强弱的控制来决定。这里主要介绍碱变性法抽提质粒 DNA。它是基于染色体 DNA 与质粒 DNA 的变性与复性的差异而达到分离目的。在 pH 高达 12.6 的碱性条件下，染色体 DNA 的氢键断裂，双螺旋结构解开而变性。质粒 DNA 的大部分氢键也断裂，但超螺旋共价闭合环状的两条互补链不会完全分离。当以 pH 4.8 的醋酸钾高盐缓冲液去调节其 pH 至中性时，变性的质粒 DNA 又恢复原来的构型。

二、RNA 制备及应用

(一) 真核细胞 RNA 的制备

RNA 是基因表达产物，由 mRNA、tRNA、rRNA 和核内小分子 RNA 组成。其中 mRNA 是分子生物学的主要研究对象，分离制备 mRNA 是克隆基因，分析基因表达以及建立 cDNA 文库的首要步骤，同时也是 PCR 分析的关键一环。RNA 制备的关键是尽量减少 RNA 酶的污染。因此在提取 RNA 时应尽量创造一个无 RNA 酶的环境，包括去除外源性 RNA 酶的污染和抑制内源性 RNA 酶活性。

原理：真核细胞的 RNA 制备方法有多种，包括异硫氰酸胍-氯化铯超速离心法、盐酸胍-有机溶剂法、氯化锂-尿素法以及热酚法、异硫氰酸胍法-酚-氯仿一步法以及 TRIzol 试剂提取法等。目前实验室提取总 RNA 的常用方法为异硫氰酸胍法-酚-氯仿一步法和 TRIzol 试剂提取法。异硫氰酸胍法制备真核细胞总 RNA，是将已知最强的 RNase 酶抑制剂异硫氰酸胍、β-巯基乙醇和去污剂 N-十二烷基肌氨酸钠联合使用抑制了 RNA 的降解，增强核蛋白复合物的解离，使 RNA 和蛋白质分离并进入溶液，RNA 选择性地进入无 DNA 和蛋白质的水相，容易被异丙醇沉淀浓缩。此法制备真核细胞总 RNA 如操作得当，无 DNA 和蛋白质污染，可直接提取纯净的总 RNA。

(二) RNA 干扰

1. RNA 干扰的定义 RNA 干扰(RNA interference，RNAi)是指双链 RNA(dsRNA)引起的序列特异性的转录后基因沉默。目前，RNAi 已发展成为一种新的分子生物学实验技术，用于特异性地降低或关闭某些基因的表达。

2. RNA 干扰的原理 病毒基因、人工转入基因、转座子等外源性基因随机整合到宿主细胞基因组内，并利用宿主细胞进行转录时，常产生一些 dsRNA。宿主细胞对这些 dsRNA 迅即产生反应，其胞质中的核酸内切酶 Dicer 将 dsRNA 切割成多个具有特定长度和结构的小片段 RNA(大约 21 ~ 23bp)，即 siRNA。siRNA 在细胞内 RNA 解旋酶的作用下解链成正义链和反义链，继之由反义 siRNA 再与体内一些酶(包括内切酶、外切酶、解旋酶等)结合形成 RNA 诱导的沉默复合物(RNA-induced silencing complex，RISC)。RISC 与外源性(或内源性)基因表达的 mRNA 的同源区进行特异性结合，RISC 具有核酸酶的功能，在结合部位切割 mRNA，切割位点即是与 siRNA 中反义链互补结合的两端。被切割后的断裂 mRNA 随即降解，从而诱发宿主细胞针对这些 mRNA 的降解反应。siRNA 不仅能引导 RISC 切割同源单链 mRNA，而且可作为引物与靶 RNA 结合并在 RNA 聚合酶(RNA-dependent RNA polymerase，RdRP)作用下合成更多新的 dsRNA，新合成的 dsRNA 再由 Dicer 切割产生大量的次级 siRNA，从而使 RNAi 的作用进一步放大，最终将靶 mRNA 完全降解(图 40-22)。

3. RNA 干扰的应用

(1) 研究基因功能。

(2) 研究信号传导途径。

(3) 基因治疗(病毒感染、肿瘤)。

4. RNA 干扰的局限性 并不是所有 mRNA 序列都能接近 siRNA，有些序列包埋于 RNA 的二级结构或折叠区域中，而另外一些则与蛋白质形成紧密

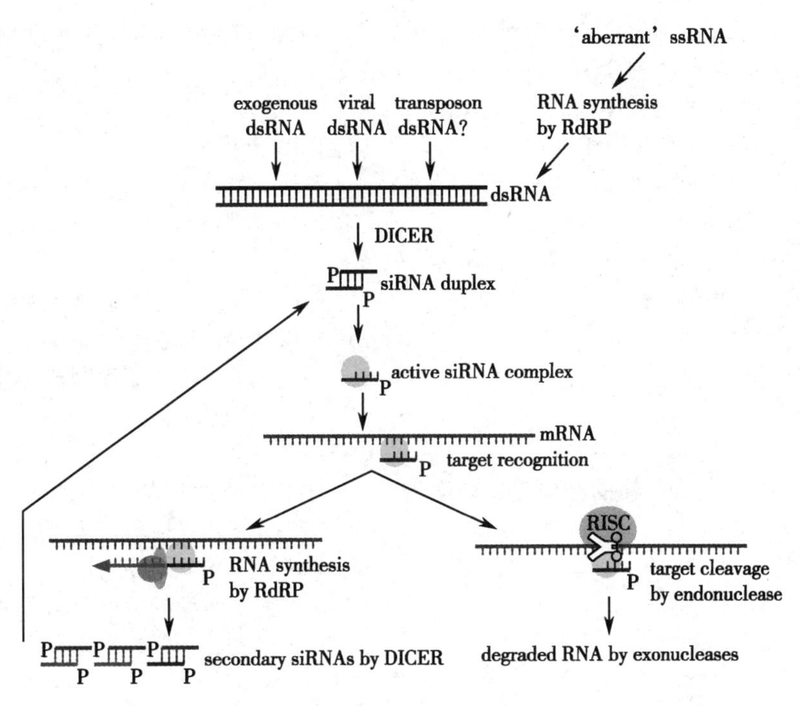

图 40-22　siRNA 原理图

的复合物，阻碍了 siRNA 对靶序列的识别。因此，往往要经过不断地摸索才能合理地选择出最佳的靶序列。

虽然可将 siRNA 高效地导入体外培养的细胞，但导入动物体内则另当别论。

5. RNA 干扰的实验步骤（图 40-23）

实验步骤

（1）siRNA 的设计。

（2）siRNA 的制备：目前为止较为常用的方法有通过化学合成，体外转录，长片断 dsRNAs 经 RNase Ⅲ类降解体外制备 siRNA，以及通过 siRNA 表达载体或者病毒载体，PCR 制备的 siRNA 表达框在细胞中表达产生 siRNA。

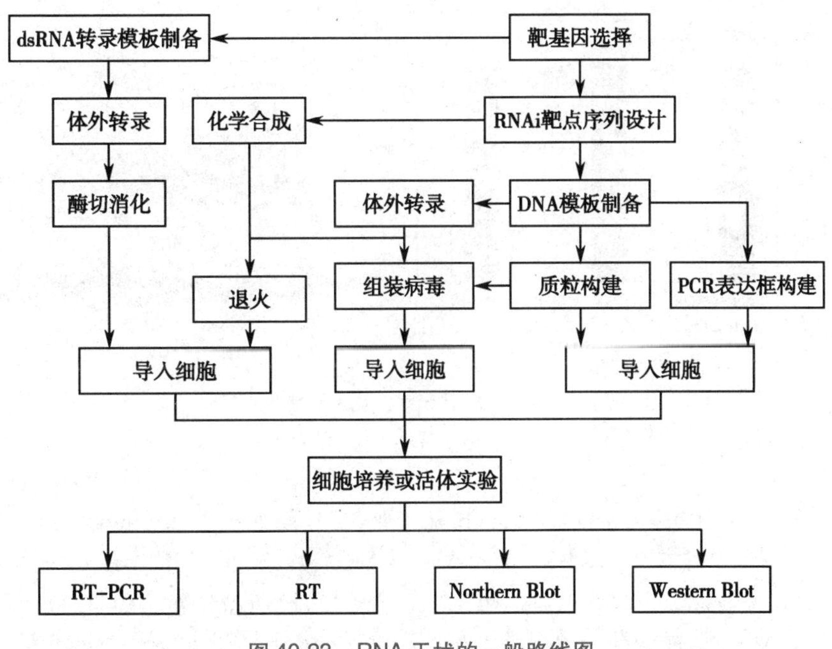

图 40-23　RNA 干扰的一般路线图

1）体外制备：①化学合成；②体外转录；③用 RNase Ⅲ消化长片断双链 RNA 制备 siRNA。

2）体内表达：siRNA 表达载体和基于 PCR 的表达框架的优点在于不需要直接操作 RNA。

3）siRNA 的转染：将制备好的 siRNA，siRNA 表达载体或表达框架转导至真核细胞中的方法主要有以下几种：①磷酸钙共沉淀；②阳离子脂质体试剂；③电穿孔法；④DEAE-葡聚糖和 polybrene；⑤机械法。

（3）注意事项

1）纯化 siRNA。

2）避免 RNA 酶污染。

3）健康的细胞培养物和严格的操作确保转染的重复性。

4）避免使用抗生素。

5）选择合适的转染试剂。

6）通过合适的阳性对照优化转染和检测条件。

7）通过标记 siRNA 来优化实验。

RNA 干扰举例：

利用 siRNA 敲除 NMDA 受体的 *NR-1* 亚基因，可以减弱甲醛溶液（福尔马林）对成年大鼠引起的疼痛。

siRNA 序列：GAATGTCCATCTACTCTGA TTCAAGAGA TCAGAGTAGATGGACATTC

目标基因：*NR-1* 亚基因核苷酸 636～654

载体：腺病毒载体（adenovirus vectors，rAVV），转染后为载体-6（siRNA-vector 6）

注射途径：大鼠腰椎脊髓背角

结果：大鼠腰椎脊髓背角注射 siRNA-vector 6 减少 *NR-1* 的 mRNA 和蛋白表达（vector MM-6 为 siRNA 不完全匹配的对照组）（图 40-24）。

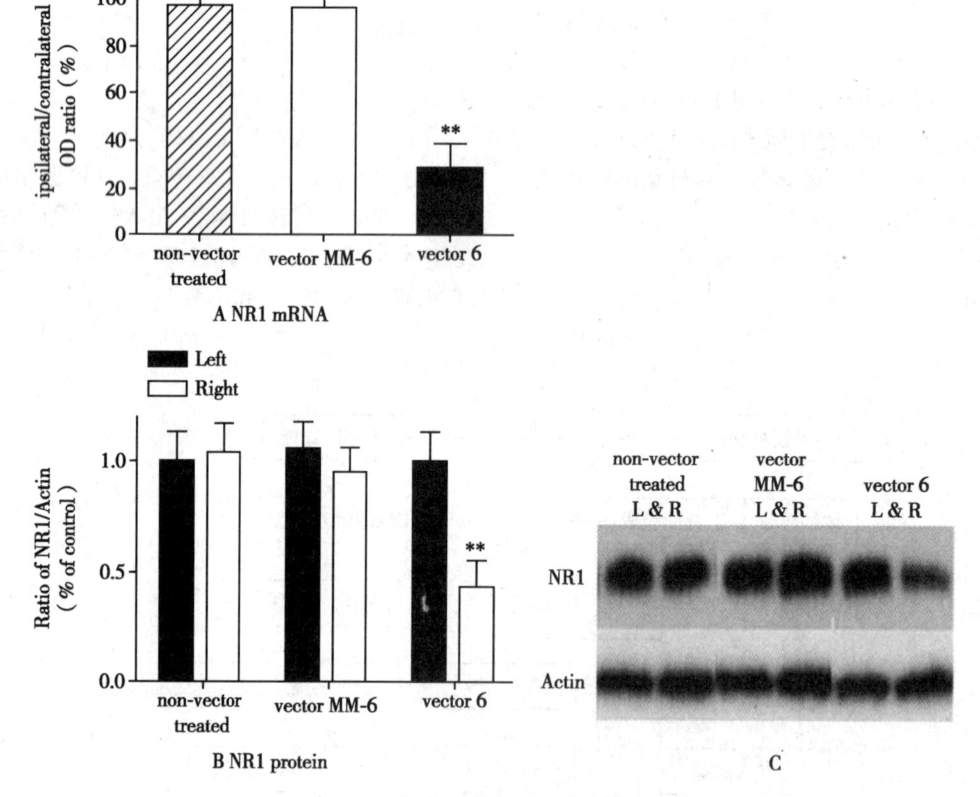

图 40-24　siRNA 干扰结果

（三）微 RNA

1. 微 RNA 的定义　微 RNA（microRNA，miRNA）是一类广泛存在于真核生物中，大小约 21～23 个碱基的单链小分子 RNA，不具有编码功能，定位于 RNA 前体的 3'端或 5'端，能够在转录水平上对基因表达进行负调节。

2. 微 RNA 的作用原理　microRNA 存在多种形式，最原始的是 pri-miRNA，长度大约为 300～1000 个碱基；pri-miRNA 经过一次加工后，成为带有茎环结构的 pre-miRNA 即 microRNA 前体，长度大约为 70～90 个碱基；pre-miRNA 在 Exportin-5 帮助下转运到细胞核外之后再由胞质 Dicer 酶进行处理，酶切后成为长约20～23nt的成熟miRNA。成熟的miRNAs与Argonaute（Ago）蛋白形成RNA诱导沉默复合物（RISC），它是一种调节转录后基因沉默的核糖核蛋白复合体。RISC与靶基因的3'UTR区互补配对，引导RISC对靶基因信使RNA进行切割、翻译抑制或降解（图40-25）。

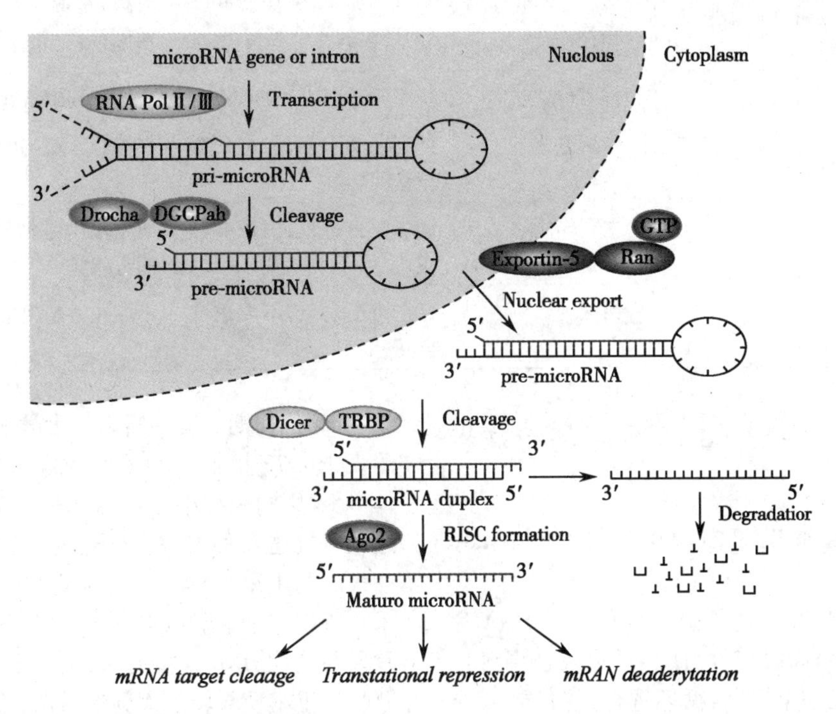

图40-25　microRNA作用机理（引自：www.novobiosci.com）

3. 微RNA的应用

（1）肿瘤研究：microRNA可能在肿瘤抑制剂或致癌因子中行驶功能，在肿瘤组织中某种特定miRNA的增高可作为肿瘤标记物用来诊断，人造miRNA抑制致癌基因可以用于肿瘤治疗。microRNA参与人类多种疾病的形成，如胃癌、肝癌、肺癌等。

（2）用于干扰细胞：将miRNAs作用于转录因子调控和表观遗传调控等相结合，有助于全面了解干细胞自我更新和多向分化潜能的分子机制。

（3）病毒研究：miRNA可以通过与病毒的靶mRNA结合从而灭火RNA病毒。

（4）植物学的研究：调控植物的生长发育；介导植物对病毒、病菌的抗性；调节植物对环境的耐受胁迫。

（5）动物学研究：调控动物的生长发育；介导动物细胞的增殖与凋亡；调控激素分泌。

4. microRNA研究的技术路线　microRNA的技术路线图（图40-26）

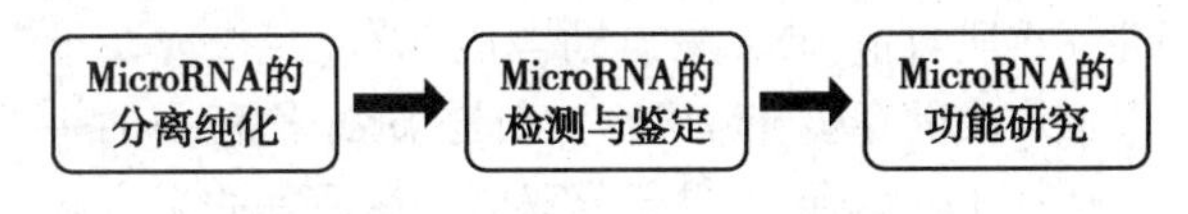

图40-26　microRNA的技术路线图

5. RNAi和microRNA的比较　siRNA是RNAi途径的主要作用产物，microRNA和siRNA很容易混淆，他们有很多共同点也有很多不同点（表40-3）。

表40-3　microRNA和siRNA的异同点

相同点		不同点		
组成	22个左右的核苷		microRNA	siRNA
参与酶	Dicer酶	本质区别	内源，在基因组中有固定基因座位	体外合成，基因组的转录片段、降解片段，没有固定的基因座位
作用形式	都参与形成RISC复合体	结构	单链RNA	双链RNA

续表

相同点		不同点		
作用水平	在转录后和翻译水平干扰抑制靶基因的翻译	Dicer 酶加工过程不同	不对称加工，剪切 pre-microRNA 的一个侧臂	对称，来源于双链 RNA 前体的两侧臂
		作用位置	作用靶基因 3′-UTR 区	作用于 mRNA 的任何部位
		作用方式	抑制靶基因翻译，或导致靶基因降解	只能导致靶基因降解
		主要作用	调节发育过程，内源基因表达	原始作用是抑制转座子活性和病毒感染
		错配现象	存在错配现象，不要求完全互补	不存在错配现象，要求完全互补

三、常规、real-time PCR 中的特殊步骤及定量

1. 聚合酶链反应简称 PCR（polymerase chain reaction）

（1）定义：PCR 是体外酶促合成特异 DNA 片段的一种方法，由高温变性、低温退火及适温延伸等几步反应组成一个周期，循环进行，使目的 DNA 得以迅速扩增，具有特异性强、灵敏度高、操作简便、省时等特点。它不仅可用于基因分离、克隆和核酸序列分析等基础研究，还可用于疾病的诊断或任何有 DNA、RNA 的地方。

（2）原理：该技术是在模板 DNA、引物和四种脱氧核糖核苷酸存在下，依赖于 DNA 聚合酶的酶促合成反应。DNA 聚合酶以单链 DNA 为模板，借助一小段双链 DNA 来启动合成，通过一个或两个人工合成的寡核苷酸引物与单链 DNA 模板中的一段互补序列结合，形成部分双链。在适宜的温度和环境下，DNA 聚合酶将脱氧单核苷酸加到引物 3’-OH 末端，并以此为起始点，沿模板 5’→3’方向延伸，合成一条新的 DNA 互补链。

2. RT-PCR 的原理　传统的 PCR 又称为终点法 PCR，常用凝胶电泳的方法来检测 PCR 产物的量，由此推断初始模板的含量高低。由于凝胶成像方法本身灵敏度的局限，终点法 PCR 只能检测反应平台期的产物量，得出的结论不可靠。在实时荧光定量 PCR（real time，PCR）中，特殊荧光染料的加入，使仪器可以对整个 PCR 反应扩增过程进行实时的监测。因此可以在 PCR 反应处于指数期时，检测 PCR 产物的量，并且由此来推断初始模板的含量，结果更加准确。

基因克隆技术包括了一系列技术，它大约建立于 70 年代初期。美国斯坦福大学的伯格（P. Berg）等人于 1972 年把一种猿猴病毒的 DNA 与 λ 噬菌体 DNA 用同一种限制性内切酶切割后，再用 DNA 连接酶把这两种 DNA 分子连接起来，于是产生了一种新的重组 DNA 分子，从此产生了基因克隆技术。1973 年，科恩（S. Cohen）等人把一段外源 DNA 片段与质粒 DNA 连接起来，构成了一个重组质粒，并将该重组质粒转入大肠埃希菌，第一次完整地建立起了基因克隆体系。

四、基因克隆

一般来说，基因克隆技术包括把来自不同生物的基因同有自主复制能力的载体 DNA 在体外人工连接，构建成新的重组 DNA，然后送入受体生物中去表达，从而产生遗传物质和状态的转移和重新组合。因此基因克隆技术又称为分子克隆、基因的无性繁殖、基因操作、重组 DNA 技术以及基因工程等。

采用重组 DNA 技术，将不同来源的 DNA 分子在体外进行特异切割，重新连接，组装成一个新的杂合 DNA 分子。在此基础上，这个杂合分子能够在一定的宿主细胞中进行扩增，形成大量的子代分子，此过程叫基因克隆。

DNA 的克隆是指在体外将含有目的基因或其他有意义的 DNA 片段同能够自我复制的载体 DNA 连接，然后将其转入宿主细胞或受体生物进行表达或进一步研究的分子操作的过程，因此 DNA 克隆又称分子克隆，基因操作或重组 DNA 技术。DNA 克隆涉及一系列的分子生物学技术，如目的 DNA 片段的获得、载体的选择、各种工具酶的选用、体外重组、导入宿主细胞技术和重组子筛选技术等。

五、基因组学、蛋白质组学与代谢组学

1. 基因组学是以获取各种生物基因组DNA的碱基序列信息为出发点，以破译相关的遗传信息为最终目的的一门新兴科学。

2. 蛋白质组学是通过双向电泳及质谱等技术，对比分析在正常的及变化了的生理条件下机体、组织或细胞的全部蛋白质情况的专门科学。

3. 代谢组学是20世纪90年代中期发展起来的新兴学科。它主要研究生物整体、系统或器官的内源性代谢物质及其与内在或外在因素的互作作用。

功能基因组学研究是当前生物学中最具有挑战性的研究领域之一。该领域研究工作的突破将极大地推动后基因组学和蛋白质组学的研究，可以为最终阐明麻醉本质提供生物学上的理论依据。

其实，在基础医学研究中涉及的实验方法还很多，以上介绍的仅仅是一些经典常用及成熟的方法。近年来发展起来的新技术"扫描共聚焦显微镜技术""生物芯片技术""微透析"等也在逐渐广泛使用。我们尽量让大家了解多数的实验原理，然而在实验技术上，即使是专业的实验技术人员，也有很多实验技巧需要注意。唯有在真正的实验过程中不断摸索，才能熟练掌握，游刃有余地使用。

（肖昭扬　方向明）

参考文献

1. 房丽华，于向民. 两种染色方法对神经元显色效果的比较. 青岛大学医学院学报，2002，38(2)：187-188
2. 方福德，周吕，丁谦，编. 现代医学实验技巧全书. 北京：北京医科大学中国协和医科大学联合出版社，1995
3. 郭以河，赵梅兰，彭瑞云，等. 尼氏小体染色方法的改进及其在神经病理学研究中的应用. 实用医技杂志，2003，10(6)：605-606
4. 熊兰英. 浅谈石蜡制片——HE染色点滴体会. 检验医学与临床，2006
5. 阎隆飞，张玉麟，编. 分子生物学. 第2版. 北京：中国农业大学出版社，2003
6. 章静波. 细胞生物学适用方法与技术. 北京：北京医科大学中国协和医科大学联合出版社，1995
7. 张贤良. 实用病理技术手册. 四川：成都科技大学出版社，1992
8. 张哲，陈辉. 实用病理组织染色技术. 沈阳：辽宁科学技术出版社，1998
9. Belloc F，Dumain P，Boisseau MR，et al. A flow cytometric method using Hoechst 33342 and propidium iodide for simultaneous cell cycle analysis and apoptosis determination in unfixed cells. Cytometry，1994，17(1)：59-65
10. Carbonari M，Cibati M，Cherchi M，et al. Detection and characterization of apoptotic peripheral blood lymphocytes in human immunodeficiency virus infection and cancer chemotherapy by a novel flow immunocytometric method. Blood，1994，83(5)：1268-1277
11. Garey M，Smale ST. Transcription regulation in eukaryotes：Concepts，strategies and techniques. New York：Cold Spring Harbor Laboratory Press，2001
12. Kumar GL，L Rudbeck. Immunohistochemical (IHC) staining methods. 5th edition. Carpinteria：Dako North America，2009
13. Kwok PY. Singlenucleotide polymorphisms：Methods and protocols. Orxford：Blackwell Publishing，2002
14. Matzke M，Matzke AJM. RNAi extends its reach. Science，2003，301：1060-1061
15. Peddie CJ，JR Keast. Pelvic nerve injury causes a rapid decrease in expression of choline acetyltransferase and upregulation of c-Jun and ATF-3 in a distinct population of sacral preganglionic neurons. Front Neurosci，2011
16. Sheehan DC，Hrapchak B. Theory and practices of histotechnology. 2nd edition. ST Louis，Toronto，London：The C. V Moshy Coompany，1980
17. Sgonc R，Wick G. Methods for the detection of apoptosis. Int Arch Allergy Immunol，1994，105(4)：327-332
18. Van Engeland M，Nieland LJ，Ramaekers FC，et al. Annexin V-affinity assay：a review on an apoptosis detection system based on phosphatidylserine exposure. Cytometry，1998，31(1)：1-9
19. Yasuhara S，Zhu Y，Matsui T，et al. Comparison of comet assay，electron microscopy，and flow cytometry for detection of apoptosis. J Histochem Cytochem，2003，51(7)：873-885

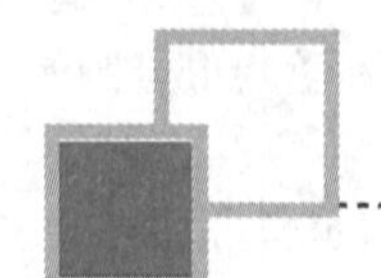

第四十一章　麻醉新药的研究与开发

第一节　新药研究与开发概述

新药的研究与开发是一件有趣而富于挑战的事情。说它有趣，是因为在这个过程你会追随着学科的发展前沿、延续着你的研究方向并和你的科研兴趣有机地结合在一起；说它富于挑战，是因为大多数时候你面临的是一个或一系列全新结构的化合物、完全未知的药理毒理性质、新的适应证和临床应用等。

《临床研究的原理与实践》无论其第2版(2007年)还是第3版(2012年)均在开篇就写到“很少有研究人员能在其职业生涯中将基础研究或临床观察的成果转化为新疗法。然而这种转化一旦成功，不仅可以振奋人心，对社会也会产生深远影响”。显然，如果你正在和将要从事新药的研究与开发工作，你一定会体会到这项工作带给你的乐趣和这项工作对社会的价值。

当然，新药的研究与开发工作又是极具挑战性的。

目前的新药研究与开发的趋势大致锁定在如下六个大的方向：

①寻找和发现或设计和合成具有药理活性的新的化学实体(new chemical entity，NCE)，这是一种创制新的分子结构的突破性新药研究与开发。这是最具创新性、最具社会价值和市场价值、又最具风险和投资压力的工作。

②“Me too”类新药研究与开发，这是一种模仿性新药研究与开发。根据已有的新药分子进行较大的结构改造或修饰、或根据已有的新药作用机制或类似机制、或根据其治疗作用等寻找与已知NCE相比仍具有优点的化合物，既能具有很好的可专利性又能明显降低开发风险。这种方式在国内外新药研究与开发中成功的例子比比皆是。

③对已知药物的进一步研究开发，这是一种延伸性新药研究与开发。对已知药物的结构改造与修饰，既包括对自己(如本公司)已有药物的继续深入研究，也包括对他人(如别的公司)已有药物(如接近或专利已过期药物)的继续深入研究。显然这种方式产生的化合物的成专利性更强、药理活性可能更好、开发成本也可能更低。

④基于现代生物技术发展的新的生化药物。生化药物在药物的市场份额中占的比例越来越大。

⑤在疗效肯定的“老药”基础之上进行药剂学研究与开发，形成新制剂新产品。

⑥应用现代制药工业新技术对已有产品的生产工艺进行重大的技术革新和技术改造。

早在80年代中期新药的研究与开发就已经引入了计算机辅助药物设计(computer aided drug design，CADD)的概念与方法 CADD是计算机化学为基础，通过计算机进行模拟、计算和预测药物与机体或受体生物大分子之间的关系，从而进行药物设计和优化先导化合物的方法。理论上讲，这种方法可以加快新药设计的速度、节省新药研究与开发工作的人力和物力、使得新药研究与开发的专家能够以理论作指导而有目的地开发新药。但是基于CADD而来的新药与人们的需要之间仍然差强人意。

自90年代就开始应用药物高通量筛选技术(high throughput screening，HTS)。HTS结合了现代分子生物学、计算机科学、自动化技术等、以及医学和药学学科发展的知识和先进技术，是目前药物研究与开发开发的常用方式之一。但是这种药物筛选技术既不是一种万能的手段也具有十分明显的局限性。

我们从美国食品药品监督管理局(Food and Drug Administration，FDA)近两年批准的新药数目上就可以看出新药研究面临的挑战。2012年FDA共批准的39个新药，2013年FDA共批准的27个新药。其实，从1993年至2013年的二十多年里，FDA年度批准最多的新药也仅有53个(1996年)，最少时只有15个(2010年)。从全球范围来看合成创新药物的研究与开发费用越来越高、发现新的药物单体化合物的速度却在减缓。在我们国家的药物创新历史上，我国独创的化学合成新药品种基本为零。因此我国合成创新药物的研究现状十分严峻。

第二节　新药研究与开发的基本内容

新药的研究与开发在全球各个国家都是一项法规性特别强的工作。这也是新药研究与开发同其他生物医药领域研究的显著区别之一。新药的研究与开发及其相关的法律法规、指导原则等在我们国家主要由国家食品药品监督管理总局（China Food and Drug Administration，CFDA）负责。CFDA的主要职责是：

1. 负责起草食品（含食品添加剂、保健食品，下同）安全、药品（含中药、民族药，下同）、医疗器械、化妆品监督管理的法律法规草案，拟订政策规划，制定部门规章，推动建立落实食品安全企业主体责任、地方人民政府负总责的机制，建立食品药品重大信息直报制度，并组织实施和监督检查，着力防范区域性、系统性食品药品安全风险。

2. 负责制定食品行政许可的实施办法并监督实施。

3. 负责组织制定、公布国家药典等药品和医疗器械标准、分类管理制度并监督实施。

4. 负责制定食品、药品、医疗器械、化妆品监督管理的稽查制度并组织实施，组织查处重大违法行为。建立问题产品召回和处置制度并监督实施。

5. 负责食品药品安全事故应急体系建设，组织和指导食品药品安全事故应急处置和调查处理工作，监督事故查处落实情况。

6. 负责制定食品药品安全科技发展规划并组织实施，推动食品药品检验检测体系、电子监管追溯体系和信息化建设。

7. 负责开展食品药品安全宣传、教育培训、国际交流与合作。推进诚信体系建设。

8. 指导地方食品药品监督管理工作，规范行政执法行为，完善行政执法与刑事司法衔接机制。

9. 承担国务院食品安全委员会日常工作。负责食品安全监督管理综合协调，推动健全协调联动机制。督促检查省级人民政府履行食品安全监督管理职责并负责考核评价。

10. 承办国务院以及国务院食品安全委员会交办的其他事项。

新药的研究与开发主要应该遵循如下的法律法规：

《中华人民共和国药品管理法》（主席令第45号）、《中华人民共和国药品管理法实施条例》（国务院令第360号）、《药品注册管理办法》（局令第28号）、《药物非临床研究质量管理规范》（局令第2号）、《药物临床试验质量管理规范》（局令第3号）、《药品生产质量管理规范（2010年修订）》（卫生部令第79号）和《药品不良反应报告和监测管理办法》（卫生部令第81号）等。

根据《药品注册管理办法》（局令第28号）附件二的要求，对化学药品的注册分类规定如下：

注册分类1，未在国内外上市销售的药品（包括通过合成或者半合成的方法制得的原料药及其制剂；天然物质中提取或者通过发酵提取的新的有效单体及其制剂；用拆分或者合成等方法制得的已知药物中的光学异构体及其制剂；由已上市销售的多组分药物制备为较少组分的药物；新的复方制剂；已在国内上市销售的制剂增加国内外均未批准的新适应证）。

注册分类2，改变给药途径且尚未在国内外上市销售的制剂。

注册分类3，已在国外上市销售但尚未在国内上市销售的药品（包括已在国外上市销售的制剂及其原料药，和（或）改变该制剂的剂型，但不改变给药途径的制剂；已在国外上市销售的复方制剂，和（或）改变该制剂的剂型，但不改变给药途径的制剂；改变给药途径并已在国外上市销售的制剂；国内上市销售的制剂增加已在国外批准的新适应证）。

注册分类4，改变已上市销售盐类药物的酸根、碱基（或者金属元素），但不改变其药理作用的原料药及其制剂。

注册分类5，改变国内已上市销售药品的剂型，但不改变给药途径的制剂。

注册分类6，已有国家药品标准的原料药或者制剂。

根据《药品注册管理办法》（局令第28号）第二章“药品注册的申请”的规定，药品注册申请包括新药申请、已有国家标准的药品申请、进口药品申请和补充申请。新药申请，是指未曾在中国境内上市销售的药品的注册申请。已上市药品改变剂型、改变给药途径、增加新适应证的，按照新药申请管理。因此，所谓新药，是指未曾在中国境内上市销售的药品（依‘药品管理法实施条例’），而对于已上市药品的改变剂型、改变给药途径和增加新的适应证则按照新药管理（依‘药品注册管理办法'）。纳入新药管理范畴的内容就包括了在国内外均没有上市的创新药物（即NCE）、国外虽然上市但是在我国境内没有上市的药品（即仿制药品），新的复方制剂、已上市药品的改变剂型、改变给药途径和增加新的适应证的药品。显然，新药管理的品种范畴差别非常之大，创新药物和已上市药品的改变剂型等差别更是巨大。为了保证新药的质量，同时提高新药研究与开发的投入和产出的效率，我国采用对药品注册申请进行分类审批管理的办法。

美国FDA的新药定义与我国略有不同。FDA的新药定义是"凡在1938年的《食品、药品和化妆品法（Federal Food，Drug，and Cosmetic Act，FD&C Act）》公布后提出的任何具有化学组分的药品，其说明书中提出的用途未被训练有素并有评价经验的专家普遍承认其安全性和有效性的；或虽其安全性和有效性已被普遍承认，但尚未在大范围或长时间使用的，称为新药"。一般说来，美国新药有两种分类方法，一种是根据药品的特性分为创新药物和仿制药物。创新药物是指首次在美国上市的药品，其上市前必须向FDA提出新药注册申请。仿制药的上市则只需要提出简略新药申请；另一种是根据新药的化学新颖性和疗效潜力进行分类。化学新颖性一般分为七类：①全新结构的分子化合物；②已有药品的新酯、新盐或其他非共价键的衍生物；③已有药品的新制剂或新配方；④两种以上药品组成的新结合物（新制剂）；⑤已上市药品的仿制（新生产厂）；⑥已上市药品的新适应证（包括处方药变更为非处方药）；⑦未经新药申请但已上市的药品。FDA在确定新药申请的分类的同时，还会确定其审批程序：如果与已上市药品比较疗效和安全性相似则采用标准审评程序（S），如果疗效优于已上市药品则采用优先审评程序（P）。

我国在建立、完善食品药品监管制度与法规的过程中主要参考了美国FDA的做法。FDA自1906年成立至今已有100多年的历史，FDA的法规比较详尽，仅仅从字面上来看，其FD&C Act如果以A4纸5号字印刷就有三四百页之多，而我国的CFDA.源自1998年才成立的独立的药品专门监管机构——国家药品监督管理局，《中华人民共和国药品管理法》和《中华人民共和国药品管理法实施条例》印刷出来也仅有几十页，至少表明我国现行法规还需要不断地充实与不断地完善。但是可以预测的是我国的新药研究与开发，在不断的充实、完善之后一定会在国际上新药研究与开发领域贡献我们自己的经验。

根据《中华人民共和国药品管理法》和《中华人民共和国药品管理法实施条例》的规定，新药研究与开发的主要内容包括临床前研究和临床研究。以化学药品为例，所有新药注册申请所需要进行的研究其实全部体现在了申报资料要求上。化学药品注册申请的申报资料项目要求如下：

（一）综述资料

1. 药品名称。
2. 证明性文件。
3. 立题目的与依据。
4. 对主要研究结果的总结及评价。
5. 药品说明书、起草说明及相关参考文献。
6. 包装、标签设计样稿。

（二）药学研究资料

1. 药学研究资料综述。
2. 原料药生产工艺的研究资料及文献资料；制剂处方及工艺的研究资料及文献资料。
3. 确证化学结构或者组分的试验资料及文献资料。
4. 质量研究工作的试验资料及文献资料。
5. 药品标准及起草说明，并提供标准品或者对照品。
6. 样品的检验报告书。
7. 原料药、辅料的来源及质量标准、检验报告书。
8. 药物稳定性研究的试验资料及文献资料。
9. 直接接触药品的包装材料和容器的选择依据及质量标准。

（三）药理毒理研究资料

1. 药理毒理研究资料综述。
2. 主要药效学试验资料及文献资料。
3. 一般药理学的试验资料及文献资料。
4. 急性毒性试验资料及文献资料。
5. 长期毒性试验资料及文献资料。
6. 过敏性（局部、全身和光敏毒性）、溶血性和局部（血管、皮肤、黏膜、肌肉等）刺激性等特殊安全性试验资料和文献资料。
7. 复方制剂中多种成分药效、毒性、药动学相互影响的试验资料及文献资料。
8. 致突变试验资料及文献资料。
9. 生殖毒性试验资料及文献资料。
10. 致癌试验资料及文献资料。
11. 依赖性试验资料及文献资料。
12. 非临床药动学试验资料及文献资料。

（四）临床试验资料

1. 国内外相关的临床试验资料综述。

2. 临床试验计划及研究方案。

3. 临床研究者手册。

4. 知情同意书样稿、伦理委员会批准件。

5. 临床试验报告。

对于不同注册分类、不同研究阶段的药品，其注册申报资料要求是不同的。具体的研究与开发过程中所涉及的各种研究，需要参考 CFDA 药品审评中心的相关法律法规、规章和技术指导原则进行。不同的药物具有不同的特点，同时也需要根据药品的特点进行针对性的相关研究。总的原则性要求，CFDA《药品注册管理办法》在其总则中就开宗明义，“药品注册，是指国家食品药品监督管理局根据药品注册申请人的申请，依照法定程序，对拟上市销售的药品的安全性、有效性、质量可控性等进行系统评价，并决定是否同意其申请的审批过程”。因此，新药研究与开发的所有内容都是围绕着药品的安全性、有效性和质量可控性进行的。

第三节　麻醉新药的研究与开发

麻醉新药的研究与开发，显然也必须遵循新药研究与开发的基本原则和研究过程。只是麻醉新药有其自身的特点，需要结合麻醉药物的特点进行针对性的研究。近年来，麻醉新药其实是乏善可陈，临床中大多数时候使用的都是已上市几十年的药物。仍在使用的常用麻醉药物的出现时间如下：

硫喷妥钠，1934 年第一次用于人体，一种静脉全身麻醉药，至今仍在世界卫生组织（World Health Organization，WHO）的基本药物目录（Essential Drugs List）。

地西泮，1960 年开始使用，一种镇静催眠药物。

γ-羟基丁酸（gamma-hydroxybutyric acid），1874 年被合成，20 世纪 60 年代用于临床，一种静脉全身麻醉药。

氯胺酮，1964 年第一次用于人体，一种静脉全身麻醉药。

依托咪酯，1964 年被发现，1972 年欧洲开始使用、1983 年美国上市，目前临床常用的静脉全身麻醉药之一。

咪达唑仑，1975 年被合成，目前临床常用的镇静催眠药物之一。

丙泊酚，1986 年上市，目前临床最常用的静脉全身麻醉药之一。

目前已经上市的最新的麻醉新药是 LUSEDRA®（Fospropofol），2008 年被 FDA 批准，主要用于镇静催眠。这是一种丙泊酚的水溶性前体药物，其活性代谢无仍然是丙泊酚。

与其他品种药物相比，麻醉新药的研究与开发之所以停滞不前，至今临床应用的几乎全是经典药物，其实与麻醉药物的特点密切相关。首先，目前临床上仍在使用的麻醉药物均具有确切可靠的疗效，不像抗生素之类的药物有耐药性的问题；其次，与其他品种药物相比麻醉药物仍然属于市场份额相对较小的一类品种。显然从药物研究与开发的市场、投资成本、风险等因素来看麻醉新药不会成为药物研究与开发的主要方向；第三，目前临床使用的相同药理效应的不同麻醉药物，其结构差异极大，难以找到一致的构效关系。但是，随着麻醉学的发展、临床应用范围的扩大、对药物药理特点的深入了解，仍然有以下几个方向的药物值得和正在被关注。

目前麻醉相关新药的临床需求主要有：

1. 超短效的镇静催眠药物。

2. 超短效的非去极化骨骼肌松弛药物。

3. 超长效的局部麻醉药。

4. 快速透皮的局部麻醉药制剂。

5. 特异性的全身麻醉药、镇静催眠药、肌松药等的逆转剂。

我们所说的麻醉相关新药主要是指神经精神类药物，如全身麻醉药、局部麻醉药、镇静催眠药物、镇痛药等。这一类药物如全身麻醉药、局部麻醉药、镇静催眠药物、镇痛药等在整个临床医学特别是针对“重大新药创制”专项指南中恶性肿瘤、心脑血管疾病等 10 类（种）重大疾病的诊治过程中占有重要的地位：

1. 麻醉镇痛镇静类药物的概念已不是传统的只用于外科手术，应用面已大为扩大。在手术室内麻醉，麻醉镇痛镇静药物是很多疾病（多数为重大新药创制专项所涵盖的恶性肿瘤、心脑血管疾病等 10 类重大疾病）手术治疗的必需药品。据 WHO 统计：2007 全球手术量 2.34 亿，2009 年我国公立医院住院患者手术人次为 25 153 058 例。值得注意的是，2010 年全国医疗机构总诊疗人次达 62.7 亿人次，而目前占世界人口 1/5 的中国只做了 1/10 的手术。

2. 麻醉镇痛镇静类药物在手术室外的使用急剧增加

（1）手术室外麻醉：各种内镜如胃肠镜、纤支镜,膀胱镜、宫腔镜等的诊治;各种有创影像下介入诊治;多种计划生育和辅助生殖操作;医学整容;所有不合作小儿的特殊检查等。这类麻醉数量巨大,且增长极快。现在我国的大型综合性医院,如上海中山、成都华西、重庆西南和浙二医院等手术室外麻醉的例数都达到手术室内麻醉例数的50% ~100% 。

(2) 各种应该在局麻下进行的创伤性操作数量巨大:如美国每年有3.5亿次抽血、3亿次牙科手术和2亿次静脉置管。预计中国到2021年,上述医疗操作将超过每年10亿人次。

(3) 各种镇痛:上述所有手术后的急性疼痛治疗、无痛分娩(全球每年1.35亿次分娩,中国1200万次)、各种慢性疼痛治疗(30%成人有各种慢性疼痛)、晚期癌痛治疗(全球550万人/天)、无痛康复锻炼等都需要使用大量的麻醉镇痛镇静类药物。

(4) 各种镇静:所有ICU患者的镇静(ICU床位/医院总床位在发达国家为15%,中国为2% ~5%),睡眠障碍患者的治疗等都需要大量起效快、清醒快而彻底、无蓄积后遗作用的镇静催眠药。

(5) 其他领域:麻醉相关药物也可以用于非麻醉用途。如丙泊酚作为一种选择性iNOS抑制剂在脓毒症的处理中具有特殊价值;丙泊酚是快速控制癫痫持续状态(死亡率30%)的首选药物;局麻药利多卡因是治疗室性心律失常的首选药。这类药物还常有"一药多用"的特点,如同一个中枢性抑制药物小剂量镇静镇痛抗焦虑,中剂量催眠,大剂量麻醉。

麻醉相关药物与民众的健康和切身经济利益密切相关!

随着中国经济增长和医疗公平性的增加,预计到2020年我国每年需要使用麻醉药的医疗活动为:手术5000万例、手术室外麻醉(胃肠镜等检查,介入治疗,医学整容等)2000万例、分娩2000万例、创伤性操作10亿人次、ICU床位/医院总床位达到5% ~10%,慢性疼痛和晚期癌痛普遍得到诊治。由此计算每年麻醉镇痛类药物的用药总量至少为360亿元人民币(表41-1)。

表41-1 全球和中国麻醉镇痛药物市场的现状与预测

品种	2009年 全球市场份额	2014年 预计全球市场份额	2011年 中国市场份额	2020年 预计中国市场份额
全身麻醉药	16亿美元	21亿美元	16亿元人民币	32亿元人民币
局部麻醉药物	16亿美元	17亿美元	8亿元人民币	32亿元人民币
肌松药	4亿美元	5亿美元	/	6亿元人民币
术前镇静药物	4亿美元	5亿美元	/	6亿元人民币
肌松镇痛镇静药逆转剂	1.5亿美元	2亿美元	/	2.5亿元人民币
镇静催眠药物	50亿美元	/	70亿元人民币	140亿元人民币
镇痛药物	220亿美元	/	/	141.5亿元人民币
麻醉镇痛用药总计	311.5亿美元	/	/	360亿元人民币

目前我国的神经精神类临床麻醉药物完全是进口药物或超出专利保护期的仿制药物,国内目前尚无具有自主知识产权的麻醉新药上市。麻醉药市场份额最大的静脉麻醉药物丙泊酚、吸入麻醉药物七氟烷以及局部麻醉药物罗哌卡因等均主要依赖进口,国内患者承受了巨大的药物费用负担。如此重要、覆盖面广和市场巨大的麻醉镇痛镇静药物的新药创制在我国没有得到足够的重视,甚至可以说在某种程度上被忽视。因为人们普遍认为手术和有创检查的关键只取决于其他专科医师们的操作。其实,所有这些操作都必须是建立在安全、科学地使用麻醉镇静镇痛药物的基础上才能进行。这类药物在临床医学实践中具有基础支撑性作用。

麻醉相关新药虽然目前临床应用仍以经典药物为主,但是相关新药的研究和开发依然十分活跃。下面以两个目前正在被广泛关注的静脉麻醉药品种来简要介绍麻醉新药的研究与开发进展。

1. 仍以丙泊酚作为活性成分的研究进展 丙泊酚为烷基酚的衍生物,具有高脂溶性,室温下为油状,不溶于水。早期临床制剂为以16%聚氧乙基蓖麻油溶液(cremophor EL)为增溶剂而制成的1%丙泊酚水溶液。但是该制剂在临床应用中存在一些问题:如与此种溶媒有关的注射时常发生疼痛、过敏反应等,而且cremophor EL和静脉注射该制剂的类过敏毒素反应之间可能存在一定的联系,因此该制剂被淘汰了。到1983年改为现在临床上仍在使用的丙泊酚乳剂，内含1%丙泊酚（W/V）、10%大豆油（W/V）、2.25%甘油（W/V）、1.2%纯化卵磷脂（W/V），实际上这是一种含药的脂肪乳。该制剂在许多国家都有着广泛的临床应用。

然而，丙泊酚在临床应用中依然存在不少问题。除了产生与剂量相关的血压下降、心率减慢、呼吸暂停等药理学的不良反应外，主要与丙泊酚以脂肪乳为载体的制剂有关，如引起注射部位疼痛、血栓性静脉炎（thrombophlebitis）、高脂血症、潜在的致命性细菌感染、长期输注时输液管线的破裂和堵塞、过敏反应以及丙泊酚输注综合征（propofol infusion syndrome）等。因此，在制剂方面的研究仍然在继续，主要体现在以下几个方面：

（1）在原有制剂基础之上的改进：针对该制剂的载体为脂肪乳剂且其为良好的细菌生长的基质存在潜在的致命性细菌感染的可能，人们尝试在该制剂中还加入0.005%依地酸二钠（ethylene diamine tetraacetic acid，EDTA）或者亚硫酸盐（sulphite）作为细菌生长的抑制剂，制剂仍为白色乳状液体。目前这种制剂在临床上已经有应用。然而对这种改进是否确实能降低临床上的污染风险仍存在争议。

（2）对其载体脂肪乳剂进行改进：标准的丙泊酚制剂含有10%的大豆油，这是一种长链的甘油三酸酯，丙泊酚使用后血中甘油三酯浓度的升高呈剂量依赖性。另外制剂中含有的10%大豆油是引起注射部位疼痛、血栓性静脉炎的主要原因。有人尝试使用含长链和中链的脂肪乳剂作为丙泊酚的载体（propofol-lipuro®）来降低注射部位疼痛的不良反应，而且在用丙泊酚维持麻醉的时候也未见血浆中甘油三酯浓度的升高。不过，对这种改进带来的真正益处目前人们并没有统一认识。还有一种改变是使用中链甘油三酯的脂肪乳剂（AM 149 1%），可是试验研究发现这种制剂不仅有很高的注射部位疼痛的发生率，而且能引起血栓性静脉炎。因此，这种改进似乎更没有前景。

（3）增加载体的载药量：为避免因过多脂肪乳剂进入人体而产生许多不良反应，有试验表明增加载体中丙泊酚的含量可以减少在ICU使用时脂质的大量摄入。另外一种变更的办法就是将脂肪乳剂中10%大豆油降低为5%大豆油。然而试验结果表明虽然其药效动力学并没有发生改变，但是引起注射部位疼痛的发生率反而更高。此外，改变载药量还会引起丙泊酚输注综合征的顾虑。

（4）改变为非脂基制剂（non-lipid formulation）：既然丙泊酚的不良反应主要是因为制剂中脂肪乳的原因，那么近几年来有人研究将丙泊酚与羟丙基-β-环糊精（HP-β-CD）包合物制成水溶性注射液，试验结果表明利用丙泊酚在不同浓度HP-β-CD水溶液中的溶解度相同的特性并用复合溶剂蒸发法及冷冻干燥法两种方法制备的丙泊酚HP-β-CD包合物，其体系含药量能够达到目前使用的丙泊酚乳剂的水平，静脉注射也完全可能接受，因此这是一种很有希望的新剂型。另外，也有人尝试使用一种表面活性剂——聚山梨醇酯80（polysorbate 80）作为载药体系，但是其前景并不乐观。还有一种名为Cleofol®的制剂，但是目前未见更多的细节。

（5）寻找水溶性丙泊酚类似物（analogues）：鉴于丙泊酚具有良好的麻醉效应和药动学特性，许多学者目前又在寻找丙泊酚的衍生物并且取得了一定的进展。这个方向至少从目前试验数据来看是有一定的前途。但是，是否将来能满足商业开发尚未得知。

虽然上述研究有的方向可能十分有前途，多年来各国学者从许多方面进行了有益的探索，但是目前并没有一种制剂能替代现今临床上使用的丙泊酚乳剂。

（6）水溶性丙泊酚前药（prodrug）：水溶性丙泊酚前药目前看来最有前景的一个研究方向。2008年12月，FDA批准EISAI公司的Fospropofol Disodium上市，药品名称为LUSEDRA，剂型为注射液，规格为1050mg/30ml。该产品的磷丙泊酚钠为无水物（见美国专利US 6204257 B1和US 6872838 B2）。之后，2012年8月，FDA网站显示该药品撤市，但是没有不良反应方面的相关报道，撤市的原因显示的是“缺乏市场需求”。至于深层次的原因目前尚未可知，但是推测与磷丙泊酚钠无水物作为原料药因吸湿性较强可能导致的难以控制水分含量及制定其质量标准上面临困难。另外就是其结构是否会导致制剂水溶液稳定性不佳也不得而知。不过水溶性丙泊酚前药仍是一个值得进一步深入研究的方向。

2. 依托咪酯类似物的研究进展　杨森制药最早于20世纪70年代开始将依托咪酯推入临床。作为最主要研发人员，Janssen PA等在1965年发表的一篇研究报道中记录了合成依托咪酯的主要过程，且描述了如何将依托咪酯从42个类似化合物中筛选而出的经过。在明确有麻醉作用的11种化合物之中，依托咪酯在大鼠体内表现出了最好的安全性（即最高的治疗指数TI）。此外，科研人员还发现了依托咪酯的镇静催眠作用是具有立体选择性的,R构型药物的药效比S构型药物的药效高十倍。

作为临床最为常用的麻醉药之一,依托咪酯具有十分可观的治疗指数以及较高的效价。在蝌蚪体内的半数有效浓度EC50测定中,依托咪酯表现出了与丙泊酚相差无几的药物效价(依托咪酯EC50=2.3μM,丙泊酚EC50=1.9μM),但在大鼠体内所表现的治疗指数(LD50/ED50)来看,依托咪酯的安全性则远远高于丙泊酚(依托咪酯TI≈26,丙泊酚TI≈3.4)。

正因为其理想的安全性,临床医生们便倾向于使用依托咪酯来做诱导后的麻醉维持,但1982年一篇发表于《柳叶刀》的文章中报道了临床上因使用依托咪酯所导致的严重问题,Ledingham与Watt发现了使用依托咪酯作麻醉维持的患者其死亡率反而会成倍地增长。导致这一现象发生的原因是依托咪酯对体内肾上腺皮质功能的强烈抑制:因其与含有亚铁血红素的11β羟化酶强有力地结合,从而导致了体内皮质酮、皮质醇的合成量大大减少。有报道称,对于一个正常患者,单剂量给予依托咪酯所导致的皮质醇合成抑制会持续6~8小时,而对于一个危重患者来说,这种肾上腺皮质功能的抑制甚至达到3天之久。对于单剂量注射依托咪酯的安全性,因缺乏确凿的研究结果而一度饱受争议,但在1984年的一篇报道中,B. Allolio等研究者明确指出了,诱导剂量单次注射依托咪酯同样会对人体肾上腺皮质功能造成抑制效应。

此后,大量有关设计合成依托咪酯类似物的研究工作陆续开展。最早设计的依托咪酯衍生物被设计合成用作分子探针,因其可以不可逆地共价修饰GABAa受体,故可以更加确定依托咪酯的作用机制且进一步了解依托咪酯是如何与GABAa受体相结合的。这一系列的依托咪酯衍生物包括了Azi-etomidate(可以共价修饰谷氨酸、天门冬氨酸、组氨酸和酪氨酸底物),TDBzl-etomidate(在紫外线激发下可修饰脂肪族底物),以及MTS-etomidate(可以修饰半胱氨酸底物)。值得一提的是,所有的这一系列化合物均是在先导化合物依托咪酯的酯键上作了结构修饰,且在蝌蚪的体内实验提示了所有经过这种结构修饰的这一系列化合物依然保留了与依托咪酯近似的麻醉作用,这对以后为了设计出具有药效的依托咪酯类似物的药物结构修饰有着非常重要的意义。在随后的同源建模中,科研人员发现所有底物的结合部位几乎都集中于GABAa受体α与β亚单位的交界处。

肾上腺皮质抑制效应是依托咪酯一个严重的药物不良反应,特别是对于危重患者来说,这样的不良反应甚至可能危及患者生命。但其理想的安全性与心血管稳定性一直推动着麻醉医生与药学研究人员不断去寻找该类药物更优化的结构式。其中,从药动学特点及药效学特点上对药物结构进行修饰为当前最主要的两个研究方向。前者的研究内容主要集中在设计出可以快速从体内代谢的依托咪酯类似物,如软药的设计;后者的研究内容则集中在设计出较弱11β羟化酶结合力的依托咪酯衍生物。

软药是一种在已知药物结构上增添一个可以迅速代谢的部分从而得到的一种在结构上与原药类似的化合物。在临床麻醉与重症治疗中,常用到的软药包含了瑞芬太尼(阿片μ受体激动剂,镇痛作用)与艾司洛尔(短效β1受体阻断药,抗心律失常作用),从它们的化学结构可以看出,它们都具有了易代谢的酯基团。在进入体内后,这两种药物会被血液中与其他组织中的非特异性酶迅速酶解为甲醇与几乎无药理活性的羧酸盐代谢物。正因为此,艾司洛尔与瑞芬太尼在体内的消除半衰期分别为9分钟与6~10分钟。如同瑞芬太尼与艾司洛尔一样,依托咪酯的结构式也含有一个酯基团。但尽管具有这样的酯基团,它并未赋予依托咪酯可被快速代谢的特点,依托咪酯在人体内的消除半衰期长达3~5小时之久,这远远高于了前两种“软药”的消除半衰期。此外有研究表明,在肝病患者与重症患者体内,依托咪酯的代谢时间会延长。

MOC-Etomidate(甲氧羰基依托咪酯)为第一个被报道的按照软药思路设计合成的依托咪酯类似物。综合了之前研究的考虑,为了既保证药物药理活性又使得药物能够被迅速地代谢,Joseph F. Cotton等尝试将甲氧羰基加至依托咪酯的酯基团。发表于2009年Anesthesiology的该研究报道也证实了甲氧羰基依托咪酯MOC-Etomidate在蝌蚪与大鼠的体内实验中都表现出了药理活性,并且该药物在人肝S9组分(一种常用的体外药物生物转化分析)与大鼠全血中的体外代谢实验表现出超快速的代谢速率。这使得在体内实验中,该药物即便给到很高剂量也不会加深其镇静程度。当然最为重要的一点,快速代谢的优点使得药物对肾上腺皮质功能的抑制大大减轻了;且在对大鼠的平均动脉压检测中发现,MOC-Etomidate依然保留着依托咪酯对心血管稳定的优点，给药前后对血压几乎无影响。然而，极其快速的代谢使得药物的麻醉维持时间很短暂，实验表明了在4倍ED_{50}的剂量下，该药仅能使大鼠翻正反射消失约55秒的时间。

另一方面，研究者们着手于从药物效应动力学的方面对化合物进行结构的修饰。依托咪酯因与11β羟化酶强有力的结合从而导致其具有危及人体生命健康的肾上腺皮质抑制效应。而有研究表明，这种强力结合的原因在于依托咪酯咪唑环上的氮原子与11β羟化酶上的血红亚铁的结合有关，且该部位正是11β羟化酶酶的关键活性部位。基于上述研究结果，Joseph F. Cotton研究团队设计合成了一种名为碳取代依托咪酯（carboetomidate）的类似化合物。从它的结构式可以看出，设计者用碳原子替换了原依托咪酯咪唑环上的氮原子，从而将其改为了吡咯环。该研究同样通过蝌蚪与大鼠的在体实验验证了这种新化合物存在药理活性。且随后的研究提示无论是单剂量注射药物还是持续输注药物，对大鼠的肾上腺皮质功能均无影响。在2012年发表在*Crit Care Med*杂志上的一篇报道中，Pejo E等通过实验证实了与给予依托咪酯的脂多糖注射后的模型大鼠相比，给予了碳取代依托咪酯的大鼠，其肾上腺皮质功能抑制效应更轻，且炎症细胞因子的增长程度也明显降低。这提示了碳取代依托咪酯可能适合于重症患者以及败血症患者人群。但当前对于碳取代依托咪酯的进一步优化同样存在着挑战，因采取碳原子来代替氮原子，使其水相的溶解能力大大降低，后期的制剂工作将是一个难题，故所有的前期试验均采用二甲亚砜作为溶媒。

在随后的研究中，学者与临床医生们又将重心放在了进一步优化软药设计上。S. Shaukat Husain等人开始致力于研发新一代的依托咪酯软药类似物，并特别针对于第一代依托咪酯软药类似物MOC-Etomidate的缺陷（药物低效价，维持时间过短），设计合成了一系列化合物，并通过在体实验成功从中筛选了两种较为理想的药物，dimethylmethoxycarbonyl metomidate（DMMM）以及cyclopropyl methoxycarbonyl metomidate（CPMM）。新一代的依托咪酯软药类似物都具有一个特点，即在含有酯基团的侧链上引入了新的基团（如DMMM中的双甲基与CPMM中的环丙基），这样设计的目的在于利用新基团产生的化学位阻使药物被酯酶代谢的速率在一定程度上减缓了。相应的，这使得CPMM与DMMM这两种新型药物无论是在全血中的消除半衰期还是在大鼠体内麻醉维持时间都介于依托咪酯与上一阶段设计的软药MOC-Etomidate之间。且在体药理活性实验结果表明，无论是CPMM还是DMMM，都表现出与依托咪酯相近似的高效价。随后的研究发现，对大鼠进行长达2小时的持续输注CPMM依然会造成肾上腺皮质功能的抑制，但是这种抑制可以在停药后很快地消除。

综上所述，对药物的结构进行修饰，以达到改善药物的药理性质、降低药物的不良反应等是目前新药开发领域很常见的研究思路。在依托咪酯的设计合成中，主要以软药和非软药为设计思路，旨在避免或削弱该类药物对肾上腺皮质功能的抑制作用，提高其在临床的应用。

第四节　新药研究与开发过程中其他应关注的问题

上述三节中我们原则性地讲述了新药研究与开发的基本原则、基本内容和麻醉新药的研究与开发，下面我们将就在新药研究与开发过程中的几个需要关注的问题进行简要的介绍。

一、新药研究与开发过程中的专利问题

我们所讲的新药研究与开发，主要是指创新性新药的研究与开发。因此，必然和新化合物、新合成路线、新制备工艺、新剂型、新适应证等联系在一起。换句话说，没有专利（特别是发明专利）就没有新药研究与开发。专利问题是新药研究与开发过程中一个极其重要的问题！

我国的专利法（《中华人民共和国专利法》）是1984年颁布的，分别于1992年9月4日根据第七届全国人民代表大会常务委员会第二十七次会议《关于修改〈中华人民共和国专利法〉的决定》做了第一次修正、根据2000年8月25日第九届全国人民代表大会常务委员会第十七次会议《关于修改〈中华人民共和国专利法〉的决定》进行了第二次修正、根据2008年12月27日第十一届全国人民代表大会常务委员会第六次会议《关于修改〈中华人民共和国专利法〉的决定》进行了第三次修正。我国的专利法把专利分成了发明、实用新型和外观设计专利。对于发明和实用新型专利授予专利权的条件是具备新颖性、创造性和实用性。即：

新颖性，是指该发明或者实用新型不属于现有技术；也没有任何单位或者个人就同样的发明或者

实用新型在申请日以前向国务院专利行政部门提出过申请，并记载在申请日以后公布的专利申请文件或者公告的专利文件中。

创造性，是指与现有技术相比，该发明具有突出的实质性特点和显著的进步，该实用新型具有实质性特点和进步。

实用性，是指该发明或者实用新型能够制造或者使用，并且能够产生积极效果。

专利申请过程中的具体问题请参见《中华人民共和国专利法实施细则》（2001 年 6 月 15 日中华人民共和国国务院令第 306 号公布。根据 2002 年 12 月 28 日《国务院关于修改〈中华人民共和国专利法实施细则〉的决定》第一次修订，根据 2010 年 1 月 9 日《国务院关于修改〈中华人民共和国专利法实施细则〉的决定》第二次修订）。

另外一个值得重视的新药研究与开发过程中的专利问题就是专利到期药物。对于持有专利的原研企业来说，突然失去专利保护必然面临仿制药的竞争和销售额、利润的下降。但是，对于仿制药企业来说恰恰是一个机会！如 2012 年专利药物到期的市场份额是 550 亿美元，2013 年专利药物到期的市场份额是 280 亿美元，2014 年专利药物到期的市场份额是 340 亿美元，预计 2015 年专利药物到期的市场份额则是 550 亿美元。专利到期药物一般均具有良好的市场销售、确定的疗效，仿制药企业在已经完成市场推广的基础上能够迅速进入市场和产生利润。因此，仿制药企业应该充分利用专利药物专利到期之前的一段时间，对拟仿制的药物进行仿制研究。而这种活动因 Bolar 例外不会被视为专利侵权。

Bolar 例外（Bolar exception）又称为 Bolar 豁免（Bolar exemption），是指在专利法中对于药品专利到期前他人可以不经过专利权人的同意或许可而进口、制造、使用专利药品进行各类必要的试验，以获取药品管理部门所要求的数据等信息的行为被视为不侵犯专利权的例外规定。Bolar 例外最早源于美国，是由 Bolar v. Roche 案所催生的专利侵权例外规定，后来也被称为安全港（Safe Harbor）条款。2008 年 12 月 27 日，全国人大常委会通过了《全国人民代表大会常务委员会关于修改〈中华人民共和国专利法〉的决定》，在修改后的《专利法》第六十九条（即修改前的第六十三条》）中，添加了一款，作为第五款，即关于 Bolar 例外的规定。从而 Bolar 例外在中国正式写入了法律条文。

二、新药研究与开发过程中的 0 期临床研究

所谓 0 期临床研究（phase 0 clinical trial）是指一种先于传统的 I 期临床研究而开展的研究，目的是减少新药研究开发过程中的风险、早期评价受试药物的药效动力学和药动学特征，具体内容详见美国 FDA 在 2006 年颁布的“探索性新药研究指南（Exploratory Investigational New Drug Guidance）”。0 期临床研究是在传统的临床前研究和 I 期临床研究之间使用微剂量（一般小于 100μg，或者小于 1% 的标准应用剂量）的新药进行的一个小规模（6 人，健康志愿者或者患者）的临床研究，其主要目的是在大规模临床研究开始之前，以很小规模的人体研究来对药物的潜在临床效果和开发的可行性进行初步的评估，可以使新药研究与开发在进入到产生巨大费用的正式临床研究前，花费少量的资金收集到极有价值的新药在人体的安全性及药动学数据，从而指导进一步的临床研究。同时，可以利用新药在人体的安全性及药动学数据制订更科学的正式临床研究方案，使得后期的新药临床研究得以顺利进行。如果新药在 0 期临床研究中出现安全性问题，也可以及时放弃进一步的临床研究，从而避免不必要的巨额资金投入。

虽然 0 期临床研究的价值如何仍然存有争议，但是这种早期的小规模临床研究有助于迅速排除大批的候选药物，从而大大降低了新药开发的成本。不过，因为 0 期临床研究中使用的是有限的药物暴露剂量，0 期临床研究所获得的安全性及药动学数据也可能并不能真实地反映药物在治疗剂量下在人体中的真实情况，这些数据甚至也有可能产生误导。所以，0 期临床研究的提出也可能并不能真正获得研究者所期望取得的效果。我国目前并没有关于进行 0 期临床研究的相关法律和法规，一方面是因为国内制药企业生产的药品多数都是仿制药，很少有具有自主知识产权的药物；另一方面是我国临床研究的整体水平仍有待于提高和完善。但是，如果 0 期临床研究经过实践验证可以减少新药研究与开发的风险并加快有药理活性药物的筛选，那么对于我国制药企业来说可能是一个既能提高药物筛选效率又能降低降低研发投入的有效的方法。借鉴国外 0 期临床研究的经验，建立适合我国创新药物的 0 期临床研究的管理办法、指导原则等或许应该在不远的将来会实现。

三、新药研究与开发过程中的Ⅳ期临床研究

《药品注册管理办法》规定药品的临床研究分为Ⅰ、Ⅱ、Ⅲ、Ⅳ期。经批准后，有些情况下可仅进行Ⅱ期和Ⅲ期临床研究或者仅进行Ⅲ期临床研究。

Ⅰ期临床研究：初步的临床药理学及人体安全性评价试验。观察人体对于新药的耐受程度和药动学，为制订给药方案提供依据。

Ⅱ期临床研究：治疗作用初步评价阶段。其目的是初步评价药物对目标适应证患者的治疗作用和安全性，也包括为Ⅲ期临床试验研究设计和给药剂量方案的确定提供依据。此阶段的研究设计可以根据具体的研究目的，采用多种形式，包括随机盲法对照临床试验。

Ⅲ期临床研究：治疗作用确证阶段。其目的是进一步验证药物对目标适应证患者的治疗作用和安全性，评价利益与风险关系，最终为药物注册申请的审查提供充分的依据。试验一般应为具有足够样本量的随机盲法对照试验。

Ⅳ期临床研究：新药上市后由申请人进行的应用研究阶段。其目的是考察在广泛使用条件下的药物的疗效和不良反应、评价在普通或者特殊人群中使用的利益与风险关系以及改进给药剂量等。

对于Ⅳ期临床研究，是一种上市后的开放试验，不要求设对照组，但也不排除根据需要对某些适应证或某些试验对象进行小样本随机对照试验；Ⅳ期临床研究病例数按 CFDA 规定，要求至少 2000 例；Ⅳ期临床研究虽为开放试验，但有关病例入选标准、排除标准、退出标准、疗效评价标准、不良反应评价标准、判定疗效与不良反应的各项观察指标等都可参考Ⅱ期临床研究的设计要求。

其实，从广义上讲Ⅳ期临床研究的目的还在于扩展对研发新药的疗效的进一步了解和确保药物在常规的临床应用中对更广泛人群的安全性；进一步了解研发新药与其他药品或治疗方法相比有什么优点，如何才能更好地实现研发新药药理活性的临床应用；以及在科学性和伦理原则的基础之上的更快的市场推广。另外，发现和确定较少见的不良反应、死亡率/发病率结果的研究、其他治疗终点的研究、药物经济学研究等也往往会在Ⅳ期临床研究中体现。

从《药品注册管理办法》和相关指导原则来看，我国目前的新药审评的政策和理念多是基于仿制药而确定的，很多地方并不完全适合于目前越来越多的创新药物的研究与开发。对于新药的临床研究，有以下几点是需要关注的：

1. 应该更加明确对创新药物研究过程中各期临床研究的具体要求，研究者和制药企业等可以少走弯路，并尽可能地减少不必要的浪费。

2. 制定创新药物临床研究可以遵循的相关指导原则，创新药物临床研究的内容和数量均应根据药品本身的特点、临床应用、开发目的等有所不同。对于研究者和制药企业也是一样。

3. Ⅳ期临床研究，病例数要求非常大，企业投入也十分巨大。而目前尚缺乏针对Ⅳ期临床研究独立的管理办法和相关指导原则。

4. 国际上多同步进行多个适应证和多个临床试验，而我国则必须是新药上市后才能申请增加适应证的临床试验。或许将来与国际接轨是一种可能的趋势，也更有可能实现临床研究的国际化。

小　结

本章节所讲述的麻醉新药研究与开发仍然是一些比较简单、浅显和基础性的内容，每一小节的内容其实都可以延伸出若干深入的部分。本章节的目的在于抛砖引玉，一是供读者了解相关的基础内容，一是需要读者针对所感兴趣的内容去进一步阅读相关的文献、专著、法律法规和各类指导原则。若读者能通过本章能对麻醉新药的研究与开发有一初步的了解，则本章节的目的就达到了。或许十年、二十年后我们在临床上就可以应用读者自己研究与开发的新药了！相信一定会有麻醉新药问世，也相信一定会有具有我国自主知识产权的麻醉新药问世！

(刘进　张文胜)

参考文献

1. Banaszczyk MG, Carlo AT, Millan V, et al. Propofol Phosphate, a Water-Soluble Propofol Prodrug: In Vivo Evaluation. Anesth Analg, 2002, 95(5): 1285-1292
2. Sneyd JR, Rigby-Jones AE. New drugs and technologies, intravenous anaesthesia is on the mov e (again). Br J Anaesth, 2010, 105(3): 246-254
3. Gan TJ, Berry BD, Ekman EF, et al. Safety evaluation offospropofol for sedation during minor surgical procedures. J Clin Anesth, 2010, 22(4): 260-267
4. Garnock-Jones KP, Scott LJ. Fospropofol. Drugs, 2010, 70 (4): 469-477
5. Forman SA. Clinical and molecular pharmacology of etomidate. Anesthesiology, 2011, 114(3): 695-707
6. Ledingham IM, Watt I. Influence of sedation on mortality in critically ill multiple trauma patients. Lancet, 1983, 1 (8336): 1270
7. Cotten JF, Husain SS, Forman SA, et al. Methoxycarbonyl-etomidate: a novel rapidly metabolized and ultra-short-acting etomidate analogue that does not produce prolonged adrenocortical suppression. Anesthesiology, 2009, 111 (2): 240-249
8. Pejo E, Ge R, Banacos N, et al. Electroencephalographic recovery, hypnotic emergence, and the effects of metabolite after continuous infusions of a rapidly metabolized etomidate analog in rats. Anesthesiology, 2012, 116 (5): 1057-1065
9. Husain SS, Pejo E, Ge R, et al. Modifying methoxycarbonyl etomidate inter-ester spacer optimizes in vitro metabolic stability and in vivo hypnotic potency and duration of action. Anesthesiology, 2012, 117(5): 1027-1036
10. Cotten JF, Forman SA, Laha JK, et al. Carboetomidate: a pyrrole analog of etomidate designed not to suppress adrenocortical function. Anesthesiology, 2010, 112 (3): 637-644
11. Pejo E, Feng Y, Chao W, et al. Differential effects of etomidate and its pyrrole analogue carboetomidate on the adrenocortical and cytokine responses to endotoxemia. Crit Care Med, 2012, 4091: 187-192

推荐浏览网站：

1. 国家食品药品监督管理总局：http://www.sfda.gov.cn
2. 国家食品药品监督管理总局药品审评中心：http://www.cde.gov.cn
3. 国家药典委员会：http://www.chp.org.cn/cms/home/
4. 国家知识产权局：http://www.sipo.gov.cn/
5. 美国食品药品监督管理局：http://www.fda.gov/
6. 美国临床试验网：http://www.clinicaltrials.gov/

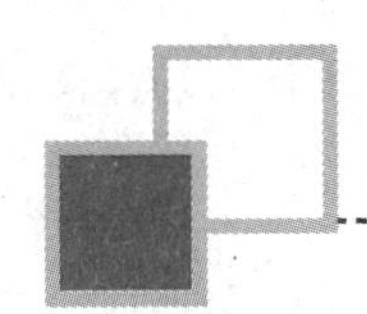

第四十二章　疼痛动物模型与痛觉行为学测试

第一节　疼痛动物模型概述

疼痛(pain)是一种与组织、神经损伤或潜在损伤相关的不愉快的主观感觉和情感体验。据世界疼痛研究会统计,受疼痛困扰人口占总人口比例高达30%,疼痛特别是慢性疼痛(chronic pain)已经成为造成人类痛苦和丧失工作能力最普通、最直接的因素之一;慢性疼痛会导致机体各系统功能失调、免疫力低下,诱发各种并发症,严重影响患者的生活质量和工作效率;剧烈疼痛还可能引发自杀、导致家庭关系破裂,从而带来诸多的社会问题。因此,疼痛不仅是一个世界范畴的医学问题,也是目前我国主要的健康问题之一。目前临床上尚缺乏有效控制慢性疼痛的药物和治疗方法,究其原因是人们对疼痛的机制尚缺乏深入的认识。疼痛特别是慢性疼痛类型繁多、病因和临床表现极其复杂,加之医学伦理学等原因难以在人体深入研究疼痛的发生机制,因此,疼痛机制的研究依赖于能客观反映疼痛各种临床症状的动物模型。疼痛动物模型是现代疼痛学和神经科学研究中一个极为重要的实验方法和手段,可有助于更方便、更有效地认识人类疼痛的发生、发展规律,为临床疼痛治疗和镇痛药物的研发提供新思路。本章将系统介绍现代神经科学研究中常用的疼痛动物模型及痛觉行为学测试方法,以供疼痛研究工作者参考。

疼痛是包括性质、强度和程度各不相同的多种感觉的复合,并往往与自主神经系统、运动反应、心理和情绪反应交织在一起,它既不是简单地与躯体某一部分的变化有关,也不是由神经系统某个单一的传导束、神经核团或神经递质进行传递或整合的,所以很难将某种客观指标与疼痛直接联系起来。因而,我们只能根据模型动物对伤害性刺激的保护反应和保护性行为来推测它们的疼痛程度。伤害性感受(nociception)和痛觉是两个有密切关系但又不相同的概念,前者是指中枢神经系统对由于伤害性感受器的激活而引起的传入信息的加工和反应,以提供组织损伤的信息;痛觉则是指上升到感觉水平的疼痛感觉。为了能够对痛觉现象及其机制作深入细致的观察,必须建立动物的痛觉模型。由于痛觉是意识水平的主观感觉,我们无法确定动物是否具有痛觉,所以,只能通过观察其对伤害性刺激的伤害性行为反应来判断,如果这种伤害性刺激是可以回避的,疼痛模型实际上就是对伤害性感受阈值的测量,它是通过观察动物对伤害性温度和机械等刺激的逃避反应实现的。如果动物遇到无法逃避的伤害性刺激,就会引起它的情绪反应,发出嘶叫声,因而,在伤害性刺激下引起的嘶叫反应也可以作为伤害性感受阈的测量指标。

第二节　疼痛的分类

理解疼痛分类有助于提供有效的疼痛评估和治疗方法,但至今尚无被广泛认可的疼痛分类方法。现有的分类方法是根据疼痛的病因、性质、强度、病理过程等诸多因素中某一方面,因此,每种分类都有其局限性,各种分类中还存在着相互交叉包含。在疼痛机制研究中最常使用的分类是急性疼痛和慢性疼痛,生理性疼痛和病理性疼痛。

一、根据病程发展分类

1. 短暂性疼痛　一过性疼痛发作,由轻微损伤刺激引起,持续时间短暂。

2. 急性疼痛(acute pain)　与组织损伤、炎症或疾病过程相关的,持续时间通常短于3个月的一种疼痛类型。如蜇痛、刺痛、分娩痛等。急性疼痛通常是组织损伤的标志,促使个体采取适应性或保护性的行为,如患肢制动、就医诊治等,因而在大多数情况下对机体具有保护作用。此外急性疼痛中组织损伤和疼痛体验往往存在一一对应关系,随着损伤组织的痊愈,疼痛也随之消失。

3. 慢性疼痛(chronic pain)　组织损伤痊愈后依然持续存在的、或者持续时间超过3~6个月的一种疼痛类型。如癌痛、纤维肌痛、带状疱疹后遗神经痛等。

二、根据发病部位分类

1. 躯体痛（somatic pain） 由体表（皮肤组织）或深部组织（骨骼肌肉组织）的痛觉感受器受到各种伤害性刺激所引起，前者又称为浅表躯体痛，后者称为深部躯体痛。躯体痛的常见原因有术后切口痛、肿瘤骨转移等。

2. 内脏痛（visceral pain） 由于渗透、压迫、牵拉，或扭转胸、腹、盆腔脏器导致这些部位的痛觉感受器活化而引起的疼痛，常见原因包括肠梗阻、盆腔炎、胆囊或输尿管结石等。

3. 牵涉痛（referred pain） 疼痛的感知部位位于远离病变关节或内脏脏器的体表部位，如心绞痛时疼痛可牵涉至左上肢，胆囊炎时疼痛可出现在右肩部等。

4. 非特异性疼痛 是指除躯体痛和内脏痛外，其他所有原因不明的疼痛。其主诉症状明显但却常无阳性体征，这种疼痛的产生与心理、社会因素的关系密切，随着现代社会生活节奏的加快，工作压力的增加，这种病例亦相应增多，多见于抑郁症或焦虑症患者。

三、根据疼痛的性质分类

1. 锐痛 如刺痛、绞痛、灼痛、跳痛等，痛刺激冲动经外周神经中的Aδ纤维传入中枢；痛觉迅速形成，除去刺激后即刻消失。多见于急性疼痛，如急性外伤或炎症等。痛觉与痛反应均比较强烈的疼痛，疼痛持续时间短，定位明确，常引发受刺激的肢体保护性回缩反射，情绪反应不明显。

2. 钝痛 如胀痛、酸痛等，多因化学物质刺激痛觉感受器而引起，痛觉信号是经外周神经中的C类纤维传入；痛觉形成缓慢，而除去刺激后，疼痛仍可持续。多见于慢性疼痛，如慢性骨关节病、肌肉等软组织损伤、慢性内脏炎症、紧张性头痛等。痛觉与痛反应均相对轻的疼痛，但往往难以忍受，疼痛持续时间长，定位不明确，常伴有负性的情绪反应。

四、根据生理和病理过程分类

1. 生理性疼痛（physiological pain） 是机体对伤害性刺激一种正常的一过性的功能性反应，机体感知疼痛的强度和产生的反应与刺激强度通常有密切的联系，是机体对潜在的组织损伤一种保护性指示信号，机体通过痛的感知和痛反应避免进一步或更严重的组织损伤。

2. 病理性疼痛（pathological pain） 通常存在组织、外周或中枢神经系统损伤或损伤后功能紊乱引起的疼痛。如癌性疼痛，各种原因引起的神经病理性疼痛、炎性疼痛，以及带状疱疹愈合后神经系统功能紊乱导致后遗神经痛、脑卒中后导致中枢性疼痛等。

无论哪种类型的疼痛往往都包括两种成分：痛的感觉成分和痛的情感体验成分。生理性疼痛的情绪反应较轻且维持时间短暂；病理性疼痛的负性情感反应复杂而强烈，持续时间长，它往往是病理性疼痛慢性化和迁延不愈的重要原因之一；随着病理性疼痛病程的延长这两种成分交织在一起形成恶性循环，并逐渐演变成共病状态如疼痛—抑郁共病、疼痛—焦虑共病等。

第三节 疼痛的动物模型及痛行为检测方法

一、炎性疼痛动物模型

所有实验动物应置于饲养笼中自由饮水摄食，保持饲养室内安静，环境温度维持在（22±2）℃，12小时/12小时昼夜节律（7:00～19:00给予日光灯光照）。实验前所有动物应适应环境1周，每天轻轻抓取、握持实验动物3～5分钟，以免应激引起的镇痛作用影响实验行为学测试结果。利用疼痛模型进行科学研究时还应注意以下问题：①行为测试时保持测试环境安静；②如果需要测试动物痛行为变化的时间相（不同天），应保证每次测量在一天的同一段时间，以排除时钟节律对痛觉的影响；③如果需要使用雌性动物作为研究对象，要确定动物是否处于发情周期；④如果需要较长时间观察动物痛阈变化，动物应饲养在同一环境，避免中途改变饲养环境，避免长时间单笼或拥挤饲养动物（大鼠4～6只/笼，小鼠6～8只/笼）；⑤不同时间段测试要保证每次测试为同一测试者、同一台测试仪器、相同环境温度；⑥如果需要观察注射药物对痛阈的影响，药物要使用同一批次，每次新鲜配制（如果使用DMSO作为溶媒，其浓度应低于1%）；⑦进行鞘内置管的动物，要在置管后至少1周的时间进行进一步的实验，以确保置管手术后动物恢复；⑧对动物实施各种有创操作都要在麻醉下进行；⑨任何一个疼痛模型都无法完全模型临床疼痛的病因、病理过程和临床表现，疼痛机制的研究中也很少发现只存在于某种疼痛模型的发病机制。

炎性痛（inflammatory pain）动物模型被广泛用于组织损伤引起持续性疼痛的机制研究。通过皮内皮下组织、关节或肌肉等组织器官内注射各种炎性介质或刺激物后产生组织损伤和痛觉过敏建立各种炎性痛动物模型，这些模型虽然不能完全模拟慢性疼痛，但可模拟人类炎性疼痛主要特征。按模型建立成功后疼痛持续时间可分为急性、亚急性和慢性炎性痛模型。本节主要阐述常用炎性痛动物模型建立及疼痛行为检测方法。

（一）急性炎性痛模型

1. 福尔马林致痛模型（formalin test）

（1）足部福尔马林致痛模型：是公认的无菌性炎症的理想模型，本模型模拟急性组织损伤所致的持续性疼痛，与人类损伤后疼痛的某些临床表现特征相似，并具有良好重复性，一般以大、小鼠为实验对象：

①模型建立：实验前大鼠饲养在昼夜节律恒定的环境中，训练10天使之适应实验室环境及手握持等处理。浓度0.1%～10%（V/V）的福尔马林溶液50μl于大鼠（小鼠注射体积一般为20～25μl）一侧后足足底或足背皮下注射，注射后立即将置于观察笼中，在动物不能察觉的前提下于“暗夜期”暗红色光线下进行观察。

②疼痛行为检测方法：福尔马林溶液注射后，大鼠疼痛行为表现为注射侧后足不能负重或缩足，伴舔足行为，且上述行为普遍分为两个时相：第一相为急性疼痛期，持续约3～5分钟；之后是10～15分钟的间歇期；第二相为强直期，持续约20～60分钟。根据上述疼痛行为表现和时相有观察累计舔足时间：每隔5分钟计录一次舔足分数（即总舔足时间），连续记录60分钟，将0～5分钟（第一相）和20～60分钟（第二相）内舔足时间累计并进行统计分析。

③注意事项：疼痛行为程度（如舔足时间）与注射的福尔马林浓度成正比，因此实验前应选择合适浓度的福尔马林溶液进行实验。研究发现使用1.5%的福尔马林剂量加上综合的评分方法具有最强的分辨疼痛程度的能力。本模型的各种症状分为两个时相分，两相均可用于实验，但以第二相为常用。福尔马林应当选用同批次的产品配制成相同浓度。周围环境对第一相行为反应没有影响，对第二相行为反应影响很大，故维持环境温度在22～23℃以上。

（2）面部福尔马林致痛模型：本模型模拟三叉神经分布区疼痛，一般以大鼠为实验对象：

①模型建立：实验前大鼠饲养在昼夜节律恒定的环境中，训练10天使之适应实验室环境及手握持等处理。浓度0.2%～10%（V/V）的福尔马林溶液50μl于注射到右上唇鼻侧皮下，对照动物注射盐水。注射后立即把动物放在观察箱中，在动物不能察觉的前提下进行观察。

②疼痛行为检测方法：福尔马林溶液注射后，大鼠疼痛行为表现为用同侧前肢或后肢摩擦注射部位且上述行为普遍分为两个时相：前5分钟为第一相，12～45分钟为第二相。根据上述疼痛行为表现和时相有观察累计摩擦时间：每隔3分钟计录一次摩擦时间（即总摩擦时间），连续记录45分钟，将前3分钟（第一相）和12～45分钟（第二相）内摩擦时间累计并进行统计分析。

③注意事项：疼痛行为程度（如舔足时间）与注射的福尔马林浓度成正比，而且浓度在0.5%～2.5%之间的福尔马林溶液最有利于观察疼痛强度的变化情况。

（3）乙状结肠福尔马林致痛模型：本模型模拟急性内脏痛（acute visceral pain），一般以大鼠为实验对象：

①模型建立：2%异氟烷维持大鼠麻醉，用温热生理盐水冲洗直肠内粪便，然后由肛门插入自制直肠窥器，在目视条件下距肛肠缘35mm黏膜下注射5%福尔马林50μl，注射时不能穿透肠壁。注射完毕缓缓退出直肠窥器。生理盐水对照组注射同体积生理盐水，空白对照组未做任何处理。注射完毕撤去麻醉，将动物置于一透明有机玻璃箱内观察行为学变化。

②疼痛行为检测方法：各组大鼠翻正反射恢复后1分钟，根据几种固定内脏痛行为疼痛学评分：舔或轻咬腹部或外阴区（L）——大鼠呈现蹲位，双后肢轻度外展，头部伸向下腹部，反复舔下腹部或外阴区域，或者扭向后肢外侧，舔臀部外侧或后肢，表现较平静，受惊扰则停止动作；腹部收缩（A）——大鼠后肢站立，腹部收缩背部弯曲高耸，身体中心向前，臀部抬离地面，有时伴有身体晃动，表现较平静，受惊扰不停止动作；伸展肢体（B）——大鼠以前肢支撑身体后腹部平贴地面，后肢后伸，整个身体伸长，肌肉紧张伴有颤抖，表现痛苦，受惊扰不停止动作；肋腹部收缩（F）大鼠整个身体平贴地面或以前肢支撑身体；后腹部平贴地面，由脸面观察双下肢内侧并拢，肋腹部强烈收缩，呈现明显凹陷，伴有颤抖或身体扭曲，有时同时伴

有身体伸展,表现痛苦受惊扰不停止动作。前述行为反应可作为疼痛计分指标,按照疼痛强度依次评分:L 为 1 分;A 为 2 分;B 为 3 分;F 为 4 分;利用不同时段内的疼痛计分来反映不同时段内的疼痛程度。记录每 15 分钟内上述 4 种行为出现的次数,按照公式 S=1L+2A+3B+4F(L,A,B,F 分别为每 15 分钟内记录到的各行为反应次数,至直肠乙状结肠注射后 1 小时,共 4 个时间段)进行疼痛学评分,计分高者说明疼痛程度重。

③注意事项:实验前大鼠饲养在昼夜节律恒定的环境中,训练数天使之适应实验室环境及手握持等处理。观察过程中注意保持周围环境安静。

2. 扭体实验 本模型模拟急性内脏痛(acute visceral pain),实验对象为大鼠或小鼠。

(1) 模型建立:左手固定小鼠,头低腹高位,右手 45°在左或右侧下腹部进针,针尖刺入腹腔时有落空感,然后略抽回针头 2mm,贴着腹腔壁轻轻推注 0.6% 醋酸溶液 0.1ml/10g(0.2ml)。

(2) 疼痛行为检测方法:扭体反应表现为腹部内凹,身体扭曲,收缩呈 S 形,躯干与后腿伸张、臀部高起及蠕行等。观察给药后 20 分钟内各鼠有无扭体反应出现。如有扭体反应出现,应记录扭体次数。

(3) 注意事项:

①醋酸的浓度在实验中是一个很关键的致痛因素,浓度相差百分之一,扭体次数就会有着很明显的区别,因此控制一个准确的醋酸浓度是不容忽视的。比较好的做法是先配制一个高浓度的醋酸溶液(如 10%),最好是现用现配,配制好之后在瓶塞处用封口膜封好,防止其挥发。实验需要时,再提前 10 分钟稀释成低浓度醋酸。简言之,醋酸最好现用现配,由高度稀释成低浓度。此外,醋酸的浓度并非越高越好,较高的浓度下小鼠往往由于过于疼痛而不扭体;浓度过低时,小鼠往往活跃而无疼痛的感觉。因此,确定一个在实验过程中不高不低的合适的醋酸浓度是必要的。

②醋酸扭体法是一个与温度、环境有较为密切关系的实验,注射同一个浓度的醋酸在不同温度和环境下小鼠的扭体次数都有较为明显的差别。

③腹腔注射醋酸也是关乎实验成败的一个关键因素。每次腹腔注射的位置和手法,往往对实验结果和标准差有很大影响。注射结束后,不宜太快抽回针头,否则漏液过多,对于小剂量的注射影响较大。

④由于扭体次数都是观察人员确定,所以人为和主观的影响不可忽略。为了减少此误差,最好是将观察人员平均分配到各组。如每组动物数 12,4 个人观察,则最好保证每一个组中,每一个人都观察 3 只动物,将这种主观的影响分配到每个组中,减少人为误差。

⑤扭体的指标确定要统一、准确,扭体指标为:当小鼠出现典型的腹部内凹,同时伴有躯干扭曲,臀部抬高以及后肢伸长等特征性反应时,认为是一次扭体的发生,完成上述所有的动作才算是一次扭体,部分动作出现不能记入。

3. 辣椒素致痛模型(capsaicin model) 一些经典的疼痛定义如原发性和继发性痛觉过敏(primary and secondary hyperalgesia)等均源于此模型。

(1) 模型建立:使用厚棉布轻柔地将大鼠包裹,使后足露出。注射前先在足底皮肤中央画一直径 5mm 注射标记点,于标记点中央注射 10μl 含 1~30μg 辣椒素溶液,形成直径 4mm 水泡。

(2) 疼痛行为检测方法:模型建立后检测大鼠机械缩足阈值(paw withdrawal mechanical threshold,PWT)和热缩足潜伏期(paw withdrawal thermal latency,PWL):

①PWT 检测:将有机玻璃箱置于铁丝网格上,大鼠置于有机玻璃盒预适应 30 分钟,以不同力度的 Von Frey 纤毛刺激大鼠足底,按照升序的序列从 1g 开始,最大刺激力度为 26g。以纤毛稍稍弯曲作为完全受力标准,持续刺激 2 秒,连续 5 次,每次至少间隔 15 秒。若 3 次不抬腿,换高一级克数的纤毛;有 3 次抬腿,则返回低一级克数的纤毛,直到每 5 次测试中有 3 次抬腿。能够引起 3/5 次抬腿的最低 Von Frey 纤毛的克数计为 PWT 值。

②PWL 检测:将有机玻璃箱置于 3mm 厚的玻璃板上,大鼠置于有机玻璃盒预适应 30 分钟,用热辐射刺激仪照射小鼠足底,照射开始至小鼠出现抬腿回避终止,热刺激强度在整个实验过程中维持一致,自动切断时间为 25 秒,连续测定 5 次,每次至少间隔 5 分钟,取后 3 次平均值计为 PWL 值。

(3) 注意事项:辣椒素应使用 Tween 80 并加热至 70℃溶解,然后用生理盐水稀释至所需注射浓度并使用超声混匀,经 0.22μg 微孔滤器过滤后存放在无菌玻璃瓶中。注射时针尖从标记点远端刺入皮肤向标记点中央进针,确保每次注入浅表皮肤。

(二) 亚急性炎性痛模型

角叉莱胶炎症模型(carrageenan model):角叉

菜(carrageenan)是由水生植物鹿角菜提取的胶体物质,单独使用角叉菜胶即可诱发炎症,若与白陶土(kaolin)合并使用,则炎症更为剧烈。该模型诱发的炎症反应非常强烈,可以模拟亚急性炎症所引起的疼痛,是一个常用于评价或筛选药物抗炎作用的经典的模型。

1. 模型建立　大鼠麻醉,于一侧后肢足底注入4%白陶土混悬液0.1ml,并按摩5分钟使之在组织中分散;在第一次注射1小时后,再注入2%角叉菜胶溶液0.05ml并按摩5分钟,以第一次注射的时间作为致炎开始时间。也可采用关节腔内注射3%白陶土和3%角叉菜胶建立关节炎性痛模型。小鼠后足跖则皮下注射1%角叉菜胶30μl致炎。

2. 疼痛行为检测方法　模型建立后检测大鼠PWT和PWL:

①PWT检测:将有机玻璃箱置于铁丝网格上,大鼠置于有机玻璃盒预适应30分钟,以不同力度的Von Frey纤毛刺激大鼠足底,按照升序的序列从1g开始,最大刺激力度为26g。以纤毛稍稍弯曲作为完全受力标准,持续刺激2秒,连续5次,每次至少间隔15秒。若3次不抬腿,换高一级克数的纤毛;有3次抬腿,则返回低一级克数的纤毛,直到每5次测试中有3次抬腿。能够引起3/5次抬腿的最低Von Frey纤毛的克数计为PWT值。

②PWL检测:将有机玻璃箱置于3mm厚的玻璃板上,大鼠置于有机玻璃盒预适应30分钟,用热辐射刺激仪照射小鼠足底,照射开始至小鼠出现抬腿回避终止,热刺激强度在整个实验过程中维持一致,自动切断时间为25秒,连续测定5次,每次至少间隔5分钟,取后3次平均值计为PWL值。

3. 注意事项　角叉菜胶研成粉细,用盐水混悬,用内切式匀浆器充分打匀。皮下注射时从远心端进针,沿正中线皮下水平进针2mm。一般在第一次注射后2小时内开始出现炎症反应,表现为后足明显红肿,皮肤温度显著升高,24~48小时内出现自发性痛,呈现类似痛敏的症状。

（三）慢性炎性痛(chronic inflammatory pain)模型

均以弗氏佐剂(Freundadjuvant)作为致炎物质,包括3种关节炎性痛模型,模拟人类风湿性疾病。

1. 多发性关节炎模型(polyarthrit model)　多发性佐剂关节炎是最早提出的关节炎模型之一,本模型所诱导的是免疫反应性炎症,模拟某些自身免疫性疾病如风湿性关节炎。

(1)模型建立:大鼠尾根部或足底皮内注射浓度为0.5%完全弗氏佐剂0.05ml,动物的一侧或双侧后肢通常首先出现改变,其次是前肢和尾部出现关节炎症,表现为多个关节的红肿。

(2)疼痛行为检测方法:多数动物在注射后第18~25天时炎症最为严重,利用动物受累关节的数目及其行为表现来评价此炎症的严重程度。

(3)注意事项:这一模型适合于进行抗类风湿的药物研究和自身免疫性疾病的研究。然而用作疼痛模型时,其缺点是病变范围过于广泛,除了多个关节均有炎症反应外,往往伴随有机体多个器官系统(包括中枢神经系统)的免疫性病变。这一情况限制了它在疼痛研究特别是疼痛的中枢神经机制研究中的应用。

2. 单发性关节周围炎模型(monoarthrit model)

本模型避免了多发性关节炎的病变过广和建模成功率不高的缺点;完全弗氏佐剂的影响仅限于注射侧后肢多用于研究短期关节炎疼痛的神经机制。

(1)模型建立:大鼠足底皮下注射浓度为0.5%完全弗氏佐剂0.1ml,按住针孔按摩数分钟以促进药物扩散。注射后数分钟至数小时关节周围局部组织出现炎症反应,注射后5~8小时炎症反应最明显;注射约5小时后机械及热痛敏现象达到峰值并持续大约1~2周;注射后24小时,局部红肿最明显。

(2)疼痛行为检测方法:模型建立后检测大鼠PWT和PWL:

①PWT检测:将有机玻璃箱置于铁丝网格上,大鼠置于有机玻璃盒预适应30分钟,以不同力度的Von Frey纤毛刺激大鼠足底,按照升序的序列从1g开始,最大刺激力度为26g。以纤毛稍稍弯曲作为完全受力标准,持续刺激2秒,连续5次,每次至少间隔15秒。若3次不抬腿,换高一级克数的纤毛;有3次抬腿,则返回低一级克数的纤毛,直到每5次测试中有3次抬腿。能够引起3/5次抬腿的最低Von Frey纤毛的克数计为PWT值。

②PWL检测:将有机玻璃箱置于3mm厚的玻璃板上,大鼠置于有机玻璃盒预适应30分钟,用热辐射刺激仪照射小鼠足底,照射开始至小鼠出现抬腿回避终止,热刺激强度在整个实验过程中维持一致,自动切断时间为25秒,连续测定5次,每次至少间隔5分钟,取后3次平均值计为PWL值。

除上述方法测量疼痛行为外,还可以评定其:①运动状态评分;②站立姿态评分;③肢体僵硬状态评分。具体评分如下：Ⅰ．运动状态评分：0-动物只能躺着，1-动物只能爬行，2-动物可行走，但较困难，3-动物可行走或快跑，但较困难，4-动物可正常行走或快跑；Ⅱ．站立姿态评分：0-动物只能三足站立，1-动物关节炎足可触地，但足趾蜷曲，2-动物关节炎足可支持部分体重，3-动物四肢平等支持体重；Ⅲ．肢体僵硬状态评分（每足最大分值为2分）：1-肢体伸展受限，1-肢体屈曲受限。

（3）注意事项：完全弗氏佐剂应注射至皮下而非皮内，注射后要按住针孔按摩数分钟以促进药物扩散。注射1天后，局部即呈现明显的红肿、自我保护和运动障碍现象。本模型痛敏持续时间较短，约1～3周，第1周对辐射热出现痛敏，第1～3周内对机械压力出现痛敏；模型动物虽然有自我保护行为表现明显（痛敏存在的标志），但其机械和热痛敏却不易引出；随着观察时间的延长，仍会出现多发性佐剂关节炎模型的缺点。

3. 局限性单发性关节腔炎模型（limited monoarthrit model） 单发性局限性佐剂性关节腔炎模型持续时间长，其临床症状比较易于定量研究，且发病只局限于关节局部，是进行长期慢性炎症痛状态下神经系统功能改变的一种理想模型。

（1）模型建立：大鼠后足踝关节伸展，75%酒精将外踝周围皮肤消毒，在外踝后凹陷处刺入注射针头，然后转向足尖方向，在胫腓骨与距骨间的缝隙处刺入踝关节囊，进针大约3mm可有落空感，推注0.6%完全弗氏佐剂0.05ml。

（2）疼痛行为检测方法：注射后第1周内出现急性炎症，以红肿、体重增长减慢、直立行为减少和运动减弱为特征；第3周开始出现慢性炎症，痛行为表现为探索和直立行为显著减少，此时检测大鼠PWT和PWL：

①PWT检测：将有机玻璃箱置于铁丝网格上，大鼠置于有机玻璃盒预适应30分钟，以不同力度的Von Frey纤毛刺激大鼠足底，按照升序的序列从1g开始，最大刺激力度为26g。以纤毛稍稍弯曲作为完全受力标准，持续刺激2秒，连续5次，每次至少间隔15秒。若3次不抬腿，换高一级克数的纤毛；有3次抬腿，则返回低一级克数的纤毛，直到每5次测试中有3次抬腿。能够引起3/5次抬腿的最低Von Frey纤毛的克数计为PWT值。

②PWL检测：将有机玻璃箱置于3mm厚的玻璃板上，大鼠置于有机玻璃盒预适应30分钟，用热辐射刺激仪照射小鼠足底，照射开始至小鼠出现抬腿回避终止，热刺激强度在整个实验过程中维持一致，自动切断时间为25秒，连续测定5次，每次至少间隔5分钟，取后3次平均值计为PWL值。屈、伸关节评分显著增高，提示存在明显的痛敏。具体操作如下：将动物肢体作被动屈伸，屈曲时出现缩腿反应为1分，出现嘶叫也为1分，共2分，无反应记0分，每隔5秒进行1次，反复5次计算总分；伸展时亦做同样评分。

（3）注意事项：若刺入关节囊，则在推注时可感到极强的阻力。

二、慢性神经病理性疼痛动物模型

神经病理性疼痛（neuropathic pain）指由于躯体感觉神经系统的损伤或疾病而直接造成的疼痛。其病因比较复杂，有创伤、压迫、神经毒性药物、感染、自身免疫性疾病、肿瘤、维生素缺乏等。模拟这些病因的神经病理性疼痛模型已大部分建立起来，极大地促进了对神经病理性疼痛的研究。按损伤部位及处理因素的不同，将其分为中枢痛模型（central pain model）、周围神经损伤模型（peripheral nerve injury model）及疾病诱导的周围神经病理性损伤模型（peripheral neuropathy model）。

尽管上述多种神经损伤模型具有疼痛行为学改变，但在许多方面表现出不相同，提示其发病机制的不同，而且这些模型的发病机制多样性可能反映了神经病理性疼痛的临床多样性。因此，通过对多种神经病理性疼痛模型的研究，将有助于对临床神经病理性疼痛机制的认识。

（一）中枢痛模型

除其他身体不适外，触物感痛是脊髓损伤患者需要面对的主要痛苦之一；自发性疼痛和诱发性疼痛常见于脊髓外伤或缺血性损伤。中枢疼痛动物模型大部分以脊髓损伤（spinal cord injury，SCI）为基础，包括重物坠落或挫伤型、脊髓压榨型、用镊子或动脉瘤压迫脊髓型、光化学所致损伤型、神经毒性损伤型和脊髓半离断型等。

1. 脊髓撞击（或挫伤）模型 即Allen模型，是最为古老脊髓损伤模型，胸腰水平脊髓损伤引起的严重截瘫以及相应节段的坏死。因其严重自发痛发生比例较高，重复性较好，与人类脊髓损伤后中枢痛的自发痛情况相类似，由于无法直接定量评估动物的自发痛，故当动物出现保护行为、后爪悬空、自发性缩足、探索行为的改变、重心位置改变和自噬时，均提示动物已出现自发痛。一般以大鼠为实验对象。

（1）模型建立：使重物（砝码）落在已手术暴露脊髓的低胸—腰段平面，造成SCI。或利用有机玻璃管引导一定重量的铜棍，在设定的不同高度坠落至 L_2 节段脊髓造成 SCI，术后出现双下肢软瘫，排便功能障碍，数天后出现非躯体下部、后肢和尾部的搔抓、舔咬和自发性嘶叫等现象。

（2）疼痛行为检测方法：截瘫持续约数天后，用 von Frey 法可检测到痛觉超敏现象。

2. 光化学所致脊髓损伤模型　该模型模拟脊髓的缺血损伤后的神经病性疼痛，一般以大鼠为实验对象。

（1）模型建立：在麻醉与消毒条件下，在背部中线切开皮肤，暴露 T_8 ~ T_{12} 节段的椎体。将光敏感染料赤藓红 B 溶解在生理盐水中经颈内静脉注射入动物体内，在 5 分钟内达到 32.5mg/kg 体重的剂量。注射后，动物立即置于波长为 514.5nm 的氩离子激光照射之下，将刀口形激光束对准 T_{10} 节段椎体（相当与脊髓 T_{11} ~ T_{12}）照射 1、5 或 10 分钟。所用的激光为平均功率 0.16 瓦，频率 500 赫兹的脉动激光（最大锋功率 2.4 瓦）。为避免组织过热，用最大风速为 6m/s 的电风扇尽可能靠近脊柱（距离约 5mm）开动。照射期间用加热板将动物体温控制在 37 ~ 38℃之间。此处理可导致血管内的光化学反应，导致脊髓缺血性损伤。照射之后动物出现明显的异常痛觉，轻触即可导致动物嘶叫，轻刷体侧即可引起明显激惹。在此期间用 von Frey 毛所引出的机械压力嘶叫阈明显降低，部分动物还出现自发嘶叫。这种异常痛觉可持续数小时至数日。异常痛觉的程度及持续时间与照射时间没有明显关系。

（2）疼痛行为检测方法：实验大鼠出现一系列慢性疼痛的表现，包括对机械刺激和冷刺激的强烈痛觉异常及自噬。诱发慢性疼痛症状的脊髓损伤程度需相当严重（一般包括整个背角、背柱及背外侧束），体表检测到的痛觉异常区域随脊髓损伤的节段而定。

3. 兴奋性毒性脊髓损伤模型　脊髓损伤后，重要的神经化学物质会发生改变。实验动物脊髓内注射神经化学物质可以产生异常的、类似人类脊髓损伤所致的疼痛。本模型模拟脊髓损伤后兴奋性氨基酸水平增高的现象，这类疼痛模型已被广泛应用，可用于大鼠、小鼠建模。

（1）模型建立：在脊髓内或胸腔内注射兴奋性氨基酸，如注射 5 甲基-3-羟基-4-异唑丙酸（AMPA）的代谢型受体激动剂如使君子氨酸（quisqualic acid，QUIS）、其他兴奋性氨基酸如谷氨酸、N-甲基-*D*-天冬氨酸（NMDA）、红藻氨酸、强啡肽、血中的复合胺和色胺等，产生脊髓损伤相关的疼痛行为。

（2）疼痛行为检测方法：通过不同深度和不同剂量的注射，还可进行神经细胞丧失与疼痛行为的分级。脊髓内注射兴奋性氨基酸可产生持续时间长的自发痛、机械痛觉异常和热痛觉过敏，可用 von Frey 法和热痛仪进行测量。

（二）周围神经病理性疼痛模型

周围神经病理性疼痛模型是一种十分复杂的疼痛综合征，外伤、压迫、神经毒性、感染、免疫和代谢性疾病、肿瘤、维生素缺乏等因素均可是周围神经系统受损。模拟人类周围神经病理性疼痛的动物模型，大部分是对坐骨神经或周围神经进行横断、疏松结扎、压迫等处理，根据损伤的部位，外周神经病理性痛模型常采用以下 5 种，即坐骨神经分支损伤模型（spared nerve injury model，SNI），坐骨神经部分损伤模型（partial sciatic nerve ligation model，PNL），坐骨神经慢性结扎损伤模型（chronic constriction injury model，CCI），脊神经选择结扎模型（spinal nerve ligation model，SNL）和背根节慢性压迫实验模型（chronic compression injury of dorsal root ganglion model，CCD）（图 42-1）。这些模型都会引起动物损伤侧肢体的热痛觉过敏和机械痛觉异常，表现为热和机械性痛觉阈值的显著降低。

1. 坐骨神经分支损伤模型（spared nerve injury model，SNI）　利用该模型可以分别观察正常神经与受损神经支配皮肤区域敏感性的变化。一般以大鼠为实验对象。

（1）模型建立：在麻醉与消毒条件下，通过手术暴露大鼠一侧后肢坐骨神经，在膝窝处切断坐骨神经干的胫神经和腓总神经分支，保留腓肠神经分支。此时后足爪只受腓肠神经与正常隐神经（股神经分支）的支配。

（2）疼痛行为及检测方法：术后大鼠术侧后肢不愿承重而逐渐出现爪外翻的现象。机械性痛觉异常显著，无热痛阈变化为该模型的一大特点，腓肠神经支配区（足底与足背外侧缘）对机械刺激异常敏感，于术后 1 天内出现，2 周达到高峰，可持续 7 ~ 8 个月。腓肠神经支配区热痛阈无变化，但是热刺激引起抬足的维持时间延长。用丙酮酸冷刺激也可引起抬足的维持时间延长，测试时将大鼠置于钢丝网上，将 50μl 丙酮滴于足底中央，记录滴丙酮后 20 秒内大鼠行为学反应，按下述 4 分制对行为反应进行评分：无反应（0）；迅速缩足、抖腿或跺脚（1）；持续缩足、抖腿或跺脚（2）；反复缩足、抖腿或跺脚伴直接舔足底（3）。丙酮间隔应用 3 次，每次间隔 5 分钟，合计 3 次评分进行统计分析。

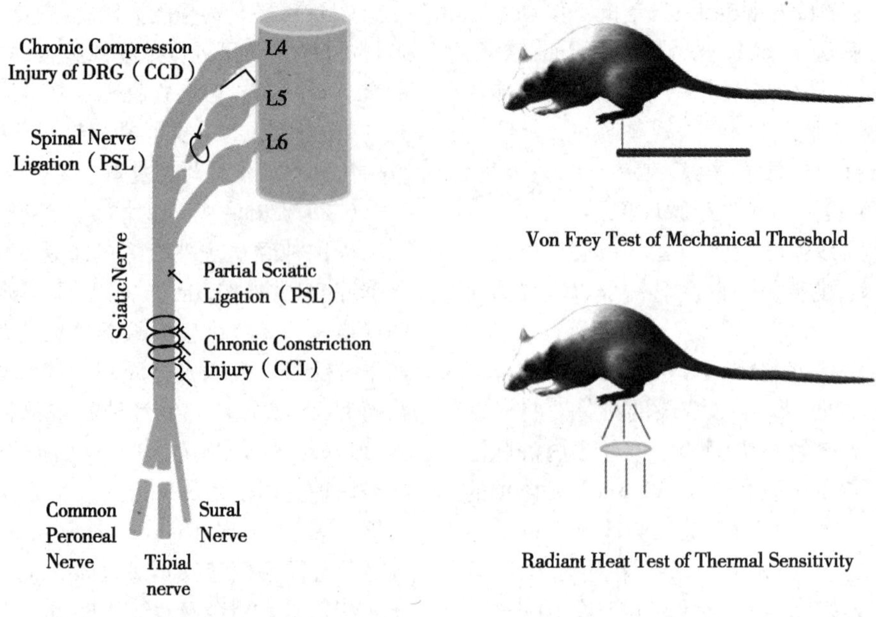

图 42-1 各周围神经病理性疼痛模型建立示意图及疼痛行为学检测方法

2. 慢性坐骨神经结扎损伤模型(chronic constriction injury model,CCI) 该模型是 Bennett 和 Xie 在 1988 年建立,可以引起痛觉过敏、机械痛异常和自发痛等类似临床的慢性疼痛症状,已成为应用最广泛的神经病理性痛模型之一。

(1) 模型建立:在麻醉与消毒条件下,沿小鼠或大鼠一侧后肢大腿外侧切皮,暴露坐骨神经干,用4-0 铬制羊肠线或丝线环绕神经干分别做3(小鼠)或4(大鼠)个疏松结扎,结扎间距约 1mm,结扎松紧度以在 40 倍放大镜下观察有形变但不影响神经被膜表面的血液流通为宜,结扎强度以引起小腿肌肉轻度颤动反应为宜。

(2) 疼痛行为及检测方法:该模型的缺陷在于动物痛行为表现与术者的熟练程度相关;有研究表明该模型的神经损伤在一定程度上是由于铬线所含的化学物质的毒性作用所致。动物的异常疼痛行为反应在术后 3 ~ 5 天开始出现,10 ~ 14 天发展到最严重的程度,15 ~ 130 天所有的痛行为均持续存在,但敏感程度较高峰期明显下降,但无伤肢自噬现象。术后约 2 周,损伤区远端的有髓神经纤维几乎完全丧失,保留部分无髓神经纤维,损伤区域近端神经纤维正常,无显著 DRG 细胞死亡证据。动物有自发痛现象,表现为自发抬起损伤肢体,时而舔足、咬足或甩足;用热痛检测仪可以发现损伤侧后足的热痛缩腿反应潜伏期较正常对照侧明显缩短(30%),热痛刺激引起的缩腿动作的强度和持续时间也显著增大。将伤害性化学刺激物芥子油(mustard oil)涂抹到受损后足背部皮肤,引起明显加剧的甩足反应。正常动物不引起明显反应的机械刺激(0.4 ~ 2g)和冷刺激(10℃)用于损伤侧后足,可在 CCI 动物引起强烈的缩腿反应。冷板法检测冷触诱发痛时,将大鼠置于表面温度 10℃的金属板表面,观察记录 4 分钟内大鼠抖足或舔足的总次数以及从足接触冷板到离开冷板的累计时间(从大鼠放置冷板上的第 2 分钟开始计数抬足情况,持续到第 4 分钟结束)。

3. 坐骨神经部分损伤模型(partial sciatic nerve ligation model,PNL) 模拟外周神经损伤后的烧灼痛(causalgia pain)。

(1) 模型建立:在麻醉与消毒条件下,切开大鼠一侧后肢大腿外侧皮肤,分离肌肉,暴露坐骨神经干,在坐骨神经干向后二头肌和半腱肌分支处远端小心将神经背侧与周围组织分离,用止血钳夹住神经背侧,用 8-0 硅制丝线缝入神经干内,使神经的背侧 1/3 或 1/2 被紧紧结扎在内。

(2) 疼痛行为检测行为:模型建立后有抬足、添足等自发痛行为表现,但无自噬行为。痛相关行为出现时间比较早,一般在几小时后出现,并可持续几个月。在结扎后数小时就出现由 von Frey 机械纤毛刺激针引发的痛觉超敏;这些症状持续 7 个月以上;有时在神经未损伤的一侧后肢也能检测到痛觉超敏现象,即镜像痛。该模型的缺点是重复性和定量分析较差。

4. 脊神经选择结扎模型(spinal nerve ligation model,SNL) 该模型损伤神经的部位明确,可以观察与分析受损神经纤维对未受损神经纤维活动的影响,可以模拟人类皮肤烧灼样痛的动物模型。

(1) 模型建立:在麻醉与消毒条件下,通过手术在大鼠 $L_4 \sim S_1$ 水平切开一侧椎旁肌肉,切除 L_6 脊椎横突,分离 $L_4 \sim L_6$ 脊神经,用 3-0 医用丝线分别紧紧结扎 L_5 和 L_6 脊神经,或仅结扎 L_5 脊神经。术后用生理盐水清洗伤口,逐层缝合,尽量减少周围组织的损伤。

(2) 疼痛行为及检测方法:术后动物出现步态异常,但手术侧后肢除了轻度外翻、足趾紧收外,无其他畸形改变。术侧后肢足底对非伤害性的机械刺激敏感性增加,机械痛敏和异常痛敏出现于手术后 12~20 小时,持续 10 周左右;热痛敏可在手术后 1 天出现,手术后 3 天最显著,至少可持续 4 个月。该模型是明显分区的节段性损伤模型,具有较明确的损伤定量和脊髓节段定位,有利于研究受损与未受损的神经纤维在疼痛机制中的作用。与 CCI 模型和 PSL 模型相比,其结扎部位和结扎强度的变异减小,而且可将脊髓损伤节段和来损伤节段完全分开,从而在某些克服了上两种模型的缺陷。该模型的缺点是部分动物会出现自残现象。

5. 背根节慢性压迫实验模型(chronic compression injury of dorsal root ganglion model, CCD) 本模型主要模拟腰背痛如腰椎间盘突出等引起椎管或椎间孔狭窄造成的神经根性痛,一般以大鼠为实验对象。

(1) 模型建立:在麻醉与消毒条件下,于大鼠背部正中 $L_4 \sim L_6$ 部位切开皮肤,分离脊椎一侧肌肉,暴露 L_5 乳状突与横突,辨认 L_5 椎间孔。用一个 L 型探针头(直径约 0.6mm)按一定方向插入 L_5 椎间孔约 4mm,以探针头触及 DRG 引起同侧后肢肌肉轻微颤动为宜。然后,抽出探针头,再将术前准备的 L 型不锈钢柱(长 4mm,直径 0.5~0.8mm)沿探针进入的方向与途径插入 L_5 椎间孔。最后依次缝合肌肉与皮肤。

(2) 疼痛行为及检测方法:术后第二天开始出现痛行为表现,术后 2 周自发痛显著,主要偏爱受损伤肢体,经常有抬足舔足活动等,无伤侧肢体自噬现象;辐射热照射法检测,受伤侧后肢足底出现热痛敏,持续 30 天左右;von frey 纤丝刺激检测,受伤侧后肢足底出现机械痛敏,持续一个月左右。该模型的特点是保留了外周初级神经传入和传出功能;DRG 神经元胞体直接持续压迫和继发炎症的刺激与临床上由于腰椎间盘突出引起的腰腿痛情况相似。

(三) 其他神经病理性痛模型

导致人类神经病理性疼痛最常见的疾病是带状疱疹和糖尿病,在普通人群中发病率约为 7%。其中大约 9%~34% 的带状疱疹患者发展为带状疱疹后遗神经痛(postherpetic neuralgia, PHN);糖尿病患者中糖尿病外周神经痛的总体发病率约为 15%,并随糖尿病患病时间的延长而升高。两者均会导致患者活动减少、回避社交、睡眠障碍和抑郁表现。因此,建立相应的动物模型将有助于深化两者病理生理机制研究及开发新型治疗药物。

1. 带状疱疹后遗神经痛 带状疱疹是由水痘-带状疱疹病毒(varicella zoster virus, VZV)初次感染后的再次复发,带状疱疹后的慢性疼痛等感觉异常具有 VZV 特异性,用潜伏的 VZV 感染大鼠,可引起同侧患足持续的触诱发痛和痛觉过敏。

(1) 模型建立:VZV 在非洲绿猴肾纤维瘤细胞中繁殖并在细胞表现出 80% 病变效应时收集;单纯疱疹病毒(herpes simplex virus, HSV)储存于幼仓鼠肾细胞中。健康 SD 大鼠足垫处注射含 107pfu (plaque forming unit) HVS 或 $(4 \sim 8) \times 10^6$ 个 VZV 感染细胞。对照组注射热灭火的 HSV 病毒或未感染病毒的非洲绿猴肾纤维瘤细胞。注射后感染病毒的大鼠与未感染大鼠隔离饲养。

(2) 疼痛行为及检测方法:采用 von Frey 纤丝检测接种病毒后大鼠后足的机械缩足阈值改变。

2. 糖尿病性神经痛(diabetic neuropathic pain)模型 约 60% 的糖尿病患者并发糖尿病神经病变,以糖尿病性神经痛最为常见,是临床最常见的神经病理性疼痛类型之一,可出现自发痛、痛觉过敏、触诱发痛和其他不典型感觉异常。链佐霉素(streptozocin, STZ)诱导的糖尿病性神经病理性疼痛模型最为常用。

(1) 模型建立:健康 SD 大鼠,测量体重、血糖、机械性痛觉刺激阈值和热辐射痛觉潜伏期后,按 60~75mg/kg 一次性皮下注射 STZ 溶液(将 STZ 溶于 0.1mol/L 新鲜配制的柠檬酸/柠檬酸钠缓冲液中冰浴,pH 4.5)。注射后一周测尾静脉血糖,大于 16.6mM(300mg/dl)并且具有痛觉过敏的大鼠为成功的糖尿病神经病理性痛模型。

(2) 疼痛行为及检测方法:动物在注射一周后血糖开始明显升高,体重增长明显减慢,导致长时间的机械痛觉过敏以及冷和热的痛觉异常。

3. 三叉神经痛模型(trigeminal neuropathic pain,TNP) 三叉神经痛较为复杂,至今只有少量相关动物模型。瑞典 Freid 等人建立了一个较为简便的三叉神经痛模型,又称口面神经病理性痛模型(orofacial neuropathic pain model,ONP),一般以成年大鼠为实验对象。

(1) 模型建立:在麻醉与消毒条件下,切开大鼠左侧咬肌区皮肤约 1cm,仔细分离三叉神经的眶下分支并加液体石蜡保护防止干燥,再用氩离子激光(514nm,平均功率 0.17W)对暴露的神经进行照射,照射持续时间分别为 1.5、3、4.5、6 和 10 分钟。临照射前通过尾静脉注入光敏染料(erythrosin B)(32.5mg/kg 溶于 0.9% 生理盐水)以触发光化学反应。对于超过 5 分钟的长时间照射组,在 5 分钟时重复注射 1 次。对照组只暴露神经,不加照射。

(2) 疼痛行为及检测方法:术后 3、7、11、14 天分别检测行为反应,随后每周检测一次。机械痛刺激,测定眶下神经支配区(嘴边触须皮肤区)的反应阈值,以及辐射热刺激的反应潜伏期,两侧分别检测,再与对照组比较。结果表明光照损伤神经大于 3 分钟的动物组,两侧眶下神经支配区皮肤表现明显的机械痛敏与热痛敏。此模型未能显示三叉神经痛的典型病症——触发痛,即触压面部某些部位“扳机点”引起短阵剧痛的发作。

三、癌性疼痛动物模型

骨癌痛(bone cancer pain)是癌性疼痛的典型代表,首个建立的啮齿类动物骨癌痛模型是将肿瘤细胞注入同种系小鼠的左心室,通过血液循环将肿瘤细胞转移至包括骨髓腔在内的多个部位以模拟转移性骨癌痛的临床表现。尽管此模型可引起骨肿瘤的发生,但肿瘤转移的部位,大小及严重程度存在差别。此外,肿瘤转移至肝、肺、椎体等重要组织常恶化小鼠的全身状态。基于以上问题,现常采用局部种植建立骨癌痛动物模型。

(一) 小鼠骨癌痛模型

较为常用的小鼠骨癌痛模型是由 Schwei 等首先建立。将选择溶骨性的骨纤维肉瘤细胞株 NCTC2472 和 20~25g 健康雄性成年 C3H/HeJ 小鼠制备骨癌痛模型。尽管骨纤维肉瘤细胞是用于小鼠骨癌痛模型的第一种细胞,其他组织来源如前列腺、乳腺、黑色素瘤、结肠及肺的肿瘤细胞已经被用于建立骨癌痛模型。

1. 模型建立 用含 10% 马血清的 NCTC 135 培养基培养 NCTC 2472 纤维肉瘤细胞,每周传代 1 次。用戊巴比妥(50mg/kg,i.p.)将小鼠全身麻醉后固定四肢。消毒皮肤后切开左侧后肢膝关节,切断髌韧带。穿刺针经股骨内外髁之间钻孔,拔出穿刺针后用微量注射器将含有 10^5 个肿瘤细胞的 20μl α-MEM 注入股骨远端骨髓腔。经无菌生理盐水清洗后,逐层缝合切口,待动物苏醒后放回笼中。饲养于(20±2)℃,12 小时明/暗交替环境中,自由摄食、饮水。

2. 疼痛行为检测方法 小鼠骨癌痛模型与人类骨癌痛有很多相似的表现,如明显的骨质破坏、中枢神经系统神经递质的变化及接种肿瘤细胞一段时间后表现出显著的持续性疼痛、活动性疼痛与触诱发痛。常用检测方法包括 von Frey 检测机械缩足阈值,行走后足使用评分:将小鼠置于 60×30×15cm 透明有机玻璃箱内,观察小鼠行走步态和右后肢使用情况。按照下列标准进行评分:4 分,正常使用;3 分,有轻度跛行;2 分,跛行明显,有停步抬高患肢现象;1 分,部分不能使用患肢;0 分,完全不能使用患肢。

3. 注意事项 此模型的主要问题在于,手术操作不可避免地破坏了膝关节内环境并增加了骨癌痛的病理性成分。此外,由于无法用传统材料封堵股骨穿刺点常引起肿瘤细胞在穿刺点周围组织中生长并影响疼痛行为的检测。

(二) 大鼠骨癌痛模型

Mao-Ying 等改良了 Medhurst 等报道的方法后建立了较为常用的大鼠骨癌痛模型。乳腺癌胫骨接种建立的大鼠骨癌痛可良好的反应临床骨癌痛患者的一些特征,如肿瘤细胞接种后出现骨质破坏,明显的活动性疼痛与机械性触诱发痛。此外,在建立模型过程中,骨质周围组织罕见肿瘤生长且大鼠的一般状态良好,手术操作对膝关节及接种点的韧带和肌肉亦无显著影响。

1. 模型建立 选择 Wistar 大鼠来源的 Walker 256 乳腺癌细胞和 150~170g 健康雌性成年 Wistar 大鼠。将 0.5ml(2×10^7 细胞/ml)注入 Wistar 大鼠腹腔。6~7 天后抽取腹水。取 2ml 腹水 1200rpm 离心 3 分钟。收集沉淀,用 10ml PBS 重悬、洗涤沉淀,并再次 1200rpm 离心 3 分钟。收集沉淀,用 10ml PBS 将沉淀重悬,并进行细胞计数。将上述细胞悬液稀释至目的浓度,冻存备用。Wistar 大鼠经戊巴比妥(50mg/kg,i.p.)全身麻醉后固定四肢。70% v/v 酒精消毒皮肤后,切开双侧膝关节皮肤约 1cm。为减少损伤,沿髌韧带方向分离组织暴露胫骨上端。将23号穿刺针针芯经胫骨髁间隆起下方垂直穿刺胫骨，针尖刺入约7mm。拔出穿刺针，用带有29号钝头针芯的10μl微量注射器将含有4×10^4个乳腺癌细胞的5μl PBS缓慢注入胫骨骨髓腔。留针2分钟，防止肿瘤细胞沿针道漏出，拔出微量注射器针头后迅速用骨蜡封堵穿刺点。经无菌生理盐水清洗后，逐层缝合切口，并喷洒青霉素粉。以接种乳腺癌细胞7天后大鼠出现明显的痛行为作为模型制备成功标志，接种1天内出现肢体活动障碍则剔除。

2. 疼痛行为检测方法　方法同小鼠。

四、慢性内脏痛动物模型

慢性内脏痛（chronic visceral pain）是临床常见疾病，同时也是肠易激综合征（IBS）等多种疾病的临床表现之一。近年来研究发现慢性内脏高敏感（慢性内脏痛）是IBS胃肠动力紊乱的原因，因此受到国内外学者的广泛关注。目前慢性内脏痛缺乏稳定可靠的动物模型，因此一直滞后于急性内脏痛和躯体痛的研究。大鼠新生期结肠刺激是目前报道用于研究慢性内脏痛的一种模型。

1. 模型建立　新生大鼠于出生后第8、10、12三天，每天上午固定时间接受两次结肠扩张刺激，两次间隔30分钟。结肠扩张刺激是将直径3mm，长20mm的血管成形术导管从肛门插入至清醒新生乳鼠的降结肠，用0.3ml水扩张产生60mmHg的压力在结肠内留置1分钟后，将其减压退出。到第8周开始通过腹壁撤退反射和结直肠扩张引起腹外斜肌放电反应，以及结直肠病理变化验证模型是否成功（图42-2）。

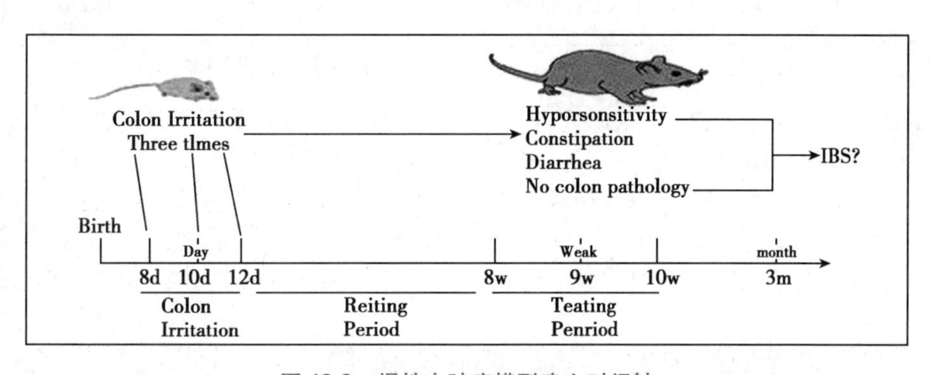

图42-2　慢性内脏痛模型建立时间轴

2. 疼痛行为检测方法

（1）腹壁撤退反射（AWR评分）：成年大鼠用的结直肠扩张球囊（以下简称球囊）由输液导管插入7号乳胶指套（中指或无名指）制成，长度约4～5cm，导管与指套连接处用丝线双重结扎，确保密封不漏气。球囊在实验前应充气过夜，使其具有较好的顺应性。CRD时球囊被插入末端结扎线距肛门括约肌大约1cm处，用胶带轻轻将外端导管固定在大鼠尾巴上，以防球囊在实验过程中滑出。导管通过三通管一端与血压计相连，一端连接注射器。幼鼠（6周）用的球囊由输液导管插入61/2号乳胶指套（小指）制成，长度约3～4cm。大鼠在实验前18小时禁食不禁水，用乙醚或氟烷麻醉后，将未充气的球囊涂液体石蜡后插入结直肠内，并按上述方法固定。将大鼠放置在20cm×6cm×8cm的有机玻璃箱内观察，约30分钟大鼠完全适应后开始实验。CRD分别采用20、40、60、80mmHg四个压力，每次扩张持续20秒，刺激间隔4分钟，取3次评分之均值。为了能客观比较对照和CI模型大鼠的各项指标，检测时采用单盲法，即对实验操作者隐瞒实验动物的类型。AWR的评分标准为：0分，无明显行为变化；1分，大鼠身体不动或仅有简单的头部运动；2分，腹部肌肉开始收缩；3分，下腹壁抬离箱底或明显收缩变平；4分，腹壁拱起或伴身体、骨盆躬起。图42-3描述慢性内脏痛AWR评分及相应行为学变化。

（2）AWR方法测定痛反应阈：球囊放置等过程同前，通过注射器持续、缓慢加压，每10mmHg为一压力梯度，每个压力停留20秒，间隔4分钟，以肉眼观察出现明显的下腹壁抬离箱底或明显收缩变平（即AWR 3分）时的最小压力值为痛反应阈。扩张压力范围在10～80mmHg之间；每只大鼠重复三次，取平均值。

（3）腹外斜肌放电测量：测量腹外斜肌放电可定量判断内脏痛觉是否敏化。按前述方法置入球囊后，将大鼠固定于手术台上，用1%左右的氟烷维持麻醉，并随时通过测量疼痛反应调整气体麻醉机内氟烷的流量，使大鼠不发生自主活动，却有疼痛

AWR	得分
大鼠无明显行为变化	0分
大鼠身体静止不动或仅有简单的头部运动	1分
大鼠腹部肌肉开始收缩，但腹肌未抬离桌面	2分
大鼠腹肌明显收缩变平或下腹壁抬离桌面	3分
大鼠腹壁拱起或伴身体、骨盆躬起	4分

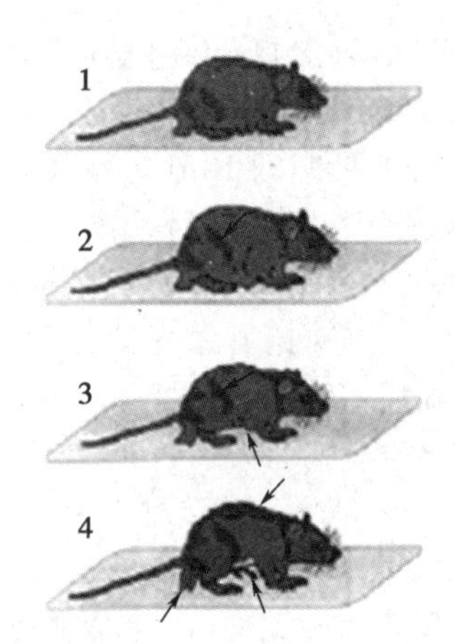

图 42-3 慢性内脏痛 AWR 评分及相应行为学变化

反应存在。将银丝双极电极插入腹股沟韧带上方、距中线1.5cm的一侧腹外斜肌上，待适应15分钟后，对清醒大鼠予以结直肠扩张（CRD），压力梯度分别为20、40、60、80mmHg，每次加压10秒，刺激间隔4分钟。用BL-420系统录在不同压力的CRD刺激下大鼠腹外斜肌的放电活动变化。记录参数设置：时间常数0.001S，采样频率为2KHz，灵敏度500UV，扫描速度250ms/div。实验环境要求安静，保持相对湿度在40%～70%，室温23～27℃范围之内。

（4）肌电记录测定痛反应阈：通过我们设CRD引起腹外斜肌放电超过基础放电的10%为有显著反应，将能引起腹外斜肌放电显著增加的CRD最小压力值作为内脏痛反应的阈值。

五、术后切口痛模型

临床研究表明，有20%～30%的患者在手术后会发展为慢性手术后疼痛（chronic postoperative pain）（切口痛），且得不到行之有效的治疗。由于注射福尔马林或其他化学性或炎性化合物所产生的组织损伤以及慢性神经病理性疼痛都与术后疼

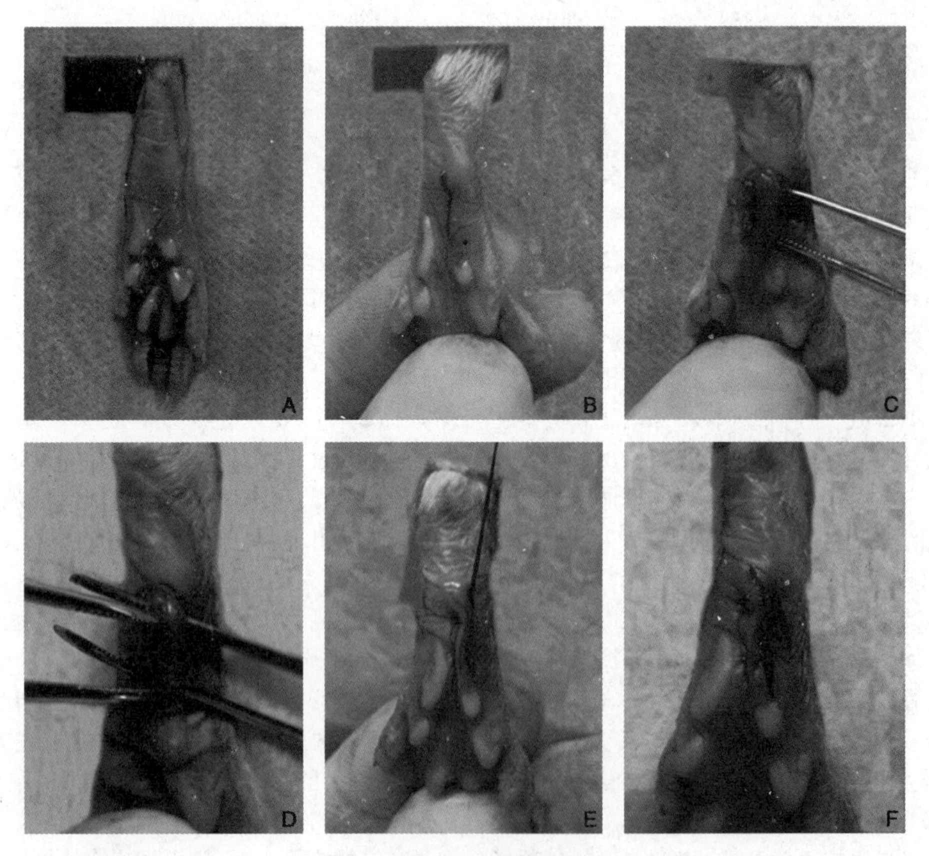

图 42-4 术后切口痛模型制备过程

痛明显不同，因此 Brennan 于 1996 提出了切口痛模型，本模型可重现并量化切口后机械性痛觉过敏，且其机械性痛觉过敏的过程与机械敏化以及术后患者咳嗽引起的疼痛极为相似。

1. 模型建立　制备方法为成年 SD 大鼠（300～350g）麻醉后足消毒后，置于无菌洞巾上。在足底跖部位用 11 号刀片从距足跟边缘大概 0.5cm 开始向足尖方向划一条穿透皮肤和筋膜的 1cm 长的切口，挑起跖肌做一纵向切口，保持肌肉的完整性。轻压止血后，用 FS-2 针 5-0 尼龙线进行两次褥式缝合皮肤。伤口涂抹多粘菌素混合物 B，新霉素和杆菌肽软膏。术后一天大概 30 小时后氟烷麻醉下拆线。术后 5～6 天伤口即可痊愈。图 42-4 描绘术后切口痛模型制备过程。

2. 疼痛行为检测方法　①von Frey 测定机械缩足阈值；②热痛觉过敏检测，检测方法如图 42-5 所示。

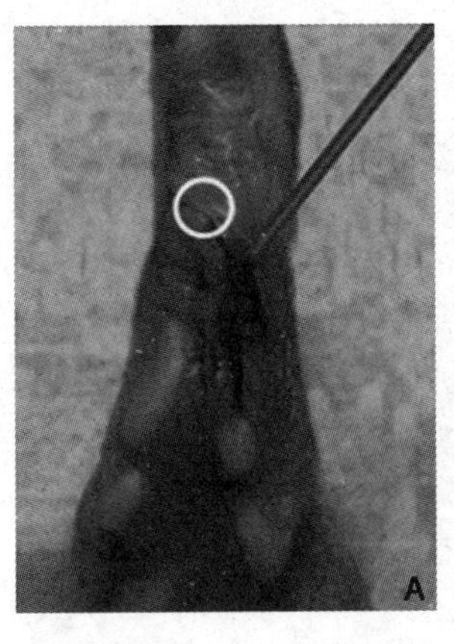

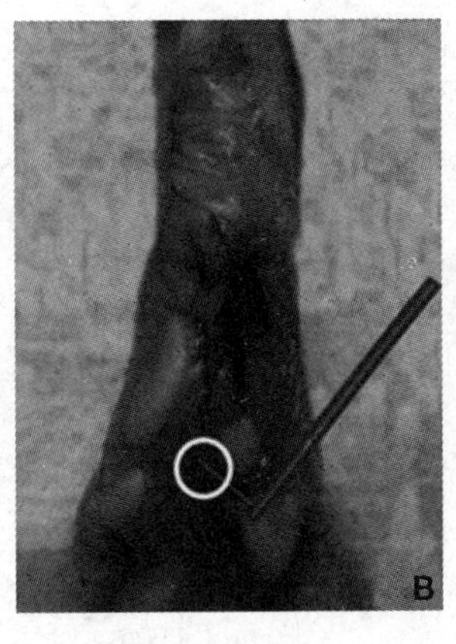

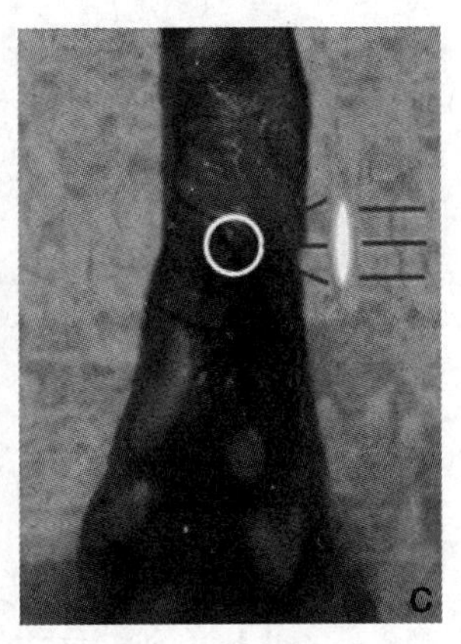

图 42-5　术后切口疼痛行为检测方法和位点

A. 原发性机械性痛觉异常检测点；B. 继发性机械性痛觉异常检测点；C. 术后切口痛热痛觉过敏行为检测位点

3. CatWalk 步态分析仪对运动大鼠进行步态分析　光线从荧光管中发出，透过玻璃板，当大鼠脚掌与玻璃板表面接触时，光线向下反射，下方的高速摄像头捕捉到清晰的脚印图像。进行脚步模式、脚印面积、平均脚印强度、站立时相持续时间、举步时相持续时间和举步速度分析。

（曹君利　吴超然）

参 考 文 献

1. Dubuisson D, SG Dennis. The formalin test: a quantitative study of the analgesic effects of morphine, meperidine, and brain stem stimulation in rats and cats. Pain, 1977, 4(2): 161-174
2. Abbott FV, KB Franklin, RF Westbrook. The formalin test: scoring properties of the first and second phases of the pain response in rats. Pain, 1995, 60(1): 91-102
3. Clavelou P, Dallel R, Orliaguet T, et al. The orofacial formalin test in rats: effects of different formalin concentrations. Pain, 1995, 62(3): 295-301
4. Miampamba M, Chéry-Croze S, Gorry F, et al. Inflammation of the colonic wall induced by formalin as a model of acute visceral pain. Pain, 1994, 57(3): 327-334
5. Messaoudi M, Desor D, Grasmück V, et al. Behavioral evaluation of visceral pain in a rat model of colonic inflammation. Neuroreport, 1999, 10(5): 1137-1141
6. Singh PP, Junnarkar AY, Rao CS, et al. Acetic acid and phenylquinone writhing test: a critical study in mice. Methods Find Exp Clin Pharmacol, 1983, 5(9): 601-606
7. Gilchrist HD, BL Allard, DA Simone. Enhanced withdrawal responses to heat and mechanical stimuli following intraplantar injection of capsaicin in rats. Pain, 1996, 67(1): 179-188
8. Vinegar R, W Schreiber, R Hugo. Biphasic development of carrageenin edema in rats. J Pharmacol Exp Ther, 1969, 166(1): 96-103
9. Morris CJ, Carrageenan-induced paw edema in the rat and mouse. Methods Mol Biol, 2003, 225: 115-121
10. Winter CA, EARisley, GW Nuss. Carrageenin-induced edema in hind paw of the rat as an assay for antiiflammatory drugs. Proc Soc Exp Biol Med, 1962, 111: 544-547

11. Sluka KA, KN Westlund. An experimental arthritis in rats: dorsal horn aspartate and glutamate increases. Neurosci Lett, 1992, 145(2): 141-144
12. Sluka KA, KN Westlund. An experimental arthritis model in rats: the effects of NMDA and non-NMDA antagonists on aspartate and glutamate release in the dorsal horn. Neurosci Lett, 1993, 149(1): 99-102
13. Newbould BB. Chemotherapy of Arthritis Induced in Rats by Mycobacterial Adjuvant. Br J Pharmacol Chemother, 1963, 21: 127-136
14. Nagakura Y, Okada M, Kohara A, et al. Allodynia and hyperalgesia in adjuvant-induced arthritic rats: time course of progression and efficacy of analgesics. J Pharmacol Exp Ther, 2003, 306(2): 490-497
15. Butler SH, Godefroy F, Besson JM, et al. A limited arthritic model for chronic pain studies in the rat. Pain, 1992, 48(1): 73-81

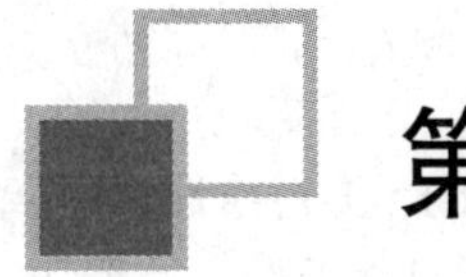

第五篇

麻醉学临床科研

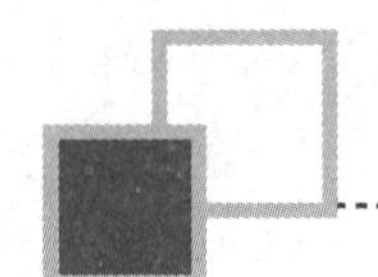

第四十三章　麻醉学临床科研设计

第一节　麻醉学临床科研概述与基本程序

一、概述

"如果说我比别人看得更远些,那是因为我站在巨人的肩膀上"(艾萨克·牛顿,1676年)。一个学科的发展,必须要有创新,创新的基础是积累,医学的创新是很难建立在空中楼阁之上的,伟大的发明常常是在积累的基础上一个偶然的发现,而创新的手段就是科学研究。临床科学研究是医学研究和卫生研究的一部分,其目的在于建立关于人类疾病机制、疾病防治和促进健康的基础理论。临床科学研究涉及对医患交互和诊断性临床资料、数据或患者群体资料的研究。现代麻醉学的内涵十分丰富,其科学研究包括基础科学研究和临床科学研究。麻醉学研究的对象为人体、动物、离体器官组织和细胞,非化学物品(含药品)和电子机械设备等。研究的手段除了传统的生理、生化和药理的方法外,分子生物学和电生理学等研究技术的应用也日益增多。此外,使用计算机进行模拟计算和研究也成为现代麻醉学研究的重要组成部分。目前麻醉学研究的热点集中在下列领域:①临床麻醉:主要包括临床新方法、新技术和新药品的临床应用,围麻醉期对人体生理功能的调控;②疼痛的诊断和治疗;③危重患者的监测和治疗;④急救与复苏;⑤成瘾性药物的快速戒断;⑥麻醉学教育;⑦麻醉学相关的基础研究,如麻醉药作用机制,休克,炎症反应,心、脑等重要脏器的功能保护。

二、临床科学研究的基本程序

(一) 选题

选题即为立项,是确定所要研究的题目,也是临床实验研究的起点。选题的原则为:①需要性原则;②创新性原则;③科学性原则;④可行性原则;⑤效益性原则。选题可以来源于:①指令性课题;②指导性课题;③委托课题;④自选课题。选题应当有适当的方法和技巧,应该量力而行,切勿好高骛远。选题应首先着眼于临床,在临床实际中选择课题,有着极强的针对性和实用性,而且易于推广。同时,我们也可以从学科交叉的边缘区和空白区、学术争论中、文献上记载的难题中、项目指南中选题或者运用借鉴移植方法建立自己的课题。我们也可以抓住研究工作中的"反常"现象开展新的课题研究。选题的基本程序包括:①提出问题;②建立假说;③选题报告;④确定申报部门与学科。

(二) 文献检索

虽然选题是建立在平日广泛阅读相关研究领域文献和参加学术交流的基础之上,但在选定研究题目(或方向)后,还应更广泛细致地收集并仔细复习相关文献,这是保证避免重复劳动、维持课题创新性、并为以后能有序地完成课题的重要步骤。文献检索的意义包括:①继承和借鉴前人成果,避免重复研究;②节省科研工作时间,提高科研效率;③协助决策者做出正确决策;④知识更新的必备工具;⑤开发情报信息资源,提高经济效益。文献检索的目的有:①检查以往是否有相同的研究,结果是否为结论性的,若已有结论性的结果,则没有必要重复研究,从而避免盲目实施课题;②检查相关研究的内容,是否有经典的研究方法、实验手段、实验模型,若有,应尽量在实验设计时采用;③再次复习研究领域中的动向;④既往的相关研究有什么缺点和不当之处,如何在自己的研究中避免类似的错误。目前检索文献常用的方法有手工和联机检索两种方法。美国国立生物技术信息中心(NCBI)是目前公认的国外医学文献检索权威网站。中国医药科技文献目录是常用的国内文献检索目录。对文献的阅读和引用应该持科学的批评态度,不应盲目采用。

(三) 科研设计(图43-1)

1. 专业设计　就是完成课题的专业思路、技

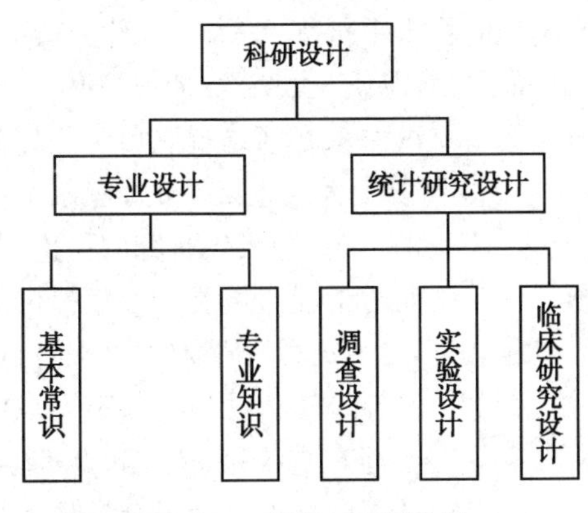

图 43-1　科学研究设计图

术路线与技术方法的确立，它是科研创新性与学术水平的决定因素。

2. 统计研究设计　是控制误差或偏倚、改善实验有效性与资料分析方法的确定，它是保证专业设计布局合理性和实验结论可信性的关键因素。统计研究设计可划分为调查设计、实验设计和临床研究设计。专业设计和统计研究设计之间既有区别又有联系。区别在于：专业设计主要取决于专业知识指导下所做的各种考虑和安排，而统计研究设计主要取决于在统计学上如何考虑和安排得更加严谨完善、正确可靠。联系在于：对每一具体问题的考虑和安排，既需要专业知识的指导又需要统计研究设计的帮助，二者缺一不可、相辅相成、相得益彰。

（四）可行性报告

可行性报告是对拟开展的科研项目或技术改造，从政策、市场、技术、经济和财务等不同角度进行调查研究和综合分析，论证其实施的现实性、可靠性和有效性，为有关专家和上级主管部门最终决策提供依据而写成的一种书面材料。其特点包括真实性、科学性、系统性、复杂性、预测性和凭证性。

可行性报告的格式分为：①封面（包括项目编号、名称，负责单位及参加单位等）；②前言或提纲，应简要的说明拟实施项目的背景、依据及意义和投资的必要性，国内外目前技术发展状况，市场预测分析，现有工作基础、条件和能力，主要公关的技术关键点和技术路线，资金预算、来源及分配；③正文，是前言的展开；④附件，主要包括实验数据、论证材料、计算附表、附图等。可行性报告根据不同的项目类型和要求，写法上有一定的差别，但在书写时均要求抓住关键环节，突出重点。要深入调查研究，尊重客观事实，不随意杜撰，不凭空设想，不草率下结论，分析要有说服力，论证要严谨，文字要简练，条理清晰，观点明确。

（五）开题论证报告

开题论证报告是科研负责人、研究生或博士后等在选定课题后，在其调查研究的基础上撰写的向主管部门报送的一份请求批准实施的书面文字材料。这种选题计划主要说明该课题应该进行研究，自己有条件进行研究以及准备如何开展研究等问题，也可以说是对课题的论证和设计。这是提高课题质量和水平的重要环节。

开题论证报告主要包括以下方面：课题名称，研究的目的和意义，国内外的研究现状、水平和发展趋势，课题研究的目标、内容与方法，研究工作的步骤，课题参加人员的组成和专长，现有的基础，经费预算等。做好开题论证报告除要了解其基本结构与写法外，重点还要做好基础性的工作，比如掌握好这一领域研究的基本情况、相关的理论知识等，这样写出来的报告才能更科学、更完善。因为选题报告的篇幅有限，还应注意文字要准确、精炼和规范。如开题报告未获通过，必须在规定的期限内重新选题和开题。

（六）科研实践

在临床医学科研中，常用以下 3 类实践方法。

1. 调查法　凡是要判断某个未知事物是否存在、存在比率如何，以及哪些因素与之相关，都需要采用调查法。调查法在流行病学与病因学研究中具有重要的地位，但是调查法得到的线索，往往需要实验室与临床进一步配合研究，才能得到比较正确的结论。

2. 观察法　从自然存在的现象中收集材料，观察法是最基本的方法。可以说，一切自然科学研究都是以观察为根基的，一切科学研究都是离不开观察的。观察的层次可以是整体的、系统的、器官的、组织的、细胞的、亚细胞（细胞器）的和分子的，甚至是亚分子的蛋白质及基因水平的。究竟采用哪个层次的，这取决于课题本身的需要与主观和客观条件。一般来说，在整体观念指导下观察层次越细、越深入越好。但是，在大多数情况下，只有不同层次研究相互配合，才有可能得到适用于整体的高水平研究成果。

3. 实验法　是指在人为的控制一些条件与因素的基础上，施加欲观察的因素于研究对象，观察由此引起的结构、功能、生化或蛋白质、基因以及疾病过程的变化，从而揭示规律性的方法。若采用实验法进行研究，一般在正式实验之前须做以下工作：

（1）实验技术的可靠性检查：在检查前应先安排一些“练兵”时间，以增强准确度与精密度。只有通过可靠性检验，才能进行预备实验。

（2）配合性检查：若实验有多个环节，涉及多单位、多人、多指标互相配合时，应进行一次“彩排”，检查各环节的衔接情况，及时发现问题，将问题解决在正式实验之前。

（3）预备实验：进行预备实验的目的，一是探明虚实，辨明方向；二是考察技术路线与方案，从而及时修改与补充实验设计。据有经验的专家估计，正式实验前的准备工作约占全部工作量的60%～80%。这也是科研工作中必须遵循的一个重要原则。

（七）数据管理与统计学分析

由临床实验研究或科学实践得来的材料，其数据是离散的，但它们的分布是具有一定规律的。这种规律性的揭示，则有赖于统计学分析。这是按照数理统计学方法，对收集的材料进行统计学描述和统计学推断。只有通过统计学分析才能排除偶然，发现必然，才能根据局部（样本）结果，引出普遍（总体）结论。所以，正确掌握和运用数理统计学方法是科研的基本功之一。

（八）总结

总结是科研过程的最后一环，就是根据观察事实与统计学处理的结果，运用分析、综合、归纳和演绎的方法，把感性材料上升为客观的理性概念。总结归纳的基本形式是撰写科研论文。在理性概括时应注意两点：①要根据自己的研究资料来推理，在推理中既要不违背公理，又要不拘束于传统观念，应当在客观分析和继承的基础上发展，推陈出新；②按照自己的研究范围作结论，一般来说，根据观察与实验事实做出一级推理基本是可信的，而过分外延的多级推理往往是不完全正确的，甚至是错误的。

第二节 临床科学研究的实践

一、临床科学研究的伦理法规和伦理原则

（一）临床科学研究的伦理法规

历史上，一些非常有影响力的法规文件让我们对符合伦理的临床研究有了总体的认识。《纽伦堡法典》认同了临床研究对社会所带来的潜在价值，但同时强调了受试对象必须是自愿参与临床研究的。1964年世界卫生大会上发表的《赫尔辛基宣言》是全世界医务人员参与人体研究的指南，强调患者参与临床研究时不应当被置于医疗保健方面不利的境地。作为“生物医学研究伦理学领域的基础文件”，《赫尔辛基宣言》对国际、国家和地区的法律和规章的制定都有着深远的影响。1982年国际医学科学组织理事会（CIOMS）联合世界卫生组织（WHO）第一次颁布了《人体生物医学研究国际道德指南》，并于1993年和2002年对其进行了修订。该道德指南探究了赫尔辛基原则在许多“技术上属于发展中国家”的特殊环境下的应用。

（二）临床科学研究的伦理原则

1979年，美国国会颁布了《贝尔蒙特报告》，以保护参加生物医学和行为学研究的人体受试对象，该报告描述了指导临床研究的三条普遍的伦理原则，并以此构成了“其他特定规则制定、评价和解释的基石”。这三条原则是：尊重个人、善行和公正：①尊重个人原则：要求尊重有自主能力个体的决定，并保护那些缺乏自主能力的个体，知情同意就是这条原则在临床研究中的应用；②善行原则：要求不能蓄意伤害他人，还要保证利益最大化、伤害最小化，谨慎的风险利益评估是该原则在临床研究中的应用；③公正原则：要求公平分配临床研究的利益，合理分担临床研究的责任，公正原则用于甄选临床研究受试对象。

二、临床科学研究的设计

（一）临床科学研究设计的三要素

1. 处理因素　外加于受试对象身上，在科研中需要观察并阐述其处理效应的因素，是科学研究的目的所在。在科学研究中，人们希望要探讨的特定因素对处理对象发生作用，成为处理因素。因此，这就存在一个处理因素的控制问题。同一种处理因素还可能有不同水平，因素不同或同一因素不同水平，会造成处理因素的多样性和复杂性。所以，准确控制处理因素，排除干扰因素才能保证科学研究的准确和成功。

2. 受试对象　接受实验的动物或人，亦称实验对象、研究对象或观察对象。受试对象的选择非常重要，它对实验结果有着极为重要的影响。在临

床科学研究中，用人作为受试对象时，若选的是某种疾病患者，则应注意正确诊断、正确分期和病情的正确判断；若选的是正常人，他们至少应该没有与所研究的问题有关的疾病。在临床科学研究中，还特别应注意不要违反“伦理道德”和设法提高受试对象的“依从性”。

3. 实验效应 实验因素作用于受试对象后产生的效果，它是通过实验中所选的指标来体现的。所选的指标与反映的问题之间应具有较高的关联性，判断指标取值大小时应具有较高的客观性、特异性、灵敏性和精确性。因此，在选用指标时，应尽量多选定量指标或少数量化起来较为方便的定性指标。

（二）临床科学研究设计的四原则

1. 随机原则 随机化的概念是：在抽样研究中，总体中的每个个体都有同等的机会被抽取为样本，在实验中，每个受试对象被分入实验组还是对照组，完全由机遇所决定，而不受主观意志或按某种倾向而定，这样则可保证各处理组间的均衡。

（1）单纯随机对照法：亦称完全随机对照法，即不加任何条件，将观察对象随机分配到实验组和对照组，采取不同的处理方法进行比较。

（2）随机配对设计法：将受试对象按一定条件配成对子，然后把每对中的两个受试对象随机分配到实验组或对照组。配对主要依据年龄、性别、体重、病情和环境条件等非实验因素，不能以实验因素为配对条件。

（3）随机交叉设计法：随机交叉设计是随机与自身前后对照实验的一种特殊形式。此类设计可用方差分析与秩和检验，其优点是设计简单，所需样本含量少，能排除个体差异和时间等因素的影响，缺点是不适于病程较短，变化较快的急性疾病的研究。

（4）配伍组设计法：亦称分层随机设计或随机区组设计，这种设计实际上是随机配对设计的扩大。配对设计是将特征和条件近似的受试对象配成对子，而配伍组设计是将条件相近的受试对象配成一组，即配伍组。

2. 对照原则 对照的意义在于可以使处理因素和非处理因素的差异有一个科学的对比。设立对照的正确方法是把受试对象随机地分为实验组和对照组进行比较，同时要求他们之间具有可比性，即除实验因素有计划的变化外，实验组与对照组的其他条件尽可能的相同，以便于对结果做出正确的分析。

（1）空白对照：对照组不施加任何处理因素。空白对照简单易行，但容易引起实验组与对照组在心理学上的差异，从而影响实验效应的测定。此种对照在实验室方法学的研究中尤为常用。

（2）实验对照：在许多情况下，只有空白对照常不能控制影响结果的全部因素，而应采用与实验组操作条件一致的对照措施，此为实验对照。对照组施加部分实验因素，但不是所研究的处理因素。

（3）标准对照：不设立专门的对照组，而是以现有的标准方法或常规方法和标准值或正常值作为对照。这种对照在临床研究中用的较多，而其他实验研究一般不用标准对照，因为实验条件不一而影响对比效果。

（4）自身对照：对照与实验在同一受试对象进行，如用药前、后的对比；先用A药后用B药的对比等都属自身对照。

（5）相互对照：不设对照组，而是各实验组几种处理（或水平）间互为对照。如几种方案或药物治疗同一疾病，对比这几种方案或药物的治疗效果则是相互对照。

3. 重复原则 重复是消除非处理因素影响的又一重要手段，是保证实验结果可靠的另一基本方法。重复是指实验样本的数量必须够大，在一次实验中有充分的重复，并且其结果经得起重复实验的考验。样本的数目越大或重复次数越多，则越能反映变异的客观真实情况，可以说重复实验是检查实验结果可靠性的唯一方法。但若认为重复越多越好，也不符合设计原则。因为无限的增加样本量，将加大实验规模，延长实验时间，浪费人力物力，也会增加系统误差的可能性。

4. 均衡原则 所谓均衡就是在单因素实验研究中，设法使对照组与实验组中的非实验因素尽量达到均衡一致，使实验因素的实验效应能更真实的反应出来；而在多因素实验研究场合下，对照是指同一个实验因素各水平之间互为对照。可以说，均衡性原则是实验设计中最易被人们忽视的，同时也是最重要的原则。很多统计研究设计方案，若在均衡性方面考虑不周到，其研究结果就很容易被推翻。

（三）常用的临床科学研究设计方法

1. 完全随机设计（completely randomized design） 是最为常见的单因素两水平或多水平的设

计方法,该设计是将同质的受试对象按随机化的方法分为两组或多组,各组随机接受不同处理,观察实验效益。"完全随机"亦指受试对象的随机分组和实验因素的随机分配。

2. 配对设计(paired design) 通常是把受试对象按照某些特征或条件配成对子,然后将每对中的两个实验对象分到不同的处理组中。配对的因素是影响实验效应的主要非实验因素。配对条件保证了非实验因素对不同实验组的干扰尽可能相同或相似,达到控制随机误差的目的,从而突出实验效应。

3. 配伍组设计(randomized block design) 亦称随机区组设计,是配对设计的扩展。配对设计中将一半情况相近的受试对象按1∶1的比例分组后,分别接受两种不同的处理;配伍组设计中则将一半状况相近的受试对象按1∶X的比例组合,分别接受X+1种不同的处理。

4. 交叉设计(cross-over design) 是一种以自身为对照的研究设计,其特点是将研究时间分成不同阶段,同一受试对象在不同研究阶段先后接受不同处理,且不同组别的受试对象接受处理的顺序不同。

5. 拉丁方设计(latin square design) 是一种多因素研究设计的方法,是随机区组设计的直接推广,它是比随机区组多一个方向局部控制的随机排列的设计,具有较高的精确性。

6. 析因设计(factorial design) 是一种多因素、多水平交叉分组进行全面组合实验的设计方法。实验研究中,实验效应往往是多个因素共同作用的结果,而前面介绍的各种实验设计方法仅适用于只有一个实验因素的实验,其他因素不属于实验因素,且与实验因素无交互作用。而析因设计可以研究两个或两个以上因素多水平的单独效应和因素的主效应,也可以研究各因素间的交互作用,同时还可以找到最佳组合。

7. 重复测量设计(repeated measurement design) 在生物医学研究中,常常对同一观察对象(人、动物、仪器)的同一测量指标在多个时点或条件下进行观察和测量,这种设计称为重复测量设计。采用重复测量设计收集的资料称为重复测量资料。不同于随机区组设计,在重复测量设计中同一受试对象各时间点的测量值是高度相关的。

8. 裂区设计(split-plot design) 实验设计思路与析因设计有相似之处,只是受试对象被划分为不同的等级,等级数目的设置取决于拟研究的实验设计因素数目,各级受试对象分别接受不同的实验因素。

三、临床科学研究实施的标准操作规程

1. 标准操作规程(standard operating procedure,SOP) 为有效地实施和完成临床研究中每项工作所拟定的标准和详细的书面规程,是质量控制的重要手段之一。临床研究质量控制主要通过标准操作规程的制订,以确保临床研究自始至终遵循标准操作规程的操作规程来实施。不论是申办者、研究中心,还是合同研究组织,都要根据实际工作的需要制定严谨、详细的从准备阶段、实施阶段到结束阶段的整个临床实验过程的标准操作规程。

2. 相关标准操作规程 标准操作规程一般包括以下内容:选择研究中心和主要研究者的标准操作规程;研究方案制订和修订的标准操作规程;病例报告表以及知情同意书制订和修改的标准操作规程;伦理委员会申报和审批的标准操作规程;实验室质控的标准操作规程;监察业务的标准操作规程;实验药物管理(包括药物的运输、储存、交接和回收等)的标准操作规程;文档管理的标准操作规程;严重不良事件报告的标准操作规程;项目管理的标准操作规程;数据管理的标准操作规程;统计分析的标准操作规程;临床总结报告撰写的标准操作规程;稽查、视察的标准操作规程;质量控制的标准操作规程;参与临床实验人员培训的标准操作规程;制订、修改和实施标准操作规程的标准操作规程等。

第三节 临床科学研究的管理

一、临床科学研究的项目管理

1. 确立项目组织架构并确保职责清晰、沟通顺畅。

2. 项目里程碑计划 临床研究项目核心之一是管理重要"里程碑"。即研究过程中重要的目标

或可交付的成果。在研究前和研究过程中，应当分析利用各种信息，进行预估和跟踪。此外，也应妥善管理其他事件的时间点，比如研究者会议、实验药物准备就绪、受试对象注册和发药系统就绪，以免造成研究启动延迟。

3. 研究文件　临床研究的整个过程，包括方案设计、方案实施、监察、稽查、数据记录、收集、分析以及总结报告，都有对应文档产生，需要清晰的管理、存档计划，以保证完整性、及时性，以及方便随时查看。

4. 研究监察计划　在临床研究正式启动之前，应制定监察计划，以确保研究顺利进行，并符合临床研究管理规范、其他法规规定以及申办者、研究者操作流程。

5. 受试者招募和保留　由于研究者在研究前通常会过于乐观，研究前应当制定受试对象招募计划，以免延误实验，要充分分析和考虑受试对象的可能组成（图 43-2）。

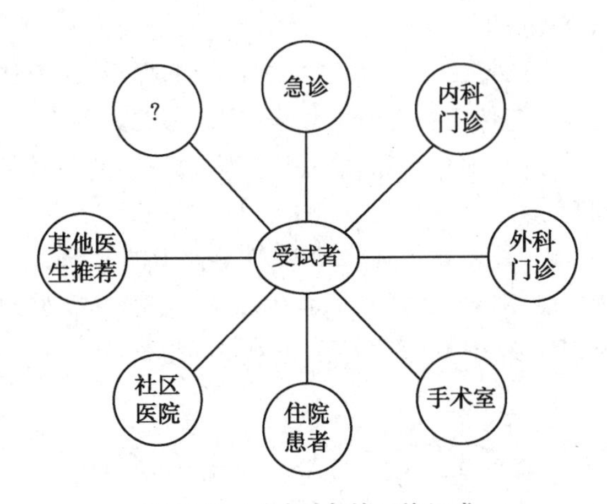

图 43-2　受试对象的可能组成

6. 预算管理　经费预算是项目准备的重要环节，在研究过程中也应及时跟踪费用支付情况，以便及时调整。

7. 质量管理　研究团队应在各个环节重视质量控制，一方面确保受试者安全和权利得到保障，另一方面确保实验数据真实可靠。

8. 风险管理　由于进行临床研究的政策、环境、研究方案执行过程中存在许多不确定性因素，在项目实施前，项目组应对可能出现的风险进行评估和控制。对每个识别的风险都要确定级别，称之为风险优先级，优先级可以通过风险强度指标与风险发生可能性之高低确定，并制订相应的管理计划。

二、临床科学研究的数据管理

（一）临床科学研究的数据源文件

1. 源文件的概念　临床研究源文件的名称有多种，其确切的定义是“参与者任何信息的第一手记录或者经核准的原始文件的副本”。此外，这些记录需要签名并注明日期后才可以作为源文件。例如，记录在受试者病历中的血压数据是血压的第一手资料，病历中含有该记录的这一页就可以作为源文件。然而，并不是所有的病历都能作为源文件。比如临床护士可能将血压记录在纸夹板上的生命体征表上，然后再将这些结果抄写到病历中。这时，病历就不再是源文件，纸夹板上的生命体征才是，因为第一手的血压数据记录在这上面。

2. 源文件的分类　除病历之外，各研究地点可能也会为每个受试对象建立“研究记录”。源文件数据大致可以分为如下几类（表 43-1）。

表 43-1　源文件

项目内容
原始实验报告
病理报告
手术记录
医生的病程记录
护理记录
病历
咨询医生的信件
原始的放射学胶片
肿瘤测量记录
患者日记
患者笔记
患者访视记录
医院记录/出院小结/急诊记录

（二）临床科学研究数据的分类

1. 作为替代指标的数据　临床研究过程中选用的经典指标，是那些能够反映复杂功能状态的指标，或是一些简单的终点指标，这些终点指标掩盖了大量的复杂性。例如：血细胞比容常作为血液携氧能力的指标，也可作为骨髓健康状态的指标。然而，血细胞比容的真实值与这些都没有关系。实际使用的是一定时期、一定压力下，采用肝素化的微量试管离心后的血液中红细胞所占血容量的百分比。对于数据管理，推荐借鉴如下这些实用性的经验：关于目的结果，认清何时的观察才是真正的替代指标;关于结果的数据,计划采集所有统计校正所必须的数据;关于替代指标数据,进行解释并质疑所有步骤,这些步骤制造了从替代指标到目的结果的过程。

2. 作为某种观察研究进行客观记录的数据 “客观”一词有多重意思,至少有两种与进行研究有关。第一层意思是:“思考和描述事实的时候不受个人情感或观点的影响”。这显然是临床研究观察记录的目的,也是要求有科学研究监控的结论应具有可重复性,该要求在本质上会产生这种客观记录。“客观”的第二层意思是:“不依赖于已存在的思想是真实的”。虽然哲学上对于这个能否实现存在争论,但在实际研究中,任何研究者都应尽量避免将解释或分析作为原始资料。如果有必要这样做(例如评估受试对象的精神状态),该解释性标准必须明确,且分析时应参阅此标准。

3. 作为及时“快照”的数据 作为数据,它是在特定的时间点上采集到的点观测值,随后由这些点观测值组成了整个调查研究的数据资料。基于这种认识,作为一名胜任的研究人员,不仅要选择测量指标的种类,而且要选择合适的测量时间和频次。测量指标具有两个基本属性,即“测量内容”和“测量时间”,我们必须选择那些能够最好地反映生理功能,并最适合统计学分析的测量指标。因此,研究人员在选择测量指标种类和测量时间的时候,同时也要考虑采用什么样的统计分析方法来分析这些数据,这是很重要的。

（三）与收集数据相关的人员

1. 主办者 可以是个人(如医生)或组织(如制药公司、学术中心),也可以是政府机构(如卫生研究院下属的某个研究所或中心)。对于一些研究,主办者可能提供资金支持,但通常主办者应履行下列职责:①选择合格的研究人员;②确认研究符合法规;③向食品药品监督管理局(SFDA)提交新药临床研究申请;④监察临床研究,确保研究按照批准的方案执行;⑤出现新的明显不良事件时,通知所有的研究人员;⑥出现严重不良事件时,向主管部门报告。

2. 核心研究人员 通常是方案的执笔人、主要负责人。核心研究人员对研究的实施负有最终责任,同时也必须告知研究团队其他成员在该实验中应承担的责任。

3. 合作研究者/副研究员/助理研究员 研究团队中还有其他一些成员,包括其他参加研究的医生(研究员)、临床研究的护士、数据管理人员、统计师、药剂师、生物伦理学者以及社会工作者等。这些人员也可以获取知情同意、安排研究药物以及监测受试对象的不良事件。

4. 研究协调员或临床实验护士 临床研究协调员通常是拥有学士或硕士学位并具有临床研究管理经验的护士。临床研究护士可能还要负责药动学实验的样品采集。

5. 数据管理员 数据管理员的工作包括:从源文件中提取数据并填写到研究记录中,对数据进行质量检查,准备患者诊疗的常规报告,对研究进行中期监查以及例行报告。数据管理员通常最先注意到研究中的一些趋势,并在研究团队知悉这些趋势时起到关键作用。

6. 统计人员 在临床研究方案的起草阶段,统计人员应与核心研究员密切配合,保证临床研究设计方案的合理性,并确保该研究员有把握回答要研究的问题。

7. 团队其他成员 根据研究的性质,研究团队可能包括生物伦理学者、药剂师、社会工作者、营养学家、放射科专家、病理学家以及所需要的其他的专家。

8. 研究参与者 研究参与者指的是研究对象、受试对象、普通志愿者或患者。在整个实验过程中应该保护研究参与者的安全和隐私。

第四节 临床科学研究的质量控制

一、研究人员培训

在研究开始实施前,应对所有参加研究的人员进行培训,使他们能够掌握并应用统一的诊断标准、测量方法和实验操作技术等。在对实验组和对照组进行观察和检测时,不能安排一个人负责实验组,另一个人负责对照组,而应由同一人同时参与对两组的观察和检测。

二、研究者、申办方和监察员的职责

（一）研究者和申办方的职责

负责临床研究的人员应具备下列条件:①在医疗机构中具有相应专业技术职务任职和行医资格;

②具有研究方案中所要求的专业知识和经验；③对临床研究有丰富经验或者能得到本单位有经验的研究者在学术上的指导；④熟悉申办者所提供的与临床研究有关的资料与文献；⑤有权支配参与该项实验的人员和使用该项研究所需的设备。具体职责如下：

1. 研究者应获得所在医疗机构或主管单位的同意，保证有充分的时间在方案规定的期限内负责和完成临床研究。研究者须向参加临床研究的所有工作人员说明有关研究的资料、规定和职责，确保有足够数量并符合研究方案的受试对象进入临床实验。

2. 研究者必须熟悉和遵从我国的有关法律、法规，并详细阅读临床研究开始前由申办者提供的研究者手册、临床研究方案及新药的有关资料和文献。研究者应了解并熟悉研究药物的性质、作用、疗效及安全性（包括该药物临床前研究的有关资料），同时也应掌握临床研究进行期间发现的所有与该药物有关的新信息。

3. 研究者必须在有良好医疗设施、实验室设备、人员配备的医疗机构进行临床实验，该机构应具备处理紧急情况的一切设施，以确保受试对象的安全。实验室检查结果应准确可靠。

4. 研究者应按规定程序向受试对象递送有关临床研究的介绍，说明经伦理委员会同意的有关研究的详细情况，并取得知情同意书。这一过程必须不带有任何强迫或引诱的意图。

5. 研究者应接受申办者派遣的监察员的监察，接受其合理的意见和建议以确保临床实验的质量，也应接受有关方面派出的稽查员的稽查及药物的监督管理部门的稽查和视察，提供临床实验中的各种资料和文件。

6. 研究者应严格遵守研究的随机化程序，随机编码应按随机方案进行。如研究设盲，则应保持盲法不被破坏。但在严重不良事件或突发事故造成受试对象的健康受到损害时，可按相关程序进行紧急揭盲，且此过程应详细记录并通知申办者向其解释理由。

7. 研究者有义务采取必要的措施保障受试对象的安全，并记录在案。在临床研究过程中如发生严重不良事件，研究者应立即对受试对象采取适当的治疗措施，同时报告药物监督管理部门、卫生行政部门、申办者和伦理委员会，并在报告上签名及注明日期。

8. 研究者应保证将数据真实、准确、完整、及时地载入病例报告表。如有必要做出修改或更正，应采用规范的方法。

9. 研究者应与申办者商定有关临床实验的费用，并在合同中写明。研究者在临床研究过程中，不得向受试者收取研究用药所需的费用。

10. 在临床研究过程中，研究者要写出反映研究状况的报告，如项目进展报告、安全性报告等。临床研究完成后，研究者必须写出总结报告，签名并注明日期，此报告将送交申办者和药物监督管理部门，作为药物评审的依据。

11. 在临床研究过程中，由于安全性或其他原因，研究者与申办者商定提前终止一项临床研究时，必须通知受试对象、伦理委员会和药物监督管理部门，并阐明理由。

（二）监察员的职责

监察员由申办者任命，具有适当的医学、药学或相关专业学历，经过必要的培训并有记录，熟悉药物管理有关法规，熟悉实验药物临床前和临床方面信息，熟悉临床研究方案和其他相关文件。监察员是申办者与研究者之间的主要联系人。监察的目的是为了保证临床研究中受试对象的权益。监察员应遵循标准操作规程，督促临床研究进程，以保证临床研究按照方案执行，并符合药物临床研究质量管理规范。

三、临床科学研究中的稽查和视察

药物临床实验质量管理规范规定申办者及研究者应履行各自职责，严格遵循临床研究方案，采用标准操作规程，以保证研究的质量控制和质量保证系统的实施。

质量保证指独立于临床研究之外，对临床实验的活动和记录进行系统的检查。以确保临床研究的操作、数据的记录、分析和报告是准确的，是符合申办者标准操作规范、临床研究管理规范和相关法律要求的。质量保证包含质量控制，对过程的稽查，对最后产品的稽查等。质量控制指质量保证系统内的操作性技术和采取的活动，由参与该工作的人员进行，查验研究相关质量是否满足要求，确保系统及其运作过程控制在质量范围内，对操作过程的持续监督，发现问题并提出解决方案。稽查内容包括评估是否有足够的内部质控，检查依从性，对高质量的临床研究提供保证。

稽查或为常规执行，履行临床研究管理规范中的品质管理需要；或为了某种特殊原因而进行，目的是为了查清楚问题的根源和实际情况。稽查的准则应符合临床研究管理规范的规定，即临床研究设计、执行、记录和报告符合伦理性和科学性方面的质量要求，以向公众确保研究受试对象的权利、安全性和福利得到保护；研究获得的数据完整、准确且没有偏倚。稽查中的常见发现可以分为以下几类：未依从实验方案，原始文件不全，实验药物的记录不全以及知情同意的问题。

四、临床科学研究中误差与偏倚的控制

（一）误差

1. 概念　误差(error)是指对事物某一特征的测量值偏离真实值的部分，指研究所获得的实际测定值与真实值之间的差别。任何一项科学都可能产生误差，但重要的是研究者在研究中如何识别误差及了解误差对结果产生什么样的影响，并及时采取相应的措施以控制误差。

2. 误差的种类

(1) 随机误差(random error)：指由于多种无法控制及不能预测的因素引起的一类表现不恒定、随机变化的误差。包括随机测量误差和抽样误差。随机误差不可能完全避免，但可通过合理的设计、使用正确的抽样方法及增大样本含量等措施使之减小。随机测量误差指对同一观察值的某项指标在同一条件下进行反复测量所产生的误差。这种误差一般没有固定的倾向，有时高、有时低，当观察次数足够多时，该值服从正态分布。在实际工作中，即使测量仪器或方法再精密，测量误差也无法避免，但应控制在允许范围内。抽样误差指抽样指标与总体指标之间的差异。只要是抽样研究，就必然存在抽样误差，这有两方面的原因：①研究对象之间存在个体差异及变异，这是抽样误差存在的根本原因；②抽样研究只研究一部分对象，部分不等同于全部。抽样误差有一定规律性，可用统计方法进行正确分析。在随机误差中，最重要的是抽样误差。

(2) 系统误差(systematic error)：即偏倚，指除随机误差外，在研究设计、实施、分析和推断过程中存在的所有可导致研究结果与真实情况间的误差。在科学研究的各个阶段，由于样本选择的不同、测量仪器的不精确、试剂不纯、操作不规范及结果分析时使用错误的方法都可引起偏倚。系统误差是人为的，具有方向性，是可以测量并且可控制或避免的。

（二）偏倚

1. 选择偏倚

(1) 概念：选择偏倚(selection bias)是指被选入的研究对象与没有被选入者在某些特征上存在差异所造成的误差。此种偏倚在样本的确定、比较组的选择时很容易产生，也可产生于资料收集过程中的失访或无应答等。选择偏倚在各类研究中均可发生，在现况研究与病例对照研究中较为常见。

(2) 种类：选择偏倚可分为下列几类：入院率偏倚、检出症候偏倚、奈曼偏倚、排除偏倚、无应答偏倚、易感性偏倚、非同期对照偏倚等。

(3) 控制措施：①对可能出现的偏倚有充分了解；②严格控制研究对象的纳入与排除标准；③提高应答率，减少失访；④尽量采用多种对照。

2. 信息偏倚

(1) 概念：信息偏倚(information bias)可来自于研究对象、研究者，也可来自于测量仪器、设备、方法等。产生信息偏倚的原因主要是诊断或结果判断的标准不明确、既往资料不准确或遗漏、对各比较组采用了不一致的观察或测量方法，由此获得错误信息影响了结果的真实性。

(2) 种类：信息偏倚可分为回忆偏倚、报告偏倚、调查者偏倚、测量偏倚、错误分类偏倚及家庭信息偏倚等。

(3) 控制措施：①制定明细、严格的资料搜集和质量控制方法；②尽可能采用"盲法"收集资料；③尽量搜集客观指标的信息；④采用适当调查技巧。

3. 混杂偏倚

(1) 概念：混杂偏倚(confounding bias)指在研究中，由于一个或多个潜在的混杂因素的影响，掩盖或扩大了研究因素与疾病间的联系，从而使两者之间的真正联系被歪曲。混杂因素也称混杂因子、外来因素，指与研究因素和研究疾病均有关，而且在各比较组中分布不均，可以掩盖或扩大疾病之间真正联系的因素。混杂因素必须同时具

备3个特征：①是所研究疾病的独立危险因子；②与所研究因素有关，两者间存在统计学上的联系；③不是研究因素与研究疾病因果链上的中间变量。

（2）控制措施：①对研究对象的入选条件加以限制；②匹配或称配比；③随机化；④分层；⑤标准化；⑥多因素分析。

五、一致性检验

在多中心研究时，涉及的工作人员众多，即使事前进行了严格的培训，对于一些定量表，仍需作一致性检验。其中包括：几位评分者对同一病例的独立检查评分，一个评分者对同一病例的多次检查评分，然后采用合适的统计分析方法进行处理。在多中心研究进行的各个阶段都需进行上述检验，以确保评分的一致性。经常进行一致性检验可以不断提醒研究人员熟悉并记住各项评分标准。一致性检验的优点在于提供了误差的大小值，依此可以推断疗效结果判断的可靠性。

六、研究对象选择中应注意的问题

（一）减少不符合标准的患者进入研究的比例

在研究中，可从以下几个方面着手以尽量减少不符合标准的患者：

1. 将接受或排除患者的标准列于一张检查表上，使每一个参加研究的医生在接受每一位患者时，均能仔细地参照检查表进行核对。

2. 在患者登记时，对患者是否符合标准再一次进行筛选。

3. 在整理患者记录时进行核对，但此时查出不符合标准的患者则较难改正。在整理记录时，要注意不能因为患者对治疗的反应与研究者的期望不符合而剔除。

（二）提高符合标准的患者参加研究的比例

在研究中应该包括所有符合标准的患者。如果有许多符合标准的患者不参加研究，则有理由怀疑研究对象的代表性。在报告结果时，应当说明有多少比例符合要求的患者参加了研究。对于未参加研究的患者应当记录其未参加研究的原因，以便分析参加研究者与不参加研究者的特征是否具有显著差异，以此估计其对研究结果的影响。

（三）提高患者的依从性

在临床实践中，经常会发生一些患者违背医师治疗方案的情况。在临床研究中，研究者应力求患者有高度的依从性，以确保研究质量。具体的做法有：

1. 在患者进入研究时，对患者详细说明治疗方案及研究的意义、目的，赢得患者的配合。

2. 在所提供的药品包装上清楚地写明用药的方法。

3. 对需要长期随访的患者，要确定一个适当的随访间隔。间隔太长，则中间缺少督查；间隔太短，则易引起患者厌烦而不合作。

4. 治疗方案采用患者易于接受的剂量、剂型和用药途径等。

5. 在制订研究方案时进行一次预实验，对患者的依从性进行评价，找出影响依从性的因素，调整或修改实验方案。

（四）减少数据缺失

在数据分析时应包括所有符合研究标准的患者，所以对研究中退出治疗的患者也应进行数据分析，这样会减少数据信息的损失，使治疗效果的评价更可靠，而且也符合流程实际。此时应用的统计学方法为意向分析法。

（韩非　李文志）

参考文献

1. 郭日典. 临床医学科研和统计学方法. 天津：天津科技翻译出版公司，1992
2. 胡良平. 科研课题的研究设计与统计分析. 北京：军事医学科学出版社，2008
3. 胡修周. 医学科研方法与知识产权. 北京：华夏出版社，1998
4. 金丕焕，苏炳华. 临床实验设计与统计分析. 上海：上海科技文献出版社，1997
5. 金石正，吴凝萃. 临床医学科学研究方法. 北京：中国科学技术出版社，1995
6. 李晓惠. 医学科研基础. 北京：科学出版社，2003
7. 李卓娅，龚非力. 医学科研课题的设计、申报与实施. 北京：人民卫生出版社，2008
8. 苏均平. 临床科研概论. 上海：第二军医大学出版社，

2001
9. 王建华. 实用医学科研方法. 北京：人民卫生出版社，2003
10. 王彤. 医学统计学与 SPSS 软件应用. 北京：北京大学医学出版社，2008
11. 殷国容，王斌全，杨建一. 医学科研方法与论文写作. 北京：科学出版社，2002
12. 喻荣彬. 医学研究的数据管理与分析. 北京：北京大学医学出版社，2009
13. 庄心良，曾因明，陈伯銮. 现代麻醉学. 北京：人民卫生出版社，2004

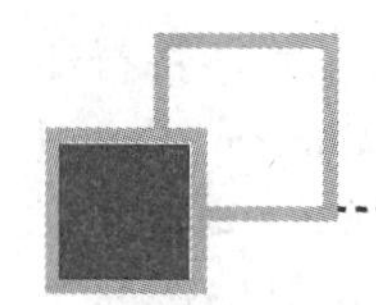

第四十四章　随机对照临床试验的实施

第一节　概　述

随机对照临床试验（randomized clinical trail，RCT）是指在人体（患者或志愿者）进行的前瞻性科学研究，通过随机分组的方式给予受试者不同的干预措施（治疗药物或方式等），用以对干预措施进行评估。临床试验的设计，基于在临床中发现问题，提出假设，并通过试验来验证假设，解决问题，因此 RCT 的计划和实施应由临床医师或医疗科研人员来进行。

多中心临床试验（multicenter clinical trial，MCCT）是由多名研究者在不同的研究机构内参加并按同一试验方案要求用相同的方法同步进行的 RCT。大样本多中心临床试验是指由多个医疗中心参加的大样本（一般为 1000 例以上）RCT，通常是由医疗科研人员发起的为解决医学领域某些尚待解决的问题进行的临床研究，主要目的是评估某种治疗措施对患者生存率及重要临床事件的影响。MCCT 的主要优点在于：①由多个医疗中心同时进行临床试验，可在较短的时间内收集较多的受试者；②多中心试验可以有较多的受试者人群参与，涵盖的面较广，可以避免单一研究机构可能存在的局限性，因而所得结论可有较广泛的意义，可信度较大，更加具有普适性；③多中心试验有较多研究者的参与，相互合作，能集思广益，提高临床试验设计、执行和解释结果的水平。

第二节　RCT 的计划阶段

一、临床问题的提出

RCT 的第一步就是提出需要研究的问题，提出的问题决定着将来临床方案的设计和制定。提出的问题来源于临床，因此既需要具有该问题所涉及的临床经验，又需要对该问题的现状有一个透彻的了解。因此在提出了问题后，研究者应查询大量的相关文献，了解这一问题的国际进展，需要将此问题解决到哪一个程度，目前存在解决此问题的最大困难是什么，常需要做针对该问题的系统评价及 Meta 分析。通过这些对问题深入透彻的了解，才可能提出假设，从而设计相应的临床试验来证明假设，解决问题。对组织实施 RCT 而提出的临床问题需要具备 5 个条件：这一问题在临床上具有可行性（feasible），是临床医师感兴趣的问题（interesting），具有创新性或对将来该领域的研究有新的意义（novel），符合医学伦理（ethical），更重要的是与临床密切相关（relevance），可能改变临床实践或带来更先进的临床理念。这 5 条标准可用 FINER 这一单词来表示。

二、前期试验

提出需要研究的临床问题后，在开展大样本 RCT 前，需要进行小样本的前期试验（pilot study）。小样本前期临床试验主要目的是从临床实践上了解该试验是否具有临床可行性。在设计小样本试验临床方案的时候，我们需要就临床问题提出假设，并通过随机，设置对照，运用盲法等系统地设计出试验来验证假设解决问题。当试验方案设定，病例报告表和知情同意书设计好后，需要提交到本单位的伦理委员会通过伦理审批。在临床上开展这一前期试验，可以帮助我们了解试验过程中会遇见什么问题，如何优化试验流程，如何与受试者，受试者家属，以及其他医护人员沟通，病例报告表设计是否合理等。前期试验可为我们在 RCT 的方案设计，临床试验的开展，人员的培训等各方面提供宝贵的经验，是必不可少的一个重要环节。

三、试验经费

大样本 RCT 需要大量的人力物力，因此试验经费是非常重要的一个环节。一些药物的Ⅲ期临床试验是 RCT，研究的干预措施通常是试验药物和安慰剂或其他药物，主要研究指标是用药后的临床症状、体征和生理参数等，可能涉及药品厂家的利益，其经费来源是药品生产厂家。而由临床医师或医疗相关科研人员申办组织的 RCT，也称为研究者发起的RCT,针对的是临床上发现的需要解决的问题,研究的干预措施可能是药物和安慰剂,也可能是一种治疗方式与另外的治疗措施等,主要研究指标常为死亡或严重并发症等其他临床重要事件,不涉及任何单位或厂家的利益,经费来源常为国内外的各种医学基金(如中国卫生部行业专项项目基金,中国国家自然科学基金,美国国立卫生研究院(NIH)基金,美国中华医学基金会等)或一些基金会的项目(如四川大学教育基金会)。

第三节　RCT的方案设计

临床试验的方案设计是RCT非常重要的环节。在设计试验方案的开始阶段,我们需要对拟研究的临床问题再次进行系统分析,进一步了解其最新进展,并结果前期试验的结果,明确研究的主要指标。医学统计学或临床流行病学的专家应全程参与试验的设计和实施,以避免发生方案设计的缺陷,数据收集、处理和统计分析的错误,或方法学上的偏倚等。因此,RCT的临床方案的设计和制订需要由临床医师或医学科研人员,医学统计学家,临床流行病学家等多学科专家,经反复讨论而制订。

临床试验方案的内容包括:

一、试验管理信息

1. 题目应简明扼要,描述该研究的对象、设计、方法等,必要时列出题目的缩写。如四川大学华西医院麻醉科组织开展的MCCT,"围术期输血指征评分(peri-operative transfusion trigger score, POTTS)安全性与有效性的多中心、随机、对照临床研究",缩写为POTTS研究。

2. 临床试验的方案讨论认定后,需要制定病例报告表和受试者知情同意书,同时还需要伦理委员会批准并出具书面同意的报告。任何临床试验开始前都需要伦理委员会的审批,第一例受试者的纳入必须在获得伦理同意的批件之后。各个伦理委员会要求的资料不同,但通常来说,试验方案,知情同意书和病例报告表都是需要的。

临床试验注册是指在公开的临床试验注册机构登记,包括在临床试验的起始阶段,登记试验的重要信息;在试验的计划、进行和完成阶段,将试验的关键信息公开发布,以反映该试验进展的重要研究和管理信息,任何人均可通过互联网免费查询和评价自己感兴趣的研究。临床试验注册可提高公众对临床试验的信任度,有利于发现并控制试验设计的偏倚,保障循证医学的完整性,提高临床试验研究的有效性,并促进临床的创新。

临床试验需在有资质的临床试验中心进行注册,包括中国临床试验注册中心(Chinese Clinical Trial Register, ChiCTR, http://www.chictr.org/cn),美国食品与药物管理局(FDA)和国立卫生研究院(NIH)联办的临床试验注册机构(ClinicalTrials.gov, http://www.clinicaltrials.gov),英国国立研究注册库(National Research Register, NRR, http://www.nrr.nhs.uk/)等。当注册成功后,会有试验的标识符和注册号(如POTTS研究在ClinicalTrials.gov的注册号为NCT01597232)。

3. 在每一次修订试验方案后,都需要注明日期和版本号。应标识本试验的基金支持,包括来源和种类,如POTTS研究的基金支持来源为"四川大学教育基金会"。

4. 试验方案的角色和责任　包括作者姓名、工作单位、联系方式和所担任的责任。若有试验赞助者,应列出其名称、联系方式。在方案中需明确该研究的主要研究者(principle investigator, PI)、执行者、参研人员等。

二、引言

1. 研究背景　RCT主要由临床医师来设计和执行,临床医师的任务是满足患者的需求,即延长寿命(save more life)和(或)提高生存质量(save higher quality of life),以及希望在不影响上述两个需求前提下,能够节约医疗资源(save medical resources)和提高患者对医疗服务的满意度(satisfaction),简称4S。如果一个研究能够满足上述4S,就是非常好的研究,因此我们设计RCT的驱动在于满足患者的需求,以4S为目标。研究背景的内容主要就是发现临床无法满足4S的情况,通过分析该问题目前未能解决的主要原因和该问题的现状,提出可以解决或优化该问题而达到4S的假设和实行假设的方法,以及解决了该问题可以得到什么与目前临床实践不同的新的成果,如新技术,新方法,新产品和新指南等。

2. 研究目的　临床医师设计RCT的目的是验证为满足4S而提出新成果的安全性和有效性,是否较以往临床实践更加适合临床,最终目的是满足患者的需求。

三、方法

1. 试验设计　详细描述设计的方法,如试验种类、分组及研究类型(如优劣性、等效性、非劣效性等)等。

2. 受试者纳入　受试者的筛选，纳入标准和排除标准。

筛选是指按照试验方案的要求在受试者签署知情同意书后对其的检查，包括病史、查体和实验室检查等，以确定该受试者是否符合纳入或排除标准。

纳入标准指合格受试者所应具备的条件，即符合 RCT 研究目标的特定人群，如患有某种疾病，要做某种手术或操作等。研究者还应根据具体的研究目的及实施的可行性，对受试者其他条件同时作出规定，如年龄、性别、婚姻状况、病情、病程等的规定和限制。

排除标准指某些因素会给研究造成影响，为排除其影响而不应该被纳入研究的条件。如不符合纳入标准者，或虽符合诊断标准，不愿意接受研究措施或因患有精神病未能合作者、同时患有其他影响研究的合并症者、纳入某些研究前一段时间（如三个月或半年）参与了其他临床研究，可能影响对效应指标的观测和判断者等。

3. 干预措施　指对受试者的不同处理。

每组的干预措施需详细描述，包括何时及怎样给予干预措施，有足够可重复的细节，何时终止或修改已分配的干预措施（如在研究过程中发现某项干预措施导致受试者病情恶化，或增加发病率或死亡率等）。

干预措施的分配方法很重要，需详细描述产生分配序列的方法（如随机数字表、计算机生成随机数字）、干预措施分配之前序列和分组的隐藏方法（如按顺序编码，将编码和分组放入密封的不透光信封中）、分配的实施（如谁负责分配序号的生成，谁招募受试者，以及谁负责给予受试者分配干预措施）以及分配干预措施后如何设盲（如针对受试者、临床医师或护理人员、数据分析者设盲），盲法如何实施及在什么情况下揭盲。

4. 结局指标　包括主要指标、次要指标、安全性指标和其他指标等。

最有意义的临床结局指标应该与能否达到 4S 直接相关，反映干预措施能否带来新成果而影响或改变临床实践，如受试者的病死率、严重不良反应发生率、长期随访了解受试者经过干预措施后的生活质量等。以这些终点结局作为主要指标的研究非常具有临床意义。研究中还需要其他相关的结局指标，如症状与体征、安全性、成本-效益分析以及一些探索性指标等。

四、数据收集、管理和分析方法

见第 43 章“麻醉临床科研的设计与实施”。

五、质量控制和监控方法

见第 43 章“麻醉临床科研的设计与实施”。

六、RCT 流程图（图 44-1）

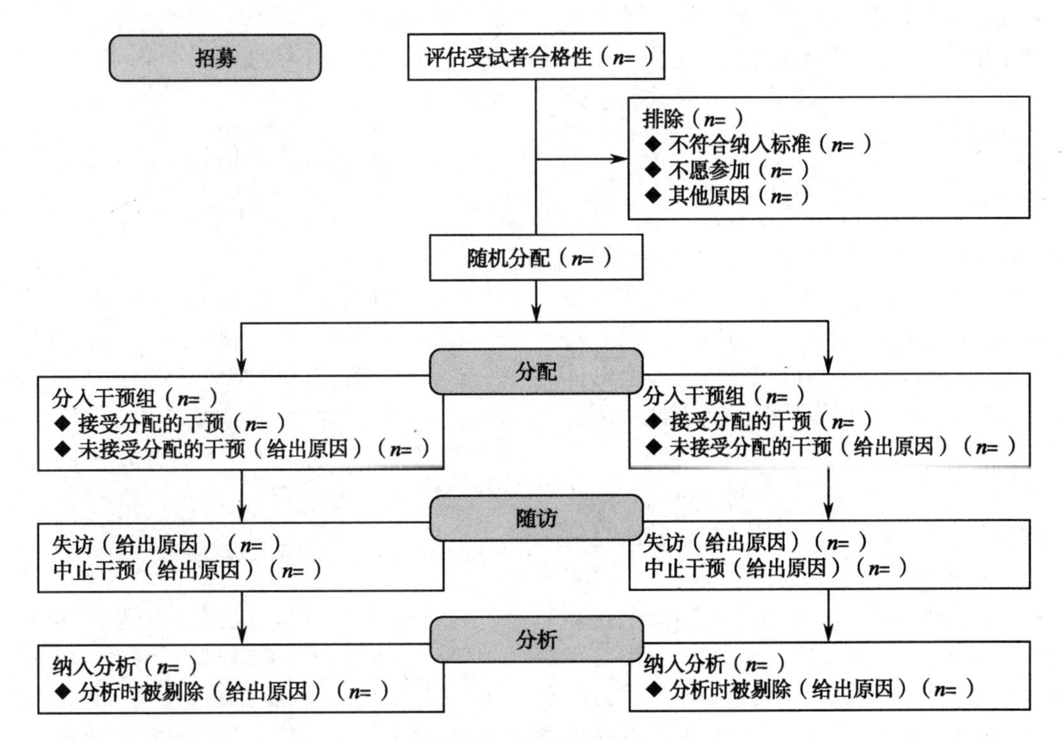

图 44-1　RCT 流程图

第四节 MCCT 的实施阶段

一、研究者会议和人员培训

大样本 MCCT 由一位主要研究者申办组织，作为总负责人，指导和协调其他研究者共同完成试验。每一参加研究的单位应有一位研究者负责这一单位的临床试验工作，称为分中心的主要研究者，不仅负责临床试验的顺利进行，还要负责受试者的医疗和安全。因此临床试验能否高质量地完成，主要取决于研究者的工作。

在临床试验方案定稿后，需编制研究工作手册，详细说明试验的步骤、方法，以让各中心的研究者明确试验的目的和如何在临床开展试验。在临床试验开始及进行的各阶段均应组织研究者会议，让各研究者了解试验的进程。若发生严重不良反应或需要终止试验的情况，必须向各研究中心的主要研究者以书面方式通报。

参研人员的培训非常重要，是临床试验顺利完成的保障。培训参研人员，首先要让其了解临床试验方案，并保证参研人员严格遵守试验方案，若违背了试验方案时可能会终止其继续参加。其次要让参研人员熟悉病例报告表的填写，若有电子病历报告表，还需要培训其相关电子 CRF 的知识。若临床医师无法兼顾临床工作和临床试验，可聘请临床科研护士参加试验，培训临床科研护士填写 CRF 并上传电子 CRF，对受试者的随访，以及其他一些试验相关的事务。

二、分中心的伦理审批

大样本 MCCT 涉及多个研究机构，因此涉及各研究机构的伦理委员会。虽然申办者所在的主张单位已通过伦理，获得了书面的伦理批件，但原则上研究方案、病例报告表、知情同意书及其他附件要由每一参研中心的伦理委员会讨论通过并做出书面同意。

多数研究机构的伦理委员会同意研究方案及其附件，根据各研究机构的要求不同，有的研究机构只需要主张单位的伦理批件在本机构备案，另有些研究机构则需要重新在本中心过一次伦理，获得本研究机构的书面伦理批件。还有可能个别研究机构尚未建立伦理委员会，此时可以该临床试验的主要负责单位的伦理委员会的同意意见和批件作为覆盖性的措施。

某些分中心研究机构的伦理委员会对于临床试验方案或其他文件不给予赞同意见或不同意通过伦理，这种情况下研究者可加强沟通，多做解释，争取理解。若经过修订后获得了伦理委员会的书面同意，可参加临床试验；但若仍得不到同意，该分中心只能够不参与试验。

三、临床试验质量控制

实施临床试验质量控制的目的就为了保证各参研中心严格遵从临床试验方案，过程规范，以保证每个环节均符合科学和伦理的标准，结果科学可靠，保护受试者的权益并保障其安全。

在试验方案的设计阶段，质量控制主要在于医学统计学家，临床流行病学家和临床医师共同进行方案设计，选择适当的统计方法，避免出现方法学上的差错和统计方面的偏倚。试验开始前的培训阶段，质量控制体现在对参研人员的培训，不仅培训参研人员严格遵守试验方案，而且可对试验方案的掌握情况，病例报告表的填写等进行现场考核，以使其在试验的实施过程中减少差错的发生。在临床试验实施过程中，可由申报者的主张单位安排监察人员到分中心进行监察，就现场发现的问题与分中心主要研究者进行探讨，促使试验严格有序的进行。在受试者随访阶段，如何保证随访治疗，尽量降低失访率是质量控制的重点。医学统计学专家全程跟进试验，数据资料统一上报，集中管理，以保证在数据收集，管理及统计分析上进行质量控制。

第五节 围术期输血指征评分

围术期输血指征评分（peri-operative transfusion trigger score，POTTS）安全性与有效性的多中心、随机、对照临床研究（简称 POTTS 研究）是目前国内第一个由临床麻醉医师组织进行的大样本多中心临床试验。下文就以 POTTS 研究为例，详述如何组织开展实施大样本 MCCT。

一、临床问题的提出

同种异体输血虽然是安全实施外科手术的必要保障，但血源紧张，血液供需矛盾凸显；同时存在经血传播疾病，输血相关感染，输血相关性肺损伤，以及肿瘤和结核的复发等重大安全问题。最大限度地减少输入同种异体血是世界医学发展的趋势，也是我国的重大需求。根据国内外各输血指南，以及中国卫生部“临床输血技术规范（2000 年）”，血红蛋白（Hb）>10g/dl 不必输入红细胞悬液，Hb <6 或 7g /dl 应考虑输，Hb 介于 6～10g/dl 应主要根据患者心肺代偿能力、机体代谢和耗氧情况考虑是否输入红细胞悬液。在围术期，很多患者的 Hb 介于 6～10g/dl 之间，但目前全世界都还没有针对手术和创伤患者的血红蛋白为 6～10g/dl 之间的红细胞生理输注指征，因此这些患者是否输入红细胞悬液均基于麻醉医师或外科医师的主观判断，而缺乏理论依据。例如有外科医师认为围术期患者的 Hb 不能低于 10g，否则会影响伤口的愈合，不利于患者的康复；而另有医师则担心在医院限制性输血的政策下，输血量会影响其医疗绩效考核，因此在患者因 Hb 水平过低而导致血流动力学已不稳定的情况下仍然不给予输血而加大血管活性药物的剂量。对于同一患者，不同医师的经验也有着很大的出入，因此目前临床急需解决的问题是制定围术期 Hb 水平在 6～10g/dl 之间的同种异体红细胞的输注指征。

如何解决我们发现的临床问题？首先我们要从基本的生理学基础寻找理论依据。红细胞的基本功能是携带氧气，输注红细胞的目的是提高血液携氧能力，维持机体氧供/氧耗平衡。机体氧供/氧耗平衡主要与四个因素相关，包括血红蛋白的水平、动脉血氧饱和度（SaO_2）、心排血量（CO）等反映氧供的三个因素和氧耗因素（临床上主要是机体代谢和体温来反映）。因此，临床上判断 Hb 水平是否能够维持氧供/氧耗平衡，取决于 SaO_2、CO 和氧耗三方面的因素。如果将这三个因素以评分来表示，就可根据评分来判断 Hb 的安全水平。此外，心脏是全身耗氧量最大的器官，对机体氧供/氧耗失衡最为敏感，也应该作为评分的一个指标。

基于这一生理学基础理论，我们提出了“围术期输血指征评分（表 44-1）”，即 POTTS 评分。我们希望这一评分可达到以下的目的：①作为 Hb 在 6～10g/dl 之间患者输入红细胞悬液的指征以指导临床输血；②可在由任何一位麻醉医师或其他医师在手术室或病房进行，具有普适性，可应用于任何一个医院，无论是基层医院还是三级甲等大型医院；③可为全世界修订输血指南提供依据。

表 44-1　围术期输血指征评分

加分	维持基本正常心排血量所需肾上腺素输注速度	维持 SpO_2≥95%时所需吸入气氧浓度	中心体温	心绞痛
0	不需要	≤35%	<38℃	无
+1	≤0.05μg/(kg·min)	36%～50%	38～40℃	运动或体力劳动或激动时发生
+2	≥0.06μg/(kg·min)	≥51%	>40℃	日常活动或休息安静时发生

上述四项总计分加 6 分为 POTTS 总分。最高分为 10 分，即如果总分≥10 分算 10 分。

二、单中心，小样本前期临床试验的开展

虽然提出了 POTTS 评分，但该评分是否如同我们所设想的可在临床上安全有效的应用呢？我们需要设计临床试验来验证。我们需要证明在临床上应用 POTTS 评分来指导输注红细胞悬液不仅可以节约医疗资源，而且安全性可以得到保障，即不会增加患者的围术期死亡率或严重并发症的发生率。虽然 POTTS 评分是面向的是全世界范围的临床问题，但是否我们一开始就组织全国范围内的大样本临床试验呢？如果我们贸然进行了需要大量人力物力的大样本临床试验，一旦这一试验在进行过程中被发现不具有可行性，或其他因素导致试验无法进行，将会造成大量的浪费。因此，我们需要进行单中心，小样本的临床试验来验证 POTTS 评分是否可在临床上安全有效的应用。

（一）病种的选择

我们在试验设计前，回顾了四川大学华西医院 1996—2007 年共 12 年间外科手术患者的输血情况，发现骨科、神经外科、肝血管科的输血是比较多的，我们初步将试验定在了这三个科室。通过与三个科室的主任交流沟通，大家一致认为在某一特定的失血量较多的手术中验证 POTTS 评分是比较有说服力的，最终选择了在骨科脊柱手术中进行试验。

（二）试验方案的设计和实施

1. 试验方案，病例报告表（CRF）及知情同意书　因 POTTS 评分针对的问题是围术期输血，因此这一单中心小样本的试验拟纳入的受试者应为围术期可能需要输血者，具体条件为：预计术中失血量≥800ml 或全身血容量 20% 以上的择期脊柱手

术患者。试验组为POTTS评分组,根据POTTS评分指导输血;对照组为10g组,维持受试者围术期Hb水平不低于10g/dl这一全世界公认的Hb安全水平。主要指标是输血量的多少,次要指标包括围术期死亡及严重不良反应的发生率,Hb水平,切口愈合情况和受试者恢复正常工作和恢复正常生活的时间等。根据参考其他文献的样本量,并假设POTTS评分组比10g组可减少30%的输血,取alpha = 0.05, power = 0.80,每组受试者数量为35例。在试验设计的阶段,我们就联系了医学统计学教研室的老师,请他们根据计算机随机数为我们设计了120例的受试者随机分组,这样即使考虑到20%的失访率,受试者例数也已足够。

试验方案设计出来以后,还需要易于填写的病例报告表(CRF)。我们参考了许多临床研究的CRF,设计出本试验的CRF,首先由我们自己试填写,找出不易填写或不合理之处,进行修改后在发给10位临床工作的麻醉医师填写并请他们提出意见,再根据这些意见进行修改。POTTS单中心研究的CRF共修改了4遍,保证了每一位参加研究的医师都可以顺利填写。此后我们设计了本研究的知情同意书,以简单易懂的语言向受试者及其家属交待参加本研究的目的,意义,受试者可能的风险和收益等。

2. 伦理委员会的审批和临床试验注册 POTTS单中心研究从2010年6月开始设计,经过反复修改,到2010年11月定稿并提交伦理审批,2010年12月得到伦理通过的批件。经过1个多月的预实验和与外科医师及病房护士的交流,于2011年2月纳入第一例受试者,并于2011年4月在ClinicalTrials. gov完成了临床试验注册。

3. 与外科医师的沟通和与病房的协调 POTTS研究着眼于围术期输血,需要观察的指标不仅是术中的输血量,而且包括术后的输血,并发症的发生,切口的愈合等,术后阶段是麻醉医师难以控制和参与的,因此必须与外科医师和病房护士充分交流,获得支持。我们与脊柱外科的医师和骨科病房的护士长及相关责任护士开了3次POTTS讨论会,共同讨论研究方案,就可能出现的问题提出解决方案,并与骨科医师和护士约定资源共享,都可以从这一资源库中寻找自己相关的内容写论文。我们制定了"骨科协作护士职责明细",让参与的护士了解自己的职责和在试验中应做的事情,并随时联系沟通。病房护士除帮我们完成CRF表外,还帮助我们进一步与受试者沟通,让受试者更加接受参与研究,使术后半年的随访阶段完成得也很顺利。与外科医师和病房护士的充分交流,保障了POTTS单中心研究的顺利进行。

三、多中心,大样本随机对照临床试验的开展

POTTS评分在单中心小样本的脊柱手术中的临床试验从2011年2月开始,2011年8月受试者的临床试验阶段结束,到2012年2月结束了最后一名纳入受试者的随访。此次试验共纳入了120例受试者,其中9例不符合入选标准,2例失访,合格受试者共109例,POTTS组54例,10g组55例。试验结果显示,根据POTTS评分指导输血可显著减少同种异体红细胞的输注,但并不增加术后并发症的发生,不影响切口的愈合,对受试者术后恢复正常生活和正常工作的时间也无影响。根据这一试验结果,我们认为可在全国范围内开展大样本多中心的POTTS评分指导输血安全性与有效性的随机对照临床研究。

(一)协作单位的选择

协作单位的选择直接关系到大样本多中心临床试验的进展和质量,是试验实施的关键步骤。协作单位应具备以下条件:①有能力完成试验,并保障完成的质量;②合作性好,与主张单位密切配合,严格按照试验流程进行试验;③有持续性,能够坚持做完试验。POTTS多中心试验的协作单位共有53家三级甲等医院,均有参与大样本多中心临床试验的经验,每家参与中心均有专人负责POTTS试验的进行和跟进,保证了试验的顺利进行。

(二)试验方案的设计和商定

四川大学华西医院麻醉科是POTTS多中心试验的主张单位,根据之前的单中心小样本试验而制定了大样本多中心试验方案。我们联系了各协作的单位的临床试验主要研究者,将研究方案先通过电子邮件发给他们,请他们提出意见后我们修改,同时制定纸质版CRF和知情同意书。此后,我们将临床试验方案,知情同意书,以及病例报告表提交到四川大学华西医院临床试验与生物医学伦理委员会,于2012年1月通过伦理审查,获得书面伦理批件。POTTS研究于2012年2月在ClinicalTrials. gov完成了临床试验注册。

2012年3月,我们召开了POTTS研究的首次研究者会议,各参研中心的主要研究者均参会。此次会议同时也进行了参加研究对象培训,制定了详细的培训材料和培训课件,人手一份。培训采取讲

座与讨论相结合的方式，重视解答研究者提出的问题。为保证数据资料的及时上传和定期分析，我们制作了电子 CRF，在此后的研究者培训中，很重要的一部分内容是电子 CRF 的填写和上报，并且在培训结束后进行了考核，以保证参加研究的人员都能够掌握电子 CRF。

（三）POTTS 研究的质量控制

在 POTTS 研究启动前，华西医院医学统计学教研室和临床流行病学教研室的专家就参与了临床试验的方案设计，样本含量计算和受试者的随机分配，保障了该试验在统计学和方法学上的质量。临床试验方案设计出来后，经过全国各研究中心的主要研究者共同商讨修订，经过反复修改后最终定稿；病例报告表也经过反复试填写，保证了试验方案的临床可行性。因 POTTS 研究需要长达 1 年至 5 年的随访，我们专门聘请了三位临床科研护士，经过培训后，帮助临床参研的医师上报电子 CRF，电话随访受试者等。我们还专门设立了一位监察人员，在各参研中心完成了一定数量的受试者后到现场进行监察，主要查看是否每一例受试者都签署知情同意书，是否严格遵守试验方案进行干预，纸质版 CRF 填写是否完整，电子 CRF 是否及时上报等，并与各研究中心主要研究者和参研人员进行讨论，发现问题并提出解决方案，从而保证研究顺利有序的进行。

（廖刃 郭曲练）

参考文献

1. 吴泰相，刘关键，李静. 影响系统评价质量的主要因素浅析. 中国循证医学杂志，2005(5)1:51-58
2. K Stanley. Design of Randomized Controlled Trials. Circulation，2007，115:1164-1169
3. Hulley SB，Cummings SR，Browner WS，et al. Designing clinical research：An epidemiologic approach. 2nd Edition. Lippincott Williams & Wilkins，Philadelphia，2001
4. Chan AW，Tetzlaff JM，Altman DG，et al. SPIRIT 2013 statement：defining standard protocol items for clinical trials. Ann Intern Med，2013，158(3):200-207
5. Gummesson C，Atroshi I，Ekdahl C. The quality of reporting and outcome measures in randomized clinical trials related to upper-extremity disorders. J Hand Surg，2004，29:727-737
6. Yank V，Rennie D. Reporting of informed consent and ethics committee approval in clinical trials. JAMA，2002，287(21):2835-2838
7. De Angelis C，Drazen JM，Frizelle FA，et al. Clinical trial registration：a statement from the International Committee of Medical Journal Editors. JAMA，2004，292(11):1363-1364
8. Irwin RS. Clinical trial registration promotes patient protection and benefit，advances the trust of everyone，and is required. Chest，2007，131(3):639-641
9. Navaneethan SD，Palmer SC，Smith A，et al. How to design a randomized controlled trial. Nephrology，2010，15(8):732-739
10. Chung KC，Song JW，WRIST Study Group. A Guide on Organizing a Multicenter Clinical Trial：the WRIST study group. Plast Reconstr Surg，2010，126(2):515-523

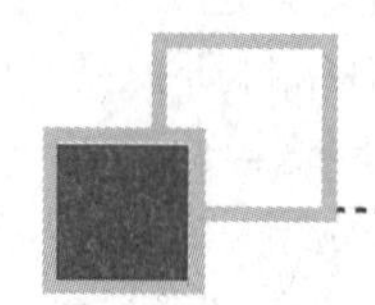

第四十五章　麻醉学临床药理研究

第一节　概　　述

临床药理学(clinical pharmacology)是研究药物在机体内作用规律和机体与药物间相互作用过程的一门学科,其主要任务是对新药的有效性与安全性做出科学评价;通过血药浓度监测,调整给药方案,安全有效地使用药物;监测上市后药物不良反应,保障用药安全;通过医疗与会诊,合理使用药物,改善患者治疗。其发展对新药研发、药物监督与管理、医疗质量和医药研究水平的提高起着十分重要的作用。

临床药理学的概念最早由美国 Cornell 大学 Harry Gold 于 20 世纪 30 年代提出,他指出医学界需要一个研究群体,该群体成员不仅要接受实验药理学的理论与实践训练,且应具备临床医学知识。近 40 年来现代科技的进步推动医药工业的发展,提高了新药研制水平和新药开发速度。新药的大量涌现,亟须对其有效性和安全性进行科学的评价。许多国家药政管理部门和新药研制单位开始重视临床药理学研究,培训临床药理学专业人员,加强对药品安全性的研究和监督,从而加速了临床药理学的发展。随着近年来新药物不断在临床麻醉中应用,麻醉学相关的临床药理研究也不断开展与深入;以药理学与临床麻醉学为基础,阐述药物代谢动力学(简称药动学或药动学)、药物效应动力学(简称药效学)、毒副反应的性质和机制及药物相互作用的规律等。

临床药理学以人体为研究对象,其内容包括安全性、临床药动学和药效学研究。

一、安全性研究

通过安全性研究充分认识药物不良反应,寻找避免或减少不良反应的途径和方法,保障临床药物治疗的有效性与安全性。在新药研究中,Ⅰ期临床试验主要目的是在健康受试者中观察药物不良反应(耐受性);其他各期临床试验均将安全性研究作为重要内容之一。对于药物临床试验中出现的不良事件,应仔细分析与用药的关系,排除非药物因素对结果判断的影响。临床医生还应在日常医疗活动中注意药物不良反应的发生,使用一种药物前,应详细查阅相关文献,了解药物不良反应的信息,树立安全用药意识,提高识别药物不良反应的能力。

二、临床药物代谢动力学研究

包括药动学(pharmacokinetics)与生物利用度(bioavailability)研究。前者系研究药物在正常人与患者体内的吸收、分布、代谢和排泄的规律性,即研究机体对药物的处理。通常应用数学模型定量描述体内药物动态变化的过程和规律。掌握药动学原理,便于临床医师正确解释血药浓度测定结果,根据不同患者的药动学特征,选择和调整药物的剂量及给药方案,实现用药个体化,从而获得最佳疗效。尤其对于个体差异大、安全范围较窄的药物,药动学研究对临床用药更具重要的指导意义。

生物利用度是用药动学原理来研究和评价药物吸收进入血液循环的速度与程度,是评价一种制剂的有效性的常用指标。有绝对生物利用度(被试口服剂与其静脉注射剂的曲线下面积之比)和相对生物利用度(被试药制剂与其参比制剂口服后的曲线下面积之比)之分。药物之间等效的概念在临床决策中居重要地位,等效是指几个药物制剂以同样的给药方案给予同一个体,产生本质上相同的治疗效应或毒性。具有生物等效性的制剂通常是指预期具有治疗学上等效的制剂。药物生物利用度常受药物剂型、患者对药物吸收和肝脏首关效应的影响。

三、临床药效学研究

药效学(pharmacodynamics)是研究药物对人体(包括老、幼、常人与患者)生理与生化功能的影响、临床效应及药物的作用机制,即研究药物对人体的影响。通过药效学研究确定人体的治疗剂量,同时要观察剂量、疗程和不同给药途径与疗效之间的关系,指导临床合理用药。药效学研究分为临床前临床药效学和临床药效学研究。二者关系十分密切,但存在明显差异。诸如药物的作用存在着明显的种属差异,以动物为实验对象的研究结果与药物在人体的作用往往有很大区别,而药物的人体实验又存在着实验技术、法律法规以及伦理道德等方面的限制。

四、毒理学研究

毒理学(toxicology)研究即在研究药物疗效时应同时观察药物可能发生的副作用、中毒反应、过敏反应和继发性反应等。为确保药物的安全性,必须在动物体内进行系统的临床前毒理试验,通过测定动物对该药的最大耐受剂量,根据观察结果,结合临床用药推荐剂量,并提出对人体可能产生潜在毒性。在用药过程中应详细记录受试者的各项主、客观症状,并进行生化检查,出现反应时,应分析其发生原因,提出可能的防治措施。

五、临床试验

评价新药的疗效和毒性,均必须通过临床试验(clinical trial)做出最后判断,所以临床研究是判断一个新药能否上市的重要依据。我国现行《药品注册管理办法》将新药的临床试验分为四期:Ⅰ期临床试验:初步的临床药理学及人体安全性评价试验。观察人体对于新药的耐受程度和药物代谢动力学,为制定给药方案提依据。Ⅱ期临床试验:随机盲法对照临床试验。对新药有效性及安全性做出初步评价,推荐临床给药剂量。Ⅲ期临床试验:扩大的多中心临床试验。应遵循随机对照原则,进一步评价有效性、安全性。Ⅳ期临床试验:新药上市后检测。在广泛使用条件下考察疗效和不良反应(注意罕见不良反应)。

六、药物相互作用研究

药物相互作用(drug interaction)是指两种或两种以上的药物合并或先后序贯使用时所引起的药物作用和效应的变化。药物相互作用可以是药物作用的增强或减弱,作用时间延长或缩短,从而导致有益的治疗作用,或者是产生有害的不良反应。药物相互作用可分为两类:①药动学的相互作用,是指一种药物改变了另一种药物的吸收、分布或代谢;②药效学的相互作用,是指激动剂和拮抗剂在器官受体部位的相互作用。

第二节 药物效应动力学

药物效应动力学简称药效学,是研究药物对机体的效应以及作用机制的科学。多数药物的效应是由于药物与机体大分子成分相互作用而引起的。研究药效学的目的是指导临床的合理用药,发挥药物的最佳疗效和避免药物的不良反应。

一、药物的效应和作用

药物对机体的初始作用称为药物作用(drug action),药物作用后所继发的机体各种变化称为药物效应(drug effect),前者如肾上腺素与受体结合;后者如肾上腺素与受体结合后引起血管收缩、血压上升等。对药物作用与药物效应的区分有助于分析药物的作用机制,但在药理学中,药物的效应与作用是作为同义语而相互通用的。药物效应是在机体原有生理、生化基础上产生的,虽然效应有多种多样的表现,但基本上有两种结果,即增强或减弱原有的功能。功能活动增强称为兴奋(excitation),如肾上腺素可使血压升高、呋塞米可使尿量增多。功能活动减弱称为抑制(inhibition),如胰岛素可使血糖降低、阿司匹林可以退热、苯巴比妥可以催眠等。兴奋和抑制是药物作用的两种基本类型。同一种药物对同类组织的影响可有不同。如肾上腺素可使血管收缩,血压上升,但使支气管平滑肌松弛。药物直接对它所接触的器官、细胞所产生的作用为直接作用,如肾上腺素可直接使血管收缩、血压升高等。由机体反射性生理调节机制所产生的作用为间接作用,如由于去甲肾上腺素的升压反射而使心率减慢等。长期大量应用糖皮质激素,可改变机体的炎症和免疫功能,同时也由于使用这种外源性的激素而干扰了皮质正常生理性功能的调节,导致其功能低下。某些药物在适当的剂量时,对某一组织或器官发生作用,而对其他组织或器官很少或几乎不发生作用,这就是药物作用的选择性(selectivity)。如洋地黄主要兴奋心肌,苯巴比妥主要抑制中枢神经系统;药物作用的基本类型和选择性既是药理学中药物分类的基础,又是临床用药时指导选药和拟订最佳剂量的依据。药物选择性的产生与药物在体内的分布、组织器官的生化功能、组织结构差异等因素有关。药物到达作用部位必须以适当浓度才能产生作用,如放射性碘在治疗甲状腺功能亢进时,口服后短时间内约80%浓集在甲状腺内而发挥作用。但应指出,分布仅为选择性作用的条件之一,很多药物在肝、肾内含量极高,并不产生效应。不同种属的生物或同一种属的不同组织,其生化功能可能不同。

二、药物效应的量效关系

药物效应的强弱与其剂量或浓度大小成一定关系,称为量效关系(dose-effect relationship)。在量效关系中效应有两种表达方法。一种是“量反应”,即在个体上反映的效应强度并以数量的分级来表示,如血压升降以 kPa(mmHg)表示,尿量增减以 ml 表示等;其量效曲线称“量反应”的量效曲线。另一种是“质反应”,即在一群体中某一效应(如死亡、生存、惊厥、睡眠等)的出现,以阳性反应的出现频率或百分比表示,其量效曲线称“质反应”的量效曲线。

(一)量反应的量效曲线

量反应的量效曲线以效应强度为纵坐标,剂量或浓度为横坐标作图,可得直方双曲线;若将药物剂量或浓度改为以对数剂量或对数浓度表示,则量反应的量效曲线(graded dose-response curve)呈对称的 S 形曲线。从量效曲线中可知,能引起药理效应的最小剂量(或浓度)称为最小有效量(minimal effective dose)或阈剂量(threshold dose)。随着剂量或浓度的增加,效应强度也随之增加,但其速率不一。当效应增强到最大程度后,再增加剂量或浓度,效应也不再增强,此时的最大效应(maximal effect,Emax)称为效能(efficacy)。每个药物由于化学结构的不同,因而具有独特的量反应量效曲线。药物的化学结构、作用机制相似,其量效曲线的形态也相似。我们可以通过量效曲线以及效能或等效剂量来比较各药作用的强弱。当同类药物比较,等效时的剂量称为效价强度(potency)。

(二)质反应的量效曲线

质反应(qualitative reaction)指药理效应以阳性或阴性的形式来表示。其量效曲线称为质反应的量效曲线(quantal dose-response curve)。若药物反应以在某一小样本群体中出现的频数为纵坐标,以剂量为横坐标作图,质反应的量效曲线呈常态分布曲线;若以累积频数或其百分率为纵坐标,则质反应呈长尾 S 形量效曲线。对 50% 个体有效的剂量称半数有效量(median effective dose),用 ED_{50} 表示。如效应是中毒,称为半数中毒量(median toxic dose),用 TD_{50} 表示。如效应为死亡,则称为半数致死量(median lethal dose),用 LD_{50} 表示。通常以治疗指数的大小来衡量药物的安全性,治疗指数(therapeutic index,TI)是指药物半数致死量和药物半数有效量的比值,常以 LD_{50}/ED_{50} 表示。考虑到治疗作用和致死作用二者量效曲线的位置关系,TI 数值较大并不能说明其安全性较大,所以必须参考 LD_1(或 LD_5)和 ED_{99}(或 ED_{95})之间距离来综合考虑作出评价,临床用药不应超过极量。

(三)时效关系与时效曲线

用药后随着时间的变化,药物作用出现动态变化的过程。一次用药后相隔不同时间测定药物效应,然后以时间为横坐标,药物效应强度为纵坐标作图,得到时效曲线。如果在治疗有效的效应强度处及在出现毒性反应的效应强度处分别各作一条与横轴平行的横线(称为有效效应线和中毒效应线),则在时效曲线上可找到起效时间、最大效应时间、疗效维持时间以及作用残留时间。在制订用药方案时可结合连续用药时的情况,将这些参数作为参考。时间血药浓度曲线即时量曲线(time-concentration curve)也可以反映药物效应的变化。但在某些情况下药物的效应与血药浓度并不平行。例如有些药物需在体内通过产生活性代谢物,或者通过某些中间步骤以间接的方式起作用,这些过程需要时间,故时间血药浓度曲线和时效曲线在时间上可能存在差异。由于药物作用的性质和机制不同,药物的作用强度往往具有自限性(如受体饱和),不随血药浓度升高而增强。因此,时效关系与时效曲线在形态上有所不同,可以互相参考而不能互相取代。如别嘌醇的半衰期为 1.5 小时,而其活性代谢物羟基嘌呤醇半衰期为 15 ~ 30 小时,故应予以注意。

三、受体学说及其临床意义

(一)受体的定义及特征

多数药物先与细胞膜上或细胞内的某些特殊分子结合,才能发挥效应。这些特殊分子被称为受体(receptor)。受体具有严格立体专一性,能识别和结合特异分子(配体)的位点,多数受体具有蛋白质分子结构。受体的概念起源于上世纪初,Langley 等先后于 1878 年和 1903 年研究阿托品及毛果芸香碱对猫唾液腺、箭毒对骨骼肌的作用中,发现这些药物不是作用于神经、腺体或肌肉,而是通过作用于生物体内的某些“接受物质”而起效,认为药物必须与之结合才能产生作用。1909 年 Ehrlich 首先提出药物只有与“受体”结合才能发生作用;受体具有识别特异性药物(或配体,ligand)的能力;药物受体复合物可以引起生物效应等观点。配体包括神经递质、激素、自身调节物质或药物等。

受体具有如下特点：①灵敏度高：只要很低的药物浓度就能产生显著的效应；②选择性强：不同化学异构体的反应可以完全不同，激动药的选择性强于阻断药；③专一性大：同一类型的激动药与同一类型的受体结合时产生的效应类似。例如普萘洛尔为β肾上腺素受体阻断药，它阻断β受体而起到降压、抗心绞痛、抗心律失常的作用。

（二）受体的类型

根据受体的功能、结构、信号转导特点等将其分为离子通道受体、蛋白偶联受体、蛋白激酶偶联型受体和细胞内受体。前三者为膜受体。所有膜受体都是膜蛋白，可分为三个区域：膜外侧面的肽链N末端区域，多由亲水性氨基酸组成，且有时形成S—S键，以联系同一受体的不同部分或其他受体；跨膜部位，多由疏水性氨基酸组成，形成螺旋结构；细胞内部分，受体肽链C末端位于细胞内。

（三）受体的调节

细胞膜上的受体数目或反应性可发生变化，它受周围的生物活性物质如神经递质、激素或药物的调节。一般来说，受体数目的变化与其周围生物活性物质的浓度或作用之间呈负相关。这种调节可以表现在同类受体，也可表现在异类受体。

1. **向下调节**　受体不仅能调节生理和生化功能，也受体内环境因素的调控。受体周围的生物活性物质浓度高或长期受激动药作用时可使受体数量减少，称为向下调节或下调（down regulation），表现为该受体对激动药的敏感性降低，出现脱敏或耐受现象。如反复应用β肾上腺素受体激动药治疗哮喘。这种负反馈机制在调节受体作用和机体自我保护中具有重要意义。脱敏的分类方式有几种，按引起脱敏的刺激可分为同源性脱敏和异源性脱敏，前者是指受体只对作用于它的激动药敏感性降低，β受体、Ach受体、胰岛素受体、生长激素受体、促甲状腺激素释放激素受体、黄体生成素受体、血管紧张素Ⅰ受体等可产生同源性脱敏；后者是指除激动药相应的受体外，别的受体对各自相应激动药的效应减弱的现象，如β受体可被甲状腺素、糖皮质激素和性激素调节。

2. **向上调节**　受体长期受阻断药作用时可使其数目增加，称为向上调节或上调（up regulation），表现为该受体对该生物活性物质的敏感性增高，出现超敏或高敏性，停药症状或“反跳”现象。如高血压患者长期应用β受体阻断药普萘洛尔，突然停药可引起反跳现象。超敏也可因合成更多的受体而产生。

（四）受体与临床用药

药物与受体的相互作用对指导临床用药有如下重要意义：

1. **选择药物**　多数情况下可根据疾病过程中所涉及受体的具体情况及药物的特性选择药物。如哮喘可用β受体激动药治疗，考虑到支气管上分布的是β_2亚型，因此选择β_2亚型受体的激动药（如沙丁胺醇，又名羟甲叔丁肾上腺素）则可避免异丙肾上腺素所产生的心脏兴奋作用。同样在应用β受体阻断药治疗高血压、心律失常和心绞痛时，如上述患者有支气管哮喘者，则应禁用β阻断药如普萘洛尔，因为它同时可阻断支气管上的β_2受体而诱发或加重哮喘，甚至可因呼吸困难而致死。

2. **机体对药物的敏感性、耐受性及依赖性**　因长期、大量用药可引起受体的上调或下调，因而可使机体对药物的敏感性改变产生耐受性。受体阻断药长期应用会引起上调或增效，一旦停用阻断药，则低浓度的激动药也会产生过强反应。所以临床上长期应用阻断药时应密切监护，根据受体调节变化来调整用药剂量，决定是否需递减剂量、逐步停药、如何配伍或改用其他药物。某些药物引起的依赖性可能与激动受体有关，如阿片类镇痛药的作用与激动阿片受体有关，而阿片受体可分为μ、κ、δ等亚型，其中μ受体被激动后有镇痛作用并与成瘾性有关。这样可选用部分激动药喷他佐辛，其成瘾性很小，并以此理论合成了一些成瘾性更小的新镇痛药。

3. **内源性配体对药效学的影响**　运动员心率缓慢，表明其内源性配体乙酰胆碱作用较强。阿托品对运动员心率的影响比对缺少体育锻炼、心率较快者的影响为大。普萘洛尔对内源性儿茶酚胺水平高的患者减慢心率的作用显著，而当体内儿茶酚胺浓度不高时作用不明显。对于部分激动药，这种影响更需注意。

4. **受体与药物的不良反应**　药物与受体相互作用所产生的效应或不良反应，往往与它们对受体的选择性不强有关。例如氯丙嗪对受体的选择性很低，除了阻断多巴胺受体以外，还对Ach受体和肾上腺素受体有阻断作用，因此应用氯丙嗪有直立性低血压、鼻塞、口干、便秘、嗜睡、淡漠、反应迟钝等副作用。

5. **联合用药**　对于作用于同一受体或不同受体（或亚型）的激动药与阻断药的联合用药，需根据用药目的行具体分析。

（1）激动与激动药：一般情况下，不应将激动同一受体或同一亚型受体的激动药合用，因为合用后疗效得不到增强，有时反而降低。

（2）激动与阻断药：不能将激动或阻断同一受体或亚型受体的激动药与阻断药同用，因为它们的效应可相互抵消。β 受体阻断药可降低 β 受体激动药沙丁胺醇的效应。在激动药中毒时，可以利用阻断同一受体的阻断药消除激动药的毒性。有时也可用对受体无选择性的激动药（如肾上腺素可激动 α 及 β 受体）与对某一亚型受体的阻断药（如酚妥拉明对 α 受体有阻断作用）合用，以增加疗效。

（3）纯激动药与部分激动药：作用于同一受体的纯激动药与部分激动药不得合用，因部分激动药可抵消纯激动药的效应，如喷他佐辛与吗啡合用反而减弱了吗啡的镇痛效应。根据上述情况，在临床用药时必须考虑所用药物的各方面的影响，以免意想不到的药物协同或阻断导致不良反应。

第三节　药动学与生物利用度研究

一、药物的体内过程及其影响因素

吸收是指药物从给药部位进入血液循环的过程。过去麻醉医生把吸收看得比较简单，认为口服时吸收当然是一个大问题，注射给药吸收就可不成问题，现知情况并非那么单纯。药物要达到靶组织或靶细胞后才能够发挥作用，其理化性质（脂溶性、解离度、相对分子质量等）、剂型、剂量、可供吸收部位的面积与血流量等皆能影响药物的吸收。根据给药方法与吸收部位的不同，可将其分为经消化道内吸收与消化道外吸收。

（一）消化道内吸收

片剂舌下给药时，药物溶解后通过简单扩散从口腔黏膜吸收。其吸收迅速，如术中严重心肌缺血患者可用高脂溶性的硝酸甘油舌下给药。由于经口腔黏膜吸收的药物不经过门静脉，故可避免肝对药物的首关效应（first pass effect）。口服后药物自胃肠道吸收的主要方式是简单扩散。胃内容物呈酸性，弱酸性药物如丙磺舒等在酸性胃内容物中多不解离，因而可在胃内吸收。相反，弱碱性药物如麻黄碱等，在酸性胃内容物中大部分解离，在胃中难于吸收。由于胃吸收面积小且药物在胃内滞留时间较短，所以许多药物吸收量有限。小肠是口服给药的主要吸收部位，这与肠黏膜吸收表面积大、肠蠕动快、肠壁血流量大等因素有关。许多缓释剂也可从结肠吸收。栓剂或溶液剂直肠给药时，药物也可从直肠吸收。直肠的吸收面积虽小，但血流供应充足，药物吸收很快。如术前基础麻醉可用水合氯醛灌肠，由于直肠给药时 2/3 的给药量不经过肝门静脉而直达体循环，故药物的首关效应较小。

影响消化道吸收的主要因素包括：

1. 物理化学因素　固态药物只有在释放、溶解后才能被胃肠上皮细胞吸收。药物释放的速度主要取决于剂型及工艺过程。例如片剂，药物粒径的大小、添加剂、片剂大小等均能影响药物的崩解与溶解，从而影响药物从消化道吸收的程度与速度。

2. 生物学因素　包括胃肠 pH 值，胃内容物的 pH 值为 1.0～3.0，肠内容物的 pH 值为 4.8～8.2，胃肠道愈向下段，pH 值愈高。弱酸性药物易在胃吸收，弱碱性药物易从小肠吸收。

3. 胃排空速度和肠蠕动　胃排空的速度显著影响药物在小肠的吸收。肠蠕动增加可促进固体制剂的崩解与溶解，并进一步使溶解的药物与肠黏膜接触，因此使药物吸收增加。而对于溶解度小或主动转运的药物，肠蠕动加快可缩短药物在肠中的停留时间，吸收反而减少。

4. 胃肠食物及其他内容物　胃肠中食物可使药物吸收减少，这可能与食物稀释、黏附药物或延缓胃排空有关。有时胃肠中食物能增加药物的吸收，这可能与食物能增加胃肠血流量或使药物在小肠停留时间延长有关。食物中某些营养成分也能改变药物吸收。高蛋白饮食能减少左旋多巴在胃肠道的主动吸收，食物中的纤维因能吸附地高辛使其吸收减少，高脂食物能增加脂溶性药物如灰黄霉素的吸收。

（二）消化道外吸收

1. 注射部位的吸收　静脉注射药物可直接进入血管，注射结束时血药浓度最高。肌内或皮下注射有吸收过程，药物先沿结缔组织扩散，再经毛细血管和淋巴内皮细胞进入血液循环；由于注射部位的毛细血管孔道较大，吸收速度远比胃肠道黏膜快。药物在皮下或肌内注射的速率受药物的水溶性及注射部位血流量的影响，在外周循环衰竭时皮下注射吸收速度极其缓慢。每单位重量的肌肉和皮下组织相比，前者血流较丰富，因此肌内注射的吸收速度较皮下注射快。动脉注射可将药物输送到该动脉分布部位以发挥局部疗效，减轻全身不良反应。

2. 皮肤黏膜吸收 完整皮肤吸收能力很差。脂溶性较大的药物可以透过皮肤的角质层，一些脂溶性大的阿片类药也可采用皮下途径行术后镇痛。

3. 呼吸道吸收 脂溶性药物通过简单扩散从鼻黏膜、支气管或肺吸收，该方式仅适用于少数药物。由于肺泡表面积大且血流丰富，气体、挥发性液体以及气雾剂等吸入后，可从肺泡迅速吸收。

二、分布

分布是指吸收入血的药物随血流转运至组织器官的过程，其速率主要取决于药物的理化性质、各器官血流量、膜的通透性以及药物在组织与血浆的分配比。药物分布既影响药物的储存及消除速率，也影响药物效应和毒性，对药物有效性和安全评价具有重要意义。

（一）药物与血浆蛋白、红细胞的结合

多数药物在血液中能与血浆蛋白结合，该部分称结合型药物（bound drug），未与血浆蛋白结合的药物称游离型药物（free drug）或自由型药物。弱酸性药物通常与血浆中白蛋白结合，弱碱性药物与血浆中α1 酸性糖蛋白或脂蛋白结合。在血浆蛋白结合部位上，药物与药物或与内源性化合物之间可发生相互竞争。如抗凝血药华法林99%与血浆蛋白结合，当与保泰松合用时，结合型的华法林被置换出来，致使血浆中游离型药物浓度明显增加，抗凝作用增强，甚至造成危及生命的出血。然而，药物在血浆蛋白结合部位上的相互作用并非都有临床意义。一般认为，对于血浆蛋白结合率高、分布容积小、消除慢或治疗指数低的药物，应考虑药物间的相互作用，临床上对用药剂量进行相应的调整。

（二）影响药物分布的主要因素

1. 器官血流量与膜的通透性 人体各组织器官血流量不同，如肝、肾、脑、肺等高血流灌注器官，药物分布快且含量较多；在肌肉、皮肤等低血流灌注器官，药物分布较慢且含量较少。如静脉注射高脂溶性硫喷妥钠，药物首先大量进入血流量大的脑组织而发挥麻醉作用，然后再向血流量少的脂肪组织转移，效应很快消失。细胞膜对药物通透性也不同，如肾毛细血管内皮膜孔大，在流体静压作用下药物易通过肾毛细血管。由于肝静脉窦缺乏完整内皮，药物也容易通过肝毛细血管。

2. 药物与血浆蛋白或组织细胞结合 药物与血浆蛋白结合是药物向组织分布的一种限定因素。结合型药物不能经细胞膜转运，不能透入脑脊液，也不能经肾小球滤过。

3. 体内屏障 体内屏障包括血—脑屏障和胎盘屏障等，脂溶性较高的药物可通过简单扩散方式透过血—脑屏障。

4. 体液因素 在生理情况下细胞内液 pH 值为7.0，而细胞外液 pH 值为7.4。弱酸性药物在细胞外液中解离增多，不易转运到细胞内。弱碱性药物与弱酸性药物相反，在细胞内的浓度较高。

三、生物转化

（一）生物转化或称药物代谢

生物转化（biotransformation）指药物在体内发生的化学结构改变。肝是生物转化的主要部位，肝外组织如胃肠道、肾、肺、皮肤、脑、肾上腺、睾丸、卵巢等也可不同程度地代谢某些药物。原型药经生物转化生成的代谢物通常是水溶性加大，易从肾或胆汁排出，而且生成的代谢物常失去药理活性（灭活）。因此，生物转化是许多药物消除的重要途径。

（二）生物转化的影响因素

一般包括遗传因素、环境因素、生理因素与营养状态、病理因素等。

四、排泄

排泄（excretion）可有三种形式，一为药物进入体内后没有改变，绝大多数仍以原型排出（地氟烷、N_2O）。其二系以中间代谢产物的形式排出。三是绝大部分以代谢产物的终末形式，即最后产物形式排出。有些药物这三种形式都有，但每一形式所占百分比则差别很大。排泄的途径，一般以肾脏为主随尿排出，但亦可通过肝脏进入胆汁经大便而排出，也可通过汗腺而排泄，后两种途径在大多数药物是次要的。某些药物在不同的病理生理状态下排泄可能会有些改变。如有些药物本来是随尿排出的，但在肾功能不全时，改由经胆汁随着大便排出的效量就增多。有些镇痛药即如此，临床使用比较安全；肌松药三碘季胺酚则不是这样，主要以原型随尿排出，在肾功能不全时亦全无其他排出途径，因此临床使用应谨慎。

五、药动学基本原理及其参数的计算

（一）药动学的基本原理

药动学（pharmacokinetics，PK）是应用动力学原理和计算公式阐明药物的体内过程随时间而改变的量变规律，从而揭示药物在体内的位置（房室）以及药物浓度与时间的关系，以便更好地了解药物的作用和指导临床合理用药。

1. 动力学模型 为定量分析药物在体内动态过程，常采用适当的模型以简化复杂的生物系统，并采用数学公式对其模型进行描述。动力学模型的建立是将机体视为一个系统，系统内部按动力学特点分为若干房室（compartments）。房室为一假想的空间，其划分与解剖部位或生理功能无关，只要体内某些部位的转运速率相同，即可归为同一房室。在多数动力学模型中，药物即可进入该房室，又可从该房室流出，称为开放系统（open system）。

（1）一室开放型模型（open one-compartment model）：该模型假定机体由一个房室组成，给药后药物进入血液循环并立即均匀地分布在整个房室，并以一定速率从该室消除。一室模型对于分析口服或肌内注射后药物的血浆浓度非常有用，因为通常在吸收过程中，药物分布相是隐蔽的。

（2）二室开放型模型（open two-compartment model）：该模型假定机体由两个房室组成，即中央室与周边室。药物首先进入中央室，并在该室瞬间均匀地分布，然后缓慢地进入周边室。中央室包括全血和血流丰富的组织，如肝、肾、心、肺、脑等；周边室则包括血液灌注较少的组织，如肌肉、皮肤、脂肪等。该模型还假定药物仅从中央室消除。准确地选择动力学模型是进行药动学分析的关键。目前常采用先进的药动学专用计算机程序包进行，如国外的 PCNONLIN，国内的 3P87、3P97、PKBP-NI、CPAPL 等。

（二）速率过程

药物进入血液循环后，由于分布、代谢和排泄过程可使血药浓度衰减。按药物转运或消除速度与药物浓度之间的关系，将药物在体内的速率过程分为一级动力学、零级动力学和米曼氏动力学。

1. 一级动力学过程（first-order kinetic process） 该过程是指药物在某房室或某部位的转运速率与该房室或该部位的药量或浓度的一次方成正比，即单位时间内转运或消除恒定比例的药量，又称定比转运。描述一级动力学过程的公式为：

$$dc/dt=-kc \qquad (1)$$

式中 dc/dt 为药物转运或消除速率，c 为药物浓度，k 为一级速率常数。

将（1）式积分，得：

$$C=c_0 \cdot e^{-kt} \qquad (2)$$

式中 c 为 t 时间的药物浓度，c_0为药物起始浓度，t 为用药后时间。

将（2）式改为常用对数式，则：

$$\lg c=\lg c_0-k/2.303t \qquad (3)$$

如将血药浓度对时间作图可得一指数曲线。将血药浓度的对数（lgc）对时间作图则得一直线，其中（lgc）为截距，（-k/2.303）为斜率。故一级动力学又称线性动力学，大多数药物在体内的转运或消除均属于一级动力学过程。一级动力学过程是被动转运的特点，只要是按浓度梯度控制的简单扩散都符合一级动力学过程。它的特点是：

（1）药物转运呈指数衰减，每单位时间内转运的百分比不变，但单位时间内药物的转运量随时间推移而下降。

（2）半衰期恒定，与剂量或药物浓度无关。

（3）血药浓度对时间曲线下的面积与所给予的单一剂量成正比。

（4）按相同剂量、相同间隔时间给药，约经 5 个半衰期达到稳态浓度，停药后约经 5 个半衰期药物在体内完全消除。

2. 零级动力学过程（zero-order kinetic process） 该过程是指药物自某房室或某部位的转运速率与该房室或该部位的药量或浓度的零次方成正比，即按恒定速度进行转运，与药物浓度无关，又称定量转运。描述零级动力学过程的公式是：

$$dc/dt=-kc=-k \qquad (4)$$

将其积分：得

$$c=c_0-kt \qquad (5)$$

式中 k 为零级速率常数。可见，将 t 时的药物浓度与时间在普通坐标纸上作图可得一条直线，其斜率为-k。

零级动力学过程是主动转运的特点，任何耗能的逆浓度梯度转运的药物，因剂量过大，均可超负荷而出现饱和限速，则成为零级动力学过程。它的特点是：

（1）转运速度与剂量或浓度无关，按恒量转运，但每单位时间内转运的百分比可变。

（2）半衰期不恒定，与初始给药剂量有关。剂量越大或浓度越高，半衰期越长。

（3）药时曲线下的面积与给药剂量不成正比，剂量增加，其面积可以超比例地增加。

3. 米曼氏动力学过程（michaelis-menten kinetic process） 该过程是包括一级和零级动力学在内的混合动力学过程。该过程在低浓度时属

一级动力学过程,而高浓度时则属零级动力学过程。描述米曼氏动力学过程的公式是:

$$dc/dt = -Vm \cdot C/Km + C \qquad (6)$$

式中 dc/dt 是指 t 时的药物消除速率,Vm 是该过程的最大速率,Km 是米氏常数,它表示消除速率达到 Vm 一半时的药物浓度。当药物浓度明显低于 Km 时,即 C<<Km 时,公式(6)可简化为:

$$dc/dt = -Vm/Km \cdot C$$

该式与描述一级动力学过程的(1)式相似,其中 Vm/Km 相当于 k。当药物浓度接近或超过 Km 时,即 C>>Km 时,(6)式可简化为

$$dc/dt = -Vm$$

该式与描述零级动力学过程的(4)式相似,其中 Vm 相当于 k。临床上有些药物具有米曼氏动力学的特点,如乙醇、阿司匹林、苯妥英钠、茶碱、苯海拉明等。以阿司匹林为例,当口服小剂量阿司匹林(1g)以下时,按一级动力学消除,$t_{1/2}$ 为 2~3 小时;当较大剂量阿司匹林给药(1g)以上时,肝脏代谢水杨酸的能力已达饱和,则按零级动力学消除,$t_{1/2}$ 明显延长,可高达 15~30 小时。零级动力学过程与米曼氏动力学过程又称非线性动力学过程(nonlinear kinetic process),由于该过程半衰期等动力学参数随剂量而改变,故又称剂量依赖性动力学过程。认识与掌握非线性动力学特点对于临床安全有效用药具有重要意义。

(三)药动学参数及其基本计算方法

1. 血药浓度时间曲线下面积(area under the concentration-time curve,AUC) 是指血药浓度数据为纵坐标,时间为横坐标作图所得曲线下的面积。AUC 与吸收后体循环的药量成正比,它可由积分求得,最简便的计算方法是梯形法。通过 AUC 可计算药物的生物利用度。

2. 生物利用度(biovailability,F) 是指药物从某制剂吸收进入血液循环的程度和速度。通常它的吸收程度用 AUC 表示,吸收速度以用药后达到最高血药浓度(peak concentration,C_{max})的时间即达峰时间(peak time,t_{max})表示。已有许多药物制剂将生物利用度列为质控标准,以保证用药的有效和安全。生物利用度分为绝对生物利用度(absolute biovailability)与相对生物利用度(relative biovailability)。通常将静脉注射药物的生物利用度作为 100%,血管外途径给药(ev)时的 AUC 与静脉给药(iv)时 AUC 的比值为绝对生物利用度。

同一给药途径下不同制剂的 AUC 的比值为相对生物利用度。其计算式如下:

绝对生物利用度 F = AUCev/AUCiv×100%

相对生物利用度 F = AUC 受试制剂/AUC 标准制剂×100%

某些药物口服时由于首关效应的影响,可使药物的生物利用度明显降低。

3. 半衰期(half life,$t_{1/2}$) 通常是指血浆消除半衰期,它是指药物分布在体内达到平衡状态后血浆药物浓度降低一半所需的时间。对于一级动力学消除的药物,半衰期是一个常数,与血浆药物浓度无关。它可用消除速率常数(Ke)计算:

$$t_{1/2} = 0.693/Ke$$

半衰期因药而异,例如青霉素为 0.5 小时,氨茶碱为 3 小时,乙酰水杨酸为 6 小时,地高辛为 36 小时,苯巴比妥为 5 天。了解半衰期对临床合理用药具有重要意义,它有助于设计最佳给药间隔、预计停药后药物从体内消除时间以及连续给药后达到稳态血药浓度的时间。

4. 表观分布容积(apparent volum distribution,Vd) 是指药物分布在体内达平衡时,按测得的血浆药物浓度计算时所需的体液总容积(以 L 或 L/kg 表示)。若体内总药量为 D,血浆与组织间达到平衡时的血浆药物浓度为 C,则:Vd=D/C。可见 Vd 是体内药量与血浆药物浓度间的比例常数,将此比例常数乘以血浆药物浓度,其积恒等于体内总药量。Vd 是一假想的容积,并不代表体内具体生理空间的大小。但从 Vd 可以推测药物在体内的分布程度及组织中摄取程度。如酚红静脉注射的分布容积为 4L,与正常成人的血浆容积相近,说明酚红不向组织脏器分布,全部集中在血浆中;甘露醇的分布容积为 14L,与成人细胞外液相近,说明它能通过毛细血管内皮,仅分布在细胞外液中;乙醇的分布容积为 41L,说明它能通过细胞膜而分布在全身体液。药物如果被组织细胞选择性结合,则其分布容积值可远大于生理性总容积。此时 Vd 纯粹是一个数学概念。例如给予 70kg 人体地高辛 0.5mg,其血浆浓度为 0.7ng/ml,则地高辛的 Vd 为 700L,超过生理性总容积 10 倍以上。

5. 稳态血药浓度与平均稳态血药浓度 临床用药以多次给药为主,目的是使药物达到治疗药物浓度水平,并使其维持较长的时间。若按固定间隔时间给予固定剂量药物,在每次给药时体内总有上次存留的药物,多次给药后形成药物的不断蓄积,

随着给药次数增加，体内总药量的蓄积率逐渐减慢，直至在剂量间隔内消除的药量等于给药剂量，从而达到平衡，此时的血药浓度称为稳态血药浓度（steady-state plasm concentration，Css）。若隔一个半衰期给药，则经5个半衰期的时间后血药浓度达到稳定状态。稳态血药浓度呈一锯齿状的血浆药物浓度曲线，它有一个峰值（稳态时最大血药浓度，Css *max*），还有一个谷值（稳态时最小血药浓度（Css *min*），Css *min* 于稳态血药浓度不是单一的常数，故有必要从稳态血药浓度的起伏波动中，找出一个特征性的代表值来反映多剂量长期用药的血药浓度水平，由此产生了平均稳态血药浓度（Css *av*）的概念。所谓 Css *av* 是指达稳态时，一个给药间隔内血药浓度曲线下的面积与给药间隔时间的比值。为使血药浓度很快达到 Css，可首次应用一次负荷剂量药物，然后改用维持量。若按半衰期的间隔连续多次给药，通常口服药物的负荷量为常规剂量的两倍，即所谓"首剂加倍"。按零级动力学消除的药物，由于给药剂量超过机体最大清除能力，故多次给药易引起体内药物蓄积，血药浓度超比例升高。因此多次给药应特别注意。

6. **总体清除率（total body clearance，TBCL）**是指在单位时间内体内各消除器官清除药物的血浆容积，它是肝、肾以及其他消除途径清除率的总和。其计算式为：

$$TBCL = Vd \cdot Ke \text{ 或 } TBCL = D/AUC$$

式中 Vd 为表观分布容积，Ke 消除速率常数，D 为体内药量，AUC 为药时曲线下面积。

六、群体药动学

（一）基本概念

所谓群体（population）是指根据研究目的所确定的研究对象的全体。由于群体中各受试对象的遗传、环境、营养及个体特征的不同，药动学参数具有很大的个体间变异及个体自身变异。为描述各受试者参数的变异情况，确定药动学参数的平均值与标准差，进而估算某一患者的药动学参数，就必须进行群体药动学研究。群体药动学（population pharmacokinetics，PPK）即药动学的群体分析法，它是应用药动学基本原理结合统计学方法研究某一群体药动学参数的分布特征，即群体典型患者的药动学参数和群体中存在的变异性。这种变异性包括确定性变异和随机性变异。确定性变异又称固定效应（fixed effects），指年龄、体重、身高、性别、种族、肝肾等主要脏器功能、疾病状况及用药史、合并用药、吸烟和饮酒等对药物体内过程的影响。随机性变异又称随机效应（random effects），包括个体间和个体自身变异，指不同患者间、不同实验者、实验方法和患者自身随时间的变异。确定性变异通过固定效应模型估算，随机性变异由统计学模型确定。把经典药动学模型和各固定效应模型，个体间、个体自身变异的统计学模型结合起来，即为混合效应模型。由 Sheiner 等编制成非线性混合效应模型（nonlinear mixed effect model，NONMEM）计算机软件，已成为药动学群体分析的重要工具。临床上只要在一个给药间隔内采集血样1～2次，总共24次，就可利用 NONMEM 程序进行群体药动学研究。NONMEM 方法适用于临床监测稀疏数据（sparse data）的药动学分析。

（二）群体药动学在临床的应用

1. **治疗药物监测** NONMEM 法已用于治疗药物监测并估算其群体参数值。如抗癫痫药、茶碱、地高辛、利多卡因、华法林、环孢素、氨基糖苷类抗生素等。如 Grevel 等考察134例年肾移植患者环孢素的群体药动学参数，收集1033例对给药速率和平均稳态数据，使用 NONMEM 法分析，结果表明米曼氏动力学模型更适合环孢素的消除特点，且肾移植后的4个月中 Km 值逐渐增加，Vmax 则不变，显示有较大的个体间变异。这些群体参数已用于口服环孢素的剂量调整。

2. **优化个体给药方案** 根据 NONMEM 法估算的药动学群体参数以及新病例的临床常规数据如身高、体重、肾功能等，初步推算个体化给药方案，并预测可能达到的血药浓度；然后根据实测血药浓度，对比修正个体药动学参数。通过反馈修正，可快速、准确地获得个体药动学参数，制订合理的个体化给药方案。该方法较常规剂量法和经验法更有针对性、更准确。

3. **特殊患者群体分析** 特殊群体包括老年人、新生儿、儿童、孕妇以及危重患者等，这些群体的药动学特征对某些药物最适给药方案的设计与修订至关重要。NONMEM 法仅需采血2～4次即可得到较理想的群体参数，很适用于开展这类群体的药动学研究。

4. **生物利用度研究** 可用经典的药动学方法，但用 NONMEM 法能发挥其处理稀疏数据的特点，并可提取较多信息。如 Graves 等利用生物利用度测定的常规数据，对伪麻黄碱的控释制剂，用 NONMEM 程序测定其群体生物利用度。NONMEM

法具有经典法不具有的一些优点：①可以比较单次及多次给药试验中的个体自身变异；②可以比较速释及控释制剂间的变异；③统计分析中的假设检验可直接根据血药浓度数据进行。

5. 合并用药的定量化研究　NONMEM 法可以定量研究药物相互作用的影响。如 Williams 等采用 NONMEM 程序定量探讨合用奎尼丁对地高辛药动学参数的影响。结果表明，合用奎尼丁可使地高辛的清除率明显降低。

第四节　新药研究与新药临床试验

一、新药概念

（一）新药（new drug）

《中华人民共和国药品管理法实施条例》将新药概念重新修订为“未曾在中国境内上市销售的药品”。研制新药，必须按照国家药品监督管理部门的规定如实报送研制方法、质量指标、药理及毒理试验结果等有关资料和样品，经 SFDA 批准后，方可进行临床试验。完成临床试验并通过审评的新药，由 SFDA 批准，发给新药证书。

（二）临床试验

分为Ⅰ、Ⅱ、Ⅲ、Ⅳ期。申请新药注册应进行Ⅰ、Ⅱ、Ⅲ期临床试验，有些情况下可仅进行Ⅱ期和Ⅲ期，或者Ⅲ期临床试验。

1. Ⅰ期临床试验（phase Ⅰ clinic trial）　是初步的临床药理学及人体安全性评价试验。观察人体对于新药的耐受程度和药动学，为制订给药方案提供依据。

2. Ⅱ期临床试验（phase Ⅱ clinic trial）　系治疗作用的初步评价阶段。其目的是初步评价药物对目标适应证患者的治疗作用和安全性，也包括为Ⅲ期临床试验研究设计和给药剂量方案的确定提供依据。此阶段的研究设计可根据具体研究目的，采用多种形式，包括随机盲法对照临床试验。

3. Ⅲ期临床试验（phase Ⅲ clinic trial）　是治疗作用的确证阶段。其目的是进一步验证药物对目标适应证患者的治疗作用和安全性，评价利益与风险关系，最终为药物注册申请获得批准提供充分的依据。试验一般应为具有足够样本量的随机盲法对照试验。

4. Ⅳ期临床试验（phase Ⅳ clinic trial）　为新药上市后由申请人自主进行的应用研究阶段。其目的是考察在广泛使用条件下的药物的疗效和不良反应；评价在普通或者特殊人群中使用的利益与风险关系；改进给药剂量等。

（三）生物等效性试验

生物等效性（bioequivalence）是指药学等效制剂或可替换药物在相同试验条件下，服用相同剂量，其活性成分吸收程度和速度的差异无统计意义。通常意义的生物等效性是指用生物利用度研究方法，以药动学参数为终点指标，根据预先确定的等效标准和限度进行的比较研究。生物等效性和生物利用度均是评价制剂质量的重要指标。在临床试验过程中，通过生物等效性试验可验证同一药物不同时期产品的前后一致性，如临床试验用药品（尤其是用于确定剂量的试验药）和拟上市药品。生物等效性可大致分药学等效性和治疗等效性两种：

1. 药学等效性（pharmaceutical equivalence）是指如两药品含相同量的同一活性成分，有相同剂型，符合同样或可比较的质量标准，则可认为它们是药学等效。药学等效制剂不一定意味着生物等效，因为辅料不同或生产工艺差异可导致药物溶出或吸收加快或减慢。

2. 治疗等效性（therapeutic equivalence）　是指如两制剂含相同活性成分，并且临床上显示具有相同安全性和有效性，可认为两药具有治疗等效。

二、新药临床试验

（一）新药临床试验病例数

1. 药物临床研究受试例数应根据临床研究的目的，符合相关统计学的要求和所规定的最低临床研究病例数要求。罕见病、特殊病种及其他情况，要求减少临床研究病例数或者免做临床试验的，必须经 SFDA 审查批准。临床试验的最低病例数（试验组）要求：Ⅰ期为 20～30 例，Ⅱ期为 100 例，Ⅲ期为 300 例，Ⅳ期为 2000 例。生物利用度试验，西药为 18～24 例；中药为 19～25 例。

2. 已获境外上市许可的药品，应进行人体药动学研究和至少 100 对随机临床试验。多个适应证的，每个主要适应证的病例数不少于 60 对。

3. 申请已有国家标准的注射剂和 SFDA 规定的其他已有国家标准的中药、天然药物制剂注册，应进行临床试验，病例数不少于 100 对。

（二）新药临床研究实施前要求

1. 申请人应从具有药物临床试验资格的机构中，选择承担药物临床试验的机构，商定临床研究的负责单位、主要研究者及临床研究参加单位。

2. 申请人应与选定的临床研究负责和参加单位签订临床研究合同，提供受试者知情同意书样稿和临床试验研究者手册，参照有关技术指导原则完善临床研究方案，并提请临床试验机构伦理委员会对临床研究方案的科学性和涉及的伦理问题进行审查。

3. 申请人应向选定的临床研究单位免费提供临床研究用药物和对照用药品（Ⅳ期临床试验除外），并附样品检验报告书；承担临床研究所需要的费用。临床研究用药物应在符合《药品生产质量管理规范》（good manufactory practice，GMP）条件的车间制备。制备过程应严格执行 GMP 的要求。SFDA 或者委托省、自治区、直辖市药品监督管理局，根据审查需要进行现场考察。

申请人可按 SFDA 审定的药品标准自行检验临床研究用药物，也可以委托中国药品生物制品检定所或者 SFDA 确定的药品检验所进行检验，检验合格后方可用于临床研究。SFDA 可以指定药品检验所对临床研究用的药物进行抽查检验。疫苗类制品、血液制品、SFDA 规定的其他生物制品以及境外生产的临床研究用药物，必须经 SFDA 指定的药品检验所检验，合格后方可用于临床研究。申请人对临床研究用药物的质量负有全部责任。

4. 申请人在药物临床研究实施前，应将已确定的临床研究方案和临床研究负责单位的主要研究者姓名、参加研究单位及研究者名单、伦理委员会审核同意书、知情同意书样本等报送 SFDA 备案，并报送临床研究单位所在省、自治区、直辖市药品监督管理局。

三、新药临床试验原则

新药临床试验设计应符合随机性（randomization）、合理性（rationality）、重复性（replication）和代表性（representativeness），即“4R”原则。

（一）随机性

是临床试验乃至科研设计的基本原则，要求试验两组患者分配均匀，不随主观意志为转移。由于随机对照双盲试验实施，使主客观偏因排除，因而解决的不仅是分配误差，还使试验可信度明显提高。试验组与对照组的分配，也应采用随机化分组方法，包括分层随机、区组随机和完全随机等。

（二）合理性

指试验设计既要符合专业要求与统计学要求，又要切实可行。如抗菌药物临床试验，原则上细菌培养阳性率应为 100%，如把细菌阳性率标准定为 100%，虽符合专业要求，但实际很难做到；而若把标准降为 80%，基本也能符合专业与统计学要求，并且还可随细菌检验水平和条件提高，相应提高细菌阳性率标准。

（三）代表性

指确定受试对象应符合统计学“样本抽样符合总体”原则，如广谱抗铜绿假单胞菌抗生素特点是广谱，对铜绿假单胞菌有效，受试病例应包括革兰阳性球菌感染，革兰阴性杆菌感染，还须包括铜绿假单胞菌感染。在病情轻重选择上也要有代表性，既照顾到病情本身有轻有重这一客观存在，还应考虑样品作用强弱。

（四）重复性

要求试验结果准确可靠，经得起重复验证。试验时应尽量克服各种主客观误差，设计时要注意排除偏因，即系统误差，如病例分配时应避免分配不均匀误差；询问病情和患者回答时注意主观误差；试验或检查先后应消除发生顺序误差等。

四、新药临床试验有关规定

（一）耐受性试验（tolerance test）

耐受性试验主要分为急性和亚急性两个试验，前者为单次给药后观察 24～48 小时，后者则根据需要观察多天。按《新药审评办法》规定，目前只需进行急性耐受性试验。

1. 受试对象　应选健康志愿者，特殊病征可选轻型患者。健康状况须经健康检查，除一般体格检查外，尚要做血、尿、粪便常规化验和心、肝、肾功能检查，并应均属正常。要注意排除有药物、食物过敏史者。妊娠期、哺乳期、月经期及嗜烟、嗜酒者亦应除外。还应排除可能影响试验结果和试验对象健康的隐性传染病。受试例数 20～30 例，以 18～50 岁为宜，男女例数最好相等。

2. 试验分组　在最小初试剂量与最大初试剂量之间分若干组，组间剂量距离视药物毒性大小和试验者的经验而定。毒性较小且试验者有丰富经验，可少设几个组；作用较强、毒性较大药物，剂量组间距离应缩小，以免出现严重不良反应。各试验组剂量由小到大逐渐递增，每组 6～8 人。不得在同一受试者进行剂量连续递增的耐受性试验。

3. 初试剂量　最小初试剂量一般可从同类药物临床治疗量 1/10 开始，按改良 Blackwell 方法，可用敏感动物（按体重）LD_{50} 1/600 或最小有效量 1/60 计算，亦可按大动物（狗）体表面积最大耐受量换成人计算；最大初试剂量可采用同类药临床单次治疗量。当最大剂量组仍无不良反应时，试验即告结束。当剂量递增到出现第一个轻微不良反应时，虽未达到最大剂量，亦应结束试验。

4. 试验评价　可采用主观症状和体征，以及生理、生化、血液学等客观指标。近来已有测量各种普通症状的定量方法如多种"问卷"及目视模拟标尺法，以评价受试者自我感觉及副作用。

（1）问卷法（questionnaire）：在实践中应用较广泛。所用各种量表（scales）是根据测验性质及用途不同而编制，并经统计学（信度、效度及项目分析）处理的标准化测验表（inventory），也称问卷。

（2）视觉模拟表（visual analogue）：是受试者针对某种主观感觉程度作自我判断方法。实际操作中有两种方法，一是事先将某种主观感觉分出等级（如0～3（级，共4级），由受试者自己选择；二是由受试者在事先给定并带有刻度的标尺上划一记号来表达某种感觉程度。

（二）药动学研究

药动学研究（pharmacokinetc research）可与耐受性试验结合进行，如某药耐受性试验剂量分5组，即50、100、200、300和500mg；药动学研究可与其中100、200、300mg三个剂量组结合进行；耐受性试验与药动学研究均需进行单次与连续7天给药试验。为保证分析方法可靠，应首先进行方法学验证。

（三）对照试验（controlled trial）

1. 平行对照试验　为标准随机分组对照试验。严格随机分组保证两组条件均衡可比。临床研究总结资料的可比性分析，并不能完全保证两组条件均衡，因为可比性分析指标仅是我们知道的影响因素，而未知影响因素也可存在。最常用设计是试验药A与对照药B（或安慰剂）进行随机对照比较。当多个药同时比较时，可设多个治疗组互相比较，亦可设几个治疗组与一个对照药或安慰剂比较。平行对照试验亦可研究药物相互作用（drug interaction），如研究A药与B药相互作用时，可分别设A、B、A+B 3个治疗组与1个安慰剂组比较。

2. 交叉对照试验　可在同一个体自身对照，也可在不同个体行组间交叉对照。当所观察药物多于2个时，可用拉丁方设计（Latin square design）。另外，确定主要观察指标后，可在患者、给药顺序和观察指标所测数值间列拉丁方，用方差分析对方中各药效行 t 检验，以比较它们间差别。设计交叉对照试验时，特别要避免前一个药物效应带给后个药物所造成的偏因，两次试验间歇期要设计合理。平行对照试验，虽然试验药与对照药并不先后交叉，但试验开始前，受试者有可能已接受过类似药物治疗，则前一药的药效可能对后一药带入偏因，应设法在设计中排除。

（四）盲法试验（blind trial technique）

1. 单盲试验（single blind trial technique）　指医护人员不设盲，患者设盲，即试验药与对照药外观虽有区别，但患者不知哪种为试验药哪种为对照药。单盲由于药物外观有区别，医护人员无法设盲，因而不能排除医护人员主观偏因。

2. 双盲试验（double blind trial technique）指医护人员与患者均不知A与B哪个是试验药或对照药。要求申办单位能提供外观与气味等均无区别的A与B两种药。

3. 双盲、双模拟试验（double-blind，double-dummy trial technique）　当A与B两种药外观或气味均不相同又无法改变时，可制备2种安慰剂外观或气味分别与A或B相同，分组服药时，服A药组加服B药安慰剂，服B药组加服A药安慰剂，则两组均分别服用一真一假两种药，外观与气味均一致。

（五）安慰剂

1. 概念　指没有药理活性物质如乳糖、淀粉等作用不强的药品，实际对患者也起安慰剂（placebo）作用。安慰剂常用作为临床对照试验阴性对照。作用微弱药物为准确评价其有效性也应设安慰剂对照。

2. 分类　有纯安慰剂（pure placebo）与不纯安慰剂（impure placebo）之分，前者指无药理活性物质，后者指作用微弱的药品。

3. 安慰剂效应（placebo effect）　安慰剂在一定条件下对某些人可产生效应，称为安慰剂效应，并且也可有剂量效应关系和特性，如镇痛、镇静、止咳等，有效率平均为（35.2±2.2）%。其中，镇痛效果最明显，有效率可高达60%。安慰剂用于产后疼痛，其镇痛效果虽不及阿司匹林显著，但同样出现剂量效应曲线，如服安慰剂后1小时明显超过0.5小时的镇痛效果（显著性水平为0.01），并且对轻、中度疼痛明显超过重度至极度疼痛效果。安慰剂不仅能改善主观症状，也可引起客观指标变化，如胃酸下降、白细胞增高及其他类似正常人给促肾上腺皮质激素所引起的客观指标改变。安慰剂既有治疗效应（正效应）也可引起不良反应（负效应），说明临床药物治疗中所获得的疗效，既可能是有效药物的药理作用所引起，也可能是无效药物的安慰剂效应所致。有人在一组学生研究中证明，安慰剂的不良反应明显受暗示影响，受试者在精神因素影响下可出现各种反应，如试验者事先暗示受试学生：红色药物有兴奋作用，蓝色药物有镇静作用，结果发现，主要反应及其症状随剂量增加而加重，服红色药物学生大多出现心率加快、情绪高涨或其他兴奋症状，而服蓝色药物学生则大多表现为心率减侵、情绪低落、自觉疲乏、倦怠等抑制症状，其中有2例发生较重不良反应，而实际上两组服用的都是安慰剂。

第五节　临床试验方法学

一、重复

重复原则的含义包括两个方面：一是重现性，精确可靠的实验结果应具有重复稳定性，在同样条件下能重复出来，能够充分重现的实验，才是可靠的实验，二是重复数，实验不能单凭三五例观察就草率地做出结论，一定要有足够的重复数（实验次数或实验例数）。

除了重复数的数量外，还应重视重复数的质量。质量不高的重复数，不仅浪费人力和物力，有时还会导致错误的结论。应尽量采取精密准确的实验技术，减少实验误差，并保证每个重复都是在同等情况下进行的，包括同时、同地、同条件、同种、同批、同病情等。药理实验还应该尽量减少干扰因素对实验的影响，将可控制的因素设法控制一致，包括：①动物方面：品系、体重、年龄、性别、饲料、饲养条件等；②仪器方面：灵敏度、精确度、零点漂移、电压稳定性、操作熟练程度等；③药物方面：批号、纯度、剂量、注射容量、注射速度、酸碱度、温度等；④此外，室温气压、湿度、季节、甚至实验在上午还是在下午，动物是群养还是单养，都会不同程度影响实验结果，均应预先考虑，甚至基本一致。

二、随机

随机是使每个实验对象在接受处理时都有相等的机会，随机遇而定，随机可以减轻主观因素干扰，减少或避免偏性误差。应当指出，绝对随机并非绝对好，例数很多时，随机优越性较好，例数不多时，绝对随机不一定好，例如在一群雌雄各半的小鼠中，按照绝度随机来抽样就不可能保证每组10只动物中出现5雌5雄，反而不如事先规定每组5雌5雄，在此基础上进行随机，这种方法被称为均衡随机（或分层随机），即先按主要因素（病理模型的轻重或体重、性别等）先分区，再在每组区中随机去除等量动物分配到各组，使次要因素（活泼程度、饥饱程度、疲劳程度等）得以随机安排，“主要因素均衡，次要因素随机”才能保证实验的可比性，因此，均衡随机比绝对随机更好，在药理实验设计中应用更广。

三、对照

对照是比较的基础，没有对照就没有比较，没有鉴别，也就谈不上定量研究。采用生理盐水或溶媒代替药液同量注射为“阴性对照组”（或空白对照组），采用已知药效的典型药物为“阳性对照组”（或参比品组）。采用病理模型的实验，为检验用药后是否恢复到正常水平，还应设“正常动物组”，各组应在“同时、同地、同条件”下进行，否则失去对照意义。采用对照组可以随时了解实验条件是否有变化，还有利于判断药效的强弱、有无显著意义、计算药物的效价等。实验组与对照组例数相等时，统计效率最高。

对照应符合“齐同可比”的原则。除了研究因素（如用药），对照组的其他条件应与用药组具有可比性。动物实验中，不仅要做到体重、性别、动物品系的一致，对照组也应给与同样酸碱度、渗透压、同样溶媒，以同等容量和速度进行用药。这种对照组就比用蒸馏水代替药物或不同药的空白对照组好。

四、盲法

医生常带有倾向性用他认为有效的药物给患者治病，患者是在医生暗示的条件下接受治疗，这使得在评价疗效时常带来了不真实性。为了避免这种情况发生，实验者可不让患者或者不让医生知道试验方案，不让患者知道的称单盲试验（single blind），不让患者同时也不让医生知道的称双盲试验（double blind），有人主张对于那些主要根据患者主诉来确定试验效果的应该使用单盲设计，如对镇痛药或安眠药的评定；对于那些主要根据医生主观决定试验效果的应该用双盲设计，如抗精神病药的疗效分级或精神病量表来决定病情的。无论单盲或双盲，目的都是为了避免医生或患者主观心理的干扰。

当参与试验的每个成员，包括患者、医护人员和药物评价者，若预先知道患者接受哪一种治疗，潜在偏因将不可避免。

1. 患者 如果患者知道在接受一种新药治疗，这可能为患者在精神上带来好处，反之，若患者知道他在接受一种常规或他认为是无效的药物，特别当他知道其他患者在用一种新药时，这将对患者产生不利影响。于是就发生了由于患者对治疗的态度而影响患者对治疗的合作，这就是患者的依从性(compliance)。

2. 医护人员 如果医生知道患者正在接受新药，他会对患者做更细致的检查与观察。医护人员对新药的热忱不可避免地会使患者对新药产生好感而影响患者对药物的反应。

3. 药物评判者 当评判者知道哪一个患者接受哪一个药时，严重的问题就会发生，即评判者往往倾向于他所喜爱的药物。

盲法设计的应用在很多场合会发生困难，如医生用药不是固定不变，他常根据患者的病情进展不断改变用药或用药剂量。如果医生对某一新药可能发生的意外毫无所知，当一旦出现意外，医生将无法做紧急处理。因此在应用盲法时，医生有必要做好精神及物质上的准备，以便一旦出现不测可及时处理。因此，在应用双盲设计时，应同时设立破盲措施。

五、安慰剂的应用

医生用安慰剂常出于两种情况：①医生对患者已无能为力，出于患者的要求给患者服用安慰剂，它可能带来一些效果，例如患有持续性疼痛的患者，适当用一些安慰剂可能有效；②应用于临床对照试验，安慰剂像试药一样给患者服用作为试药的对照，以便在评价新药时可排除安慰作用。

在新药临床试验中，常由于双盲与安慰剂并用，因此有一些主要实施方法值得试验者注意：

1. 实施双盲的一个主要部分是将受试者随机分配至试验组和对照组，必须要求医生或评判者在盲态下进行，因此随机措施必须由另一部分人进行，一般由统计学家来实施。

2. 要分析试验结果必须揭盲，即必须知道哪些患者属于试验组或对照组。揭盲方法分一次揭盲和两次揭盲，前者往往是在试药组和对照组例数不等时的条件下进行；后者可在两组例数相同时的条件下进行。两次揭盲比一次揭盲更为可信，因为在做统计分析前第一次揭盲仅知道哪些患者属于A组，哪些患者属于B组，统计分析完毕后经第二次揭盲才知道A、B两组所属的是试验组或对照组。

3. 双盲试验与安慰剂并用是为了使患者和医生更客观地评价不良反应，这些不良反应的报告常可平衡试验药组所产生的类似的不良反应。

4. 双盲试验大部分都应用口服药与安慰剂比较，但有时也应用两种有效药的比较。但当两对比药的剂量不同时，情况就比较复杂。例如，试验药为抗高血压的缓释剂，一日口服一次，对照药为β受体阻断剂，一日口服两次，试验者可给患者标以A、B两种药物，嘱咐患者每晨A药一片，每晚B药一片。

5. 用安慰剂做对照组，应常结合自身交叉试验，以避免一组患者仅用安慰剂而得不到及时治疗。

第六节 临床试验的道德要求

临床试验的道德问题应贯穿于整个试验过程，1960年世界医学大学发布的赫尔辛基宣言是国际上公认的临床试验的道德规范。该宣言在1975年日本东京举行的第29届世界医学大会上再次修订，其中有这样的记录："包括人体的生物研究计划应估计其预见的风险，并将这些风险与其本人或他人预见的利益做比较。关心受试者的利益一定要先于科学和社会的利益"，"医生在未充分了解其预见的风险性，应避免做任何的人体试验，如果预见的危险性超过可能得到的裨益，则应停止试验"，"在进行涉及人体的医学研究中，医生有责任保护受试者的生命和健康"。由此可见，临床试验的道德问题是何等重要！

目前，我们已对临床试验在医学道德问题上做出一定的规范。诸如进行临床试验的单位应有伦理委员会，其主要任务是审查本单位的临床试验方案是否与伦理道德相违背，是否符合赫尔辛基宣言，是否在试验前已获得受试者同意，是否向受试者提供知情同意书，这些都体现了对受试者的权益的尊重。由于临床试验严格的科学要求，为了防止对新药疗效评价的不真实，需要随机、对照、盲法及安慰剂等措施，这些都可能与受试者的利益相违背。临床医学家和统计学家都有很多说法，以下数点可值得探讨：

(1) 用试验药物治疗是否能保证患者安全无害？

(2) 用一组不给予治疗的对照组是否合乎道德？

（3）应用随机、双盲法是否合乎道德？

（4）临床试验是否应征得患者的同意？

（5）临床对照应何时终止试验？

（李军 薛张纲）

参考文献

1. 王永铭，李端. 临床药理学. 第3版. 上海：复旦大学出版社，2004
2. 古德曼・吉尔曼. 治疗学的药理学基础. 北京：人民卫生出版社，2002
3. 魏尔清，耿宝琴. 临床药理学教程. 北京：科学出版社，2001
4. 苏成业. 临床药物代谢动力学. 北京：科学出版社，2003
5. 王怀良. 临床药理学. 北京：人民卫生出版社，2001
6. 中华人民共和国国务院令（第360号）. 中华人民共和国药品管理法实施条例. 北京，2002
7. Bertram G, Katzung. Basic & Clinical Pharmacology. 9th Edition. New York: McGraw Hill, 2004
8. Arvanitakis L, Geras-Raaka E, Varma A, et al. Human herpesvirus KSHV encodes a constitutively active G Protein-coupled rceptor linke to cell proliferation. Nature, 1997, 385: 347-350
9. Rang H P, Dale MM, Ritter J M. Pharmacology. 4th Edition. Edinburgh: Churchill Liverstone, 1999: 19-46
10. Katzung B G. Basic and Clinical Pharmacology. 8th Edition. 北京：人民卫生出版社，McGraw-Hill, 2001: 9-34
11. Samara E, Grannemman R. Role of population pharmacokinetics in drug development. Cli. Pharmacokinet, 1997, 32: 294
12. Chow S C, Liu J P. Design and Analysis of Clinical Trials: Concept and Methodologies. Wiley, 1998
13. Asghari F, Ghalandarpoorattar SM. Continuing review of ethics in clinical trials: a surveillance study in Iran. J Med Ethics Hist Med, 2013: 6-8
14. Georgiev AM, Krajnovic D, Milovanovic S, et al. Analysis of regulatory-ethical framework of clinical trials. Srp Arh Celok Lek, 2013, 141(9-10): 659-666

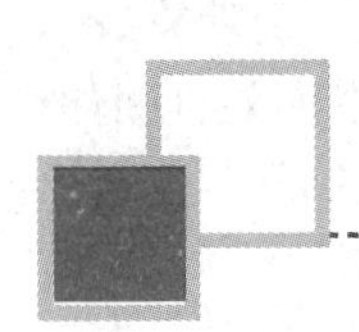

第四十六章　循证医学研究在麻醉学中的应用

循证医学(evidence-based medicine,EBM)是近年来兴起的一门学科,已经成为当今世界医学的主流。循证医学是医学治疗学的决策指南和发展方向,也是现代临床医疗诊治决策的科学方法学。经验医学向循证医学的转变是21世纪临床医学的一场深刻变革,是临床医学发展的必然趋势。英国著名的医学杂志《柳叶刀》把循证医学比作临床科学的人类基因组计划,媒体称它为一项震荡世界的构想,一场发生在病房里的革命,正如抗生素的发现对医学的冲击一样,循证医学正在彻底地改变着沿袭千古的医学实践模式。作为临床医学研究生,十分有必要学习循证医学的思想,掌握循证实践需要的基本知识和技能,并在临床科研中重视循证,获得高质量的研究证据,从而更好地迎接这种新的医学思维模式带来的挑战。

第一节　循证医学的基本概念及其产生的历史

一、循证医学的概念

循证医学是指遵循证据的医学,提倡认真、明确和明智地应用现有的最好证据,同时结合医生的个人专业技能和临床经验,考虑患者的愿望,对患者作出医疗决策。著名的临床流行病学家 David Sackett 教授将循证医学定义为“慎重、准确和明智地应用所能获得的最好研究依据来确定患者的治疗措施”。其核心思想是:医疗决策应尽量以客观的研究结果为依据。证据及其质量是循证医学的关键。研究人员应该尽量提供高质量的证据,临床医师应尽可能地使用现有的最佳证据。高质量的证据指采用了足够的防止偏移的措施,尽可能保证结果真实性的、以患者为中心的临床研究。循证医学的临床实践基础包括医生(循证医学实践的主体)、患者(循证医学实践服务的主体)、最佳证据(实践循证医学的“武器”)以及医疗环境,这些是循证医学的基础,缺一不可,是一个临床患者科学诊治的复杂系统工程。

二、循证医学与传统医学的区别和联系

循证医学与传统医学有着重要的区别和联系。传统医学是以经验医学为主,即医师根据自己的实践经验、直觉、高年资医师的指导、来自教科书的病理生理原理和医学期刊上零散的研究报告为依据处理患者。传统医学对于预后、诊断试验、治疗的有效性评价是建立在非实验性的临床经验的基础上,以及对发病机制和病理生理知识理解的基础上,专家与经验是临床实践的基础。其实践结果是:一些真正有效的疗法因不为公众所了解而长期未被临床采用;一些实际无效甚至有害的疗法因从理论上推断可能有效而在长期、广泛使用。

然而,现代医学模式是在经验医学的同时强调循证医学,即医学实践既重视个人临床经验又强调采用现有的、最好的研究证据,两者缺一不可。循证医学也认为,对于疾病基础知识的理解是重要的,可以帮助说明临床观察的结果和证据,但对于临床实践的指导师不够的。理解循证医学的原则对于正确地说明病因、预后、诊断、治疗方案的文献是由帮助的。另外,循证临床麻醉学与传统的麻醉学的主要区别是在于应用经验医学的同时,麻醉医师针对患者的实际病情进行详细的术前评估、真确选择麻醉方法、根据循证文献证据解决有关问题,甚至是疑难问题,最大限度地预防或降低围术期并发症发生率,确保患者麻醉和围术期的舒适、安全。但循证医学与传统医学并不矛盾,循证医学的出现并不是去取代原来的专业教科书,而是提供了更为科学的临床数据资料,使其更完善、更科学。

三、循证医学发展的历史

严格地讲,循证医学并非是现在才有。循证医学源远流长,早在希波克拉底著述中就将观察性研究引入医学领域,提出不仅要依靠合理的理论,还要依靠综合推理的经验。之后,中东的 Avicenna 医

生的智慧思想通过丝绸之路传到中国。中国宋代的(1061 年)《本草图经》(Atlas of Meteria Medica)也已提出通过人体试验鉴证人参效果;而在中国清朝乾隆时期编著的《考证》一书则第一次提出了循证思维。1747 年苏格兰航海外科医师 Lind 进行了首次治疗维生素 C 缺乏病的对照试验。此后,1948 年英国领导开展了世界上第一个临床随机对照试验(randomized controlled trial,RCT),肯定了链霉素治疗肺结核的疗效。1982 年 Thomas C Chalmers 提出累计性 meta-分析概念。1987 年 Cochrane 根据妊娠与分娩的 RCT 结果撰写的系统评价成为 RCT 和系统评价方面的一个真正里程碑。国际知名的临床流行病学创始人、国际著名的内科学专家 David L. Sackett 等于 1992 年相继在 JAMA 等杂志上,率先以“循证医学”的概念发表了系列总结性文章,并于 1997 年出版了第一部循证医学专注:*Evidence-based medicine: how to practice and teach EBM*,促进了 21 世纪医学从经验医学向循证医学的转变。此外,1993 年英国还成立了 Cochrane 协作网(Cochrane Collaboration),广泛地收集 RCT 的研究成果,进行系统评价(systematic review)和荟萃分析(meta analysis),形成临床实践指南(clinical practice guidelines),将有价值的研究结果推荐给临床医生以及相关专业实践者,以帮助实践循证医学。我国也已于 1999 年 1 月正式批准加入世界循证医学协作网,成为第 15 个中心(中国循证医学中心),开展广泛的国际国内合作,有力地促进了循证医学在中国的应用。

第二节　麻醉循证医学研究的现状

循证医学的研究主要包括两方面,即证据产出的研究以及如何传播和使用证据。麻醉循证医学是循证医学的一个分支,但作为一个分支学科却远远没有达到一个学科的真正水平。麻醉循证医学的研究仍然停留在一个泛泛的层面上,缺乏正确的引导和人才的参与。就麻醉循证医学在临床实践中的作用来讲,却占有极重要的地位,因为在患者的整个围术期麻醉医师都参与进来,随时需要麻醉医师作出重要的决策。麻醉医师在以往的麻醉实践中,往往处于相对被动的局面。临床手术医师是以发通知的形式代替了麻醉医师的临床决策,跨过了许多临床实际问题,而恰恰这些临床问题是关于医疗安全、患者生活质量及术后并发症与死亡率的重要因素。例如,一位伴有缺血性心脏病、心功能Ⅲ~Ⅳ级,同时伴有脑栓塞的一侧肢体活动障碍的 89 岁老年人,因患侧股骨颈骨折,疼痛明显,近期护理较困难,因此家属迫切要求行人工股骨头置换术。虽经内科治疗半月,伴随疾病病情未有明显改善。骨外科与内科医师分析病例后认为患者尚有耐受手术的可能,试探手术治疗,并送麻醉手术通知单同时请麻醉医师会诊。麻醉医师如何决策?手术或不手术?选用何种麻醉方法?治病还是维持生存?如果从循证医学角度来分析和思考,就不能简单回答这些问题,你必须收集所有可能的证据,分析患者承担的风险与得益,评估自己的麻醉技术是否能驾驭这种手术麻醉,同时充分考虑患者及家属的价值观等。这就是一种典型的循证医学思维和解决问题的过程,需要麻醉医师首先要有循证医学的思维方法和丰富的相关知识,并正确运用其方法学才能达到解决问题的目的。

美国麻醉医师协会(ASA)制订的麻醉临床指南对整个麻醉临床实践影响巨大,在麻醉学领域中几乎没有其他文献能与之相比。ASA 临床指南是“为患者在麻醉中的安全而系统地建立起来的临床指导意见,包括一系列的临床处理原则”。临床规范是麻醉医务人员临床决策的重要依据,在疑难病例及错综复杂的临床条件下,临床指南的帮助尤其巨大。它对临床实践中那些尚无明确定论的领域具有指导意义。这些文件也可以在以下三方面促进麻醉学的研究:首先,指明需要进一步研究的领域;其次,引导更有效的处理方法的发掘;最后是强调以治疗效果为标准的研究方法的重要性。ASA 推出三类临床规范:临床标准、临床指南和临床推荐。目前主要致力于发展临床指南和临床推荐,它们是通过循证查找到的,是经得起检验的,应该是能收到理想治疗效果的临床处理原则。这一过程充分考虑到了证据质量的差异性和证据来源的多样性,其中包括科学研究、病例报告、专家建议及一线人员的意见等。通过建立一个固定的、公开的系统采集证据,充分评价其临床意义。

临床指南也引发一些担忧。首先,指南被认为是事实上的标准,提升了它的权威性,对临床工作带来了不必要的限制,至少它间接地增加了医疗事故的保险费用。对此,ASA 强调了临床指南的非约束性,它应根据临床需要或条件限制,作出相应的调整、修改或不予采纳。其次,临床指南是医务人员集思广益的产物,可使一般较为独断专行者向同行们看齐,采取更常规的处理模式,对提高医疗质量具有积极意义，可在更大的范围内取得理想的医疗效果，但在实际工作中往往存在多种可取的临床治疗选择，而这些又常常缺乏学术证据或意见的支持，从而成了临床指南的消极面。

第三节 循证医学的实践方法

循证医学实践就是结合临床经验与最好的证据对患者进行处理的过程，根据国外实践循证医学的教学培训与临床经验，简单归纳为提出问题、检索证据、评价证据、结合临床经验与最佳证据对患者作出临床决策、以及总结经验与效果评价5个步骤。每个步骤都具有丰富的内涵和科学的方法，它们之间是互相联系的一个完整的整体，如果在任何方面存在着缺陷与不足，都会影响循证医学实践的质量。

一、提出患者存在的且应解决的临床重要问题

在循证医学的临床实践中，首先应该找准自己的患者究竟存在着什么重要的临床问题？用现有理论知识和临床技能是否可以有效地解决？如果棘手，这就是循证医学应该回答与解决的问题了。虽然提出问题似乎并不是一个复杂的过程，但这一过程可帮助检索者获得一个贴切的答案，起到事半功倍的效果。

为了找准重要的临床问题，应该强调的是临床医生必须准确地采集病史、查体及收集有关试验结果，获得可靠地一手资料，充分利用自己的理论、临床技能和经验、思维性以及判断力，经过仔细分析论证后，方可准确地找出临床存在而需要解决的且必须回答的疑难问题。

二、检索文献寻找证据

收集研究证据是循证医学实践的一个不可缺少的重要组成部分，其目的是通过系统检索最全面地得到证据，为循证医学实践获得最佳证据奠定坚实的基础。首先，根据第一步提出的临床问题，确定有关“关键词”，应用电子检索系统和期刊检索系统检索相关文献，然后从这些文献中找出与拟弄清楚和回答的，与临床问题关系密切的资料作为分析评价之用。在信息检索过程中，首先应权衡信息来源的综合性（comprehensiveness）和选择性（selectivity），尽可能做到既不漏掉一篇重要的相关文献，也不再无关的“垃圾”文章中浪费时间。其次，要形成一个好的检索策略，灵活运用AND、OR、NEAR、截尾和通配符等来构建检索策略，并根据检索结果随时扩大或缩小检索范围，直到能够回答所提出的问题。

循证医学强调要获得“最佳证据”，即指经过对研究的科学价值和临床实用性评价后的信息。这些信息可以来源于经同行评估的高质量期刊上发表的原始研究论著，但对繁忙的临床医生来讲，寻找和利用循证资源可能更为便捷。目前有大量的可供医学研究证据查询的来源，如①Cochrane图书馆是国际Cochrane协作网的产品，是以光盘形式发表的一种电子杂志，每年4期，是临床医学预防、治疗及康复措施的系统评价和临床对照试验的资料库，可在网上查询到有关题目摘要；②中文循证医学数据库检索系统：中国生物医学文献数据库、中文科技期刊全文数据库和万方数据库等；③MEDLINE、EMBASE和OVID是世界上最大的生物医学研究资料库之一；*Evidence Based Medicine*、*Evidence Based Health Care*及*Clinical Evidence*等印刷期刊也是临床研究证据的重要来源。

三、严格评价证据

得到证据后应采用临床流行病学及EBM质量评价的标准对其真实性、可靠性和实用性进行具体的评价，并得出确切的结论。这里将有三种结果：①质量不高的文献，或质量可靠但属无害或有害的干预证据者，当弃之勿用；②研究的证据尚难定论，当作参考或待进一步研究和探讨；③属最佳证据，则可根据临床的具体情况，解决患者的问题，用以指导临床决策。如果收集的合格文献有多篇的话，则可以作系统评价和Meta分析，如果证据不理想，则应进行再检索。这样的评价结论则更可靠。

四、应用最佳证据指导临床决策

将经过严格评价的文献，从中获得的真实可靠并有重要的临床应用价值之最佳证据用于指导临床决策，服务于临床。反之，对于经过严格评价为无效甚至有害的治疗措施则予以否定；对于尚难定论并有期望的治疗措施，则可为进一步的研究提供信息。将最佳证据用于对自己的患者作决策时，务必遵循个体化原则，要对具体的情况作具体的分析，切忌生搬硬套。此外，还要考虑到患者接受相关诊治决策的价值取向和具体的医疗环境及条件，只有三者统一，才可能使最佳决策得以实施。

五、总结经验与效果评价

通过对患者的循证医学临床实践,必然会有成功与失败的经验和教训,临床医生应进行具体的分析和评价,认真总结,从中获益,达到提高认识、促进学术水平和提高医疗质量的目的;此为自身进行继续教育和提高自我临床水平的过程。对于尚未或难以解决的问题,会为进一步研究提供方向。

第四节 循证医学在麻醉学科研领域中的应用

在近代临床麻醉学实践中,由于多种麻醉方式与镇痛药物的发现,使麻醉学有了突飞猛进的发展,经验与研究堆积如山。作为一个麻醉医生,应如何面对如此庞大的资料与载体,又该如何评价其有效性与真实性并运用于临床?循证医学这一门新兴学科和医学模式给我们提供了开启这扇大门的"钥匙"。它可以在浩瀚的信息和文献海洋中筛选出对麻醉医生有用的最佳证据,提高诊断、治疗能力和判断预后的水平。下面我们给大家简单举例说明循证医学在麻醉实践中的临床指导意义。

一、快通道心脏麻醉的安全性问题

(一)相关问题的背景与争议

在美国每年进行50多万例的心脏外科手术。为了减少医疗费用的同时还提供良好的服务,医疗机构开始寻求新型的管理方法。快通道心脏手术是在1977年首先提出来的,然而此概念并未得到重视,直到费用和资源利用问题变得越来越重要时,于20世纪90年代起,这种技术才被广泛采纳。事实上,快通道心脏麻醉(fast-track cardiac anesthesia,FTCA)是一种以患者术后快速复苏为目标的围术期麻醉管理方法。

围术期患者实施FTCA包括几个步骤。病例筛选和改善患者术前状况是获得FTCA成功的第一步。Wong等的一项研究认为,气管拔管延迟的术前危险因素包括高龄、女性。术后危险因素包括出血、使用强心药、应用主动脉内球囊反搏和房性心律失常。术中管理包括均衡使用小剂量镇痛剂、结合吸入麻醉剂和(或)丙泊酚,可以提供快速的逆转条件和早期拔管。同时需要关注患者的体温、凝血机制和血流动力学的状态。从而预防并发症的发生。术后管理涉及严密监护、并发症的处理和护理支持等。实施FTCA的益处显而易见,可以早期拔管转入普通病房,尽早出院,节约费用等。

使用大剂量的阿片类药的患者在ICU内停留16~24小时是心脏病患者术后管理的传统方法。为改变患者复苏的临床实践模式,有必要解决三个基本问题。第一是安全性问题,这样的方法是否会增加死亡率和并发症?第二个问题是这种方法是否适用于所有心脏病患者,特别是对于高风险患者?第三是采用FTCA又有何益处?

(二)有关循证医学的证据

目前有关FTCA的最佳文献循证出于最近一篇比较FTCA和大剂量阿片类药物常规麻醉随机试验的荟萃分析和系统综述。这个研究选定了1800例以上患者的10个临床试验。患者的平均年龄在59~64岁,并且大部分是男性,接受CABG手术,其中大部分的排除标准是老年、呼吸系统疾病和左心功能不全。汇总分析显示死亡率、心肌梗死、脑卒中或急性肾衰差异均没有显著性。这就证明了与常规麻醉相比,FTCA是安全的。Cheng的文章证实早期拔管组患者可以缩短ICU滞留时间和住院周期。这项研究中出科时间是基于患者达到了某一特定标准,而非实际转科时间。实际上已达到转科标准但仍滞留在ICU的情况并不少见。Myles等的研究提示FTCA在缩短呼吸机使用时间、ICU滞留时间和住院时间方面的潜在益处。另外,Dowd等的研究发现,608例实施FTCA的患者中只有2例出现术中知晓。

Ovrum等发表了5658例FTCA的前瞻性观察研究结果。患者平均年龄63岁,16.9%是女性,平均射血分数是70%,70%的患者的心功能为Ⅲ~Ⅳ级。99.3%的患者在4小时内拔管,有1.09%的患者需要重新插管,主要原因是出血(0.62%)和血流动力学不稳定(0.46%),这一发生率和其他的报道类似(1%~6%)。心肌梗死和院内死亡率分别是2.53%和0.41%。虽然不是随机试验,但它包括了高风险和低风险患者,也有足够的样本量,证明了应用FTCA的安全性和有效性。但是,有左心功能不全、呼吸系统疾病和年龄大于75岁并没有包括在研究之内。因此对这类患者实施FTCA应特别慎重。

(三)问题与展望

目前的两大研究热点集中在最有利于实施FTCA的术中镇痛药的类型和恢复期镇痛的方法上。有些随机试验表明,只要剂量选择合适,瑞芬太尼、芬太尼和舒芬太尼用于FTCA的术后拔管时间均无统计学差异。区域麻醉有助于早期拔管和提供良好的镇痛又重新成为人们感兴趣的领域。Liu 等运用荟萃分析进行了系统回顾，接受胸部硬膜外镇痛或者是鞘内注射阿片类药物的患者可以减少并发症、心律失常、带管时间和疼痛评分。但是，硬膜外血肿的风险难以确定，仍需慎用于此类患者。

（四）经验总结

当心脏病患者从传统麻醉方式转向快通道方式时，所有心脏手术相关的医务人员都应该介入到诊疗方案的评估中去。术前要对患者是否适合实施 FTCA 进行确认。麻醉药物必须应用适当。此外，应及时处理影响早期拔管的并发症，密切观察患者的凝血机制、体温和血流动力学状况。最后，根据患者的需要调整术后护理。FTCA 的最初益处在于减少医疗费用和提高资源利用。这些效益可以通过改良基本恢复模式而极大地提高这些效益。

二、临床上超前镇痛的有效性问题

（一）相关问题的背景与争议

伤害性刺激引起一系列神经生理反应，使外周和中枢神经敏感化，造成痛觉过敏或痛觉异常。这样会增加围术期疼痛的程度，甚至于发展为慢性疼痛。随着对疼痛传导通路的不断深入了解，学者们提出了超前镇痛（pre-emptive analgesia）的概念，即在伤害性信息出现前就给予镇痛措施，目的是限制疼痛引起的神经生理反应。理论上来讲，围术期实施超前镇痛是非常理想的，因为伤害性刺激出现的时间可以预知，但超前镇痛的作用在临床上还存在争议。

随着对疼痛研究的深入，实验研究表明，伤害性刺激可以使中枢伤害性传导通路敏化。几项研究提示在手术前给予阿片类药与区域神经阻滞能明显降低手术后的疼痛，并由此提出了手术前超前镇痛有可能超越药物的镇痛有效时限这个理论。从那时起，有了一系列关于超前镇痛方面的实验和临床研究，然而，由于缺乏有代表性的实验模型，实验所得资料没有得到有效解释，并且新的超前镇痛方案无法得以肯定。从广义而言，伤害性刺激在整个围术期都能使神经系统敏感化，而狭义上，超前镇痛是针对一小阶段围术期，如切皮时或手术期，但是如果干预不足以控制痛觉神经传导通路的敏感化，那么镇痛干预的时机和持续的时间对这个治疗过程的意义就不大了。临床上使用超前镇痛策略的动机是双重的。首先，是为了减少围术期疼痛及外科手术后恢复期疼痛和功能恢复，其次，超前镇痛是关注急性疼痛可引起的慢性疼痛，即使在伤口愈合后仍然存在。一般情况下，疼痛经历会增加以后其他手术的疼痛程度和术后镇痛药物用量。即使短时间手术也能引起长期对伤害性刺激敏感性的改变。这些情况促使了超前镇痛的使用。

（二）有关的循证医学证据

1. 实验室研究　疼痛刺激能够敏化外周和中枢神经系统，在外周，重复应用伤害性刺激会提高对以后相同刺激反应的幅度，外周伤害性感受器和组织损伤炎症之间存在复杂的相互关系，炎症介质能提高外周伤害性感受器的反应。局麻药、阿片类药和非甾体类抗炎药能减弱这种效应。皮肤内注射福尔马林可以诱发脊髓神经元的双相反应。鞘内应用阿片类药物可以有效地阻断脊髓背角神经元的双相反应。另外福尔马林注射前给予局麻药能够减少与长期疼痛相关的行为。在切口痛模型中，大鼠后掌皮肤切开前，鞘内给予阿片类药物或者局麻药能够明显减少手术当天的疼痛过敏，但与切口后立刻给予相同镇痛措施相比，其作用时间并不长。虽然伤害性感受的实验室研究提示超前镇痛会有临床效果，但许多深入研究未能肯定局麻药有超前镇痛作用。超前镇痛的质量和时程与刺激强度相关，从而决定超前镇痛是否有效。

2. 临床研究　有很多评价超前镇痛的临床研究，由于刺激时间、强度和阻滞时程长短以及对照组匹配和手术种类不同，试验的结果也不同。主要讨论全身给予阿片类药、NMDA 受体拮抗剂、非甾体类抗炎药和局部给予局麻药和阿片类药物的作用。

与其他时间内接受同样阿片类药物处理的患者相比，切皮前给予负荷剂量的芬太尼，并在手术中维持，可以降低手术后两天的痛觉过敏。但是，多项研究表明子宫切除术术前给予阿片类药是无益的，甚至于降低了术后给予镇痛药物的镇痛作用。这与切皮前给予阿片类药物可能会出现急性阿片耐受有关。NMDA 受体拮抗剂能有效抑制中枢敏化。通过作用于 NMDA 受体可降低阿片类药物的急性耐受。术前给予氯胺酮能够降低术后 48 小时内痛觉过敏，尽管这种作用与降低疼痛并没有相关性。术前给予小剂量氯胺酮是否能降低手术后疼痛还存在争议。组织损伤引起的外周炎症，导致疼痛，并且能提高外周伤害性感受器的敏感性，这些组织损伤就是炎症因子的来源。非甾体类抗炎药物产生的镇痛作用是调节外周炎症反应，降低外周伤害性感受器的敏感性，从而抑制中枢敏化的发展。因此,可以假设非甾体类抗炎药在调控围术期疼痛时能增强其他镇痛药物的作用,术前给予这类药物是有益处的,但是超前镇痛使用这些药物的预期效果和使用时机还需要进一步研究。对19项术前、术后给予非甾体类抗炎药的研究荟萃分析显示,仅有4项试验证明术前给予非甾体类抗炎药能减少术后疼痛和术后镇痛药物的用量,推迟术后首次使用镇痛药物的时间。但是,最近一项包含了17项研究的荟萃分析认为超前镇痛有很好的效果,诱导前30分钟与手术结束时给予相比,超前镇痛能够降低疼痛评分、延长首次用镇痛药的时间、减少4小时内镇痛药物的用量。另外,诱导前30分钟与诱导时给药作用相当。非甾体类抗炎药应该在合适的时间给予,有研究提示,仅在术中和术后即刻应用非甾体类抗炎药会减少其对术后长效的抗炎作用。局部麻醉药物浸润是一个相对安全、简单的镇痛方法,能降低外周敏化、减少或阻断伤害性信息向脊髓的传导。在术前给予局部麻醉可以延长镇痛作用时间。在行阴茎包皮环切术前局部使用局麻药膏的患者再次接受疫苗注射时比未使用局麻药的痛觉反应减轻。与单独全身麻醉相比,疝修补术前手术部位给予布比卡因局部浸润,能够减少痛觉过敏,甚至比单独腰麻还好。腰麻行疝修补术时,复合髂腹股沟-髂腹下神经阻滞能够减少术后两天内疼痛和镇痛药物的用量。对腹腔镜手术,超前在切口或腹膜使用局部麻醉药可能也有益处。但是,一项使用局部麻醉浸润的回顾性研究比较了切皮前和手术结束前干预,结果除疝修补外不支持切皮前干预。随后的一项荟萃分析研究,不支持切皮前浸润,另一项综述强调了使用局部阻滞时保证足够的强度和持续时间的重要性。关于硬膜外阻滞在超前镇痛中的研究发现,手术切皮前椎管内给予芬太尼比在手术切皮后给予相同相同处理能够更好地减轻手术后疼痛。术中硬膜外单用局麻药或联合使用阿片类药物通常有很好的术后镇痛效果,但不一定每次都能出现,正像荟萃分析认为的,硬膜外超前镇痛的研究结果不尽相同。除了一些关于截肢或大的开胸手术后长期疼痛的研究,对于那些出院后疼痛或功能方面的随访研究还是很少的,这方面的研究结果会起到积极的作用。

(三)问题与展望

如前所述,超前镇痛是一个有争议的内容,大量的临床和基础研究分别支持不同的观点。无论如何,对于超前镇痛的长期效果评价还缺乏大量的研究证据。从长期的益处来看,仅有腹部和胸部大手术已得到证明。除了作用时点外,对干预程度还存在着大量争议,主要涉及初始药物剂量以及是否延续到围术期,所有干预必须能阻断痛觉传导通路的敏化。无论是试验组还是对照组,干预方法和研究方法都要使得患者比较舒适地度过术后时间。因此,即便是对照组也要给予镇痛的弥补措施来抑制外周和中枢敏化。在考虑手术临床结局时,除了镇痛因素外,也要从患者本身的利益角度来考虑,即镇痛措施本身对临床结局的影响。例如,关节腔内给予局麻药和阿片类药物不但能够降低术后疼痛,而且还可以改善局部血液循环和氧供,更有利于患者术后功能的康复。

(四)经验总结

根据现阶段的研究结果,专家推荐使用足够的全身用药、局部浸润、神经阻滞或椎管内镇痛措施,这些有益于患者全麻苏醒、提高手术后舒适感,并且获得满意的术后康复。

总之,在科学知识迅猛增长的今天,麻醉医生不可能掌握所有医学相关的知识,应努力地做好一个知识的管理者和运用者,在需要的时候,能够迅速、准确地运用所学的知识,让患者得到恰当的诊治。未来医学将要面临的挑战是:在发展循证医学决策的同时,以医生为中心的家长式模式正向着以患者为中心的医疗模式转变,患者不仅是有临床症状的患者,同时也是诊治疾病的参与者。因而麻醉医生有责任和义务遵循现代医学模式,实行医患共同决策,使证据在决策中更有意义,并能为患者提供最有效,同时也是患者最需要的治疗。

第五节 制定临床指南的基本原则与方法

临床指南是一种临床常见的规范化文件,已成为影响临床实践的重要工具。随着循证医学与个体化治疗的发展,制定恰当合理的临床指南至关重要。临床指南的制定工作是一项科学严肃的系统工程,本章节将对临床指南的定义予以介绍,对临床指南的制定方法与步骤详细论述,并分析现阶段临床指南制定时需注意的问题。

一、临床指南的定义

临床指南,现多称为临床实践指南(clinical practice guidelines,CPGs),是指针对特定临床问题,系统制定出的指导或推荐意见,以帮助临床医师和患者做出恰当处理、选择或决策恰当的卫生保健服务,其目的旨在提高医疗质量,控制医疗费用。该定义最早于1990年由美国医学研究所提出,2004年英国国家医疗保健优化研究所(NICE)对此进行再定义,认为CPGs是基于可获得的最佳证据形成的推荐意见,着重强调了近年来循证医学对医疗领域的深刻影响。临床实践指南的类型较为多样,在欧美等国家地区日趋完善并拥有统一格式,但仍可分为循证临床实践指南、专家共识式声明。

早期临床实践指南的制定,大多基于非正式的专家共识方法,其受专家主观判断与个人经验影响较大,甚至影响指南的科学性与客观性。随着循证医学的确立与发展,临床实践指南完成了基于专家共识到以证据分析为基础的循证临床实践指南的跨越。循证临床实践指南的权威性日渐凸出,采用循证医学的方法制定指南,已成为国际上临床指南制定的主流。与传统指南相比,循证临床实践指南更强调系统评价现有临床证据。循证临床实践指南的权威性更高,可更好地指导临床医师完成临床决策。

专家共识式声明,又称实践建议、专家意见或建议。其目的与循证临床实践指南相同,但因所涉及的临床问题较难通过大样本随机对照试验(RCT)予以研究,例如抗凝药物使用与区域麻醉阻滞时并发症的发生率,它是通过系统整理分析专家意见、临床观察性研究所获得的数据,并通过开放式讨论及咨询调查等方式来制定证据或建议,其证据等级略低。

此外,应注意临床路径(clinical pathway)这一易混淆的概念。它是指医院的一组人员共同针对某一病种的监测、治疗、康复和护理,所制定的一套有严格工作顺序和准确时间要求的诊疗计划,以减少康复的延迟及资源的浪费,使服务对象获得最佳的医疗服务质量。

二、临床指南的制定原则与意义

临床指南的制定需要遵守三项基本原则。首先,必须有充分的人力、物力资源,包括医疗卫生行业内各领域专家及赞助者。其次,每项指南均要以系统综述为核心。最后,指南制定小组的成员必须由多学科组成。美国医学会则通过下述标准,来评价并保证临床指南的质量,这也是制定临床指南时需参照的原则:①提高指南制定透明度:应详细记录临床指南制定过程和受资助情况。公众对此拥有知情权,理应知道制定者在制定过程中如何权衡证据、专家意见、患者以及社会价值取向。②发布利益冲突声明:为避免利益冲突,在制定工作开展前,所有相关人员应声明利益冲突,同时避免指南制定存在投资行为。③指南制定成员全面均衡:指南制定小组应包含各学科的人才,使各学科构成相对均衡,如包括方法学专家及患者等代表。④以系统综述为基础:临床实践指南应该用达到标准的系统综述作为证据基础,指南制定小组应与系统综述团队相互促进。⑤推荐意见应分级:每条推荐意见均应该包括多种相关信息,如证据质量数量、潜在利弊及其他不同推荐意见,并对证据可信度和指南推荐力度进行分级。⑥建议要规范,并详细说明建议措施和实施情况。⑦新指南公布前应接受外部审核,并认真考虑审核者的意见。⑧当新证据出现时,应及时更新现有指南。

制定临床实践指南是规范临床实践的一部分,各种临床指南的完成对促进临床医疗工作具有举足轻重的意义。一方面,临床实践指南有助于各种临床疾病、问题处理的选择与统一,有利于比较不同诊断、治疗与处理方式的效果。另一方面,临床指南的制定、发布与实施,旨在提高医疗质量,给予患者最佳治疗和合理治疗,减少不同医疗机构和不同医师间医疗实践差异;作为医疗质量评价的依据,它也是医疗保险的凭证,有助于减少患者医疗费用,帮助医务人员进行继续医学教育。

三、临床指南的制定方法与步骤

临床指南的制定是一项严谨的系统工程,为保证指南的质量与适用性,必须制定严格的制定标准。世界卫生组织(world health organization,WHO)、美国国立医疗保健研究与质量管理局(the agency for healthcare research and quality,AHRQ)、苏格兰校际指南网络(scottish intercollegiate guidelines network,SIGN)、欧洲理事会(council of europe)、澳大利亚全国卫生与医学研究委员会(national health and medical research council,NHMRC)、英国国家医疗保健优化研究所(britain's national institute of health care optimization,NICE)均曾公布过指南制定标准。各个标准虽有差异,但其关键步骤相似。

SIGN将临床实践指南的制定过程归纳为:指南题目的遴选、陈述临床问题、收集证据、评价证据、将证据整合成指南建议、对指南建议进行分级、考虑患者的意愿、讨论成本效果及更新计划。其中,从收集证据到将其综合成指南建议,是制定指南的核心部分,这又离不开系统的文献检索、正确的文献证据等级评价,并根据证据等级与强度提出推荐意见。

我们将以 NICE 指南的制定流程，介绍其制定过程与方法。主要分为下述八个步骤：

（1）确定指南范畴：这是制定指南的第一步，用以界定指南关注的临床问题，为指南制定提供框架。指南范畴应包括指南所关注的疾病或临床问题、患者群体、不同类型的干预或治疗措施、主要结局，及指南针对的医疗机构。总之，该部分工作应阐明临床指南制定的目的及其核心问题。

（2）建立指南制定小组：指南制定小组也称为指南工作组，应由多学科成员组成，包括临床专家、临床科研人员、基础研究者、统计学家、临床流行病学家、经济学家及医学决策专家，一般为 8～15 人，必要时可纳入患者代表。

指南工作组应包括首席专家、工作组组长及成员。首席专家对指南所涉及的临床问题应充分理解并具有较高诊疗水平，熟悉指南要求，原则上应在本学科专业领域内拥有极高的学术地位与影响力，主要负责指南总体设计与技术指导，监督指南制定的工作质量。工作组组长在具备较高学术水平基础上，应精通指南制定的方法学，并保证足够的时间与精力从事该工作，主要负责指南的方案制定、草案编写与组织管理，协调成员分工合作，确保工作组正常高效运转。组内成员应考虑专业和地域的分布，主要在各自擅长的领域履行相应的职责。确定组内成员时，应考虑潜在的利益冲突，且所有成员利益声明应与最终的指南一起公布。

（3）细化指南所涉及临床问题：一项指南通常应形成数个需系统综述的具体临床问题，如干预问题、诊断问题和预后问题，尤以干预问题常见。临床问题的确定通常使用 PICO 法，也就是患者（patients）、干预（interventions）、对照（comparisons）和结局（outcomes）。

（4）检索文献：文献检索应由文献专家完成，且完整、透明并可重复，检索渠道以电子数据库为主，如 Medline 或 PubMed、EMBASE、Cochrane 数据库为主。涉及的中文文献，应检索中国期刊全文数据库。

（5）纳入研究、提取数据并评价研究质量：临床证据的收集、筛选与分级是确保临床证据质量与等级的重要步骤。按照文献纳入与排除标准，通过阅读题目及摘要排除不相关研究，进一步筛选合格研究。研究的筛选纳入与质量评价应由两人独立完成，遇有异议时，应协商或与他人讨论后决定，以减少错误和偏移。数据的提取，应有标准模版。

（6）证据整合：可适当运用 Meta 分析对多个研究的数据进行合并，也可运用推荐分级的评估、制定与评价法（GRADE）对各结局的证据质量进行分级（表 46-1）。通过证据总结的方法，反映系统综述的主要结果，但应包含主要结局的证据质量和效应结果。

表 46-1 GRADE 分级标准

推荐级别	说明
1 级（强推荐）	明确显示干预措施利大于弊或弊大于利
2 级（弱推荐）	利弊不明确或无论质量高低的证据均显示利弊相当
证据质量等级	**说明**
A 级（高质量）	未来研究几乎不能改变现有诊疗评价结果的可信度
B 级（中等质量）	未来研究可能对现有疗效评估有重要影响，可能改变评价结果的可信度
C 级（低质量）	未来研究很有可能对现有疗效评估有重要影响，改变评估结果可信度的可能性较大
D 级（极低质量）	任何疗效的评估都很不确定

（7）制定指南建议：指南建议应基于上述过程所获得的最佳临床或成本的证据，措辞应清楚、简明、易懂。对所涉及的术语要精确定义，以确保指南的清晰、可读。起草指南时需明确指南的适用对象，从而确定语言表达方式。

高质量证据可以直接转化为推荐建议，当证据质量较差或证据不足时，则可以专家共识、专家意见或实践建议等方式形成指南建议，同时提出进一步研究建议。应使用明确的语言以反映证据的强度，尽量使用“应该使用”、“推荐使用”、“不准使用”之类的词语，来表述高等级证据。除非证据强度较低，应避免应用“可能”、“可以”、“考虑”、“不该”等对临床实践帮助较少且模糊的表达词语。

（8）撰写并发布指南：完整的指南应包括标题页、资助与版权信息和内容目录。应对指南的意义、目标、范畴、目标人群与指南制定方法予以解释。应详细列出证据总结、指南建议与研究建议。参考文献、术语及缩略语也必不可少，在附录中应详细列出参与者名单、利益冲突声明及文献检索策略。指南公布后一般每 3 年评估是否需予以更新。

四、临床指南制定需注意的问题

临床指南的制定应注重科学性与实用性。指

南制定应有充分的科学依据,真实、可靠,指南论据可以重复。一部科学性强的指南应明确其所涉及人群、干预措施和临床结果。临床结果也不应只注重治愈率、病死率等,也应包括患者生活质量及检查费用、药物价格等经济学分析。指南制定应具备临床实用性,以适应临床实际情况的需求。在具体实施时,应考虑指南与患者实际临床情况、经济条件及当地可获得的卫生资源。

当前,我国临床指南的制定存在较多亟待解决的问题。首先,制定指南要求全面收集文献,并对文献质量与临床证据进行分类和分级,而循证医学的原理和方法依然不够普及,制定临床指南的人员缺乏相应培训。其次,进行高质量 RCT 是制定循证临床实践指南工作的基础,国内在临床试验规范、注册及实施中仍需提高质量,造成国内 RCT 在数量与质量上均无法满足制定临床实践指南的需求。再者,临床指南的制定是一项科学严肃的系统工程,指南制定人员可能因临床经验、个人观点或知识有限,而无法客观制定推荐建议,因此需政府机构与专业学术团体的支持,成立指南专门工作组,且应得到充分的经费保障。最后,国内临床指南的制定,在参考国外相关指南时,应审慎区别对待,不可一味"搬来主义",要判断其合理性、真实性、可靠性及实用性,以便结合中国实际情况,才能做好临床指南的转化工作。

(安珂　黄文起　邓小明)

参考文献

1. LeeA,著. Ling Qun Hu,译. 循证临床麻醉学. 第 2 版. 北京:人民卫生出版社,2010
2. 苏帆. 著. 循证医学与麻醉手术实践. 济南:山东科学技术出版社,2011
3. 王家良. 著. 循证医学. 第 2 版. 北京:人民卫生出版社,2010
4. 王吉耀. 著. 循证医学与临床实践. 北京:科学出版社,2002
5. 王吉耀,著. 循证医学与临床实践. 第 3 版. 北京:科学出版社,2012
6. Sharon E. Straus,著. 詹思廷,译. 循证医学实践与教学. 第 3 版. 北京:北京大学医学出版社,2006
7. 卫茂玲,刘鸣. 中国临床指南循证制定的方法学现状分析. 中国循证医学杂志,2013,13(8):927-932
8. 王波,詹思延. 国外循证临床事件指南制定的方法与经验. 中国循证心血管医学杂志,2013,5(4):334-336
9. A medical research council investigation. Streptomycin treatment of pulmonary tuberculosis. Br Med J,1948,770-782
10. Bull JP. The historical development of clinical therapeutic trials. J Chron Dis,1959,10:218-248
11. Bainbridge D, Martin JE, Cheng DC. Patient-controlled versus nurse-controlled analgesia after cardiac surgery—a meta-analysis. Can J Anaesth,2006,53(5):492-499
12. Chalmers TC. Combinations of data from randomized control trials. Biometrics,1982,38:150-153
13. Cheng DC, Karski J, Peniston C, et al. Early tracheal extubation after coronary artery bypass graft surgery reduces costs and improves resource use. A prospective, randomized, controlled trial. Anesthesiology, 1996, 85(6):1300-1310
14. Dowd NP, Cheng DC, Karski JM, et al. Intraoperative awareness in fast-track cardiac anesthesia. Anesthesiology,1998,89(5):1068-1073
15. Engoren M, Luther G, Fenn-Buderer N. A comparison of fentanyl, sufentanil, and remifentanil for fast-track cardiac anesthesia. Anesth Analg,2001,93(4):859-864
16. Hippocrates. Precepts. I: Works. London: WM. Heinemann,1923
17. Joshi GP, Rawal N, Kehlet H. et al. Evidence-based management of postoperative pain in adults undergoing open inguinal hernia surgery. Br J Surg, 2012, 99(2):168-185
18. Kissin I. Preemptive analgesia: terminology and clinical relevance. Anesth Analg,1994,79(4):809-810
19. Lewith GT, Aldridge D. Clinical research methodology for complementary therapies. London: Hodder and Stoughton,1993
20. Møiniche S, Kehlet H, Dahl JB. A qualitative and quantitative systematic review of preemptive analgesia for postoperative pain relief: the role of timing of analgesia. Anesthesiology,2002,96(3):725-741
21. Myles PS, Daly DJ, Djaiani G, et al. A systematic review of the safety and effectiveness of fast-track cardiac anesthesia. Anesthesiology,2003,99(4):982-987
22. Ong CK, Lirk P, Seymour RA, et al. The efficacy of preemptive analgesia for acute postoperative pain management: a meta-analysis. Anesth Analg, 2005, 100(3):757-773
23. Ovrum E, Tangen G, Schiøtt C, et al. Rapid recovery protocol applied to 5658 consecutive "on-pump" coronary bypass patients. Ann Thorac Surg, 2000, 70(6):2008-

2012

24. Prakash O, Jonson B, Meij S, et al. Criteria for early extubation after intracardiac surgery in adults. Anesth Analg, 1977, 56(5): 703-708
25. Sackett DL, Rennie D. The science of the art of the clinical examination. JAMA, 1992, 267(19): 2650-2652
26. Sackett DL, Straus SE, Richardson WS, et al. Evidence-based medicine. How to practice and teach EBM (second edition). Edinburgh: Churchill Livingstone, 2000
27. Trohler U. To improve the evidence of medicine. The 18th Century British Origins of a Critical Approach. The Royal College of physicians of Edinburgh. Scotland: Metro Press Euro Limited, 2000
28. Wong DT, Cheng DC, Kustra R, et al. Risk factors of delayed extubation, prolonged length of stay in the intensive care unit, and mortality in patients undergoing coronary artery bypass graft with fast-track cardiac anesthesia: a new cardiac risk score. Anesthesiology, 1999, 91(4): 936-944
29. Field MJ, Lohr KN. Guidelines for clinical practice: from development to use. Washington DC: National Academy Press, 1992
30. Qaseem A, Forland F, Macbeth F, et al. Guidelines International Network: toward international standards for clinical practice guidelines. Ann Intern Med, 2012, 156(7): 525-531
31. Hsu J, Brożek JL, Terracciano L, et al. Application of GRADE: making evidence-based recommendations about diagnostic tests in clinical practice guidelines. Implement Sci, 2011, 6: 62
32. Woolf S, Schünemann HJ, Eccles MP, et al. Developing clinical practice guidelines: types of evidence and outcomes; values and economics, synthesis, grading, and presentation and deriving recommendations. Implement Sci, 2012, 7: 61
33. Kuehn BM. IOM sets out "gold standard" practices for creating guidelines, systematic reviews. JAMA, 2011, 305: 1846-1848
34. Owens DK. Improving practice guidelines with patient-specific recommendations. Ann Intern Med, 2011, 154: 638-639
35. Qaseem A, Snow V, Owens DK, et al. Clinical Guidelines Committee of the American College of Physicians. The development of clinical practice guidelines and guidance statements of the American College of Physicians: summary of methods. Ann Intern Med, 2010, 153: 194-199

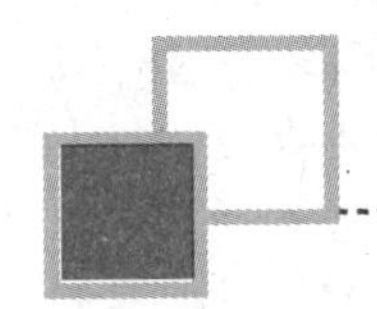

第四十七章 临床数据库的回顾性研究

第一节 回顾性临床数据库研究的特点

临床数据库(clinical database)的回顾性研究(retrospective study)是利用临床工作中现有的临床资料进行回顾性总结、分析的一种研究方法。其优点主要是研究的周期短,占用人力资源较少,不需要太多的研究经费支持,不干扰正常的临床工作,通常也不存在伦理问题,与医生的临床工作习惯比较接近,研究项目的启动比较容易等,因而这种方法在临床研究中得到广泛应用。

但是,回顾性研究本身存在很多缺陷,与理想的临床研究有较大差异,两者在临床设计、偏倚控制、数据管理、统计分析和伦理学方面均有差异(表47-1)。除表中列出的特点之外,回顾性地分析临床数据库还有一些缺点,特别是多家医院的临床数据资料的完整性和同质性较差,寻找合适的对照组比较难,治疗方法的规范性和观察终点的一致性没有保证,治疗措施的疗效和安全性评价论证水平不高。

因此,回顾性研究在临床治疗性研究中通常被认为是一种质量不高的研究。对于这些特点,在现实中的回顾性临床研究要给予足够重视,特别是在立项和选择研究设计方案时要注意。

表47-1 回顾性临床研究与理想条件下临床研究比较

项目	回顾性临床研究	理想条件下临床研究
临床设计	通常是针对非随机获得的病例数据的分组与分层	针对研究对象的分组
偏倚控制	以现实病例为基础,实现一定程度上的随机,辅以多因素分析方法	选择性、信息、混杂、机遇
数据管理	通过临床门诊、住院病历等来收集、保存、管理;医院质量控制部门等来保障	临床观察表(CRF)是主要方法
统计分析	事后介入,多因素分析、数据挖掘;数据的整理是关键	GCP严格的管理办法
伦理学	对于临床实际数据如何用于临床研究,与临床知会、临床知情同意结合	严格的知情同意

第二节 回顾性临床研究设计与实施

回顾性方法利用现有临床资料进行总结,其特点是临床资料已经存在,研究者必须在现有临床资料基础上考虑研究方案的设计和方案的具体实施。因此,回顾性研究方案的设计和实施过程在某些环节上与前瞻性研究不同。

一、准备工作

要开展临床研究,首先临床资料本身要具有一定的规范性和价值。一个回顾性临床研究其可行性高低,主要取决于以下三个方面的基本条件:

(一)诊断要清楚

不管是以西医或中医,确诊某病的证据一定要充分,尽量采用国际或者行业权威的证据和诊断标准,并有循证的意识,注意诊断依据要充分,要用ICD10、中医病症国标等权威标准。诊断不清楚或者标准不统一就难以获得较高质量的回顾性临床资料。在中医的回顾性临床研究中,诊断不但要注意非特异性症状,还要注意症状特性的观察和描述,并合理地结合西医的理化检测,对疾病的诊断、治疗、进展、预后等情况进行推断。

(二)效果的评价要明确

因为是临床研究,治疗是核心内容与任务,是研究中不可避免要碰到的问题。观察效果尽量采取客观的指标,避免人为推测某种疗效的效果。在评价患者心理、行为改变为疗效的研究中要注意各种量表的应用，如 SCL-90、HAMD 等。

（三）出院和离院患者的要有随访

对部分疾病，随访是疗效判定的一部分，同时也是预后研究不可缺少的部分。但因临床工作量繁重，对出院和离院的患者随访一直是临床研究中的薄弱环节。要做一个好的临床数据的预后研究，就需要有专人负责随访，并对随访的操作流程进行标准化，这对在人员流行性相对较大的临床工作环境中保证随访的质量十分重要。

二、临床实践

准备工作中提出了进行回顾性临床研究的基本条件，除此之外，在临床实际中还要更为具体的要求，才能满足最终的数据分析需要。

很多三级以上医院都已经应用了规范化的 HIS 系统，但对病历的规范做得还不够，对病历的记载仅限于电子文本式的记载，虽然有一定的结构性，但随意性仍然较大，使得最终的病历数据变得难以统一。

理想的电子病历首先是结构化的，检查、诊断、治疗、护理等结构层次分明；其次是标准化的，每一部分都是有标准的流程，每个人进入诊治流程后出现什么样的情况该如何处置均有标准可供执行，每一个医生都应该照此执行，不是哪个医生认为怎样就随意改变的。在此基础上的临床数据分析将变得十分易行。

但建立一份理想的电子病历需要经历一个反复的过程，是很难一蹴而就的。这需要各科室医生在充分利用好结构化电子病历在基础上，认真做好科室模板和不同病症的模板，对具体的病症通过段落模板来提高效率和增加灵活性，并对模板进行定期总结和修订，模板中要尽量使用规范化术语。

三、临床数据采集

数据分析中有一句俗语："Garbage in garbage out"，意为"进来是垃圾，出去也是垃圾"，由此可见数据采集质量的重要性。在回顾性的临床研究中，绝大部分是已经存在的临床数据，如果这些数据质量本身不可靠的话，无论数据量有多么大，统计方法是多么科学合理，最终是无法得到可靠的结论的。

在收集临床数据时，前面提到的准备工作和临床实践的科学合理是前提，但临床数据收集本身就是一项复杂的系统性工作，特别是涉及多中心的回顾性临床研究时。从临床数据的产生过程来看，从患者入院检查、诊断、治疗、护理、出院、随访等过程中涉及多种人员多种过程，从医生问诊、实验室检测、护士护理、患者执行医嘱等过程涉及人员多且复杂。单从诊断来说一名患者就可能涉及多名医生，多名医生又涉及多名患者，数据来源的复杂性难以保证其质量。因此采用之前提到的结构化病历，并对全科人员进行规范化地培训，才可能获得准确、全面、完整、规范、结构化表达电子化病历，才能保证数据的一致性与准确性，最终的研究结论的可靠性才有保证。这一过程中指派专人负责数据的核查十分重要。另外，采用现代化的软件技术，把电子化的病历嵌在固化的软件中，使写病历的过程变成在软件中勾选的过程，也可使这一过程变得简单而高效。

四、数据整理

数据的整理，或者称谓数据清洗是一项繁重而细致的工作，在整个数据分析工作中要占约 70% 的工作量。数据清洗从名字上也看的出就是把"脏"的"洗掉"，指发现并纠正数据文件中可识别的错误的最后一道程序，包括检查数据一致性，处理无效值和缺失值等。因为数据仓库中的数据是面向某一主题的数据的集合，这些数据从多个业务系统中抽取而来，而且包含历史数据，这样就避免不了有的数据是错误数据、有的数据相互之间有冲突，这些错误的或有冲突的数据显然是我们不想要的，称为"脏数据"。我们要按照一定的规则把"脏数据""洗掉"，这就是数据清洗。而数据清洗的任务是过滤那些不符合要求的数据，将过滤的结果最终用于统计分析。不符合要求的数据主要包括：有不完整的数据、错误的数据和重复的数据三大类。数据清洗与问卷审核不同，录入后的数据清理一般是由计算机而不是人工完成。

数据清洗主要处理三类数据：

（一）残缺数据

这一类数据主要是一些应该有的信息缺失，如患者的既往病史缺如、基本信息表中的信息与检验信息明细表不能匹配等。对于这一类数据过滤出来，按缺失的内容分别写入不同 Excel 文件向相关人员提交，要求在规定的时间内补全。补全后才写入数据仓库。

（二）错误数据

这一类错误产生的原因是业务系统不够健全，在接收输入后没有进行判断直接写入后台数据库造成的,比如数值数据输成全角数字字符、字符串数据后面有一个回车操作、日期格式不正确、日期越界等。这一类数据也要分类,对于类似于全角字符、数据前后有不可见字符的问题,只能通过写结构化查询语句的方式找出来,然后要求客户在业务系统修正之后抽取。日期格式不正确的或者是日期越界的这一类错误会导致模型运行失败,这一类错误需要去业务系统数据库用结构化查询的方式挑出来,交给业务主管部门要求限期修正,修正之后再抽取。

（三）重复数据

对于这一类数据——特别是多维表中会出现这种情况——将重复数据记录的所有字段导出来,让相关科室相关人员确认并整理。

数据清洗是一个反复的过程,不可能在几天内完成,只有不断的发现问题,解决问题(图 47-1)。对于是否过滤,是否修正一般要求相关科室进行确认,对于过滤掉的数据,写入 Excel 文件或者将过滤数据写入数据表,在模型开发的初期可以每天向相关人员发送过滤数据的邮件,促使他们尽快地修正错误,同时也可以做为将来验证数据的依据。数据清洗需要注意的是不要将有用的数据过滤掉,对于每个过滤规则认真进行验证,并要数据管理专业人员进行确认。

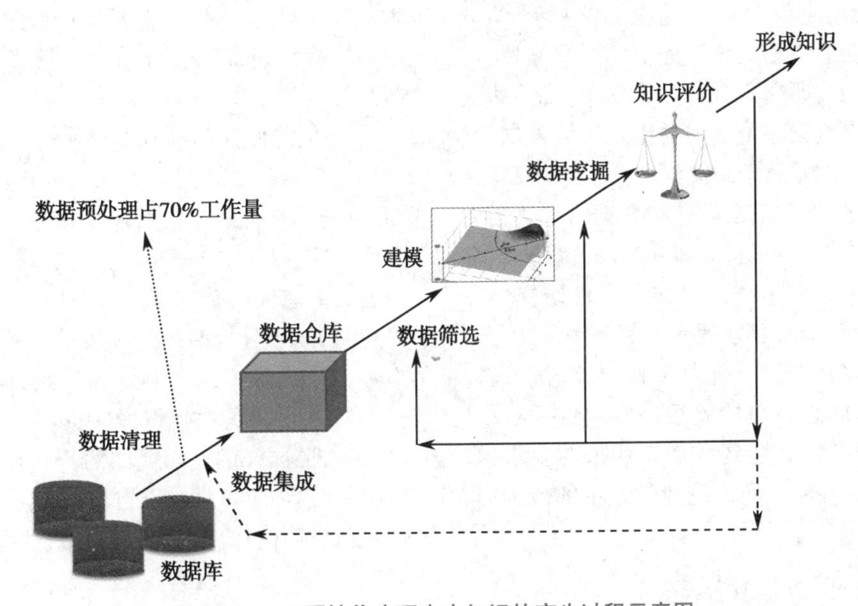

图 47-1　回顾性临床研究中知识的产生过程示意图

五、研究目标选定与建立研究假说

面对临床海量复杂数据而开发研究的临床数据前处理系统、临床数据物理细节模型、多维数据模型以及临床数据多维检索分析展示系统,为临床数据的回顾性分析研究奠定了基础。

回顾性研究立项的起点是提出临床问题。这类研究项目通常由医生提出,其基础是长期临床实践的经验和体会,辅之以文献复习、生物医学知识、缜密的逻辑推理和前期工作基础。在此基础上,需要有一个研究该临床问题的工作假说,即采用什么方法从哪个角度对该临床问题进行分析总结。作为一项临床研究,应该有一个研究重点,最好是集中回答一个问题,多目标的研究项目通常会分散研究者的精力,造成什么资料都收集,什么数据都分析,但什么都没有分析清楚的结果,反而降低了研究的质量和水平。因此,研究者可以在开始多目标的基础上,逐步明确研究的重点,将立项集中到一个关键的、最重要的、最有研究价值的、有创新或新意的目标上来。研究者可以依据研究目的,提出研究的因果关系模型,并依据该模型提出研究对象的入选标准和排除标准,研究分组,干预措施,终点评价指标和可能干扰结果判断的混杂因素等,构建一个研究设计方案的框架。

第三节　资料整理与分析

一、数据集建立

回顾性总结的临床资料通常很多,每次分析前输入数据要花费大量时间,输入数据是否正确也很难保证。因此,海量数据的统计分析需要先按要求将数据录入数据库,通过一系列核对措施保证录入的数据准确无误,然后再用统计分析软件处理数据。建立数据库是一项细致、烦琐、专业性比较强的工作,要事先有一个数据录入和管理的方案,确定用什么软件、什么方式录入数据,录入数据的流程、核对验证数据的方法和流程,数据库的合并,数据库的安全管理,数据库转移的方法等。这些工作与前瞻性临床研究相似,可以参照临床试验数据管理进行设计和实施。

二、结果的分析

回顾性研究资料的统计分析面临一些特殊问题,如数据缺失比较多,数据的同质性较差等,给分析带来一定困难。原则上统计分析的主要作用,一是用数学语言描述研究者观察到的现象,二是解决随机误差给结果判读评价造成的困难。数据缺失、数据同质性差等问题属于系统误差,统计学没有能力处理这类问题,通常是在设计和数据收集过程中解决数据的系统误差问题,前面介绍的许多方法都是针对系统误差的。系统误差在回顾性研究中不可避免,研究者只能实事求是地介绍情况,在分析评价和论文中多留余地。评价随机误差可以通过数据的变异、组间显著性检验结果等,当主要评价指标显示治疗有效,并达到统计学评价的要求,表明随机误差已经控制在做出统计学结论的范围内,可以下结论。

三、研究结论及其解释

回顾性研究中经常出现组间可比性问题,主要原因是医疗工作并不一定完全根据科研分析需要来进行,选择治疗方案的依据是临床工作常规,受多方面因素影响,接受不同治疗方案的患者可能存在差异,干扰疗效和安全性评价。回顾性治疗性研究的资料,要特别注意组间基线资料的比较,除年龄性别外,疾病的临床特点、病情严重程度等方面的可比性非常重要,在论文撰写中必须提供这方面的数据。回顾性研究多用于治疗性研究的早期和中期,其结论不宜过于肯定或否定,最终结论应该采用论证强度高的研究方法获得。

第四节 常见偏倚及其控制

一、选择性偏倚

选择性偏倚主要在研究设计阶段产生,是否随机选择研究对象并随机将研究对象分为试验组和对照组,即若研究开始时两组研究对象就存在除研究因素以外的其他因素分布的不均衡而导致研究结果与真实情况之间的差异。

(一) 选择性偏倚的种类

1. 易感性偏倚(susceptibility bias) 若试验组与对照组疗效观察起点时处于同一疾病的不同阶段或不同的临床类型,这两组治疗效果的差异就不一定是药物疗效的差异,而是易感性所致的偏倚。如:某西药(缬沙坦)与某活血化淤中药治疗冠心病的结果显示,西药组疗效优于中药组。评价这项研究的结论,认为有两种可能。一种是该结论是真实的结果,另一种可能是偏倚所致。若西药组比中药组病情轻,那么,分组时的选择性偏倚会导致两组疗效的差异。

2. 失访偏倚(withdraw bias) 临床疗效研究中还应引起重视的是失访偏倚。失访(loss of follow-up)是观察终止时不了解观察对象的结局。一般因观察时间较长,研究对象中有人不能坚持而退出,如:有人因药物副反应而停止治疗等,当观察终止时,能够分析结果的人数远少于进入观察时的人数,对研究结果会产生一定影响,称为失访偏倚。

3. 排除偏倚(exclusive bias) 选择研究对象时,未按照同样的原则或比例从试验组和对照组中排除某些研究对象所引起的偏倚称为排除偏倚。如:观察某种抗高血压药的疗效,选择研究对象时,对照组排除了心血管疾病患者,而病例组并未排除,结果显示了两组之间的差异是由排除偏倚所致。

4. 非同期对照偏倚(non contemporary bias) 随着医学的发展,疾病的定义、诊断标准、临床表现、治疗方法以及疾病的危险因素均会随着时间的推移而发生变化。若研究中使用了不同期的病例作为对照,试验组与对照组之间的不可比性就会产生偏倚,称为非同期对照偏倚。

如:当前用口服红霉素治疗猩红热,其治愈率优于40年前青霉素等的综合治疗,并发症也很少。事实上这种情况并非因红霉素的疗效真正优于青霉素,而是因为猩红热的病原体乙型溶血性链球菌的毒力减弱,患者病情也随之减轻,并发症亦减少。若不考虑不同时期疾病的变化而直接进行比较,就会因非同期对照偏倚而影响结果的真实性。

5. 迁移性偏倚(migration bias) 干预研究中,当患者从试验组队列迁移到另一对照组队列或反之,称为迁移偏倚。这种偏倚的原因是在队列研究和干预试验中,不可避免地发生一些成员退出原队列或进入另一队列。如:观察吸烟是否影响冠心病的预后,将吸烟的冠心病患者作为一个队列,不吸烟的冠心病患者作为另一个队列。假设观察过程中,一些吸烟者害怕病情加重自动戒了烟,而原本不吸烟者患病后心情郁闷,从不吸烟者变为吸烟者,两队列迁移出成员的数目是非随机不均衡的,这样就会破坏原来设计的队列结构的均衡性,降低二者的可比性,从而影响最终的观察结果。

6. 诊断机会偏倚(diagnostic enter bias)　该偏倚即罹患某种疾病的患者,由于各方面的原因,如:疾病严重程度、经济状况、医疗条件、地理条件等差异,使获得诊断的机会不同。如:边远山区的农民,由于医疗条件差,交通不便及经济水平低下,他们获得诊断的机会与城市居民有明显差异,其疾病的早期诊断与治疗的机会是不同的,若二者进行比较,则诊断机会偏倚会影响研究结果。研究对象选择过程中还有很多情况会影响临床研究结果,其共同特点是在对象选择时出现了偏倚,人为地夸大或减小了研究因素与研究疾病的关联,是研究设计阶段经常出现的错误。深刻地了解这些偏倚的特点和产生的原因,有利于控制和防止选择性偏倚的发生。

(二) 选择性偏倚的控制方法

选择性偏倚主要在设计阶段出现,为避免和减少选择性偏倚的发生,应慎重进行研究设计。可采用以下几种方法控制选择性偏倚。

1. 随机分配　尽量使比较组之间除研究因素以外其他各种条件保持均衡,对研究对象采取随机分配的方法分组。可用单纯随机化(simple randomization)、区组随机化(block randomization)和分层随机化(stratific randomization)或比例随机化的方法,使每个研究对象有同等机会进入各比较组。将不同病情、不同特征的研究对象均衡地分配在各比较组中,可防止选择性偏倚的发生。

2. 设立对照　在临床试验中,可设立 2 个或多个对照组,其中之一应来自一般人群,其他对照组可以来自医院,这样既可以代表社区一般人群,又可以代表医院内不同类型的患者。然后对试验组和不同对照组的主要基线状况进行比较,以判断是否有选择性偏倚在。若研究起点各对照组之间除了研究因素外的其他因素无明显差异,即可表明选择性偏倚存在的可能性比较小。同时还要注意考察不同对照组获得相似的结果是否会由于各对照组的选择性偏倚程度相同所致,以免影响结果的真实性。常用的对照方法有:随机对照、非随机同期对照、历史性对照、安慰剂对照、交叉对照、自身前后对照、配比对照、相互对照、标准对照、潜在对照、空白对照等。

3. 严格诊断标准　在设计阶段应明确研究对象的入选标准和排除标准,尽可能选用国内外公认的诊断标准,并根据纳入(排除)标准选择研究对象。在研究实施阶段,要严格遵守,不能轻易改动。否则,影响入选对象导致对研究真实性的影响。

4. 提高应答率　在临床研究中应采取各种措施提高应答率,防止或减少失访。若出现了无应答或失访,要针对产生的原因采取补救措施。无应答率或失访率超过 10%,研究结果的推论就应慎重。应争取在无应答者或失访者中进行随机抽样调查以获得应答,并将抽样结果与应答者的结果相比较,若结论一致,则表明无应答或失访对结果影响不大;若差异明显,则出现选择性偏倚的可能性很大。

此外,也可在资料分析时加以处理,即对试验组无应答或失访对象作为无效或阳性事件发生者;对照组中无应答或失访对象作为有效或阴性事件发生者,再经统计学分析,假设两者的结果相近而无显著差异,则无应答或失访对研究无明显影响。否则,要慎重地做出结论。

二、信息偏倚

信息性偏倚又称测量性偏倚(measurement bias)或观察性偏倚(observation bias),主要在研究实施阶段可能发生。在资料收集阶段,由于观察和测量方法不一致,使各比较组所获得的信息偏离了真实情况,如:诊断或结果判断的标准不明确、既往资料不准确或遗漏、对各比较组采用了不一致的观察或测量方法等,使获得的错误信息影响了结果的真实性。

(一) 信息偏倚的种类

1. 回忆性偏倚(recall bias)　指各比较组研究对象回忆往事或经历,在准确性和完整性方面存在的偏倚。产生回忆性偏倚的原因很多,如:调查的因素或事件发生的频率很低或因调查研究对象对此已记忆模糊或遗忘,还可能病例组的患者因患病而对过去的暴露史反复思索,甚至家属也帮助提供线索,以致于夸大了暴露情况,而对照组的非患者对调查不够重视,未认真回忆暴露史。因此,病例组和对照组提供的既往史的准确性和完整性差异较大;此外,可能由于某种原因,有的研究对象故意夸大或降低致病因素的暴露水平等。

2. 依从性偏倚 依从性指研究对象对给予他们的治疗或对科研工作的合作程度，分为完全依从、部分依从和拒绝依从。临床疗效评价时要重视依从性对其研究结果的影响，否则会由于受试对象的部分依从或不依从导致研究结果的偏倚。

3. 临床资料遗漏偏倚（missing clinical data bias） 由于临床资料正常、阴性、未测量或测量未作记录所导致的临床资料遗漏，与完整的临床资料之间存在系统的差异，称为临床资料遗漏偏倚。如：在统计分析病历资料时，未发现某项内容，因而导致了此类误差。

4. 家庭信息性偏倚（family information bias） 向家庭成员调查某成员的既往病史或暴露史，若该成员是新发患者或久病不愈的患者，则倾向于提供更多的阳性信息；而被调查成员是健康者，则可能提供更多的阴性信息，其中一部分可能为假阴性，这就产生家庭信息性偏倚。

5. 顺序偏倚（sequence bias） 当研究按一定时间顺序进行时，因季节、气候、温度及研究对象机体状况发生系统变化，即由于顺序规律而发生的系统误差，称为顺序偏倚。如：用药物治疗慢性支气管炎，若从冬季开始治疗到夏季，其结果就会优于从夏季开始到冬季的治疗疗效。

（二）信息性偏倚的控制方法

信息性偏倚主要在资料收集阶段由于不正确的测量方法而获得不真实的信息。为防止信息性偏倚产生，通常应采取以下方法：①采用盲法收集资料；②收集客观指标的资料；③广泛收集各种资料；④保证研究人员的科学态度；⑤提高医患的依从性。

三、混杂偏倚

混杂性偏倚（confounding bias）主要是由于设计和资料分析阶段未加以控制而影响研究结果的真实性。如果西药组的研究对象多为青壮年，中药组的研究对象多为老年人，由于年龄与冠心病及疗效均有关，就会带来混杂性偏倚。

混杂性偏倚的概念在临床研究中由一个或多个既与疾病有制约关系，又与暴露因素密切相关的外部因素的影响而掩盖或夸大了所研究的因素与该疾病的联系为混杂性偏倚。那些外部因素称为混杂因素。混杂因素是一个与暴露因素和疾病都有关系的因子，并在人群中的分布与暴露因素的分布相关。

与选择性偏倚和信息性偏倚不同，混杂性偏倚可以在结果分析时进行评价，通过分析暴露与疾病的关联发生改变而说明混杂作用的存在。混杂作用并不是全或无的，它可在不同研究中产生不同的作用。正混杂性偏倚和负混杂性偏倚正混杂性偏倚指由于混杂因素的作用使暴露因素与疾病之间的关联被人为地夸大。负混杂性偏倚指由于混杂因素的作用使暴露因素与疾病的关联被人为地减弱。

混杂性偏倚的控制方法主要有：

（一）限制（restriction）

在研究设计阶段对研究对象的选择条件加以限制，将已知存在混杂因素的对象不纳入研究，规定各比较组在人口学特征上近似或在疾病特征上相同。如：研究年龄对急性心肌梗死预后的影响，研究对象限制为40～69岁男性患者，且无并发症。这样限制就控制了年龄、性别、并发症的混杂作用。但需注意的是：如果严格限制研究对象，则会影响研究对象的代表性，使研究结果在一般人群中推论受到限制。

（二）配比（matching）

将可疑混杂因素作为配对因素，使各比较组同等分配具有同等混杂因素的对象，以此来消除混杂作用。配比可分为个体配比（pair matching）和频数配比（frequency matching）。个体配比是每一个病例的对象选择一个或几个非患者作为对照，组成对子，每个对子具有某些相同的特征，在资料分析时亦不拆开对子。频数配比称为成组配比，即在获得病例组后，根据可疑的混杂因素在病例组中的分布情况选择与其相同或相似的对照组，使混杂因素在两组中均衡分布以消除其影响。通常将年龄和性别作为配比因素，因为这两个因素与许多疾病的发生、发展和预后关系密切。在临床流行病学研究中可根据研究目的和专业知识选择可疑的混杂因素进行配比。但注意在一项研究中配比因素不能过多，若配比过多，符合条件的研究对象难以获得，配比因素不能在研究结果中加以分析，可能会损失信息。

（三）随机化（randomization）

在设计阶段，采取随机化的方法将研究对象分配到各比较组，使各种因素，包括未知混杂因素均衡地分布在各组中，使混杂作用消除。

（四）分层（stratification）

在研究资料分析阶段，将已知的或可疑的混杂因素按其不同水平分层，然后再分别加以分析。这种方法适合于设计和实施阶段出现误差，已无法更改资料，经过分层分析，可以控制混杂因素的影响。

分层有单纯分层分析法和 Mantel-Haenszel 分层分析法。

（五）标准化（standardization）

按照统计学标准化方法，将需比较的率进行调整，使可疑的混杂因素在比较组中得到同等加权，从而获得有可比性的标准化率，以避免混杂因素的影响。

（六）多因素分析（multivariate analysis）

应用多因素分析的方法控制混杂因素的影响。如：应用 Logistic 回归模型、Cox 模型等。随着电子计算机统计软件的发展，多因素分析将应用得更为广泛，可以有效地消除混杂因素的影响。

第五节 优点与局限性

总之，回顾总结临床资料的方法在临床研究中广泛应用，发挥了重要作用。目前临床研究方法越来越多，尤其是前瞻性研究的出现给回顾总结临床资料方法应用带来很大冲击，许多高水平的临床杂志刊登回顾性临床研究的论文越来越少，多数研究者把回顾总结临床资料的方法定位为低水平的研究，这实际上是认识上的一种误区。实际上，每一种研究方法都有其适用范围，许多情况下前瞻性研究无法实施，只能用回顾总结临床资料的方法进行摸索。因此，临床研究应允许各种研究方法同时存在，兼容并蓄，互相补充，才能充分利用各种资源开展各种各样的临床研究，促进医学事业的发展。当然，回顾性方法还需要完善，本文讨论的内容仅仅是回顾性方法在临床研究中应用的一部分，希望能起到帮助临床研究者更好地开展临床研究的作用。

（王强　熊利泽）

参考文献

1. 董卫. 临床研究中常见的偏倚及其控制. 中国实用内科杂志，2007，27(24)：1985-1986
2. 侯丽，姜苗，陈信义，等. 晚期非小细胞肺癌中医证候特征回顾性临床研究. 中国中医药信息杂志，2007，14(4)：19-21
3. 李敬华，尹爱宁，张竹绿. 基于中医临床数据库的中医临床文献统计分析. 中国中医药信息杂志，2009，16(12)：96-97
4. 卢瑜，方勇，王青青，等. 糖尿病与恶性肿瘤关系的回顾性临床研究. 中华内分泌代谢杂志，2010，(3)：183-187
5. 商洪才，张俊华，戴国华，等. 中药大规模临床试验及其管理与质量控制. 中西医结合学报，2007，5(1)：1-4
6. 苏显祥. 两种方法治疗腹股沟疝的临床研究回顾性分析. 吉林医学，2010，31(010)：1305-1306
7. 汪卫东. 临床忆溯性研究与回顾性研究方法对比. 中国中医基础医学杂志，2013，(001)：31-33
8. 邹立东，张益，何冬梅，等. 1084 例颌骨骨折的临床回顾性研究. 中国口腔颌面外科杂志，2003，1(3)：131-134
9. BUSATO A, MATTER P, KUNZI B, et al. Supply sensitive services in Swiss ambulatory care: an analysis of basic health insurance records for 2003-2007. BMC health services research, 2010, 10(315)
10. DEGRUTTOLA V, DIX L, D'AQUILA R, et al. The relation between baseline HIV drug resistance and response to antiretroviral therapy: re-analysis of retrospective and prospective studies using a standardized data analysis plan. Antiviral therapy, 2000, 5(1): 41-48
11. HENK H J, BECKER L, TAN H, et al. Comparative effectiveness of pegfilgrastim, filgrastim, and sargramostim prophylaxis for neutropenia-related hospitalization: two US retrospective claims analyses. Journal of medical economics, 2013, 16(1): 160-168
12. HRYNASZKIEWICZ I, NORTON M L, VICKERS A J, et al. Preparing raw clinical data for publication: guidance for journal editors, authors, and peer reviewers. Trials, 2010, 11(1): 1-5
13. LEE P P, LEVIN L A, WALT J G, et al. The impact of glaucoma coding in a large claims database. American journal of ophthalmology, 2007, 143(5): 867-870
14. LIDOR A O, CHANG D C, FEINBERG R L, et al. Morbidity and mortality associated with antireflux surgery with or with out paraesophogeal hernia: a large ACS NSQIP analysis. Surgical endoscopy, 2011, 25(9): 3101-3108
15. MANTEL N, HAENSZEL W. Statistical aspects of the analysis of data from retrospective studies of disease. The Challenge of Epidemiology: Issues and Selected Readings, 2004, 1(1): 533-553
16. MASHOUR G A, WANG L Y, TURNER C R, et al. A retrospective study of intraoperative awareness with methodological implications. Anesthesia and analgesia, 2009, 108(2): 521-526
17. MERA R M, BEACH K J, POWELL G E, et al. Semi-automated risk estimation using large databases: quinolones and Clostridium difficile associated diarrhea. Pharmaco-

epidemiology and drug safety,2010,19(6):610-617

18. PETERSEN S,SIMMS E R,GUIDRY C,et al. Impact of hormonal protection in blunt and penetrating trauma: a retrospective analysis of the National Trauma Data Bank. The American surgeon,2013,79(9):944-951
19. PRESCOTT J D,FACTOR S,PILL M,et al. Descriptive analysis of the direct medical costs of multiple sclerosis in 2004 using administrative claims in a large nationwide database. Journal of managed care pharmacy: JMCP, 2007,13(1):44-52
20. PRESCOTT K, STRATTON R, FREYER A, et al. Detailed analyses of self-poisoning episodes presenting to a large regional teaching hospital in the UK. British journal of clinical pharmacology,2009,68(2):260-268
21. ROSTAMI R, NAHM M, PIEPER C F. What can we learn from a decade of database audits? The Duke Clinical Research Institute experience, 1997-2006. Clinical trials (London,England),2009,6(2):141-150
22. SCHEETZ L J,ZHANG J,KOLASSA J E,et al. Evaluation of injury databases as a preliminary step to developing a triage decision rule. Journal of nursing scholarship: an official publication of Sigma Theta Tau International Honor Society of Nursing/Sigma Theta Tau,2008, 40(2):144-150
23. SCHNITZER T J,KONG S X,MITCHELL J H,et al. An observational, retrospective, cohort study of dosing patterns for rofecoxib and celecoxib in the treatment of arthritis. Clinical therapeutics,2003,25(12):3162-3172
24. SCHWARTZ G F,KOTAK S,MARDEKIAN J,et al. Incidence of new coding for dry eye and ocular infection in open-angle glaucoma and ocular hypertension patients treated with prostaglandin analogs: retrospective analysis of three medical/pharmacy claims databases. BMC ophthalmology,2011,11(14)
25. SELBY J V,KARTER A J,ACKERSON L M,et al. Developing a prediction rule from automated clinical databases to identify high-risk patients in a large population with diabetes. Diabetes care,2001,24(9):1547-1555
26. TYCZYNSKI J E,OLESKE D M,KLINGMAN D,et al. Safety assessment of an anti-obesity drug (sibutramine): a retrospective cohort study. Drug safety: an international journal of medical toxicology and drug experience,2012, 35(8):629-644
27. URUSHIHARA H, TAKETSUNA M, LIU Y, et al. Increased risk of acute pancreatitis in patients with type 2 diabetes: an observational study using a Japanese hospital database. PloS one,2012,7(12):e53224
28. WARD R, BRIER M. Retrospective analyses of large medical databases: what do they tell us?. Journal of the American Society of Nephrology: JASN, 1999, 10(2): 429
29. WEINGER M B,SLAGLE J,JAIN S,et al. Retrospective data collection and analytical techniques for patient safety studies. Journal of biomedical informatics, 2003, 36 (1):106-119

中英文名词对照索引

E

F

L

M

N

R

S

T

Z

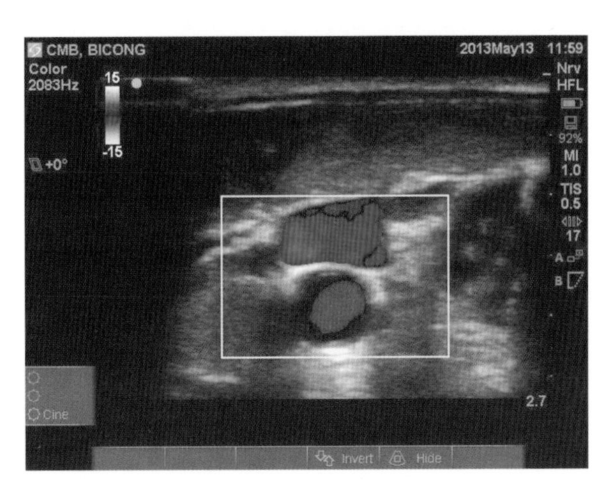

彩图 16-27　颈总动脉和颈内静脉彩色多普勒超声图，探头位于颈部作短轴切面扫描，扫描角度略向骶尾侧倾斜，动脉内血流朝向探头显示为红色，静脉血流背向探头显示为蓝色

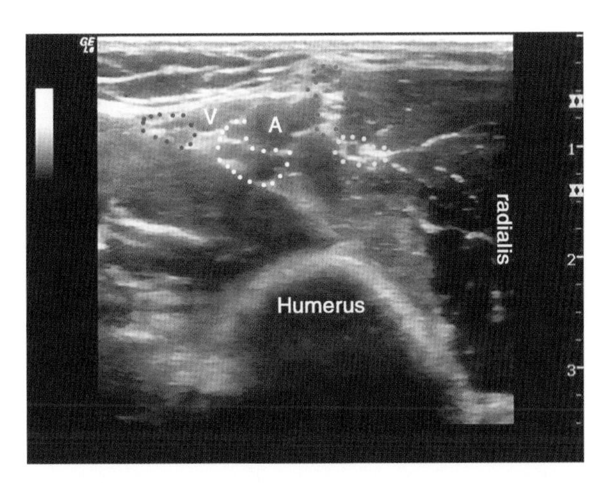

彩图 16-35　腋窝臂丛，白色圆点圈示为桡神经，红色圆点圈示为尺神经，蓝色圆点圈示为正中神经，黄色圆点圈示为位于喙肱肌内的肌皮神经

A：腋动脉；Humerus：肱骨；Radialis：桡侧；V：腋静脉

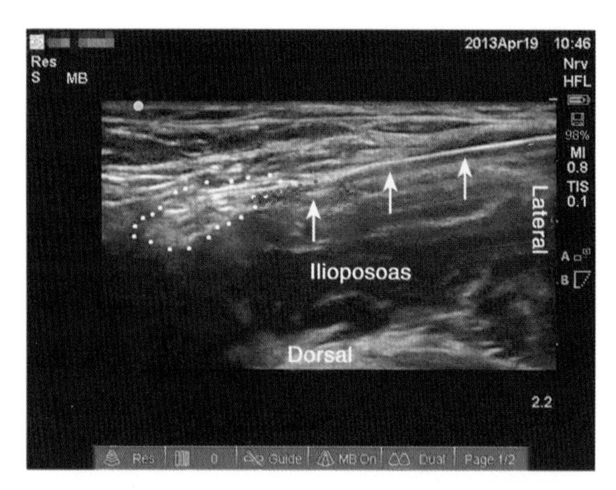

彩图 16-43 神经阻滞针进入股神经外侧角袋外髂筋膜和髂腰肌之间，注射少量局麻药后髂筋膜和髂腰肌之间形成“药液口袋”，白色箭头标示穿刺针，白色圆点圈示股神经，蓝色圆点圈示“药液口袋”

Dorsal：背侧；Iliopsoas：髂腰肌；Lateral：外侧

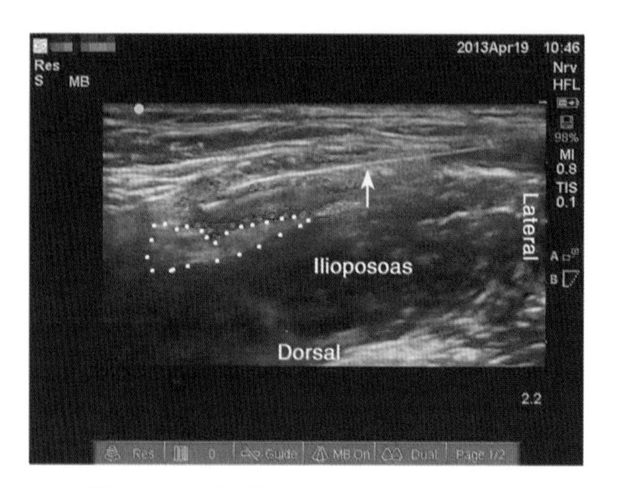

彩图 16-44 利用药液容积作用，将股神经浅面的髂筋膜和股神经分离开，使药液完全包绕股神经，白色圆点标识股神经，蓝色圆点标识药液，箭头标示神经阻滞针

Dorsal：背侧；Iliopsoas：髂腰肌；Lateral：外侧

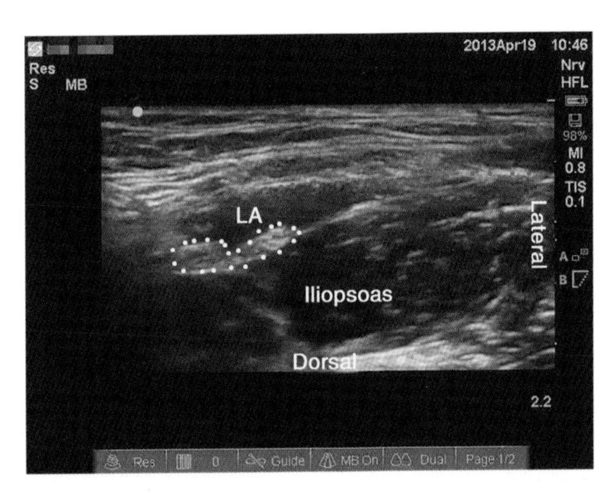

彩图 16-45 药液完全包绕的股神经，白色圆点圈示为股神经，蓝色圆点标示为被局麻药自髂腰肌表面分离的髂筋膜

Dorsal：背侧；Iliopsoas：髂腰肌；LA：局麻药；Lateral：外侧

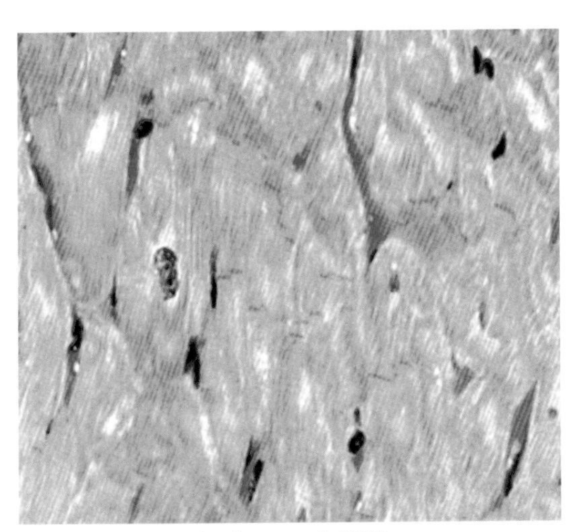

Cardiac muscle,H&E

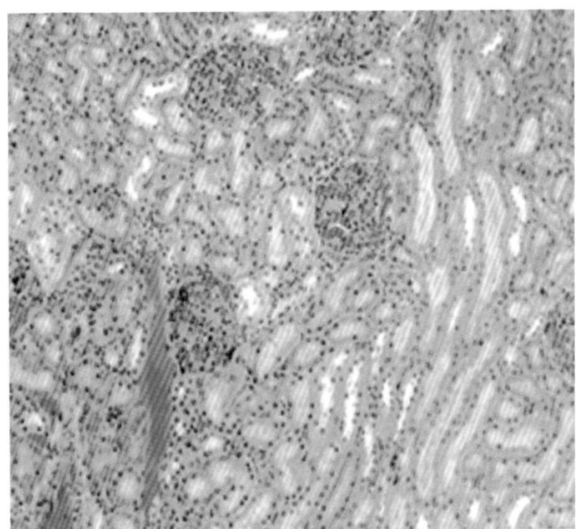

Kidney,H&E

彩图 40-3 HE 染色结果

anti-HA antibody,striatum

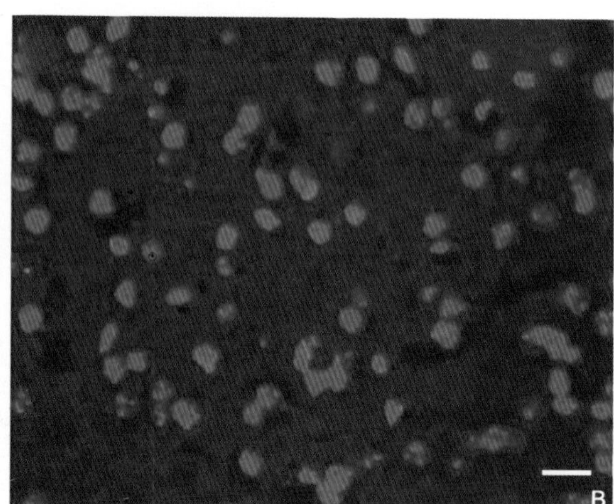

anti-HA antibody+dapi,striatum

彩图 40-7　组织中血凝素